Manual Prático de
ANESTESIOLOGIA

Manual Prático de ANESTESIOLOGIA

Eric ALBRECHT

Jean-Pierre HABERER
Eric BUCHSER
Véronique MORET

Colaboradores
M.-A. Bernath, C. Blanc, T. Buclin, B. Calderari, F. Cavin, P.-G. Chassot,
M. Chollet-Rivier, M. Coronado, I. Decosterd, A. Denys, M. Dolci,
J.-W. Fitting, D. Freymond, J.-P. Gardaz, N. Gilliard, B. Jolles-Haeberli,
Ch. Kern, T. Langenberger, X. Lyon, M. Martins-Favre, P. Mondragon,
J.-P. Mustaki, Ch. Perruchoud, L. Portmann, J. Prior, J.-P- Revelly,
B. Rutschmann, C.-M. Samama, G. Seemater, P. Schoettker, M. Suter,
D. Teta, L. Thierrin, S. Villet, C. Wider, G. Zanetti.

Segunda Edição

REVINTER

Manual de Prático de Anestesiologia, Segunda Edição ISBN 978-85-372-0490-0
Copyright © 2013 by Livraria e Editora Revinter Ltda.

Todos os direitos reservados.
É expressamente proibida a reprodução
deste livro, no seu todo ou em parte,
por quaisquer meios, sem o consentimento
por escrito da Editora.

Tradução:
MAIZA RITOMY IDE
Pós-Doutorado, PhD, pela Universidade da Cantábria (UNICAN), Espanha
Doutorado em Medicina (Reumatologia) pela Universidade de São Paulo (USP)
Mestrado em Ciências da Reabilitação pela Universidade de São Paulo (USP)
Especialização em Morfofisiologia pela Universidade Estadual de Maringá (UEM), PR
Graduação em Fisioterapia pela Universidade Estadual de Londrina (UEL) – Londrina, PR
Tradutora com Especialização na Área da Saúde, SP

Revisão Técnica:
LUCIANE PALUDO BERTINATO
Anestesiologista pela Santa Casa (PUCPR)
Professora Adjunta de Anestesiologia do Curso de Medicina da Universidade Positivo – Curitiba, PR

JAMES SKINOVSKY
Doutorado em Cirurgia pela Universidade Federal do Paraná
Professor Titular de Cirurgia do Curso de Medicina da Universidade Positivo – Curitiba, PR
Chefe da Residência Médica em Cirurgia Geral do Hospital Universitário da Cruz Vermelha – Curitiba, PR

CIP-BRASIL. CATALOGAÇÃO-NA-FONTE
SINDICATO NACIONAL DOS EDITORES DE LIVROS, RJ
M251

Manual de anestesia / Albrecht, Eric ...[et al.] ; [tradução de Maiza Ritomy]. - 2.ed. - Rio de Janeiro : Revinter, 2013.
il.

Tradução de: Manuel pratique d'anesthésie
Inclui bibliografia
ISBN 978-85-372-0490-0

1. Anestesia - Manuais, guias, etc. 2. Anestesiologia - Manuais, guias, etc. I. Albrecht, Eric.

12-7203.   CDD: 617.96
                            CDU: 616-089.5

Nota: A medicina é uma ciência em constante evolução. À medida que novas pesquisas e experiências ampliam os nossos conhecimentos, são necessárias mudanças no tratamento clínico e medicamentoso. Os autores e o editor fizeram verificações junto a fontes que se acredita sejam confiáveis, em seus esforços para proporcionar informações acuradas e, em geral, de acordo com os padrões aceitos no momento da publicação. No entanto, em vista da possibilidade de erro humano ou mudanças nas ciências médicas, nem os autores e o editor nem qualquer outra parte envolvida na preparação ou publicação deste livro garantem que as instruções aqui contidas são, em todos os aspectos, precisas ou completas, e rejeitam toda a responsabilidade por qualquer erro ou omissão ou pelos resultados obtidos com o uso das prescrições aqui expressas. Incentivamos os leitores a confirmar as nossas indicações com outras fontes. Por exemplo e em particular, recomendamos que verifiquem as bulas em cada medicamento que planejam administrar para terem a certeza de que as informações contidas nesta obra são precisas e de que não tenham sido feitas mudanças na dose recomendada ou nas contraindicações à administração. Esta recomendação é de particular importância em conjunto com medicações novas ou usadas com pouca frequência.

Título original:
Manuel pratique d'anesthésie
Copyright © 2009 by Elsevier-Masson S.A.S.

Livraria e Editora REVINTER Ltda.
Rua do Matoso, 170 – Tijuca
20270-135 – Rio de Janeiro – RJ
Tel.: (21) 2563-9700 – Fax: (21) 2563-9701
livraria@revinter.com.br –
www.revinter.com.br

Para o meu querido amor, Nicole, que nunca deixa de me fazer rir.

Para meus filhos, Nikita e Arthur.

"Viajo para aprender e ninguém me tinha ensinado o que eu descobri aqui."

Nicolas Bouvier, *Le Poisson-scorpion*

"Olhe a noite como se o dia nela devesse morrer; e a manhã como se tudo nela nascesse. Que tua visão seja nova a cada novo instante. O sábio é quem com tudo se espanta."

André Gide, *Les Nourritures terrestres*

Advertência

Os nomes comerciais dos medicamentos citados são os de medicamentos comercializados na França. Quando um segundo nome comercial é mencionado, trata-se do nome sob o qual é comercializado na Suíça. Quando o único nome comercial que aparece não se tratar do nome sob o qual o medicamento é comercializado na França, o país em questão é sistematicamente apontado.

Os leitores são advertidos de que as estratégias terapêuticas propostas neste trabalho são o resultado de contribuições individuais. Naturalmente, existem outras possibilidades terapêuticas.

As doses propostas obviamente não dispensam o leitor de verificar a posologia recomendada pelo fabricante para cada medicamento evocado neste livro.

Sumário

Prefácio XXVI
Agradecimentos XXVII
Colaboradores XXVIII
Abreviaturas XXXI
Introdução 1
V. Moret, E. Albrecht
Tipos de anestesia 1
   Anestesia geral: princípios gerais 1
   Definição 1
   Estágios de anestesia 1
   Teorias 3

PARTE I – ASPECTOS FUNDAMENTAIS

1. CIRCUITO DE ANESTESIA 7
T. Langenberger, E. Albrecht
Introdução 7
Características dos diferentes circuitos 7
   Open drop anesthesia 8
   Circuitos de Mapleson 8
   Circuito circular com reinalação 10
Válvula de PEP *(pression expiratoire positive)* 11
Anestesia com baixo fluxo 11
Absorvedores de CO_2 12
   Cal sodada 13
   Cal baritada 14
Aparelho de anestesia 14
   Sistema de abastecimento de gás 14
   Rotâmetros 15
   Ventilador 17
   Vaporizadores 18

2. EQUIPAMENTOS 21
T. Langenberger, E. Albrecht
Capnometria 21
   Princípios físicos 22
   Capnograma 22
Oximetria 25
   Princípios 25
   Funcionamento 25
   Situações especiais 26
Neuroestimulador 26
   Modos de neuroestimulação 27
ECG 29
   Indicação 29
   Utilização prática 29
   Monitoramento 30
   Isquemia miocárdica 30
   Modos de monitoração 30

Mensuração da pressão arterial 31
   Pressão arterial não invasiva (PANI) 31
   Pressão arterial invasiva 32
Acesso venoso central. 35
   Indicações 35
   Contraindicações 35
   Locais de punção 35
   Complicações 35
   Técnicas 36
Índice bispectral (BIS®) 38
Potenciais evocados 39

3. DÉBITO CARDÍACO 41
P.-G Chassot, E. Albrecht
Considerações gerais. 41
Métodos de mensuração. 43
   Método de Fick 43
   Injeção de corante 44
   Cateter de Swan Ganz e termodiluição 44
   Ecocardiograma transesofágico 49
   Doppler esofágico 50
   Bioimpedância torácica 50
   Curva de pulso cardíaco (PICCO®, FloTrac/Vigileo®) 50
   Débito cardíaco não invasivo (Nico®) 50

PARTE II – FARMACOLOGIA CLÍNICA

4. ANESTÉSICOS POR INALAÇÃO 53
E. Albrecht
Princípios gerais 53
   Eliminação 53
   CAM 54
   Farmacocinética dos anestésicos por inalação 55
Halogenados 59
   Considerações gerais 59
   Efeitos sistêmicos 60
   Contraindicações 61
   Efeitos adversos 61
Óxido nitroso (N_2O) 62
   Considerações gerais 62
   Efeitos sistêmicos 62
   Contraindicações 63
   Efeitos adversos 63
Xenônio. 63

5. FARMACOLOGIA 65
T. Buclin, E. Albrecht
Princípios gerais 65
Farmacocinética 65
   Absorção 65
   Distribuição 67
   Metabolismo (biotransformação) 69
   Excreção 71
   Perfil farmacocinético de um medicamento 71

Farmacodinâmica ... 73
   Agonistas – antagonistas ... 73
   Receptores ... 74
   Curva concentração-resposta (ou dose-resposta) ... 74
Efeitos colaterais dos medicamentos ... 76

6. AGENTES ANESTÉSICOS INTRAVENOSOS ... 77
N. Gilliard, E. Albrecht

Tiopental ... 77
   Estrutura química ... 77
   Mecanismo de ação ... 77
   Farmacocinética ... 77
   Efeitos sistêmicos ... 78
   Posologia ... 79
   Contraindicação ... 79
   Efeitos adversos ... 79
Propofol ... 80
   Estrutura química ... 80
   Mecanismo de ação ... 80
   Farmacocinética ... 80
   Efeitos sistêmicos ... 80
   Posologia ... 81
   Indicações ... 81
   Efeitos adversos ... 81
   Observações ... 81
Etomidato ... 82
   Estrutura química ... 82
   Mecanismo de ação ... 82
   Farmacocinética ... 82
   Efeitos sistêmicos ... 82
   Posologia ... 83
   Indicações ... 83
   Contraindicações ... 83
   Efeitos adversos ... 83
Cetamina ... 83
   Estrutura química ... 83
   Mecanismo de ação ... 83
   Farmacocinética ... 83
   Efeitos sistêmicos ... 84
   Posologia ... 84
   Indicação ... 84
   Contraindicações ... 84
Benzodiazepínicos ... 85
   Estrutura química ... 85
   Mecanismo de ação ... 85
   Farmacocinética ... 85
   Efeitos sistêmicos ... 85
   Indicações ... 86
   Posologia ... 86
   Antagonista: flumazenil (Lanexate®) ... 86

7. OPIOIDES E ANTAGONISTAS ... 89
M. Suter, I. Decosterd, N. Gilliard, E. Albrecht

Introdução ... 89
Receptores ... 90
   Classificação e função dos receptores ... 90
   Mecanismos de ação ... 91

ix

Farmacologia 91
    Absorção e distribuição 92
    Metabolismo e excreção 92
    Farmacogenética 93
Efeitos sistêmicos 95
    Sistema cardiovascular 95
    Sistema respiratório 95
    Sistema nervoso central 95
    Sistema digestório 95
    Outros sistemas 95
    Efeitos adversos 96
Implicações anestésicas... 96
    Utilização intraoperatória de opioides 96
    Dor pós-operatória 97
Particularidades de algumas moléculas........................... 98
    Petidina (ou Meperidina) 98
    Oxicodona (Oxycontin®, Oxynorm®) 98
    Hidromorfona (Sophidone®, Palladon®) 99
    Buprenorfina (Subutex®, Teesic®) 99
    Tramadol (Contramal®, Topalgic®, Tramal®) 99
    Metadona 99
    Fentanil 100
    Nalbufina (Nalbufina Orpha®) 100
    Naloxona (Narcan®) 100
Perspectivas 101

8. CURARES 103
E. ALBRECHT
Junção neuromuscular 103
Mecanismo de ação 104
    Considerações gerais 104
    Curares despolarizantes 105
    Curares não despolarizantes 106
Estado funcional dos receptores e resposta aos curares 107
    Hipersensibilização *(up-regulation)* 107
    Dessensibilização *(down-regulation)* 107
Suxametônio 107
    Estrutura 107
    Farmacocinética 107
    Efeitos sistêmicos e adversos 108
    Indicações 108
    Contraindicações 108
Curares não despolarizantes 109
    Estrutura 109
    Farmacocinética 109
    Efeitos sistêmicos e efeitos adversos 109
    Indicações 110

9. ANTICOLINESTERÁSICOS E SUGAMMADEX 115
E. ALBRECHT
Anticolinesterásicos (inibidores da acetilcolinesterase) 115
    Indicações 115
    Contraindicações a uma antagonização da curarização 116
    Anticolinesterásicos 116

Sugammadex 117
   Estrutura 117
   Farmacologia 117
   Mecanismo de ação 117
   Posologia 118
   Observações 118

10. SISTEMA NERVOSO AUTÔNOMO 119
T. Buclin, E. Albrecht

Considerações anatômicas 119
   Sistema nervoso simpático 119
   Sistema nervoso parassimpático 120
Sistema nervoso simpático 120
   Estrutura dos neurotransmissores 120
   Metabolismo 120
   Receptores adrenérgicos e suas funções 122
   Vasopressores do tipo catecolaminas 123
   Outros vasopressores (do tipo não catecolaminas) ... 127
   Antagonistas adrenérgicos alfabloqueadores 129
   Betabloqueadores 130
Sistema nervoso parassimpático 132
   Síntese e metabolismo 132
   Receptores colinérgicos e suas funções 133
   Antagonistas colinérgicos dos receptores muscarínicos ... 134

11. ANESTÉSICOS LOCAIS 137
B. Rutschmann, E. Albrecht

Estrutura 137
Mecanismo de ação 138
Propriedades físico-químicas 139
   Peso molecular 139
   Lipossolubilidade 139
   Taxa de proteína às proteínas plasmáticas 139
   PKA 139
Metabolismo 139
   AL do tipo éster 139
   AL do tipo amida 140
Efeitos sistêmicos e toxicidade 140
   Prevenção da toxicidade 140
   Sistema cardiovascular 140
   Sistema respiratório 141
   Sistema nervoso central 141
   Sistema locomotor 141
Especificidades de alguns AL 141
   Lidocaína 141
   Levobupivacaína 142
   Ropivacaína 142
   Prilocaína 142
   EMLA® *(eutectic mixture of local anaesthesics)* ... 142
Armadilha iônica 142
Aditivos 143
   Adrenalina 143
   Bicarbonato de sódio 143
   Clonidina 143
   Opiáceos 143
   Outros aditivos 143

PARTE III – PRÁTICA DE ANESTESIA

12. ANESTESIA LOCORREGIONAL (ALR) 149
S. Villet, P. Mondragon, E. Albrecht
   Aviso 149
Considerações anatômicas 149
   Plexo braquial 150
   Plexo lombossacral 151
   Fibras nervosas 157
Princípios gerais 157
   Contraindicações absolutas da anesthesia locorregional 157
   Contraindicações relativas da anestesia locorregional 160
   Contraindicações específicas de anestesias raquimedulares com
   injeção única 160
   Antiagregantes plaquetários, anticoagulantes e a anestesia
   locorregional 160
Anestesia medular 161
   Raquianestesia 161
   Anestesia peridural 168
   Perirraquianestesia combinada 170
   Anestesia caudal 170
   Adjuvantes aos anestésicos locais para a ALR medular 172
   Cefaleias após raquianestesia ou violação da dura-máter 173
Anestesia locorregional periférica 174
   Anestesia locorregional intravenosa ou bloqueio de Bier 174
Bloqueios pléxicos e tronculares 175
   Neuroestimulação 176
   Técnica guiada por ultrassonografia 177
   Bloqueios pléxicos do membro superior 177
   Bloqueios tronculares do membro superior 181
   Bloqueios pléxicos do membro inferior 188
   Bloqueios tronculares do membro inferior 192
   Bloqueios do colo e do tronco 201
   Técnica guiada por ultrassonografia 206
   Bloqueios guiados pela ultrassonografia 208

13. AVALIAÇÃO PRÉ-OPERATÓRIA E PRÉ-MEDICAÇÃO 213
P.-G Chassot, E. Albrecht
Avaliação pré-operatória 213
   Anamnese 213
   Exame clínico 215
   Considerações a respeito da ausculta cardíaca 216
   Considerações a respeito da ausculta pulmonar 218
   Avaliação do risco anestésico (classificação da ASA – Sociedade Americana
   de Anestesiologistas) 219
   Exames complementares 219
   Algoritmos para tratamento de pacientes com cardiopatias 227
   Revascularização coronariana 229
   Cardioproteção 231
Pré-medicação e jejum pré-operatório 235
   Objetivos da pré-medicação 235
   Contraindicações para o uso de medicação ansiolítica 236
   Interrupção dos medicamentos pré-operatórios 236
   Jejum pré-operatório 237

14. PRINCÍPIOS GERAIS DE TRATAMENTO 239
CH. Kern, E. Albrecht
Equipamentos 239
Medicamentos 240
Aparelhos de anestesia 240
Condutas para a anestesia geral 241
    Anestesia geral com tubo endotraqueal 241
    Anestesia geral com máscara laríngea 242

15. CONTROLE DAS VIAS AÉREAS SUPERIORES 243
CH. Perruchoud, B. Rutschmann, E. Albrecht
Materiais 243
    Lâminas de laringoscópio 243
    Laringoscópio óptico/videolaringoscópio 243
    Tubo endotraqueal 244
    Máscara laríngea 246
    Fibroscópio 247
    Mandris 247
    Cateter transtraqueal 248
Etapas do controle de VAS 248
    Pré-oxigenação 248
    Ventilação 249
    Entubação 249
    Extubação 250
Controle difícil das VAS 250
    Ventilação difícil 251
    Entubação difícil 251
    Extubação de risco 252
    Entubação em vigília com fibroscópio 253
Algoritmos 253

16. VENTILAÇÃO ARTIFICIAL 257
J.-P. Revelly, E. Albrecht
Definição 257
Indicações 257
Insuflação 257
    Constante de tempo Tau 258
Pressões inspiratórias 258
    Pressão de pico 258
    Pressão de platô 259
    Etiologia das alterações nas pressões inspiratórias 259
Parâmetros ventilatórios 259
    Volume corrente 259
    Frequência respiratória 260
    Pressão positiva no final da expiração 260
    Relação entre tempo inspiratório (TI) e tempo expiratório (TE) 260
    Detecção do esforço inspiratório (ou limiar) 260
    Tempo inspiratório 260
Modos de ventilação 261
    Modo volume controlado 261
    Modo pressão controlada 261
    Modo mandatório intermitente 261
    Modo pressão de suporte 261
    Ventilação a jato 262

Consequências da ventilação com pressão positiva 262
  Efeitos hemodinâmicos 262
  Repercussões clínicas 263
  Complicações 263
Manobra de capacidade vital ou manobra de recrutamento 264

17. POSIÇÕES PEROPERATÓRIAS – COMPLICAÇÕES DIVERSAS E LESÕES NERVOSAS ASSOCIADAS 265
C. BLANC, E. ALBRECHT

Neurocirurgia na posição sentada 265
  Potenciais complicações 265
Decúbito ventral 266
  Desvantagens 266
  Prevenção 266
Decúbito lateral 267
  Desvantagens 267
  Prevenção 267
Posição ginecológica ou de litotomia 267
  Desvantagens 267
  Prevenção 267
Pontos de compressão e complicações 267
Lesões nervosas peroperatórias 268
  Fatores de risco 268
  Localização e mecanismo de lesão 268
  Prevenção 269
  Conduta durante uma neuropatia pós-operatória 270

18. PREVENÇÃO DE INFECÇÕES PEROPERATÓRIAS 271
G. ZANETTI, E. ALBRECHT

Antibioprofilaxia peroperatória 271
  Objetivo 271
  Classes de contaminação de Altemeier 271
  Indicações 272
  Exemplos de esquemas profiláticos validados 273
Profilaxia da endocardite 273
  Antecedentes cardíacos e profilaxia da endocardite 274
  Natureza da intervenção planejada e antibioprofilaxia 274

19. HIPOVOLEMIA PEROPERATÓRIA E PREENCHIMENTO VASCULAR 277
E. ALBRECHT

Hipovolemia 277
  Considerações gerais 277
  Manifestações da hipovolemia 277
Reposição de líquidos 278
  Cálculo do volume de cristaloides a serem administrados 279
  Estimativa das perdas sanguíneas máximas admissíveis 280
  3º compartimento 280
  Teste de hidratação venosa vigorosa 281
Solutos de reposição 281
  Cristaloides 281
  Coloides 282
  Escolha do soluto 284

20. ANESTESIA INTRAVENOSA COM INFUSÃO ALVO-CONTROLADA (AIVAC) 285
T. Langenberg, E. Albrecht
Considerações gerais. 285
Conceitos de AIVAC 286
Considerações farmacológicas 286
Aplicação prática 287

21. COMPLICAÇÕES ANESTÉSICAS 289
C. Blanc, D. Freymond, E. Albrecht
Alergia e anafilaxia 289
    Aspectos gerais 289
    Respostas imunes 289
    Manifestações clínicas 290
    Produtos anestésicos frequentemente envolvidos 290
    Implicações anestésicas 290
    Tratamento peroperatório da reação anafilática 290
    Alergia ao iodo – conceito errôneo 291
Arritmias peroperatórias 292
    Bradiarritmias peroperatórias 292
    Taquiarritmias peroperatórias 292
Broncospasmo 293
    Definição 293
    Etiologia 293
    Manifestações clínicas peroperatórias 293
    Tratamento 293
Hipertensão arterial (HTA) peroperatória. 294
    Definição 294
    Etiologia 294
    Condutas 294
Hipertermia maligna 295
    Definição 295
    Considerações gerais 295
    Fisiopatologia 295
    Manifestações clínicas 295
    Tratamento 296
    Diagnóstico 296
    Estratégia anestésica para um paciente com suscetibilidade para a hipertermia maligna 297
Hipotensão arterial peroperatória. 297
    Definição 297
    Etiologia 297
    Tratamento 298
Hipotermia peroperatória 298
    Definição 298
    Aspectos gerais 298
    Hipotermia e anestesia geral 299
    Hipotermia e anestesia peridural 299
    Efeitos sistêmicos da hipotermia 299
    Prevenção da hipotermia 300
Hipoxemia peroperatória 301
    Definição 301
    Manifestações clínicas 301
    Etiologia peroperatória 301
    Condutas peroperatórias 302

  Meios para aumentar a oxigenação peroperatória 302
  Hipoxemia na sala de recuperação pós-anestésica (SRPA) – etiologia e
  condutas 302
Laringospasmo. 303
  Definição 303
  Fatores de risco 303
  Manifestações clínicas 303
  Prevenção 303
  Tratamento 303
  Observações 304
Retomada na consciência durante a cirurgia (ou *Awareness*) 304
  Incidência 304
  Etiologia 304
  Manifestações clínicas de uma anestesia insuficientemente profunda . . 304
  Consequências 305
  Condutas 305
Náuseas e vômitos pós-operatórios 305
  Aspectos gerais 305
  Fisiologia 306
  Farmacologia 307
  Condutas 307
  Observações 307
Atraso no despertar 308
  Definição 308
  Etiologias 308
  Condutas 309

22. SALA DE RECUPERAÇÃO PÓS-OPERATÓRIA (SRPO) 311
C. BLANC, E. ALBRECHT
Generalidades 311
Transferência da SRPO para a internação hospitalar. 311

23. ANALGESIA 313
E. BUCHSER, M. SUTER, I. DECOSTERD, E. ALBRECHT
Semiologia. 313
Anatomia. 314
  Vias espinotalâmicas (sistema extralemniscal) 314
  Vias das colunas posteriores (sistema Lemniscal) 314
Dor aguda pós-operatória 316
  Mecanismo 316
  Consequências sistêmicas da dor aguda 316
  Analgésicos preventivos 316
  Tratamento 316
  Casos especiais – estratégia antálgica 319
Dor crônica 320
  Considerações gerais 320
  Dor crônica pós-operatória 320
  Tratamento 320

24. CIRURGIA AMBULATORIAL 325
V. MORET, E. ALBRECHT
Critérios de seleção para a cirurgia ambulatorial 325
  Critérios cirúrgicos 326
  Critérios de anestésicos 326
  Critérios sociais 326
Critérios de alta 326
  Implicações anestésicas. 327

PARTE IV – ESPECIALIDADES

25. SISTEMA CARDIOVASCULAR E ANESTESIA 331
P.-G. Chassot, M.-A. Bernath, X. Lyon, E. Albrecht

Princípios anatômicos e fisiológicos 331
   Vascularização coronariana 331
   Sistema venoso coronário 332
   Barorreceptores e quimiorreceptores 332
   Ciclo cardíaco 334
   Fatores determinantes da função miocárdica 334
   Resposta fisiológica ao exercício físico 336
   Funções e disfunções sistólicas e diastólicas 336
   Perfusão coronariana e consumo de O_2 337
   Curva pressão/volume 338
   Equilíbrio de Starling 340
   Potenciais elétricos das células miocárdicas 344
   Manobra de valsalva 345
   Efeitos da anestesia na função cardiovascular 345
Doenças e implicações anestésicas 347
   Insuficiência cardíaca congestiva 347
   Síndrome coronária aguda e cardiopatia isquêmica 351
   Tamponamento 356
   Valvulopatias 357
   Cardiopatias congênitas 364
   Hipertensão arterial pulmonar 371
   Embolia pulmonar 373
   Hipertensão arterial sistêmica 375
   Doenças aórticas 378
   Endarterectomia carotídea 384
Especificidades da cirurgia cardíaca 385
   Circulação extracorpórea 385
   Estratégia anestésica durante uma cirurgia em circulação
   extracorpórea 388
   Balão de contrapulsação intra-aórtico 392
   Características de alguns procedimentos 392
   Marca-passos 393

26. SISTEMA RESPIRATÓRIO E ANESTESIA 397
M. Coronado, J.-W. Fitting, J.-P. Revelly, E. Albrecht

Princípios anatômicos e fisiológicos 397
   Aspectos gerais 397
   Divisões pulmonares 397
   Circulação pulmonar 398
   Inervação dos pulmões e vias aéreas 399
   Diafragma 399
   Respiração 399
   Quimiorreceptores 399
   Funções metabólicas do pulmão 401
   Surfactante 401
   Complacência e resistência toracopulmonar 401
   Trabalho respiratório 403
   Distribuição da ventilação pulmonar 404
   Perfusão pulmonar 405
   Relação ventilação/perfusão (V/Q) 405
   Difusão 410
   Equação dos gases alveolares 411

Pressões parciais no sangue ... 412
Metabolismo ... 412
Hemoglobina e transporte de O_2 ... 413
Transporte de CO_2 ... 415
Pré-oxigenação e volume de fechamento ... 416
Curva fluxo/volume e obstrução das vias aéreas intra e extratorácicas ... 417
Doenças e implicações anestésicas ... 417
   Hipoxemia grave ... 419
   Hipercapnia e hipocapnia – efeitos sistêmicos ... 420
   Intoxicação por monóxido de carbono ... 421
   Tabagismo ... 422
   Complicações pulmonares peroperatórias ... 422
   Doença pulmonar obstrutiva crônica ... 423
   Asma brônquica ... 426
   Fibrose cística ... 427
   Bronquiectasias ... 428
   Implicações anestésica do paciente com doença pulmonar obstrutiva ... 429
   Pneumonias intersticiais ... 430
   Síndrome da angústia respiratória aguda ... 431
   Pneumotórax ... 432
   Inalação brônquica ... 434
   Fístula broncopleural ... 434
Especificidades da cirurgia torácica ... 435
   Conciderações na avaliação pré-operatória de pacientes com lesões de câncer pulmonar ... 435
   Dreno torácico ... 435
   Ventilação unipulmonar ... 436
   Alguns procedimentos especiais ... 439
   Pneumonectomia ... 441

27. SISTEMA NERVOSO CENTRAL E ANESTESIA ... 445
P. Schoettker, C. Wider, J.-P. Mustaki, E. Albrecht

Princípios anatômicos e fisiológicos ... 445
   Líquido cefalorraquidiano ... 445
   Vascularização cerebral ... 446
   Fluxo sanguíneo cerebral ... 447
   Pressão intracraniana ... 449
   Coluna vertebral ... 449
   Vascularização da medula espinal ... 450
   Fisiologia da medula espinal ... 450
Doenças e implicações anestésicas ... 452
   Hipertensão intracraniana (HIC) ... 452
   Hemorragia cerebral ... 454
   Aneurisma cerebral ... 455
   Traumatismo cranioencefálico ... 456
   Choque medular (trauma raquimedular) ... 458
   Hiperreflexia autonômica ... 459
   Lombalgias e lombociatalgias ... 460
   Doenças neuromusculares ... 462
   Doenças neurodegenerativas ... 465
Especificações da neuroanestesia ... 467
   Neuroproteção ... 467
   Craniotomia ... 467
   Posição sentada e embolias gasosas ... 469
   Peculiaridades de alguns procedimentos ... 469
   Eletroconvulsoterapia (ECT) ... 471

28. SISTEMA DIGESTÓRIO E ANESTESIA ... 473
C. Blanch, J.-P Gardaz, E. Albrecht

Princípios anatômicos e fisiológicos ... 473
    Esfíncter esofágico inferior (EEI) ... 473
    Esvaziamento gástrico ... 473
    Fígado ... 473
    Pâncreas e vias biliares ... 476

Doenças e implicações anestésicas ... 476
    Refluxo gastroesofágico ... 476
    Cirrose hepática ... 477
    Tumores de pâncreas ... 481
    Pancreatite aguda ... 481

Particularidades da cirurgia abdominal ... 483
    Consequências da anestesia e cirurgia ... 483
    Cirurgia de via rápida ... 484
    Laparotomia ... 484
    Esofagectomia ... 487
    Cirurgia hepática ... 487

29. ANESTESIA E SISTEMA URINÁRIO ... 491
D. Teta, M. Chollet-Rivier, E. Albrecht

Princípios anatômicos e fisiológicos ... 491
    Considerações anatômicas ... 491
    Filtração renal glomerular ... 492
    Sistema renina-angiotensina ... 493
    Autorregulação ... 493
    Eritropoietina (EPO) ... 493
    Funções do néfron ... 494

Doenças e implicações anestésicas ... 495
    Definições ... 495
    Depuração da creatinina ... 495
    Ureia ... 496
    Insuficiência renal aguda (IRA) ... 497
    Diferença entre IRA de origem renal e pré-renal ... 498
    Insuficiência renal crônica ... 499
    Rabdomiólise ... 505

Particularidades da cirurgia urológica ... 505
    Ressecção endoscópica da próstata ... 505
    Outros procedimentos endoscópicos ... 506

30. DISTÚRBIOS ELETROLÍTICOS ... 509
B. Calderari, E. Albrecht

Considerações fisiológicas ... 509
    Distribuição dos líquidos no organismo ... 509
    Osmolaridade e osmolalidade ... 509

Regulação dos eletrólitos ... 510
    Sódio ... 510
    Potássio ... 510
    Cálcio ... 510
    Magnésio ... 511
    Fosfato ... 511

Doenças e implicações anestésicas ... 511
    Hipernatremia ... 511
    Hiponatremia ... 513
    Hipercalemia ... 514

- Hipocalemia 516
- Hipercalcemia 516
- Hipocalcêmia 517
- Hipermagnesemia 518
- Hipomagnesemia 519
- Hiperfosfatemia 519
- Hipofosfatemia 520
- Secreção inapropriada de ADH (SIADH) 520
- Diabetes *insipidus* 521
- Síndrome perdedora de sal *(cerebral salt wasting syndrom)* 522

31. EQUILÍBRIO ACIDOBÁSICO 525
G. Seemater, J.-P. Revelly, E. Albrecht

- Considerações fisiológicas 525
- Os diferentes conceitos 526
  - Equação de Henderson-Hasselbalch 526
  - Excesso de base *(base excess)* 527
  - Teoria de Stewart-Fencl 527
- Distúrbios acidobásicos 529
  - Acidose metabólica 529
  - Alcalose metabólica 531
  - Acidose respiratória 532
  - Alcalose respiratória 532
  - Efeitos sistêmicos dos distúrbios acidobásicos 533
- Gasometria (análise dos gases sanguíneos) 534
  - Efeitos da temperatura na mensuração dos gases sanguíneos e pH 534
  - Algoritmo – interpretação de uma gasometria 534

32. ANESTESIA E ENDOCRINOLOGIA 537
L. Portmann, E. Albrecht

- Princípios anatômicos e fisiológicos 537
  - Eixo hipotálamo-hipofisário 537
  - Glândula suprarrenal 538
  - Regulação do cálcio 539
  - Hormônios tireoidianos 539
  - Meia-vida de alguns hormônios 539
- Doenças endócrinas e implicações anestésicas 540
  - Adenomas hipofisários 540
  - Hipotireoidismo 542
  - Hipertireoidismo 543
  - Feocromocitoma 544
  - Hiperaldosteronismo 546
  - Hipercortisolemia ou síndrome de Cushing 547
  - Insuficiência suprarrenal 548
  - Síndrome de neoplasia endócrina múltipla (NEM) 549
  - Síndrome carcinoide 550
  - Diabetes 551
  - Disautonomia neurovegetativa 555

33. HEMATOLOGIA, PRODUTOS SANGUÍNEOS E ANESTESIA 557
J.-P. Haberer, C.-M. Samama, P.-A. Quéloz, E. Albrecht

- Princípios fisiológicos e farmacológicos 557
  - Hemoglobina 557
  - Hemostasia 558
  - Medicamentos envolvidos na hemostasia 561

Doenças e implicações anestésicas 564
   Doenças da hemoglobina 564
   Doenças da hemostasia 571
Produtos sanguíneos. 575
   Grupos sanguíneos 575
   Produtos sanguíneos lábeis 577

34. GINECOLOGIA, OBSTETRÍCIA E ANESTESIA 587
L. Thierrin, E. Albrecht

Princípios fisiológicos. 587
   Consequências sistêmicas da gravidez a termo 587
   Placenta 589
   Parto por via vaginal 589
Monitoração fetal. 591
   Cardiotocografia (CTG) 591
   pH fetal 592
Doenças e implicações anestésicas. 593
   Diabetes gestacional 593
   Pré-eclâmpsia e eclâmpsia 593
   Cefaleia pós-parto 596
   Aloimunização 597
   Embolia do líquido amniótico 597
   Hemorragia durante a gravidez 598
   Atonia uterina 600
Especificidades da obstetrícia. 602
   Analgesia do parto 602
   Parto cesáreo 603
   Esterilização no pós-parto 605
   Intervenção cirúrgica durante a gravidez 605

35. PEDIATRIA E ANESTESIA 607
M. Dolci, M.-A. Bernath, E. Albrecht

Princípios anatômicos e fisiológicos 607
   Sistema cardiovascular 607
   Sistema respiratório 609
   Sistema nervoso 612
   Sistema urogenital 612
   Sistema hematológico 612
   Metabolismo 613
Farmacologia 613
   Hipnóticos 614
   Halogenados 614
   Opioides 614
   Curares 614
   Posologia de alguns medicamentos 615
Equipamentos 616
   Circuitos anestésicos e ventiladores 616
   Máscara laríngea e máscara facial 616
   Laringoscópio 617
   Tubo endotraqueal 617
   Cateteres arteriais 618
   Acesso venoso central 619
   Sonda de aspiração traqueal 619
   Sonda nasogástrica 619
   Sonda vesical 619
   Cateter umbilical 619

Estratégia anestésica.................................. 621
   Consulta pré-anestésica 621
   Regras de jejum 622
   Pré-medicação ansiolítica 622
   Indução e manutenção 622
   Hipotermia 623
   Infusão, glicose e eletrólitos 623
   Despertar 623
   Anestesia locorregional em pediatria 624
Reanimação do recém-nascido......................... 626
   Escore de Apgar 626
Doenças pediátricas e implicações anestésicas 627
   Prematuridade 627
   Hipertensão arterial pulmonar persistente do recém-nascido 629
   Broncoaspiração de mecônio 630
   Síndromes pediátricas e entubação difícil 631
   Epiglotite e laringite estridulosa (falsa difteria) 632
   Hérnia diafragmática congênita 633
   Atresia de esôfago 633
   Estenose pilórica 634
   Anomalias da parede abdominal 635

36. OFTALMOLOGIA E ANESTESIA 637
J.-P HABERER, E. ALBRECHT
Princípios anatômicos e fisiológicos 637
   Considerações anatômicas 637
   Pressão intraocular 637
   Reflexo oculocardíaco 639
Cirurgia oftálmica e implicações anestésicas 640
   Anestesia geral 640
   Anestesia locorregional 640
   Dores pós-operatórias 645
   Efeitos sistêmicos de alguns medicamentos administrados por
   via ocular 645

37. OTORRINOLARINGOLOGIA E ANESTESIA 647
M. CHOLLET-RIVIER, E. ALBRECHT
Considerações anatômicas do domínio otorrinolaringológico 647
   Faringe 647
   Laringe 647
   Músculos laríngeos 648
   Vascularização 648
   Inervação 648
   Observações 650
Cirurgia otorrinolaringológica (ORL) e implicações anestésicas 651
   Cirurgia do pescoço 651
   Endoscopia das vias aéreas superiores 651
   Laser (light amplification by stimulated emission of radiation) 653

38. ORTOPEDIA, TRAUMATOLOGIA, REUMATOLOGIA E ANESTESIA . 657
B. JOLLES-HAEBERLI, E. ALBRECHT
Considerações gerais................................ 657
Doenças e implicações anestésicas.................... 658
   Fraturas do fêmur proximal 658
   Artrite reumatoide 659

Especificidades da cirurgia ortopédica............................. 661
    Artroplastia total do quadril (ATQ)......................... 661
    Artroplastia total do joelho (ATJ).......................... 662
    Artroscopia do joelho.................................... 663
    Próteses de ombro....................................... 663
    Artroscopia do ombro.................................... 663
    Ruptura do manguito rotador............................. 664
    Cirurgia da coluna cervical............................... 664
    Cirurgia da coluna torácica e lombar...................... 665
Complicações específicas...................................... 666
    Garrote (torniquete)..................................... 666
    Síndrome compartimental................................ 667
    Síndrome da implantação de cimento..................... 667
    Embolia gordurosa...................................... 668

39. URGÊNCIAS E ANESTESIA 671
P. Schoettker, E. Albrecht

Indução em sequência rápida intra-hospitalar..................... 671
    Indicação.. 671
    Procedimento.. 671
    Observação.. 672
Queimaduras... 672
    Gravidade das lesões................................... 672
    Tratamento.. 673
    Reposição volêmica..................................... 674
    Lesões sistêmicas...................................... 674
O paciente politraumatizado................................... 675
    Considerações gerais................................... 675
    Exame preliminar e medidas de urgência pré-hospitalares: ABCDE..... 675
    Evolução intra-hospitalar................................ 676
    Implicações anestésicas................................. 676
    Doenças específicas.................................... 677
Indução em sequência rápida em meio extra-hospitalar............ 679
    Indicações... 679
    Benefícios... 679
    Protocolo.. 679
Protocolos de reanimação..................................... 680
    Parada cardiorrespiratória............................... 680
    Arritmias.. 684
    Coma não traumático................................... 684
    Reanimação pediátrica.................................. 684

40. PACIENTE IDOSO E ANESTESIA 687
V. Moret, E. Albrecht

Considerações gerais... 687
Efeitos sistêmicos.. 687
    Cardiovasculares....................................... 687
    Pulmonares.. 688
    Sistema nervoso central................................. 688
    Nefrológicos... 689
    Digestórios.. 689
    Outros efeitos e doenças associadas..................... 689
Efeitos farmacológicos.. 690
    Implicações anestésicas................................. 690

xxiii

41. OBESIDADE, SAOS E ANESTESIA 691
L. Portmann, E. Albrecht

Considerações gerais. 691
Definições 691
Efeitos sistêmicos e doenças associadas à obesidade 691
    Cardiovasculares 691
    Pulmonares 692
    Digestório 692
    Metabólicos 692
    Farmacológicos 692
Síndrome da apneia obstrutiva do sono 692
Estratégia anestésica. 694
    Pré-medicação 694
    Equipamentos 694
    Indução 694
    Manutenção 695
    Ventilação 695
    Pós-operatório 695

42. MORTE ENCEFÁLICA E ANESTESIA PARA A COLETA DE ÓRGÃOS. 697
CH. Perruchoud, E. Albrecht

Morte encefálica. 697
    Definição 697
    Diagnóstico 697
    Fisiologia 698
Coleta de órgãos 699
    Definições 699
    História 699
    Estratégia anestésica 699
    Procedimento de coleta de órgãos 700
    Preservação dos órgãos coletados (isquemia fria tolerada) 701

43. ANESTESIA EM ALTITUDE ELEVADA 703
T. Langenberg, E. Albrecht

Considerações gerais. 703
Halogenados, vaporizadores e altitude 703
    Caso especial: o desflurano 704
Oxigênio e altitude 705
    Anestesia e câmara hiperbárica 705

PARTE V – CIÊNCIAS PARACLÍNICAS

44. ESTERILIZAÇÃO – DESINFECÇÃO. 709
F. Cavin, E. Albrecht

Definições 709
    Pré-desinfecção 709
    Desinfecção 709
    Esterilização 709
Introdução 710
    Classificação dos dispositivos médicos 710
    Nível de tratamento necessário 710
    Métodos de desinfecção 710
    Métodos de esterilização 711

45. ECG ... 713
X. Lyon, E. Albrecht

Considerações gerais ... 713
    Ondas e intervalos eletrocardiográficos ... 713
Leitura metódica de um ECG ... 714
    Eixo de despolarização do coração ... 715
Sinais eletrocardiográficos de algumas doenças ... 716
    Síndrome coronariana aguda ... 716
    Hipercalemia ... 717
    Hipocalemia ... 717
    Embolia pulmonar ... 717
    Hipertrofia do ventrículo direito ... 717
    Hipertrofia ventricular esquerda ... 718
    Pericardite ... 718
    Síndrome do intervalo QT longo ... 718
    Feixe AV acessório ... 718
    Microvoltagem ... 719
Arritmias ... 719
    Bloqueios atrioventriculares ... 720
    Bloqueios de ramo ... 720
    Taquicardias ... 721
Ilustrações ECG ... 726

46. RADIOGRAFIA DO TÓRAX ... 735
M. Martins Favre, A. Denys, E. Albrecht

Interpretação-padrão ... 735
Sinal da silhueta ... 736
Duas síndromes radiológicas importantes ... 737
    Síndrome alveolar ... 737
    Síndrome intersticial ... 738
Diagnóstico diferencial de sinais radiológicos diversos ... 738
    Redução localizada ou generalizada da vascularização pulmonar ... 738
    Aumento da vascularização pulmonar ... 739
    Aumento do arco médio esquerdo ... 739
    Calcificações da pleura ... 739
    Tamanho aumentado da aorta ... 739
Diagnóstico radiológico de algumas doenças pulmonares ... 740
    Edema pulmonar ... 740
    Doença pulmonar obstrutiva crônica ... 740
    Infarto pulmonar ... 741
    Embolia pulmonar ... 741
    Cardiomegalia ... 741
    Derrame pericárdico ... 741
    Derrame pleural à direita ... 741
    Atelectasias ... 743
    Enfisema pulmonar ... 743
    Pneumotórax ... 743

ÍNDICE REMISSIVO ... 747

Prefácio

Nascido do desejo de reunir sob uma mesma capa informações teóricas e práticas, este livro destina-se a ficar no bolso de qualquer anestesista. Ricamente ilustrado, conciso e bem documentado, pretende desenvolver todos os aspectos da profissão de médico-anestesista. Oferece uma abordagem sistemática e agradável. Foi projetado para o médico, enfermeiro ou estudante de anestesiologia. No entanto, exige a aquisição prévia de conhecimentos básicos de anatomia e fisiologia.

Para refletir as inovações relacionadas ao desenvolvimento da especialidade, novas informações vieram complementar a primeira edição (2006). Assim, ao longo das páginas, o leitor vai descobrir recomendações de práticas atualizadas (profilaxia da endocardite, reanimação cardiopulmonar), novos algoritmos (ventilação, entubação e extubação difícil, avaliação pré-operatória de pacientes com doença cardíaca, hemorragia pós-parto), tabelas recapitulativas (nível de punção peridural, de acordo com a cirurgia) e numerosos exemplos práticos. A anestesia locorregional não é esquecida; é o tema de um capítulo que associa as técnicas guiadas por ultrassonografia às práticas mais comuns de bloqueio por neuroestimulação. O leitor também poderá recorrer a outras sugestões de leituras e truques mnemônicos.

Esta segunda edição apresenta quatro capítulos adicionais: princípios-padrão em anestesia, AIVAC, analgesia e tratamento anestésico de pacientes com morte cerebral. Os 46 capítulos desta edição são divididos em cinco partes:

"Aspectos fundamentais"

"Farmacologia clínica"

"Prática de anestesia"

"Especialidades"

"Ciências complementares".

Os capítulos da seção "Especialidades" são construídos no mesmo formato, para facilitar a leitura e a aprendizagem:

A. Princípios anatômicos e fisiológicos;

B. Doenças e implicações anestésicas;

C. Especificidades.

Estou certo de que a leitura deste livro vai combinar negócios com prazer. Felicito o Dr. Eric Albrecht por seu excelente trabalho e tenacidade, que o conduziram à realização desta segunda edição.

Professor Christian Kern
Médico-Chefe do Departamento
Departamento de Anestesiologia
CHU Lausanne – Vaud (CHUV)
Suíça

Agradecimentos

Muitas pessoas têm-me acompanhado ao longo da minha carreira e me transmitiram o seu conhecimento com generosidade e humildade. Quero agradecer a todos, especialmente:

>Nicolas Gilliard, que me guiou nos meus primeiros passos em anestesia. Exerce suas atividades com uma sabedoria e perspicácia, que espero que sempre possam inspirar-me;

>Eric Buchser, que demonstra uma visão e um altruísmo incomuns;

>Ralf Polikar e Laurent Christin, que me transmitiram a arte do exame clínico e que nunca esquecem que, independentemente da situação, o prêmio é o bem-estar do paciente.

Agradeço também a Jean-Pierre Haberer, cujo campo de conhecimento é tão vasto e impressionante. Sem os seus conselhos e diligências pertinentes, este livro não teria sido concluído.

Por fim, agradeço a Véronique Moret, que me ajudou com sua paciência e sua eficácia para melhorar a qualidade desta segunda edição.

Colaboradores

E. Albrecht, chef de clinique, service d'anesthésiologie, centre hospitalier et universitaire vaudois, Lausanne, Suisse.

M.-A. Bernath, médecin associé, service d'anesthésiologie, centre hospitalier et universitaire vaudois, Lausanne, Suisse.

C. Blanc, médecin associée, service d'anesthésiologie, centre hospitalier et universitaire vaudois, Lausanne, Suisse.

E. Buchser, professeur titulaire, faculté de biologie et médecine de Lausanne, médecin adjoint, service d'anesthésiologie, centre hospitalier et universitaire vaudois, Lausanne, et médecin chef, service d'anesthésiologie et d'antalgie, ensemble hospitalier de la Côte, Morges, Suisse.

T. Buclin, privat-docent, maître d'enseignement et de recherche, faculté de biologie et médecine de Lausanne, médecin adjoint, division de pharmacologie et toxicologie cliniques, centre hospitalier et universitaire vaudois, Lausanne, Suisse.

B. Calderari, chef de clinique, service de médecine intensive adulte, centre hospitalier et universitaire vaudois, Lausanne, Suisse.

F. Cavin, licencié en sciences naturelles et diplômé en stérilisation hospitalière, responsable de la stérilisation, service de stérilisation-désinfection, centre hospitalier et universitaire vaudois, Lausanne, Suisse.

P.-G. Chassot, privat-docent, maître d'enseignement et de recherche, faculté de biologie et médecine de Lausanne, Suisse.

M. Chollet-Rivier, médecin associée, service d'anesthésiologie, centre hospitalier et universitaire vaudois, Lausanne, Suisse.

M. Coronado, médecin hospitalier, service de médecine intensive adulte, centre hospitalier et universitaire vaudois, Lausanne, Suisse.

I. Decosterd, privat-docent, maître d'enseignement et de recherche, faculté de biologie et médecine de Lausanne, médecin associé, service d'anesthésiologie, unité de recherche douleur et unité d'antalgie, centre hospitalier et universitaire vaudois, Lausanne, Suisse.

A. Denys, professeur associé, faculté de biologie et médecine de Lausanne, médecin adjoint, département de radiologie et radiologie interventionnelle, centre hospitalier et universitaire vaudois, Lausanne, Suisse.

M. Dolci, médecin associé, service d'anesthésiologie, centre hospitalier et universitaire vaudois, Lausanne, Suisse.

J.-W. Fitting, professeur associé, faculté de biologie et médecine de Lausanne, médecin adjoint, service de pneumologie, centre hospitalier et universitaire vaudois, Lausanne, Suisse.

D. Freymond, PhD[*], médecin chef, service d'anesthésiologie, hôpital intercantonal de la Broye, Payerne, Suisse.

J.-P. Gardaz, professeur titulaire, faculté de biologie et médecine de Lausanne, Suisse.

N. Gilliard, professeur associé, faculté de biologie et médecine de Lausanne, chef du département des centres interdisciplinaires, centre hospitalier et universitaire vaudois, Lausanne, Suisse.

---

[*]PhD: Doctor of Philosophy

J.-P. Haberer, professeur honoraire, faculté de médecine Paris-V Descartes, Paris, France.

B. Jolles-Haeberli, professeur, école polytechnique fédérale de Lausanne, médecin adjoint, département de l'appareil locomoteur, centre hospitalier et universitaire vaudois, Lausanne, Suisse.

Ch. Kern, professeur, faculté de biologie et médecine de Lausanne, chef de service, service d'anesthésiologie, centre hospitalier et universitaire vaudois, Lausanne, Suisse.

T. Langenberger, chef de clinique, service d'anesthésiologie, centre hospitalier et universitaire vaudois, Lausanne, Suisse.

X. Lyon, maître d'enseignement, faculté de biologie et médecine de Lausanne, service de cardiologie, centre hospitalier et universitaire vaudois, Lausanne, Suisse.

M. Martins-Favre, ID Imagerie et Développement, Institut de radiologie spécialisé, Genève, Suisse

V. Moret, médecin associé, service d'anesthésiologie, centre hospitalier et universitaire vaudois, Lausanne, Suisse.

P. Mondragon, médecin adjoint, service d'anesthésiologie et réanimation, hôpital fribourgeois, Fribourg, Suisse.

J.-P. Mustaki, médecin chef, service d'anesthésiologie et d'antalgie, ensemble hospitalier de la Côte, Morges, Suisse.

Ch. Perruchoud, chef de clinique, service d'anesthésiologie, centre hospitalier et universitaire vaudois, Lausanne, Suisse.

L. Portmann, maître d'enseignement, faculté de biologie et médecine de Lausanne, médecin associé, service d'endocrinologie, de diabétologie et du métabolisme, centre hospitalier et universitaire vaudois, Lausanne, Suisse.

J. Prior, privat-docent, maître d'enseignement et de recherche, Phd, faculté de biologie et médecine de Lausanne, médecin associé, service de médecine nucléaire, centre hospitalier et universitaire vaudois, Lausanne, Suisse.

J.-P- Revelly, privat-docent, maître d'enseignement et de recherche, faculté de biologie et médecine de Lausanne, médecin adjoint, service de médecine intensive adulte, centre hospitalier et universitaire vaudois, Lausanne, Suisse.

B. Rutschmann, médecin chef, service d'anesthésiologie et d'antalgie, ensemble hospitalier de la Côte, Morges, médecin associé, service d'anesthésiologie, centre hospitalier et universitaire vaudois, Lausanne, Suisse.

C.-M. Samama, professeur des universités, faculté de médecine Paris-XIII, Bobigny, praticien hospitalier, département d'anesthésie-réanimation, hôpital Avicenne, Bobigny, France.

G. Seemater, chef de clinique, service d'anesthésiologie, centre hospitalier et universitaire vaudois, Lausanne, Suisse.

P. Schoettker, maître d'enseignement et de recherche, faculté de biologie et médecine de Lausanne, médecin associé, service d'anesthésiologie, centre hospitalier et universitaire vaudois, Lausanne, Suisse.

M. Suter, chef de clinique, service d'anesthésiologie, centre hospitalier et universitaire vaudois, Lausanne, Suisse.

D. Teta, PhD, faculté de biologie et médecine de Lausanne, médecin adjoint, service de néphrologie, centre hospitalier et universitaire vaudois, Lausanne, Suisse.

L. Thierrin, médecin associé, service d'anesthésiologie, centre hospitalier et universitaire vaudois, Lausanne, Suisse.

S. Villet, chef de clinique, service d'anesthésiologie et réanimation, hôpital fribourgeois, Fribourg, Suisse.

C. Wider, chef de clinique, service de neurologie, centre hospitalier et universitaire vaudois, Lausanne, Suisse.

G. Zanetti, professeur assistant, faculté de biologie et médecine de Lausanne, médecin adjoint, service des maladies infectieuses et division autonome de médecine préventive hospitalière, centre hospitalier et universitaire vaudois, Lausanne, Suisse.

Les auteurs accueilleront avec plaisir et intérêt les commentaires que leur feront parvenir les lecteurs (eric.albrecht@chuv.ch).

Abreviaturas

(A-aDO$_2$)	gradiente de pressão alveoloarterial de O$_2$
2,3-DPG	2,3-difosfoglicerato
A	adrenalina
a	artéria
aa	aminoácidos
ACH	acetilcolina
ACSOS	agressões cerebrais secundárias de origem sistêmica
ACTH	*Adrenocorticotropic Hormone*, hormônio adrenocorticotrópico
AD	átrio direito
ADH	*Antidiuretic Hormone*, hormônio antidiurético
AE	átrio esquerdo
AG	anestesia geral
AINEs	anti-inflamatórios não esteroides
AIT	acidente isquêmico transitório
AIV	artéria interventricular anterior
AL	anestésico local
ALA	ácido delta aminolevulínico
ALR	anestesia locorregional
AP	artéria pulmonar
ASA	*Sociedade Americana de Anestesiologistas*
ATNC	agentes transmissíveis não convencionais
ATP	trifosfato de adenosina
AV	atrioventricular
AVE	acidente vascular encefálico
BAR	*Block-Adrenergic Response*
BAV	bloqueio atrioventricular
BB	*Buffer Base*
BRD	bloqueio do ramo direito
BE	*Base Excess*, excesso de base
BIS	*Bispectral Index*, Índice bispectral
BOPO	*Branchiolitis Obliterans Organizing Pneumonia*, bronquiolite obliterante com pneumonia em organização
BRE	bloqueio do ramo esquerdo
Ca^{2+}	cálcio
CAM	concentração alveolar mínima, *Minimum Alveolar Concentration (MAC)*
CEC	circulação extracorpórea
RCTFC	regulador de condutância transmembrana em fibrose cística
CGV	concentrados de glóbulos vermelhos
CIA	comunicação interatrial
CIV	comunicação interventricular
CIVD	coagulação intravascular disseminada
CK	creatina quinase
CMHO	cardiomiopatia hipertrófica obstrutiva
CMV	citomegalovírus
COMT	catecol-o-metiltransferase
CP	concentrado de plaquetas
CPA	concentrado de plaquetas por aférese

CPD (meio)	citrato, fosfato, dextrose
CPI	capacidade pulmonar inspiratória
CPM	cintilografia de perfusão miocárdica ou cintilografia miocárdica
CPT	capacidade pulmonar total
cr	coeficiente de reflexão
CRF	capacidade residual funcional
CRH	*Corticotropin-releasing hormone*, hormônio liberador de corticotropina
CTG	cardiotocograma
CV	capacidade vital
DBS	*Double-Burst-Stimulation*, estimulação por dupla salva
DC	débito cardíaco
DCI	denominação comum internacional
DCO	capacidade de difusão do monóxido de carbono
DE	dose efetiva
DNA	ácido desoxirribonucleico
DOPA	di-hidroxifenilalanina
DPOC	doença pulmonar obstrutiva crônica
EAP	edema agudo de pulmão
EBV	vírus de Epstein-Barr
ECG	eletrocardiograma
ECMO	*Extracorporeal Membrane Oxygenation*, oxigenação extracorpórea por membrana
EEG	eletroencefalograma
EEI	esfíncter esofágico inferior
EFS	Estabelecimento Francês do Sangue
EMLA	*Eutectic Mixture Of Local Anaesthetics*, mistura eutética de anestésicos locais
EPO	eritropoietina
ESV	extrassístole ventricular
$ETCO_2$	pressão expiratória final de CO_2
F_A	fração alveolar
FC	frequência cardíaca
FE	fração de ejeção
FGF	fluxo de gás fresco
F_I	fração inspirada
FSC	fluxo sanguíneo cerebral
FSH	fluxo sanguíneo hepático
FSH	*Follicle-stimulating hormone*, Hormônio folículo-estimulante
FSR	fluxo sanguíneo renal
FT	fator tecidual
FV	fibrilação ventricular
FvW	fator de von Willebrand
G6PD	glicose-6-fosfato desidrogenase
GABA	ácido gama-aminobutírico
GH	*Growth Hormone*, Hormônio do Crescimento
GHRH	*Growth Hormone-Releasing Hormone*, hormônio liberador de hormônio do crescimento
GIP	*Glucose-Dependant Insulinotropic Peptide*, peptídeo insulinotrópico dependente de glicose
GnRH	*Gonadotrophin-Releasing Hormone*, Hormônio Liberador de Gonadotropina
GV	glóbulos vermelhos
HA	hipertensão arterial
HAP	hipertensão arterial pulmonar

HAV	vírus da hepatite A
Hb	hemoglobina
HbF	hemoglobina fetal
HBPE	hemibloqueio posterior esquerdo
HBV	vírus da hepatite B
HCV	vírus da hepatite C
HDV	vírus da hepatite D
HEA	hidroxietilamido
HELLP	*Hemolysis, Elevated Liver Enzymes, Low Platelets* (hemólise, elevação das enzimas hepáticas, plaquetopenia)
HEV	vírus da hepatite E
HIC	hipertensão intracraniana
HIV	*Human immunodeficiency virus*, vírus da imunodeficiência humana
Ht	hematócrito
i.m.	intramuscular
i.v.	intravenosa
IC	índice cardíaco
IEC	inibidor da enzima conversora da angiotensina
IgE	imunoglobulina E
IGF-1	*Insuline-Like Growth Factor-1*
IgG	imunoglobulina G
IgM	imunoglobulina M
IMAO	inibidor da monoamina oxidase
IMC	índice de massa corpórea
INR	*International Normalized Ratio*
IR	insuficiência renal
IRA	insuficiência renal aguda
IRC	insuficiência renal crônica
ITSVD	índice de trabalho sistólico do ventrículo direito
ITSVE	índice de trabalho sistólico do ventrículo esquerdo
J$_H$	fluxo através dos capilares
K$^+$	íon potássio
K$_H$	coeficiente de permeabilidade
LASER	*Light Amplification by Stimulated Emission of Radiation*
LCR	líquido cefalorraquidiano
LH	*Luteinizing Hormone*, Hormônio Luteinizante
MAO	monoamina oxidase
MCE	massagem cardíaca externa
MEPP	*Mini Endplate Potential*, potencial em miniatura
MET	*Metabolic Equivalent*, equivalente metabólico
MIAS	*Manual In Line Axial Stabilization*, estabilização cervical em alinhamento
MIBG	5' meta-iodo-benzilguanidina
MIF	*Melanocyte-Inhibiting Factor*, fator de inibição do melanócito
MSH	*Melanocyte-Stimulating Hormone*, hormônio melanócito estimulante
MV	murmúrio vesicular
n.	nervo
NA	noradrenalina
Na$^+$	íon sódio
NaCl	cloreto de sódio
NADH	nicotinamida adenina dinucleotídeo
Nd:YAG	*Neodymium-Yttrium Aluminium Garnet*
NEM	neoplasia endócrina múltipla

NO	óxido nítrico
NTA	necrose tubular aguda
NVPO	náuseas e vômitos pós-operatórios
NYHA	*New York Heart Association*
ORL	otorrinolaringologia
P	paciente
P_A	pressão alveolar
Pa	pressão arterial
PA	pressão arterial
$PaCO_2$	pressão parcial arterial de CO_2
PAd	pressão arterial diastólica
PAI	pesquisa por anticorpos irregulares
PAI	*Plasminogen Activator Inhibitor*, inibidor do ativador do plasminogênio
PAM	pressão arterial média
PANI	pressão arterial não invasiva
PAP	pressão arterial pulmonar
PAs	pressão sistólica
P_{atm}	pressão atmosférica
PBG	porfobilinogênio
Pc	pressão hidrostática capilar
PCR	parada cardiorrespiratória
PEP	pressão expiratória positiva
PEFP	pressão expiratória final positiva
PFC	plasma fresco congelado
PG E1	prostaglandina E1
Pi	pressão hidrostática intersticial
PI	pressão inspirada
PIC	pressão intracraniana
PiCCO	*Pulse Contour Cardiac Output*
PIF	*Prolactin-Inhibiting Factor*, fator inibidor da prolactina
$Piv_{telediastólica}$	pressão intraventricular telediastólica
FNA	fator natriurético atrial
POAP	pressão de oclusão da artéria pulmonar
PPC	pressão de perfusão cerebral
P_{TD} VE	pressão telediastólica do VE
PVC	pressão venosa central
QR	quociente respiratório
r	receptor
REVH	reação do enxerto *versus* hospedeiro
RM	Ressonância magnética
RPPI	respiração com pressão positiva intermitente
RTUP	ressecção transuretral da próstata
SA	semanas de amenorreia
SAGM (meio)	salina, adenina, glicose, manitol
SAOS	síndrome da apneia obstrutiva do sono
SC	superfície corporal
SCA	síndrome coronariana aguda
SDRA	síndrome do desconforto respiratório agudo
SFAR	*Société Française d'Anesthésie et de Réanimation*
SIADH	secreção inapropriada de ADH
SNA	sistema nervoso autônomo
SNC	sistema nervoso central
SRA	sistema renina-angiotensina

STEMI	*ST Elevation Myocardial Infarction*, infarto do miocárdio com elevação do segmento ST
T3	tri-iodotironina
T4	tiroxina
TAP	transfusão autóloga programada
TBG	*Thyroxine-Binding Globulin*
TCA	tempo de coagulação ativada
TCD	túbulo contornado distal
TCE	traumatismo cranioencefálico
TCP	túbulo contornado proximal
TE	tempo expiratório
TENS	*Transcutaneous Electrical Nerve Stimulation*, estimulação elétrica nervosa transcutânea
FGR	filtração glomerular renal (= GSF: *Glomerular filtration rate*)
TFPI	*Tissue Factor Pathway Inhibitor*
TI	tempo inspiratório
TIPS	*Transjugular Intrahepatic Portosystemic Shunt*, shunt portossistêmico transjugular intra-hepático
TM	transfusão maciça
TOF	*Train Of Four*, sequência de quatro estímulos
TP	tempo de Quick ou de protrombina
T-PA	ativador de plasminogênio tecidual
TRALI	*Transfusion-Related Acute Lung Injury*
TRH	*Thyrotropin-Releasing Hormone*, hormônio liberador de tireotropina
TSH	*Thyroid-Stimulating Hormone*, hormônio estimulador da tireoide
TSV	taquicardia supraventricular
TTPA	tempo de tromboplastina parcial ativada
TV	taquicardia ventricular
UDPG	transferase uridina difosfato-glicuronil-transferase
VAS	vias aéreas superiores
VC	volume corrente
VCI	veia cava inferior
VCS	veia cava superior
VD	ventrículo direito
VE	ventrículo esquerdo
VEF_1	volume expiratório forçado no 1º segundo
VR	volume residual
VRE	volume de reserva expiratória
VRI	volume de reserva inspiratória
β-hCG	*Human Chorionic Gonadotrophin*, Gonadotrofina Coriônica Humana
γ-GT	γ-globulina transferase
πc	pressão oncótica capilar
πi	pressão oncótica intersticial
τ	constante de tempo

Introdução

V. Moret, E. Albrecht

TIPOS DE ANESTESIA

Existem diversos tipos de anestesia, classicamente assim distinguidos:
> anestesia geral, que engloba:
>   - a anestesia inalatória;
>   - a anestesia intravenosa;
>   - a anestesia dita "balanceada": administração combinada de um hipnótico, um halogenado, um bloqueador neuromuscular e um opioide;
> anestesia locorregional, que abrange:
>   - a anestesia medular ou central:
>   ▲ anestesia raquidiana;
>   ▲ peridural ou epidural;
>   - a anestesia periférica:
>   ▲ bloqueio de plexo (por exemplo: bloqueio interescalênico, bloqueio lombar paravertebral);
>   ▲ bloqueio troncular (por exemplo: bloqueio do nervo femoral, bloqueio do nervo ciático);
>   ▲ anestesia por infiltração (por exemplo: infiltração da área a ser incisada para o tratamento cirúrgico da hérnia inguinal);
>   ▲ anestesia tópica;
> anestesia combinada: associação de uma das formas de anestesia geral com um dos tipos de anestesia locorregional.

ANESTESIA GERAL: PRINCÍPIOS GERAIS

DEFINIÇÃO

O estado de anestesia geral é obtido quando há a combinação de perda da consciência, amnésia, ansiólise, relaxamento muscular e atenuação dos reflexos sensoriais, somáticos e hormonais. Definido pela primeira vez com base em sinais clínicos e funcionais, o estado de anestesia geral, ainda, não é totalmente compreendido.

ESTÁGIOS DE ANESTESIA

> Em 1847, Plomley classificou a profundidade da anestesia em três estágios típicos: intoxicação, excitação (consciente e inconsciente) e narcose;

> em 1937, Guedel utilizou os sinais clínicos (critérios respiratórios, hemodinâmicos e oculares, e tônus muscular) para descrever os quatro estágios de anestesia após a indução com éter:
  • estágio I – intoxicação (depressão difusa das áreas corticais), manifestada por:
    ▲ perda da consciência;
    ▲ ausência de resposta aos comandos verbais;
    ▲ abolição do reflexo ciliar;
  • estágio II – excitação (liberação transitória da inibição tônica das áreas corticais e subcorticais), que se manifesta por:
    ▲ hiperreflexia difusa, incluindo orotraqueal;
    ▲ atividade motora difusa;
    ▲ respiração irregular;
    ▲ pupilas dilatadas e divergentes;
  • estágio III – anestesia cirúrgica (depressão neurológica completa), que se traduz por:
    ▲ ausência de movimentos espontâneos;
    ▲ respiração rítmica e profunda;
    ▲ ausência de retirada reflexa no momento da incisão;
    ▲ movimentos oculares sincrônicos;
    ▲ atenuação das respostas cardiovasculares, respiratórias e neuroendócrinas;
  • estágio IV – ocorre na superdosagem (paralisia respiratória) e se manifesta por:
    ▲ apneia, mesmo sem bloqueio neuromuscular;
    ▲ inibição do tronco encefálico com vasoplegia de origem central.

Esses sinais clínicos tradicionais eram observados após a anestesia com éter, ciclopropano e clorofórmio. No entanto, a introdução dos bloqueadores neuromusculares e, em seguida, da anestesia balanceada tornou o uso desses sinais obsoleto, embora ainda possam ser observados durante a indução com os produtos voláteis modernos e durante a fase de reversão. Assim, a definição de anestesia geral modificou-se de forma gradual, à medida que foram desenvolvidos novos medicamentos e mais bem compreendidos seus modos de ação.
> em 1947, Woodbridge definiu a anestesia como a combinação de:
  • bloqueio das aferências sensitivas;
  • bloqueio das eferências motoras;
  • bloqueios dos reflexos respiratórios, cardiovasculares e gastrointestinais;
  • bloqueio das funções cognitivas (sono ou inconsciência);
> em 1986, Pinsker postulou que os três componentes da anestesia são a paralisia, a inconsciência e a atenuação da resposta ao estresse. Segundo essa teoria, todo medicamento ou combinação de medicamentos que propicie essas três condições de forma reversível poderia ser utilizado na anestesia;
> em 1987, Prys-Roberts definiu o estado de anestesia como um estado de inconsciência induzido por medicamentos, durante o qual o paciente não sente nem se lembra da dor. Conforme essa teoria, os estímulos cirúrgicos provocam uma série de respostas somáticas (dor, movimentos), autônomas e hemodinâmicas que poderiam ser modificadas por diferentes medicamentos;
> em 1997, Kissin completou a definição de anestesia ao constatar que a anestesia geral (incluindo a analgesia, a inibição da ansiedade, a amnésia, a inconsciência e a supressão das respostas motoras, cardiovasculares e hormonais) pode ser induzida por diferentes medicamentos. Ele deduziu que as ações farmacológicas distintas seriam a origem do estado de anestesia;
> finalmente, em 1998, Glass explicou a anestesia geral como um processo que necessita da inconsciência, produzida pelos anestésicos inalatórios ou intravenosos. Os estímulos dolorosos devem ser inibidos antes que alcancem os cen-

tros superiores. Essa inibição é obtida pela ação dos opioides sobre os receptores do corno posterior da medula espinal ou pelos anestésicos locais sobre os nervos periféricos. Os efeitos particulares podem ser obtidos por meio de medicamentos adaptados (relaxamento muscular com o uso dos curares).

TEORIAS

O progresso da bioquímica e da eletrofisiologia permitiu que os mecanismos de ação dos agentes anestésicos fossem clarificados. A anestesia geral pode ser obtida pela administração de uma ampla gama de fármacos:
> compostos inorgânicos simples (protóxido de azoto);
> hidrocarbonos halogenados (halotano, enflurano, isoflurano, sevoflurano, desflurano);
> estruturas orgânicas mais ou menos complexas (barbitúricos, propofol);
> gazes inertes (xenônio).

Ao longo do tempo, diversas teorias se sucederam...

HIPÓTESE UNITÁRIA

Em 1901, Meyer e Overton sugeriram que existiria correlação fundamental entre a potência do agente anestésico e a sua lipossolubilidade. Segundo essa teoria, o anestésico se fixaria à camada fosfolipídica dupla, modificando a conformação da membrana, alterando a permeabilidade iônica e, portanto, a excitabilidade celular. Esse mecanismo seria comum a todos os agentes anestésicos.

HIPÓTESE DO VOLUME CRÍTICO

Uma modificação da conformação dos receptores intramembranosos provocaria a expansão da região hidrófoba, além de um certo limiar ou volume crítico, o que produziria a anestesia. Esse fenômeno é revertido pelo aumento da pressão atmosférica.

TEORIA BIOQUÍMICA

Os anestésicos, sobretudo os intravenosos, ligar-se-iam a receptores proteicos específicos, que produziriam efeitos diretos sobre o transporte iônico transcelular, sobre o metabolismo enzimático intracelular ou sobre as funções dos neurotransmissores.

CONSENSO

> Presume-se que os agentes anestésicos produzem inconsciência devido à sua capacidade de interromper ou modular a transmissão sináptica normal entre os neurônios. Essa ação é, sobretudo, pós-sináptica, embora também seja pré-sináptica (receptores α_2-adrenérgicos);
> fatores genéticos modulam a resposta aos anestésicos gerais. Esse é um dos elementos que explicam a variabilidade interindividual da resposta aos anestésicos.

Parte I

ASPECTOS FUNDAMENTAIS

1
Circuito de anestesia

T. LANGENBERGER, E. ALBRECHT

■INTRODUÇÃO

Todos os aparelhos de anestesia apresentam as mesmas funções básicas, que são:
> administrar gases medicinais (fluxo de gás fresco = FGF) de modo manual ou automático (ventilador), após a redução das pressões de entrada (3,7 ± 0,5 bar), provenientes da alimentação de parede ou cilindro, à pressão de trabalho (1 bar);
> misturar esses gases com anestésicos voláteis (halogenados) com o uso de vaporizadores ou injetores;
> monitorar os parâmetros do aparelho e do paciente.

CARACTERÍSTICAS DOS DIFERENTES CIRCUITOS

Muitos sistemas têm surgido desde o advento da anestesia por inalação até os dias de hoje, uma época dominada por informatização e tecnologia. Podem ser distinguidos:
> os circuitos abertos de anestesia *(open drop anesthesia)*, sem reinalação;
> os circuitos semiabertos (circuitos de Mapleson), com reinalação parcial e sem absorvedor de CO_2:
  • o FGF é superior à ventilação-minuto do paciente;
> os circuitos circulares, com reinalação total e absorvedor de CO_2:
  • o FGF é inferior à ventilação-minuto do paciente, porém é maior que o volume de gás absorvido.

OPEN DROP ANESTHESIA

> Esta técnica histórica envolve a aplicação de anestesia sobre a face do paciente, com o auxílio de uma máscara permeável (máscara de Schimmelbusch) contendo gaze embebida em um anestésico volátil (éter, por exemplo);
> o ar inspirado, transpassando a gaze com gás, vaporiza o agente anestésico e gera altas concentrações de anestésico volátil para o paciente;
> as desvantagens são muitas:
> - falta de controle da concentração do anestésico volátil;
> - reinalação de CO_2;
> - diluição do O_2 pelos voláteis (risco de mistura hipóxica);
> - poluição do ambiente de trabalho;
> - incapacidade de controlar a ventilação.

CIRCUITOS DE MAPLESON

> Em 1893, buscando melhorar os sistemas existentes, Ayre inventou uma peça em "T" para a ventilação espontânea em crianças. Em 1954, Mapleson adicionou uma válvula e um balão a esta peça;
> todos os circuitos derivados deste sistema incluem:
> - um tubo reservatório:
>   ▲ este tubo, com diâmetro-padrão de 20 mm, determina o volume do sistema e sua complacência;
>   ▲ a fim de reduzir as necessidades de FGF, o volume do tubo deve ser tão pequeno quanto o volume corrente do paciente;
>   ▲ a diferença entre o volume administrado a cada pressão sobre o balão e o volume de ventilação recebido pelo paciente é ainda maior do que o aumento da complacência do tubo;
> - uma válvula de alívio de pressão:
>   ▲ essa válvula impede que haja dano secundário em pressões elevadas (p. ex., barotrauma);
> - um influxo de fluxo de gás fresco:
>   ▲ o FGF busca o ar expirado carregado de CO_2 através da válvula de alívio de pressão antes de cada movimento inspiratório; em seguida, preenche o espaço disponível com uma mistura de gases frescos;
>   ▲ se o volume do sistema for maior ou igual ao volume corrente, a próxima inspiração conterá apenas gases frescos;
> - um balão de ventilação.
> as vantagens do circuito Mapleson são:
> - ser econômico, simples, leve e robusto;
> - ser fácil de manter, lavar e esterilizar;
> - não necessitar de válvula de fluxo unidirecional;
> - apresentar baixa resistência.
> as desvantagens são:
> - a necessidade de utilizar FGF é importante para evitar a reinalação do CO_2 expirado, em decorrência da ausência de válvula unidirecional e absorvedor de CO_2;
> - poluição significativa do meio ambiente;
> - perda de calor e umidade;
> - uma válvula próxima ao paciente nos sistemas A, B, C, potencialmente inacessível;
> - uma evacuação de gases complexa nos sistemas E e F.

MAPLESON A

> O circuito de Mapleson A é também chamado de circuito Magill;
> este sistema é o mais eficiente dos circuito de Mapleson para a ventilação espontânea; na verdade, o FGF pode ser igual à ventilação-minuto, desde que

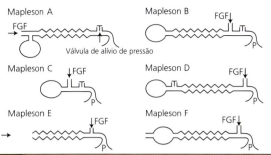

Figura 1.1 Circuitos de Mapleson. P: paciente; FGF: fluxo de gás fresco.

a expiração do gás alveolar seja feita diretamente através da válvula, localizada próxima ao paciente. O sistema é então preenchido com gás fresco antes da próxima inspiração;
> em ventilação controlada, o FGF deve ser 2 ou 3 vezes superior à ventilação-minuto:
  • a ventilação controlada exige pressões positivas e impõe um fechamento parcial da válvula. Assim, o volume corrente exalado pelo paciente não consegue escapar e preencher o sistema. O gás expirado deve ser expulso pelo FGF, que deve ser o dobro ou o triplo da ventilação-minuto. Uma parte deste gás também escapa pela válvula de alívio durante a insuflação;
> o circuito de Lack é uma modificação do circuito de Mapleson A; o FGF chega ao exterior do tubo coaxial ao redor do gás expirado;
> este circuito é usado em crianças com mais de 25 kg.

MAPLESON B E C

> Esses circuitos não são mais utilizados.

MAPLESON D

> O circuito de Mapleson D é o mais eficaz em ventilação controlada, uma vez que o FGF força o gás alveolar a escapar através da válvula, afastando-o assim do paciente;
> o circuito de Bain é uma modificação do circuito de Mapleson D; o FGF é administrado por um tubo localizado no interior do tubo coaxial, que por sua vez é circundado pelo gás expirado; e este é o sistema inverso do circuito de Lack. A vantagem do circuito de Bain é a capacidade de reter o calor e a umidade por um sistema de troca à contracorrente. O gás inspirado é aquecido pelo calor do gás expirado. Além disso, os gases expirados podem ser eliminados, evitando a poluição do centro cirúrgico.

MAPLESON E

> O circuito de Mapleson E corresponde ao tubo T de Ayre;
> é utilizado principalmente em pediatria, pois é o circuito que oferece a menor resistência e o menor espaço morto;
> a desvantagem em adultos é a necessidade de utilizar um FGF elevado.

MAPLESON F

> Este circuito não foi descrito por Mapleson; trata-se de uma modificação do tubo T de Ayre, realizada por Jackson-Rees;
> este sistema é frequentemente utilizado em pediatria, pois permite manipular, concomitantemente, o balão de ventilação e a válvula de alívio com uma só mão.

OBSERVAÇÃO

> Para os circuitos de Mapleson B, C, D, E e F, o FGF deve ser igual ao dobro ou triplo da ventilação minuto, para evitar a reinalação em ventilação espontânea ou controlada. Estes sistemas praticamente deixaram de ser utilizados na prática clínica nos países ocidentais, exceto o circuito de Mapleson F, utilizado em determinadas situações pediátricas.

CIRCUITO CIRCULAR COM REINALAÇÃO

> Em um circuito do tipo circular (sistema de círculo), o gás circula através dos tubos de modo unidirecional, graças às válvulas; os ramos inspiratório e expiratório são distintos, exceto na peça em Y próxima ao paciente;
> o circuito contém os elementos iniciais do circuito de Mapleson (tubo reservatório, válvula de alívio de pressão, FGF, balão de ventilação); a estes elementos, é adicionado um absorvedor de CO_2 e válvulas unidirecionais;
> o circuito é dito "reinalante", uma vez que o gás transportado realiza vários ciclos aparelho-paciente; requer uma absorção do CO_2 e uma substituição do O_2 e dos anestésicos gasosos consumidos;
> o espaço morto é limitado à peça em Y, que é o compartimento distal próximo ao paciente. Entre as válvulas de inspiração e expiração, os tubos podem ser bastante longos, sem que isso aumente o espaço morto, ao contrário dos circuitos de Mapleson;
> o absorvedor e as válvulas aumentam a resistência do sistema, razão pela qual alguns anestesistas não o utilizam em crianças e preferem o uso do Mapleson E;
> este circuito permite trabalhar com um FGF baixo, entre 0,5 e 2 L/min.

VANTAGENS

> Redução da poluição no centro cirúrgico;
> conservação do calor e umidade;
> economia de gás (oxigênio, óxido nitroso) e anestésicos halogenados.

DESVANTAGENS

> Peso e volume;
> complexidade;
> risco significativo de desconexão e disfunção;
> aumento da resistência;
> vazamentos;
> déficits na absorção de CO_2.

VÁLVULA DE PEP (PRESSION EXPIRATOIRE POSITIVE)

> A válvula de PEP pode fazer parte de um sistema circular, mas é mais frequentemente integrada ao aparelho de anestesia em si;
> sua função é manter uma pressão mais alta que a atmosférica nas vias aéreas no final da expiração, para permitir um aumento da CRF (capacidade residual funcional), pelo recrutamento dos alvéolos parcialmente fechados;
> além disso, a PEP evita as forças de cisalhamento causadas pela abertura e pelo fechamento dos alvéolos no ciclo respiratório; esses efeitos contribuem para melhorar a complacência pulmonar. As desigualdades na relação ventilação/perfusão também são melhoradas;
> a PEP permite uma otimização global da oxigenação. Seu valor pode ser fixo ou variável: no início da intervenção, o anestesista geralmente escolhe uma PEP de 5 mmHg, considerada como fisiológica, mas pode precisar aumentá-la gradualmente para melhorar a oxigenação.

ANESTESIA COM BAIXO FLUXO

> A anestesia com baixo fluxo foi criada considerando-se os imperativos econômicos e ecológicos. O uso de O_2 e halogenados é amplamente reduzido. Outra vantagem é a manutenção da umidade e do calor dos gases inspirados e expirados;
> o caso extremo de uma anestesia com baixo fluxo consiste na utilização de um circuito fechado, no qual o FGF é igual ao consumo de O_2, N_2O e agente halogenado do paciente. Assim, todos os gases são reinalados, exceto o CO_2, que é absorvido. As vantagens desse circuito envolvem a ausência de poluição, a conservação de calor e umidade e a capacidade de detectar rapidamente os vazamentos ou alterações metabólicas;
> um regime de baixo fluxo provoca um aumento proporcional do tempo de equilíbrio das concentrações de gases. A indução, as adaptações perioperatórias e o despertar são desacelerados. Por outro lado, se o fluxo aumenta bruscamente, as concentrações se modificam com rapidez. Portanto, deve-se aumentar este fluxo sempre que se desejar adaptar rapidamente a profundidade da anestesia;
> o baixo fluxo não deve ser utilizado em associação ao óxido nitroso durante a indução ou recuperação, pelo risco de diluição do gás proveniente do aparelho para o paciente (mistura hipóxica, indução insuficiente se o óxido nitroso for diluído);
> durante a fase de pré-oxigenação, também é importante manter um fluxo suficiente para assegurar a desnitrogenização da capacidade residual funcional (CRF) do paciente e do circuito circular. Esta desnitrogenização inicial deve ser repetida durante a anestesia, para evitar o acúmulo de nitrogênio no circuito;
> o baixo fluxo pode levar ao acúmulo de compostos tóxicos na mistura inspirada. Estes compostos são principalmente os metabólitos provenientes dos anestésicos voláteis.

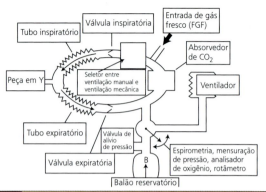

Figura 1.2 Esquema do circuito circular.

Exemplo de risco de hipóxia em um regime de baixo fluxo e uma mistura de 50% O₂ e 50% N₂O

> Logo após a indução:
> - o FGF é composto de 300 mL/min de N_2O e 300 mL/min de O_2. A captura tecidual do N_2O é de 200 mL/min e o consumo de O_2 é de 250 mL/min. O ar alveolar será então constituído de 100 mL de N_2O e 50 mL de O_2. A fração alveolar (FA) será então de:
> - F_AO_2 = 50 mL O_2/(100 mL N_2O + 50 mL de O_2) = 0,33

> 1 hora após a indução:
> - após 1 hora de anestesia com o mesmo fluxo que o do exemplo 1, a captura tecidual do N_2O diminuiu para 100 mL/min e o consumo de O_2 permanece estável. O ar alveolar será então constituído de 200 mL de N_2O e 50 mL de O_2. A FA será de:
> - F_AO_2 = 50 mL O_2 (200 mL N_2O + 50 mL de O_2) = 0,20

> portanto, é importante monitorar a FiO_2.

ABSORVEDORES DE CO_2

> A reinalação do gás expirado requer a remoção de CO_2 com a utilização de absorvedores de CO_2. Eles se tornam inúteis quando o FGF é superior a 5 L/min; os outros gases podem ser reinalados, desde que a fração consumida pelo paciente seja compensada;
> o absorvedor mais utilizado é a cal sodada, contida em um recipiente com 1 ou 2 câmaras;
> a absorção de CO_2 depende de vários fatores, que são:
> - o tipo de absorvedor:
>   - ▲ absorvedor de cal sodada,
>   - ▲ absorvedor de cal baritada;
> - a formação de canais preferenciais:
>   - ▲ se forem formados caminhos, o CO_2 será absorvido preferencialmente ao longo destes, canais e o absorvedor será saturado rapidamente. Isto pode ser invisível se o canal for formado fora das paredes do recipiente;

- o tamanho dos grânulos:
  - ▲ quanto menor for o tamanho dos grânulos, maior é a superfície de troca. Porém, se esse tamanho for muito pequeno, a resistência aumenta. O tamanho ideal parece ser em torno de 2,5 mm;
- o número de câmaras do recipiente:
  - ▲ a mistura de gás atravessa as câmaras em série; a 2ª câmara permite uma absorção adicional quando a 1ª câmara está saturada;
- o tamanho do recipiente:
  - ▲ quanto mais volumoso for o recipiente, mais lento é o fluxo de gás, permitindo uma melhor absorção e diminuindo o risco de circulação de poeira;
- a taxa de umidade:
  - ▲ uma quantidade muito grande de água diminui a superfície de absorção disponível, enquanto uma quantidade muito baixa atrasa a formação de ácido carbônico;

> os absorvedores também contêm um corante sensível ao pH, que permite reconhecer facilmente a taxa de saturação. O recipiente deve ser trocado quando 50 a 70% da cal estiverem coloridas. Os corantes utilizados são o violeta de etila, que passa do branco ao violeta, ou o mimosa Z, que se transforma do rosa ao branco quando a capacidade de absorção está esgotada;

> a cal é irritante para pele, olhos e vias respiratórias e deve ser manuseada com cuidado, para evitar a formação de poeira; a fabricação de cartuchos descartáveis limita o contato;

> o absorvedor pode absorver e em seguida liberar os halogenados. Por conseguinte, pode ser responsável por induções tardias ou recuperação prolongada. Estes efeitos aumentam quando a substância está seca;

> quando o FGF está conectado antes do recipiente de cal sodada, ele seca a cal e produz CO. Este fenômeno ocorre principalmente com a cal baritada, o que fez com que seu uso fosse suspenso na Europa e nos Estados Unidos;

> o tricloroetileno é incompatível com a cal sodada pela sua produção de fosgênio, que é tóxico para o pulmão e o cérebro;

> um funcionamento inadequado do absorvedor de CO_2 será manifestado, entre outros, por um aumento na $FiCO_2$, que normalmente é próximo de zero.

CAL SODADA

> A cal sodada é o absorvedor mais difundido e contém:
- hidróxido de sódio (4%): NaOH,
- hidróxido de potássio (1%): KOH,
- hidróxido de cálcio (80%): $Ca(OH)_2$,
- água de Kieselguhr (14 a 19%),
- sílica (0,4%),
- corante indicador;

> a poeira dos grânulos causa irritação às mucosas. A sílica ajuda a solidificar a substância e evitar a migração de poeira para as vias aéreas superiores (VAS);

> 100 g de cal sodada pode absorver 18 a 23 L de CO_2 em um recipiente com 2 câmaras e 10 a 15 L em 1 recipiente com 1 câmara;

> a eliminação de CO_2 produz água, calor e carbonato de cálcio, de acordo com a seguinte reação:

$$CO_2 + H_2O \Rightarrow H_2CO_3$$
$$H_2CO_3 + 2NaOH \Rightarrow Na_2CO_3 + 2H_2O + calor \quad \text{(reação rápida)}$$
$$Na_2CO_3 + Ca(OH)_2 \Rightarrow CaCO_3 + 2NaOH \quad \text{(reação lenta)}$$

> algumas das desvantagens provêm da reação dos anestésicos halogenados com o hidróxido de potássio, que foi excluído em algumas cal sodadas (p. ex., a cal sodada da marca Intersurgical®).

CAL BARITADA

> A cal baritada era utilizada principalmente nos Estados Unidos até 2005 (atualmente sua comercialização foi interrompida); ela contém:
> - hidróxido de bário (20%): $Ba(OH)_2$,
> - hidróxido de cálcio (80%): $Ca(OH)_2$;
>
> não é necessária a adição de sílica, pois os grânulos são suficientemente duros, de modo que não geram poeira. Não é necessário água, pois a reação por si própria produz água suficiente;
>
> 100 g pode absorver 9 a 18 L de CO_2 em um recipiente de uma câmara e um pouco mais em um recipiente com duas câmaras.

APARELHO DE ANESTESIA

> O aparelho de anestesia consiste em um sistema de transporte de gás, que compreende 4 partes distintas, e um sistema de monitoramento para mensurar parâmetros diversos, incluindo um sistema de ventilação;
>
> as distintas partes do sistema de transporte de gás são:
> - um sistema de abastecimento de gás, que vai desde a alimentação de parede ou garrafa de alta pressão até a saída de gás fresco (FGF) com baixa pressão. Este sistema permite a administração de uma mistura de gás e anestésico para o paciente;
> - um sistema de controle da ventilação ou de assistência à ventilação (ventilador);
> - um sistema de absorção de CO_2 (absorvedor de CO_2);
> - um sistema de eliminação de gás.

SISTEMA DE ABASTECIMENTO DE GÁS

> O aparelho de anestesia pode operar a partir de múltiplas fontes de gás, em diferentes pressões, que variam ao longo do tempo. Diferentes reguladores garantem uma redução progressiva na pressão. Podem ser distinguidos vários estágios:
> - estágio de "alta pressão":
>   ▲ este estágio, localizado antes do aparelho de anestesia, vai desde a fonte principal de gás até os reguladores colocados na rede, na entrada do centro cirúrgico;
>   ▲ as pressões vão de 7 a 9 bar;
> - estágio de "pressão intermediária":
>   ▲ este estágio se situa entre os reguladores e os fluxômetros; a pressão de oxigênio é ligeiramente maior que a do ar, que por sua vez é um pouco maior que a do N_2O;
>   ▲ as pressões estão ao redor de 3,7 ± 0,5 bar; os centros cirúrgicos são equipados com alarmes visuais e sonoros, que indicam uma queda na pressão de alimentação de oxigênio;

▲ o O_2 do tipo engate rápido faz parte desse estágio; a válvula de fluxo rápido de O_2 ignora os sistemas de reguladores de pressão situados depois dele, fluxômetros e vaporizadores;
- estágio de "baixa pressão":
  ▲ este estágio vai dos fluxômetros à saída do misturador de gás fresco;
  ▲ as pressões são de 1 bar.

ROTÂMETROS

> Os medidores de rotação (rotâmetros) ou medidores de vazão (fluxômetros), ou tubos de Thorpe medem o fluxo de gás que passa através deles;
> consistem de uma boia ou bobina, localizada dentro de um tubo vertical, cujas paredes se expandem de baixo para cima, na forma de um cone alongado;
> as boias têm formas muito variáveis, que vão desde esferas a piões. Algumas têm ranhuras que permitem a rotação da boia sobre si mesmo. A leitura é geralmente realizada no maior diâmetro, no centro da esfera ou no topo da boia.

PRINCÍPIO DE FUNCIONAMENTO

> O gás circula pelo rotâmetro, entre o tubo e a boia. A boia se eleva muito mais quando o fluxo é alto, uma vez que o espaço disponível aumenta ao longo do tubo (orifício variável);
> a boia se imobiliza quando atinge um equilíbrio entre o seu peso e a diferença de pressão que existe ao longo de sua altura, entre o topo e a base da boia:

$$\Delta P \text{ em torno da boia} = \text{peso da boia/diâmetro da boia}$$

> o fluxo de gás depende:
> - do peso da boia,
> - do tamanho do orifício,
> - das propriedades físicas do gás:
>   ▲ destes 3 elementos, apenas as propriedades físicas do gás variam. Qualquer mudança na densidade e viscosidade, dependendo da pressão e da temperatura, modifica a "precisão" dos rotâmetros. Estes são calibrados para uma temperatura de 20°C, uma pressão atmosférica de 760 mmHg e um dado gás;
>   ▲ por outro lado, a qualidade do fluxo é importante:
>   ✓ em um tubo longo e estreito com um baixo fluxo, o fluxo é laminar e não depende da viscosidade (lei de Hagen-Poiseuille);
>   ✓ em um tubo curto e largo, com um fluxo elevado, o fluxo será turbulento e a densidade será preponderante;
> em altitudes elevadas, o ar é menos denso; o fluxo será maior em torno da bobina para um dado valor; assim, o rotâmetro subestima o FGF. Em uma câmara hiperbárica, o gás é mais denso e o fluxômetro fornece menos gás do que o que indica; portanto, o rotâmetro superestima o FGF. Estes conceitos são válidos quando o fluxo é turbulento. Quando o fluxo é laminar (baixa velocidade, tubo estreito), é proporcional à viscosidade do gás e não à sua densidade. Assim, a altitude e a câmara hiperbárica não alteram a leitura do fluxômetro;

> no aparelho de anestesia, os rotâmetros são dispostos lado a lado, ligados em série ou, com mais frequência, em paralelo (rampa); o tubo coletor do misturador de gases fica localizado na parte superior da rampa. A ordem de colocação dos tubos é de grande importância, uma vez que um vazamento em um dos tubos poderia provocar uma mistura hipóxica. Assim, se o tubo de O_2 é colocado acima de um vazamento em outro tubo, o O_2 também pode vazar. A posição mais segura é colocar o fluxômetro de O_2 na última posição, na rampa dos rotâmetros.

LIMITAÇÕES

> Os rotâmetros são aparelhos simples, porém frágeis e sensíveis. Seu princípio de funcionamento torna-o impreciso na presença de:
> - poeira,
> - umidade,
> - eletricidade estática,
> - campo magnético,
> - perda da verticalidade,
> - choque mecânico;
>
> um rotâmetro com defeito representa um perigo, pois ele exibe valores incorretos. O risco de administrar uma mistura hipóxica deve ser minimizado tanto quanto possível;
> os aparelhos modernos frequentemente são equipados com medidores eletrônicos.

PREVENÇÃO DE ADMINISTRAÇÃO DE UMA MISTURA HIPÓXICA

> Diferentes sistemas limitam o risco de administrar uma mistura hipóxica: alguns entregam uma quantidade mínima de O_2 e outros associam concentrações ou pressões mínimas aos alarmes (mecânicos ou eletrônicos):
> - fluxo mínimo de O_2:
>   ▲ na ausência de fluxo de ar, é administrado um fluxo mínimo de O_2;
> - concentração mínima de O_2:
>   ▲ os fluxômetros são interligados entre si pneumática ou mecanicamente, de modo a impedir que a proporção de O_2 na mistura seja inferior ao valor limítrofe estabelecido pelo fabricante (por exemplo: 25%);
> - alarme de concentração:
>   ▲ dependendo das pressões nos diferentes condutores de gás, os alarmes mecânicos (apitos) ou eletrônicos são acionados quando há um desequilíbrio na mistura que possa produzir um composto hipóxico.

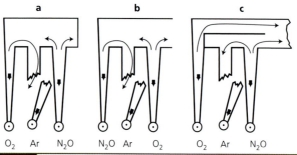

Figura 1.3 Risco de mistura hipóxica com um rotâmetro defeituoso (**a**) e possível construção para preveni-la (**b, c**).

VENTILADOR

> O ventilador é um dos componentes do aparelho de anestesia; permite administrar ao paciente de modo automático uma mistura de gás transportador e um agente anestésico e controlar a ventilação;
> todos os ventiladores modernos geram pressão positiva nas vias aéreas superiores;
> durante um ciclo respiratório, o ventilador gera um fluxo e mantém uma pressão ou fluxo constante nas vias aéreas superiores, independentemente da mecânica pulmonar (ver Capítulo "Ventilação");
> as vantagens são a economia de recursos humanos e maior confiabilidade, principalmente na repetição dos ciclos com relação aos ciclos manuais;
> o ventilador é composto por:
> - um motor;
> - um fornecedor de gás;
> - um sistema de controles;
> - um fole;
> - válvulas direcionadoras de fluxo e de segurança.

MOTOR E ABASTECIMENTO DE GÁS

> O ventilador é alimentado por O_2 ou por ar separado em 2 circuitos:
> - um circuito paciente, para o funcionamento do circuito anestésico;
> - um circuito motor, para o funcionamento pneumático do ventilador. Os ventiladores elétricos também exigem um motor a gás:
>   ▲ a quantidade de O_2 utilizada pelo ventilador é, no mínimo, igual à ventilação-minuto do paciente;
>   ▲ alguns ventiladores utilizam um sistema de injeção de ar de Venturi, que aumenta o fluxo de gás motor e reduz o consumo de O_2.

FOLE

> O fole é uma espécie de balão de acordeão plissado, fixado ao ventilador;
> a maioria dos ventiladores comportam um fole isolado em uma câmara *(bag in a bottle)*;
> os gazes apresentam circuitos separados: o gás motor na câmara do fole e o gás de ventilação do fole conectado ao circuito de ventilação do paciente;
> o fole se enche no início do ciclo inspiratório; a pressão do gás motor na câmara, externamente ao fole, provoca sua compressão. A mistura de gás é empurrada para o paciente. Após o ciclo inspiratório, o gás exalado pelo paciente e o gás fresco que entra reabastecem o fole, que retorna ao seu volume original. O excesso de gás é eliminado pela válvula de escape do circuito. O retorno à posição final de expiração marca o início de um novo ciclo;
> em alguns ventiladores, o pistão do fole é acionado por energia elétrica (Drager Cato®);
> os foles podem ser ascendentes ou descendentes (denominado conforme a 1ª fase do ciclo respiratório). O fole ascendente permite a rápida detecção de vazamentos. Na verdade, um fole descendente pode descer por ação da gravidade, imitando falsamente um enchimento normal. Por razões técnicas, os dispositivos mais recentes são equipados com um fole descendente: o monitoramento sistemático dos fluxos e pressões facilita a detecção rápida dos vazamentos.

VÁLVULA DE ALÍVIO

> O ventilador inclui um sistema de segurança para impedir que o excesso de pressão no circuito de ventilação origine barotraumas; o limiar de pressão excessiva pode ser ajustado com uma válvula de escape (válvula LPA = limite de pressão ajustável);
> as pressões excessivas podem resultar de:
>   • erros de configuração;
>   • a ativação da válvula de O_2 do tipo engate rápido, especialmente durante a fase inspiratória, quando a válvula de escape é fechada;
>   • um lapso da válvula em posição fechada no final de uma fase de ventilação manual;
> quando o limiar de detecção é atingido, é ativado um alarme sonoro, ao mesmo tempo em que a válvula bloqueia automaticamente, mecânica ou eletronicamente, o aumento de pressão: o ciclo termina com a pressão reduzida ou simplesmente é interrompido.

OBSERVAÇÕES

> Mesmo com um equipamento confiável, as falhas são sempre possíveis, algumas vezes de modo insidioso ou intermitente, o que torna mais difícil de serem detectadas. O acompanhamento clínico e o monitoramento frequentemente consegue detectar o problema a tempo;
> os vazamentos de gás são sempre possíveis e ainda mais difíceis de detectar quando os sistemas são fechados:
>   • no ventilador, os vazamentos mais comuns são secundários à falta de impermeabilização da câmara ou fole ou estão no próprio fole;
>   • no circuito, os vazamentos ocorrem mais frequentemente nas conexões e dobras, bem como no recipiente de cal sodada. As peças de plástico também podem rachar, especialmente em caso de esterilização repetida ou sob a ação detergente da desinfecção de superfície ou de medicamentos (isoflurano). Os sensores de espirometria e gasometria também são origens de vazamento;
> como regra, os alarmes são parte integrante tanto da preparação de um aparelho de anestesia, quanto de um ventilador. Os alarmes de abastecimento de gás e de pressão do sistema frequentemente são pneumáticos, o que significa que funcionam mesmo após uma interrupção no fornecimento de energia elétrica;
> o manejo do aparelho é frequentemente realizado por componentes de informática ou eletrônicos, o que melhora a segurança, mas cuja falha é possível. Quando houver uma mínima dúvida a respeito de uma falha no aparelho de anestesia, deve-se retomar a ventilação manual com respirador manual.

VAPORIZADORES

> Os vaporizadores convertem os anestésicos inalatórios em vapor; à temperatura ambiente e pressão atmosférica (P_{atm}), a maioria dos anestésicos voláteis está na fase líquida;
> o vaporizador é um recipiente contendo um agente anestésico em fase líquida, por meio do qual um fluxo de gás transportador capta uma determinada quantidade do anestésico para levá-lo às vias aéreas do paciente. O gás é levado pela diferença de pressão entre o exterior e uma câmara interna chamada de *plenum* (*vaporizador plenum*). Este é o sistema mais utilizado. Em alguns aparelhos modernos (PhysioFlex®, Zeus®), um sistema injeta um *bolus* de líquido diretamente no circuito;

> os diferentes tipos de vaporizador são:
>   - o vaporizador à secagem *(flow-over)*:
>   ▲ o gás transportador é canalizado à superfície do agente anestésico e, assim, é carregado de vapor;
>   - o vaporizador por borbulhas:
>   ▲ o gás transportador atravessa o agente anestésico líquido por borbulhas e, assim, é carregado de vapor;
>   - o vaporizador à injeção:
>   ▲ a injeção direta de uma determinada quantidade de líquido anestésico no circuito permite atingir uma concentração precisa;
>   ▲ o aporte depende de uma diferença de pressão, ajustada por uma válvula; o problema da temperatura é, portanto, contornado;
>   ▲ esta técnica, que caracteriza alguns vaporizadores modernos, permite injetar *bolus* de agentes inalatórios e obter uma alteração na concentração-alvo muito mais rápida que por aumento do FGF. Além disso, o consumo de halogenados é mais econômico;
> o vaporizador é colocado logo após os fluxômetros e um pouco antes da válvula de O_2 do tipo engate rápido. Assim, o uso de O_2 do tipo engate rápido reduz a profundidade da anestesia;
> os vaporizadores são calibrados para:
>   - uma dada temperatura,
>   - uma dada P_{atm},
>   - um dado halogenado:
>   ▲ em decorrência das diferenças nas propriedades físico-químicas dos agentes anestésicos, os vaporizadores são específicos ao agente em causa e um erro de enchimento pode acarretar erros de dosagem;
>   - um dado gás transportador:
>   ▲ é geralmente utilizando o O_2 a 100%. A utilização de N_2O a 100% diminui em 10% a concentração de halogenados, pela diferença de viscosidade entre os 2 gases, o que altera o fluxo dentro do vaporizador;
> a pressão de vapor saturante dos halogenados é muito maior que a pressão necessária para uma anestesia. Portanto, é necessário diluir os halogenados. Assim, apenas uma parte do gás transportador é direcionada para a câmara de vaporização, em função da concentração desejada. Decorre que esta câmara completamente saturada de halogenados se junta ao FGF, que a dilui. Estes são os vaporizadores por *bypass* variável:
>   - exemplo: a pressão de vapor saturante do halotano a 2°C é de 243 mmHg. À mesma temperatura e a uma P_{atm} de 760 mmHg, sua concentração é de 32% (243/760). Se 100 mL de uma mistura de gás fresco entram no vaporizador, sairão então 150 mL [100 mL de O_2 e 50 mL (32% × 150 mL) de halotano]. Entretanto, é necessário menos de 1% ou 7 mmHg de halotano para obter um efeito anestésico nesta P_{atm}. Portanto, é necessário diluir 50 mL de halotano em 5.000 mL de gás fresco;
> a pressão do vapor saturante é a pressão exercida pelo vapor de uma substância em equilíbrio com a forma líquida desta substância em um recipiente fechado. Caracteriza-se pela facilidade de vaporização. A pressão do vapor saturante é proporcional à temperatura e não é afetada pela pressão atmosférica;
> a saturação completa de uma parte do gás transportador é assegurada, por exemplo, pela instalação de pavios, o que aumenta a superfície de contato na qual os derivados halogenados sobem por capilaridade, em razão de forças de tensão superficial;

> o calor de vaporização é a energia necessária para vaporizar um líquido. Durante este processo, a temperatura do líquido diminui; consequentemente, também diminui a sua pressão de vapor saturante. Este problema é resolvido por meio da fabricação de vaporizadores de metais diversos (cobre, por exemplo), cujo calor específico (a quantidade de calor necessária para elevar 1 grama de uma substância em 1°C) e condutividade térmica são elevados, o que permite manter uma temperatura constante, sem aquecimento adicional. Outros vaporizadores por compensação térmica são equipados com uma válvula que bloqueia em maior ou menor grau o orifício de saída do gás transportador, dependendo da temperatura do líquido. Estas válvulas apresentam diversas formas: lâmina bimetálica, fole flexível ou lâmina metálica expansível.

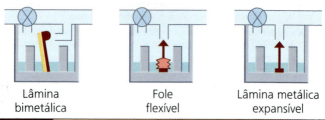

Figura 1.4 Vaporizadores por compensação térmica.

CASO ESPECIAL: O DESFLURANO

> O desflurano tem a característica única de apresentar uma pressão de vaporização particularmente elevada: 681 mmHg a 20°C e 731 mmHg a 22°C, com um ponto de ebulição a 22,8°C, embora pouco potente (CAM de 6,0% vol). Por conseguinte, é impossível prever a quantidade de sulfurano emitido com os vaporizadores convencionais;

> por causa do risco de ebulição espontânea, os vaporizadores foram desenvolvidos especificamente para o desflurano (Tec 6): o halogenado é aquecido eletricamente a 39°C e pressurizado a 2 ATA (= atmosfera técnica absoluta, 2 ATA = 1.500 mmHg);

> o Tec 6 comporta 2 circuitos de gás independentes: 1 circuito para o fluxo de gás fresco e 1 circuito para os vapores do desflurano, alimentados por 1 tanque aquecido a 39°C. O botão de controle manual da concentração de desflurano (em% vol) controla o fornecimento de vapor ao fluxo de gás que deixa o vaporizador, o que permite fornecer a concentração desejada.

■ **Leitura recomendada**
Schober P, Loer SA. Closed system anaesthesia - historical aspects and recent developments. *Eur J Anaesthesiol* 2006;23:914-20.

2
Equipamentos

T. Langenberger, E. Albrecht

CAPNOMETRIA

> A mensuração do CO_2 expirado e inspirado é um dos monitoramentos mais úteis da prática clínica. Permite assegurar uma ventilação em conformidade com as necessidades do paciente, a fim de analisar a profundidade da anestesia em ventilação espontânea, detectar algumas complicações (broncospasmo, hipertermia maligna, embolia pulmonar, mudanças bruscas de débito cardíaco) e a maioria dos incidentes em anestesia (obstrução ou compressão das vias aéreas superiores, vazamentos, desconexões);

> por exemplo, durante a redução do débito cardíaco, a queda inicial em CO_2 expirado é seguida por um retorno ao normal, pelo aumento na produção de CO_2 induzido pelo baixo débito; durante uma embolia pulmonar, a queda inicial do CO_2 expirado também é seguida por um retorno ao valor normal, por causa da retenção de CO_2 na periferia. Assim, o CO_2 expirado é um excelente indicador não invasivo da eficácia da circulação;

> é importante distinguir a capnometria (mensuração e quantificação numérica do CO_2) e a capnografia (registro e quantificação gráfica), muitas vezes existentes nos aparelhos modernos. Ambas permitem o acompanhamento dos valores de CO_2 no circuito de anestesia durante o ciclo respiratório;

> a mensuração do CO_2 dá-se por análise de todo o fluxo de gás que passa por um sensor (mensuração direta do fluxo, sistema não aspirativo dito *main stream*) ou uma amostra de gás (sistema aspirativo). Em ambos os sistemas, a mensuração é realizada entre o tubo endotraqueal e peça em Y. Os sistemas aspirativos têm as seguintes desvantagens:
> - perda contínua de gás, que pode ser significativa em baixo débito;
> - risco de oclusão;
> - risco de vazamentos;
> - acúmulo de água com risco de erro na mensuração do CO_2.

PRINCÍPIOS FÍSICOS

ABSORÇÃO DE INFRAVERMELHO

> Esta técnica é baseada na diferença de absorção de infravermelho entre uma mistura de gás e um gás de referência presente em uma célula. Ela permite uma mensuração rápida e confiável de CO_2 exalado. Lembre-se que o oxigênio não absorve a luz infravermelha. Esta técnica não mede a concentração de O_2 de uma mistura gasosa. Esta é a técnica mais utilizada.

EFEITO RAMAN

> A amostra é submetida a uma fonte de *laser*; a energia acumulada produz uma radiação à interrupção da exposição, cuja intensidade é analisada para identificar o tipo e a concentração da amostra de gás.

ESPECTROMETRIA DE MASSA

> A amostra é exposta a um feixe de elétrons, então dirigido para um campo magnético. A deflexão dos íons varia em função do tipo de gás analisado e da carga iônica. Os gases são, portanto, separados de acordo com a deflexão de íons produzida.

COLORIMETRIA

> A colorimetria é baseada no princípio da variação de cor de uma substância em função de seu pH. Os íons de hidrogênio provêm da hidratação do CO_2. O colorímetro pode ser adaptado a um tubo endotraqueal e é particularmente útil para a detecção do CO_2 exalado em situações especiais (p. ex., meio extra-hospitalar).

CAPNOGRAMA

> O ciclo respiratório capnográfico é composto de 4 fases, representadas na Figura 2.2, esquema 1;
> A – Início da expiração: a mistura dos gases expirados provém do espaço morto e contém uma taxa de CO_2 igual à do ar ambiente, que é quase nula;
> B – Início da expiração da mistura alveolar com elevação rápida (íngreme) na taxa de CO_2;
> C – Fase de platô: a taxa de CO_2 aproxima-se do CO_2 alveolar e tende a um pico que marca o final da expiração ($ETCO_2$: *End tidal CO_2*, CO_2 final expirado = pressão expiratória final de CO_2 = cerca de 35 a 40 mmHg);
> D – Inspiração: a taxa de CO_2 torna-se quase imediatamente a taxa de CO_2 do ar ambiente.

PRESSÃO TELE-EXPIRATÓRIA DE CO_2 ($ETCO_2$: END TIDAL CO_2, CO_2 FINAL EXPIRADO)

> A $ETCO_2$ é 5 mmHg inferior à $PaCO_2$, pela diluição da mistura de gás exalado com o gás que vem do espaço morto.

■ *Aumento do CO_2: causas*
> Hipoventilação, reinalação;
> aumento da produção de CO_2:
> • calafrios;
> • liberação de catecolaminas (por dor, por exemplo);

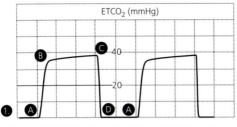
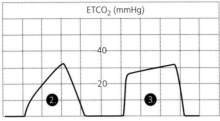
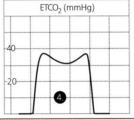

Figura 2.1 Modelos de capnogramas.

- hiperalimentação;
- tireotoxicose;
- hipertermia maligna.

> aumento do débito cardíaco;

> iatrogênica:
  - administração de bicarbonatos;
  - queda do torniquete;
  - insuflação intra-abdominal de CO_2 na laparoscopia;
  - saturação da cal sodada.

■ Redução do CO_2: causas

> Aumento do espaço morto: hiperventilação, embolia pulmonar;

> entubação esofágica, extubação acidental;

> desconexão, vazamento no sistema respiratório;

> diminuição na produção de CO_2: curarização, hipotermia;

> diminuição do débito cardíaco, parada cardiorrespiratória.

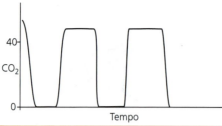

Figura 2.2 Hipoventilação.

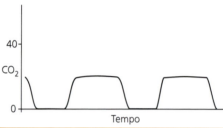

Figura 2.3 Hiperventilação.

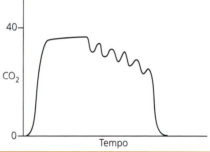

Figura 2.4 Oscilações cardiogênicas.

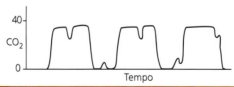

Figura 2.5 Esforços respiratórios em ventilação mecânica.

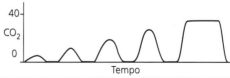

Figura 2.6 Recuperação de uma respiração espontânea.

OXIMETRIA

PRINCÍPIOS

> A oximetria de pulso baseia-se em uma particularidade física da hemoglobina, cuja fração ligada ao oxigênio e a fração reduzida absorvem a luz vermelha e infravermelha de modo substancialmente diferente;
> a oximetria de pulso utiliza dois diodos monocromáticos de 660 nm (vermelho) e 940 nm (infravermelho); a oxiemoglobina absorve menos luz a 660 nm, o que lhe confere uma cor avermelhada; a desoxiemoglobina absorve menos luz a 940 nm;
> os pontos isosbésticos da hemoglobina são os comprimentos de onda nos quais a oxiemoglobina e a desoxiemoglobina absorvem a mesma quantidade de luz (600 e 805 nm);

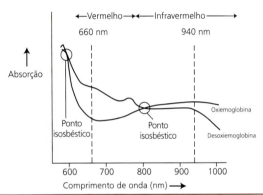

Figura 2.7 Variação da absorção de luz pela oxiemoglobina e desoxiemoglobina.

> a mensuração da saturação de hemoglobina é baseada na espectrofotometria de absorção, que utiliza a lei de Beer-Lambert:
> - a lei de Beer afirma que a absorção das luzes vermelha e infravermelha por uma solução de determinada espessura é a mesma que a absorção da mesma solução com uma espessura 2 vezes mais elevada, mas em concentração 2 vezes mais fraca;
> - a lei de Lambert afirma que cada camada de uma solução absorve uma fração igual de radiação.

FUNCIONAMENTO

> O oxímetro de pulso mensura, 30 vezes por segundo, a absorção da luz pelo leito vascular nos 2 comprimentos de onda;
> a relação entre estes 2 coeficientes de absorção permite calcular o grau de saturação em O_2;
> um leito vascular pulsátil provoca variações de volume do sangue capilar, o que induz a uma variação cíclica na absorção, pela lei de Beer-Lambert. Isso permite eliminar os componentes não pulsáteis de absorção, especialmente o sangue venoso. A diminuição da pulsatilidade (vasoconstrição durante a hipotermia) ou sua ausência (parada cardíaca, circulação extracorpórea) torna difícil ou impossível a mensuração da oximetria de pulso;

> a análise da oximetria de pulso é considerada confiável, com uma margem de erro de 5% para uma saturação entre 70 e 100%. A margem de erro aumenta acentuadamente em uma saturação abaixo de 70%;
> o parâmetro mensurado é simbolizado por SpO_2.

SITUAÇÕES ESPECIAIS

CIANOSE

> A cianose é proporcional à quantidade de desoxiemoglobina no sangue; é perceptível a partir de 5 g/dL de desoxiemoglobina. Assim, um paciente anêmico pode não parecer cianótico, embora apresente uma dessaturação significativa.

CARBOXIEMOGLOBINA

> Em fumantes, pode ser mensurada uma carboxiemoglobina de até 15%, em razão da inalação de monóxido de carbono;
> a carboxiemoglobina e a oxiemoglobina apresentam as mesmas taxas de absorção a 660 nm; a SpO_2 superestima a saturação de hemoglobina em oxigênio na presença de carboxiemoglobina.

METEMOGLOBINA

> Na presença de metemoglobina, a oximetria de pulso indica uma saturação de aproximadamente 85%.

MERGULHADORES

> A presença de hemoglobina S (anemia falciforme), hemoglobina fetal (F) e bilirrubina não alteram a mensuração da oximetria de pulso;
> o azul de metileno e o verde indocianina deprimem transitoriamente a SpO_2;
> uma variação sincrônica da curva com os ciclos ventilatórios geralmente reflete uma hipovolemia.

NEUROESTIMULADOR

> O relaxamento muscular é um componente da anestesia geral. Seu monitoramento é essencial em decorrência da grande variação interindividual na sensibilidade aos curares. Além disso, os efeitos colaterais de uma curarização residual não são desprezíveis (síndrome de aspiração brônquica, insuficiência respiratória, disfagia);
> o neuroestimulador permite monitorar a função neuromuscular por meio da estimulação elétrica de um nervo ou grupo de nervos motores periféricos. A resposta motora observada ou mensurada depende do grau de bloqueio neuromuscular;
> o controle da função neuromuscular é útil durante as 3 fases da anestesia:
> • na indução, para monitorar a instalação do bloqueio de um curare não despolarizante antes da entubação ou para monitorar a recuperação da função neuromuscular após a administração de um curare despolarizante;

- durante o procedimento cirúrgico, a fim de ajustar o relaxamento muscular às necessidades cirúrgicas;
- ao despertar, para determinar o grau de bloqueio residual e seu antagonismo adequado;

> os estímulos elétricos são emitidos em diferentes frequências e intensidades:
- a frequência de estimulação varia de 0,1 Hz (contração muscular) a 100 Hz (contração tetânica);
- para uma boa reprodutibilidade do exame, a intensidade escolhida é superior à intensidade que permite atingir a contração máxima (limite supramáximo), que geralmente está entre 60 e 70 mA para os eletrodos de superfície. Isso fornece uma boa reprodutibilidade ao exame;

> a curta duração da estimulação elétrica (200 ms) permite evitar um potencial de ação duplo; a forma da onda é retangular e monofásica.

MODOS DE NEUROESTIMULAÇÃO

ESTÍMULO ÚNICO (CONTRAÇÃO MUSCULAR)

> Um impulso único de 200 μs é emitido a cada segundo (1 Hz) ou a cada 10 segundos (0,1 Hz). Uma frequência de estimulação acima de 0,1 Hz pode produzir uma diminuição da resposta;

> a resposta motora é avaliada com relação a uma resposta-controle na ausência de curarização. É expressa em percentagem (resposta motora com curarização/resposta-controle);

> é útil para determinar o limiar de estimulação supramáximo e para monitorar a instalação do bloqueio neuromuscular, como, por exemplo, na fase de indução. No entanto, o valor da resposta à contração muscular tem pouca relação com a profundidade do bloqueio neuromuscular.

SEQUÊNCIA DE QUATRO ESTÍMULOS (*TRAIN OF FOUR* = TOF)

> O *train of four* consiste na emissão de uma sequência de 4 estímulos sucessivos de 200 μs em 2 segundos (2 Hz);

> a relação T4/T1 (razão da amplitude da resposta obtida com a sequência de quatro estímulos e a resposta obtida com o 1º estímulo) indica o grau de bloqueio neuromuscular não despolarizante. O relaxamento muscular é diretamente proporcional à diminuição das respostas obtidas:
- esgotamento de T4: até 50% dos receptores estão bloqueados;
- desaparecimento de T4: até 75% dos receptores estão bloqueados;
- desaparecimento de T3: até 80% dos receptores estão bloqueados; corresponde a um estado de relaxamento adequado;
- desaparecimento de T2: até 90% dos receptores estão bloqueados;

> pelo risco de esgotamento da resposta, a sequência de quatro estímulos não deve ser repetida em menos de 12 a 20 segundos;

> a avaliação da resposta muscular pode ser realizada de modo visual, tátil ou, mais precisamente, por técnicas como a acelerometria e eletroneuromiografia. Na verdade, o limiar para discriminação tátil ou visual é baixo, com uma relação T4/T1 de cerca de 0,4; enquanto isso, uma curarização adequada é obtida com uma relação T4/T1 de cerca de 0,9;

> uma antagonização da curarização (reversão) no final da intervenção cirúrgica por um inibidor da colinesterase justifica, se houver, o aparecimento completo de duas respostas à sequência de quatro estímulos e na ausência de um método objetivo de interromper o bloqueio; se for administrado um inibidor de colinesterase quando não houver nenhuma ou somente uma resposta, o paciente pode recuperar uma sequência de quatro estímulos, sem a detecção clínica do esgotamento da resposta, enquanto a função neuromuscular não atinge um nível de recuperação suficiente.

CONTRAÇÃO TETÂNICA

> O estímulo tetânico consiste em um estímulo repetido a uma frequência de 50 a 100 Hz em um determinado período;
> uma contração tetânica mantida por 5 segundos indica uma recuperação adequada do bloqueio neuromuscular. Corresponde clinicamente a elevar a cabeça por 5 segundos e indica que menos de 33% dos receptores ainda estão bloqueados;
> a facilitação pós-tetânica é um aumento da resposta ao estímulo, após um teste de contrações tetânicas em caso de bloqueio não despolarizante; a duração dessa facilitação pode chegar a 2 minutos. Estimulações tetânicas muito próximas umas das outras devem ser evitadas, sob pena de subestimar o nível de recuperação da função neuromuscular;
> o teste é doloroso: é preciso evitá-lo em um paciente acordado.

CONTAGEM PÓS-TETÂNICA *(POST-TETANIC COUNT)*

> Trata-se de uma contração tetânica de 50 Hz por 5 segundos, seguido por uma pausa de 3 segundos e 20 estímulos isolados a 1 Hz;
> o número de contrações musculares exibidas é inversamente proporcional ao grau de bloqueio neuromuscular;
> este teste é utilizado para quantificar uma resposta mesmo em caso de curarização profunda;
> o surgimento de 12 a 15 respostas indica a iminência de uma resposta à sequência de quatro estímulos.

ESTIMULAÇÃO POR DUPLA SALVA (*DOUBLE BURST-STIMULATION* = DBS)

> Esta é uma variação da estimulação tetânica menos dolorosa ao paciente;
> são realizadas três estimulações a 50 Hz, seguido por intervalo de 750 ms; seguem-se outros dois (DBS 3,2) ou três estímulos (DBS 3,3);
> em uma avaliação visual ou tátil, a DBS é mais sensível que a sequência de quatro estímulos para detectar uma redução da resposta ou um esgotamento de T2 com relação à T1. Assim, deve ser realizada após a avaliação de uma reversão pela sequência de quatro estímulos, especialmente se ela for de 4/4 à discriminação tátil.

■ *Observação*

> A velocidade de instalação e cessação do bloqueio varia de acordo com o músculo em questão. Assim, o diafragma é mais "resistente" aos curares que os músculos da laringe. Na verdade, no plano respiratório, pode-se ainda observar um volume corrente normal com um bloqueio de 80% dos receptores, entretanto sem que os reflexos protetores das vias aéreas superiores sejam eficazes;
> na prática clínica, o desaparecimento da resposta à sequência de quatro estímulos do músculo orbicular das pálpebras indica uma paralisia das cordas vocais e, assim, condições ideais para a entubação. Por outro lado, na fase de recuperação, a recuperação da sequência de quatro estímulos do músculo adutor do polegar com uma T4/T1 > 0,9 indica uma recuperação completa do diafragma.

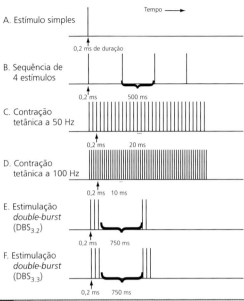

Figura 2.8 Diferentes modos de neuroestimulação para avaliar a curarização.

ECG

> O traçado ECG representa a soma dos vetores elétricos produzidos pela despolarização e repolarização das células do miocárdio durante o ciclo cardíaco;
> uma onda positiva representa uma corrente de despolarização que se dirige para o eletrodo e uma onda negativa representa uma corrente de despolarização que se afasta do eletrodo.

INDICAÇÃO

> Todo paciente anestesiado beneficia-se de um monitoramento ECG, que fornece informações a respeito da presença ou ocorrência de arritmias, distúrbios eletrolíticos e isquemia do miocárdio.

UTILIZAÇÃO PRÁTICA

> Por uma questão de simplificação, uma monitoração convencional de 12 derivações não é utilizada na prática anestésica atual. É geralmente preferível uma monitoração de 3 ou 5 derivações, especialmente em casos de suspeita ou comprovação de doença arterial coronariana;
> 3 derivações:
> - vermelha no ombro direito;
> - verde na linha axilar anterior esquerda, na altura do 5º espaço intercostal;
> - amarela no ombro esquerdo;
> 5 derivações:
> - vermelha no ombro direito;
> - preta no quadril direito;
> - branca na linha axilar anterior esquerda, na altura do 5º espaço intercostal;
> - amarela no ombro esquerdo;

- verde no quadril esquerdo:
  - ▲ truque mnemônico: "os tomates estão no carvão, quando o sol se põe nos prados", vermelho sobre preto no amarelo sobre verde;
> 12 derivações:
- derivações periféricas clássicas: braço direito, braço esquerdo, perna direita, perna esquerda;
- V1 e V2 no 4º espaço intercostal, em ambos os lados do esterno;
- V4 na linha médio-clavicular, no 5º espaço intercostal;
- V3 entre V2 e V4, no 5º espaço intercostal;
- V5 e V6 no 5º espaço intercostal, na linha axilar anterior e média.

MONITORAMENTO

> O par D2–V5 é uma interessante combinação, pois permite controlar as arritmias e os episódios isquêmicos;

> a derivação D2, paralela ao átrio direito, permite observar a onda P, as arritmias e um episódio isquêmico da parede inferior do VE;

> a derivação VS permite a monitoração de uma isquemia das paredes anterior e lateral do VE;
- a observação de V5 só é possível por meio de um sistema de 5 derivações; entretanto, pode ser abordado em um traçado de V5 com 3 derivações, demonstrando a DI e mudando o posicionamento dos eletrodos como se segue:
  - ▲ vermelho no ombro direito;
  - ▲ amarelo na linha axilar anterior esquerda, na altura do 5º espaço intercostal;
  - ▲ verde no quadril esquerdo.

ISQUEMIA MIOCÁRDICA

> As modificações do segmento ST constituem um sinal precoce de isquemia; a inversão da onda T aparece mais tardiamente. O monitoramento do segmento ST é particularmente importante durante a intervenção cirúrgica;

> o segmento ST é normalmente mensurado 80 ms após o ponto J, que marca o final do complexo QRS. A medida é reduzida para 60 ms em caso de taquicardia (frequência > 100 bpm), para evitar a inclusão da onda T;

> uma elevação de mais de 1 mm do segmento ST faz com que se suspeite de isquemia miocárdica;

> a derivação V5 permite detectar 75% dos episódios isquêmicos.

MODOS DE MONITORAÇÃO

> Os equipamentos modernos de monitoração permitem filtrar os traçados ECG. Existe um modo de diagnóstico e um de filtro;

> o modo de diagnóstico permite detectar com precisão a isquemia, graças à filtração de algumas frequências muito baixas; o ECG é perturbado por inúmeros artefatos, especialmente quando se utiliza a eletrocoagulação;

> ao remover todas as frequências baixas, o modo de filtro elimina os artefatos causados pelos aparelhos elétricos do centro cirúrgico, mas modifica artificialmente o segmento ST, onda T, e altera a altura do complexo QRS. Assim, o diagnóstico é menos preciso.

MENSURAÇÃO DA PRESSÃO ARTERIAL

> A mensuração da pressão arterial representa um método simples e barato de obter uma avaliação da perfusão tecidual e, portanto, da oxigenação.
> é preciso ter em mente que uma pressão arterial aparentemente normal não garante que a perfusão ou a oxigenação é adequada;
> as medidas invasivas e não invasivas são baseadas na transmissão pelas artérias das ondas de pulso para a periferia;
> uma onda de pulso modifica-se durante a sua jornada em direção à periferia, por causa da variação no diâmetro e elasticidade dos vasos arteriais: quanto mais longe da aorta, mais as artérias são de natureza muscular;
> a relação entre a pressão arterial média (PAM) e as pressões sistólicas (PAs) e diastólicas (PAd) é a seguinte:

$$PAM = R \times Q = PAd + 1/3 \, (PAs - PAd)$$

PRESSÃO ARTERIAL NÃO INVASIVA (PANI)

MÉTODOS

> Os diferentes métodos utilizados são a palpação, ausculta, Doppler, oximetria, pletismografia, tonometria e tonometria arterial;
> todas estas técnicas, com exceção da tonometria arterial, são baseadas na utilização de um manguito de oclusão por via externa da artéria de um membro, conectado a um sistema de mensuração de pressão. A pressão sistólica indica a pressão na qual o fluxo sanguíneo é interrompido. Esta medida pode ser feita pela palpação, pela ausculta, usando uma sonda Doppler ou um oxímetro de pulso;
> o método de ausculta, o mais clássico, também permite a mensuração da pressão diastólica:
> - a presença de ruído na ausculta de um vaso indica a presença de um fluxo turbulento;
> - em geral, realiza-se a aplicação de uma pressão superior à pressão de oclusão da artéria observada. Diminuindo a pressão, os sons pulsáteis (sons de Korotkoff) aparecem a uma pressão correspondente à pressão sistólica e depois desaparecem a uma pressão equivalente à pressão diastólica;
> a pletismografia utiliza um detector constituído de um diodo emissor de luz e uma célula fotoelétrica, que mede as variações cíclicas do volume de um dedo. A mudança pulsátil é interrompida pela aplicação de pressão com o manguito a uma pressão correspondente à PAs;
> a oscilometria é um método que utiliza um manguito especial para mensurar as variações de pressão durante o ciclo cardíaco; a agulha oscila quando a PAs é atingida; a amplitude torna-se máxima com a PAM, diminuindo em seguida; um algoritmo permite calcular a PAs, PAd e PAM em função destas oscilações. Este método é comumente utilizado na prática clínica (PNI automática = pressão não invasiva automática);

> a tonometria arterial é um método não invasivo que permite mensurar a pressão arterial a cada pulsação, ao comprimir parcialmente uma artéria próximo a uma estrutura óssea.

ASPECTOS CLÍNICOS

> O tamanho do manguito de pressão pode influenciar as medidas de modo importante. Assim, é necessário escolher um manguito adequado ao diâmetro do membro comprimido (braço ou perna): um manguito muito grande subestima a pressão sanguínea, enquanto um muito pequeno a superestima;
> a colocação de um manguito ao lado de uma infusão, principalmente em caso de injeção sob pressão (*bolus* manual ou infusão) leva a um risco de sobrepressão no cateter, com extravasamento do líquido infundido ou ruptura do vaso;
> o monitoramento ipsolateral da oximetria de pulso causa alarmes e artefatos desnecessários.

PRESSÃO ARTERIAL INVASIVA

> A mensuração contínua da pressão arterial permite obter um valor a cada pulsação: isso atende às necessidades de um monitoramento rigoroso no plano hemodinâmico ou de trocas gasosas;
> o cateter é geralmente colocado em uma artéria de fácil acesso durante a intervenção, a fim de permitir um eventual acesso (gasometria, obstrução, desconexão);
> a medida da pressão arterial invasiva geralmente indica uma PAs 5 mmHg mais elevada e uma PAd 8 mmHg mais baixa que a PANI;
> a morfologia da curva permite avaliar diversos parâmetros. A contratilidade pode ser estimada a grosso modo pela inclinação ascendente, que representa o aumento da pressão durante a sístole (dP/dt). O volume de ejeção é avaliado pela área sob a curva entre o início da sístole e da onda dicrótica (ou nó dicrótico). A posição da onda dicrótica está correlacionada com a resistência sistêmica. Uma onda dicrótica situada no alto de uma inclinação descendente indica uma resistência elevada, enquanto uma resistência baixa desloca a onda dicrótica para a parte inferior da inclinação. Uma variação síncrona da curva com um ciclo respiratório reflete uma hipovolemia.

INDICAÇÕES

> Cirurgia de grande porte ou hemorrágica (por exemplo: cirurgia cardiovascular, cirurgia aórtica);
> doença clínica grave, que exige um monitoramento preciso da pressão arterial;
> monitoramento regular e iterativo das trocas gasosas ou eletrólitos;
> controle da hipotensão arterial.

COMPLICAÇÕES

> Vasospasmo;
> infecção;
> trombose;
> hemorragia;
> embolia gasosa;
> pseudoaneurisma.

TESTE DE ALLEN

> O teste de Allen avalia a permeabilidade do arco palmar, antes da colocação de um cateter na artéria radial. Na presença de um arco insuficientemente permeável, recomenda-se não inserir um cateter arterial (risco de isquemia, trombose arterial);
> o teste consiste no seguinte: o paciente cerra o punho da mão a ser testada (exsanguinação); a seguir, o examinador comprime simultaneamente as artérias ulnar e radial; o punho é então liberado, e é interrompida a compressão ulnar. Se o polegar se reencher (recolorir) em menos de 5 segundos, o arco palmar é considerado suficientemente permeável;
> 5% dos pacientes apresentam um arco palmar incompleto e não apresentam circulação colateral adequada;
> este teste é objeto de muita controvérsia, devido à sua baixa sensibilidade;
> pode ser realizada uma variante do teste de Allen sem a cooperação do paciente, utilizando um oxímetro de pulso para mensurar alternadamente a permeabilidade do arco palmar após a compressão das artérias radial e ulnar.

EQUIPAMENTOS

> Os equipamentos consistem em um cateter de tamanho adequado ao paciente e ao local de punção (artérias radial e femoral, na maioria dos casos, mas também ulnar, braquial, axilar, pedal), um tubo de baixa complacência, um sensor de pressão conectado a um sistema de monitoramento e um tubo de evacuação que permite enxaguar continuamente o cateter;
> a cada pulsação, o movimento da coluna de sangue é transmitido à coluna de líquido que, na altura do sensor, está em contato com um diafragma ligado a um transdutor eletromecânico; este transdutor converte a pressão em um sinal elétrico;
> o sinal é então amplificado e processado antes de ser exibido em forma de uma oscilação, que representa a pressão instantânea.

COEFICIENTE DE AMORTECIMENTO

> O coeficiente de amortecimento *(damping)* reflete a taxa de dissipação de energia de uma onda de pressão; deve situar-se entre 0,6 e 0,7:
>   - na prática, o amortecimento é verificado pelo "teste de enxágue": é administrado um *bolus* e a pressão indicada é igual à pressão na bolsa da solução de enxágue. São observadas então as primeiras oscilações, antes da retomada da onda pulsátil regular da pressão arterial;
>   - o coeficiente de amortecimento é estimado pelo tempo necessário para o sistema retornar a zero após um *bolus*;
> distingue-se a ressonância, o sobreamortecimento e o subamortecimento:
>   - ressonância:
>   ▲ se a coluna de líquido começa a oscilar (a uma taxa influenciada pela sua frequência natural), isto provoca uma oscilação do diafragma, que aumenta a onda de pulso, tornando a leitura menos confiável;
>   - sobreamortecimento:
>   ▲ o sobreamortecimento é um fenômeno associado à presença de bolhas de ar ou coágulos de sangue, que produzem absorção de energia e reduzem a transmissão da oscilação da coluna de líquido ao diafragma;
>   ▲ o sobreamortecimento leva a subestimar a PAs e superestimar a PAd;

- o subamortecimento:
  ▲ na presença de tubos longos e estreitos, aparece um fenômeno de ressonância, que amplifica as medidas e provoca uma superestimação da PAs e uma subestimação da PAd, sem alteração na PAM.

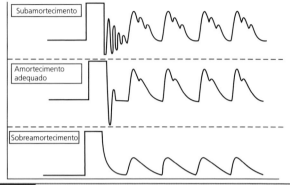

Figura 2.9 Curvas de pressão arterial invasiva, na presença de um subamortecimento (curva superior), um coeficiente de amortecimento adequado (curva do meio) e um coeficiente de amortecimento excessivo (curva inferior).

A inclinação ascendente reflete a contratilidade ($\Delta P/\Delta T$); a inclinação descendente reflete a resistência vascular periférica. Uma variação da curva, especialmente com o ciclo respiratório, reflete uma hipovolemia.

CALIBRAÇÃO

> O sensor de pressão é calibrado à pressão atmosférica (pressão de referência) e com relação ao nível da área que se quer avaliar, pois a coluna de líquido também produz uma pressão sobre o diafragma. Estas regiões são:
- átrio direito, se o paciente está deitado;
- base do crânio, se o paciente está sentado. Na verdade, a PAM do sistema nervoso central é significativamente menor que a PAM no nível do coração.

ARTEFATOS

> A presença de artefatos geralmente compromete a precisão da mensuração da pressão arterial. É importante:
- limitar o comprimento dos tubos;
- utilizar tubos de baixa complacência;
- evitar um grande número de torneiras, que muitas vezes aprisionam bolhas de ar;
- encontrar e eliminar todas as bolhas, que tendem a reaparecer;
- manter uma taxa de infusão mínima ao longo do tubo, o que implica verificar regularmente a pressão sobre a bolsa de enxágue. Os sistemas de mensuração são projetados para detectar vazamentos mínimos, em torno de 3 mL/h, quando a bolsa é mantida sob pressão;
- controlar regularmente o amortecimento;
- calibrar as pressões a cada mudança de posição do paciente;
- utilizar sensores sensíveis, com uma frequência de resposta elevada.

ACESSO VENOSO CENTRAL

O cateter venoso central pode ser colocado em uma veia de grosso calibre, cuja extremidade esteja situada próximo ao átrio direito. Uma ecografia pode ajudar o examinador a localizar a veia a ser puncionada. As técnicas de punção sem ultrassom são descritas abaixo.

INDICAÇÕES

> Mensuração da pressão venosa central;
> nutrição parenteral;
> infusão de medicamentos irritativos (antibióticos, quimioterapia);
> aspiração de êmbolo gasoso.

CONTRAINDICAÇÕES

> Infecção local;
> tumor renal com extensão para o átrio direito;
> vegetações tricúspides infecciosas;
> antecedentes de tromboendarterectomia carotídea em caso de colocação na veia jugular interna;
> graves distúrbios de hemostasia, em caso de colocação na subclávia.

LOCAIS DE PUNÇÃO

> A escolha do local da punção depende da indicação e das particularidades clínicas do paciente. Para uma implantação a longo prazo, a via subclávia é muito mais adequada do que a femoral, pelo risco de infecção. A inserção de um cateter de diálise ou de Swan-Ganz é mais facilmente realizada pela jugular interna;
> a punção da veia jugular interna é preferível à direita, pois:
> - o ápice do pulmão é mais baixo;
> - o ducto torácico está presente à esquerda;
> - o trajeto é retilíneo para a veia cava superior.

COMPLICAÇÕES

> Punção arterial (carótida, subclávia, femoral etc.);
> pneumotórax, hemotórax (especialmente pelo acesso subclávio);
> arritmias;
> infecções;
> punção do ducto torácico e quilotórax (por via jugular interna esquerda);
> hemopericárdio, hemomediastino;
> lesões nervosas;
> embolização de material (durante a utilização dos cateteres inseridos por punção com agulha, ao contrário da técnica de Seldinger: uma manobra de remoção do cateter sem concomitante retirada da agulha pode lacerar ou seccionar o cateter, cuja extremidade permanece intravascular);
> embolização gasosa.

TÉCNICAS

PREPARAÇÃO DO MATERIAL

> A ergonomia permite evitar os erros de esterilização, bem como os ferimentos com material contaminado;
> a assepsia deve ser cirúrgica (luvas, máscara, touca, avental, desinfecção e campo cirúrgico).

PREPARAÇÃO DO PACIENTE

> A posição de Trendelenburg reduz os riscos de embolia gasosa e melhora o retorno venoso. Além disso, leva a uma distensão que facilita a punção venosa;
> o monitoramento permite detectar uma arritmia associada à inserção muito profunda de um guia ou cateter.

DISPOSIÇÕES GERAIS

> Desinfecção ampla para limitar os erros de esterilização;
> eventual localização da veia jugular interna com uma agulha fina antes de proceder com a agulha do cateterismo, mais grossa, a fim de reduzir as consequências de uma eventual punção arterial; durante uma colocação subclávia ou femoral, esta manobra é desnecessária;
> seringa de punção com NaCl para detectar a presença de bolhas de ar durante uma eventual punção pleural; esta manobra é desnecessária em caso de punção femoral;
> punção e retirada da agulha sob aspiração. O refluxo de sangue frequentemente ocorre na retirada, o vaso já não está colabado pela pressão da agulha;
> fixe de modo a permitir um reposicionamento em caso de inserção muito distal,
> radiografia de tórax mandatória: a ponta do cateter deve estar na altura do 3º espaço intercostal paraesternal ipsolateral ou acima da carina para um posicionamento central no sentido literal;
> em caso de dificuldade, localize ecograficamente os vasos para facilitar a punção.

ACESSO SUBCLÁVIO

> Colocação de um apoio sob as escápulas a fim de deprimir a ponta do ombro e promover a exposição das diferentes estruturas;
> posição de Trendelenburg, com o pescoço levemente estendido, cabeça levemente girada para o lado oposto, braço ipsolateral estendido ao lado do corpo por uma 3ª pessoa, a fim de liberar o ombro;
> o polegar esquerdo deprime a ponta do ombro e o indicador serve como referência na crista esternal;
> puncionar na junção do terço médio e do terço externo da clavícula, 1 a 2 cm distalmente, direcionando a agulha para a superfície posterior da clavícula e crista subesternal; alguns anestesistas puncionam a junção do terço médio e do terço proximal da clavícula.

ACESSO JUGULAR EXTERNO

> Destaque visual: a veia dilatada atravessa o músculo esternocleidomastóideo;
> a veia é puncionada da mesma forma que uma veia periférica, ao longo do trajeto do vaso;

> é comum encontrar mais dificuldade ao avançar o cateter para encontrar o vaso; por causa dos ângulos, a veia pode fazer durante suas anastomoses na veia jugular interna ou veia subclávia (interessante o uso do cateter em J).

ACESSO JUGULAR INTERNO

■ Acesso jugular posterior
> Posição de Trendelenburg, pescoço levemente estendido, com a cabeça ligeiramente voltada para o lado oposto, braço ipsolateral ao longo do corpo;
> identificar a junção entre a veia jugular externa e a cabeça posterior do músculo esternocleidomastóideo;
> puncionar imediatamente posterior à veia jugular externa, ao longo do músculo em direção à crista subesternal.

■ Acesso anterior médio, conhecido como vértice do triângulo de Sedillot
> Posição de Trendelenburg, extensão do pescoço, cabeça ligeiramente inclinada para o lado oposto, braço ipsolateral ao longo do corpo;
> localize o vértice do triângulo formado pela intersecção da cabeça clavicular e a cabeça esternal do músculo esternocleidomastóideo;
> puncione no vértice do triângulo em direção à junção dos terços interno e médio da clavícula e do mamilo.

■ Acesso de Boulanger
> Posição de Trendelenburg, extensão do pescoço, cabeça ligeiramente virada para o lado oposto, braço ipsolateral ao longo do corpo;
> palpar a artéria carótida na altura da cartilagem tireóidea com a mão esquerda e retraí-la sob os dedos;
> puncionar nesta altura em um ângulo de 30°, lateralmente à artéria carótida, em direção à junção dos terços interno e médio da clavícula e do mamilo.

ACESSO FEMORAL
> Paciente em Trendelemburg reverso (posição de proclive);
> palpação da artéria femoral, na prega inguinal;
> puncionar 1 cm medialmente.

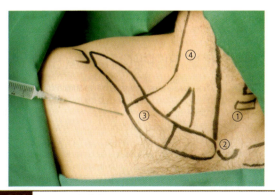

Figura 2.10 Acesso subclávio.
1: cartilagem cricoide.
2: crista supraesternal.
3: clavícula.
4: músculo esternocleidomastóideo.

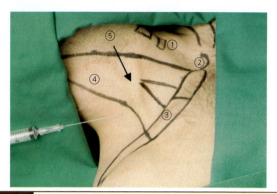

Figura 2.11 Acesso jugular posterior.
1: cartilagem cricoide.
2: crista supraesternal.
3: clavícula.
4: músculo esternocleidomastóideo.
5: veia jugular externa.

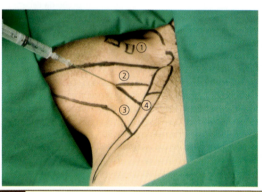

Figura 2.12 Acesso anterior médio, chamado de vértice do triângulo de Sedillot.
1: cartilagem cricoide.
2: cabeça esternal do músculo esternocleidomastóideo.
3: cabeça clavicular do músculo esternocleidomastóideo.
4: clavícula.

ÍNDICE BISPECTRAL (BIS®)

> O índice bispectral monitora a profundidade da anestesia com base na análise do espectro de frequências do EEG. Utiliza eletrodos colocados em uma fita adesiva na região frontal e temporal;

> o aprofundamento da anestesia é acompanhado por uma desaceleração e sincronização das ondas que compõem o EEG;

> a integração destes 2 elementos permitem elaborar um parâmetro numérico sem unidade, o índice bispectral, que varia de 100 (indivíduo acordado) a 0 (anestesia profunda). Durante uma anestesia geral (AG), o valor do BIS deve estar entre 40 e 50 até 60;

> este índice foi construído pela análise estatística de um banco de dados multicêntrico com mais de 1.500 anestesias gerais, correlacionando manifestações clínicas, concentrações de agentes anestésicos e parâmetros EEG;

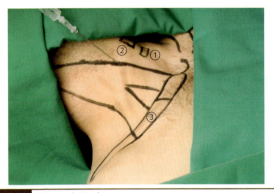

Figura 2.13 Acesso de Boulanger.
1: cartilagem cricoide.
2: cartilagem tireóidea.
3: clavícula

> as vantagens deste dispositivo consistem em poder evitar uma *overdose* de anestesia e os fenômenos de despertar no período intraoperatório *(awareness)*;
> o tempo de resposta é relativamente lento, de cerca de 40 segundos; além disso, a correlação é pobre na hipotermia profunda (< 32°C); por fim, o valor mensurado difere dependendo dos medicamentos utilizados e de acordo com os pacientes;
> existem outros dispositivos para monitorar a atividade elétrica cerebral espontânea, que são o Entropy®, Narcotrend®, o Patient state analyzer®, o índice SNAP®, o Cerebral state monitor®; é importante notar que nem o BIS® e nem outros dispositivos são capazes de prevenir com segurança o despertar intraoperatório.

POTENCIAIS EVOCADOS

> O princípio dos potenciais evocados é a emissão de um estímulo a um receptor no sistema nervoso periférico e registrar a resposta no córtex;
> os potenciais evocados são do tipo somatossensoriais, motores, auditivos ou visuais;
> são usados em neurocirurgia, cirurgia da coluna vertebral (região medular) ou cirurgia dos nervos cranianos, para garantir a integridade das vias de condução;
> a anestesia geral produz um aumento da latência e uma diminuição da amplitude dos diferentes componentes do potencial evocado; de modo ideal, a manutenção da anestesia é realizada com o propofol, para reduzir essas alterações;
> durante o registro dos potenciais motores, deve ser evitada a curarização.

■ Leituras recomendadas
Capron F, Fortier LP, Racine S *et al*. Tactile fade detection with hand or wrist stimulation using train-of-four, double-burst stimulation, 50-hertz tetanus, 100-hertz tetanus, and acceleromyography. *Anesth Analg* 2006;102:1578-84.
Kopman AF. Undetected residual neuromuscular block has consequences. *Anesthesiology* 2008;109:363-4.

3

Débito cardíaco

P.-G Chassot, E. Albrecht

CONSIDERAÇÕES GERAIS

> A lei de Ohm afirma que a diferença de potencial entre 2 pontos (U = Volts) é igual ao produto da resistência ao fluxo (R = ohms) pela intensidade da corrente que percorre o circuito (I = ampères). A transposição hemodinâmica da lei de Ohm dá-se pela seguinte equação:

$U = RI \rightarrow \Delta P = RQ \rightarrow Q = \Delta P/R$

circulação sistêmica: $\Delta P = PAM - P_{\text{átrio direito}}$

circulação pulmonar: $\Delta P = PAP_{\text{média}} - P_{\text{átrio esquerdo}}$

U: diferença de potencial (volts), análoga à diferença de pressão ΔP entre 2 pontos (mmHg); a $P_{\text{átrio direito}}$ é mensurada por um cateter venoso central (PVC = pressão venosa central); a $P_{\text{átrio esquerdo}}$ é mensurada por um cateter de Swan-Ganz (POAP = pressão de oclusão da artéria pulmonar)

R: resistência ao fluxo R (ohms), análoga à resistência vascular sistêmica ou pulmonar (dynes/s/cm^5)

I: intensidade de corrente (ampères), semelhante ao débito cardíaco Q (L/min)

> a Lei de Ohm descreve a resistência em um sistema contínuo. No entanto, o sistema arterial é pulsátil. Assim, deve-se utilizar a impedância à ejeção para avaliar a real pós-carga ventricular. Porém, o cálculo da impedância, que é a relação entre a pressão instantânea e o fluxo, não é viável na prática clínica;

> o débito cardíaco em repouso é distribuído da seguinte maneira entre os diferentes órgãos:
> - coração: 5%;
> - cérebro: 15%;
> - rins: 20%;

- trato gastrointestinal e fígado: 20%;
- músculo e gordura: 20%.

> os métodos a seguir surgiram sucessivamente para mensurar o débito cardíaco:
- o método de Fick;
- a injeção de corante;
- o cateter de Swan-Ganz e a termodiluição;
- o ecocardiograma transesofágico com Doppler;
- o Doppler esofágico;
- a bioimpedância torácica;
- análise da superfície sob a curva arterial pelo *Pulse Contour Cardiac Output* (PiCCO®) ou pelo *FloTrac/Vigileo®*;
- um método de reinalação de CO_2 associado à equação de Fick, chamado *Non-Invasive Cardiac Output* (NICO®).

De todas as técnicas para medir o débito cardíaco, o cateter pulmonar com termodiluição é ainda o mais confiável. Esta técnica é considerada o padrão de referência na prática clínica.

Tabela 3-1 Valores normais das pressões em diferentes câmaras do coração e grandes vasos

Cavidade	Pressão (mmHg)
Átrio direito, pressão venosa central (PVC)	2 a 8
Ventrículo direito	Sístole: 15 a 30 Diástole: 2 a 8
Artéria pulmonar	Sístole: 15 a 30 Diástole: 3 a 12 Média: 12 a 16
POAP, átrio esquerdo	5 a 12
Ventrículo esquerdo	Sístole: 120 Diástole: 0 a 10
Aorta	Sístole: 120 Diástole: 50 a 80 Média: 60 a 110

Tabela 3-2 Valores normais dos parâmetros hemodinâmicos

Variável hemodinâmica	Fórmula	Valores
PAM	P Diastólica + 1/3 P de pulso	60 a 110 mmHg
Débito cardíaco (DC)	FC × volume sistólico	3,0 a 7,0 L/min
Índice cardíaco (IC)	DC/superfície cutânea	2,8 a 4,2 L/min/m²
Resistência arterial periférica	[PAM − PVC] × 80/DC	500 a 1.500 dynes/s/cm⁵

Tabela 3-2	Valores normais dos parâmetros hemodinâmicos	
Variável hemodinâmica	Fórmula	Valores
Índice de resistência arterial periférica	[PAM – PVC] × 80/IC	1.200 a 1.500 dynes/s/cm^5/m^2
Resistência arterial pulmonar	[PAP$_{média}$ – POAP] × 80/DC	50 a 150 dynes/s/cm^5
Índice de resistência arterial pulmonar	[PAP$_{média}$ – POAP] × 80/IC	100 a 300 dynes/s/cm^5/m^2
Volume sistólico	DC/FC	60 a 90 mL
Índice de volume sistólico	Volume sistólico/superfície corporal	30 a 65 mL/m^2
ITSVE	0,0136 (PAM – POAP) × índice de volume sistólico	45 a 60 g/m/m^2
ITSVD	0,0136 (PAM$_{média}$ – PVC) × índice de volume sistólico	5 a 10 g/m/m^2

A pressão de pulso é também chamada de pressão diferencial e representa a diferença entre a pressão arterial sistólica e diastólica. Os valores indicados representam intervalos. DC: débito cardíaco, IC: índice cardíaco, FC: frequência cardíaca, PAM: pressão arterial média, PVC: pressão venosa central, PAP: pressão arterial pulmonar, POAP: pressão de oclusão da artéria pulmonar, ITSVE: índice de trabalho sistólico do ventrículo esquerdo, ITSVD: índice de trabalho sistólico do ventrículo direito.

Observações:
> A POAP é um reflexo da pré-carga do VE (volume telediastólico ou comprimento das fibras miocárdicas no final da diástole);
> a PAM é um reflexo da pós-carga (pressão aórtica contra a qual o miocárdio deve ejetar o volume sistólico);
> o volume sistólico é um reflexo da contratilidade e da pré-carga.

MÉTODOS DE MENSURAÇÃO

MÉTODO DE FICK

> A quantidade de O_2 consumido por um indivíduo é igual à diferença arteriovenosa multiplicada pelo débito cardíaco:

$$DC = \text{Consumo } O_2/(\text{concentração arterial de } O_2 - \text{concentração venosa de } O_2)$$
$$= VO_2/(CaO_2 - CvO_2)$$

- o consumo de O_2 de um paciente em ventilação mecânica é calculado a partir da ventilação-minuto e das frações inspiradas e expiradas de O_2. Por exemplo, se o consumo é de 250 mL/min e as concentrações arteriais e venosas forem de 200 mL/L e 150 mL/L, o débito cardíaco é de 5 L/min.

INJEÇÃO DE CORANTE

Consiste na injeção de verde de indocianina por um cateter central e mensuração da concentração de corante no sangue de uma artéria periférica por um espectrofotômetro.

CATETER DE SWAN GANZ E TERMODILUIÇÃO

PRINCÍPIO

> O cateter de Swan-Ganz é um cateter com 4 elementos, que permite mensurar a pressão arterial pulmonar (PAP), a POAP, a saturação de O_2 do sangue venoso misto e o débito cardíaco e administrar medicamentos;
> os 4 elementos são:
> - um canal para inflar o balão;
> - um termistor;
> - um lúmen proximal;
> - um lúmen distal;
> o cateter é inserido em uma veia central, o lúmen proximal é colocado no átrio direito e o lúmen distal na artéria pulmonar, geralmente à direita, em decorrência da curvatura do cateter e do fluxo mais elevado na artéria pulmonar direita.

INDICAÇÕES

> Grandes alterações na circulação pulmonar e função pulmonar:
> - hipertensão pulmonar moderada a grave ($PAP_{sistólica}$ > 50 mmHg);
> - disfunção do ventrículo direito;
> - asma;
> - DPOC;
> cirurgia com grande hemorragia ou com extensa repercussão hemodinâmica:
> - cirurgia da aorta torácica;
> situações de hipervolemia pulmonar:
> - má função do ventrículo esquerdo (fração de ejeção inferior a 0,3);
> - valvulopatias graves (estenose ou insuficiência mitral, insuficiência aórtica);
> - insuficiência renal;
> necessidade de mensurar o DC e a SvO_2 (choque séptico, queimadura extensa).

COLOCAÇÃO

> A punção de uma veia profunda é feita da mesma forma que para a colocação de um cateter venoso central;
> a uma distância de 15 a 20 cm do local da punção, o lúmen distal entra no átrio direito. O balão é insuflado com 1,5 a 2 mL de ar para proteger o endotélio e permitir o fluxo de sangue para guiar o cateter. O ventrículo direito encontra-se a 30 a 35 cm, a artéria pulmonar a 35 a 45 cm e a POAP a 45 a 60 cm;
> distância para alcançar a artéria pulmonar de acordo com a localização:
> - veia jugular interna direita: 35 cm;
> - subclávia direita: 35 cm;
> - veia jugular interna esquerda: 45 cm;
> - subclávia esquerda: 45 cm;
> - veia femoral: 50 cm;

> a inserção pode ser difícil em caso de:
>   - hipertensão pulmonar significativa;
>   - dilatação do ventrículo direito;
>   - baixo débito cardíaco;
>   - insuficiência tricúspide.
> em caso de inserção difícil, deve-se tentar:
>   - girar o cateter em torno de si mesmo;
>   - encher o balão com NaCl para aumentar a densidade;
>   - colocar o paciente em decúbito lateral direito;
>   - administrar um agente inotrópico.

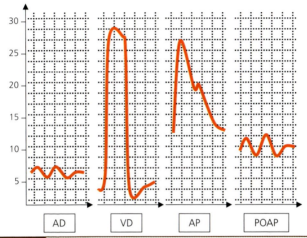

Figura 3.1 Modificações da curva de pressão durante a progressão de um cateter pulmonar de Swan Ganz.

Átrio direito (AD): curva do átrio direito; ventrículo direito (VD): curva de pressão de aspecto "quadrado" e depressão protodiastólica; artéria pulmonar (AP): aparecimento de uma pressão diastólica e curva de pressão de formato "triangular"; POAP: curva de aspecto atrial quando o cateter alcança a posição de bloqueio.

COMPLICAÇÕES

> Complicações da colocação de um cateter venoso central;
> complicações durante a inserção do cateter:
>   - perfuração cardíaca;
>   - arritmia (bloqueio de condução, extrassístole, taquicardia);
>   - lesão da valva tricúspide e pulmonar (muito rara);
> complicações secundárias à presença do cateter:
>   - trombose;
>   - infecção;
>   - endocardite;
>   - ruptura da artéria pulmonar;
>   - infarto pulmonar.

■ *Observação: ruptura da artéria pulmonar*

> A ruptura da artéria pulmonar manifesta-se por hipotensão e hemoptise;
> a mortalidade é elevada, cerca de 50%;

> o tratamento consiste em:
>   - deixar o cateter no local;
>   - colocar uma sonda de entubação de duplo lúmen;
>   - realizar uma fibroscopia ou broncoscopia rígida para determinar o lobo afetado;
>   - realizar uma lobectomia ou pneumonectomia, se necessário.

CONTRAINDICAÇÕES

> Bloqueio de ramo esquerdo (risco de induzir a um bloqueio do ramo direito e, assim, um bloqueio completo);
> síndrome de Wolff-Parkinson-White (risco de taquiarritmia);
> malformações congênitas do coração direito (risco de taquiarritmia ou não passagem do cateter na atresia da tricúspide);
> estenose pulmonar;
> coagulopatia terapêutica ou terapia anticoagulante.

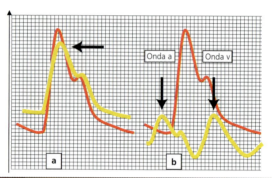

Figura 3.2 Curvas de pressão de um cateter pulmonar de Swan-Ganz (amarela) sobreposto a uma curva de pressão arterial sistêmica (vermelha).
a: Na posição arterial pulmonar (balão desinsuflado), o pico sistólico da AP é simultâneo ao da artéria sistêmica. **b:** Quando o balão é insuflado, a POAP apresenta 2 picos de pressão, sendo que o 1º (onda a) precede a ascensão da curva sistêmica, e o 2º (onda V) ocorre no dicrotismo da artéria sistêmica.

PRESSÃO DE OCLUSÃO DA ARTÉRIA PULMONAR

> Pela obstrução da artéria pulmonar, obtém-se uma coluna de líquido estático que reflete as pressões além da circulação pulmonar ou a pressão do átrio esquerdo, que por sua vez é um reflexo da pressão telediastólica do VE. Esta última está relacionada com o volume telediastólico pela complacência do VE (complacência = $\Delta t/\Delta P$), cuja curva é curvilínea. Em um baixo volume de enchimento, as variações de volume correspondem a pequenas mudanças na pressão. Na hipervolemia, a curva de complacência realinha-se: as variações de volume resultam em grandes variações na pressão. É importante compreender que a pressão representa um volume em função da complacência da cavidade na qual se faz a medida;
> para obter uma avaliação precisa:
>   - é necessário que o cateter esteja na zona pulmonar de West 3:
>   ▲ nas zonas 1 e 2, as veias são parcialmente colabadas pelas pressões alveolares;

- deve-se realizar a medida imediatamente antes da contração do ventrículo esquerdo ou entre a onda a e a onda c.

> POAP ~ pressão AE ~ pressão telediastólica do VE ~ volume telediastólico do VE

> a POAP é um critério muito ruim para o enchimento a baixo volume, pois a curva de complacência é muito plana (baixa ΔP para cada ΔV, ver Figura 3.3). Porém, é um bom critério em caso de hipervolemia, quando a curva de complacência se realinha (ΔP importante para cada ΔV);
> quando a complacência do VE está reduzida (disfunção diastólica), a pressão é maior para o mesmo volume de enchimento; portanto, a POAP superestima o volume. Por exemplo, um paciente com insuficiência diastólica pode ser hipovolêmico com uma POAP normal; as causas de complacência reduzida são:
> - hipertrofia ventricular esquerda;
> - estenose aórtica;
> - cardiomiopatia hipertrófica obstrutiva;
> - isquemia miocárdica;
> - insuficiência ventricular esquerda;
> - derrame pericárdico, tamponamento.
> em caso de mixoma do AE, estenose ou insuficiência mitral, a POAP será hiperestimada, pois a pressão será maior que a pressão telediastólica do VE;
> as seguintes situações também produzem uma superestimação da POAP:
> - ventilação com pressão positiva, PEFP (pressão expiratória final positiva);
> - DPOC;
> - cateter na zona 1 e 2;
> - embolia pulmonar.

■ *Observação: $PAP_{diastólica}$ e POAP*

> Normalmente a $PAP_{diastólica}$ excede a POAP em 1 a 4 mmHg:
> - para evitar mensurar muitas vezes a POAP, é suficiente considerar apenas a $PAP_{diastólica}$, que é um bom reflexo da pré-carga do VE, desde que o gradiente de pressão transpulmonar não seja importante;
> em caso de embolia pulmonar ou outras causas de hipertensão arterial pulmonar, a $PAP_{diastólica}$ é em torno de 10 mmHg maior que a POAP;
> em condições normais, se a POAP for 10 mmHg superior à $PAP_{diastólica}$, o cateter está na zona pulmonar 1 ou 2; é necessário então o reposicionar.

MENSURAÇÃO DO DÉBITO CARDÍACO POR TERMODILUIÇÃO

■ *Princípio*

> Injetar 10 mL de NaCl a uma determinada temperatura no lúmen proximal localizado no átrio direito e mensurar o gradiente de temperatura induzida pelo injetado por um termistor localizada na artéria pulmonar;
> a mensuração do débito cardíaco é determinada pelo cálculo da área na curva da temperatura em função do tempo (curva de Stuart-Hamilton):
> - em caso de baixo fluxo, o injetado será misturado a menos sangue; o sangue será mais resfriado e a área medida na curva temperatura/tempo será grande;
> - em caso de alto fluxo, o injetado será misturado a mais sangue; o sangue será menos resfriado e a área medida na curva temperatura/tempo será pequena.

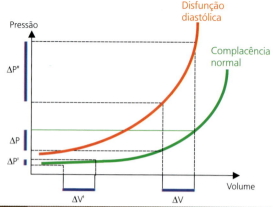

Figura 3.3 Representação esquemática da curva de complacência (em verde) do VE em um gráfico da pressão do VE/volume.

Esta curva é muito plana em uma situação de baixo enchimento: uma grande variação de volume ($\Delta V'$) resulta em uma variação muito pequena na pressão ($\Delta P'$). A curva se endireita quando o ventrículo se enche; torna-se muito vertical quando o VE se depara contra o pericárdio não extensível. Na hipervolemia, a mesma variação de volume (ΔV) resulta em uma mudança significativa na pressão (ΔP). A curva de complacência do VE durante a disfunção diastólica (vermelho) move-se para cima e para a esquerda. A mesma variação de volume (ΔV) resulta em uma variação na pressão ($\Delta P''$) maior do que quando a complacência é normal (ΔP).

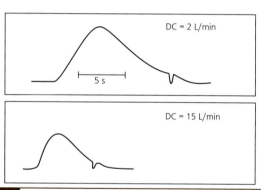

Figura 3.4 Curva de termodiluição.
        A curva superior representa um pequeno débito cardíaco e a curva inferior um débito cardíaco importante.

■ *Observações*

> Por convenção, a injeção é feita no final da expiração e em menos de 4 segundos;
> em geral, 3 mensurações são realizadas e é calculada a média dos dados;
> o débito será superestimado em caso de:
>   - injetado < 10 mL;
>   - insuficiência tricúspide;
>   - *shunt* direito-esquerdo;

- > o fluxo será subestimado em caso de:
  - injetado > 4 segundos;
  - cateter parcialmente ocluído na árvore vascular pulmonar (por causa da diminuição do fluxo da artéria pulmonar);
- > os artefatos de estimativa ocorrerão se:
  - a distância entre o injetável e o termistor for inferior a 20 cm (alça no ventrículo direito).

SATURAÇÃO DE O_2 DO SANGUE VENOSO MISTO

- > A saturação de O_2 do sangue venoso misto reflete de modo excelente a adequação do débito cardíaco às necessidades teciduais; o inconveniente é que se trata de uma medida da oxigenação global e não de um órgão específico;
- > esta medida pode ser realizada da seguinte maneira:
  - descontinuamente por uma amostra de sangue da artéria pulmonar;
  - continuamente por um cateter de fibra óptica;
- > o valor normal se encontra entre 65 e 75%;
- > esse valor diminui em caso de:
  - diminuição da hemoglobina (p. ex., hemorragia);
  - aumento do consumo de O_2 (p. ex., febre, exercício, tremores);
  - baixo débito cardíaco (p. ex., insuficiência cardíaca, infarto do miocárdio, hipovolemia);
  - hipoxemia arterial (p. ex., síndrome do desconforto respiratório agudo);
- > este valor aumenta em caso de:
  - técnica inadequada (p. ex., sangue foi aspirado e provém, em parte, de capilares pulmonares, onde já foi oxigenado);
  - redução do consumo de O_2 (p. ex., intoxicação por cianeto, metemoglobinemia);
  - aumento do débito cardíaco (p. ex., sepse, queimaduras, fístula arteriovenosa).

ECOCARDIOGRAMA TRANSESOFÁGICO

- > A ecocardiografia cria uma imagem bidimensional pela análise da reflexão das ondas ultrassônicas que a sonda emite pelas estruturas cardíacas. Quando as estruturas observadas estão em movimento, a frequência das ondas refletidas é diferente da radiação transmitida: é o efeito Doppler. A intensidade deste efeito depende da velocidade do alvo;
- > no ecocardiograma transesofágico, a sonda se encontra no terço inferior do esôfago, enquanto no ecocardiograma transtorácico a sonda é colocada no tórax;
- > o ecocardiograma bidimensional permite visualizar a anatomia funcional das estruturas cardíacas e avaliar:
  - os volumes telessistólico e telediastólico dos ventrículos;
  - a função sistólica (fração de ejeção, contratilidade) e a função diastólica;
  - as valvulopatias;
  - as alterações na cinética segmentar de origem isquêmica;
  - o pericárdio;
  - a pressão arterial pulmonar.
- > o eco-Doppler mede a velocidade de movimento das células sanguíneas e a exibe no monitor sob a forma de fluxos coloridos ou espectros de velocidade;
- > a mensuração do débito cardíaco por ecocardiografia transesofágica é complicada e pouco confiável.

CONTRAINDICAÇÕES

> Doenças esofágicas:
> - estenose, tumor, cirurgia recente, varizes;
>
> fratura instável da coluna cervical.

DOPPLER ESOFÁGICO

> O Doppler esofágico é um dispositivo de monitoramento simples, que permite calcular continuamente o débito cardíaco pela mensuração do fluxo na aorta torácica descendente no interior de uma sonda esofágica.

BIOIMPEDÂNCIA TORÁCICA

> Qualquer alteração no volume torácico modifica a resistência torácica. A mensuração contínua destas resistências permite determinar o débito cardíaco;
> um grande número de condições clínicas (p. ex., dreno torácico) afeta essas medidas, pois a corrente não caminhará mais pelas estruturas vasculares do tórax, mas por vias preferenciais. Este sistema não invasivo é raramente usado na prática clínica.

CURVA DE PULSO CARDÍACO (PICCO®, FloTrac/Vigileo®)

> Estes métodos mensuram continuamente o débito cardíaco, avaliando a superfície sob a curva arterial, que é proporcional ao volume sistólico;
> o PiCCO® exige uma calibração que é realizada por termodiluição: injeção por um cateter venoso central e mensuração do gradiente de temperatura na artéria femoral; esta calibragem deve ser repetida em caso de mudança significativa na resistência arterial;
> o FloTrac/Vigileo® não necessita de calibragem, mas parece ser menos preciso.

DÉBITO CARDÍACO NÃO INVASIVO (NICO®)

> Esta técnica mede as alterações na concentração respiratória de CO_2 produzida durante um breve período de reinalação; a associação dos valores obtidos e da equação de Fick mensura o débito cardíaco de modo não invasivo.

■ *Leituras recomendadas*

Jhanji S, Dawson J, Pearse RM. Cardiac output monitoring: basic science and clinical application. *Anaesthesia* 2008;63:172-81.

Sandham JD, Hull RD, Brant RF *et al.* A randomized, controlled trial of the use of pulmonary-artery catheters in high-risk surgical patients. *N Engl J Med* 2003;348:5-14.

Tote SP, Grounds RM. Performing perioperative optimization of the highrisk surgical patient. *Br J Anaesth* 2006;97:4-11.

Parte II

FARMACOLOGIA CLÍNICA

4
Anestésicos por inalação
E. ALBRECHT

PRINCÍPIOS GERAIS

> O óxido nitroso, o clorofórmio e o éter foram os primeiros anestésicos por inalação a serem utilizados. Em seguida, apareceram nesta ordem: halotano, metoxiflurano, enflurano, isoflurano, sevoflurano e desflurano, e, mais recentemente, o xenônio;
> um gás é uma substância que está em estado gasoso à temperatura ambiente, enquanto o vapor designa a forma gasosa de uma substância que se encontra líquida em temperatura ambiente;
> o óxido nitroso é um gás, enquanto os vapores anestésicos halogenados são vapores;
> a pressão de vapor saturante é a pressão parcial exercida pelo vapor de uma substância em equilíbrio com a fase líquida desta substância. A pressão de vapor saturante caracteriza a facilidade de evaporação. O ponto de ebulição é a temperatura na qual a pressão do vapor saturante é igual à pressão atmosférica ambiente. A pressão de vapor saturante depende apenas da temperatura e das características físico-químicas do vapor; não depende da pressão do ar. Assim, a pressão do vapor de saturação é igual a 4.000 m de altitude ou ao nível do mar;
> pelo seu estado gasoso à temperatura ambiente, a pressão de vapor saturante a 20°C é um conceito que não se aplica ao óxido nitroso.

ELIMINAÇÃO

A eliminação ocorre por 3 vias:
> via pulmonar:
  • via principal;
> via cutânea:
  • insignificante;
> biotransformação:
  • óxido nitroso, isoflurano, desflurano: < 0,2%;
  • sevoflurano, enflurano: 2-5%;
  • halotano: 20%;
  • metoxiflurano: 50%.

Tabela 4-1　Propriedades dos gases anestésicos

Gás	CAM (%)	Coeficiente de partição sangue/gás (l)	Pressão de vapor saturado a 20°C (mmHg)
Óxido nitroso	105	0,47	–
Halotano (Fluotano)	0,75	2,4	243
Metoxiflurano	0,16	12	22,5
Enflurano (Etrano)	1,7	1,9	175
Isoflurano (Forane)	1,2	1,4	241
Sevoflurano (Sevorane)	2,0	0,59	160
Desflurano (Suprane)	6,0	0,42	661

CAM: concentração alveolar mínima.

CAM

DEFINIÇÕES

> A CAM (concentração alveolar mínima, = MAC, *minimum alveolar concentration*) é a concentração alveolar de um anestésico por inalação a uma pressão de 1 atmosfera, exprimida em volume porcentual (vol%), necessária para suprimir a resposta motora durante um estímulo cirúrgico (incisão na pele) em 50% dos indivíduos com idades entre 30 e 55 anos, com um gás de transporte constituído de O_2 a 100%. A CAM representa a potência de um anestésico volátil. Em uma CAM de 1,3, existe uma ausência de resposta em 95% dos indivíduos;
> MAC-awake:
>   • CAM na qual 50% dos pacientes abrem os olhos ao serem chamados;
>   • corresponde a 0,3 a 0,5 vez a CAM;
> MAC-EI *(endotracheal Intubation)*:
>   • CAM que permite a entubação sem disparar um reflexo de tosse, sem produzir movimentos;
>   • corresponde a 1,3 a 1,5 vez a CAM;
> MAC-BAR *(block-adrenergic response)*:
>   • CAM que inibe a resposta simpática;
>   • correspondente a 1,5 a 2 vezes a CAM.

OBSERVAÇÕES

> Uma CAM superior a 100% (p. ex., óxido nitroso) significa que são necessárias condições hiperbáricas para atingir 1 CAM;
> as CAMs são complementares: por exemplo, 0,5 CAM de N_2O + 0,5 CAM de isoflurano = 1,0 CAM de isoflurano;
> após o nascimento, a CAM aumenta gradualmente até a idade de 6 meses e depois diminui lentamente. A CAM também é menor nos prematuros.

Tabela 4-2 — Fatores que afetam a CAM

Fatores que aumentam a CAM	Fatores que diminuem a CAM
Pouca idade	Prematuridade, idade avançada
Etilismo crônico	Etilismo agudo
Hipernatremia	Hiponatremia
Hipertermia	Hipotermia
Hipercapnia	Hipocapnia
Estimulação adrenérgica	Hipotensão
	Gravidez
	Pressão parcial de O_2 < 40 mmHg
	Anestésicos locais
	Barbitúricos
	Opiáceos
	Benzodiazepínicos
	Cetamina
	Clonidina
	Aumento da pressão atmosférica

FARMACOCINÉTICA DOS ANESTÉSICOS POR INALAÇÃO

> A distribuição dos anestésicos por inalação reflete o fluxo sanguíneo. Eles são inicialmente captados pelos tecidos abundantemente vascularizados (cérebro, coração, fígado, rins, glândulas endócrinas), sendo então redistribuído para os tecidos menos vascularizados (músculos, pele, gordura);
> o efeito anestésico depende da concentração intracerebral (ou da pressão parcial intracerebral) de agente anestésico;
> as variações na concentração alveolar de um anestésico por inalação refletem as variações na concentração cerebral;
> a concentração alveolar ou fração alveolar (FA) depende de 2 fatores:
>   - do fluxo de entrada do gás, que é igual ao produto da ventilação-minuto e da FI;
>   - do fluxo de saída do gás, também chamado de captação alveolar;
> a velocidade de indução depende de um equilíbrio entre as pressões parciais do gás no compartimento do circuito (fração inspirada = FI), no compartimento alveolar (FA = fração alveolar) e no compartimento cerebral; isto é resumido pela relação FA/FI;
> a variação da relação FA/FI descreve a velocidade da indução da anestesia; um rápido aumento desta relação significa uma taxa de indução elevada; esta velocidade de indução depende principalmente:
>   - da solubilidade do gás, representada pelo coeficiente de partição sangue/gás;
>   - do DC;
>   - do gradiente de concentração entre os alvéolos e capilares pulmonares ou da diferença entre as pressões parciais dos alvéolos e capilares pulmonares, já que a concentração de um gás é diretamente proporcional à pressão parcial do gás;
> portanto, a velocidade de indução, bem como o despertar e a velocidade de ajuste do nível anestésico pré-operatório aumentam quando:
>   - a solubilidade do agente anestésico no sangue diminui (coeficiente de partição sangue/gás baixo);

- a solubilidade do agente anestésico na gordura diminui (coeficiente de partição gordura/água baixo);
- o débito cardíaco diminui;

> o coeficiente de partição é a relação entre as concentrações de um gás em equilíbrio entre 2 fases; o equilíbrio é alcançado quando as pressões parciais do gás são semelhantes entre as 2 fases ou quando a concentração dissolvida no sangue é igual à fração alveolar; por exemplo, o coeficiente de partição sangue/gás do óxido nitroso é de 0,47 a uma temperatura de 37°C, o que significa dizer que 1 mL de sangue contém 0,47 vezes menos óxido nitroso que 1 mL de gás alveolar.

FRAÇÃO INSPIRADA

> É proporcional ao fluxo de gás fresco;
> é inversamente proporcional ao volume do sistema respiratório de um circuito circular;
> é inversamente proporcional à absorção do circuito circular.

FRAÇÃO ALVEOLAR

> É proporcional ao fluxo de gás que entra, que é o produto da ventilação-minuto pela F_I;
> é inversamente proporcional ao fluxo de saída, também chamada de captação alveolar;
> a F_A depende também:
- do efeito de concentração;
- do efeito de aumento do fluxo de entrada *(augmented inflow)*;
- do efeito de um 2º gás.

■ Captação alveolar

$$\text{Captação alveolar} = \lambda_{sang/gás} \times (\text{concentração}_{alveolar} - \text{concentração}_{venosa}) \times DC$$

$\lambda_{sang/gás}$: coeficiente de partição sang/gás

Todo fator que aumenta a taxa de captação desacelera a velocidade de indução; a captação alveolar depende:
> da solubilidade no sangue:
- um coeficiente de partição sangue/gás elevado indica uma solubilidade elevada e, portanto, uma captação alveolar importante; a F_A aumentará lentamente e a indução será desacelerada;
- inversamente, se um agente é pouco solúvel (p. ex., N_2O), a relação F_A/F_I aumentará rapidamente e, portanto, a velocidade de indução será mais rápida;
> do DC:
- se o DC diminui, a captação diminui e a velocidade de indução aumenta, com um risco de dosagem excessiva; além disso, o efeito cardiomiodepressor diminui ainda mais o DC, gerando um círculo vicioso. Esta relação é especialmente válida para os agentes solúveis. Por sua baixa captação, os agentes pouco solúveis são pouco afetados pela redução do DC;
> do gradiente de concentração entre os alvéolos e os capilares pulmonares:
- este gradiente é proporcional à captação tecidual. Esta captação depende da solubilidade nos tecidos (e, portanto, do coeficiente de partição tecido/sangue), do débito sanguíneo tecidual e da diferença de pressão parcial entre o sangue arterial e os tecidos.

■ Observações
> Os efeitos da ventilação são mais pronunciados com agentes muito solúveis, que são captados rapidamente, de modo que devem ser substituídos. Para os agentes pouco solúveis, a relação F$_A$/F$_I$ já é muito elevada;
> uma diminuição da capacidade residual funcional produz uma indução mais rápida, já que haverá uma menor diluição de gás anestésico e um rápido aumento na relação F$_A$/F$_I$;
> no caso de um efeito *shunt* (entubação endobrônquica) ou de um *shunt* direito-esquerdo, a pressão parcial plasmática dos agentes pouco solúveis diminui, já que o sangue proveniente das regiões ventiladas se mistura com o das áreas não ventiladas: a indução é desacelerada. Por outro lado, se o agente é solúvel, a redução na pressão parcial será proporcionalmente menor, já que as regiões ventiladas transportam uma grande quantidade de gás: a indução é menos desacelerada;
> um *shunt* esquerdo-direito não tem nenhum efeito, salvo se a perfusão tecidual estiver reduzida. Neste caso, a indução será desacelerada;
> o despertar é mais rápido que a indução, já que os tecidos periféricos continuam a captar os agentes voláteis enquanto eles não estão em equilíbrio, até que a pressão parcial tecidual seja superior à pressão parcial alveolar; por outro lado, o despertar é mais prolongado se a anestesia for de longa duração.

■ Três efeitos que influenciam a F$_A$

Efeito da concentração do 1º gás
> O aumento da F$_I$ leva a um maior aumento da F$_A$ e, por conseguinte, aumenta a relação F$_A$/F$_I$;
> por exemplo:
>   - se a circulação pulmonar capta 50% de um gás cujo F$_I$ é de 20%, a F$_A$ será de 11% antes da insuflação seguinte (10/(100 − 10) = 10/90). Se a F$_I$ é aumentado para 80%, a F$_A$ será de 67% antes da insuflação seguinte (40/(100 − 40) = 40/60). Assim, se o F$_I$ for multiplicado por um fator de 4, a F$_A$ vai ser aumentada por um fator 6;
> assim, para o óxido nitroso, a F$_A$ aumenta muito mais rapidamente quando a concentração é de 70%, em vez de 10%; por outro lado, este efeito é menos importante com os agentes halogenados, que são utilizados em níveis muito mais baixos. A F$_A$ do isoflurano não se eleva muito mais depressa se a F$_I$ for de 2,4% em vez de 1,2%.

Efeito do aumento do fluxo inspiratório *(augmented inflow)*
> A substituição do volume captado pela circulação pulmonar por um volume igual de concentração aumenta a F$_A$;
> por exemplo:
>   - se as 10 partes captadas forem substituídas por um volume igual de uma concentração inalterada de 20%, a F$_A$ será então de 12% (10% + 2/100 partes). Com uma F$_I$ de 80%, 40 partes substituídas induzem a um aumento da F$_A$ de 67% a 72% (40/100 + 32/100) (ver Figura 4.1).

Efeito de um 2º gás
> A captação de grandes quantidades de N$_2$O pela circulação pulmonar produz um aumento na concentração (ou na fração) de halogenados administrados de forma concomitante, pela diminuição no volume total de gás (efeito de concentração). Posteriormente, o volume captado é substituído por um volume idêntico, em igual concentração (efeito de aumento no fluxo de entrada):
>   - se o gás associado é pouco solúvel, o aumento da concentração será secundário ao efeito de concentração;
>   - se o gás associado é solúvel, o aumento da concentração será secundário ao efeito de aumento do fluxo de entrada;
> a captação de grandes volumes de N$_2$O é limitada aos primeiros 5 a 10 minutos. Este efeito é especialmente importante para a indução.

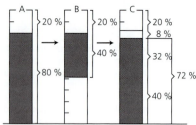

Figura 4.1 Efeito de aumento do fluxo inspiratório (Augmented *Inflow*).
Cada retângulo ilustra as concentrações de gás: os retângulos pretos representam o N_2O e os brancos, o O_2. Em A, a fração inspirada de N_2O é de 80%. A captação deste gás pelos alvéolos é de 50%. Das 100 partes, restam então mais de 60 partes. Destas, 40 partes são de N_2O e 20 são de O_2. Assim, a concentração alveolar é de 67% (40/60). Em seguida, as 40 partes captadas são substituídas por um volume com concentração de N_2O de 80%, o que implica que essas 40 partes estão divididas em 32 partes de N_2O e 8 partes de O_2. Assim, a concentração final de N_2O será de 72% (40 partes + 32 partes, em um total de 100), segundo Eger.

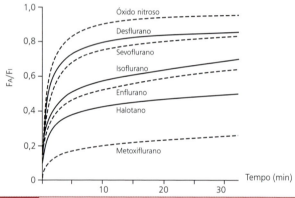

Figura 4.2 Aumento da relação F_A/F_I dos agentes anestésicos por inalação, segundo Eger.

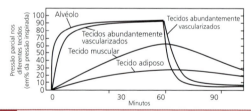

Figura 4.3 Pressões parciais dos agentes voláteis nos diferentes tecidos.
O aumento e a diminuição da pressão parcial alveolar precedem às variações que ocorrem em outros tecidos. Os tecidos abundantemente vascularizados que captam o anestésico de modo importante são cérebro, coração, rim, fígado e glândulas endócrinas. Eles representam 10% da massa tecidual total e 75% do DC total. A pele, bem como o tecido muscular e adiposo, representam 70% da massa tecidual total e 25% do DC total. Sua captação também é importante. Os tecidos pouco vascularizados têm uma captação insignificante: são os ossos, ligamentos, cartilagem, dentes e cabelos e representam 20% da massa tecidual total, segundo Cowles.

HALOGENADOS

CONSIDERAÇÕES GERAIS

> Todos os agentes são incolores, voláteis e derivados do éter, com exceção do halotano, que provém do etano. Nas concentrações utilizadas na prática clínica, estes agentes não são inflamáveis nem explosivos;
> os halogenados são compostos cuja estrutura molecular contém átomos de halogênios: flúor, cloro, bromo e iodo;
> o isoflurano é um isomérico (= fórmula molecular bruta idêntica) do enflurano e tem um odor de éter;
> o sevoflurano contém 7 átomos de flúor; sua baixa solubilidade lipídica produz um rápido aumento na fração alveolar e o torna um excelente agente de indução; além disso, não é irritante e não tem a pungência do desflurano;
> o desflurano tem uma estrutura idêntica à do isoflurano, exceto que o átomo de cloro é substituído por um átomo de flúor;
> o metoxiflurano e o enflurano já não são utilizados na prática clínica na Europa.

Agente	Estrutura
Óxido nítrico	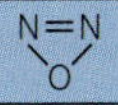 N=N–O
Halotano	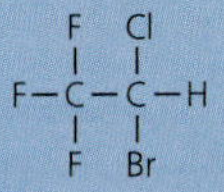 F–C(F)(Cl)–C(H)(Br)–...
Metoxiflurano	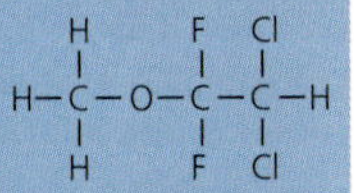 H–C(H)(H)–O–C(F)(F)–C(Cl)(Cl)–H
Enflurano	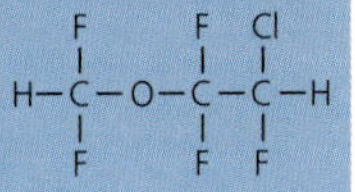 H–C(F)(F)–O–C(F)(F)–C(Cl)(F)–H
Isoflurano	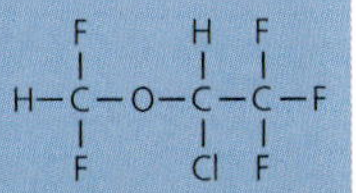 H–C(F)(F)–O–C(H)(Cl)–C(F)(F)–F
Desflurano	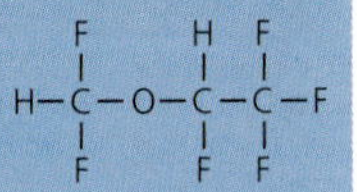 H–C(F)(F)–O–C(H)(F)–C(F)(F)–F
Sevoflurano	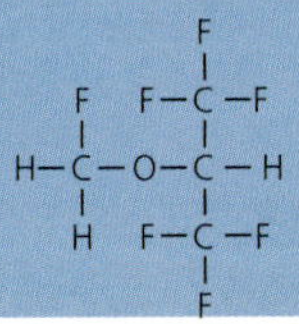 (F₃C)₂CH–O–CH₂F

Figura 4.4 Estrutura molecular dos anestésicos por inalação.

Anestésicos por inalação

EFEITOS SISTÊMICOS

CARDIOVASCULARES

> Depressão do miocárdio, por redução do cálcio intracelular e pela alteração da sua utilização pelas proteínas celulares:
- halotano, enflurano, isoflurano, desflurano, sevoflurano;

> diminuição da resistência periférica;

> diminuição da PAM:
- halotano: secundária à depressão do miocárdio;
- enflurano: secundária à depressão do miocárdio e à diminuição da resistência periférica;
- isoflurano, desflurano, sevoflurano: secundária à diminuição da resistência periférica;

> inibição dos barorreceptores:
- Halotano isoflurano desflurano, sevoflurano;

> aumento da frequência cardíaca, secundária à diminuição da PAM:
- exceto para o halotano, que inibe fortemente os barorreceptores e diminui a condução intracardíaca;

> redução do DC:
- halotano e enflurano: secundária à depressão do miocárdio;
- isoflurano, sevoflurano, desflurano: ausência de diminuição do DC, em decorrência do discreto aumento da FC;

> aumento da sensibilidade às catecolaminas:
- halotano enflurano;
- o isoflurano, o desflurano e o sevoflurano não apresentam esta sensibilidade;

> vasodilatação coronariana para o isoflurano, o halotano e o enflurano:
- o isoflurano produzirá um "roubo" coronariano (controverso);
- o halotano não produz um "roubo" coronariano, mas uma redução no fluxo coronariano, por uma redução no DC;

> prolongamento do intervalo QT, unicamente para o halotano;

> aumento da resistência vascular pulmonar, apenas para desflurano.

RESPIRATÓRIOS

> Aumento da frequência respiratória;
> diminuição do Vt;
> diminuição da ventilação minuto;
> broncodilatadores, por:
- inibição do décimo nervo;
- efeito direto;
- redução das substâncias broncoconstritoras;

> irritação das vias aéreas superiores, exceto para o sevoflurano e, em menor medida, para o halotano;

> inibição da vasoconstrição pulmonar hipóxica;

> diminuição da sensibilidade dos quimiorreceptores:
- redução do estímulo hipóxico;
- aumento do limiar de hipercapnia: aumentar da $PaCO_2$ em repouso;

> diminuição da função mucociliar para o halotano, metoxiflurano e enflurano.

SISTEMA NERVOSO CENTRAL

> Aumento do fluxo sanguíneo cerebral, dependendo da CAM:
- produz um aumento da PIC (pressão intracraniana), por perda da autorregulação;

- este efeito é reversível por uma hiperventilação, exceto em casos de lesões cerebrais (rompimento da barreira hematoencefálica);
- fenômeno de "roubo", em caso de tecidos isquêmicos, porque estes tecidos não podem mais se vasodilatar;
- halotano enflurano isoflurano, desflurano, sevoflurano;

> diminuição no consumo de O_2:
  - observa-se uma "perfusão de luxo": diminuição do consumo de O_2 e aumento do fluxo sanguíneo cerebral;
> redução das crises convulsivas, com exceção do enflurano, que pode aumentá-las;
> alteração da quantidade de LCR:
  - halotano: diminuição da reabsorção do LCR e diminuição de sua produção;
  - enflurano: diminuição da reabsorção do LCR e aumento de sua produção;
  - isoflurano: aumento da reabsorção de LCR;
> potenciais evocados somatossensoriais, auditivos e visuais: discreta diminuição da latência e discreto aumento na amplitude.

OUTROS EFEITOS

> Redução do fluxo sanguíneo renal (FSR), diminuindo assim a FGR (filtração glomerular renal) e o débito urinário:
  - secundário ao aumento da resistência vascular renal;
  - estes efeitos são compensados pelo preenchimento vascular intraoperatório;
> diminuição do fluxo sanguíneo hepático:
  - exceto para o sevoflurano, que a compensa com um aumento no fluxo na artéria hepática;
> diminuição da contratilidade uterina;
> redução da pressão intraocular;
> potenciação dos curares não despolarizantes.

CONTRAINDICAÇÕES

> Hipertensão intracraniana;
> hipertermia maligna;
> insuficiência renal, exceto para o desflurano e o isoflurano;
> hipertensão arterial pulmonar para o desflurano;
> para o halotano:
  - estenose aórtica;
  - feocromocitoma.

EFEITOS ADVERSOS

> Hipertermia maligna;
> nefrotoxicidade:
  - os halogênios, mais particularmente o metoxiflurano, o enflurano e o sevoflurano são metabolizados no fígado pelo citocromo P 450, com a produção de flúor inorgânico (limiar de toxicidade de 50 μmol/L), que é um metabólito nefrotóxico. Este metabólito leva à insuficiência renal com preservação da diurese, por inibição da função tubular;
  - além disso, o sevoflurano é degradado pela cal sodada, resultando na produção de outros compostos nefrotóxicos, o "composto A". O aumento deste metabólito é inversamente proporcional ao fluxo de gás fresco e diretamente proporcional à fração inspirada e à duração das intervenções. É interessante notar que a nefrotoxicidade do sevoflurano foi demonstrada no animal em doses muito superiores àquelas utilizadas na prática clínica. As-

sim, para muitos autores, a insuficiência renal não é uma contraindicação ao uso do sevoflurano;
> hepatite por halotano:
  - a incidência é de 1/35.000 casos;
  - as mulheres são mais frequentemente acometidas que os homens;
  - a hepatite se desenvolve até 5 dias após a anestesia, provavelmente por um mecanismo imunológico cruzado;
  - o exame anatomopatológico revela uma necrose centrolobular;
  - a mortalidade é elevada, na ordem dos 50 a 80% dos casos.

ÓXIDO NITROSO (N_2O)

CONSIDERAÇÕES GERAIS

> O óxido nitroso é um gás incolor, inodoro, não explosivo, não inflamável. Entretanto, como o O_2, favorece a combustão; juntamente com o xenônio, é o único gás inorgânico utilizado em anestesia;
> Priestley descobriu o gás em 1772, levando o nitrato de amônio à ebulição a 270°C;
  - o óxido nitroso apresenta traços de óxido nítrico (NO), dióxido de nitrogênio (N_2O_2), nitrogênio (N_2) e amônia;
> tem propriedades analgésicas e sedativas, mas não produz perda de consciência na concentração utilizada na prática clínica, por sua CAM elevada (106%). O principal interesse de sua utilização na prática clínica é para diminuir a CAM de halogenados.

EFEITOS SISTÊMICOS

CARDIOVASCULARES

> Depressão do miocárdio;
> estimulação do sistema nervoso simpático, com um aumento da PAM, da FC e das arritmias;
> mantém o DC;
> aumento da pressão no átrio direito, secundária ao aumento da resistência arterial pulmonar.

RESPIRATÓRIOS

> Aumento da frequência respiratória;
> redução do Vt;
> redução discreta na ventilação-minuto;
> depressão do estímulo hipóxico, por uma diminuição na sensibilidade dos quimiorreceptores.

SISTEMA NERVOSO CENTRAL

> Aumento do fluxo sanguíneo cerebral, secundário a uma vasodilatação cerebral e, portanto, aumento da PIC;
> Aumento do consumo de O_2.

OUTROS EFEITOS

> Redução do DSR, por um aumento da resistência vascular renal e, consequentemente, redução do FGR e do débito urinário;
> redução do fluxo sanguíneo hepático;
> não há alteração na contratilidade uterina;
> aumento da pressão intraocular;
> não há potencialização dos curares (ao contrário dos halogenados);
> diminuição da CAM dos halogenados.

CONTRAINDICAÇÕES

> Hipertensão arterial pulmonar;
> embolias gasosas;
> pneumotórax;
> oclusão intestinal;
> cirurgia timpânica;
> hipertensão intracraniana.

EFEITOS ADVERSOS

> Expansão de cavidades fechadas:
>   - o óxido nitroso difunde-se mais rapidamente do que o nitrogênio, que é absorvido pelo sangue. Também produz uma expansão do balão da sonda endotraqueal;
> hipóxia de difusão:
>   - o óxido nitroso é eliminado tão rapidamente que dilui o O_2 alveolar nos 5 a 10 minutos que seguem a sua interrupção. A prevenção se faz pela administração de O_2 a 100% após a interrupção do óxido nitroso. Se for utilizado ar ambiente, os alvéolos conterão uma mistura hipóxica;
>   - observa-se ainda uma redução na pressão parcial alveolar de CO_2;
> oxidação irreversível do átomo de cobalto da vitamina B12:
>   - produz uma inibição de enzimas cujo funcionamento depende desta vitamina. Uma exposição prolongada leva a:
>   ▲ depressão da medula óssea: anemia megaloblástica por inibição da timidilato-sintetase, necessária para a síntese de DNA;
>   ▲ desordens neurológicas: neuropatias periféricas por inibição da metionina-sintetase, necessária para a síntese de mielina,
> diminuição da resposta imune durante a infecção:
>   - diminuição da quimiotaxia;
>   - diminuição da mobilidade dos neutrófilos polinucleares.

XENÔNIO

> O xenônio é um gás inerte raro, que apresenta diversas vantagens:
>   - não é metabolizado;
>   - não é tóxico;
>   - não é poluente;
>   - sua CAM é de 71 vol%, é mais potente que o N_2O a 50%; a concentração dos halogenados e seus efeitos colaterais podem ser reduzidos;
>   - é pouco solúvel; a velocidade de indução e o despertar são, portanto, mais rápidos;
>   - não apresenta repercussões na hemodinâmica;
>   - produz apenas uma depressão respiratória muito baixa;

> não é usado na prática clínica diária em razão de 2 grandes inconvenientes:
> - é 500 vezes mais caro que o N_2O;
> - requer um equipamento especial para medir as concentrações inspiradas e expiradas no circuito anestésico.

Leitura recomendada

Campagna JA, Miller KW, Forman SA. Mechanisms of actions of inhaled anesthetics. *N Engl J Med* 2003;348:2110-24.

5
Farmacologia

T. BUCLIN, E. ALBRECHT

PRINCÍPIOS GERAIS

> Farmacocinética:
> - a farmacocinética é estudo do destino dos medicamentos no organismo e as relações entre os esquemas de administração e o perfil das concentrações circulantes ou teciduais: "trata-se do que o organismo faz com o medicamento";
> Farmacodinâmica:
> - a farmacodinâmica é o estudo dos modos de ação e do desenvolvimento dos efeitos clínicos do medicamento, em resposta a um esquema de administração ou um dado perfil de concentração: "trata-se do que o medicamento faz no organismo".

FARMACOCINÉTICA

> O destino do medicamento é dividido em 4 fases:
> - absorção;
> - distribuição;
> - metabolismo;
> - excreção do medicamento, sob uma forma inalterada e/ou de metabólitos;
> a integração destes 4 processos leva ao perfil de concentração, que é descrito com a ajuda de modelos farmacocinéticos dotados de compartimentos (agrupamentos de vários órgãos).

ABSORÇÃO

> A absorção é o processo pelo qual um fármaco deixa seu local de administração para alcançar a circulação sistêmica;
> a biodisponibilidade é a fração do medicamento que atinge a circulação sistêmica de forma inalterada. Descreve o grau de plenitude da absorção;

> a cinética de absorção descreve a velocidade do processo. Isso pode depender da dose a ser absorvida (absorção de ordem 1, caracterizada por uma meia-vida), ser constante (absorção de ordem 0, comparável a uma perfusão contínua) ou seguir um modelo mais complexo;
> a absorção depende:
  ● da via de administração:
    ▲ intravenosa (biodisponibilidade imediata de 100%, por definição);
    ▲ intramuscular (biodisponibilidade elevada, absorção em aproximadamente 10 minutos);
    ▲ subcutânea (biodisponibilidade elevada, absorção em aproximadamente 20 minutos);
    ▲ oral (biodisponibilidade e a velocidade de absorção muito variável);
    ▲ sublingual (boa biodisponibilidade para alguns agentes);
    ▲ retal (boa biodisponibilidade para muitos agentes);
    ▲ por inalação (biodisponibilidade interessante para diversos agentes);
    ▲ transcutânea (biodisponibilidade que interessa alguns agentes, absorção lenta);
    ▲ tópica (biodisponibilidade sistêmica não pesquisada, mas que poderia explicar os efeitos colaterais);
  ● das propriedades do medicamento:
    ▲ solubilidade (favorece a absorção);
    ▲ lipofilia (favorece a absorção);
    ▲ ionização (depende do pKa e da natureza ácido-básica do medicamento, ver Capítulo sobre "Anestésicos locais"):
      ✓ a ionização diminui a absorção, exceto se existirem transportadores;
    ▲ peso molecular (o alto peso molecular diminui a absorção);
  ● de sua formulação farmacêutica:
    ▲ solução aquosa;
    ▲ solução lipídica ou emulsão;
    ▲ matriz sólida rapidamente solúvel (sais, amidos);
    ▲ matriz lentamente solúvel (fórmulas de liberação tardia);
    ▲ dispositivo tecnológico sofisticado;
  ● das propriedades do local de absorção:
    ▲ vascularização do local;
    ▲ pH do meio;
    ▲ superfície de absorção (muito grande no intestino delgado e nos pulmões);
> as formas não ionizadas são mais bem absorvidas e se acumulam em um compartimento "oposto":
  ● um ácido em um ambiente ácido torna-se não ionizado ($A^- + H^+ = AH$). Sua absorção é facilitada, mas se acumulará em um compartimento mais básico pela dissociação em forma ionizada A^- (armadilha iônica);
  ● uma base em um ambiente básico torna-se não ionizada ($BH^+ = B + H^+$). Sua absorção é facilitada, mas se acumulará em um compartimento mais ácido;
> os intestinos apresentam uma superfície muito grande, tornando-se o principal local de absorção da maioria dos medicamentos por via oral;
> efeito de 1ª passagem:
  ● a absorção pode ser significativamente reduzida pelo efeito de 1ª passagem gástrica (degradação ácida), intestinal (degradação enzimática ou bacteriana) ou hepática (por enzimas do metabolismo);
  ● para alguns agentes, a administração sublingual ou retal permite uma absorção eficaz e evita uma metabolização hepática significativa;

> a absorção transdérmica só é possível com pequenas moléculas lipossolúveis e potentes (escopolamina, fentanil, nitroglicerina). É caracterizada por uma baixa velocidade e inércia de várias horas. A camada córnea da pele representa uma barreira eficaz contra as moléculas maiores.

DISTRIBUIÇÃO

> A distribuição é o processo pelo qual o medicamento é distribuído entre a circulação (compartimento central) e os vários tecidos do organismo (compartimento periférico);
> o alcance deste processo é representado pelo volume de distribuição, que é a razão entre a quantidade de medicamento presente no organismo e sua concentração circulante:
> - um volume de distribuição importante indica que um medicamento tem alta afinidade para os tecidos periféricos, especialmente a gordura (medicamento lipofílico). Sua concentração intravascular é baixa, mesmo após a administração de uma dose alta;
> - um volume de distribuição baixo indica que o medicamento está concentrado no compartimento intravascular por uma forte ligação com as proteínas plasmáticas ou por uma ionização importante:
>   ▲ atenção: uma forte ligação com as proteínas plasmáticas não leva, necessariamente, a um pequeno volume de distribuição. A distribuição também depende da afinidade do medicamento com os tecidos;
> - o volume de distribuição permite determinar a dose inicial para uma determinada concentração plasmática;
> a velocidade de distribuição de um medicamento nos diferentes tecidos depende:
> - da perfusão tecidual;
> - da difusão:
>   ▲ inicialmente, há uma difusão rápida para os órgãos abundantemente vascularizados (cérebro, coração, rim, fígado) e, em seguida, uma liberação lenta aos órgãos menos perfundidos (músculo, gordura, pele); portanto, há uma redistribuição do medicamento dos órgãos bem vascularizados para os pouco vascularizados e o volume de distribuição aparente aumenta ao longo do tempo:
>   ✓ por exemplo: um *bolus* de tiopental produz uma perda de consciência enquanto a concentração do cérebro é suficientemente elevada. No entanto, o paciente acorda após 3 a 5 minutos, em razão do fenômeno de redistribuição. Por outro lado, durante a administração repetida em *bolus*, os tecidos pouco vascularizados se saturam e o fenômeno de redistribuição é claramente menos importante. O despertar depende então do metabolismo, caracterizado por uma meia-vida de 10 a 12 horas;
> - da ligação às proteínas plasmáticas:
>   ▲ a difusão de um medicamento depende de sua fração livre, bem como da porção da concentração circulante que não está ligada às proteínas plasmáticas. Se a concentração do medicamento ligado a proteínas plasmáticas diminui, a fração livre aumenta, elevando assim sua distribuição nos tecidos. Estas mudanças são importantes, especialmente para medicamentos fortemente ligados. Na verdade, uma taxa de ligação que decresce de 98 a 94% aumenta a fração livre, por regra de 3;
>   ▲ a albumina liga-se preferencialmente aos medicamentos ácidos (barbitúricos, por exemplo); a quantidade de albumina diminuiu nas seguintes situações:

- ✓ síndrome nefrótica;
- ✓ insuficiência hepática;
- ✓ insuficiência cardíaca;
- ✓ caquexia (câncer, desnutrição);
- ✓ gravidez (hemodiluição);

▲ o orosomucoide (alfa-1 glicoproteína ácida) liga-se aos medicamentos básicos (anestésicos locais, por exemplo); a quantidade de orosomucoide aumenta nas seguintes situações:
- ✓ condições inflamatórias;
- ✓ traumatismo;
- ✓ cirurgia;
- ✓ infarto do miocárdio.

Tabela 5-1 Taxas de ligação às proteínas plasmáticas de diferentes medicamentos

Medicamentos	Taxa de ligação (%) às proteínas plasmáticas
Varfarina	99
Diazepam	98,5
Bupivacaína	95
Lidocaína	65
Propofol	98
Tiopental	85
Etomidato	76
Metoexital	51-65
Morfina	40
Diamorfina	40
Fentanil	84
Alfentanil	91
Sufentanil	92
Remifentanil	70
Vecurônio	60-90
Rocurônio	30
Atracurium	50
Pancurônio	15
Paracetamol	5

▲ durante uma injeção lenta ou em caso de débito cardíaco aumentado, o anestésico intravenoso liga-se de modo importante às proteínas plasmáticas. A fração livre é baixa. Devem-se aumentar as doses para obter o efeito desejado. O contrário ocorre durante uma insuficiência cardíaca com diminuição do débito: a fração livre aumenta, mas chega lentamente ao cérebro. Existe o risco de *overdose* de anestesia, tendo como consequência um efeito cardiomiodepressor importante. Portanto, devem-se diminuir as doses e titular com paciência.

METABOLISMO (BIOTRANSFORMAÇÃO)

> O metabolismo ou biotransformação é o processo pelo qual o medicamento sofre transformações químicas, que faz com que ele se torne menos ativo e mais hidrossolúvel, na maioria das vezes;
> a maioria dos medicamentos anestésicos são metabolizados primeiramente pelo fígado, antes de serem excretados pelos rins ou pelas vias biliares. Raros agentes são metabolizados no sangue (suxametônio, cisatracúrio), nos rins (insulina) ou em outros órgãos;
> no fígado, o metabolismo envolve 2 tipos de reações em série:
> - reações de fase I, geralmente sob o efeito de enzimas da família dos citocromos P 450:
>   ▲ oxidações;
>   ▲ reduções (raras);
>   ▲ hidrólises (raras);
> - reações da fase II, sob o efeito de transferases específicas:
>   ▲ glucuroconjugação;
>   ▲ sulfoconjugação;
>   ▲ acetilação;
> alguns medicamentos são parcialmente transformados em metabólitos ativos (p. ex., morfina, diazepam). Outros produtos, os pró-fármacos, são menos ativos na sua forma nativa, que após sua biotransformação (p. ex., codeína, tramadol, ácido acetilsalicílico);
> a eficácia da eliminação de um medicamento por um órgão é expressa por sua depuração: relação entre a quantidade de medicamento eliminada por unidade de tempo e concentração circulante presente neste organismo. A quantidade eliminada no fígado por unidade de tempo é o produto do fluxo plasmático hepático pela diferença de concentração arteriovenosa. Assim, a depuração hepática (DE hepática) é de:

DE hepática = Q hepático $(C_a - C_v)/C_a$
Q hepático: fluxo plasmático hepático (valor fisiológico 800 mL/min ou 50 L/h)
C_a: concentração plasmática na entrada do fígado (artéria hepática)
C_v: concentração plasmática na saída do fígado (veias hepáticas)

- o coeficiente de extração hepática, definido pela relação $(C_a - C_v)/C_a$ é uma constante específica para cada medicamento:
  ▲ uma taxa de extração elevada (próxima de um) indica que a depuração hepática se aproxima do fluxo plasmático que passa pelo fígado, que tende a eliminar tudo o que passa. Assim, a depuração é afetada principalmente pelo débito cardíaco. Estes mesmos medicamentos estão sujeitos a um importante efeito de 1ª passagem hepática, quando administrados por via oral:
    ✓ em caso de cirrose, o débito sanguíneo hepático diminui em razão dos *shunts*. Portanto, as doses devem ser diminuídas; também devem ser utilizadas doses baixas em caso de insuficiência cardíaca descompensada;
    ✓ os medicamentos que produzem uma inibição ou indução enzimática quase não produzem modificação na depuração. Por outro lado, eles têm uma influência significativa na biodisponibilidade oral, modificando o efeito de 1ª passagem hepática (p. ex., lidocaína, betabloqueadores, opiáceos, anticálcicos);
  ▲ um coeficiente de extração baixo (próximo de zero) indica que a depuração hepática depende essencialmente da atividade das enzimas hepáticas e da ligação às proteínas plasmáticas:

- é necessário diminuir as doses durante a insuficiência hepatocelular, pela diminuição das enzimas hepáticas;
- os inibidores e os indutores enzimáticos produzem uma modificação na depuração, mas não afetam a biodisponibilidade oral, que é geralmente mais elevada na ausência de efeito de 1ª passagem;
- um aumento na fração livre do medicamento resulta em um aumento na depuração total. No entanto, como normalmente é a concentração de medicamento livre que determina o efeito farmacodinâmico, este aumento na depuração compensa o aumento da fração livre (por outro lado, o efeito de uma mudança de ligação é clinicamente importante para os medicamentos que tem coeficiente de extração elevado, para os quais a compensação pode não ocorrer).

Tabela 5-2 Exemplos de alguns medicamentos utilizados ou encontrados na anestesia com coeficientes de extração baixo, médio e alto

Coeficiente de extração hepática baixo (≤ 0,3)	Coeficiente de extração hepática médio (0,3 a 0,7)	Coeficiente de extração hepática alto (≥ 0,7)
Tiopental	Etomidato	Propofol
Diazepam	Cetamina	Morfina
Fenitoína	Bupivacaína	Petidina
Digoxina	Codeína	Fentanil
Furosemida	Vecurônio	Alfentanil
Diclofenaco	Rocurônio	Sufentanil
Indometacina	Ranitidina	Midazolam
Varfarina	Cimetidina	Lidocaína
Acenocoumarol		Propranolol
		Verapamil

> a atividade das enzimas envolvidas nas reações de biotransformação do fígado pode variar enormemente de um indivíduo para outro e algumas vezes em um mesmo indivíduo, sob o efeito de:
- polimorfismo genético: algumas enzimas não são funcionais em indivíduos homozigotos (fenótipo "metabolizador"):
  ▲ por exemplo: a isoenzima CYP2D6 do citocromo P 450 é deficiente em cerca de 7% de caucasianos. Esta enzima está envolvida na degradação de muitos medicamentos psicotrópicos, antiarrítmicos, antitussígenos etc., e os indivíduos que metabolizam lentamente podem apresentar efeitos adversos sugestivos de *overdose*. Raros são os indivíduos portadores de uma mutação que resulta em uma expressão exacerbada do gene, cujo resultado é o de um fenótipo de metabolizador ultrarrápido, levando a uma resistência clínica a doses habituais de medicamentos substratos desta via metabólica;
  ▲ a codeína é um analgésico ativado pela biotransformação de aproximadamente 10% de sua dose em morfina. Diante deste pró-fármaco, os metabolizadores lentos apresentam uma resistência, enquanto sinais de toxicidade têm sido relatados em metabolizadores ultrarrápidos;
- interações medicamentosas: um medicamento é capaz tanto de inibir o funcionamento de uma ou mais enzimas específicas (atrasando, assim, a biotransformação de outros medicamentos substratos desta via metabólica),

quanto de induzir a expressão de 1 ou mais enzimas, acelerando assim as reações de biotransformação. A inibição é instantânea, enquanto a indução leva cerca de 1 semana para se instalar ou regredir:
  ▲ Indutores enzimáticos clássicos:
    ✓ cetamina, fenitoína, fenobarbital;
    ✓ rifampicina, carbamazepina;
    ✓ álcool, tabaco;
  ▲ Inibidores enzimáticos clássicos:
    ✓ cimetidina;
    ✓ eritromicina, metronidazol, cetoconazol;
    ✓ omeprazol;
    ✓ ácido valproico;
    ✓ AINEs (anti-inflamatórios não esteroides);
  ▲ é descrita uma tolerância farmacocinética, na qual uma substância estimula seu próprio metabolismo por indução enzimática (p. ex., barbitúricos, anticonvulsivantes);
> uma via particular de metabolismo é a via de Hofmann:
  • degradação espontânea à temperatura ambiente e pH fisiológico;
  • o cisatracúrio e o atracúrio são metabolizados por esta via.

EXCREÇÃO

> Excreção é o processo pelo qual um medicamento, sob uma forma quimicamente inalterada e/ou seus metabólitos, deixam irreversivelmente o organismo. Na maioria das vezes, as vias de excreção envolvem os rins e o sistema urinário e, com menos frequência, o fígado e as vias biliares. Os gases anestésicos são parcialmente exalados;
> no rim, apenas uma fração livre passa pelo filtro glomerular: a depuração por filtração é, portanto, igual ao produto da fração livre pela taxa de filtração glomerular (FGR, estimada pela depuração da creatinina, valor fisiológico de 100 mL/min ou 7 L/h). Alguns medicamentos sofrem uma secreção tubular ativa, que aumenta ainda mais a excreção renal. A depuração renal pode atingir, no máximo, o fluxo de perfusão plasmática que passa pelos rins (p. ex., para-aminoipurato: depuração fisiológica de 600 mL/min ou 40 L/h). Outros medicamentos são objeto de uma reabsorção passiva através dos túbulos, permitindo que quase a totalidade da carga filtrada retorne para a circulação. Somente a fração não ionizada é reabsorvida pelos túbulos. Assim, uma alteração no pH urinário pode produzir modificações na excreção;
> os medicamentos eliminados principalmente sob uma forma inalterada pela via renal são:
  • aminoglicosídeos, cefalosporinas, penicilinas;
  • digoxina, milrinona, lítio;
  • efedrina, neostigmina, rocurônio.

PERFIL FARMACOCINÉTICO DE UM MEDICAMENTO

> O perfil farmacocinético de um medicamento depende de sua absorção, distribuição e eliminação;
> a eliminação é um processo definido como a soma do metabolismo e da excreção. É representada pela depuração plasmática total.

DEPURAÇÃO PLASMÁTICA TOTAL

> A depuração plasmática total é definida como a razão entre a quantidade de medicamento eliminada por unidade de tempo e sua concentração no plasma. É também o volume de plasma completamente depurado de um medicamento por unidade de tempo. A depuração plasmática total é igual à soma da depuração hepática e da depuração renal;

> o conceito de depuração é aplicável apenas no caso de uma cinética de 1ª ordem.

CINÉTICA DE PRIMEIRA ORDEM E ORDEM ZERO

> Na cinética de 1ª ordem, uma fração constante de um medicamento é eliminada por unidade de tempo, independentemente da concentração plasmática; esta cinética é observada na maioria dos medicamentos;
> na cinética de ordem zero, sempre a mesma quantidade absoluta de um medicamento é eliminada por unidade de tempo, independentemente da concentração do medicamento no plasma; uma cinética de ordem zero é observada em um pequeno número de medicamentos e normalmente aparece quando a concentração plasmática do medicamento ultrapassa a capacidade de metabolização enzimática; por exemplo: etanol, fenitoína, ácido acetilsalicílico (em dose tóxica), paracetamol (em dose tóxica) e tiopental (em dose tóxica).

MODELOS COMPARTIMENTAIS

> Para facilitar a descrição de um perfil cinético, o organismo é dividido em vários compartimentos;
>   - um compartimento central, representado pelo plasma e líquido extracelular dos órgãos abundantemente vascularizados (coração, rim, fígado, sistema nervoso central, glândulas endócrinas);
>   - um compartimento periférico que compreende o líquido intracelular e os órgãos moderadamente vascularizados (músculos, pele, gordura);
> no modelo monocompartimental, o tempo de equilíbrio de um medicamento entre o sangue e o compartimento periférico é considerado muito baixo e torna-se insignificante. O organismo pode, então, ser considerado como um compartimento único (paracetamol, por exemplo);
> quando o tempo de equilíbrio entre o sangue e os tecidos não é mais desprezível, o modelo é completado pela adição de um compartimento periférico. Este modelo de 2 compartimentos é apropriado para a descrição do perfil farmacocinético de muitos medicamentos. Na curva de eliminação do medicamento, a distribuição inicial de fármaco no compartimento periférico resulta em uma fase de rápida diminuição das concentrações (fase alfa), seguido por uma fase de eliminação mais lenta (fase beta);
> um modelo tricompartimental só é útil em alguns casos muito específicos (p. ex., propofol). É constituído por um compartimento central e 2 compartimentos periféricos. Ele segue uma equação triexponencial:

$$Cpl(t) = Ae^{-\alpha t} + Be^{-\beta t} + Ce^{-\gamma t}$$

Cpl (t): concentração plasmática no tempo t
A, B, C: coeficientes que representam a contribuição de cada fase
α: constante de tempo de distribuição rápida
β: constante de tempo de distribuição lenta
γ: constante de tempo de eliminação

> a meia-vida de um medicamento é indicada por sua constante de tempo menor:

$$t_{1/2}\gamma = Log(2)/\gamma$$

- no entanto, deve-se considerar que o perfil da concentração plasmática depende de um conjunto de 6 parâmetros (A, B, C, α, β, γ) e não apenas na sua meia-vida terminal. Assim, um medicamento com meia-vida mais longa do que o outro pode ver sua concentração plasmática diminuindo mais rapidamente se tiver um coeficiente A muito elevado, pois a baixa das concentrações resulta principalmente de uma distribuição rápida;
- a constante de tempo de eliminação γ é a relação entre a depuração total e o volume de distribuição durante a fase terminal ($V_{terminal}$). Isto resulta no fato de que a meia-vida é proporcional ao volume de distribuição e inversamente proporcional à depuração:

$$t_{1/2}\,\gamma = \text{Log}\,(2)\,V_{terminal}/\text{depuração}$$

- no caso de medicamentos de liberação prolongada (forma tardia), a meia-vida de absorção é mais lenta do que o indicado pela constante de tempo de eliminação, por causa de uma manipulação apropriada da formulação farmacêutica. Assim, é a absorção que regula a fase terminal, proporcionando uma meia-vida aparente maior (p. ex., uma fórmula de morfina de liberação prolongada *Kapanol LP, Moscontin, Skenan LP, MST Continus*);
- em caso de administração repetida de um mesmo medicamento, as concentrações aumentam progressivamente: uma acumulação aparece quando a próxima dose é administrada antes que a eliminação da dose anterior seja concluída. No entanto, quando a cinética é de ordem um, este aumento nas concentrações leva a um aumento na eliminação (a depuração é constante); portanto, as concentrações se estabilizam em um estado de equilíbrio. O grau de acumulação depende da relação entre a meia-vida terminal e a frequência de administração (uma administração a cada meia-vida resulta em um fator de acumulação de 2). O nível médio das concentrações em equilíbrio é determinado pela relação entre a dose por unidade de tempo e a depuração total:

$$Css = (D/\tau)/DE$$

Css: concentração plasmática em equilíbrio
DE: depuração total
D: dose unitária
τ: intervalo de tempo entre as doses

FARMACODINÂMICA

AGONISTAS – ANTAGONISTAS

- A ação da maioria dos medicamentos depende de sua ligação específica a um receptor de natureza proteica, localizado na membrana celular ou na célula. De acordo com as consequências desta interação, caracterizam-se os agonistas e os antagonistas;
- a interação entre um medicamento e seu receptor é caracterizada pela sua afinidade. No caso de um agonista, a ligação produz uma ativação (transdução) ou um aumento da atividade intrínseca, que se traduz em um efeito farmacológico:

- agonista:
  - ▲ ligantes com alta afinidade para o receptor, com uma atividade intrínseca próxima de um, forçando o receptor à transdução do sinal;
- agonista parcial:
  - ▲ ligante com atividade intrínseca superior a zero, mas inferior a um, ocupando uma parte dos receptores sem ativá-los;
- antagonista competitivo:
  - ▲ ligante liga-se de modo reversível ao mesmo local que o agonista natural, mas não desencadeia a ativação. Possui, portanto, uma atividade intrínseca semelhante a zero. No entanto, a molécula pode ser levada do receptor por outro ligante cuja concentração seja maior (deslocamento à direita da curva concentração-resposta de um agonista, sem redução de seu efeito máximo);
  - ▲ se a ligação é irreversível, chama-se de antagonismo insuperável: a potência (ou a afinidade) e o efeito máximo de um agonista são diminuídos;
- antagonista não competitivo: a molécula se liga a um local diferente do agonista, alterando a conformação do receptor (antagonismo alostérico) ou interferindo na transdução de sinal. O efeito máximo é reduzido, mas sem que a afinidade do agonista e sua potência sejam reduzidas.

RECEPTORES

> Os receptores estão em um estado dinâmico. Seu número (síntese, degradação) e seu estado funcional (atividade intrínseca) variam continuamente em função do grau de exposição ao ligante. A célula dispõe de mecanismos de regulação da sensibilidade dos receptores, que podem gerar fenômenos específicos durante a exposição prolongada ou em caso de interrupção brusca na exposição:

- hipersensibilização *(up regulation)*:
  - ▲ aumento do número de receptores após um antagonismo prolongado ou retirada de agonistas endógenos (p. ex., hipersensibilidade dos receptores adrenérgicos aos betabloqueadores, hipersensibilidade de denervação dos receptores nicotínicos na junção neuromuscular);
- dessensibilização *(down regulation)*:
  - ▲ diminuição do número de receptores após uma exposição prolongada ao ligante (p. ex., dessensibilização dos receptores adrenérgicos durante a administração contínua de aminas; diminuição dos receptores nicotínicos na junção neuromuscular durante a administração crônica de neostigmina).

CURVA CONCENTRAÇÃO-RESPOSTA (OU DOSE-RESPOSTA)

> Na maioria das vezes, o gráfico da relação concentração-resposta ou dose-resposta mostra uma curva sigmoide, na qual o efeito do medicamento é proporcional ao logaritmo de sua concentração no segmento médio (parte mais estreita da curva):

- ▲ na ordenada, o efeito tende à saturação em concentrações ou doses mais elevadas: o efeito máximo do medicamento resulta em eficácia do tratamento;
- ▲ na abscissa, o logaritmo da concentração ou da dose passa pelo ponto que representa a metade do efeito máximo (concentração efetiva de 50 ou dose efetiva de 50), refletindo a potência do medicamento. Quanto mais elevada, menor é a potência do medicamento (na terapêutica, a eficácia é mais importante que a potência, sendo que a última poderia, a princípio, ser guiada pela adaptação das doses).

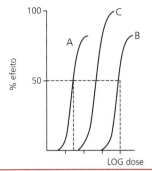

Figura 5.1 Curvas dose-resposta. A dose está em unidade logarítmica.
A e B têm o mesmo efeito máximo, isto é, a mesma eficácia, também conhecida como atividade intrínseca. A eficácia de C é maior. A dose de A necessária para obter 50% do efeito máximo é menor que a de B. A tem mais potência que B. A afinidade de A para o receptor é maior que a de B.

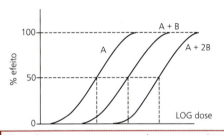

Figura 5.2 Curva dose-resposta na presença de um antagonista competitivo.
A: agonista, B: antagonista competitivo. B diminui a potência de A, sem diminuir seu efeito máximo.

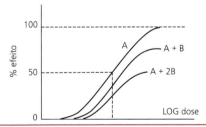

Figura 5.3 Curva dose-resposta na presença de um antagonista competitivo.
A: agonista, B: antagonista competitivo. B diminui o efeito máximo de A, sem reduzir sua potência.

> o índice terapêutico é definido como a relação entre a dose letal 50 e a dose efetiva 50 em experimentação animal. A dose letal 50 leva à morte em 50% dos indivíduos. A dose eficaz 50 é aquela cujo efeito é almejado em 50% dos indivíduos.

EFEITOS COLATERAIS DOS MEDICAMENTOS

> Alguns efeitos colaterais são dose-dependentes, outros não:
> - efeitos dose-dependentes:
>   - secundários a uma *overdose* (p. ex., hipotensão ortostática e anti-hipertensivos);
>   - secundários à falta de especificidade do medicamento (p. ex., boca seca e anticolinérgicos);
> - efeitos não dependentes da dose:
>   - idiossincrasia: resposta anormal a um medicamento, de origem genética (p. ex., hipertermia maligna);
>   - reação alérgica (p. ex., choque anafilático [reação imediata], erupções cutâneas [reação tardia], hepatite induzida por medicamentos);
>   - indução de cânceres, de malformações congênitas;
> distingui-se igualmente o conceito de tolerância como um fenômeno de adaptação do organismo à exposição contínua a uma substância, exigindo doses mais elevadas para manter um nível estável de efeito:
> - tolerância farmacocinética:
>   - decorrente de um mecanismo de indução do metabolismo (p. ex., barbitúricos, anticonvulsivantes);
> - tolerância farmacodinâmica:
>   - diminuição da sensibilidade dos receptores;
>   - um caso especial é a taquifilaxia, que é uma tolerância que se desenvolve muito rápido em um intervalo de uma única dose (p. ex., efeitos antianginosos da nitroglicerina);
> - tolerância fisiológica:
>   - atua nos mecanismos de contrarregulação (p. ex., efeito anti-hipertensivo dos simpatolíticos alfa).

6
Agentes anestésicos intravenosos
N. Gilliard, E. Albrecht

TIOPENTAL

> Nomes comerciais: Nesdonal®, Pentothal®

ESTRUTURA QUÍMICA
> O tiopental é um derivado do ácido barbitúrico;
> a substituição do grupo fenila na posição C5 determina a potência hipnótica e a ação anticonvulsivante;
> a presença de um átomo de enxofre (*tio*barbitúrico) em vez de um átomo de oxigênio contribui para aumentar a solubilidade lipídica e, portanto, a potência do medicamento.

MECANISMO DE AÇÃO
> O tiopental inibe a transmissão de neurotransmissores excitatórios colinérgicos e facilita a transmissão dos neurotransmissores inibitórios GABA (GABA = ácido gama-aminobutírico).

FARMACOCINÉTICA
> O pKa é de 7,6 e o pH da solução reconstituída é de 10,8. Trata-se de um ácido fraco, dissolvido em carbonato de sódio, o que leva ao pH alcalino: o tiopental encontra-se na forma de um sal ionizado e hidrossolúvel; deve ser dissolvido em água pura, não em Ringer lactato ou NaCl;
> em pH fisiológico:
>   • a taxa de ligação às proteínas plasmáticas é de 80%;
>   • 60% se encontram sob a forma não ionizada;
> o tiopental sofre metabolismo hepático e excreção renal;
> a duração de sua ação depende do fenômeno de redistribuição e não do de eliminação: inicialmente há uma rápida disseminação do medicamento nos órgãos abundantemente vascularizados (cérebro, coração, rim, fígado) e, em seguida, uma difusão lenta para órgãos menos vascularizados (músculo, gordura, pele). Portanto, há uma redistribuição do medicamento dos órgãos bem

vascularizados para os menos vascularizados; este fenômeno de redistribuição é aplicável ao conjunto de anestésicos intravenosos; por exemplo, um *bolus* de tiopental leva à perda de consciência quando a concentração cerebral se encontra suficientemente elevada. No entanto, o paciente acorda após 3 a 5 minutos, em razão da redistribuição. Por outro lado, se esse *bolus* for administrado repetidamente, os tecidos pouco vascularizados tornam-se saturados e o fenômeno de redistribuição não ocorre. O despertar depende então do metabolismo hepático, caracterizado por uma meia-vida de 10 a 12 horas; devido à acumulação, em caso de reinjeção ou de infusão, o tiopental não é utilizado para manutenção da anestesia:

- a meia-vida de redistribuição α do tiopental é de 3 a 5 minutos;
- a meia-vida de eliminação β do tiopental é de 3 a 12 horas;
- no caso de aumento da fração livre (choque hipovolêmico, hipoalbuminemia) ou da fração não ionizada (acidose), as concentrações cerebrais e do miocárdio são aumentadas para uma determinada dose, tendo como consequência um efeito cardiomiodepressor importante; as doses devem então ser reduzidas;
- a redistribuição ocorre principalmente nos músculos. Em indivíduos obesos, esta redistribuição é limitada por causa da pequena quantidade de massa muscular. Deve-se então calcular a dose segundo o peso ideal e não a massa real.

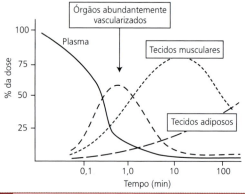

Figura 6.1 Redistribuição do tiopental.

O tiopental difunde-se inicialmente pelos tecidos abundantemente vascularizados (cérebro, coração, rim, fígado) e depois é redistribuído para os órgãos pouco vascularizados (tecidos musculares e, a seguir, os tecidos adiposos).

EFEITOS SISTÊMICOS

CARDIOVASCULARES

> Diminuição da pressão arterial média (PAM) pela depressão do centro vasomotor bulbar;
> aumento da resistência vascular sistêmica por estimulação simpática;
> aumento da frequência cardíaca de até 30% por:
  - efeito vagolítico central;
  - inibição dos barorreceptores:
    ▲ se os barorreceptores não estão funcionando (betabloqueadores, hipovolemia), o DC diminui significativamente. Em primeiro lugar, é fundamental hidratar adequadamente o paciente e injetar o tiopental lentamente.

RESPIRATÓRIOS

> Depressão do centro respiratório bulbar;
> diminuição da resposta ventilatória à hipercapnia (elevação do limiar de apneia) e à hipóxia;
> ausência de inibição de reflexos das vias aéreas superiores e traqueobrônquicas;
> risco de laringospasmo e broncospasmo durante a estimulação.

SISTEMA NERVOSO CENTRAL

> Diminuição do fluxo sanguíneo cerebral (FSC) por vasoconstrição;
> diminuição da pressão intracraniana;
> manutenção da pressão de perfusão cerebral (PPC = PAM – PIC), pois a diminuição da PIC é mais importante que a diminuição da PAM;
> diminuição do consumo de O_2: este fator provavelmente confere proteção durante uma isquemia focal;
> modificações eletroencefalográficas: aparecimento de ondas lentas de grande amplitude, cuja frequência diminui progressivamente antes de se tornar episódico no interior dos silêncios elétricos (= supressão de *burst*);
> efeito antianalgésico (redução do limiar da dor).

OUTROS EFEITOS

> Redução do fluxo sanguíneo renal (FSR) e da filtração glomerular (FGR);
> redução do fluxo sanguíneo hepático (FSH);
> indução enzimática hepática;
> indução da enzima ácido delta-aminolevulínico sintetase, com aumento da produção de porfirinas (metabólitos intermediários envolvidos na síntese do núcleo heme) e eventual aparecimento de crises de porfiria (manifestações cutâneas, abdominais, neurológicas) em pacientes que sofrem desta doença.

POSOLOGIA

> Adultos: 3 a 5 mg/kg.
> crianças: 5 a 7 mg/kg.

CONTRAINDICAÇÃO

> Porfirias (sobretudo a porfiria aguda intermitente).

EFEITOS ADVERSOS

> Liberação de histamina mediada por uma reação anafilática ao átomo de enxofre;
> necrose da pele em caso de injeção subcutânea;
> isquemia durante a injeção intra-arterial.

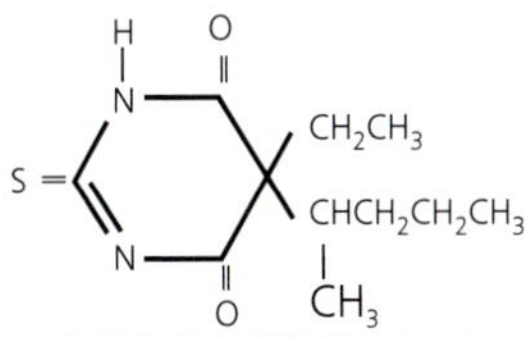

Figura 6.2 Tiopental.

PROPOFOL

> Nomes comerciais: Diprivan®, Disoprivan®

ESTRUTURA QUÍMICA

> O propofol é composto por um anel de fenol e dois grupos isopropílicos (2,6 di-isopropilfenol);
> insolúvel em água, é acondicionado em uma emulsão de óleo de soja (10%), glicerol (2,25%) e lecitina (1,2%, gema de ovo). A emulsão inicial era de Cremofor (um derivado do óleo de mamona), mas por causa das reações anafilactoides importantes, esta composição teve de ser abandonada.

MECANISMO DE AÇÃO

> O propofol facilita a transmissão dos neurotransmissores inibitórios GABA.

FARMACOCINÉTICA

> O pKa é de 11,0;
> em pH fisiológico, a ligação às proteínas plasmáticas é de 98%;
> meia-vida:
> - α: 2 a 8 minutos;
> - β: 30 a 40 minutos;
> o metabolismo se dá pela hidroxilação e conjugação. Por sua depuração total superior às capacidades hepáticas, acredita-se que haja um metabolismo extra-hepático, que ainda não foi confirmado; os metabólitos são excretados pelos rins;
> a depuração do propofol é 10 vezes mais elevada que a do tiopental. Após a interrupção da infusão, o despertar é rápido.

EFEITOS SISTÊMICOS

CARDIOVASCULARES

> Hipotensão arterial dose-dependente, secundária a:
> - uma diminuição da resistência vascular sistêmica (vasodilatação arterial);
> - uma diminuição da pré-carga (vasodilatação venosa);
> - uma diminuição da contratilidade (este efeito é bastante fraco):
>   ▲ a queda da PAM, que pode chegar a 20 a 30%, é observada principalmente na indução; a prudência deve ser rigorosa em casos de cardiopatia ou hipovolemia: por exemplo, administrar doses de 30 a 40 mg/10 segundos até que haja perda de consciência; por outro lado, a PAM diminui ligeiramente durante a manutenção da anestesia;
> bradicardia, secundária a uma depressão dos barorreceptores.

RESPIRATÓRIOS

> Depressão respiratória de origem central;
> aumento do limiar respiratório de hipercapnia e diminuição do limiar hipóxico;
> redução dos reflexos das vias aéreas superiores.

SISTEMA NERVOSO CENTRAL

> Redução do FSC;
> redução na PIC;
> manutenção da pressão de perfusão cerebral;
> diminuição do consumo de O_2: como o tiopental, o propofol pode ter um efeito protetor contra a isquemia focal;
> atenção:
> - não é anticonvulsivante, mas diminui a duração das crises durante a sismoterapia;
> - pode produzir fenômenos excitatórios e distonias musculares.

OUTROS EFEITOS

> Redução da pressão intraocular;
> antipruriginosos;
> antiemético.

POSOLOGIA

> Indução:
> - adultos: 2 a 2,5 mg/kg;
> - crianças: 2,5 a 3,5 mg/kg;
> - idosos: 1 a 2 mg/kg;
> manutenção da anestesia: 3 a 12 mg/kg/h;
> sedação: 1,5 a 6 mg/kg/h.

INDICAÇÕES

> Alergia ao tiopental;
> porfirias;
> utilização de máscara laríngea, pela inibição de reflexos das vias aéreas superiores (diminuição do risco de laringospasmo);
> cirurgia ambulatorial;
> sedação;
> antecedentes de náuseas e vômitos pós-operatórios.

EFEITOS ADVERSOS

> Dor causada pela injeção;
> hiperlipidemia, com acidose metabólica durante a sedação prolongada na reanimação (cuidados intensivos).

OBSERVAÇÕES

> Uma alergia a ovos não tem nenhuma implicação clínica, já que esta alergia é causada pela albumina (clara de ovo), enquanto a lecitina provém da gema;
> em decorrência da ausência de agentes conservantes, o propofol é um ambiente propício ao crescimento bacteriano, de onde provém um risco de bacteremia e até mesmo de septicemia. Assim, o conteúdo de um frasco deve ser administrado dentro de 6 horas após sua abertura.

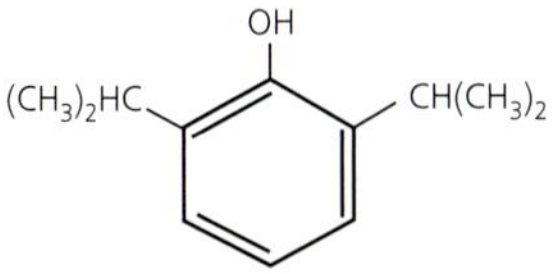

Figura 6.3 Propofol.

ETOMIDATO

> Nomes comerciais: Amidate®, Hypnomidate®, Etomidate Lipuro®.

ESTRUTURA QUÍMICA

> O etomidato possui um anel imidazol carboxilado, que permite que a molécula seja hidrossolúvel em solução ácida e lipossolúvel em soro fisiológico;
> o Amidate® e o Hypnomidate® são preparados em solução de propileno glicol, que levam à dor durante a injeção;
> o Etomidate Lipuro® é preparado em uma emulsão lipídica branca à base de soja, que pode ser confundido com propofol.

MECANISMO DE AÇÃO

> O etomidato facilita a transmissão dos neurotransmissores inibitórios GABA;
> além disso, inibe o sistema piramidal: 30 a 60% dos pacientes desenvolvem mioclonias na indução, que são evitadas pela administração de benzodiazepínicos e morfínicos.

FARMACOCINÉTICA

> O pKa é de 4,2;
> em pH fisiológico, a taxa de ligação às proteínas é de 76%;
> meia-vida:
>   - α: 10 minutos;
>   - β: 4 a 6 horas;
> metabolismo hepático e excreção renal.

EFEITOS SISTÊMICOS

CARDIOVASCULARES

> Manutenção da contratilidade miocárdica, DC e PAM.

RESPIRATÓRIOS

> Depressão respiratória; com uma dose de 0,3 mg/kg, observa-se parada respiratória em 50% dos indivíduos.

SISTEMA NERVOSO CENTRAL

> Diminuição do FSC;
> redução da PIC;
> diminuição do consumo de O_2;
> aumento dos potenciais evocados somatossensoriais;
> 20% dos pacientes apresentaram um EEG epileptiforme generalizado.

OUTROS EFEITOS

> Inibição por 24 horas das enzimas suprarrenais, que são responsáveis pela síntese de cortisol e aldosterona. Isso produz uma diminuição do cortisol basal e bloqueia o aumento da secreção em resposta à estimulação nociceptiva;
> náuseas e vômitos pós-operatórios: incidência é de 30%.

POSOLOGIA
> Adulto: 0,2 a 0,4 mg/kg.

INDICAÇÕES
> Cardiopatia grave;
> hipovolemia.

CONTRAINDICAÇÕES
> Porfirias.

EFEITOS ADVERSOS
> Outra substância anestésica que contém um anel imidazólico: midazolam;
> Outro anestésico dissolvido em propilenoglicol: diazepam.

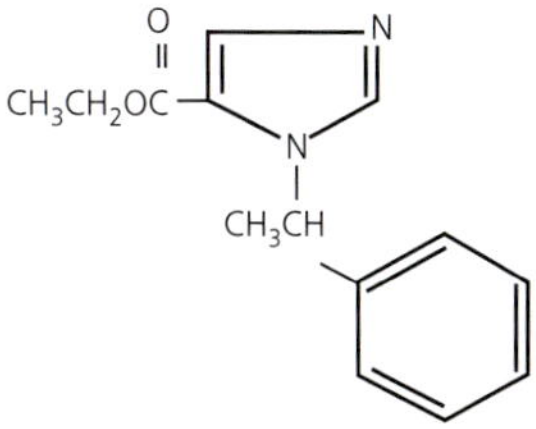

Figura 6.4   Etomidato.

CETAMINA

> Nome comercial: Ketalar®.

ESTRUTURA QUÍMICA
> A cetamina tem uma estrutura semelhante à da fenciclidina.

MECANISMO DE AÇÃO
> Antagonista não competitivo dos receptores NMDA (N-metil-D-aspartato) e agonista dos receptores de opioides;
> apresenta um efeito psicodisléptico:
  • estimulação talamolímbica e inibição cortical;
  • este efeito é responsável pelos pesadelos descritos pelos pacientes; para reduzir sua incidência, recomenda-se que seja administrado conjuntamente ao midazolam;
> leva a uma perda da consciência, analgesia e amnésia; assim, é o anestésico mais completo; entretanto, em decorrência dos diversos efeitos colaterais, especialmente os cardiovasculares, é pouco utilizado.

FARMACOCINÉTICA
> O pKa é de 7,5;
> em pH fisiológico, a taxa de ligação às proteínas plasmáticas é de 20 a 50%;

- > meia-vida:
  - α: 11 minutos;
  - β: 2,5 horas;
- > metabolismo hepático e excreção renal;
- > a cetamina é um indutor enzimático.

EFEITOS SISTÊMICOS

CARDIOVASCULARES

- > Aumento da PAM, das pressões arteriais pulmonares, da frequência cardíaca, do DC e do consumo de O_2 por:
  - estimulação simpática central;
  - inibição da recaptação de noradrenalina;
  - inibição dos barorreceptores;
- > estes efeitos cardiovasculares estão ausentes se a estimulação simpática estiver inibida, o que ocorre em caso de:
  - esgotamento dos estoques de catecolaminas (choque terminal);
  - transecção da medula espinal;
  - β-bloqueadores;
- > leva a uma cardiodepressão *in vitro*.

RESPIRATÓRIOS

- > Ausência de depressão respiratória;
- > manutenção da resposta ao CO_2;
- > manutenção dos reflexos das vias aéreas superiores;
- > broncodilatação por estimulação simpática e efeito direto;
- > aumento das secreções salivares e brônquicas.

SISTEMA NERVOSO CENTRAL

- > Vasodilatação com aumento do FSC e da PIC:
- > aumento no consumo de O_2;
- > diminuição da CAM;
- > mioclonias;
- > alterações psicodislépticas.

POSOLOGIA

- > Analgesia:
  - 0,2 a 0,5 mg/kg intravenosa;
- > Indução:
  - 1 a 2 mg/kg intravenosa;
  - 5 a 10 mg/kg intramuscular.

INDICAÇÃO

- > Choque hipovolêmico.

CONTRAINDICAÇÕES

- > Hipertensão intracraniana (HIC);
- > pré-eclâmpsia, eclâmpsia;
- > hipertensão arterial (HA);
- > doenças coronarianas;
- > porfirias;
- > doenças psiquiátricas.

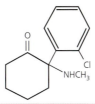

Figura 6.5 Cetamina.

BENZODIAZEPÍNICOS

ESTRUTURA QUÍMICA

> O diazepam (Valium®) é lipossolúvel: é preparado em uma solução de benzoato de sódio e propilenoglicol. Este último é responsável pela dor à injeção intravenosa;
> o midazolam (Hypnovel®, Dormicum®) é um anel imidazólico. Portanto, é hidrossolúvel em um pH inferior a 4 e lipossolúvel em pH fisiológico.

MECANISMO DE AÇÃO

> Os benzodiazepínicos aumentam a transmissão da glicina e do GABA;
> o midazolam é 2 a 4 vezes mais potente que o diazepam, por sua maior solubilidade em lipídios.

FARMACOCINÉTICA

> O pKa do diazepam é de 3,3; o do midazolam é 6,15;
> em pH fisiológico, a taxa de ligação às proteínas plasmáticas do diazepam e do midazolam é de 90 a 98%;
> meia-vida:
> - α: 3 a 10 minutos;
> - β:
>   - diazepam: 20 a 40 horas (sua meia-vida longa faz com que o uso clínico do diazepam seja pouco recomendado);
>   - midazolam: 1 a 4 horas;
> metabolismo hepático e excreção renal:
> - o metabolismo do diazepam produz:
>   - desmetildiazepam: metabólito ativo com uma meia-vida de 48 a 96 horas;
>   - oxazepam: excreção rápida;
> - o metabolismo do midazolam produz o hidroximidazolam, que se acumula em caso de insuficiência renal.

EFEITOS SISTÊMICOS

CARDIOVASCULARES

Redução discreta da PAM, frequência cardíaca e DC.

RESPIRATÓRIOS

> Depressão respiratória.

SISTEMA NERVOSO CENTRAL

> Diminuição do FSC;
> diminuição da PIC;
> diminuição do consumo de O_2.

OUTROS EFEITOS

> Miorrelaxante, por ação na medula espinal e não no músculo;
> ansiolítico;
> sedativo;
> leva a amnésia anterógrada;
> anticonvulsivante;
> redução da CAM em 30%.

INDICAÇÕES

> Pré-medicação (efeito ansiolítico e sedativo);
> sedação em pacientes ventilados (infusão de 1 a 4 µg/kg/min ou 3 a 12 mg/h de midozolam);
> pode ser utilizado como um agente de indução.

POSOLOGIA

> Diazepam:
  - pré-medicação: 0,2 a 0,3 mg/kg por via oral;
  - sedação: 0,04 a 0,2 mg/kg intravenosa;
  - indução: 0,3 a 0,6 mg/kg intravenosa;
> midazolam:
  - pré-medicação: 0,05 a 0,1 mg/kg por via oral;
  - sedação: 0,1 a 0,2 mg/kg intravenosa;
  - indução de 0,2 a 0,3 mg/kg intravenosa;
    ▲ A perda da consciência ocorre em 60 a 90 segundos.

ANTAGONISTA: FLUMAZENIL (LANEXATE®)

> Antagonista competitivo dos receptores de benzodiazepínicos;
> em pH fisiológico, a ligação às proteínas plasmáticas é de 50%;
> a meia-vida β é de aproximadamente 1 hora, inferior a dos benzodiazepínicos. Portanto, deve-se monitorar o estado de alerta do paciente, que pode diminuir posteriormente, após um antagonismo inicial dos benzodiazepínicos;
> metabolismo hepático e excreção renal.

INDICAÇÃO

Overdose de benzodiazepínicos.

POSOLOGIA

Administrar doses fracionadas de 0,2 mg, até uma dose máxima de 1 mg.

EFEITOS ADVERSOS

Pró-epileptogênico: não administrar conjuntamente a tricíclicos.

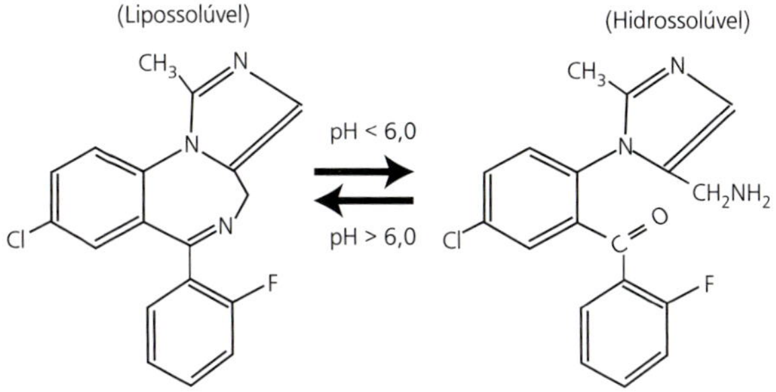

Figura 6.6 Flumazenil.

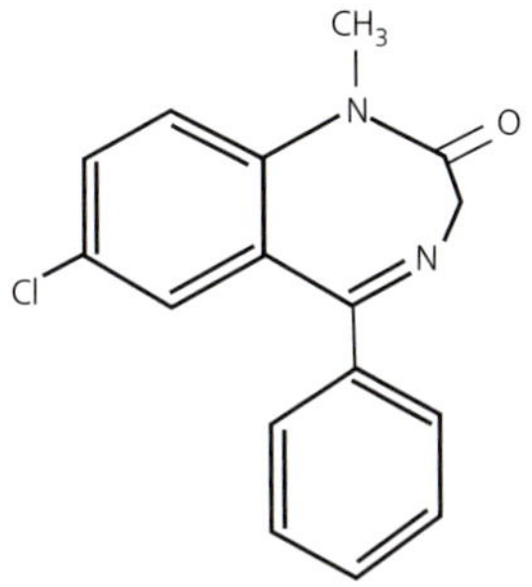

Figura 6.7 Diazepam.

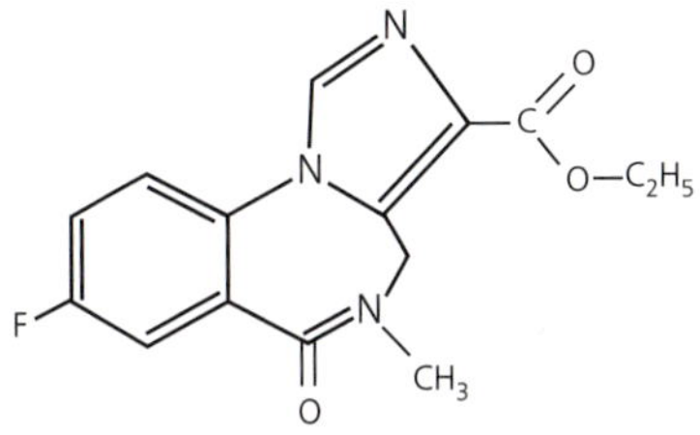

Figura 6.8 Midazolam.

Tabela 6-1 Resumo dos efeitos sistêmicos dos diferentes agentes anestésicos

Agente anestésico intravenoso	PAM	FC	DC	PAP	Vent. espontânea	FSC	Cons. O₂ SNC	PIC
Tiopental	⇓⇓⇓	⇑⇑⇑	⇓	⇔	⇓⇓⇓	⇓⇓⇓	⇓⇓⇓	⇓⇓⇓
Propofol	⇓⇓⇓	⇓	⇓⇓	⇓	⇓⇓⇓	⇓⇓⇓	⇓⇓⇓	⇓⇓⇓
Etomidato	⇔	⇑	⇔	⇔	⇓	⇓⇓⇓	⇓⇓⇓	⇓⇓⇓
Cetamina	⇑⇑⇑	⇑⇑⇑	⇑⇑⇑	⇑⇑⇑⇑	⇓	⇑⇑⇑⇑	⇑	⇑⇑⇑
Benzodiazepínicos	⇓⇓⇓	⇑	(	⇓	⇓	⇓⇓	⇓⇓	⇓⇓
Fentanil, sufentanil	⇓	⇓	⇓	⇓	⇓⇓⇓	⇓	⇓	⇓
Remifentanil	⇓⇓⇓	⇓⇓⇓	⇓⇓	⇓	⇓⇓⇓	⇓	⇓	⇓

A estabilidade hemodinâmica na indução é inversamente proporcional à velocidade de administração do medicamento. Os efeitos sistêmicos do alfentanil situam-se entre os do fentanil e os do remifentanil; PAM: pressão arterial média; FC: frequência cardíaca; PAP: pressão arterial pulmonar; FSC: fluxo sanguíneo cerebral; Cons. O_2 SNC: consumo cerebral de O_2; PIC: pressão intracraniana. De acordo com P.-G. Chassot, N. Pierrel, Précis d´anesthésie cardiaque, CHUV 2008.

Tabela 6-2 Exemplos de indicação dos diferentes anestésicos intravenosos

Agente anestésico intravenoso	Indicação
Tiopental	Indução da anestesia em caso de cirurgia de média ou longa duração; indução com atuação rápida em caso de estômago cheio; indução com atuação rápida em caso de cesariana
Propofol	Indução e manutenção de anestesia em caso de cirurgia ambulatorial (operações de curta e média duração); indução em caso de utilização de máscara laríngea; indução e manutenção em caso de antecedentes de NVPO; manutenção da anestesia em caso de contraindicação aos halogenados; sedação intraoperatória ou em caso de reanimação
Etomidato	Indução em caso de hipovolemia; indução em caso de cardiopatia
Cetamina	Indução em caso de hipovolemia
Midazolam	Pré-medicação; sedação intraoperatória ou em caso de reanimação

NVPO: náuseas e vômitos pós-operatórios.

■ *Leitura recomendada*

Kam PC, Cardone D. Propofol infusion syndrome. *Anaesthesia* 2007;62:690-701.

7
Opioides e antagonistas

M. Suter, I. Decosterd, N. Gilliard, E. Albrecht

Introdução

> A palavra "opiáceo" (do grego: *opos*) é o termo antigamente utilizado para descrever os medicamentos derivados da papoula *(Papaver somniferum)*, incluindo a morfina, a codeína e as moléculas semissintéticas derivadas destes alcaloides. Os peptídeos endógenos não fazem parte dos opiáceos e atendem pelo nome de "opioides". Por extensão, o termo "opioide" aplica-se a qualquer substância natural, sintética ou semissintética, cujo efeito resulte de sua interação com os receptores dos opioides;
> os opioides são analgésicos potentes, utilizados por diferentes vias de administração, na anestesia (geral e locorregional), na fase pós-operatória e para o tratamento de dores agudas ou crônicas, moderadas a severas (*score* de dor acima de 4/10);
> são bases fracas, que se ligam aos receptores; são classificados como:
>   - agonistas puros:
>   ▲ a atividade intrínseca é igual a 1;
>   ▲ por exemplo: fentanil, petidina, hidromorfona, morfina, codeína, metadona, oxicodona;
>   - agonistas parciais:
>   ▲ atividade intrínseca é < 1;
>   ▲ por exemplo: buprenorfina;
>   - agonistas-antagonistas:
>   ▲ ação agonista nos receptores kappa, com atividade intrínseca < 1, e ação antagonista nos receptores mu;
>   ▲ por exemplo: nalbufina;
>   - antagonista puro:
>   ▲ a atividade intrínseca é de zero;
>   ▲ por exemplo: naloxona;
>   ▲ afinidade para os receptores mu > delta > kappa;
> os opioides utilizados na fase intraoperatória são a morfina, o fentanil (Sintenyl® na Suíça), o sufentanil (Sufenta®), o alfentanil (Rapifen®) e o remifentanil (Ultiva®);

> no tratamento da dor pós-operatória ou crônica, os compostos utilizados são os seguintes: morfina, oxicodona, hidromorfona, buprenorfina, metadona, tramadol, nalbufina, fentanil. A petidina é cada vez menos recomendada em decorrência das propriedades epileptogênicas de seu principal metabólito (norpetidina);
> as vias de administração são numerosas e dependem da substância, do paciente e da doença: endovenosa, oral, retal, subcutânea, sublingual, transdérmica ou peridural.

RECEPTORES

> Os receptores de opioides são receptores transmembranais, no qual uma ansa intracelular está acoplada às proteínas G;
> os receptores estão localizados no sistema nervoso central (medula espinal, tálamo, hipotálamo, sistema límbico, tronco cerebral, córtex) e periférico;
> são ativados por opioides endógenos (betaendorfinas, encefalinas, dinorfinas, endomorfinas 1 e 2 e nociceptinas/orfaninas FQ) e exógenos e são antagonizados pela naloxona;
> os efeitos analgésicos resultam da ativação de receptores distribuídos em neurônios do sistema de transmissão e de percepção da dor. A ativação por um opioide inicia as diversas vias de sinalização intracelular (p. ex., o acoplamento às proteínas G inibidoras, com diminuição do AMP (monofosfato de adenosina) cíclico, modulação dos canais iônicos K + Ca^{2+}, ativação de um neurônio inibitório, hiperpolarização de uma célula excitatória, tornando-a não excitável).

CLASSIFICAÇÃO E FUNÇÃO DOS RECEPTORES

> Há 4 tipos de receptores opioides em seres humanos: os receptores mu (µ ou MOP), kappa (κ ou KOP), delta (δ ou DOP) e os receptores nociceptina/orfanina FQ (= *opioid receptor-like* ou ORL 1 ou NOP); OP é uma abreviatura de opiáceo;
> as subclasses do receptor mu têm sido propostas com base nas propriedades farmacológicas de alguns compostos, mas esta distinção nunca foi confirmada por estudos moleculares e deve ser mais bem investigada. Convencionalmente, os receptores são descritos como a seguir:
> - µ1: analgesia supraespinal e periférica;
> - µ2: analgesia espinal, miose, depressão respiratória, euforia, dependência física, diminuição da motilidade gástrica;
> - κ1: analgesia espinal, miose;
> - κ2: disforia, psicotomimese (desorientação ou impressão de despersonalização), sedação;
> - κ3: analgesia supraespinal;
> - δ: analgesia espinal, modulação da atividade do receptor µ;
> - ORL 1: não interage com ligantes opioides convencionais, mas é parte da mesma família, com base na homologia de sequência. Tem atuado como um receptor de peptídeo endógeno, chamado nociceptivo ou orfanina FQ, que apresenta uma ação controversa sobre a dor, relacionada com a dose e a via de administração;
> desde a sua clonagem, o receptor σ não faz mais parte dos receptores de opioides, porque não apresenta nenhuma semelhança estrutural. Ele é o receptor alvo da fenciclidina (PCP);
> a rigidez muscular induzida por opioides é secundária a uma ativação de receptores centrais µ. Esse efeito é atenuado pelos receptores supraespinais κ1 e δ.

MECANISMOS DE AÇÃO

> Os opioides agem no sistema nervoso central, na medula espinal e nos receptores periféricos.

AÇÃO NO SISTEMA NERVOSO CENTRAL

> A ação no córtex límbico produziu uma mudança na resposta emocional à dor;
> no tronco cerebral, os opioides atuam na substância cinzenta periaqueductal e no núcleo magno da rafe, ativando as vias descendentes inibitórias da dor ou modulando as vias facilitatórias descendentes. Estas vias se projetam no corno dorsal da medula espinal.

AÇÃO NA MEDULA ESPINAL

> A redução da transmissão sináptica dos impulsos nociceptivos no corno dorsal resulta:
> - de um efeito pré-sináptico (diminuição da liberação de neurotransmissores da periferia, por meio de uma diminuição da entrada de cálcio);
> - de um efeito pós-sináptico (diminuição da excitabilidade por modulação dos canais de potássio, excitação dos interneurônios inibitórios);
> outros efeitos são a fosforilação de proteínas e a modulação da expressão gênica.

AÇÃO NOS RECEPTORES PERIFÉRICOS

> Os receptores periféricos estão localizados nos neurônios sensitivos;
> a presença de receptores periféricos dos opioides e o seu aumento em caso de inflamação explica o efeito benéfico da administração de opioides no local cirúrgico para a antalgia pós-operatória (p. ex., injeção intra-articular na cirurgia de joelho);
> os agonistas kappa podem apresentar propriedades analgésicas específicas nas vísceras;
> a administração de um opioide pode causar tolerância aguda ou crônica. Esta tolerância resulta de uma hiperexcitabilidade neuronal, secundária a uma dissociação entre os receptores e proteínas G, a uma diminuição ou dessensibilização dos receptores ou de outras modificações celulares (proteína quinase-C, produção de óxido nítrico).

FARMACOLOGIA

> Neste parágrafo serão abordados os opioides comumente utilizados no centro cirúrgico, como morfina, fentanil (Sintenyl®, na Suíça), sufentanil (Sufenta®), alfentanil (Rapifen®) e remifentanil (Ultiva®). No final do capítulo, encontra-se uma descrição dos diferentes opioides.

Tabela 7-1 Propriedades farmacocinéticas dos opioides

Produto	Ligação às proteínas plasmáticas (%)	pKa	Grau de ionização (%)	Meia-vida de eliminação	Volume de distribuição (l)	Metabolismo
Morfina	30	7,9	70	2 a 4 h	23	CYP2D6
Petidina	40	8,5	90	2 a 4 h	88	CYP2D6
Fentanyl (Sintényl®)	80-90	8,5	90	2 a 6 h	60	CYP3A4
Sufentanil (Sufenta®)	80-90	8,0	90	1 h	50	CYP3A4
Alfentanil (Rapifen®)	80-90	6,5	10	100 min	11	CYP3A4
Remifentanil (Ultiva®)	70	7,1	Não exata	10 min	8	Esterases teciduais

A petidina (ou meperidina) é um opioide sintético, precursor do fentanil, do sufentanil, do alfentanil e do remifentanil.

ABSORÇÃO E DISTRIBUIÇÃO

> Na anestesia, os opioides são administrados por via intravenosa. O fentanil, o sufentanil e a morfina também podem ser administrados por via peridural;
> a fração livre e não ionizada se difunde pela barreira hematoencefálica, dependendo da solubilidade lipídica e do gradiente de concentração. Este último parâmetro é modulado pelo volume do compartimento central;
> o alfentanil e o remifentanil possuem um pKa baixo e um pequeno volume de distribuição; portanto, agem mais rapidamente e têm um efeito mais curto, apesar de uma maior ligação às proteínas plasmáticas; o alfentanil é menos lipossolúvel e é menos potente que o fentanil e o sufentanil;
> a morfina é muito pouco lipossolúvel e atravessa lentamente a barreira hematoencefálica. Portanto, seu efeito é retardado e prolongado;
> após uma injeção intravenosa de fentanil, 75% da dose é captada pelos pulmões (efeito de 1ª passagem pulmonar, mas existe uma versão secundária sem metabolismo); um pico plasmático moderado aparece 4 horas mais tarde, secundário ao ciclo êntero-hepático.

METABOLISMO E EXCREÇÃO

> O coeficiente de extração hepática dos opioides é elevado; assim, a depuração é proporcional ao fluxo sanguíneo hepático;
> a maioria dos opioides são metabolizados pelo fígado e glucuroconjugados antes de serem excretados pelos rins;
> com relação a alfentanil, fentanil e sufentanil, apresentam um grande volume de distribuição, o que reduz a depuração hepática e prolonga a meia-vida de eliminação. O sufentanil apresenta uma meia-vida mais curta que o fentanil e tem, portanto, menos acumulação, em decorrência de sua meia-vida contextual mais curta;
> a meia-vida contextual é o tempo de decréscimo no compartimento central, após vários períodos de infusão contínua. Reflete a taxa de acúmulo do medicamento. A meia-vida contextual muito curta do remifentanil permite uma uti-

lização intravenosa contínua, mas é necessária a administração de analgésicos eficazes (paracetamol, anti-inflamatórios não esteroides ou opioides de duração mais longa) no final da intervenção, a fim de assegurar uma analgesia adequada ao despertar;
> o fentanil, sufentanil e alfentanil não apresentam metabólitos ativos. A morfina é degradada em morfina-3-glucuronídeo e morfina-6-glucuronídeo, metabólitos ativos que se acumulam em caso de insuficiência renal; o risco de depressão respiratória está presente vários dias após a administração de morfina. A petidina é metabolizada em norpetidina, que pode acumular-se em caso de insuficiência renal e levar a crises convulsivas refratárias à naloxona. O remifentanil é metabolizado pelas esterases plasmáticas e tissulares não específicas. Não apresenta nenhum metabólito ativo e, portanto, não se acumula em caso de insuficiência hepática ou renal.

FARMACOGENÉTICA

> A maioria dos analgésicos são metabolizados por diferentes famílias do citocromo P 450. No entanto, a expressão funcional de polimorfismo genético da família do citocromo P 450 é variável;
> Por exemplo, a codeína é um pró-fármaco, de modo que necessita de um processo metabólico do organismo para torná-la ativa; é metabolizada em mofina pelo citocromo hepático P 450 CYP2D6;
> 20% da população caucasiana apresenta modificações genéticas neste citocromo; 10% dos pacientes são metabolizadores lentos, o que quer dizer que o CYP2D6 metaboliza o medicamento lentamente. Por outro lado, 10% são metabolizadores ultrarrápidos, ou seja, nos quais o CYP2D6 metaboliza mais rapidamente o medicamento;
> assim, a codeína tem um efeito analgésico diminuído nos metabolizadores lentos e pode levar a efeitos colaterais significativos em metabolizadores ultrarrápidos;
> o tramadol também é metabolizado pelo CYP2D6 em um agonista do receptor μ. O tramadol, por si só, é um inibidor da recaptação de noradrenalina e serotonina. Os metabolizadores ultrarrápidos sofrem um efeito significativo do opioide, enquanto os metabolizadores lentos experimentam pouco efeito antidepressivo;
> outro exemplo de alteração genética do citocromo P450 é o CYP2C9, envolvido no metabolismo dos AINEs. O risco de acumulação e, portanto, de insuficiência renal, é maior entre os metabolizadores lentos.

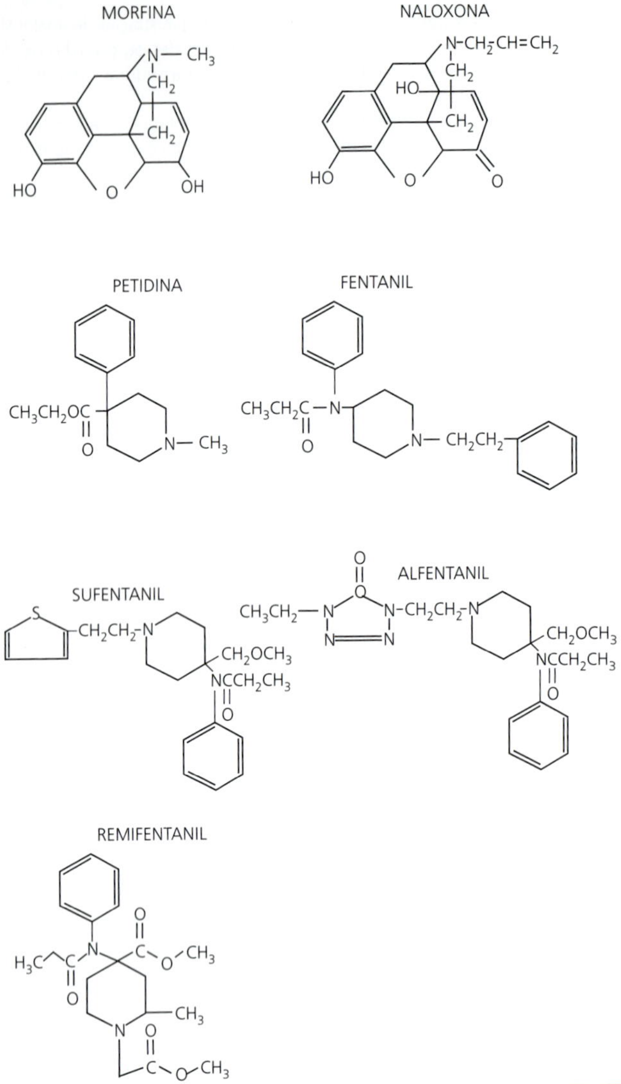

Figura 7.1 Opiáceos.

EFEITOS SISTÊMICOS

SISTEMA CARDIOVASCULAR

- Diminuição da PAM, por diminuição do tônus dos centros vasomotores (morfina, fentanil, sufentanil, alfentanil, remifentanil); a hipotensão é mais acentuada em pacientes que dependem de um tônus simpático elevado (hipovolemia, por exemplo);
- efeito cronotrópico negativo, por estimulação dos receptores μ do núcleo do nervo vago (morfina, fentanil, sufentanil, alfentanil, remifentanil); este efeito é agravado pelo betabloqueadores e pelos anticálcicos;
- manutenção ou discreta redução do inotropismo (morfina, fentanil, sufentanil, alfentanil, remifentanil);
- ao contrário de outros opioides, a petidina tem um efeito inotrópico negativo e leva à taquicardia.

SISTEMA RESPIRATÓRIO

- Diminuição da frequência respiratória, por ação nos centros respiratórios do tronco cerebral;
- discreto aumento do volume corrente, não compensado pela redução da frequência respiratória;
- e, portanto, diminuição da ventilação-minuto;
- diminuição da resposta ventilatória à hipercapnia (elevação do limiar de apneia) e à hipóxia; a naloxona é o tratamento usual para depressão respiratória decorrente do uso de opioides;
- apneia;
- rigidez torácica por estimulação dos receptores μ do sistema nervoso central (aumenta o tônus muscular em todos os músculos estriados), que cede à administração de naloxona ou curare;
- efeito antitussígeno.

SISTEMA NERVOSO CENTRAL

- Redução da CAM dos agentes anestésicos voláteis;
- redução modesta do FSC, da PIC e do consumo de O_2;
- náuseas e vômitos, provavelmente por estimulação dos receptores δ da zona gatilho da área postrema situada no assoalho do 4º ventrículo, agravada pela estimulação vestibular; isto pode explicar a alta incidência de náuseas e vômitos nas cirurgias ambulatoriais;
- miose, por estimulação do núcleo parassimpático de Edinger-Westphal;
- queda nos limiares de termorregulação; os tremores pós-operatórios podem ser atenuados pela administração de petidina (0,5 mg/kg) ou tramadol (0,5 mg/kg).

SISTEMA DIGESTÓRIO

- Redução do peristaltismo e do esvaziamento gástrico, o que contribui para aumentar o risco de náuseas;
- espasmo do esfíncter de Oddi (tratamento: atropina, nitroglicerina, naloxona, glucagon).

OUTROS SISTEMAS

- Diminuição da secreção dos hormônios do estresse (cortisol, catecolaminas) por ação central;
- estimulação da liberação do hormônio antidiurético (ADH);
- liberação de histamina, com reação urticária localizada em caso de injeção de morfina ou petidina.

EFEITOS ADVERSOS

> Prurido:
> - a morfina e a petidina podem induzir à liberação de histamina em caso de injeção subcutânea e provocar uma reação localizada. Esta reação não é observada na administração de fentanil, sufentanil, fentanil, alfentanil e remifentanil;
> - administrados por via sistêmica, os opioides são responsáveis por um prurido, cujo mecanismo parece estar ligado a uma ação neuronal e é aliviado pela administração de naloxona;
> - as reações alérgicas pelo uso de opioides são raras;
> náuseas e vômitos;
> constipação;
> retenção urinária;
> sedação, sonolência, depressão respiratória;
> alucinações, delírios;
> hiperalgesia (resposta exagerada a estímulos dolorosos) e alodinia (sensação dolorosa durante por estímulos não dolorosos). Estes fenômenos podem ocorrer já no pós-operatório;
> tolerância:
> - este fenômeno, que ocorre principalmente em um tratamento a longo prazo, faz com que seja necessário aumentar a dose para obter um mesmo efeito. Em caso de aumento na dor, não se pode esquecer de procurar por outras causas: exacerbação da doença, distúrbios de absorção, fatores psicológicos, hiperalgesia induzida por opioides, interações medicamentosas;
> dependência física:
> - a dependência física é definida pelo aparecimento de sintomas de abstinência na interrupção brusca do tratamento ou em caso de administração de um antagonista. Os primeiros sinais são sudorese, lacrimejamento e taquicardia, seguidos por cólicas, náuseas e vômitos;
> dependência psicológica (em inglês: *addiction* [vício]):
> - esta dependência leva a comportamentos de uso compulsivo, responsáveis por danos físicos, psicológicos e sociais.

IMPLICAÇÕES ANESTÉSICAS

UTILIZAÇÃO INTRAOPERATÓRIA DE OPIOIDES

> Na fase intraoperatória, os opioides utilizados são o fentanil (Sintenyl®, na Suíça), sufentanil (Sufenta®), alfentanil (Rapifen®) e remifentanil (Ultiva®). Associados a um anestésico volátil ou intravenoso e a um curare (anestesia dita "equilibrada"), os opioides contribuem para a redução das respostas hemodinâmicas e endócrinas;
> os opioides são administrados em *bolus* ou em infusão contínua. A utilização da morfina até o final da cirurgia é bem aceita, como um prelúdio para a analgesia pós-operatória;
> o fentanil é um dos opioides mais utilizados. O efeito de curta duração das doses baixas é decorrente de sua rápida redistribuição; o efeito é prolongado quando os diferentes compartimentos estão saturados pelas doses elevadas;
> o sufentanil apresenta um período de ação comparável ao do fentanil, mas sua meia-vida contextual mais curta permite uma utilização facilitada da infusão contínua;
> em decorrência de um período e duração de ação mais curta que a do fentanil, o alfentanil é utilizado principalmente para as anestesias de duração muito cur-

ta; a administração de doses elevadas pode levar a uma acumulação significativa. Pode ser utilizado em infusão contínua;
> as propriedades farmacocinéticas específicas do remifentanil permitem um rápido despertar, mas uma posição antálgica deve ser prevista na fase pós-operatória. O remifentanil é utilizado na ventilação controlada isoladamente ou em complemento a uma alta dose inicial de outro opioide. Também é administrado em doses baixas, durante procedimentos em ventilação espontânea (0,03 a 0,05 μ/kg/min). Em *bolus* de dose elevada (3 μg/kg), ele pode substituir a utilização de succinilcolina para a entubação de emergência; efeitos adversos, como a bradicardia ou a rigidez torácica, não foram relatados na literatura. O desenvolvimento de tolerância aos opioides após a utilização de remifentanil leva a uma maior necessidade de morfina no pós-operatório;
> injetados por via peridural, os opioides lipossolúveis (principalmente o fentanil e o sufentanil) são em grande parte absorvidos pela circulação sistêmica. Ao contrário, a morfina se difunde lentamente (efeito em 30 minutos), tem ação prolongada (6 a 24 h) e, portanto, apresenta um risco de depressão respiratória tardia, em decorrência de uma difusão para o tronco cerebral. A morfina permite uma antalgia segmentar mais ampla que a do fentanil ou do sufentanil, que se localiza próximo do local da injeção.

Tabela 7-2 Dosagem e duração da ação dos opioides utilizados em anestesia

Produto	Dose de indução (μg/kg)	Dose de manutenção	*Bolus* (μg/kg)	Pico de ação	Duração da ação (minutos)
Fentanil (Sintényl®)	2-5	0,5-5 μg/kg/h	0,5-1,5	3-5 min	30-60
Sufentanil (Sufenta®)	0,2-0,6	0,5-1,5 μg/kg/h	0,1-0,25	2-6 min	40-60
Alfentanil (Rapifen®)	10-40	0,5-2 μg/kg/min	5-10	90 s	5-10
Remifentanil (Ultiva®)	0,2-1	0,1-0,5 μg/kg/min	–	60 s	5-10

DOR PÓS-OPERATÓRIA

> A prescrição pós-operatória de opioides depende do tipo de cirurgia, da técnica anestésica (presença de um cateter epidural ou periférico) e do paciente;
> os opioides são geralmente administrados em combinação com o paracetamol ou um AINE; a combinação com o metamizol foi abandonada pelo risco de agranulocitose;
> os opiáceos podem ser prescritos por via intravenosa, subcutânea, oral e sublingual; a via subcutânea não é confiável em decorrência da reabsorção aleatória do produto; a via intramuscular não é útil e não deve mais ser utilizada;
> em caso de administração intravenosa, o modo APC (analgesia controlada pelo paciente) é preferido (p. ex., morfina: 1 a 2 mg a cada 5 a 10 minutos, com dose máxima de 30 mg a cada 4 horas; para o fentanil: 10 a 20 μg a cada 5 a 10 minutos, dose máxima de 400 μg a cada 4 horas);
> a mudança para a via oral faz-se o mais rapidamente possível. A prescrição de uma forma tardia, associada a doses-padrão ministradas "conforme a necessi-

dade", reduz o número de doses diárias, mantendo um nível mais estável de analgesia;
> a via transdérmica (fentanil, buprenorfina) apresenta uma grande inércia e não permite mudanças rápidas na dosagem;
> A Tabela 7-3 resume as doses equipotentes:

Tabela 7-3 Equipotência das doses de acordo com a via de administração

Substância	Via de administração	Dose (mg)
Morfina	Subcutânea	10
Morfina	Oral	30
Petidina	Intravenosa	75
Oxicodona	Oral	10-20
Hidromorfona	Subcutânea	1,5
Hidromorfona	Oral	5
Buprenorfina	Sublingual	0,8
Tramadol	Oral	200
Metadona	Oral	20

A tolerância cruzada entre opioides é altamente variável e qualquer mudança deve ser realizada com cautela.

PARTICULARIDADES DE ALGUMAS MOLÉCULAS

> As moléculas descritas abaixo não são utilizadas na fase intraoperatória, apenas no pós-operatório.

PETIDINA (OU MEPERIDINA)

> A petidina (ou meperidina) foi considerada por muito tempo como uma alternativa à morfina, mas é raramente utilizada na atualidade. Extremamente lipossolúvel, difunde-se mais facilmente para o cérebro que a morfina. Sua administração não é recomendada a longo prazo ou em caso de insuficiência renal, em decorrência do risco de acumulação da norpetidina, metabólito epileptogênico;
> a meia-vida é curta (2 a 3 horas);
> a petidina não deve ser administrada em pacientes tratados com inibidores da monoamina oxidase não específica (IMAO, classe de antidepressivos), já que pode levar a uma síndrome serotoninérgica por um mecanismo desconhecido (delírios, hipertensão ou hipotensão arterial, hipertermia, rigidez, convulsões, coma). Estas reações praticamente desapareceram, já que os IMAO não seletivos não são mais utilizados.

OXICODONA (OXYCONTIN®, OXYNORM®)

> Agonista dos receptores μ e κ, a oxicodona é um opioide muito utilizado;
> a oxicodona apresenta a vantagem de ser administrada por via oral; em caso de cirurgia não digestiva, a analgesia pós-operatória pode ser garantida pela prescrição de oxicodona de efeito prolongado 2 × 10 mg/24 horas, por exemplo, associada a doses-padrão de 5 mg, conforme necessário;

> um dos metabólitos, a noroxicodona, pode acumular-se em caso de insuficiência renal; a dose deve ser reduzida se a depuração for inferior a 30 mL/min;
> a oxicodona é metabolizada pelos citocromos CYP3A e CYP2D6, sendo que ambos apresentam polimorfismos genéticos.

HIDROMORFONA (SOPHIDONE®, PALLADON®)

> A hidromorfona pode ser utilizada por via oral, retal ou parenteral; é também administrada por via epidural na antalgia crônica;
> após uma dose oral padrão, os níveis plasmáticos máximos são alcançados em 1 hora; a duração da ação é de 3 a 4 horas;
> a analgesia pós-operatória é garantida pela prescrição de hidromorfona tardia 2 × 4 mg, associada a doses-padrão de 1,3 a 2,6 mg, conforme necessário.

BUPRENORFINA (SUBUTEX®, TEESIC®)

> A buprenorfina é um agonista parcial do receptor μ e um antagonista dos receptores κ e δ de alta afinidade para os 3;
> seu metabolismo é elevado, em decorrência de um efeito de 1ª passagem hepática. Este medicamento não é excretado pelos rins, podendo ser administrado em casos de insuficiência renal;
> a administração é intravenosa, transdermal ou sublingual;
> a dose pós-operatória é geralmente de 0,2 a 0,6 mg por via sublingual a cada 6 ou 8 horas; o pico de ação ocorre após um período de 2 a 3 horas;
> a meia-vida de dissociação do receptor é muito longa e uma grande quantidade de naloxona é necessária para antagonizar seu efeito.

TRAMADOL (CONTRAMAL®, TOPALGIC®, TRAMAL®)

> Opioide fraco, o tramadol é um analgésico com propriedades de opioides por sua ação nos receptores μ; além disso, inibe a recaptação das catecolaminas por sua ação nos receptores $\alpha 2$;
> a ação do citocromo hepático P450 CYP2D6 produz um metabólito ativo nos receptores μ, o o-desmetil-tramadol. Os 10% dos caucasianos que são metabolizadores lentos não alcançam o efeito analgésico desejado. Em contrapartida, os metabolizadores ultrarrápidos correm risco de apresentar efeitos adversos. O medicamento é de excreção renal;
> como a petidina, o tramadol não deve ser utilizado em pacientes que realizam tratamento com IMAO não seletivos ou inibidores seletivos da recaptação da serotonina (ISRSs), pois pode ser desencadeada uma síndrome serotoninérgica (delírio, hipotensão ou hipertensão arterial, hipertermia, rigidez, convulsões, coma, parada cardiorrespiratória);
> em combinação com medicamentos que reduzem o limiar convulsivante (antidepressivos tricíclicos, neurolépticos, ISRS ou IMAO), o tramadol pode provocar convulsões;
> a duração da ação é de 4 a 8 horas;
> a administração é por via oral ou retal (comprimidos, supositórios, gotas) em doses de 50 a 100 mg, 3 a 4 vezes por dia. Na França, é utilizada a via intravenosa.

METADONA

> A metadona é raramente utilizada no pós-operatório em decorrência de sua meia-vida de vários dias, que leva ao risco de depressão respiratória tempos após a introdução do tratamento. Por outro lado, é muito utilizada no desmame de dependentes em uso diário;

- > o efeito analgésico é curto e necessita de 4 a 5 doses diárias;
- > atua ainda como um antagonista do receptor NMDA e como um inibidor da recaptação da serotonina e noradrenalina;
- > a biodisponibilidade oral é alta, mas apresenta grandes variações (4 a 90%);
- > no fígado, o metabolismo é complexo e envolve vários citocromos diferentes (CYP2D6, CYP3A4) e podem ocorrer muitas interações. Os metabólitos são inativos e não apresentam riscos neurotóxicos.

FENTANIL

- > Seu baixo peso molecular e a alta solubilidade em lipídeos torna possível uma absorção transdérmica (adesivo de Durogesic®), útil no tratamento de dores crônicas. O equilíbrio é atingido apenas 12 a 24 horas após a aplicação e o efeito dura de 12 a 24 horas após a interrupção. Os picos dolorosos podem ser tratados com morfina subcutânea, cuja dose em mg corresponde à 5ª parte da dose de fentanil em µg/hora;
- > a iontoforese (modificação da absorção transdérmica pela aplicação de uma corrente elétrica que oferece o medicamento de forma ionizada) permite um efeito mais rápido e oferece a possibilidade de administrar os *bolus* por uma simples compressão; essa nova fórmula de adesivo poderia substituir a ACP de fentanil.

NALBUFINA (NALBUFINA ORPHA®)

- > A nalbufina é um agonista dos receptores κ e um antagonista parcial dos receptores µ;
- > esta molécula pode provocar uma síndrome de abstinência em pacientes tratados com um agonista µ;
- > uma dose de 10 mg por via parenteral é equivalente a 10 mg de morfina. A administração oral é 20% mais potente que a administração por via intramuscular;
- > o efeito analgésico dura de 3 a 4 horas;
- > a analgesia atinge um máximo com doses de 0,3 a 0,5 mg/kg;
- > nos adultos, a dose habitual é de 10 a 20 mg, intravenosa, intramuscular ou subcutânea; nas crianças, a dose usual é de 0,1 a 0,2 mg/kg, com dose máxima de 10 mg.

NALOXONA (NARCAN®)

- > A naloxona é um antagonista competitivo dos receptores opioides, com afinidade preferencial pelos receptores µ;
- > este medicamento funciona por 2 minutos após a injeção intravenosa e sua meia-vida é de 1 hora, inferior a de muitos opioides. Portanto, deve-se monitorar o estado de alerta do paciente, que pode deteriorar-se novamente.

INDICAÇÕES

- > *Overdose* de opioides;
- > antídoto de pruridos e náuseas, em caso de administração por via epidural ou intratecal, sem perda de eficácia analgésica;
- > espasmo do esfíncter de Oddi na administração de opioides.

POSOLOGIA

> Doses fracionadas de 0,5 a 1 µg/kg a cada 2 minutos, até a obtenção do efeito desejado (dose usual de 40 µg a cada 2 minutos);
> atenção: as doses de naloxona devem ser aumentadas para neutralizar a ação dos agonistas parciais dos receptores de opioides, como a buprenorfina (Subutex®, Temgesic®), pela sua meia-vida muito longa de dissociação do receptor.

EFEITOS ADVERSOS

> Taquicardia, hipertensão arterial e edema pulmonar agudo, pela estimulação simpática, secundária à dor;
> náuseas e vômitos;
> síndrome de abstinência em pacientes dependentes de opioides.

PERSPECTIVAS

> Atualmente, os opioides são os analgésicos mais eficazes disponíveis para o médico. Muitas vezes, a dose máxima é limitada em decorrência de seus efeitos colaterais (náuseas, prurido, constipação, tolerância, hiperalgesia em caso de uso crônico);
> a prevenção ou tratamento dos efeitos adversos permitiria uma melhor utilização dos opioides. Estudos experimentais mostram que alguns dos efeitos adversos dos opioides resultam de um mecanismo independente dos receptores de opioides (os receptores *toll-like* = TLR, por exemplo) e das células nervosas (efeito nas células gliais do SNC [sistema nervoso central]);
> estes efeitos podem ser antagonizados pela forma dextrógira da naloxona. A dextronaloxona não se liga aos receptores de opioides e não compromete a analgesia.

■ *Leituras recomendadas*

Angst MS, Clark JD. Opioid-induced hyperalgesia: a qualitative systematic review. *Anesthesiology* 2006;104:570-87.

Hutchinson MR, Bland ST, Johnson KW, Rice KC, Maier SF, Watkins LR. Opioid-induced glial activation: mechanisms of activation and implications for opioid analgesia, dependence, and reward. *Scientific World-Journal* 2007;7:98-111.

Gasche Y, Daali Y, Fathi M, Chiappe A, Cottini S, Dayer P, Desmeules J. Codeine intoxication associated with ultrarapid CYP2D6 metabolism. *N Engl J Med* 2004;351:2827-31.

Samer CF, Piguet V, Dayer P, Desmeules JA. [Genetic polymorphism and drug interactions: their importance in the treatment of pain]. *Can J Anaesth* 2005;52:806-21.

8 Curares

E. Albrecht

JUNÇÃO NEUROMUSCULAR

> Uma unidade motora é composta por um motoneurônio α e o conjunto de fibras musculares que ele inerva, entre 20 e 100; a junção neuromuscular é o nome dado à terminação sináptica na fibra muscular; a terminação sináptica não é mielinizada;
> cada sinapse contém cerca de 500 mil vesículas de acetilcolina (ACH), que se difundem na fenda sináptica com largura de 50 a 70 nm; cada vesícula contém de 5.000 a 10.000 moléculas de ACH;
> as vesículas liberam espontaneamente a ACH, em uma frequência de 1 a 3 Hz, produzindo pequenos potenciais chamados MEPP (*Mini Endplate Potential* = potencial em miniatura), de amplitude de 5 mV, mas que não conduzem a uma resposta muscular;
> a célula nervosa é despolarizada por um influxo de sódio (Na^+) até a sinapse: o potencial passa de -90 para + 50 mV; na sinapse, o cálcio (Ca^{2+}) é liberado pelo retículo sarcoplasmático e pelas mitocôndrias, levando à liberação de 200 a 400 vesículas de ACH. A ligação de 2 moléculas de ACH ao receptor pós-sináptico nicotínico da célula muscular produz uma mudança na conformação do canal iônico, permitindo uma entrada de sódio (Na^+). A despolarização da fibra muscular leva a uma liberação de Ca^{2+} das mitocôndrias e do sarcolema, que resulta em contração muscular;
> a ACH é hidrolisada em acetato e colina pela acetilcolinesterase (também chamada de colinesterase específica ou ainda colinesterase verdadeira), que se encontra nas terminações nervosas e nas fendas sinápticas. Cerca de metade da ACH é metabolizada antes de atingir os receptores pós-sinápticos. A colina é captada pela terminação nervosa pré-sináptica e o acetato é eliminado.

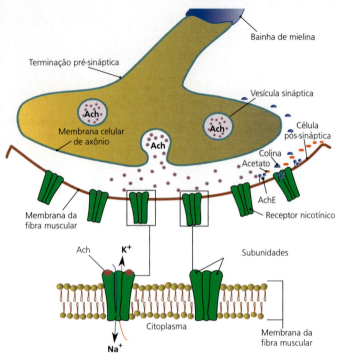

Figura 8.1 Junção neuromuscular, de acordo com Xavier Souid.
Ach: acetilcolina; AchE: acetilcolinesterase.

MECANISMO DE AÇÃO

CONSIDERAÇÕES GERAIS

> Os curares são substâncias hidrossolúveis e ionizadas. Podem-se distinguir:
>   - os curares despolarizantes;
>   - os curares não despolarizantes;
> agem nos receptores colinérgicos nicotínicos da célula muscular estriada e produzem paralisia muscular, principalmente das cordas vocais, o que facilita a entubação traqueal; além disso, o relaxamento muscular facilita o ato cirúrgico. Estes são os 2 principais motivos pelos quais os curares são utilizados durante a anestesia geral;
>   - os curares não afetam o músculo cardíaco, já que este músculo possui principalmente receptores adrenérgicos. Os receptores colinérgicos do tipo muscarínicos estão presentes no nodo sinusal e no nodo atrioventricular;
>   - os curares mais antigos (pancurônio, galamina) apresentavam um efeito cardíaco por ação indireta sobre o gânglio do SNA.

CURARES DESPOLARIZANTES

> Os curares despolarizantes (p. ex., suxametônio) ativam os receptores nicotínicos e levam à abertura de canais iônicos. A despolarização da célula muscular tem como resultado clínico as fasciculações. Estas fasciculações são seguidas por um fechamento dos canais iônicos, que são então inativados;
> em seguida, os curares despolarizantes difundem-se para fora da junção neuromuscular e são eliminados pelas pseudocolinesterases plasmáticas;
> existem 2 tipos de bloqueio neuromuscular: o bloqueio de fase I e o bloqueio de fase II, cujas características estão descritas na Tabela 8-1. Somente o bloqueio de fase I é despolarizante.

BLOQUEIO DE FASE I

> O bloqueio de fase I é específico para os curares despolarizantes;
> é caracterizado por uma ausência de potencialização pós-tetânica e uma redução estável na resposta (sem exaustão ou *enfraquecimento*) ao estímulo tetânico, sequência de 4 estímulos e ao estímulo de dupla salva (estas características são detalhadas no Capítulo 2 "Equipamentos");
> o bloqueio de fase I é prolongado por:
>   - uma deficiência congênita de pseudocolinesterases plasmáticas (doença autossômica recessiva);
>   - as pseudocolinesterases plasmáticas são enzimas sintéticas do fígado, com um peso de 320.000 Da e uma meia-vida de 8 a 12 dias. Em caso de deficiência congênita de pseudocolinesterase, existe uma expressão anormal do gene. As enzimas estão presentes, mas seu funcionamento está prejudicado. Uma vez que existem diferentes alelos, existem diversos tipos de déficits. O déficit pode ser heterozigoto ou homozigoto;
>   - a incidência de um déficit heterozigoto é de 1/500; o curare é eliminado em 30 a 60 minutos, em vez de 10 minutos. A incidência de um déficit homozigoto é de 1/500 a 1/10.000; o curare é eliminado em 4 a 8 horas;
>   - além de suporte ventilatório, não há um tratamento específico até que haja a remoção completa do curare pelo paciente;
>   - o teste para diagnóstico é a determinação do *número de dibucaína* e a dosagem da colinesterase plasmática;
>   - ✓ a dibucaína é um anestésico local que inibe as pseudocolinesterases, em uma taxa de 70 a 80%. A taxa de inibição (ou *número de dibucaína*) é de 50 a 60% em heterozigotos e de 20 a 30% nos homozigotos;
>   - ✓ na França, atualmente é utilizado um teste genético que procura por uma mutação causal; este teste é realizado quase que sistematicamente;
>   - ✓ um teste positivo torna necessário que se realize uma investigação da família;
>   - uma gravidez:
>   - diminuição de 30% na atividade da pseudocolinesterase;
>   - uma caquexia, insuficiência hepática, insuficiência renal;
>   - diminuição das pseudocolinesterases;
>   - uma hipotermia:
>   - diminuição da hidrólise;
>   - uma plasmaferese;
>   - um botulismo;
>   - inibidores da acetilcolinesterase:
>   - o aumento de ACH provoca uma intensificação da despolarização e, portanto, do bloqueio;
>   - os inibidores da acetilcolinesterase inibem também as pseudocolinesterases;

> o bloqueio de fase I é inibido por:
> - curares não despolarizantes:
>   ▲ a ocupação parcial dos receptores pelos curares não despolarizantes limita a ativação dos receptores residuais pelos curares despolarizantes;
>   ▲ este princípio é utilizado para a pré-curarização:
>   ✓ este método ajuda a evitar as fasciculações pela administração de 10 a 15% da dose de entubação de um curare não despolarizante, 5 minutos antes da administração de um curare despolarizante;
>   ✓ por outro lado, é necessário aumentar as doses do curare despolarizante para se ter condições adequadas de entubação;
>   ✓ esta prática tende a ser abandonada na clínica.

BLOQUEIO DE FASE II

> Este bloqueio aparece:
> - após uma grande dose de curare despolarizante (7 a 10 mg/kg de suxametônio). Vale lembra que esta dosagem não é mais utilizada na prática clínica; a dose adequada de curare é de 1 a 1,5 mg/kg;
> - em caso de déficit de pseudocolinesterase plasmática;
>
> o bloqueio de fase II tem as mesmas propriedades de um bloqueio de curare não despolarizante;
>
> o monitoramento da função neuromuscular evita o aparecimento deste bloqueio, que resulta de uma dose excessiva de curare despolarizante.

Tabela 8-1 Resposta dos diferentes tipos de bloqueio aos métodos de neuroestimulação. Os métodos de neuroestimulação são resumidos no Capítulo 2, "Equipamentos"

	Bloqueio de Fase I	Bloqueio de Fase II	Bloqueio não despolarizante
Potencialização pós-tetânica	Não	Sim	Sim
Estímulo tetânico Sequência de quatro estímulos Estímulo de dupla salva	Redução estável na resposta, sem esgotamento	Redução da resposta com esgotamento	Redução da resposta com esgotamento

CURARES NÃO DESPOLARIZANTES

> Estes curares são aminas quaternárias, que produzem um bloqueio de receptores nicotínicos sem produzir despolarização (bloqueio não despolarizante);
>
> o bloqueio não despolarizante é caracterizado por uma potencialização pós-tetânica e por exaustão da resposta ao estímulo tetânico, sequência de 4 estímulos e ao estímulo de *dupla salva*:
> - a potencialização pós-tetânica resulta de um acúmulo de vesículas de acetilcolina na sinapse, durante o estímulo tetânico;
> - o esgotamento da resposta ao estímulo tetânico, sequência de 4 estímulos e ao estímulo de dupla salva é secundário a um bloqueio pré-sináptico dos receptores nicotínicos e, portanto, uma diminuição na liberação de vesículas de ACH;
>
> o bloqueio não despolarizante é potencializado nas seguintes situações:
> - no recém-nascido (junção neuromuscular imatura) ou no paciente idoso;
> - na presença de certos medicamentos (halogenados, furosemida, lidocaína, aminoglicosídeos, lítio);

- em caso de insuficiência hepática e/ou insuficiência renal (diminuição da eliminação);
- em caso de hipotermia;
- na presença de distúrbios eletrolíticos (hipocalemia, hipocalcemia, hipercalcemia, hipermagnesemia);
- em caso de acidose respiratória;
- em caso de desidratação.

ESTADO FUNCIONAL DOS RECEPTORES E RESPOSTA AOS CURARES

HIPERSENSIBILIZAÇÃO (UP-REGULATION)
> A hipersensibilização (ou *up-regulation*) ocorre em caso de aumento dos receptores de ACH, decorrente de uma redução da estimulação da junção neuromuscular (p. ex., trauma raquimedular, doença do motoneurônio, hemissíndrome de origem central, queimadura grave, traumatismo grave, administração prolongada de curares);
> resulta em um aumento da sensibilidade aos agonistas (suxametônio) e uma diminuição da sensibilidade aos antagonistas (curares não despolarizantes).

DESSENSIBILIZAÇÃO (DOWN-REGULATION)
> A dessensibilização (ou *down-regulation*) ocorre em caso de uma diminuição dos receptores de ACH, secundária a um aumento de estimulação da junção neuromuscular (p. ex., administração crônica de neostigmina ou organofosforados; estas 2 moléculas são inibidoras da acetilcolinesterase na presença de anticorpos, como na miastenia);
> resulta em uma diminuição da sensibilidade aos agonistas (suxametônio) e aumento da sensibilidade aos antagonistas (curares não despolarizantes).

SUXAMETÔNIO
> Outros nomes: succinilcolina, diacetilcolina;
> nomes comerciais: Célocurine®, Lysthénon®.

ESTRUTURA
> O suxametônio é composto de 2 moléculas de acetilcolina, ligadas por um grupo de metila. É o único curare despolarizante utilizado na prática clínica.

FARMACOCINÉTICA
> Utilizando a injeção intravenosa, o suxametônio é rapidamente metabolizado pelas pseudocolinesterases plasmáticas. Apenas uma pequena fração (20%) chega à junção neuromuscular;

> sua ação é rápida, pela alta solubilidade em água; na verdade, os pacientes podem ser entubados após um período de 45 a 60 segundos, o que faz com que o curare seja o escolhido durante a indução de emergência, na qual qualquer ventilação seja impossível.

EFEITOS SISTÊMICOS E ADVERSOS

> Estimulação dos sistemas simpático e parassimpático, secundária à estimulação dos receptores nicotínicos e muscarínicos:
> - diminuição ou aumento da PAM;
> - arritmias;
>
> fasciculações e mialgias pós-operatórias;
>
> hipercalemia (aumento de 0,5 a 1 mmol/L);
>
> aumento da pressão intracraniana, intragástrica e intraocular;
>
> paralisia prolongada;
>
> hipertermia maligna (geralmente em combinação com um halogenado);
>
> espasmo dos músculos masseteres (especialmente em crianças);
>
> rabdomiólise, especialmente na presença de miopatia.

INDICAÇÕES

> Indução de emergência (veja a descrição no Capítulo "Controle das vias aéreas superiores"), ou:
> - estômago cheio (cirurgia de emergência, dor intensa);
> - hérnia;
> - refluxo gastroesofágico;
> - obesidade;
> - mulheres grávidas além da 12ª à 15ª semana.

CONTRAINDICAÇÕES

ABSOLUTAS

> Condições que levam a uma hipercalemia:
> - queimadura – a partir da 24ª hora após sua ocorrência;
> - doenças neuromusculares (hemiplegia, paraplegia, miopatias, miotonia);
> - restrição prolongada no leito;
> - insuficiência renal terminal;
>
> hipertermia maligna.

RELATIVAS

> Hipertensão intracraniana;
>
> lesão ocular com abertura do globo.

OBSERVAÇÕES

> Se estas contraindicações estão presentes e houver indicação de indução de emergência, a alternativa é usar uma dose dupla de rocurônio (0,9 a 1,2 mg/kg). A entubação pode ser realizada após um período de 90 segundos;
>
> alguns praticantes evitam a administração deste medicamento em crianças do sexo masculino. Na realidade, o risco de rabdomiólise e parada cardiorrespiratória na presença de uma miopatia não diagnosticada é relevante.

CURARES NÃO DESPOLARIZANTES

ESTRUTURA

> Existem duas famílias de curares não despolarizantes:
> - os curares não despolarizantes do tipo aminosteroide:
>   - ▲ pancurônio (Pavulon®);
>   - ▲ vecurônio (Norcuron®);
>   - ▲ rocurônio (Esmeron®);
> - os curares não despolarizantes tipo benzilisoquinolínico:
>   - ▲ atracúrio (Tracrium®);
>   - ▲ cisatracúrio (Nimbex®);
>   - ▲ mivacúrio (Mivacron®);

FARMACOCINÉTICA

> Podem ser divididos em curares não despolarizantes de duração curta (mivacúrio), média (vecurônio, rocurônio, atracúrio, cisatracúrio) e longa (pancurônio);
> metabolismo dos curares não despolarizantes:
> - vecurônio:
>   - ▲ metabolismo hepático (3 a 40%);
>   - ▲ excreção biliar (60%) e renal (40%);
> - rocurônio:
>   - ▲ não sofre metabolismo;
>   - ▲ excreção predominantemente biliar (70%) e uma pequena parte renal (cerca de 10%);
> - pancurônio:
>   - ▲ metabolismo hepático mínimo;
>   - ▲ excreção renal sob uma forma inalterada e pequena excreção biliar;
> - atracúrio e cisatracúrio:
>   - ▲ metabolismo pela via de Hofmann e por esterases não específicas;
>   - ▲ a via de Hofmann é uma degradação espontânea sob pH e temperatura fisiológica. Este metabolismo é diminuído em caso de acidose ou hipotermia. Um dos metabólitos é a laudanosina, um excitador central. É pró-epiletogênica e aumenta a CAM, mas sua concentração no plasma é baixa e seus efeitos clínicos são insignificantes nas doses utilizadas na prática clínica;
>   - ▲ a eliminação extra-hepática e extrarrenal permite que os curares sejam os agentes de escolha em casos de pacientes com insuficiência renal ou hepática;
> - mivacúrio:
>   - ▲ metabolizado pelas pseudocolinesterases;
> em caso de insuficiência renal ou hepática, o volume de distribuição aumenta, enquanto o metabolismo e a excreção diminuem. Devem-se aumentar as doses iniciais e diminuir as doses de manutenção.

EFEITOS SISTÊMICOS E EFEITOS ADVERSOS

> Instalação progressiva de um bloqueio motor, de acordo com o quadro abaixo e regressão do bloqueio na mesma ordem;
> polimioneuropatia durante a administração prolongada de um curare de estrutura aminosteroide em pacientes em cuidados intensivos; os fatores de risco associados são:
> - sexo feminino;
> - insuficiência renal;

- administração de corticoides;
- septicemia;
- exceto o pancurônio, os curares não despolarizantes não apresentam nenhum efeito sobre o sistema nervoso autônomo; na verdade, este último é vagolítico e inibe a recaptação de noradrenalina nas terminações nervosas. A taquicardia resultante deste processo é útil em pacientes que sofrem de insuficiência aórtica, por exemplo;

> em decorrência de uma eventual insuficiência respiratória residual, as doses de curares devem ser reduzidas em caso de:
- miastenia;
- hipertireoidismo, pela associação com uma miastenia ou uma síndrome miastênica de Lambert-Eaton;
- hipotireoidismo (miopatia hipotireoidiana);
- hiperparatireoidismo (a hipercalcemia resultante produz uma paresia muscular);
- hipoparatireoidismo (a hipocalcemia resultante favorece a resposta aos curares);
- hiperaldosteronismo (pela eventual paresia muscular);
- insuficiência suprarrenal (pela eventual paresia muscular).

Ordem cronológica de instalação e de regressão do bloqueio não despolarizante:

Diafragma > músculo retoabdominal > músculo da laringe > músculo orbicular das pálpebras > músculo adutor curto do polegar.

INDICAÇÕES

> Entubação orotraqueal;
> facilitação da ventilação;
> cirurgia que exija uma imobilização rigorosa (p. ex., neurocirurgia vascular, cirurgia cardíaca com abertura de cavidades);
> facilitação de um procedimento cirúrgico (p. ex., redução de fraturas, laparotomia.

Tabela 8-2 Doses e prazo de ação dos curares

Produto	DE 95 (mg/kg)	Dose de entubação (mg/kg)	Prazo de ação (minutos)	Duração da ação (minutos)
Suxametônio (Celocurine®, Lysthenon®)	0,3	1,0-1,5	1	5-12
Mivacúrio (Mivacron®)	0,07	0,2-0,25	2-3	15-20
Pancurônio (Pavulon®)	0,06	0,08-0,12	4-5	80-120
Vecurônio (Norcuron®)	0,05	0,1-0,2	3-4	30-60
Rocurônio (Esmeron®)	0,3	0,6-1,2	1-3	30-60

Tabela 8-2 Doses e prazo de ação dos curares

| Cisatracúrio (Nimbex®) | 0,05 | 0,15-0,2 | 2-3 | 30-60 |
| Atracúrio (Tracrium®) | 0,2 | 0,5-0,6 | 2-3 | 30-45 |

Independentemente do curare, a dose de entubação é 2 a 3 vezes superior à dose eficaz 95 (DE 95) (dose que reduz a resposta à contração em 95%), o que permite uma ação mais rápida.

OBSERVAÇÕES

> As pseudocolinesterases ou esterases plasmáticas metabolizam as seguintes moléculas:
>   - suxametônio;
>   - mivacúrio;
>   - anestésicos locais do tipo éster;
>   - diamorfina (heroína);
>   - trimetafano;
> o esmolol é metabolizado pela acetilcolinesterase de eritrócitos e tecido nervoso;
> a neostigmina, o remifentanil, o atracúrio e o cisatracúrio são metabolizados por esterases plasmáticas não específicas;
> dose *priming*:
>   - administração de 10 a 15% da dose 5 minutos antes da indução, o que leva a uma ocupação parcial dos receptores. Depois da administração da dose restante, o início do bloqueio é mais rápido, após 60 a 90 segundos. Existe um risco de dispneia e disfagia; assim, deve-se tranquilizar o paciente;
>   - este processo tende a ser abandonado;
> o cisatracúrio precipita quando administrado em conjunto com o tiopental. Deve-se utilizar uma via venosa diferente. O atracúrio, ao contrário do cisatracúrio, libera histamina em dose superior a 0,5 mg/kg;
> um novo tipo curare não despolarizante do tipo aminosteroide, chamado rapacurônio, foi desenvolvido pela indústria; em uma dose de 1,5 mg/kg, obtêm-se boas condições de entubação em 90 segundos, com duração da ação de aproximadamente 20 minutos; foi desenvolvida para substituir o suxametônio, mas foi retirado do mercado em decorrência de broncospasmos graves.

Tabela 8-3 Exemplos de indicação de diferentes curares

Curare	Indicações
Suxametônio	Indução de emergência
Rocurônio	Indução de emergência em caso de contraindicação ao suxametônio
Pancurônio	Cirurgia em crianças, quando é almejada uma taquicardia
Atracúrio, cisatracúrio	Insuficiência hepática, insuficiência renal
Mivacúrio	Cirurgia de curta duração
Vecurônio	Curare barato, utilizado rotineiramente

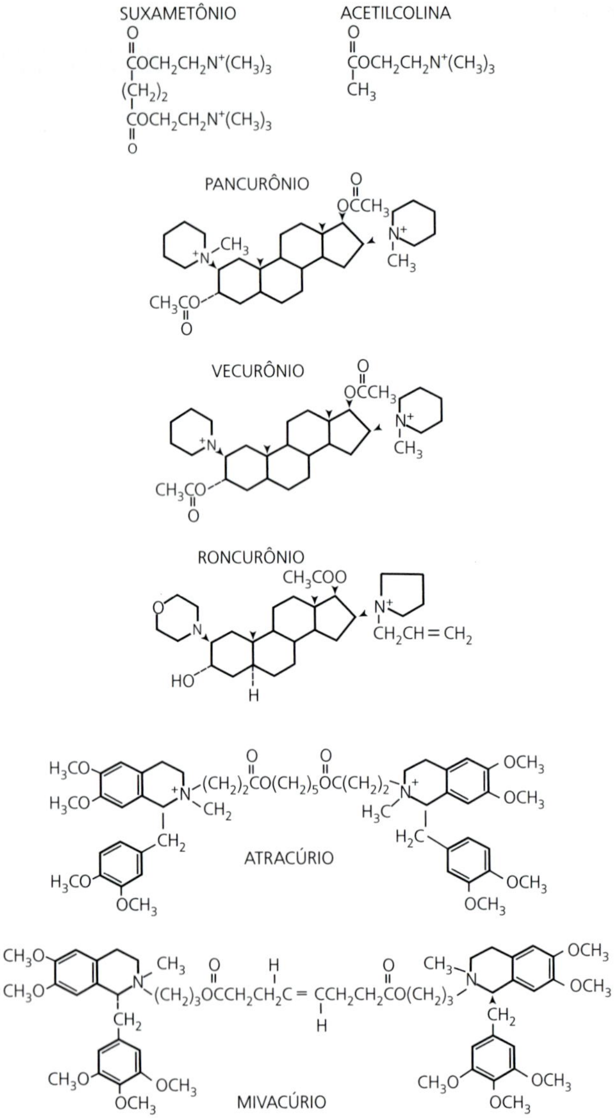

Figura 8.2 Estrutura molecular dos curares.

O atracúrio é um estereoisomérico, ou seja, é composto por uma mistura de isômeros cis e trans. O cisatracúrio é composto apenas de isômeros cis. Os isômeros cis e trans apresentam uma mesma fórmula química, mas com um arranjo diferente de seus átomos no espaço.

■ *Leituras recomendadas*

Claudius C, Karacan H, Viby-Mogensen J. Prolonged residual paralysis after a single intubating dose of rocuronium. *Br J Anaesth* 2007;99:514-7.

Hirsch NP. Neuromuscular junction in health and disease. *Br J Anaesth* 2007;99:132-8.

9

Anticolinesterásicos e sugammadex

E. ALBRECHT

ANTICOLINESTERÁSICOS (INIBIDORES DA ACETILCOLINESTERASE)

> Os anticolinesterásicos ou inibidores da acetilcolinesterase produzem uma inibição reversível da acetilcolinesterase, estimulando, assim, a junção neuromuscular; são utilizados em anestesia para antagonizar o bloqueio muscular induzido pelos curares não despolarizantes, com exceção do mivacúrio. Além disso, a neostigmina apresenta um fraco efeito agonista na junção neuromuscular;

> esta classe de medicamentos produz, ainda, uma inibição das pseudocolinesterases plasmáticas e, portanto, potencializa a ação dos curares despolarizantes e do mivacúrio. Sua administração é proibida durante a utilização de suxametônio;

> os feitos sistêmicos resultam da estimulação dos receptores muscarínicos do sistema parassimpático (bradicardia, broncospasmo, aumento das secreções brônquicas, lacrimais, salivares, gástricas e das glândulas sudoríparas, aumento do peristaltismo intestinal). Estes efeitos adversos são limitados pela administração simultânea de um anticolinérgico (atropina, glicopirrolato).

INDICAÇÕES

> Antagonização da curarização ao final da intervenção:
  - qualquer paciente que tenha recebido um curare não despolarizante deve beneficiar-se de uma dose de "descurarização", exceto se a resposta T4/T1 à sequência de 4 estímulos (ver Capítulo 2 "Equipamentos") for superior a 0,9; na verdade, o risco de complicações respiratórias (obstrução das vias aéreas por diminuição do tônus do músculo genioglosso, hipoxemia, inalação brônquica) é diretamente proporcional ao estado da curarização residual, definido por uma relação T4/T1 < 0,9;

- contrariamente à relação numérica T4/T1 medida por um registro acelerométrico (p. ex., módulo Datex-Ohmeda NMT 221), a apreciação visual ou tátil da relação T4/T1 (pouco sensível) é insuficiente para avaliar o nível de descurarização e, portanto, a possibilidade de adiar a administração de um anticolinesterásico;
- uma antagonização à curarização ao final de uma intervenção por um anticolinesterásico é justificada pelo aparecimento de 2 respostas completas à sequência de 4 estímulos e na ausência de um método objetivo de interrupção do bloqueio; se um anticolinesterásico for administrado quando não há nenhuma resposta ou somente uma, o paciente pode recuperar uma sequência de 4 estímulos, sem detecção clínica de esgotamento da resposta, de modo que a interrupção do bloqueio não atinja um nível de recuperação suficiente;
> miastenia;
> bexiga atônica;
> íleo paralítico;
> intoxicação por atropina (fisostigmina).

CONTRAINDICAÇÕES A UMA ANTAGONIZAÇÃO DA CURARIZAÇÃO

As contraindicações seguintes são relativas e os riscos devem ser avaliados em função de uma possível curarização residual:
> estado asmático;
> broncospasmo intraoperatório;
> doença de Parkinson.

ANTICOLINESTERÁSICOS

> Existem diferentes anticolinesterásicos. A neostigmina é o inibidor da acetilcolinesterase mais comumente utilizado em anestesia.

NEOSTIGMINA (PROSTIGMINE®, PROSTIGMIN®)
> Prazo de início da ação de 5 a 10 minutos;
> duração da ação de 40 a 60 minutos;
> posologia habitual: 0,04 a 0,08 mg/kg (dose média de 2,5 a 5,0 mg para um paciente com 70 kg);
> associada a 0,02 mg/kg (máximo 0,5 mg) de anticolinérgico (atropina, glicopirrolato) ou 0,2 mg de anticolinérgico por mg de neostigmina administrada;
> metabolismo hepático e por esterases plasmáticas não específicas e excreção renal.

PIRIDOSTIGMINA (MESTINON®)
> Prazo de início da ação de 10 a 15 minutos;
> duração da ação de 80 a 120 minutos;
> posologia habitual: 0,1 a 0,4 mg/kg;
> associada a 0,02 mg/kg de anticolinérgico (atropina, glicopirrolato) ou 0,05 mg de anticolinérgico por mg de piridostigmina administrada;
> metabolismo hepático e por esterases plasmáticas não específicas e excreção renal.

EDROFÔNIO
> Anticolinérgicos não são mais utilizados em anestesia, por sua curta duração de ação (cerca de 20 minutos);
> prazo de início da ação de 1 a 2 minutos;
> posologia habitual: 0,5 a 1 mg/kg;

> Pela sua curta duração de ação, o edrofônio é utilizado para diferenciar uma crise miastênica de uma crise colinérgica; durante uma crise miastênica, a estimulação da junção neuromuscular está comprometida; o edrofônio permite reduzir a paresia, aumentando a taxa de acetilcolina; em caso de crise colinérgica, o paciente sofre uma paresia em decorrência de uma hiperexcitação da junção neuromuscular (fenômeno semelhante a um bloqueio despolarizante); o edrofônio produzirá um aumento da paresia e outros sintomas, aumentando ainda mais a taxa de acetilcolina;
> a via do metabolismo é desconhecida.

FISOSTIGMINA (GÉNÉSÉRINE® NA SUÍÇA)

> Este anticolinérgico é uma amina ternária e, portanto, atravessa a barreira hematoencefálica. Sua ação central é útil para antagonizar alguns efeitos centrais dos anticolinérgicos;
> posologia habitual: 0,01 a 0,03 mg/kg, máximo de 0,1 mg/kg e depois 0,5 a 2 µg/kg/minuto;
> metabolizado principalmente pelas esterases plasmáticas não específicas (hidrólise completa), com pequena excreção renal.

SUGAMMADEX

> O sugammadex (Bridion®) é uma molécula de açúcar γ-ciclodextrina modificada, agindo como um antídoto para os curares não despolarizantes do tipo aminosteroide. Este medicamento está em fase final de desenvolvimento e deve estar comercialmente disponível em breve.

ESTRUTURA

> Sua estrutura molecular é formada por uma cavidade hidrofóbica, cercada por polos hidrofílicos.

FARMACOLOGIA

> O sugammadex é biologicamente inativo e não se liga às proteínas plasmáticas;
> não sofre metabolismo e é excretado imutável pela urina dentro de 8 horas.

MECANISMO DE AÇÃO

> Os grupos hidrofílicos formam complexos hidrossolúveis com curares aminosteroides e os encapsulam na cavidade hidrofóbica; a fração plasmática de curare livre diminui e cria um gradiente tissular que favorece o movimento de moléculas da junção neuromuscular para o plasma, onde são então encapsuladas. O bloqueio neuromuscular é interrompido pela difusão completa das moléculas de curare para fora da junção neuromuscular; a concentração plasmática total de curare (livre e ligada ao sugammadex) é aumentada, e ambos são excretados na urina; a utilização de sugammadex permite adiar a administração de um anticolinérgico;
> uma molécula de sugammadex encapsula uma molécula de curare;
> a eficácia dessa interação é maior com o rocurônio e com o vecurônio do que com o pancurônio;

> o sugammadex é ineficaz com o suxametônio e com os curares não despolarizantes do tipo benzilisoquinolinas (mivacúrio, atracúrio, cisatracúrio).

POSOLOGIA

> As doses recomendadas situam-se entre 2 e 4 mg/kg para obter uma relação T4/T1 0,9 em 2 a 3 minutos;
> em caso de urgência, a administração de 16 mg/kg de sugammadex 3 minutos após a administração de 1,2 mg/kg de rocurônio permite alcançar uma relação T4/T1 0,9 em 1,5 minuto;
> se o sugammadex foi utilizado em um paciente que necessita ser novamente entubado, a curarização pode ser realizada pelo mivacúrio, atracúrio ou cisatracúrio.

OBSERVAÇÕES

> Se este medicamento for introduzido na prática clínica, a estratégia de indução de emergência pode ser alterada: na realidade, a combinação rocurônio - sugammadex permite evitar as complicações e os efeitos adversos do suxametônio, assegurando um antagonismo do bloqueio muscular em menos de 2 minutos caso a entubação seja impossível.

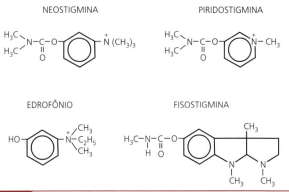

Figura 9.1 Estrutura molecular da neostigmina, piridostigmina, edrofônio e fisostigmina.

■ *Leituras recomendadas*

Brull SJ, Naguib M, Miller RD. Residual neuromuscular block: rediscovering the obvious. *Anesth Analg* 2008;107:11-4.

Naguib M. Sugammadex: another milestone in clinical neuromuscular pharmacology. *Anesth Analg* 2007;104:575-81.

10
Sistema nervoso autônomo
T. BUCLIN, E. ALBRECHT

CONSIDERAÇÕES ANATÔMICAS

> O sistema nervoso autônomo mantém as funções vitais, como a atividade cardíaca, a respiração, a digestão ou a sudorese. É constituído por 2 sistemas antagonistas, que atuam nos mesmos órgãos-alvo: o sistema nervoso simpático e o sistema nervoso parassimpático. Em geral, o sistema nervoso simpático contribui para a mobilização de energia e é ativado em situações agudas; o sistema nervoso parassimpático contribui para poupar energia e manter as funções vitais em seus níveis basais. Os sistemas nervosos simpático e parassimpático estão sob o controle do hipotálamo e são compostos por fibras hipotálamo-espinais, fibras pré-ganglionares, gânglios e fibras pós-ganglionares. O sistema nervoso parassimpático é ainda composto pelos núcleos de alguns nervos cranianos.

SISTEMA NERVOSO SIMPÁTICO

> Na medula espinal, o sistema nervoso simpático estende-se de T1 a L2;
> as fibras hipotálamo-espinais fazem sinapse com os corpos dos neurônios pré-ganglionares no corno intermédio-lateral da medula espinal;
> as fibras pré-ganglionares são curtas e mielinizadas; deixam a medula pelas raízes anteriores;
> as fibras pós-ganglionares são longas e não mielinizadas; partem de:
> - 22 pares de gânglios paravertebrais (incluindo 3 gânglios cervicais) e 1 gânglio ímpar (em frente do cóccix);
> - e passam por 3 plexos periféricos:
>   - celíaco:
>   - inerva todos os órgãos abdominais, exceto a bexiga, o reto e os órgãos genitais;
>   - mesentérico superior:
>   - inerva predominantemente o reto;
>   - mesentérico inferior:
>   - inerva a bexiga, o reto e os órgãos genitais.

SISTEMA NERVOSO PARASSIMPÁTICO

> O sistema nervoso parassimpático é constituído por:
> - nervos cranianos:
>   - ▲ III (cujo núcleo é chamado o núcleo de Edinger-Westphal): inervação do gânglio ciliar;
>   - ▲ IV: inervação da glândula lacrimal (as fibras provêm do gânglio esfenopalatino e do VII);
>   - ▲ VII:
>   - ✓ inervação dos gânglios esfenopalatinos e submandibulares;
>   - ✓ inervação do gânglio ótico, exceto as fibras provenientes do IX;
>   - ✓ inervação das glândulas submandibular e sublingual;
>   - ✓ inervação da glândula lacrimal por intermédio do V;
>   - ▲ IX: inervação do gânglio ótico e da glândula parótida;
>   - ▲ X: inervação do coração, pulmões, fígado, rins e trato gastrointestinal, exceto o cólon;
> - metâmeros sacrais S2-S4:
>   - ▲ inervação do cólon, do trato urinário e do sistema genital;
> > ao contrário do sistema nervoso simpático, os corpos de neurônios das fibras pós-ganglionares estão localizados perto ou dentro de um órgão-alvo.

SISTEMA NERVOSO SIMPÁTICO

ESTRUTURA DOS NEUROTRANSMISSORES

> Entre os agonistas adrenérgicos, podem ser distinguidos os que são e os que não são do tipo catecolaminas;
> as catecolaminas têm em comum uma estrutura 3,4-di-hidroxibenzeno. A síntese é realizada a partir da tirosina do citoplasma dos neurônios (Fig. 10.1); as catecolaminas sintéticas (dobutamina, isoproterenol) são caracterizadas por modificações na cadeia lateral.

METABOLISMO

> A adrenalina e a noradrenalina são metabolizadas nas terminações nervosas e no fígado:
> - terminações nervosas:
>   - ▲ recaptação (mecanismo principal);
>   - ▲ metabolização pela MAO (monoamina oxidase), com produção de ácido 3,4-di-hidroximandélico, sendo novamente metabolizado pela COMT (catecol-O-metiltransferase), com produção de ácido vanilmandélico, que é excretado pela urina;
> - metabolismo hepático:
>   - ▲ metabolização pela COMT, com produção de normetanefrina e metanefrina, sendo novamente metabolizado pela MAO, que produz ácido vanilmandélico, que é excretado pela urina.

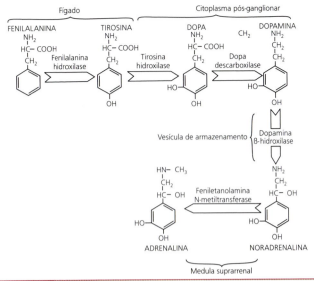

Figura 10.1 Síntese das catecolaminas endógenas.
Dopa: Di-hidroxifenilalanina.

Figura A

Noradrenalina, adrenalina $\xrightarrow{\text{MAO}}$ Ácido 3,4-di-hidroximandélico $\xrightarrow{\text{COMT}}$ Ácido vanilmandélico

Figura B

Noradrenalina, adrenalina $\xrightarrow{\text{COMT}}$ Normetanefrina, metanefrina $\xrightarrow{\text{MAO}}$ Ácido vanilmandélico

Figura 10.2 Metabolismo da noradrenalina e adrenalina nas terminações nervosas (Figura A) e fígado (Figura B).

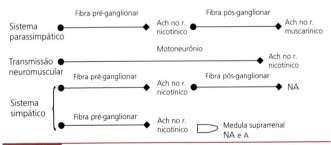

Figura 10.3 Representação esquemática do sistema nervoso simpático, parassimpático e da transmissão neuromuscular.
Ach: acetilcolina; NA: noradrenalina; A: adrenalina; R: receptor.

RECEPTORES ADRENÉRGICOS E SUAS FUNÇÕES

> O sistema nervoso simpático contém 6 principais tipos de receptores: alfa 1, alfa 2, beta 1, beta 2, dopaminérgico 1 e dopaminérgico 2.

ALFA 1

> Vasoconstrição (produz um aumento da resistência periférica e pressão arterial);
> contração dos esfíncteres vesical e intestinal;
> contração do músculo radial da íris (=> midríase);
> inibição da secreção de insulina, estimulação da gliconeogênese e glicogenólise;
> estimulação das secreções salivares (saliva mucosa).

ALFA 2

> Receptores pré-sinápticos: inibição da liberação de NA e A, que provoca vasodilatação periférica (diminuição da resistência periférica);
> sedação, depressão do sistema nervoso central, analgesia;
> inibição da lipólise, secreção de renina e agregação plaquetária.

BETA 1

> Efeitos inotrópicos, cronotrópicos e dromotrópicos positivos;
> estimulação da secreção de renina.

BETA 2

> Vasodilatação;
> broncodilatação;
> relaxamento do útero grávido (tocólise);
> relaxamento da bexiga e do trato digestório;
> estimulação da liberação de insulina, glucagon;
> estimulação da gliconeogênese, glicogenólise e lipólise;
> diminuição da liberação dos mediadores inflamatórios pelos mastócitos.

DOPAMINÉRGICOS 1

> Vasodilatação renal, mesentérica, esplênica.

DOPAMINÉRGICOS 2

> Inibição da liberação de NA pré-sináptica;
> náuseas, vômitos;
> estimulação central, hiperatividade motora, discinesia;
> reforço do comportamento (o que leva a um comportamento viciante).

OBSERVAÇÕES

> Os receptores são objeto de adaptações funcionais em resposta ao seu nível de atividade:
>   • *up-regulation* (hipersensibilidade):
>   ▲ utilização de betabloqueadores, hipertireoidismo, desnervação;

- *down-regulation* (dessensibilização):
  - ▲ estimulação continuada dos betabloqueadores, hipotireoidismo, utilização de esteroides;
- os receptores podem ser ativados por agonistas diretos ou indiretos:
  - agonistas diretos; ativação direta, obrigatoriedade de um receptor;
  - agonistas indiretos: estimulação da liberação de aminas endógenas ou inibição da sua recaptação ou degradação. Os agonistas indiretos são ineficazes em casos de depleção das reservas de catecolaminas.

VASOPRESSORES DO TIPO CATECOLAMINAS

ADRENALINA

■ Receptores
- Agonista natural direto α_1, α_2, β_1, β_2 de modo dose-dependente:
- efeitos β: 1 a 2 µg/min;
- efeitos α e β: 2 a 10 µg/min;
- efeitos α: 10 a 20 µg/min.

■ Efeitos sistêmicos
- Aumento da resistência vascular sistêmica;
- aumento da pressão arterial sistólica e diastólica;
- aumento da contratilidade miocárdica, frequência cardíaca e débito cardíaco;
- broncodilatação;
- aumento da frequência respiratória e volume corrente;
- aumento da transmissão neuromuscular;
- aumento do limiar de dor;
- diminuição da motilidade digestória;
- vasoconstrição renal (leva a uma diminuição no fluxo sanguíneo renal de até 40%);
- tocólise;
- diminuição da secreção de insulina e aumento da secreção de glucagon;
- aumento da taxa de metabolismo basal (20 a 30%).

■ Efeitos adversos
- Aumento do consumo de O_2 do miocárdio, com risco de isquemia miocárdica;
- arritmias ventriculares;
- tremor, ansiedade, estresse;
- hemorragia cerebral na hipertensão arterial (HTA).

■ Indicações e posologia
- Estado de choque:
  - infusão de 0,01 a 0,1 µg/kg/min;
- reanimação cardiopulmonar:
  - *bolus* intravenoso de 1 mg (a via traqueal também pode ser utilizada), a ser repetido;
- anafilaxia:
  - 0,1 a 0,5 mg subcutânea (ou intravenosa, muito lenta, diluída em 10 mL de NaCl)
- redução da perda sanguínea intraoperatória (infiltração pelo cirurgião);
  - concentração:
    - ▲ 1/200.000 = 5 µg/mL;
    - ▲ 1/100.000 = 10 µg/mL;
- prolongamento de um bloqueio, em combinação com anestésicos locais.

■ *Observações*
> Durante a parada cardiorrespiratória, a melhora nas pressões de perfusão cerebral e miocárdica é secundária ao aumento da resistência periférica;
> o halotano e, em menor medida, o enflurano e o isoflurano potencializam os efeitos pró-arrítmicos da adrenalina.

NORADRENALINA

■ *Receptores*
> Agonista natural direto α1, α2 e β1.

■ *Efeitos sistêmicos*
> Vasoconstrição;
> aumento da pressão arterial;
> aumento da contratilidade miocárdica;
> aumento da frequência respiratória e volume corrente;
> diminuição do fluxo sanguíneo cerebral;
> diminuição do consumo de oxigênio cerebral;
> redução do fluxo sanguíneo hepático e esplênico;
> diminuição do fluxo sanguíneo renal;
> diminuição do fluxo sanguíneo uterino e aumento da contratilidade uterina, o que pode causar hipóxia e bradicardia fetal com hipóxia;
> diminuição da secreção de insulina e, portanto, aparecimento de uma hiperglicemia;
> atenção, o débito cardíaco não aumenta. A elevação da pós-carga leva à bradicardia reflexa.

■ *Efeitos adversos*
> Cefaleia, ansiedade;
> palidez;
> diaforese (sudorese exagerada);
> dores torácicas;
> necrose tecidual em caso de extravasamento subcutâneo (prefira a administração por via venosa central).

■ *Indicações e posologia*
> Estado de choque:
  • 0,05 a 1 μg/kg/min.

DOPAMINA

■ *Receptores*
> Agonista natural direto dos receptores dopaminérgicos e receptores α1, β1, por um mecanismo direto e indireto e de modo dose-dependente.

■ *Efeitos sistêmicos*
Efeitos cardiovasculares
> 1 a 2 μg/kg/min:
  • receptores dopaminérgicos:
    ▲ vasodilatação renal, mesentérica e cerebral;

> 2 a 10 μg/kg/min:
  • receptores α1 e β1:
    ▲ inotrópico positivo;
    ▲ cronotrópico positivo;
    ▲ aumento do débito cardíaco e da PAM;
> 10 a 20 μg/kg/min:
  • receptores α1:
    ▲ vasoconstrição arterial e venosa, que origina um aumento da PAM e do retorno venoso.

Outros efeitos sistêmicos
> Diminuição da resposta ventilatória à hipóxia;
> aumento da diurese, mas com alterações insignificantes na filtração glomerular;
> diminuição da liberação de prolactina e aldosterona.

■ Efeitos adversos
> Taquicardia, arritmias;
> dores torácicas;
> efeito pró-emético, por estimulação dos quimiorreceptores da zona gatilho do tronco encefálico (que não é cercado pela barreira hematoencefálica).

■ Indicação e posologia
> Reinício da diurese em caso de ameaça de insuficiência renal, prevenção da síndrome hepatorrenal:
  • 1 a 2 μg/kg/min;
> estado de choque:
  • 3 a 20 μg/kg/min.

■ Observação
> A dopamina exógena administrada por via intravenosa não atravessa a barreira hematoencefálica;
> o efeito protetor renal é controverso;
> o aumento do consumo de O_2 é superior à absorção;
> a dopexamina (Dopacard®) tem uma estrutura semelhante à dopamina e produz os seguintes efeitos:
  • estimulação dos receptores β2 e dopaminérgicos;
  • aumento do débito cardíaco, fluxo sanguíneo cerebral, fluxo sanguíneo esplênico e fluxo sanguíneo renal, sem aumento do consumo de O_2;
  • este medicamento é pouco utilizado na prática clínica.

DOBUTAMINA (DOBUTREX®)

■ Receptores
> Agonista sintético β1 e β2.

■ Efeitos sistêmicos
> Inotrópico positivo;
> aumento do débito cardíaco;
> aumento da automaticidade do nodo sinusal;
> vasodilatação pulmonar e sistêmica;
> redução das pressões de enchimento do ventrículo esquerdo e aumento secundário do fluxo coronário;
> inibição da vasoconstrição pulmonar hipóxica;
> aumento da diurese, por aumento do fluxo sanguíneo renal.

Efeitos adversos
> Taquicardia, arritmias;
> fadiga, cefaleia;
> dores torácicas.

Indicação e posologia
> Diminuição do débito cardíaco (1 a 20 µg/kg/min), por:
> - insuficiência cardíaca descompensada;
> - doença coronariana;
> - cirurgia cardíaca;
> ecocardiografia de estresse.

Observação
> Não é recomendado o uso de dobutamina em pacientes com cardiomiopatia obstrutiva ou estenose aórtica, em razão de vasodilatação sistêmica induzida;
> uma taquifilaxia pode aparecer durante uma infusão prolongada;
> uma administração intraoperatória pode levar ao aumento na perda de calor por meio de um mecanismo de redistribuição do fluxo sanguíneo para a pele.

ISOPROTERENOL (ISUPREL®)

Receptores
> Agonista sintético: β1 e β2.

Efeitos sistêmicos
> Cronotrópico positivo;
> inotrópico positivo;
> aumento do débito cardíaco;
> aumento da pressão arterial sistólica;
> diminuição da resistência vascular sistêmica, causando uma diminuição na pressão arterial diastólica;
> aumento da automaticidade cardíaca;
> aumento do fluxo sanguíneo coronariano e mesentérico;
> broncodilatação com aumento das desordens ventilação/perfusão.

Efeitos adversos
> Taquicardia, arritmias;
> hipotensão;
> diaforese;
> dores torácicas;
> hiperglicemia.

Indicação e posologia
> Bloqueio atrioventricular de 3º grau e bradicardia grave, enquanto se aguarda a instalação de um marca-passo:
> - 0,05 a 0,1 µg/kg/min;
> *torsades de pointes* (titular para alcançar um efeito cronotrópico até a interrupção do fenômeno de reentrada ventricular):
> - 0,02 a 0,1 µg/kg/min;
> asma:
> - aerossol de 8 a 400 µg/inalação.

Observação
> Induz a um aumento no consumo de O_2.

OUTROS VASOPRESSORES (DO TIPO NÃO CATECOLAMINAS)

FENILEFRINA (NEO-SYNEPHRINE®)

■ Receptor
> Agonista sintético direto α1.

■ Efeitos sistêmicos
> Aumento da resistência arterial sistêmica e da PAM;
> bradicardia reflexa;
> aumento do fluxo sanguíneo coronariano;
> diminuição da perfusão renal.

■ Efeitos adversos
> Crise hipertensiva;
> vasospasmo;
> acidente vascular encefálico.

■ Indicação e posologia
> Hipotensão intraoperatória na anestesia geral ou raquidiana:
>   • bolus de 0,5 a 2 µg/kg (em geral, bolus de 50 a 200 µg);
>   • infusão de 1 a 10 µg/kg/min;
> descongestão nasal:
>   • solução de 0,25 a 1%, uma gota em cada narina, 4 vezes ao dia.

■ Observação
> A instilação de gotas nasais pode induzir à HTA.

EFEDRINA

■ Receptores
> Agonista sintético direto e indireto nos receptores α1, α2, β1, β2.

■ Efeitos sistêmicos
> Inotrópico positivo;
> cronotrópico positivo;
> aumento do débito cardíaco;
> aumento da pressão arterial sistólica e diastólica;
> aumento da PAM;
> aumento do fluxo sanguíneo coronariano e cerebral;
> broncodilatador;
> estimulação da respiração;
> vasoconstrição esplênica;
> redução do fluxo sanguíneo renal e da filtração glomerular renal, por vasoconstrição renal;
> anorexia.

■ Efeitos adversos
> Aumento do consumo de O_2;
> dores torácicas;
> arritmias;
> cefaleia, ansiedade.

■ Indicação e posologia
> Hipotensão intraoperatória na anestesia geral ou raquidiana:
>   • bolus de 0,1 a 0,5 mg/kg (em geral, bolus de 2,5 a 10 mg);
> descongestão nasal:
>   • solução de 0,25 a 1%, uma gota em cada narina, 4 vezes ao dia.

■ Observações
> A efedrina não tem nenhum efeito em caso de depleção das reservas de catecolaminas (p. ex., estado de choque, administração crônica de betabloqueadores);
> os efeitos da efedrina são similares àqueles da adrenalina, menos potentes, mas de duração mais prolongada;
> uma taquifilaxia aparece durante o uso prolongado.

CLONIDINA (CATAPRESSAN®, CATAPRESAN®)

■ Receptor
> Agonista sintético α2 (receptores majoritariamente pré-sinápticos): reduz a liberação periférica de noradrenalina.

■ Efeitos sistêmicos
> Redução da resistência periférica e PAM;
> diminuição do retorno venoso;
> manutenção do débito cardíaco e fluxo sanguíneo renal;
> diminuição do fluxo sanguíneo cerebral;
> redução da pressão intraocular;
> sedação, depressão do sistema nervoso central;
> diminuição da motilidade e secreções gástricas;
> diminuição da concentração plasmática de catecolaminas, diminuição da atividade plasmática da renina;
> diminuição da CAM dos halogenados;
> redução de náuseas e vômitos pós-operatórios;
> redução dos calafrios pós-operatórios;
> prolongamento da duração da ação dos anestésicos locais;
> efeito analgésico central (modulação do limiar de percepção dolorosa).

■ Efeitos adversos
> Ressecamento da mucosa oral;
> impotência;
> HTA rebote e taquicardia durante a interrupção súbita.

■ Indicações e posologia
> Agitação:
  • 0,5 a 2 µg/kg/h via intravenosa;
> tremores pós-operatórios:
  • 2 a 3 µg/kg via intravenosa lenta;
> redução no uso de agentes anestésicos:
  • 2 a 3 µg/kg via intravenosa lenta;
> prolongamento da duração da ação dos anestésicos locais:
  • 1 a 2 µg/kg, pela mesma via que os anestésicos locais;
> retirada de opiáceos;
> tratamento de algumas dores crônicas.

■ Observações
> A metildopa é outro agonista α2:
  • análogo da levodopa;
  • usado para tratar o efeito rebote de um desmame da clonidina;
  • com este medicamento, 20% dos pacientes desenvolvem um teste de Coombs positivo; anemia hemolítica autoimune rara.

AGONISTAS β2 SELETIVOS DO TIPO NÃO CATECOLAMINAS
> Salbutamol (Ventoline®, Ventolin®), terbutalina (Bricanyl®):

- uso do efeito broncodilatador durante asma ou bronquite asmática crônica. Embora a administração seja tópica, é possível que ocorram efeitos colaterais sistêmicos (p. ex., taquicardia);
> hexoprenalina (Gynipral® na Suíça):
  - utilizado na tocólise durante a ameaça de trabalho de parto prematuro.

Tabela 10-1 Resumo das propriedades farmacológicas das catecolaminas

Produto	Receptor	Estrutura	Efeito
Adrenalina	α1, α2, β1, β2	Catecolamina natural	Direto
Nordrenalina	α1, α2, β1	Catecolamina natural	Direto
Dopamina	α1, β1, dopaminérgico	Catecolamina natural	Misto
Dobutamina (Dobutrex®)	β1, β2	Catecolamina sintética	Direto
Isoproterenol (Isuprel®)	β1, β2	Catecolamina sintética	Direto
Fenilefrina (Neo-Synephrine®	α1	Catecolamina não sintética	Direto
Efedrina	α1, α2, β1, β2	Catecolamina não sintética	Misto
Clonidina (Catapressan®, Catapresan®)	α2	Catecolamina não sintética	Direto

ANTAGONISTAS ADRENÉRGICOS ALFABLOQUEADORES

FENTOLAMINA (REGITINE®, NÃO DISPONÍVEL NA FRANÇA)

■ Receptores
> Antagonista competitivo não seletivo dos receptores α1 e α2 adrenérgicos, de curta duração de ação.

■ Efeitos sistêmicos
> Diminuição da resistência vascular sistêmica, responsável por uma diminuição da PAM e uma taquicardia reflexa;
> inotrópico positivo (efeito direto e indireto);
> vasodilatação das artérias pulmonares;
> aumento da capacidade vital;
> aumento das secreções das vias aéreas superiores.

■ Efeitos adversos
> Diarreias;
> dores abdominais;
> congestão das mucosas nasais.

■ Indicações e posologia
> HTA intraoperatória, especialmente durante o feocromocitoma:
  - *bolus* de 0,1 mg/kg;
  - infusão de 5 a 50 µg/kg/min via intravenosa;
  - desmame de clonidina;
> síndrome de Raynaud.

BETABLOQUEADORES

CARACTERÍSTICAS COMUNS
> Todos os betabloqueadores possuem um carbono assimétrico no interior de sua molécula. Portanto, são produtos racêmicos com 2 isômeros, cuja forma levogira possui ação betabloqueadora.

■ Receptores
> Antagonistas competitivos dos receptores β1 e β2;
> os betabloqueadores seletivos ligam-se seletivamente aos receptores β1; esta seletividade permite uma ação de diferentes especificidades no coração;
> alguns betabloqueadores apresentam uma atividade simpática intrínseca, ou seja, apresentam uma fraca ação agonista nos receptores.

■ Efeitos sistêmicos
> Cronotrópico negativo;
> inotrópico negativo;
> inibição da liberação de renina;
> diminuição da PAM;
> redução do fluxo cardíaco;
> diminuição do consumo miocárdico de O_2;
> inibição da broncodilatação (especialmente com betabloqueadores não seletivos; efeito também possível com os β1 seletivos).

■ Efeitos adversos
> Hipotensão;
> bradicardia;
> asma e DPOC (doença pulmonar obstrutiva crônica) com componente broncospástico (especialmente com betabloqueadores não seletivos; efeito também possível com os β1 seletivos);
> náuseas e vômitos;
> síndrome de Raynaud;
> redução dos sintomas de hipoglicemia e das reações de manutenção da glicemia:
  • estes últimos são secundários à ativação do sistema nervoso simpático para estimular a glicogenólise e a neoglicogênese;
> sedação;
> impotência.

■ Contraindicações
> Insuficiência cardíaca descompensada (a prescrição de betabloqueadores a longo prazo é recomendada na insuficiência cardíaca congestiva, mas sua introdução é perigosa, especialmente quando a fração de ejeção cardíaca é < 30%);
> bradicardia;
> broncospasmo (especialmente para os betabloqueadores não seletivos);
> arteriopatia;
> hipotensão sintomática.

LABETALOL (TRANDATE®)
> O labetalol é um antagonista α1, β2, β1, com uma predominância β (relação β/α de 7:1 por via intravenosa e 3:1 via oral):
  • portanto, é um betabloqueador com uma ação alfabloqueadora associada, como o carvedilol (Kredex®, Dilatrend®);
  • a ação alfabloqueadora pode produzir uma ejaculação retrógrada;

> indicações em anestesia-reanimação:
> - pré-eclâmpsia (20 a 160 mg/h intravenosa);
> - tratamento pré-operatório da HTA, em caso de feocromocitoma.

ESMOLOL (BREVIBLOC®)

> O esmolol é um betabloqueador de curta duração de ação (pico de ação entre 6 e 10 minutos, durante um máximo de 20 minutos), por:
> - redistribuição;
> - hidrólise pelas esterases dos eritrócitos (meia vida de eliminação de 10 minutos);
> indicado em anestesia-reanimação:
> - hipertensão intraoperatória;
> - taquiarritmia supraventricular;
> - síndrome coronariana aguda intraoperatória;
> posologia:
> - *bolus* de [50 a 500 µg/kg], (*bolus* habitual de 10 mg);
> - infusão de 50 a 500 µg/kg/min.

SOTALOL (SOTALEX®)

> O Sotalol é um antagonista β1, β2, com um efeito antiarrítmico de classe III;
> é utilizado em arritmias ventriculares e supraventriculares.

Tabela 10-2 Resumo das propriedades farmacológicas dos betabloqueadores

DCI (denominação comum internacional)	Nome comercial	Seletividade	Atividade simpática intrínseca	Meia-vida	Posologia usual (mg/dia)	Doses/dia
Acebutolol	Sectral®	β1	Sim	3 a 4 h	400-1.200	1-2
Atenolol	Tenormine®, Tenormin®	β1	Não	6 h	50-100	1
Bisoprolol	Cardiocor®, Concor®	β1	Não	10 a 12 h	5-20	1
Carvedilol	Kredex®, Dilatrend®	α1, β1, β2	Não	6 a 10 h	12,5-50	1
Celiprolol	Celectol®, Selectol®	β1	Sim	4 a 5 h	200-400	1
Esmolol	Brevibloc®	β1	Não	9 min	–	–
Labetalol	Trandate®	α1, β1, β2	Não	4 h	100-800	2-4
Metoprolol	Lopressor®, Lopresor®	Nenhuma	Não	3 a 4 h	100-200	1-2
Nadolol	Corgard®	Nenhuma	Não	20 a 24 h	30-120	1
Oxprenolol	Trasicor®	β1, β2	Sim	1 a 2 h	80-320	2
Pindolol	Visken®, Viskene®	β1, β2	Sim	3 h	5-30	1-3
Propranolol	Avlocardyl®, Inderal®	Nenhuma	Não	2 a 6 h	160-320	2
Timolol	Timoptol®, Timoptic®	Nenhuma	Não	4 h	10-60	1-3
Sotalol	Sotalex®	Nenhuma	Não	10 a 17 h	160-640	1

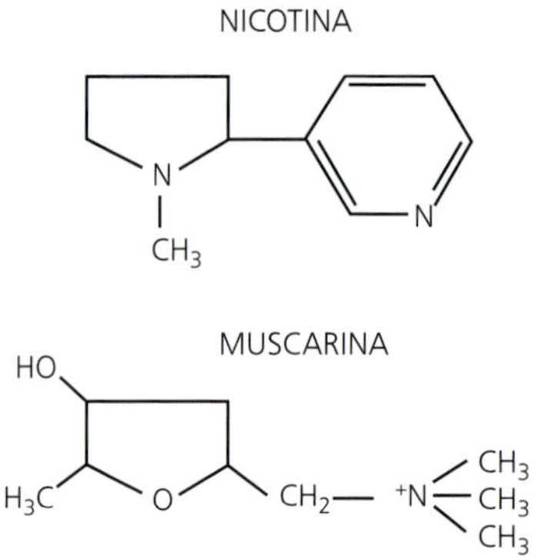

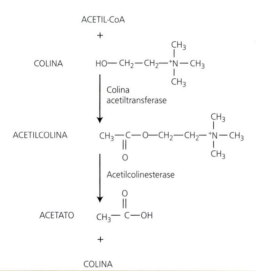

Figura 10.4 Estrutura molecular da nicotina e muscarina.

Figura 10.5 Síntese e hidrólise da ACH.

SISTEMA NERVOSO PARASSIMPÁTICO

SÍNTESE E METABOLISMO

> A acetilcolina é sintetizada no citoplasma a partir da colina, na presença de acetilcoenzima-A, sendo armazenada em vesículas; sua liberação é dependente de cálcio. Este processo é inibido pela toxina botulínica, que pode ser encontrada em enlatados mal esterilizados;

> a acetilcolina é inativada pelas acetilcolinesterases; o grupo acetato é eliminado e a colina é recaptada na pré-sinapse para sua reutilização;
  - os inibidores reversíveis da acetilcolinesterase são a fisostigmina (Geneserine®), neostigmina (Prostigmina®, Prostigmina®), piridostigmina (Mestinon®) e edrofônio;
  - os inibidores irreversíveis da acetilcolinesterase são os inseticidas organofosforados (malation, paration) e alguns gases nervines (armas químicas);
  - os reativadores da acetilcolinesterase são a pralidoxima (Contrathion®) e a obidoxima; são utilizados nas intoxicações por inibidores irreversíveis da acetilcolinesterase.

RECEPTORES COLINÉRGICOS E SUAS FUNÇÕES

II Existem receptores nicotínicos e receptores muscarínicos.

RECEPTORES NICOTÍNICOS

> O receptor nicotínico apresenta 5 subunidades, sendo que o 2α forma o canal iônico permeável aos íons Na^+, K^+, Ca^{2+};
> a ativação do receptor necessita da ligação de 2 moléculas de ACH;
> esses receptores estão localizados nos gânglios autonômicos e nos músculos esqueléticos;
> os agonistas são a ACH e a nicotina;
> os antagonistas são:
  - o hexametônio e o trimetafano nas células ganglionares;
  - os curares na junção neuromuscular.

RECEPTOR MUSCARÍNICO

> O receptor muscarínico contém apenas uma única unidade;
> está ligado a uma proteína G, que aciona um canal de K^+ ou mensageiros secundários;
> esses receptores são encontrados nas células dos órgãos efetores pós-ganglionares; existem 3 tipos:
  - M1 = SNC e sistema nervoso periférico (SNP);
  - M2 = coração e musculatura lisa;
  - M3 = glândulas exócrinas, musculatura lisa, fibras nervosas;
> os efeitos são:
  - bradicardia;
  - broncospasmo, aumento das secreções brônquicas;
  - aumento do peristaltismo intestinal e aumento das secreções salivares, gástricas e pancreáticas;
  - contração do músculo detrusor da bexiga e relaxamento do esfíncter vesical;
  - contração do músculo do esfíncter da íris (miose) e contração dos músculos ciliares;
  - transpiração;
> os agonistas parassimpaticomiméticos são:
  - ACH, muscarina, pilocarpina (utilizada para o tratamento do glaucoma);
> os antagonistas parassimpaticolíticos (ou vagolíticos) são:
  - atropina, escopolamina (Dispersa®, Scoburen®), glicopirrolato (Robinul®), ipratrópio (Atrovent®), pirenzepina (este último inibe as secreções gástricas);
  - tropicamida (Mydriasert®, Mydriaticum® em oftalmologia).

10 ANTAGONISTAS COLINÉRGICOS DOS RECEPTORES MUSCARÍNICOS

> Atropina;
> escopolamina (Scoburen®, Dispersa®);
> glicopirrolato (Robinul®);
> ipratrópio (Atrovent®);
> pirenzepina.

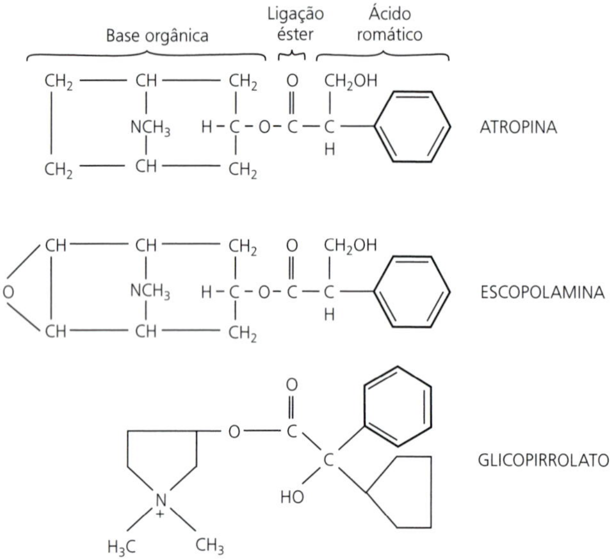

Figura 10.6 Estrutura molecular da atropina, escopolamina e glicopirrolato.

ESTRUTURA

> Ligação éster entre um ácido aromático e uma base orgânica.

EFEITOS SISTÊMICOS

> Taquicardia;
> diminuição do intervalo PR;
> broncodilatação com aumento do espaço morto;
> redução de secreções brônquicas, salivares e gástricas;
> estimulação do sistema nervoso central (agitação, confusão, alucinação, coma);
> diminuição do esvaziamento gástrico;
> redução do tônus do esfíncter esofágico inferior;
> midríase e cicloplegia;
> retenção urinária pelo enfraquecimento do tônus vesical e ureteral;
> inibição das glândulas sudoríparas:
  • aumento da temperatura corporal (hipertermia "atropínica").

INDICAÇÕES

> Bradicardia intraoperatória (atropina);
> doenças pulmonares obstrutivas crônicas (ipratrópio):
> - asma;
> - bronquite crônica;
> redução das secreções da orofaringe durante a cirurgia otorrinolaringológica (atropina, glicopirrolato);
> enjoo de viagem (escopolamina);
> correção dos efeitos extrapiramidais causados por neurolépticos ou antieméticos (p. ex., discinesia em razão de metoclopramida).

CONTRAINDICAÇÕES RELATIVAS

> Hiperplasia benigna da próstata;
> obstrução do colo vesical;
> glaucoma de ângulo fechado;
> clima quente (períodos de calor).

ESPECIFICIDADES

■ Atropina

> A atropina é uma amina ternária e, portanto, atravessa a barreira hematoencefálica;
> sua meia-vida é de 2 horas;
> indicação e posologia usual:
> - bradicardia:
>   ▲ 0,5 mg via intravenosa ou intramuscular, repetir 2 vezes;
> - redução das secreções da orofaringe:
>   ▲ 0,02 mg/kg via intravenosa, máximo 0,6 mg via intravenosa ou intramuscular;
> - em combinação com inibidores da acetilcolinesterase (neostigmina) para restringir os efeitos muscarínicos:
>   ▲ 20 µg/kg via intravenosa.

■ Glicopirrolato (Robinul®)

> O glicopirrolato é uma amina quaternária; assim, é desprovida de efeitos centrais e oculares;
> sua meia-vida é de 2 a 4 horas;
> indicação e dosagem usual:
> - redução das secreções orofaríngeas, bradicardia:
>   ▲ 5 a 10 µg/kg/dose (0,2 a 0,4 mg) via intravenosa ou intramuscular;
> - em associação com inibidores da acetilcolinesterase (neostigmina):
>   ▲ 20 µg/kg via intravenosa.

OBSERVAÇÕES

> Os antidepressivos tricíclicos, anti-histamínicos e antipsicóticos apresentam propriedades antimuscarínicas. Eles potencializam os anticolinérgicos.
> A escopolamina é utilizada por via transdérmica contra enjoo.
> O ipratrópio (Atrovent®) é usado por inalação no tratamento do DPOC e asma.
> A pirenzepina é usada como um inibidor das secreções gástricas.

11
Anestésicos locais

B. RUTSCHMANN, E. ALBRECHT

ESTRUTURA

> Os anestésicos locais (AL) são compostos de:
> - um ciclo benzeno (ácido aromático para os ésteres, amina aromática para as amidas), que é um grupo lipofílico;
> - uma ligação éster (-COO-) ou uma ligação amida (-NHCO-), que une as 2 extremidades por uma cadeia de carbono;
> - uma amina ternária (aminoálcool para os ésteres, aminoácido para as amidas), que é um grupo hidrofílico;
>
> a natureza da cadeia carbônica (ligação éster ou amida) entre o ciclo benzeno e a amina ternária determina a classe de AL:
> - AL do tipo éster: procaína, cloroprocaína, cocaína;
> - AL do tipo amida: lidocaína, mepivacaína, levobupivacaína, ropivacaína;
>
> dica mnemônica: o nome do princípio ativo das amidas contém 2 *i*, enquanto o nome de ésteres contém apenas 1 *i*;
>
> os ALs são bases fracas, com pKa próximo do pH fisiológico: *in situ*, a fração não ionizada é dominante, o que facilita a difusão, mas não é a forma ionizada que se liga ao receptor intramembranário. Na verdade, as moléculas não ionizadas se difundem mais facilmente através da membrana celular de natureza lipídica. As moléculas ionizadas, por sua vez, são hidrossolúveis;
>
> os ALs são insolúveis em água; precisam ser preparados em uma solução ácida de hidrato de cloral (sais de cloreto com um pH entre 4 e 7) para torná-los hidrossolúveis. Uma vez injetado, o produto dissocia-se em ALs ionizados com carga positiva (ALH$^+$, forma catiônica) e o íon cloreto fica com carga negativa (Cl$^-$) [ver tabela a seguir]; no organismo, o cátion ALH$^+$ dissocia-se novamente em uma fração não ionizada de ALs e um íon H$_+$; as 2 formas coexistem.

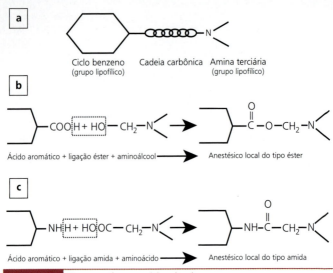

Figura 11.1 Estrutura dos anestésicos locais.
a: Estrutura geral. **b:** Anestésico local do tipo éster. **c:** Anestésico local do tipo amida.

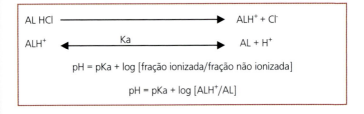

MECANISMO DE AÇÃO

> A entrada de sódio no citoplasma da célula leva à despolarização celular. O potencial de membrana passa de -70 mV para +35 mV; a repolarização resulta em uma diminuição da permeabilidade dos canais de sódio e uma excreção de sódio intracelular no meio extracelular;

> *in situ*, os ALs estão sob a forma ionizada ALH$^+$ e a não ionizada AL; a forma não ionizada AL (forma livre, não ligado às proteínas) difunde e atinge a membrana celular, mas é a forma ionizada ALH$^+$ que se liga ao canal de sódio do lado intracelular e o bloqueia;

> a afinidade dos ALH⁺ é mais elevada para o estado inativo e aberto do canal, ou seja, o estado despolarizado. Portanto, o bloqueio é favorecido por uma alta frequência de estimulação nervosa;
> os ALs bloqueiam com mais facilidade as pequenas fibras não mielinizadas do que as grandes fibras mielinizadas, de modo que a cronologia de instalação do bloqueio é a seguinte: fibras B (sistema simpático) ⇒ fibras C e a δ (sensibilidade termoálgica) ⇒ Aβ (sensibilidade epicrítica) ⇒ fibras Aα (motoras); a regressão do bloqueio dá-se em sentido inverso.

PROPRIEDADES FÍSICO-QUÍMICAS

PESO MOLECULAR
> O peso molecular está entre 220 e 280 Da.

LIPOSSOLUBILIDADE
> Condiciona a potência dos AL;
> determinada pelo número de átomos de carbono;
> representada pelo coeficiente de partição lipídios/água.

TAXA DE PROTEÍNA ÀS PROTEÍNAS PLASMÁTICAS
> Determina a duração da ação: quanto maior a ligação às proteínas plasmáticas, mais longa será a duração da ação;
> os ALs se ligam principalmente à α1-glicoproteína ácida.

PKA
> O pKa da substância é o pH no qual as formas não ionizada e ionizada, ou, mais precisamente, as formas protonizadas e não protonizadas, estão distribuídas em partes iguais;
> portanto, o pKa de um AL determina a proporção relativa de diferentes frações (grau de ionização) e, por conseguinte, o período da ação: quanto mais baixo for o pKa, menor será o período de latência do bloqueio; um pKa baixo implica uma fração mais elevada da forma não ionizada no organismo e, portanto, uma maior difusão no meio intracelular.

METABOLISMO

AL DO TIPO ÉSTER
> Os ALs do tipo éster são metabolizados pelas:
  • pseudocolinesterases (ou colinesterases plasmáticas): uma deficiência genética nas pseudocolinesterases aumenta o risco de efeito tóxico;
  • acetilcolinesterases eritrocitárias (ou colinesterases verdadeiras), que também são encontradas no tecido nervoso;
> o ácido para-aminobenzoico, que é um metabólito de ésteres, está teoricamente associado a reações alérgicas. No entanto, as alergias verdadeiras aos ALs são extremamente raras e foram publicados apenas alguns poucos relatos bem documentados. Se houver suspeita de alergia, basta alterar a classe de AL. Na verdade, não há nenhuma reação cruzada.

AL DO TIPO AMIDA
> Os ALs do tipo amida são metabolizados pelas enzimas hepáticas.

EFEITOS SISTÊMICOS E TOXICIDADE

PREVENÇÃO DA TOXICIDADE
> A prevenção dos efeitos tóxicos cardiovasculares e neurológicos dos ALs depende estritamente do cálculo das doses tóxicas, que não devem ser excedidas;
> - lidocaína, mepivacaína sem adrenalina: 4 mg/kg;
> - lidocaína, mepivacaína com adrenalina: 7 mg/kg;
> - bupivacaína, levobupivacaína, ropivacaína sem adrenalina: 3 mg/kg;
> - bupivacaína, levobupivacaína, ropivacaína com adrenalina: 4 mg/kg;
>
> as doses tóxicas são somatórias: 50% da dose tóxica de bupivacaína adicionada a 50% da dose tóxica de lidocaína gera uma dose tóxica de 100%;
> outras medidas preventivas relacionadas são:
> - a utilização preferencial de agentes menos cardiotóxicos (ropivacaína, levobupivacaína);
> - a administração de soluções de baixa concentração;
> - a injeção lenta e fracionada;
> - a busca iterativa de um refluxo de sangue;
> - a injeção de uma dose teste na introdução de um cateter: a dose teste é uma dose de lidocaína a 1% com adrenalina (1/200.000 ou 5 μg/mL); em caso de cateterismo venoso, a FC e a PA sistólica aumentam pelo menos 20%;
> - a interrupção de qualquer injeção se houver sinais de suspeita de cardiotoxicidade e neurotoxicidade;
>
> o risco de toxicidade depende do local da injeção, tipo de AL, sua concentração, dose, metabolismo e a adição ou não de adrenalina;
> a taxa de reabsorção sistêmica é proporcional ao grau de vascularização do local:
> - intravenoso > traqueal > caudal > epidural > plexo braquial > plexo ciático > intratecal > subcutânea;
>
> a cardiotoxicidade dos ALs justifica o desenvolvimento da ropivacaína e levobupivacaína.

SISTEMA CARDIOVASCULAR
> Arritmias por redução do automatismo cardíaco e diminuição do período refratário: bradiarritmias, taquicardia ventricular, fibrilação ventricular:
> - estas arritmias são refratárias aos antiarrítmicos usuais; no entanto, em caso de PCR (parada cardiorrespiratória), deve-se proceder com as medidas-padrão de reanimação avançada e administrar Intralipid® 20%;
> - as ESV ou ESSV (extrassístoles ventriculares ou supraventriculares) ou uma hipotensão arterial são os sinais precursores de intoxicação;
>
> cardiomiodepressão;
> vasodilatação em caso de overdose.

Tratamento de urgência da toxicidade dos anestésicos locais – posologia Intralipid® 20%
- *Bolus* de 1 a 1,5 mL/kg em 1 minuto (*bolus* médio de 100 mL), repetido 3 vezes a cada 5 minutos
- infusão de 0,25 a 0,5 mL/kg/min sempre que reaparecer um ritmo sinusal, até a obtenção de estabilidade hemodinâmica, geralmente por cerca de 30 minutos
- um frasco de 500 mL é geralmente suficiente para um indivíduo de cerca de 80 kg

SISTEMA RESPIRATÓRIO
> Diminuição da resposta ventilatória à hipóxia;
> diminuição do reflexo orofaríngeo.

SISTEMA NERVOSO CENTRAL
> Encefalopatia:
- os sintomas aparecem, em princípio, na seguinte ordem:
  ▲ gosto metálico na boca, parestesias periorais e linguais;
  ▲ zumbido, visão turva;
  ▲ vertigem, confusão mental;
  ▲ convulsões generalizadas, coma;
- estes efeitos são atenuados pela hiperventilação e pelos benzodiazepínicos;

Desde o início dos **primeiros sintomas neurológicos**: midazolam 0,1 mg/kg, oxigênio.

Em caso de **convulsões**: administrar 50 a 100 mg de tiopental, oxigênio ± entubação orotraqueal (EOT), hiperventilar.

> síndrome da cauda equina:
- descrita, sobretudo, durante a utilização de lidocaína intratecal em concentrações (5%) ou doses (100 mg) elevadas.

SISTEMA LOCOMOTOR
> Mionecrose:
- em caso de injeção intramuscular; a recuperação leva de 3 a 4 semanas.

ESPECIFICIDADES DE ALGUNS AL

LIDOCAÍNA
> O número mágico da lidocaína é 2-3-4-5-6-7-8:
- peso molecular: 234 Da;
- taxa de ligação às proteínas: 56%;
- pKa: 7,8;
> a lidocaína tem uma lipossolubilidade, uma taxa de ligação às proteínas plasmáticas e um pKa menor que a bupivacaína; por este motivo, apresenta uma potência inferior, um período de ação muito pequeno e uma duração de ação muito curta.

LEVOBUPIVACAÍNA

> A levobupivacaína é um enantiômero da bupivacaína (forma levógira);
> • chamam-se enantiômeros 2 moléculas cujas estruturas quaternárias são imagens de espelho uma da outra; embora semelhantes, estas moléculas não podem ser sobrepostas;
> suas propriedades físico-químicas (peso molecular, lipossolubilidade, taxa de ligação às proteínas plasmáticas, pKa) e suas doses máximas são idênticas às da bupivacaína.

ROPIVACAÍNA

> A ropivacaína é um enantiômero da propivacaína (forma levógira);
> possui propriedades farmacológicas semelhantes à bupivacaína/levobupivacaína (período e duração de ação), mas produz menor bloqueio motor (potência ligeiramente menor).

PRILOCAÍNA

> Um dos metabólitos da prilocaína é a 6-hidroxitoluidina, que produz uma metemoglobinemia significante quando a dose de prilocaína excede 600 mg. O tratamento envolve a administração de azul de metileno (1 a 2 mg/kg via intravenosa, em 5 minutos), o que reduz a metemoglobina à hemoglobina.

EMLA® (EUTECTIC MIXTURE OF LOCAL ANAESTHESICS)

> O EMLA é uma mistura eutética de prilocaína 5% e lidocaína 5%:
> • uma mistura eutética é uma mistura de 2 corpos puros que se fundem e solidificam em temperatura constante, ao contrário das misturas de costume. Na verdade, comporta-se como um corpo puro do ponto de vista da fusão;
> a anestesia se estende a uma profundidade cutânea de 3 a 5 mm e dura de 1 a 2 horas;
> os efeitos adversos envolvem erupções cutâneas, edema, branqueamento da pele;
> as contraindicações são a aplicação em membranas mucosas, lesões de pele e as crianças < 1 mês.

ARMADILHA IÔNICA

> A armadilha iônica é o acúmulo da fração ionizada ALH^+ em um compartimento cujo pH seja baixo, como por exemplo:
> • AL e acidose tissular: um bloqueio do tornozelo em um paciente que sofre de doença arterial dos membros inferiores será menos eficaz por causa da acidez dos tecidos; O AL injetado se transformará imediatamente na forma ionizada ALH^+ e se difundirá com mais dificuldade para o interior da célula para agir;
> • AL e acidose fetal: em caso de sofrimento fetal com acidose, o AL administrado a uma parturiente vai acumular-se preferencialmente no feto, com o aparecimento de efeitos tóxicos e asfixia; observa-se que isso já ocorre em uma situação normal, sem produzir sinais de toxicidade, já que o pH fetal é 0,1 inferior ao pH materno;

- lidocaína 2% e CO_2: o aumento do pH da solução produzida pela adição de CO_2 permite manter o medicamento em sua fração não ionizada AL, o que facilita sua difusão para o interior da célula nervosa; o pH mais baixo do meio intracelular favorece a fração ionizada ALH^+, que não pode mais se redifundir para o exterior da célula; assim, o cátion fixa-se no canal de sódio em concentração mais elevada.

ADITIVOS

> A adição de aditivos permite:
- reduzir o período de ação;
- prolongar a duração do bloqueio;
- aumentar a potência.

ADRENALINA

> Seu efeito vasoconstritor permite reduzir a absorção do AL pelo tecido e prolongar a duração da ação em 30 a 50%, reduzindo a toxicidade;
> o benefício de adrenalina é principalmente observado com a lidocaína e a mepivacaína e menos com a bupivacaína e a ropivacaína;
> sua adição é utilizada em bloqueios centrais e periféricos;
> contraindicações:
- bloqueio periférico das extremidades: dedos, artelhos, pênis;
- angina instável;
- arritmias;
> a adrenalina é instável em meios alcalinos. As soluções preparadas têm um pH de 4 a 5. Mas, neste pH, os ALs têm uma baixa fração não ionizada, o que retarda a sua ação. Portanto, é preferível adicionar adrenalina à solução imediatamente antes de sua administração.

BICARBONATO DE SÓDIO

> O mecanismo de ação é duplo:
- a alcalinização da solução produz uma armadilha iônica, pela difusão preferencial para o interior da célula;
- estabilização da membrana da célula nervosa pelo CO_2;
> utilizado nos bloqueios centrais e periféricos.

CLONIDINA

> A clonidina é um agonista dos receptores $\alpha 2$;
> prolonga a duração do bloqueio em 30 a 50%;
> as doses são de 0,5 a 1,0 µg/kg;
> utilizado em bloqueios centrais e periféricos.

OPIÁCEOS

> Prolongam a analgesia por várias horas;
> utilizados em bloqueios centrais e periféricos.

OUTROS ADITIVOS

> Outros aditivos têm sido estudados, como a cetamina, neostigmina, verapamil ou tramadol; sua utilização na prática diária não é recomendada.

Anestésicos locais

Propriedades dos diferentes anestésicos locais. O coeficiente de potência refere-se à procaína, que é o anestésico local de referência. A levobupivacaína (*Chirocaine*) é um enantiômero da bupivacaína (forma levógira). Seu peso molecular, pKa, taxa de ligação às proteínas plasmáticas e dose máxima sem adrenalina são idênticas à bupivacaína

Tabela 11.1

Nome DCI (Nome comercial)	Peso molecular	pKa	Ligação às proteínas plasmáticas	Potência	Dose máxima: mg/kg (total)	Dose máxima com adrenalina: mg/kg (total)	Período de ação (min)	Duração da ação (min)
Ésteres								
Procaína (Novocaine®)	236	8,9	6%	1	12 mg/kg (500mg)	(600 mg)	15-30	60-90
Cloroprocaína (Nesacaine®) (não disponível na França)	271	8,7	–	1	12 mg/kg (600 mg)	(650 mg)	10-20	30-60
Tetracaína (Amethocaine®)	264	8,5	77%	8	(100 mg)	(150 mg)	25-35	180
Amidas								
Prilocaína (Citanest®)	220	7,9	55%	2	8 mg/kg (400 mg)	(600 mg)	10-20	90-120
Mepivacaína (Carbocaine®)	246	7,6	78%	2	4 mg/kg (400 mg)	7 mg/kg (500 mg)	10-20	90-120
Lidocaína (Xilocaína®)	234	7,8	56%	2	4 mg/kg (400 mg)	7 mg/kg (500 mg)	10-20	90-120
Bupivacaína (Marcaine®)	288	8,1	95%	8	3 mg/kg (150 mg)	4 mg/kg (225 mg)	15-30	150-180
Ropivacaína (Naropeine®, Naropin®)	329	8,1	95%	8	3 mg/kg (175 mg)	4 mg/kg (250 mg)	10-20	150-180

DCI: denominação comum internacional.

11

Estrutura química dos anestésicos locais

DCI (nome comercial)	Anel benzeno — Ligação — Amina ternária
Amidas	
Bupivacaína (Marcaine®) (Chirocaine®)	2,6-dimetilfenil—NHCO—piperidina-N-C$_4$H$_9$
Lidocaína (Xylocaína®)	2,6-dimetilfenil—NHCOCH$_2$—N(C$_2$H$_5$)$_2$
Mepivacaína (Carbocaine®)	2,6-dimetilfenil—NHCO—piperidina-N-CH$_3$
Prilocaína (Citanest®)	2-metilfenil—NHCOCH(CH$_3$)—NH-C$_3$H$_7$
Ropivacaína (Naropeine®, Naropin®)	2,6-dimetilfenil—NHCO—piperidina-N-C$_3$H$_7$
Ésteres	
Cloroprocaína (Nesacaina®)	H$_2$N—(2-Cl-fenil)—COOCH$_2$CH$_2$—N(C$_2$H$_5$)$_2$
Procaína (Novocaine®)	H$_2$N—fenil—COOCH$_2$CH$_2$—N(C$_2$H$_5$)$_2$
Tetracaína (Amethocaine®)	H$_9$C$_4$(H)N—fenil—COOCH$_2$—N(CH$_3$)$_2$

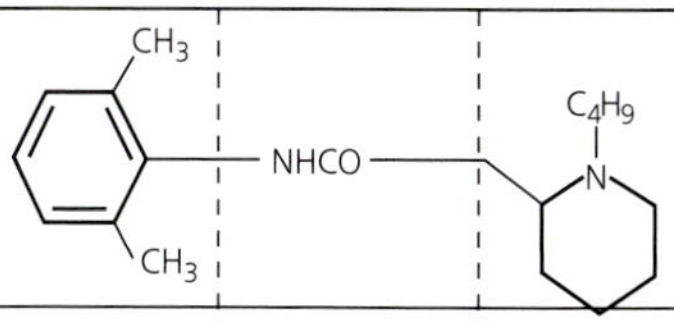

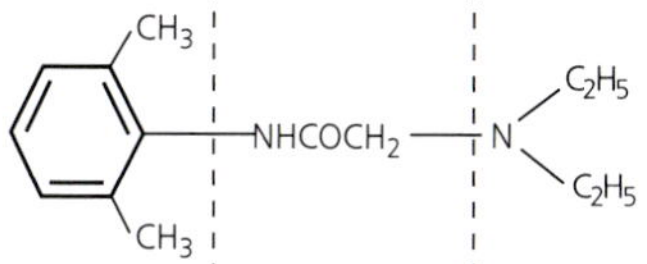

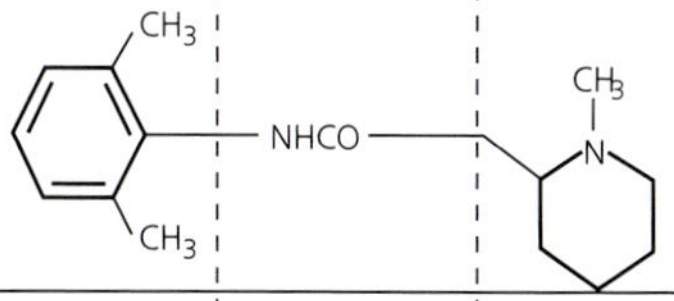

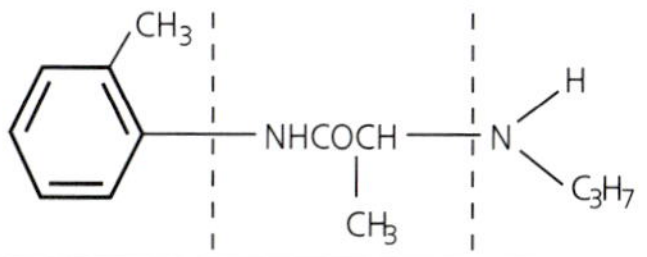

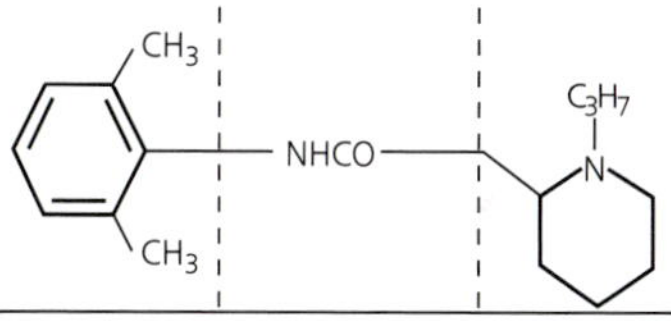

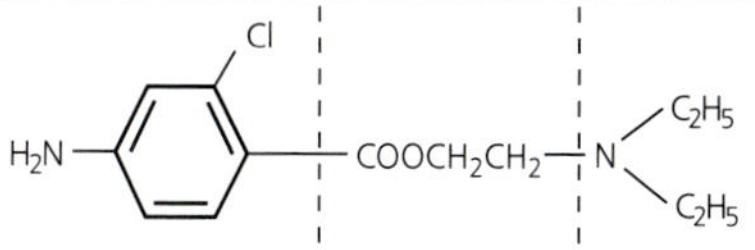

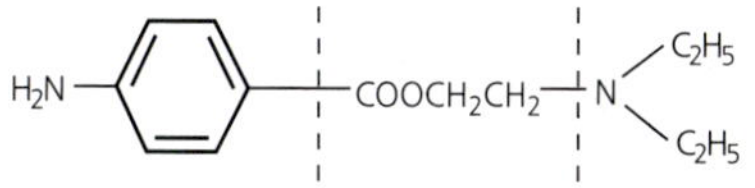

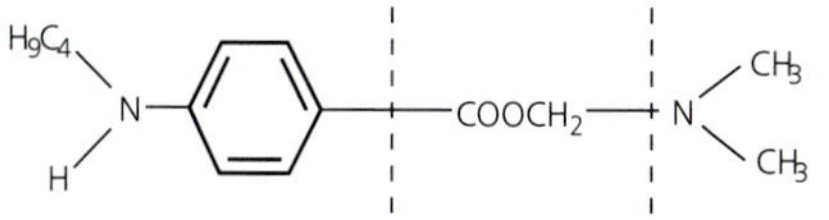

Figura 11.2 Estrutura química dos anestésicos locais. A levobupivacaína (Chirocaine) é um enantiômero da bupivacaína (formulário levógiro). (Observação: 2 enantiômeros são 2 moléculas que são imagens em espelho uma da outra, mas que não são sobreponíveis).

Anestésicos locais

Leituras recomendadas

Casati A, Putzu M. Bupivacaine, levobupivacaine and ropivacaine: are they clinically different? *Best Pract Res Clin Anaesthesiol* 2005;19:247-68.

Weinberg GL. Lipid infusion therapy: translation to clinical practice. *Anesth Analg* 2008;106:1340-2.

Parte III

PRÁTICA DE ANESTESIA

12

Anestesia locorregional (ALR)

S. Villet, P. Mondragon, E. Albrecht

> **AVISO**
>
> Existem vários métodos para se realizar um bloqueio central, pléxico ou troncular. O objetivo deste capítulo não é descrever exaustivamente todos esses métodos, mas realizar uma descrição precisa de umas das técnicas possíveis para um dado bloqueio.
> Podem-se distinguir:
> - a anestesia medular ou bloqueio central:
>   - os anestésicos locais são administrados próximos da medula espinal:
>   - raquianestesia;
>   - anestesia peridural;
>   - anestesia caudal;
> - a anestesia locorregional periférica:
>   - os anestésicos locais são administrados próximos de um plexo nervoso ou nervos, ou ainda por via endovenosa com o auxílio de um torniquete:
>   - anestesia intravenosa ou bloqueio de Bier;
>   - bloqueio pléxico;
>   - bloqueio troncular.

CONSIDERAÇÕES ANATÔMICAS

- A coluna vertebral é composta de 33 vértebras, separadas por discos intervertebrais; existem:
  - 7 vértebras cervicais;
  - 12 vértebras torácicas;
  - 5 vértebras do lombo;
  - 5 vértebras sacrais fundidas, que formam o sacro;
  - 4 vértebras coccígeas, que formam o cóccix;

> a coluna vertebral é estabilizada por vários ligamentos:
>   - o ligamento supraespinoso: camada fibrosa resistente, que recobre os processos espinhosos do sacro à C7;
>   - o ligamento interespinoso, que liga os processos espinhosos;
>   - o ligamento amarelo, também chamado *ligamento flavum*: formado por fibras elásticas verticais, constitui o limite posterior do espaço peridural do canal vertebral;
> as meninges espinais são 3:
>   - a dura-máter: espessa e resistente, é formada por fibras colágenas e elásticas; termina no fundo de saco na altura da S2; está fixada ao cóccix pelo *filum terminale*;
>   - a aracnoide: membrana fina e avascular, está confinada à face interna da dura-máter, separada por um espaço virtual;
>   - a pia-máter: fina e muito vascularizada recobre toda a superfície da medula, a qual se adere intimamente;
> os "espaços" medulares são 3:
>   - o espaço peridural (também chamado epidural), que separa a bainha osteoligamentar espinal da dura-máter;
>   - o espaço subdural é um espaço virtual situado entre a dura-máter e a aracnoide;
>   - o espaço subaracnóideo está situado entre a aracnoide e a pia-máter; contém o LCR;
> em adultos, a medula espinal (ou cordão medular) estende-se desde a vértebra C1 até a L2; termina por um cone terminal e em seguida um filamento terminal. Apresenta uma intumescência cervical e outra na lombar, na saída dos nervos para os membros superiores e inferiores. A medula espinal dá origem às raízes espinais anteriores e posteriores, que se reúnem em 31 pares de nervos espinais:
>   - 8 pares cervicais;
>   - 12 pares dorsais;
>   - 5 pares do lombo;
>   - 5 pares sacrais;
>   - 1 par coccígeo.

PLEXO BRAQUIAL

> O plexo braquial origina-se das raízes C5-T1;
> circundado pelas fáscias pré-vertebral e escalênica, é formado por 3 troncos e está localizado atrás dos músculos escaleno anterior e médio:
>   - tronco superior: C5-C6;
>   - tronco médio: C7;
>   - tronco inferior: C8-T1;
> cada tronco se divide na fossa axilar em um ramo anterior e um ramo posterior para formar tratos, nominados de acordo com sua posição com relação à artéria axilar:
>   - o trato lateral representa as divisões anteriores dos troncos superior e médio e origina:
>   - ▲ o ramo lateral do nervo mediano   (C6-T1);
>   - ▲ o nervo musculocutâneo   (C5-C7);
>   - o trato mediano é formado pela divisão anterior do tronco inferior e dá origem:
>   - ▲ ao ramo medial do nervo mediano   (C6-T1);
>   - ▲ ao nervo ulnar   (C7-T1);
>   - o trato posterior é constituído pelas divisões posteriores dos 3 troncos e origina:
>   - ▲ o nervo axilar   (C5-C6);
>   - ▲ o nervo radial   (C5-C8);

> inervação:
  - nervo musculocutâneo:
    ▲ inervação motora dos músculos flexores do braço (músculos coracobraquial, bíceps braquial e braquial);
    ▲ origina o nervo cutâneo lateral do antebraço no cotovelo, responsável pela inervação sensitiva da parte lateral do antebraço;
  - nervo mediano:
    ▲ inervação motora dos músculos pronadores e da maior parte dos músculos flexores do carpo;
    ▲ inervação sensitiva da pele da eminência tenar e da face palmar dos 3 primeiros dedos e da face dorsal das falanges distais;
  - nervo ulnar:
    ▲ inervação motora dos músculos da eminência hipotenar (músculos abdutor, flexor e oponente do dedo mínimo) e dos músculos adutor do polegar, flexor curto do polegar, cabeça profunda e a parte restante do flexor do carpo. Este nervo é testado pedindo ao paciente para realizar uma oposição com o polegar e o 5º dedo;
    ▲ inervação sensitiva da parte interna do dorso da mão e da eminência hipotenar;
  - nervo axilar:
    ▲ inervação motora dos músculos redondo menor e deltoide;
    ▲ inervação sensitiva da parte externa do ombro e braço, por intermédio do nervo cutâneo do ombro;
  - nervo radial:
    ▲ inervação motora dos músculos extensores do braço e do carpo;
    ▲ inervação sensitiva da face lateral e posterior do braço, por meio do nervo cutâneo lateral inferior do braço e do nervo cutâneo posterior do braço; inervação sensitiva da face posterior do antebraço, por intermédio do nervo cutâneo posterior do antebraço; inervação sensitiva da parte externa do dorso da mão, da face posterior do polegar e da face posterior das falanges proximais do 2º e do 3º dedos;
> externamente ao nervo ulnar, o trato mediano origina o nervo cutâneo medial do braço e o nervo cutâneo medial do antebraço, que são nervos exclusivamente sensoriais;
> acima da clavícula, o plexo nervoso dá origem aos seguintes nervos:
  - nervo dorsal da escápula: inervação dos músculos romboides maior e menor e músculo levantador da escápula;
  - nervo torácico longo: inervação do músculo serrátil anterior;
  - nervo toracodorsal: inervação do músculo grande dorsal;
  - nervo supraescapular: inervação dos músculos supra e infraespinoso;
  - nervo subescapular superior: inervação do músculo subescapular;
  - nervo subescapular inferior: inervação do músculo redondo maior;
  - nervo peitoral lateral: inervação do músculo peitoral maior;
  - nervo peitoral medial: inervação do músculo peitoral menor.

PLEXO LOMBOSSACRAL

> O plexo lombossacral é derivado das raízes L1-S3 e dá origem aos seguintes nervos:
  - nervo ilio-hipogástrico (T12-L1):
    ▲ inervação dos grandes músculos do abdome;
    ▲ inervação sensitiva da região glútea por um ramo lateral e da região pubiana e crural por um ramo anterior;
  - ilioinguinal (L1):
    ▲ inervação dos grandes músculos do abdome;

Anestesia locorregional (ALR)

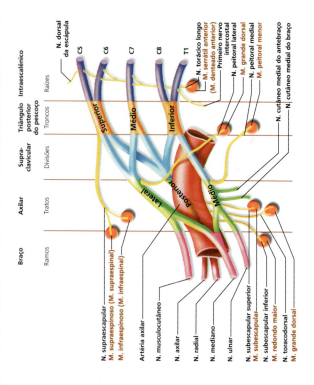

Figura 12.1 Plexo braquial.

- ▲ inervação sensitiva da pele do monte do púbis e da parte superior do escroto ou dos grandes lábios;
- nervo cutâneo lateral da coxa (L1-L2):
  - ▲ inervação cutânea da lateral da coxa;
- nervo genitofemoral (L1-L2):
  - ▲ ramo genital:
    - ✓ inervação do músculo cremáster;
    - ✓ inervação da pele do escroto e grandes lábios;
  - ▲ ramo femoral:
    - ✓ inervação sensitiva da região anterointerna da raiz da coxa;
- nervo femoral (L2-L4):
  - ▲ inervação dos músculos flexores da coxa e extensores da perna (músculos iliopsoas, quadríceps e sartório);
  - ▲ inervação sensitiva da região anterointerna da coxa;
  - ▲ termina formando o nervo safeno:
    - ✓ inervação da pele da parte medial da perna abaixo do joelho, até o hálux;
- nervo obturatório (L2-L4):
  - ▲ inervação dos músculos adutores da coxa (adutor longo, adutor curto, adutor magno) e do músculo obturatório externo;
  - ▲ inervação da pele posteromedial da coxa;
> nervo glúteo superior (L4-S1):
  - ▲ inervação motora dos músculos glúteos médio e mínimo;
- nervo glúteo inferior (L4-S1):
  - ▲ inervação do músculo glúteo máximo;
- nervo ciático (L4-S2):
  - ▲ este nervo é proveniente exclusivamente do plexo sacral; é composto pelo nervo tibial (posterior) ou ciático poplíteo interno e nervo fibular comum (ou ciático poplíteo externo);
  - ▲ o nervo tibial é responsável pela flexão plantar do pé e artelhos, bem como pela inversão do pé:
    - ✓ inervação dos músculos do compartimento posterior da perna (músculos gastrocnêmio, poplíteo, sóleo e plantar);
    - ✓ inervação sensitiva do arco plantar, por intermédio dos nervos plantar medial e lateral;
    - ✓ na fossa poplítea, separa-se do nervo sural medial que, com um ramo do nervo fibular comum, torna-se o nervo sural, responsável pela inervação sensitiva da parte posteroinferior da perna e da região lateral próxima ao calcâneo;
  - ▲ o nervo fibular comum origina o:
    - ✓ nervo fibular superficial (ou musculocutâneo), responsável pela eversão do pé;
    - ✓ nervo fibular profundo (ou tibial anterior), responsável pela extensão do pé e artelhos (inervação dos músculos tibial anterior e extensor dos dedos);
    - ✓ nervo cutâneo sural lateral, que inerva a parte lateral da perna;
    - ✓ ramo comunicante fibular, que se une ao nervo sural medial para formar o nervo sural;
- nervo cutâneo posterior da coxa (S1-S3):
  - ▲ inervação sensitiva da parte posterior da coxa;
- nervo pudendo (S2-S4):
  - ▲ músculos do esfíncter e levantador do ânus;
  - ▲ sensibilidade do ânus e dos 2/3 inferiores do reto;
  - ▲ sensibilidade dos órgãos genitais externos.

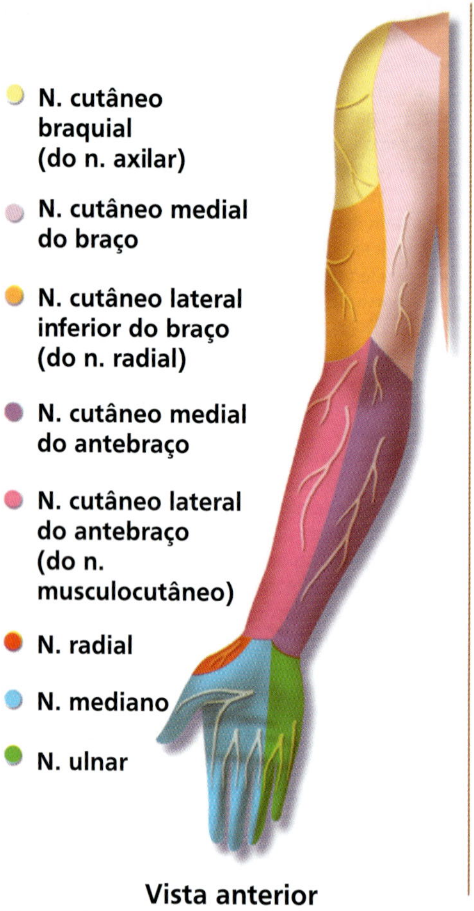

- N. cutâneo braquial (do n. axilar)
- N. cutâneo medial do braço
- N. cutâneo lateral inferior do braço (do n. radial)
- N. cutâneo medial do antebraço
- N. cutâneo lateral do antebraço (do n. musculocutâneo)
- N. radial
- N. mediano
- N. ulnar

Vista anterior

Figura 12.2 Inervação sensitiva do membro superior. Vista anterior e posterior.

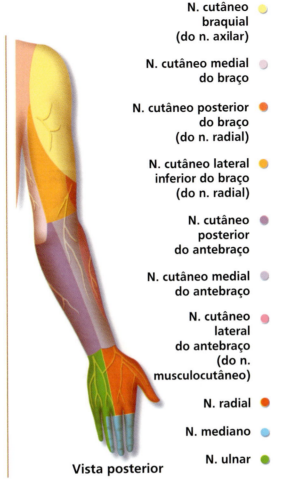

Figura 12.2 Inervação sensitiva do membro superior. Vista anterior e posterior.

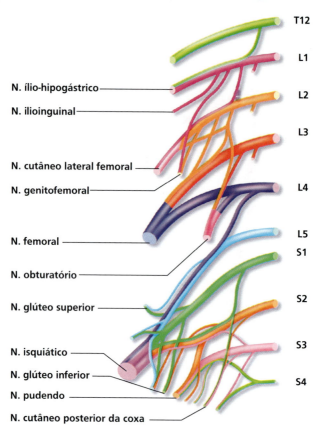

Figura 12.3 Plexo do lombo.

FIBRAS NERVOSAS

▲ Os nervos contêm diferentes tipos de fibras nervosas.

Tabela 12-1 Diferentes tipos de fibras nervosas

Tipo	Função	Diâmetro (mm)	Mielinização	Velocidade de propagação (m/s)
Aα	Motricidade (eferências) Aferências visuais e proprioceptivas	11-20	+++++	60-120
Aβ	Tato fino (aferências)	6-11	++++	30-60
Aγ	Propriocepção (eferências)	1-6	+++	2-30
Aδ	Dor rápida, temperatura (aferências)	1-6	++	2-30
B	Fibras simpáticas pré-ganglionares (aferências)	< 3	+	3-15
C	Dor lenta e temperatura Fibras simpáticas pós-ganglionares (eferências) Tato grosso	0,3-1,3	Não mielinizadas	0,5-2

PRINCÍPIOS GERAIS

> O declínio incomum de uma ALR (persistência do bloqueio do motor, disestesia) deve fazer com que se suspeite de complicações (lesão neurológica mecânica ou química) e exige uma consulta neurológica ou neurocirúrgica o mais rapidamente possível, utilizando exames de imagem (TC, RM);
> a realização de uma intervenção cirúrgica sob ALR medular ou periférica não dispensa a equipe de anestesia de acompanhar o paciente e aplicar as normas mínimas de segurança;
> é fortemente recomendada a utilização de um aporte de oxigênio durante uma ALR.

CONTRAINDICAÇÕES ABSOLUTAS DA ANESTESIA LOCORREGIONAL

> Coagulopatia ou administração recente de anticoagulante:
  • taxa de protrombina (TP) < 50% ou INR *(International Normalized Ratio)* > 1,5, TTPA (tempo de tromboplastina parcial ativada) > 40 segundos, contagem de plaquetas < 50.000/mm^3;
> recusa do paciente;
> infecção no ponto de punção;
> septicemia.

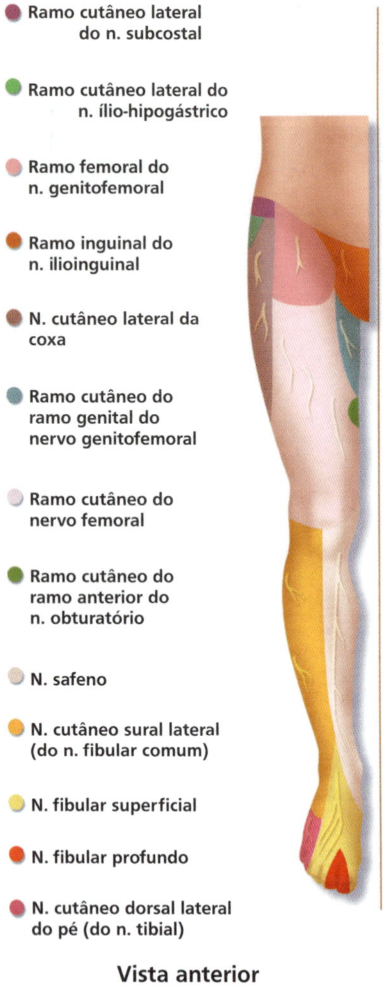

Anestesia locorregional (ALR)

- Ramo cutâneo lateral do n. subcostal
- Ramo cutâneo lateral do n. ílio-hipogástrico
- Ramo femoral do n. genitofemoral
- Ramo inguinal do n. ilioinguinal
- N. cutâneo lateral da coxa
- Ramo cutâneo do ramo genital do nervo genitofemoral
- Ramo cutâneo do nervo femoral
- Ramo cutâneo do ramo anterior do n. obturatório
- N. safeno
- N. cutâneo sural lateral (do n. fibular comum)
- N. fibular superficial
- N. fibular profundo
- N. cutâneo dorsal lateral do pé (do n. tibial)

Vista anterior

Figura 12.4 Inervação sensitiva do membro inferior. Vistas anterior e posterior.

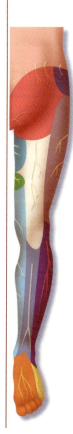

- N. cluneais inferiores e ramos cutâneos laterais dos ramos dorsais dos n. lombares e sacrais
- Ramo cutâneo lateral do n. ílio-hipogástrico
- Ramo cutâneo do ramo genital do nervo genitofemoral
- N. cutâneo posterior da coxa
- N. cutâneo lateral da coxa
- Ramo cutâneo do ramo anterior do n. obturatório
- N. cutâneo sural lateral (do n. fibular comum)
- Ramos cutâneos laterais da perna (do n. safeno)
- N. cutâneo sural medial (do nervo tibial)
- N. plantar medial
- N. plantar lateral

Vista posterior

Figura 12.4 Inervação sensitiva do membro inferior. Vistas anterior e posterior.

CONTRAINDICAÇÕES RELATIVAS DA ANESTESIA LOCORREGIONAL

> TP de 50 a 60% ou INR entre 1,3 a 1,5, TTPA entre 35 e 40 segundos, plaquetas entre 50.000 e 100.000/mm³;
> estas contraindicações devem ser ponderadas em caso de benefício comprovado, levando em consideração as comorbidades do paciente, tipo de cirurgia e sua duração.

CONTRAINDICAÇÕES ESPECÍFICAS DE ANESTESIAS RAQUIMEDULARES COM INJEÇÃO ÚNICA

> Hipertensão intracraniana;
> estenose aórtica;
> cardiomiopatia hipertrófica obstrutiva;
> - se a raquianestesia com injeção única for claramente contraindicada na presença de estenose aórtica ou de cardiomiopatia hipertrófica obstrutiva, a realização de uma raquianestesia contínua, permitindo a instalação mais lenta do bloqueio medular, pode ser uma alternativa à anestesia geral.

ANTIAGREGANTES PLAQUETÁRIOS, ANTICOAGULANTES E A ANESTESIA LOCORREGIONAL

> Ácido acetilsalicílico (Kardégic®, Aspirina®):
> - dose < 300 mg/dia: deve ser continuada até o dia da intervenção cirúrgica;
> - dose ≥ 300 mg/dia: interromper de 7 a 10 dias antes da cirurgia; isso é discutível e a tendência atual é aceitar a ALR, independentemente da dose de ácido acetilsalicílico;
> anti-inflamatórios não esteroides:
> - interromper no dia da cirurgia;
> derivados da tienopiridina (clopidogrel = Plavix®, dipyridamole = Persantine®; Asasantine®):
> - interromper 7 a 10 dias antes da cirurgia;
> antagonistas do receptor GP IIb/IIIa:
> - abciximab (Reopro®): interromper 12 a 24 horas antes da cirurgia:
>   ▲ controlar a contagem plaquetária antes da cirurgia, devido ao risco de trombocitopenia induzida (1 a 2%);
> - tirofiban (Agrastat®, Aggrastat®) e eptifibatide (Integrilin®): interromper 4 horas antes da cirurgia;
> heparina:
> - heparina não fracionada (Heparina Choay®, Liquemine®):
>   ▲ punção ou remoção do cateter 4 (se a administração for intravenosa) ou 6 horas (se a administração for subcutânea) após a última dose e uma hora antes da próxima dose;
> - heparina fracionada de baixo peso molecular (nadroparina = Fraxiparina®, Fraxodi®, enoxaparina = Lovenox®, Clexane®, dalteparina = Fragmin®, reviparina = Clivarin®, tinzaparina = Innohep®):
>   ▲ punção ou retirada do cateter 12 horas após a última dose e 4 horas antes da próxima dose;
> antivitamínicos K:
> - acenocumarol (Sintrom®, Mini Sintrom®): interromper 3 a 5 dias antes da cirurgia, com o controle pré-operatório da TP (meia-vida de 8 horas);
> - fluindiona (Previscan®): interromper 7 a 10 dias antes da cirurgia, com o controle pré-operatório da TP (meia-vida de 31 horas);
> - varfarina (Coumadin®): interromper 7 a 10 dias antes da cirurgia, com o controle pré-operatório da TP (meia-vida de 35 a 45 horas);

- femprocumona (Marcoumar®, não disponível na França): interromper 20 dias antes da cirurgia, com o controle da TP pré-operatória (meia-vida de 150 horas);
- de acordo com as comorbidades do paciente, pode ser necessário um revezamento de heparina, fracionada ou de baixo peso molecular;
- algumas ALR podem ser realizadas com determinados antivitamínicos K, como por exemplo a anestesia subtenoniana em oftalmologia.

ANESTESIA MEDULAR

RAQUIANESTESIA

> A raquianestesia consiste em puncionar o espaço intratecal e injetar um anestésico local a fim de obter uma anestesia da parte inferior do corpo;
> durante a raquianestesia, o bloqueio simpático dá-se em média 2 níveis acima do bloqueio sensitivo, que por sua vez se situa 2 níveis acima do bloqueio do motor;
> a cronologia da instalação do bloqueio é a seguinte:
> - fibras B (sistema nervoso simpático) → fibras C e Aδ (sensibilidade termoálgica) → fibras Aβ (sensibilidade epicrítica) → fibras Aα (motoras);
> - a regressão do bloqueio dá-se no sentido inverso.

DEFINIÇÕES

> raquianestesia em sela:
> - anestesia do lombo inferior e sacral;
> raquianestesia baixa:
> - no nível T10;
> raquianestesia média:
> - no nível T6;
> raquianestesia alta:
> - no nível T4.

INDICAÇÕES

> Cirurgia abdominal baixa;
> cesariana;
> curetagem;
> cirurgia dos membros inferiores.

PARÂMETROS QUE INFLUENCIAM O NÍVEL SUPERIOR DO BLOQUEIO

O nível superior do bloqueio depende:
> do tamanho do paciente;
> do local da punção:
> - uma punção em L4-L5 produzirá um bloqueio em um nível inferior ao de uma punção em L2-L3;
> da posição do paciente (posição sentada ou ginecológica, decúbito lateral ou dorsal);
> da idade:
> - pela redução da complacência do espaço subaracnóideo com a idade: deve-se, portanto, diminuir as doses;
> da anatomia (cifoescoliose);
> da velocidade da injeção e "barbotagem";
> da direção do orifício da agulha;
> da pressão intra-abdominal:
> - o nível se eleva em caso de obesidade ou gravidez;
> da pressão intratorácica;

> de baricidade (ou densidade) do anestésico:
>   • a baricidade é definida pela razão entre a densidade do anestésico local pela densidade do líquido cefalorraquidiano (densidade do LCR = 1,003 a 1,007);
>   • solução hiperbárica: dispersão do bloqueio no sentido da gravidade;
>   • solução hipobárica: dispersão do bloqueio na direção oposta à gravidade;
>   • solução isobárica: dispersão do bloqueio ligeiramente influenciada pela gravidade, posição ou curvatura da coluna vertebral;
> das propriedades químicas do produto anestésico;
> do volume do agente anestésico.

PARÂMETROS QUE INFLUENCIAM A INTENSIDADE DO BLOQUEIO

> Os parâmetros que influenciam a intensidade do bloqueio dependem:
>   • das propriedades químicas do anestésico (mais particularmente de sua potência);
>   • da concentração do anestésico.

PROCEDIMENTO

> Posicionar o paciente em decúbito lateral ou sentado;
> identificar o nível da punção:
>   • a linha que une as 2 cristas ilíacas é chamada de linha de Tuffier e corta o espaço L3-L4 (4%), o processo espinhoso de L4 (48%), o espaço L4-L5 (30%), o processo espinhoso de L5 (13%) ou o espaço L5-S1 (5%);
> desinfetar abundantemente a pele e colocar um campo estéril:
>   • evitar o contato do desinfetante com as luvas estéreis e os demais materiais, por causa do risco de meningite asséptica química;
> realizar uma anestesia local no ponto de punção (pápula subcutânea);
> a punção pode ser realizada por meio de 2 abordagens:
>   • abordagem mediana:
>   ▲ inserir a agulha entre os 2 processos espinhosos, em direção cefálica, com um ângulo de 45 a 60°;
>   ▲ reconhecer as diferentes estruturas encontradas:
>   ✓ tecido subcutâneo;
>   ✓ ligamento supraespinoso;
>   ✓ ligamento interespinhoso;
>   ✓ ligamento amarelo;
>   • abordagem paramediana:
>   ▲ inserir a agulha a 1 cm lateralmente ao processo espinhoso e perpendicularmente à pele, até que haja o contato ósseo com a lâmina vertebral; em seguida, oriente a agulha em sentido mediano, com um ângulo de 15° no plano sagital e 45° a 60° no sentido cefálico;
>   ▲ o número de punções hemorrágicas é mais elevado com essa técnica, pois o plexo venoso peridural é mais desenvolvido lateralmente;
> observar o refluxo do líquido cefalorraquidiano;
> injetar o agente anestésico lentamente:
>   • uma dor durante a injeção leva a suspeita de uma injeção intraneural, que deve ser interrompida imediatamente. Isso requer que o procedimento seja repetido desde o início;
> testar o nível sensitivo do bloqueio, com água fresca, por exemplo.

■ Observação

> Um teste de aspiração ao final da injeção garante que a extremidade da agulha não foi inadvertidamente deslocada durante a injeção;
> embora a agulha do tipo "ponta de lápis" ou *pencil point* seja a mais comum e provavelmente a mais apropriada para a raquianestesia, são utilizados diferentes tipos de agulhas (Fig. 12.5);

> a progressão da agulha deve ser lenta, mas constante. É mais fácil a identificação das estruturas atravessadas pela extremidade da agulha, e o risco de ferimentos é menor;
> o uso de uma agulha calibre 25 ou 27 reduz o risco de cefaleia em caso de violação da dura-máter; dependendo da idade do paciente, uma agulha de calibre 22 ou 23 pode ser necessária para transpassar estruturas que, eventualmente, estejam calcificadas.

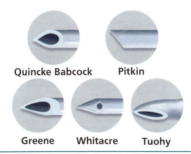

Figura 12.5 Representação esquemática das diferentes agulhas espinais.

A agulha Tuohy é um introdutor de cateter peridural. A agulha Sprotte, não representada no diagrama, é uma agulha de ponta cônica, como a agulha de Whitacre do tipo "ponta de lápis".

EFEITOS SISTÊMICOS

■ Efeitos cardiovasculares
> Bloqueio simpático parcial ou completo (a cadeia simpática estende-se de T1 a L2), responsável por:
  • uma vasodilatação, que resulta em:
    ▲ diminuição significativa de cerca de 20% do retorno venoso, DC e PAM;
    ▲ diminuição da PAM, que reduz a pós-carga, o trabalho cardíaco e, portanto, o consumo de O_2;
  • uma vasodilatação arterial de menor relevância;
  • em caso de bloqueio simpático parcial (bloqueio de T8, por exemplo), observa-se uma vasoconstrição acima do bloqueio, que algumas vezes é visível (linha cutânea). Em casos de doença isquêmica do coração, pode parecer uma síndrome coronariana aguda;
> inibição do simpático cardioacelerador:
  • este nervo origina-se a partir das raízes T1-T4;
  • resulta em uma bradicardia;
> reflexo de Bezold-Jarish:
  • este reflexo produz uma bradicardia e uma hipotensão em caso de diminuição da pré-carga. As aferências provêm dos mecanorreceptores, localizados principalmente no ventrículo esquerdo, e são conduzidas pelo sistema nervoso simpático. As eferências são conduzidas pelo nervo vago;
> a associação do bloqueio simpático, do reflexo de Bezold-Jarish e da inibição do nervo cardioacelerador produz uma bradicardia e hipotensão, que são tratadas com:
  • administração de cristaloides: 500 a 1.000 mL;
  • elevação dos membros inferiores;
  • efedrina;
  • atropina;

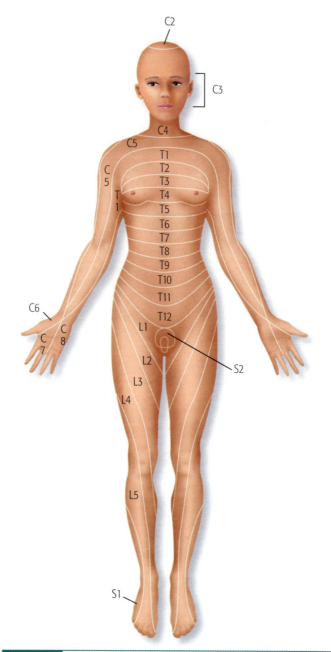

Figura 12.6 Representação esquemática dos dermátomos.

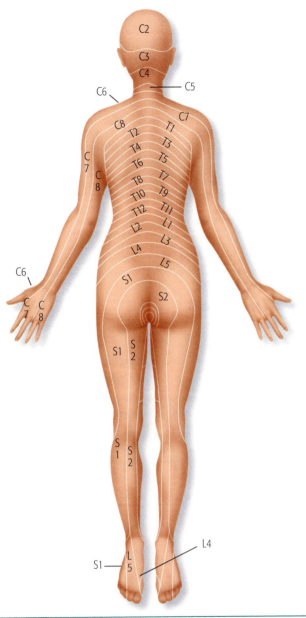

Figura 12.6 Representação esquemática dos dermátomos.

Observação: a instalação rápida do bloqueio é um fator que promove a hipotensão, já que organismo não é capaz de iniciar os mecanismos de compensação (redistribuição vascular, aumento da frequência cardíaca etc.).

■ *Efeitos respiratórios*
> Diminuição da capacidade inspiratória em 20% durante uma raquianestesia alta;
> diminuição da expiração ativa:
> - especialmente se todos os nervos do tórax estão bloqueados;
> - os pacientes com DPOC grave utilizam os músculos acessórios torácicos e abdominais. Um bloqueio motor acima de T7 não é recomendado nestes pacientes;
>
> manutenção da ventilação-minuto:
> - exceto nos casos de anestesia do nervo frênico (C3-C5), o que raramente é o caso, tendo em vista seu diâmetro importante;
>
> apneia:
> - geralmente decorrente de:
>   ▲ uma isquemia bulbar secundária à hipotensão;
>   ▲ um bloqueio do tronco cerebral;
>   ▲ raramente de um bloqueio dos nervos frênicos;
> - o tratamento é a utilização de ventilação mecânica até que haja recuperação total do bloqueio.

■ *Outros efeitos sistêmicos*
> Diminuição do fluxo sanguíneo cerebral:
> - se a PAM for < 60 mmHg;
>
> diminuição do fluxo sanguíneo hepático:
> - proporcional à diminuição da PAM, embora este efeito seja pouco significativo;
>
> náuseas:
> - pelo aumento no peristaltismo, resultante do bloqueio simpático;
> - secundárias à hipotensão e à hipoperfusão cerebral relativa;
>
> retenção urinária:
> - secundária ao bloqueio parassimpático S2-S4, que produz um aumento do tônus do esfíncter vesical e uma inibição do músculo detrusor;
> - a distensão da bexiga pode produzir uma hipertensão arterial e uma taquicardia ou bradicardia.

VANTAGENS DA RAQUIANESTESIA SOBRE A ANESTESIA GERAL

> RTUP (ressecção transuretral da próstata):
> - a principal vantagem reside no reconhecimento mais fácil de 3 complicações:
>   ▲ síndrome coronariana aguda: aparecimento de dores torácicas;
>   ▲ hiponatremia durante a síndrome de RTUP: aparecimento de um estado de confusão mental;
>   ▲ perfuração da bexiga: aparecimento de dores escapulares;
>
> osteossíntese de uma fratura do colo do fêmur:
> - diminuição das perdas sanguíneas;
> - diminuição do risco de trombose e embolia pulmonar;
>
> pediatria:
> - redução da apneia em prematuros;
>
> diminuição do risco de aspiração pulmonar e de dificuldades de entubação em gestantes acima de 12-15 semanas;
>
> diminuição de náuseas e vômitos com relação à anestesia geral por halogenados;

> a instalação de um bloqueio anestésico antes da incisão parece diminuir a liberação de mediadores inflamatórios responsáveis pelo fenômeno de hiperalgesia secundária.

COMPLICAÇÕES

> Dor à injeção (lesão de raízes nervosas);
> hipotensão arterial;
> retenção urinária;
> raquianestesia total;
> cefaleias;
> meningite asséptica ou infecciosa;
> hematoma peridural, subdural;
> síndrome da cauda equina (especialmente quando utilizada a lidocaína, abandonada desde então).

OBSERVAÇÕES

> A lidocaína (Xilocaína®) não é mais recomendada para a raquianestesia, pois era utilizada em concentrações de cerca de 2 a 5%, a mesma concentração em que é descrita a ocorrência de síndromes da cauda equina.

Tabela 12-2 Medicamentos utilizados na raquianestesia

Medicamento	Dosagem (mg)	Duração (minutos)
Bupivacaína hiperbárica (Marcaína®), Levobupivacaína hiperbárica (Chirocaine®)	7,5-15	90-120
Bupivacaína isobárica (Marcaína®), Levobupivacaína isobárica (Chirocaine®)	10-15	150-300
Tetracaína hiperbárica (Ametocaína®)	7-10	90-120
Procaína (Novocaína®)	100-150	30-60

Na França, apenas a bupivacaína é comumente utilizada na prática clínica. O aparecimento da levobupivacaína no mercado francês e suíço é recente.

RAQUIANESTESIA CONTÍNUA

A raquianestesia contínua é uma técnica que consiste em introduzir um cateter de 4 a 6 cm de comprimento no espaço intratecal. Esta técnica permite a administração repetida de *bolus* com baixa quantidade de anestésico local (p. ex., *bolus* de 0,5 a 1 mL de bupivacaína isobárica a 0,5%). O risco de aracnoidite química impede a administração de anestésicos com a adição de conservantes:

> as vantagens são:
  • diminuição nas doses de anestésicos locais;
  • atenuação das alterações hemodinâmicas;
  • bloqueio prolongado através de injeções repetidas;
> as complicações são:
  • síndrome da cauda equina por acúmulo local de anestésico (neurotoxicidade direta);
  • cefaleias pós-punção, após a remoção do cateter:
    ▲ quanto mais jovem é o paciente, maior é o risco de cefaleia, limitando, assim, esta técnica para pacientes de idade mais avançada.

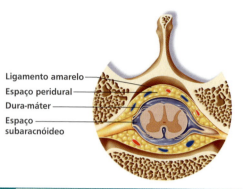

Figura 12.7 Corte sagital do canal vertebral.

ANESTESIA PERIDURAL

A anestesia peridural envolve a administração de anestésicos locais no espaço peridural. Pode ser inserido um cateter. O agente anestésico difunde-se para os gânglios das raízes dorsais e raízes nervosas através do forame intervertebral e no espaço subaracnóideo.

INDICAÇÕES

> Obstétricas:
- diminuir a dor relacionada com o trabalho de parto e parto;
- pré-eclâmpsia e controle da hipertensão arterial, na ausência de problemas na hemostasia;
- melhora no escore de Apgar dos recém-nascidos:
  ▲ o controle da dor materna diminui seu estresse e a liberação de catecolaminas, o que melhora a perfusão uteroplacentária;

> cirurgia vascular:
- melhora da perfusão dos enxertos vasculares dos membros inferiores;

> cirurgia ortopédica:
- diminuição de tromboses e embolias pulmonares durante a cirurgia do quadril ou joelho;
- diminuição das complicações respiratórias;
- diminuição das perdas sanguíneas;

> dores pós-operatórias:
- diminuição da estimulação simpática secundária à dor e, portanto, provável redução do risco de isquemia miocárdica e hiperglicemia;
- redução da hipertensão arterial;
- mobilização e fisioterapia precoce;
- melhor controle da dor pós-operatória em pacientes com dores crônicas.

PROCEDIMENTO

> Posicionar o paciente em decúbito lateral ou sentado;
> verificar o nível de punção segundo a abordagem cirúrgica (Tabela 12-3):
- o processo espinhoso cervical mais proeminente corresponde à C7;

- a espinha da escápula corresponde à T3;
- o ângulo inferior da escápula corresponde à T7;
- a linha bi-ilíaca corresponde à L3-L4;
> desinfetar abundantemente a pele e colocar um campo estéril:
  - evitar o contato do desinfetante com as luvas estéreis e os demais materiais, tendo em vista o risco de aracnoidite asséptica;
> realizar uma injeção cutânea de anestésico local no ponto de punção;
> a punção pode ser realizada por meio de 2 abordagens:
  - abordagem mediana:
    ▲ inserção entre os 2 processos espinhosos, em direção cefálica, com um ângulo de 60° a 45°;
  - abordagem paramediana:
    ▲ inserir a agulha a 1 cm lateralmente ao processo espinhoso. Em um 1º tempo, insira a agulha perpendicularmente à pele, até que haja o contato ósseo com a lâmina vertebral; em seguida, oriente a agulha em sentido mediano, com um ângulo de 15° no plano sagital e 45 a 60° no sentido cefálico;
    ▲ evitar o lado esquerdo por causa do risco de lesão da artéria de Adamkiewicz;
> a localização do espaço peridural é feito por meio de 2 técnicas:
  - técnica da perda da resistência: aplicação de pressão sobre o pistão de líquido de uma seringa com NaCl; a perda de resistência é percebida após a passagem do ligamento amarelo;
  - técnica de pressão negativa: uma gota pende de uma agulha de Tuohy preenchida com NaCl; esta gota é aspirada enquanto a agulha penetra no espaço peridural; este método é cada vez menos utilizado;
> inserir o cateter (comprimento máximo de 6 cm), que deve normalmente prosseguir sem resistência, exceto quando sua extremidade cruza o bisel da agulha à peridural;
> verificar a ausência de refluxo de sangue ou líquido cefalorraquidiano;
> injetar uma dose teste: 3 mL de lidocaína 1% (Xilocaína®) com adrenalina:
  - aparecimento de um bloqueio motor se o cateter estiver no espaço intratecal;
  - aumento da frequência cardíaca acima de 20% se o cateter estiver em um vaso;
  - em ambos os casos, remova o cateter e, eventualmente, recomece o procedimento;
> colocar uma compressa estéril;
> em caso de suspeita de violação na dura-máter, teste a temperatura do líquido que está fluindo a partir da agulha (o LCR é mais quente que o anestésico local) e pesquise se há presença de glicose.

■ Observações
> O espaço peridural é maior em L2;
> durante a colocação de um cateter torácico, toda dor intensa faz com que se suspeite de contato direto da agulha com a medula e ela deve ser retirada imediatamente;
> a adição de adrenalina permite prolongar a duração de um bloqueio em cerca de 50% por:
  - diminuição da vascularização e, portanto, da absorção;
  - ação sobre os receptores pré-sinápticos α medulares, com inibição da liberação de substância P;
> a retirada de um cateter através da agulha de peridural (Tuohy) pode levar à secção do cateter no bisel;
> a migração secundária de um cateter peridural para o espaço intratecal é possível, embora rara;

> a mobilização e remoção do cateter são feitas com a mesma cautela que sua colocação, especialmente no que diz respeito a eventuais tratamentos anticoagulantes ou de coagulopatias;
> a tunelização do cateter sob a pele assegura a fixação e limita o risco de infecção em caso de tratamento a longo prazo.

Tabela 12-3 Nível de punção peridural, de acordo com a abordagem cirúrgica

Abordagem cirúrgica	Nível recomendado de punção	Nível antálgico mínimo desejável do bloqueio sensitivo no pós-operatório
Toracotomia	T5-T6	T2
Laparotomia supraumbilical	T7-T8	T4
Laparotomia infraumbilical	T10-T11	T8
Cirurgia dos membros inferiores	L2-L3	T12

DESVANTAGENS DA ANESTESIA PERIDURAL COM RELAÇÃO À RAQUIANESTESIA

> Início mais lento do bloqueio;
> um bloqueio motor nem sempre é obtido;
> a instalação do bloqueio pode ser assimétrica ou em "mosaico";
> risco de toxicidade sistêmica maior, já que as doses são mais elevadas;
> aumento do risco de hematoma epidural ou subdural.

COMPLICAÇÕES

> Violação da dura-máter;
> injeção subdural (raquianestesia total se o nível de punção for elevado);
> injeção intravascular:
  • no plexo venoso peridural;
  • na artéria de Adamkiewicz (excepcional);
> hipotensão;
> abscesso epidural;
> hematoma epidural;
> lesões neurológicas.

PERIRRAQUIANESTESIA COMBINADA

> Em determinadas circunstâncias, é interessante combinar uma raquianestesia e uma anestesia peridural para assegurar a analgesia pós-operatória (p. ex., prótese de joelho, cesárea). Podem ser utilizados 2 métodos diferentes:
  • inserção do cateter peridural e raquianestesia inferiormente;
  • raquianestesia através da agulha de Tuohy (dependendo do material utilizado) inserida no espaço peridural. A inserção do cateter é realizada após a injeção do anestésico local no espaço intratecal.

ANESTESIA CAUDAL

> A anestesia caudal consiste em injetar anestésico local no espaço peridural, através do hiato sacral:

- o hiato sacral é uma abertura no cóccix, recoberta pelo ligamento sacrococcígeo. Este último corresponde aos ligamentos supraespinoso e interespinhoso;
- o hiato está ausente em 5 a 10% dos casos, nos quais é impossível atingir o espaço peridural;

> esta técnica é utilizada principalmente para assegurar a analgesia pós-operatória em crianças até 8 a 10 anos, pois sua realização é fácil. Por outro lado, em adultos as falhas são comuns;

> se o volume de anestésico local é suficiente, a analgesia se estende aos segmentos torácicos;

> esta técnica é utilizada em uma criança sob anestesia geral.

INDICAÇÕES

> Cirurgia anal;
> cirurgia do pênis;
> analgesia pós-operatória em crianças para:
- cirurgia dos membros inferiores (p. ex., tratamento cirúrgico do pé torto congênito);
- cirurgia do períneo (p. ex., orquidopexia);
- cirurgia do trato genital (p. ex., circuncisão, tratamento da hipospadia);
- cirurgia do abdome inferior (p. ex., tratamento da hérnia inguinal);
- cirurgia torácica e do abdome superior.

PROCEDIMENTO

> Posicionar o paciente em decúbito lateral ou ventral;
> desinfetar abundantemente a pele e colocar um campo estéril:
- evitar o contato do desinfetante com as luvas estéreis e os demais materiais, por causa do risco de meningite asséptica química;
> localizar o local da punção:
- o hiato sacral está no topo do triângulo formado pelas cristas ilíacas posterossuperiores e as cristas sacrais;
> realizar uma injeção subcutânea de anestésico local no ponto de punção;
> inserir a agulha em um ângulo de 60° no sentido cefálico, até atravessar a membrana sacrococcígea, o que resulta em um ressalto. A agulha é então redirecionada no eixo do canal vertebral e introduzida por cerca de 1 a 2 cm. Em pediatria, a agulha usada deve ser curta (> 30 mm) e fina (calibre 23 a 25);
> realizar um teste de aspiração (sangue, líquido cefalorraquidiano, ar, fezes);
> injetar o anestésico local:
- exemplo em pediatria: bupivacaína 0,25%-0,5 a 1 mL/kg.

■ Observação

> O abaulamento da pele indica uma injeção subcutânea e exige a repetição do procedimento;
> a punção do reto é uma complicação rara, detectável por um teste de aspiração;
> pelo risco de infecção secundária, a colocação de um cateter próximo ao ânus não é recomendada;
> a injeção peridural de morfina em crianças é reservada às intervenções importantes, que necessitam de monitoração em unidade de terapia intensiva.

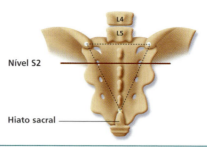

Figura 12.8 Marcos anatômicos para a anestesia caudal.

ADJUVANTES AOS ANESTÉSICOS LOCAIS PARA A ALR MEDULAR

OPIÁCEOS

> Em comparação com a via intravenosa, a injeção intratecal ou peridural de opiáceos tem as seguintes vantagens:
> - um prolongamento da duração do bloqueio sensitivo, quando combinado com anestésicos locais; por outro lado, não tem nenhum efeito sobre o bloqueio motor;
> - uma maior eficiência, com doses mais baixas;
> - uma redução dos efeitos adversos:
>   - ▲ no entanto, os pacientes podem desenvolver pruridos ou até mesmo uma depressão respiratória;
>
> os opiáceos lipofílicos agem mais rapidamente do que os opiáceos hidrofílicos, já que penetram mais rapidamente na célula; sua duração de ação é menor, porque eles são rapidamente absorvidos pela circulação sistêmica:
> - opiáceos lipofílicos:
>   - ▲ exemplos: fentanil (Fentanil®, Sinténil®), sufentanil (Sufenta®);
>   - ▲ são principalmente absorvidos por via sistêmica;
>   - ▲ a ação é de 2 a 8 horas;
>   - ▲ sua utilização é indicada para os procedimentos que afetam os metâmeros próximos do nível de punção;
> - opioides hidrofílicos:
>   - ▲ exemplo: morfina;
>   - ▲ são absorvidos principalmente pelos grânulos subaracnóideos. Atentar para a depressão respiratória tardia;
>   - ▲ sua ação é 6 a 24 horas;
>   - ▲ são ideais para a analgesia pós-operatória, quando uma supervisão adequada é possível;
>   - ▲ sua utilização é indicada para os procedimentos que afetam metâmeros distantes do nível de punção.

Tabela 12-4 Doses de opiáceos por via raquidiana

Medicamento	Dosagem
Fentanil (Fentanil®, Sintényl®)	10-25 µg
Sufentanil (Sufenta®)	5-10 µg
Morfina	0,1-0,3 mg
Petidina	10 mg

AGONISTAS α-ADRENÉRGICOS

> Os agonistas α-adrenérgicos aumentam a durabilidade e a qualidade do bloqueio sensitivo, por meio de uma vasoconstrição local e por sua ação direta nos receptores medulares α2:
>   - adrenalina, ainda usada na anestesia epidural, mas cada vez mais controversa na raquianestesia;
>   - dose de clonidina (Catapresan®): 0,5 a 1µg/kg.

CEFALEIAS APÓS RAQUIANESTESIA OU VIOLAÇÃO DA DURA-MÁTER

> Uma violação da dura-máter complica 0,5 a 1% das peridurais;
> em caso de violação, a incidência de cefaleia é de 70 a 90%.

FISIOPATOLOGIA

> A violação leva a uma fuga de LCR e, em consequência, hipotensão intracraniana, que leva a tração meníngea caudal e dilatação vascular cerebral (autorregulação);
> muito raramente, pode aparecer um hematoma subdural em uma fase subsequente, decorrente do estiramento das veias subdurais.

MANIFESTAÇÕES CLÍNICAS

> As cefaleias aparecem 24 a 48 horas após a punção; são bilaterais, de localização frontal ou occipital, com irradiação para a nuca;
> as dores são agravada pela posição vertical e, algumas vezes, acompanhadas de problemas auditivos (zumbidos), visuais (diplopia) ou paralisia facial, que refletem a irritação dos nervos cranianos;
> os sintomas associados são náuseas e vômitos, fotofobia e rigidez de nuca.

DIAGNÓSTICO DIFERENCIAL

> Cefaleias secundárias ao parto vaginal (= cefaleias de tensão):
>   - associadas à fase 2 prolongada do trabalho de parto;
>   - estas dores não são de componente postural, são reproduzíveis por palpação e melhoram com fisioterapia;
> enxaqueca:
>   - pico entre o 3º e 6º dia após o parto (fator desencadeante: queda da taxa sérica de estrógeno);
> tromboflebite cerebral:
>   - muito rara;
>   - pico na 2ª semana pós-parto;
> hematoma subdural.

FATORES DE RISCO

> Paciente jovem;
> mulher;
> gravidez;
> obesidade;
> doenças da coluna vertebral;
> antecedentes de violação da dura-máter;
> inexperiência do anestesista;
> associação com o tamanho e o tipo de agulha:
>   - preferir uma agulha de pequeno diâmetro para raquianestesia em parturientes (calibre 26 a 30);

- preferir uma agulha de maior calibre em pessoas de mais idade (22 a 26), em decorrência de calcificação das estruturas ligamentares. Observa-se que essa população desenvolve cefaleia com menos frequência;
- as agulhas de Tuohy são de calibre 18 ou 19, o que explica a alta incidência de cefaleia em caso de violação da dura-máter durante a punção peridural.

TRATAMENTO

> O tratamento é essencialmente sintomático:
- repouso;
- hidratação máxima;
- analgésicos:
  ▲ anti-inflamatórios não esteroides;
  ▲ paracetamol (1 g, 4 vezes ao dia);
  ▲ codeína (0,5 a 1 mg/kg, 6 vezes ao dia, via oral);
  ▲ cafeína (150 a 300 mg, 3 a 4 vezes ao dia, via oral);
> um tratamento curativo por *blood patch* é utilizado em caso de falha no tratamento sintomático, realizado por 24 a 48 horas ou em caso de lesão dos nervos cranianos;
- a técnica é idêntica à peridural, com mandril líquido para encontrar o espaço peridural;
- após a obtenção da perda da resistência: injeção de 10 a 20 mL de sangue coletado em condições estéreis no antebraço do paciente por uma segunda pessoa;
- injeção lenta, até obter uma sensação de pressão na cabeça ou dor "em barra" no dorso; este sinal deve fazer com que se interrompa a injeção;
- em seguida, o paciente permanecerá acamado por 2 horas;
- este procedimento pode ser repetido uma vez caso o *blood patch* não seja satisfatório, após um período de 24 horas;
- a taxa de sucesso depois do 1º *blood patch* é de 70 e 90% depois de 1 segundo;
- o *blood patch* pode causar lombalgias e uma febre passageira.

ANESTESIA LOCORREGIONAL PERIFÉRICA

ANESTESIA LOCORREGIONAL INTRAVENOSA OU BLOQUEIO DE BIER

> O bloqueio de Bier é uma técnica que consiste em injetar um anestésico local por uma veia do membro superior (mais raramente do membro inferior), depois de a ter "exsanguinado" com o auxílio de um torniquete;
> esta técnica é indicada para intervenções cirúrgicas com duração máxima de 60 a 90 minutos;
> o anestésico local utilizado é a lidocaína (Xilocaína®) 0,5%, com dose de 3 a 4 mg/kg ou a cloroprocaína (Nesacaína®) 0,5%, na razão de 40 mL (200 mg) para o membro superior e 60 mL (300 mg) para o membro inferior:
- o uso de anestésico de toxicidade cardíaca elevada (bupivacaína = Marcaína®) é proibido, pelos efeitos durante a remoção do torniquete;
- a adição de clonidina (Catapresan® 1 µg/kg) pode prolongar a tolerância ao torniquete.

PROCEDIMENTO

> Inserir um cateter venoso em cada braço;
> colocar um torniquete pneumático, com 2 braçadeiras separadas, uma proximal e outra distal;
> realizar a exsanguinação do braço operado com uma banda Biflex ou Velpeau;
> • atualmente, já não se recomenda a utilização de uma banda de Esmarch (altas pressões);
> inflar a braçadeira proximal com pressão de 100 mmHg acima da pressão arterial sistólica (máximo de 300 mmHg) ou utilizar um sistema que permita mensurar a pressão da obstrução arterial;
> injetar o anestésico lentamente;
> remover o cateter venoso que foi utilizado para injetar o anestésico;
> o bloqueio anestésico instala-se em questão de minutos (5 a 15 minutos);
> após 20 minutos, inflar a braçadeira distal que está localizada na zona anestesiada e desinflar a braçadeira proximal.

■ Observações relativas ao membro inferior

> Indicação limitada a intervenções breves no tornozelo e no pé;
> o torniquete é colocado abaixo do joelho, mas pelo menos, 5 cm abaixo da cabeça da fíbula, para evitar a lesão do nervo fibular comum. É insuflado a uma pressão de 150 mmHg acima da pressão arterial sistólica (máximo de 380 mmHg).

CONTRAINDICAÇÕES

> Fístula arteriovenosa;
> arteriopatia ou cirurgia vascular no membro operado;
> anemia falciforme;
> septicemia, infecção do membro operado (eficácia anestésica diminuída ou insuficiente).

COMPLICAÇÕES

> Passagem do anestésico local para a circulação sistêmica:
> • a manutenção do torniquete por ao menos 45 minutos reduz este risco;
> • em caso de sintomas de intoxicação: infle imediatamente o torniquete, aumente a atenção à monitoração hemodinâmica e neurológica e prepare-se para uma eventual reanimação (ver "Tratamento de urgência da intoxicação por anestésicos locais", no Capítulo 11, "Anestésicos locais"). Quando os sintomas desaparecerem e após um período de 10 a 15 minutos, coloque um novo torniquete e observe.

BLOQUEIOS PLÉXICOS E TRONCULARES

> As vantagens dos bloqueios pléxicos e tronculares são:
> • a falta do uso sistemático da anestesia geral ou raquidiana;
> • a estabilidade hemodinâmica;
> • a preservação das funções cognitivas;
> • a rápida recuperação dos hábitos hídricos e alimentares;
> • uma analgesia prolongada e potente;

- uma fisioterapia precoce;
- uma recuperação funcional precoce;
- autonomia, mobilidade e levantar do leito precoce.
- diminuição das náuseas e vômitos por uma moderação na administração de opiáceos;

> os bloqueios pléxicos e tronculares são realizados por meio de técnicas de neuroestimulação ou, mais recentemente, guiadas por ultrassonografia. A técnica baseada na procura por parestesias deve ser definitivamente abandonada. A punção guiada por ultrassonografia é, provavelmente, o avanço terapêutico mais importante da anestesia locorregional periférica durante os últimos anos. No entanto, esta técnica requer equipamentos caros e uma fase de aprendizagem durante a qual a orientação por ultrassonografia é combinada à neuroestimulação;

> os 2 principais problemas da neuroestimulação são: em 1º lugar, a dor associada à estimulação elétrica; em 2º, as falhas de bloqueio, secundárias às variações anatômicas. Por exemplo, no plexo braquial, importantes variações anatômicas estão presentes em 20 a 30% dos pacientes. Por fim, a inserção intraneural de uma agulha nem sempre é acompanhada da dor tipicamente descrita na literatura e não está necessariamente associada à resposta muscular, mesmo com altas intensidades de estimulação; a injeção intraneural de anestésico local pode ainda levar à neuropatia;

> a técnica guiada por ultrassonografia permite identificar as diferentes estruturas anatômicas, como nervos, artérias, veias, ossos, pleura e peritônio; também permite a visualização das agulhas e a injeção de anestésico local;

> os benefícios da técnica guiada por ultrassonografia com relação à neuroestimulação são:
- bloqueios de melhor qualidade: mais intensos e mais prolongados;
- diminuição dos efeitos adversos e tóxicos dos anestésicos locais, por diminuição das doses administradas (p. ex., convulsões, parada cardiorrespiratória);
- diminuição do risco de injeção intravascular e, portanto, da cardiotoxicidade e neurotoxicidade;
- diminuição das lesões traumáticas dos nervos;
- diminuição do risco de miotoxicidade;
- diminuição do risco de hematomas;
- melhor tolerância pelos pacientes, pelos baixos níveis de neuroestimulação (0,6 a 0,8 mA em vez de 1,5 a 2,0 mA) e até mesmo ausência de estimulação;
- facilidade de uso em traumatologia;

> o perfeito conhecimento da anatomia (inervação dos dermátomos, miótomos e esclerótomos) é um pré-requisito para ambas as técnicas;

> na maioria dos casos, é possível utilizar estas técnicas para implantar um cateter com fins analgésicos com duração de vários dias.

NEUROESTIMULAÇÃO

ASPECTOS TÉCNICOS

> O neuroestimulador emite pulsos elétricos com uma frequência de 1 a 2 Hz, com duração de 0,1 ms e uma intensidade inicial de 1 a 2 mA; o campo elétrico induz despolarização do nervo estimulado, que produzirá por sua vez uma contração muscular. Uma vez que a resposta muscular esperada é obtida, o objetivo é reduzir a amplitude de estimulação que gera a contração muscular desejada, aperfeiçoando a busca ao modificar o posicionamento da agulha;

> o neuroestimulador é composto por 2 eletrodos: 1 preto conectado à agulha (preto = nervo = agulha) e 1 vermelho conectado ao paciente (vermelho = positivo = paciente).

PROCEDIMENTO: OBSERVAÇÕES GERAIS

> Posicionar o paciente corretamente;
> identificar os marcos anatômicos;
> desinfetar abundantemente a pele e posicionar um campo estéril;
> realizar uma pápula subcutânea de anestésico local;
> ligar o neuroestimulador:
> • é geralmente aceito que um nervo está adequadamente localizado quando a resposta motora é obtida com uma intensidade de 0,3 a 0,5 mA. A resposta motora deve desaparecer com uma intensidade menor do que 0,3 mA. Se este não for o caso, a agulha provavelmente está posicionada intraneuralmente e deve ser removida antes de injetar o anestésico;
> as respostas buscadas para os diferentes nervos são as seguintes:
> • nervo musculocutâneo: flexão do cotovelo;
> • nervo radial: extensão do punho;
> • nervo ulnar: oposição do polegar e do 5º dígito;
> • nervo mediano: flexão do punho;
> • nervo femoral: contração do quadríceps com elevação da patela;
> • nervo ciático: flexão plantar em caso de estimulação do contingente tibial ou flexão dorsal em caso de estimulação do contingente fibular comum;
> • nervo fibular comum: flexão dorsal do tornozelo, eversão;
> • nervo tibial: flexão plantar;
> injeção de anestésico local:
> • qualquer dor durante a injeção que leve a suspeita de injeção intraneural deve fazer com que a mesma seja interrompida imediatamente;
> • a injeção de 1 a 2 mL de solução anestésica deve levar ao desaparecimento da resposta induzida pelo neuroestimulador. Uma persistência do sinal deve fazer com que se suspeite de um posicionamento intraneural e exige a remoção da agulha por alguns milímetros, até que haja o desaparecimento do sinal;
> eventual inserção de um cateter:
> • para garantir uma melhor progressão do cateter, a bainha perineural deve ser dilatada com uma solução de NaCl 0,9% ou glicose 5%. Em seguida, a injeção de uma dose-teste (lidocaína 3% com adrenalina) permite excluir que esteja ocorrendo uma inserção intravascular (aumento de mais de 20% da frequência cardíaca);
> • o cateter não deve exceder um comprimento de 3 a 5 cm além da extremidade do introdutor.

TÉCNICA GUIADA POR ULTRASSONOGRAFIA

> Os aspectos desta técnica são descritos no final do capítulo.

BLOQUEIOS PLÉXICOS DO MEMBRO SUPERIOR

BLOQUEIO INTERESCALÊNICO

> Indicação:
> • cirurgia do ombro;
> posicionamento do paciente:
> • decúbito dorsal, com a cabeça ligeiramente voltada para o lado contralateral;
> marcos anatômicos:
> • espaço interescalênico formado pelos músculos escalenos anterior e médio;
> • margem posterior da cabeça clavicular do músculo esternocleidomastóideo;
> • cartilagem cricoide;

> inserção da agulha:
  • na cúpula do espaço interescalênico, no topo da cartilagem cricoide, ligeiramente atrás da margem posterior do cabeça clavicular do músculo esternocleidomastóideo;
  • em sentido medial, caudal e posterior (objetivando o cotovelo contralateral);
  • o nervo está localizado de 1 a 3 cm de profundidade;
  • injeção de 25 a 30 mL;
> respostas procuradas:
  • nervo mediano, nervo radial (atenção: não se satisfaça com uma resposta proximal) ou nervo musculocutâneo;
  • uma contração do diafragma indica uma posição demasiadamente anterior da agulha, que estimula o nervo frênico;
  • uma contração do músculo trapézio indica uma posição muito posterior da agulha, que estimula o XI nervo;
> complicações:
  • falha do bloqueio do nervo ulnar em 10 a 20% dos casos, em decorrência do arranjo vertical dos 3 troncos;
  • injeção na artéria vertebral;
  • injeção epidural ou intratecal (muitas vezes em uma orientação perpendicular à pele);
  • pneumotórax (raro);
  • bloqueio do gânglio estrelado em 30 a 50% dos casos, com o aparecimento da síndrome de Claude Bernard-Horner;
  • bloqueio do nervo frênico em 100% dos casos, possível ocorrência de dispneia;
  • bloqueio recorrente do nervo laríngeo em 30 a 50% dos casos, com aparecimento de modificação da voz;
  • infecção, hematoma, lesão neurológica (tronco nervoso ou nervo);
> observação:
  • em caso de contraindicação (DPOC grave, paresia do nervo frênico contralateral), um bloqueio do nervo supraescapular é uma alternativa para a analgesia pós-operatória após cirurgia no ombro, embora seja insuficiente para a intervenção cirúrgica.

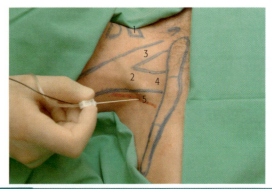

Figura 12.9 Bloqueio interescalênico.
1: cartilagem cricoide.
2: veia jugular externa.
3: m. esternocleidomastóideo – cabeça esternal.
4: m. esternocleidomastóideo – cabeça clavicular.
5: espaço interescalênico.

BLOQUEIO SUPRACLAVICULAR

> Indicação:
  - cirurgia de cotovelo, antebraço e mão;
> posicionamento do paciente:
  - decúbito dorsal, com a cabeça voltada para o lado contralateral;
> marcos anatômicos:
  - margem posterior da cabeça clavicular do músculo esternocleidomastóideo, na altura da sua inserção clavicular;
  - artéria subclávia;
  - espaço interescalênico;
> inserção da agulha:
  - palpação da artéria subclávia, acima do espaço interescalênico;
  - inserção da agulha ligeiramente acima do dedo, para passar perpendicularmente (com relação ao plano da tabela) acima da clavícula;
  - injeção de 25 a 30 mL;
> respostas procuradas:
  - nervo radial, nervo musculocutâneo e eventualmente nervo axilar;
> complicações:
  - injeção intra-arterial;
  - pneumotórax;
  - bloqueio do gânglio estrelado, com o aparecimento da síndrome de Claude Bernard-Horner;
  - bloqueio do nervo frênico, com possível ocorrência de dispneia;
  - infecção, hematoma, lesão neurológica.

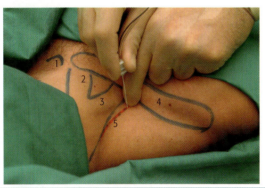

Figura 12.10 Bloqueio supraclavicular.
1: espaço subesternal.
2: m. esternocleidomastóideo – cabeça esternal.
3: m. esternocleidomastóideo – cabeça clavicular.
4: clavícula.
5: espaço interescalênico.

BLOQUEIO INFRACLAVICULAR

■ *Abordagem subcoracoidiana*

> Indicação:
  - cirurgia do cotovelo, antebraço e mão;
  - ao contrário do bloqueio axilar, a realização deste bloqueio não exige a mobilização do membro superior; assim, é a opção de escolha em caso de presença de trauma;

> posicionamento do paciente:
  • decúbito dorsal, com a cabeça ligeiramente voltada para o lado contralateral;
> marco anatômico:
  • processo coracoide;
> inserção da agulha:
  • 2 cm inferior e 1 cm medial ao processo coracoide;
  • inserção vertical, ligeiramente lateral;
  • a estimulação do nervo musculocutâneo geralmente indica uma punção muito lateral; a agulha deve então ser redirecionada em sentido ligeiramente medial;
  • injeção de 30 a 40 mL;
> respostas procuradas:
  • nervo radial distal, nervo mediano;
  • não se satisfaça com uma resposta do nervo musculocutâneo ou nervo radial proximal;
> complicações:
  • injeção intra-arterial;
  • pneumotórax;
  • infecção, hematoma, lesão neurológica.

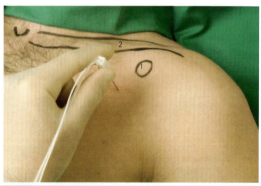

Figura 12.11 Bloqueio infraclavicular: abordagem subcoracoidiana. 1: processo coracoide; 2: clavícula.

■ Abordagem vertical

> Indicação:
  • cirurgia do cotovelo, antebraço e mão;
  • ao contrário do bloqueio axilar, a realização deste bloqueio não exige a mobilização do membro superior; assim, é a opção de escolha em caso de presença de trauma;
> posicionamento do paciente:
  • decúbito dorsal, com a cabeça ligeiramente voltada para o lado contralateral;
> marcos anatômicos:
  • meio de uma linha traçada entre a articulação acromioclavicular e o espaço supraesternal;
  • clavícula;
> inserção da agulha:
  • no meio desta linha, rasante à margem inferior da clavícula, estritamente perpendicular ao plano da mesa, posicionada horizontalmente (a posição da mesa é crucial, uma vez que seu posicionamento correto depende da redução do risco de pneumotórax);

- inserção com profundidade máxima de 50 mm;
- em geral, o refluxo de sangue é um sinal de uma punção muito medial;
- uma resposta do nervo musculocutâneo em geral indica uma punção muito lateral e com profundidade insuficiente;
- injeção de 30 a 40 mL;
> respostas procuradas:
- nervo radial distal, nervo mediano;
- não se satisfaça com uma resposta do nervo musculocutâneo ou do nervo radial proximal;
> complicações:
- injeção intra-arterial;
- pneumotórax;
- infecção, hematoma, lesão neurológica.

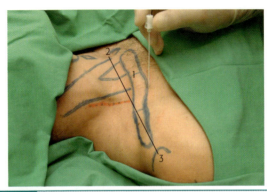

Figura 12.12 Bloqueio infraclavicular: abordagem vertical.
1: clavícula.
2: fossa subesternal.
3: acrômio.

BLOQUEIOS TRONCULARES DO MEMBRO SUPERIOR

BLOQUEIO SUPRAESCAPULAR

> Indicação:
- analgesia pré e pós-operatória do ombro, quando um bloqueio interescalênico estiver contraindicado;
- pode ser realizado sem neuroestimulador;
> posicionamento do paciente:
- posição ortostática;
- braços soltos;
- ombro completamente livre;
> marcos anatômicos:
- a meio caminho entre a extremidade medial e a extremidade acromial da espinha da escápula;
> inserção da agulha:
- inserção ligeiramente acima do meio da espinha da escápula, no sentido caudal até que haja o contato ósseo com a escápula;
- remover 2 a 3 mm, realizar teste de aspiração e injetar 10 mL de solução;
> complicações:
- injeção intravascular;
- infecção, hematoma, lesão neurológica.

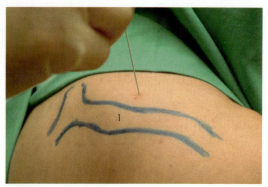

Figura 12.13 Bloqueio supraescapular.
1: espinha da escápula.

BLOQUEIO AXILAR

> Indicação:
  - cirurgia do cotovelo, antebraço e mão;
> posicionamento do paciente:
  - decúbito dorsal, com o braço abduzido a 90° e o cotovelo fletido a 90°;
> marcos anatômicos:
  - artéria axilar;
> inserção da agulha:
  - identificar o pulso axilar;
  - inserir a agulha acima da artéria em um sentido proximal, até estar quase paralelamente à artéria, em um ângulo de 30 a 45° com a pele;
> respostas procuradas:
  - nervo mediano: punção ligeiramente acima da artéria axilar, paralelamente ao eixo da artéria;
  - nervo ulnar: punção logo abaixo da artéria axilar (quase na frente dela), paralelamente ao eixo da artéria;
  - nervo radial: punção logo abaixo da artéria axilar, na direção da fossa axilar, ao tentar passar por trás da artéria com a extremidade da agulha;
  - nervo musculocutâneo (a procura específica por este nervo é necessária, já que ele deixa o plexo antes da fossa axilar): puncionar justo acima da artéria axilar, na direção da margem anterior do músculo deltoide;
> sequência de injeção:
  - ▲ 1) nervo musculocutâneo: injeção de 8 a 10 mL;
  - ▲ 2) nervo principal do território cirúrgico: injeção de 15 mL;
  - ▲ 3) nervo troncular suplementar: injeção de 5 a 10 mL;
  - os nervos cutâneo medial do braço e antebraço necessitam de uma injeção subcutânea em direção à linha axilar posterior para serem bloqueados (o uso de um torniquete exige o bloqueio destes 2 nervos): injeção de 5 mL;
> complicações:
  - punção e injeção intra-arterial;
  - infecção, hematoma, lesão neurológica.

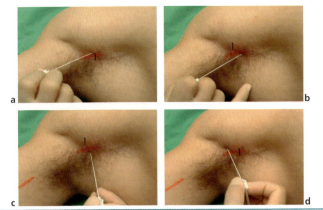

Figura 12.14 Bloqueio axilar.
1: artéria axilar.
a: Nervo mediano.
b: Nervo ulnar.
c: Nervo radial.
d: Nervo musculocutâneo.

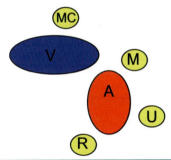

Figura 12.15 Relação dos nervos e vasos na fossa axilar.
V: veia axilar; A: artéria axilar; M: nervo mediano; U: nervo ulnar; R: nervo radial; MC: nervo musculocutâneo.

BLOQUEIO TRONCULAR DO CANAL UMERAL

> Indicação:
  • cirurgia no cotovelo ou abaixo;
> posicionamento do paciente:
  • decúbito dorsal, com o braço abduzido a 90° e cotovelo em extensão;
> marcos anatômicos:
  • junção entre os terços médio e superior do braço;
  • artéria braquial;
> inserção da agulha:
  • nervo mediano: tangencialmente à pele e ligeiramente acima da artéria;

- nervo radial: muito abaixo da artéria, profundo, quase na margem inferior do úmero;
- nervo ulnar: tangencialmente à pele e ligeiramente abaixo da artéria;
- nervo musculocutâneo: sob o corpo do bíceps, bem acima da artéria;
- os nervos cutâneo medial do braço e antebraço necessitam de uma injeção subcutânea em direção à linha axilar posterior para serem bloqueados (o uso de um torniquete exige o bloqueio destes 2 nervos): injeção de 5 mL;
- volumes de injeção idênticos aos do bloqueio axilar;

> respostas procuradas:
- idênticas ao bloqueio axilar;

> complicações:
- injeção intravascular;
- infecção, hematoma, lesão neurológica.

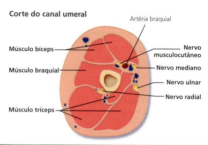

Figura 12.16 Corte do canal umeral.

BLOQUEIOS TRONCULARES DO COTOVELO

> Indicações:
- cirurgia do punho e da mão;
- complementar a um bloqueio insuficiente do infraclavicular, axilar ou do canal umeral;

> posicionamento do paciente:
- decúbito dorsal, com o braço abduzido a 90° e em supinação, com cotovelo em extensão;

> marcos anatômicos:
- para os nervos radial e mediano:
  ▲ prega do cotovelo;
  ▲ artéria braquial;
  ▲ tendão do bíceps;
- para o nervo ulnar:
  ▲ olécrano;
  ▲ epitróclea;

> inserção da agulha:
- nervo mediano:
  ▲ punção medial à artéria, tangencialmente à pele, 2 cm acima da prega do cotovelo;
  ▲ injeção de 7 a 10 mL;
- nervo radial:
  ▲ 2 cm lateral à margem lateral do tendão do bíceps, 2 a 3 cm acima da prega do cotovelo, em direção cefálica;
  ▲ injeção de 5 a 7 mL;
  ▲ possibilidade de bloquear o nervo musculocutâneo por uma injeção subcutânea de anestésico local em direção à margem lateral do antebraço

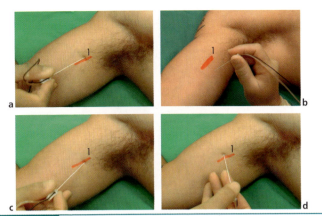

Figura 12.17 Bloqueios tronculares do canal umeral.
1: artéria braquial.
a: Nervo mediano.
b: Nervo radial.
c: Nervo ulnar.
d: Nervo musculocutâneo.

  (neste caso, somente fibras sensitivas são bloqueadas): injeção de 4 a 6 mL;
- nervo ulnar:
  ▲ o cotovelo está fletido a 60°;
  ▲ 2 cm acima de uma linha entre o olécrano e a epitróclea, em direção cranial:
    ✓ atenção: não injetar diretamente na goteira epitroclear, em decorrência de um risco de compressão do nervo pela solução;
- injeção de 5 a 8 mL;
> complicações:
- injeção intra-arterial;
- infecção, hematoma, lesão neurológica.

BLOQUEIOS TRONCULARES DO PUNHO

> Indicações:
- cirurgia da mão;
- complementar a um bloqueio insuficiente infraclavicular, axilar ou do canal umeral;
> posicionamento do paciente:
- decúbito dorsal, com o braço em abdução e supinação;
> marcos anatômicos:
- prega de flexão do punho;
- tendão do flexor ulnar do carpo;
- tendão dos músculos palmar curto e longo;
- tabaqueira anatômica;
- processo estiloide;

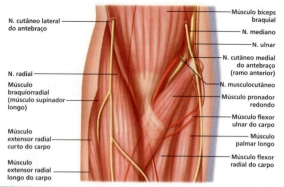

Figura 12.18 Anatomia do cotovelo.

> inserção da agulha:
> - nervo ulnar:
>   ▲ 4 cm acima do processo estiloide, entre a artéria ulnar e o tendão do flexor ulnar do carpo, injeção de 4 a 6 mL;
> - nervo mediano:
>   ▲ 2 a 3 cm acima da prega do punho, entre os 2 tendões dos músculos palmares, em sentido cefálico, injeção de 3 a 5 mL de solução;
> - nervo radial:
>   ▲ infiltração subcutânea de 3 a 5 mL, 5 cm acima da tabaqueira anatômica, em direção à face anterior do antebraço; em seguida, 3 a 5 mL em direção à face posterior:
>   ✓ neste nível, este nervo é apenas sensitivo; assim, a utilização de um neuroestimulador é inútil;
> complicações:
> - infecção, hematoma, lesão neurológica.

ANESTESIA CIRCULAR DOS FLEXORES

> Indicação:
> - cirurgia distal dos dedos;
> - sem neuroestimulação;
> posicionamento do paciente:
> - decúbito dorsal, com o braço em supinação;
> marcos anatômicos:
> - articulação metacarpofalangeana;
> inserção da agulha:
> - inserção na articulação metacarpofalangeana, com um ângulo de 45°, no sentido distal;
> - injeção de 3 a 4 mL;
> - atenção: injeção de AL sem adrenalina;
> complicações:
> - infecção, hematoma, lesão neurológica.

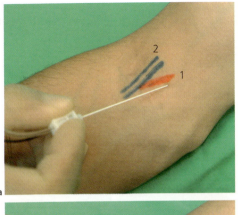
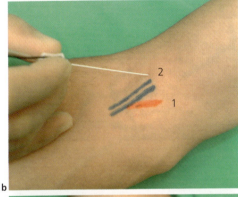
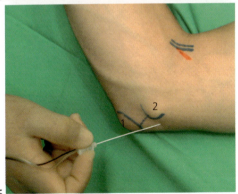

Figura 12.19 Bloqueios tronculares do cotovelo.
a: Nervo mediano; 1: artéria ulnar; 2: tendão do bíceps.
b: Nervo radial; 1: artéria ulnar; 2: tendão do bíceps.
c: Nervo ulnar; 1: olécrano; 2: epitróclea.

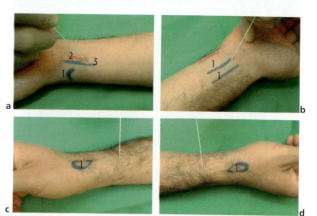

Figura 12.20 Bloqueios tronculares do punho.
a: Nervo ulnar; 1: processo estiloide; 2: artéria ulnar; 3: tendão do músculo flexor ulnar do carpo.
b: Nervo mediano; 1: tendão dos músculos palmares.
c: Nervo radial; 1: tabaqueira anatômica.
d: Nervo radial; 1: tabaqueira anatômica.

BLOQUEIOS PLÉXICOS DO MEMBRO INFERIOR

BLOQUEIO PLÉXICO DO LOMBO OU BLOQUEIO DO LOMBO POSTERIOR

> Indicação:
  - cirurgia do quadril e do joelho;
> posicionamento do paciente:
  - decúbito lateral;
> marcos anatômicos:
  - crista ilíaca;
  - espinha ilíaca posterossuperior;
> inserção da agulha:
  - no ponto de intersecção entre uma linha paralela aos processos espinhosos partindo da espinha ilíaca posterossuperior e uma linha passando por ambas as cristas ilíacas;
  - inserção rigorosamente perpendicular;
  - injeção de 25 a 35 mL;
> respostas procuradas:
  - nervo femoral: contração do músculo quadríceps;
  - nervo obturatório: adução da coxa;
> complicações:
  - punção no polo inferior do rim;
  - difusão peridural;
  - infecção, hematoma, lesão neurológica;
> observação:
  - a realização deste bloqueio é doloroso para o paciente; deve ser considerado somente se a anestesia espinal for contraindicada;
  - alguns autores defendem a combinação deste bloqueio com a anestesia geral para reduzir a perda de sangue durante a cirurgia do quadril.

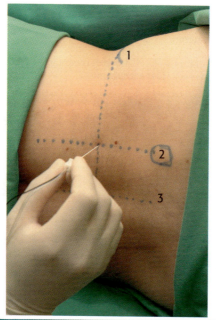

Figura 12.21 Bloqueio pléxico do lombo.
1: crista ilíaca; 2: espinha ilíaca posterossuperior; 3: linha unindo os processos espinhosos.

BLOQUEIO DO NERVO ISQUIÁTICO NA PERNA

■ *Abordagem parassacral ou bloqueio do plexo sacral*

> Indicações:
- cirurgia de perna e pé;
- cirurgia de todo o membro inferior, em combinação com um bloqueio femoral;

> posicionamento do paciente:
- decúbito lateral com flexão de quadril e joelho a 90°;

> marcos anatômicos:
- espinha ilíaca posterossuperior;
- espinha isquiática;

> inserção da agulha:
- traçar uma linha que liga as duas espinhas citadas acima;
- insira a agulha na união do terço superior com os 2/3 inferiores a esta linha, perpendicularmente à pele, em sentido ligeiramente cefálico (uma direção caudal deve ser definitivamente evitada);
- injeção de 20 a 30 mL;

> respostas procuradas:
- flexão plantar ou dorsal do pé. Atenção: não se satisfaça com uma resposta proximal (perna ou coxa);
- qualquer intervenção envolvendo uma osteotomia deve fazer com que se busque por uma resposta do nervo tibial (flexão plantar);

> complicações:
  - punção do reto;
  - punções vasculares;
> observação:
  - esta técnica tem uma alta incidência de complicações. Este bloqueio é reservado às contraindicações à raquianestesia.

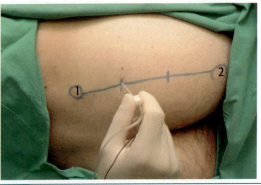

Figura 12.22 Bloqueio do nervo ciático na região glútea: abordagem parassacral.
1: espinha ilíaca posterossuperior.
2: espinha isquiática.

■ *Abordagem posterior*

> Indicações:
  - cirurgia da perna e do pé;
  - cirurgia de todo o membro inferior, em combinação com um bloqueio femoral;
    - ▲ atenção: esta abordagem não permite a anestesia do nervo cutâneo posterior da coxa, que deve ser bloqueado na coxa durante o uso de um torniquete. Somente uma abordagem parassacral para o bloqueio isquiático permite o uso de torniquete;
> posicionamento do paciente:
  - decúbito lateral, com flexão de quadril e joelho a 90°;
> marcos anatômicos:
  - espinha ilíaca posterossuperior;
  - trocanter maior;
  - hiato sacrococcígeo;
> inserção da agulha:
  - trace a bissetriz da linha que liga o trocanter maior à espinha ilíaca posterossuperior;
  - trace a linha entre o hiato sacrococcígeo e o trocanter maior;
  - insira a agulha na intersecção da mediatriz com a linha que liga o trocanter maior ao hiato sacrococcígeo, perpendicularmente à pele;
  - injete 20 a 30 mL;
> respostas procuradas:
  - flexão plantar ou dorsal do pé. Atenção: não se satisfaça com uma resposta proximal (perna ou coxa);
  - qualquer intervenção envolvendo uma osteotomia deve fazer com que se busque por uma resposta do nervo tibial (flexão plantar);
> complicações:
  - infecção, hematoma, lesão neurológica.

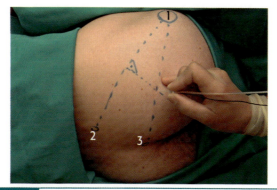

Figura 12.23 Bloqueio do nervo ciático na região glútea: abordagem posterior.
1: trocanter maior.
2: espinha ilíaca posterossuperior.
3: hiato sacrococcígeo.

■ *Abordagem anterior*

> Indicações:
- cirurgia da perna e do pé;
- cirurgia de todo o membro inferior, em combinação com um bloqueio femoral;
  - ▲ atenção: esta abordagem não permite a anestesia do nervo cutâneo posterior da coxa, que deve ser bloqueado na coxa durante o uso de um torniquete. Somente uma abordagem parassacral para o bloqueio ciático permite o uso de torniquete;

> posicionamento do paciente:
- decúbito dorsal, com o membro em extensão e ligeira rotação externa;

> marcos anatômicos:
- ligamento inguinal;
- trocanter maior;

> inserção da agulha:
- traçar uma linha paralela ao ligamento inguinal, que passa pelo trocanter maior;
- traçar uma perpendicular ao ligamento inguinal, na junção do terço medial e dos 2/3 laterais;
- a interseção destas 2 linhas fornece o ponto de punção;
- inserção vertical da agulha em direção ao trocanter menor;
- injeção de 30 mL;

> respostas procuradas:
- flexão plantar ou dorsal do pé. Atenção: não se satisfaça com uma resposta proximal (perna ou coxa);
- qualquer intervenção envolvendo uma osteotomia deve fazer com que se busque por uma resposta do nervo tibial (flexão plantar);

> complicações:
- infecção, hematoma, lesão neurológica.

■ *Abordagem lateral*

> Indicações:
- cirurgia da perna e do pé;

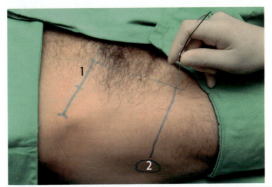

Figura 12.24 Bloqueio do nervo isquiático: abordagem anterior.
1: ligamento inguinal.
2: trocanter maior.

- cirurgia de todo o membro inferior, em combinação com um bloqueio femoral;
  ▲ atenção: esta abordagem não permite a anestesia do nervo cutâneo posterior da coxa, que deve ser bloqueado na coxa durante o uso de um torniquete. Somente uma abordagem parassacral para o bloqueio isquiático permite o uso de torniquete;
> posicionamento do paciente:
  - decúbito dorsal, membro em extensão com uma ligeira rotação interna;
> marcos anatômicos:
  - trocanter maior;
> inserção da agulha:
  - inserção perpendicularmente à pele, 1 a 2 cm abaixo da crista do trocanter maior e 3 a 4 cm na direção caudal em um plano horizontal, em direção à margem inferior do fêmur;
  - injeção de 20 a 30 mL;
> respostas procuradas:
  - flexão plantar ou dorsal do pé. Atenção: não se satisfaça com uma resposta proximal (perna ou coxa);
  - qualquer intervenção envolvendo uma osteotomia deve fazer com que se busque por uma resposta do nervo tibial (flexão plantar);
> complicações:
  - infecção, hematoma, lesão neurológica.

BLOQUEIOS TRONCULARES DO MEMBRO INFERIOR

BLOQUEIO DO NERVO FEMORAL

> Indicações:
  - cirurgia da face anterior da coxa;
  - analgesia de fraturas do fêmur;
  - cirurgia do fêmur, combinada com um bloqueio ciático;
  - analgesia para cirurgia no joelho;
> posicionamento do paciente:
  - decúbito dorsal com a perna ligeiramente abduzida;
> marcos anatômicos:
  - ligamento inguinal entre o tubérculo púbico e a espinha ilíaca anterossuperior;
  - artéria femoral;

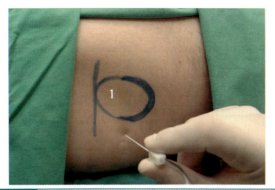

Figura 12.25 — Bloqueio do nervo ciático na região glútea: abordagem lateral.
1: trocanter maior.

> inserção da agulha:
>   - 10 a 15 mm abaixo do ligamento inguinal e externamente à artéria femoral, perpendicularmente à pele;
>   - injeção de 15 a 20 mL;
> respostas procuradas:
>   - contração do quadríceps;
>   - buscar exclusivamente por uma ascensão da patela; contração dos músculos vasto medial ou vasto lateral não é suficiente;
>   - em caso de contração do músculo vasto medial, redirecione a agulha lateralmente;
> complicações:
>   - punção arterial;
>   - infecção, hematoma, lesão neurológica.

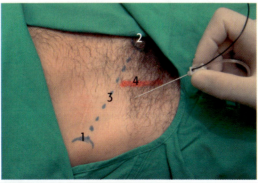

Figura 12.26 — Bloqueio do nervo femoral.
1. espinha ilíaca anterossuperior.
2. espinha do púbis.
3. ligamento inguinal.
4. artéria femoral.

BLOQUEIO 3 EM 1

O bloqueio 3 em 1 é uma infiltração ampla dos nervos femoral, obturatório e cutâneo lateral femoral. A única técnica que permite realizar um bloqueio 3 em 1 é o bloqueio pléxico do lombo posterior. Trata-se de uma técnica praticamente idêntica à do bloqueio femoral descrito anteriormente, mas que deve ser abandonado por causa da elevada taxa de insucesso.

BLOQUEIO DO NERVO OBTURATÓRIO

> Indicação:
  - ressecção endoscópica da bexiga, em combinação com um bloqueio central em um tumor vesical de localização lateral;
  - cirurgia no joelho, em combinação com um bloqueio do nervo femoral e do nervo cutâneo femoral lateral;
> posicionamento do paciente:
  - decúbito dorsal, com o membro inferior em leve abdução;
> marcos anatômicos:
  - artéria femoral;
  - prega inguinal;
  - borda medial do músculo adutor magno;
> inserção da agulha:
  - na prega inguinal, entre a artéria femoral e a margem medial do músculo adutor magno, a 15 a 20 mm da espinha do púbis;
  - injeção de 8 a 10 mL;
> resposta procurada:
  - nervo obturatório: adução da coxa;
> complicações:
  - infecção, hematoma, lesão neurológica.

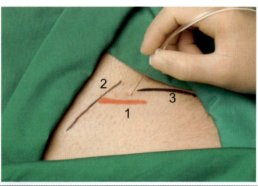

Figura 12.27 Bloqueio do nervo obturatório.
1: artéria femoral; 2: prega inguinal; 3: margem medial do músculo adutor magno.

BLOQUEIO DO NERVO CUTÂNEO FEMORAL LATERAL

> Indicações:
  - cirurgia das partes moles da face lateral da coxa;
  - cirurgia do joelho, em combinação com o bloqueio do nervo femoral e do nervo obturatório;

- > posicionamento do paciente:
  - decúbito dorsal;
- > marcos anatômicos:
  - ligamento inguinal;
  - espinha ilíaca anterossuperior;
- > inserção da agulha:
  - sem neuroestimulador;
  - 1 cm abaixo do ligamento inguinal e abaixo da espinha ilíaca anterossuperior;
  - inserção perpendicular à pele, até a passagem da fáscia *lata*, seguida de injeção em leque de 2/3 da solução;
  - injeção do terço restante durante a remoção da agulha;
  - injeção total de 8 a 10 mL;
- > complicações:
  - infecção, hematoma, lesão neurológica.

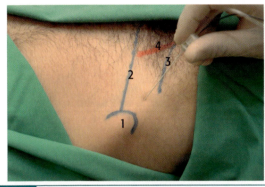

Figura 12.28 Bloqueio do nervo cutâneo femoral lateral.
1: espinha ilíaca anterossuperior.
2: ligamento inguinal.
3: prega inguinal.
4. artéria femoral.

BLOQUEIO ILIOFASCIAL

- > Indicação:
  - analgesia pós-operatória ou em ambiente extra-hospitalar para cirurgia ou intervenção traumatológica (fratura) do quadril e da parte superior do fêmur;
- > posicionamento do paciente:
  - decúbito dorsal;
- > marcos anatômicos:
  - espinha ilíaca anterossuperior;
  - espinha do púbis;
  - ligamento inguinal;
  - artéria femoral;
- > inserção da agulha:
  - 3 a 4 cm abaixo da junção entre o terço externo e o terço médio do ligamento inguinal e 2 a 3 cm lateral à artéria femoral;
  - inserção da agulha em um ângulo de 30° em sentido cefálico;
  - cruzamento da fáscia *lata* e fáscia ilíaca;
  - injeção de 25 a 30 mL de um anestésico local de longa ação ou colocação de um cateter.

> complicações:
  • infecção, hematoma, lesão neurológica (rara);
> observações:
  • este bloqueio, que é feito sem neuroestimulador, pode bloquear por inundação, embora de forma inconstante, os nervos cutâneo lateral da coxa, obturatório e femoral;
  • é aconselhável usar uma agulha romba, do tipo agulha de neuroestimulação, para encontrar os ressaltos que indicam a passagem das fáscias *lata* e ilíaca.

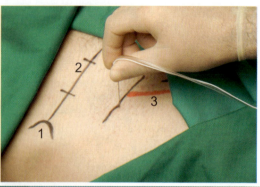

Figura 12.29 Bloqueio iliofascial.
1: espinha ilíaca anterossuperior.
2: ligamento inguinal.
3: artéria femoral.

BLOQUEIO DO NERVO CIÁTICO NA FOSSA POPLÍTEA

> Caso seja utilizado um torniquete, este bloqueio é insuficiente para uma intervenção, mas fornece analgesia pós-operatória.

■ *Abordagem poplítea posterior*
> Indicações:
  • cirurgia da perna e do pé;
> posicionamento do paciente:
  • decúbito ventral;
  • colocação de apoio sob o topo do pé, para promover uma ligeira flexão da perna;
> marcos anatômicos:
  • borda medial do músculo semimembranoso;
  • borda lateral do músculo bíceps femoral;
  • prega flexora;
> inserção da agulha:
  • 7 a 10 cm acima da prega do joelho, 1 cm lateralmente à bissetriz resultante do topo do triângulo formado pelas duas bordas musculares;
> respostas procuradas:
  • flexão plantar (nervo tibial) ou dorsal (nervo fibular comum);
  • qualquer intervenção envolvendo uma osteotomia deve fazer com que se busque por uma resposta do nervo tibial (flexão plantar);
> complicações:
  • punção da artéria poplítea;
  • infecção, hematoma, lesão neurológica.

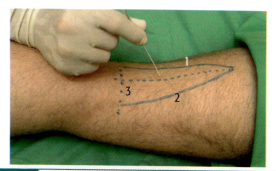

Figura 12.30 Bloqueio do nervo isquiático na fossa poplítea: abordagem poplítea posterior do membro inferior esquerdo.
1: margem medial do músculo bíceps femoral.
2: margem lateral do músculo semimembranoso.
3: prega de flexão.

■ *Abordagem poplítea lateral*

> Indicações:
  - cirurgia da perna e do pé;
  - essa abordagem torna mais difícil um cateterismo. A taxa de falha da analgesia pós-operatória pode aproximar-se de 30%;
> posicionamento do paciente:
  - decúbito dorsal;
  - colocação de apoio sob a fossa poplítea para obter uma ligeira flexão do joelho;
> marcos anatômicos:
  - tendão do músculo bíceps femoral;
  - depressão anterior ao tendão do músculo bíceps femoral;
  - prega articular;
> inserção da agulha:
  - inserção 5 a 7 cm acima da dobra articular, na depressão, em direção caudal e posterior, com um ângulo de 60°;
> respostas procuradas:
  - flexão plantar (nervo tibial) ou dorsal (nervo fibular comum);
  - qualquer intervenção envolvendo uma osteotomia deve fazer com que se busque por uma resposta do nervo tibial (flexão plantar);
> complicações:
  - punção da artéria poplítea;
  - infecção, hematoma, lesão neurológica.

BLOQUEIO DO NERVO SAFENO

> Indicações:
  - complementar a um bloqueio femoral incompleto;
  - cirurgia da perna, em combinação com um bloqueio do nervo ciático;
> posicionamento do paciente:
  - decúbito dorsal, com as pernas ligeiramente flexionadas;
> marcos anatômicos:
  - tuberosidade da tíbia;
  - borda da cabeça medial do músculo gastrocnêmio;
> inserção da agulha:
  - infiltração subcutânea em leque, na faixa do espaço entre a tuberosidade da tíbia e o rebordo muscular;
> complicações:
  - infecção, hematoma, lesão neurológica.

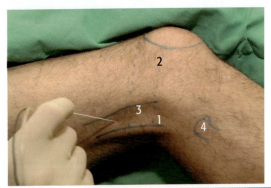

Figura 12.31 Bloqueio do nervo isquiático na fossa poplítea: abordagem poplítea lateral.
1: tendão do músculo bíceps femoral.
2: prega articular.
3: depressão.
4: cabeça da fíbula.

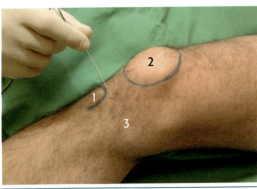

Figura 12.32 Bloqueio do nervo safeno.
1: tuberosidade tibial.
2: patela.
3: rebordo da cabeça medial do músculo gastrocnêmio.

BLOQUEIOS TRONCULARES DO PÉ

> Estes bloqueios permitem a anestesia do nervo tibial, safeno, fibular profundo, fibular superficial e sural;
> indicação:
  • cirurgia do pé;
> posicionamento do paciente:
  • decúbito dorsal;
> marcos anatômicos e inserção da agulha:
  • bloqueio do nervo tibial:
    ▲ maléolo medial;
    ▲ punção na artéria tibial posterior;
    ▲ o desaparecimento da goteira medial indica a localização correta;
    ▲ injeção de 5 a 8 mL;

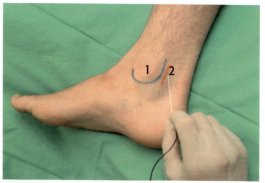

Figura 12.33 Bloqueio do nervo tibial no pé.
1: maléolo medial.
2: artéria tibial posterior.

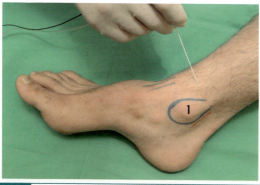

Figura 12.34 Bloqueio do nervo safeno no pé.
1: maléolo medial.

- bloqueio do nervo safeno:
  ▲ injeção subcutânea em leque, 2 cm acima e anterior ao maléolo medial;
  ▲ injeção de 3 a 5 mL;
- bloqueio do nervo fibular profundo:
  ▲ entre os músculos extensor do hálux e extensor comum dos dedos; na interlinha articular, comprimindo acima do ponto de punção;
  ▲ busque o contato ósseo e, então, retire a agulha 1 a 2 mm para realizar a injeção;
  ▲ injeção de 4 a 6 mL;
- bloqueio do nervo fibular superficial:
  ▲ injeção subcutânea em leque 2 cm acima e anterior ao maléolo lateral;
  ▲ injeção de 3 a 5 mL;
- bloqueio do nervo sural:
  ▲ injeção subcutânea na goteira posterior do maléolo lateral;
  ▲ injeção de 4 a 5 mL;

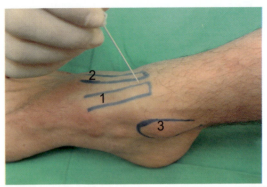

Figura 12.35 Bloqueio do nervo fibular profundo no pé.
1: tendão do extensor longo do hálux.
2: tendão do extensor comum dos dedos.
3: maléolo medial.

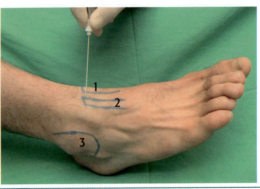

Figura 12.36 Bloqueio do nervo fibular superficial no pé.
1: tendão do extensor longo do hálux.
2: tendão do extensor comum dos dedos.
3: maléolo lateral.

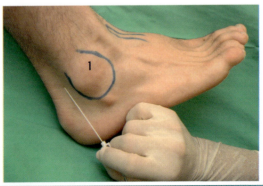

Figura 12.37 Bloqueio do nervo sural.
1: maléolo lateral.

> resposta procurada:
  - a utilização de um neuroestimulador é útil para localizar o nervo tibial (flexão plantar dos artelhos); todos os outros nervos são unicamente sensitivos;
> complicações:
  - infecção, hematoma, lesão neurológica.

BLOQUEIOS DO COLO E DO TRONCO

BLOQUEIO DO PLEXO CERVICAL

> Indicação:
  - cirurgia de carótida;
> posicionamento do paciente:
  - decúbito dorsal, com a cabeça girada no sentido contralateral;
> marcos anatômicos:
  - processo mastoide;
  - processo transverso de C6, na altura da margem superior da cartilagem cricoide;
  - músculo esternocleidomastóideo;
  - veia jugular externa;
  - fossa coronoide, delimitada pelo arco zigomático, processo articular do maxilar inferior, processo coronoide do maxilar inferior;
  - ângulo da mandíbula;
> inserção da agulha:
  - infiltração do ponto de emergência dos ramos superficiais do plexo cervical por:
    ▲ punção 1 cm acima da intersecção da veia jugular externa com a margem posterior do músculo esternocleidomastóideo; volume de 5 a 7 mL de solução anestésica (Fig. 12.38a);
    ▲ infiltração ao longo da margem posterior do músculo esternocleidomastóideo, 4 cm na direção do processo mastoide e 3 cm na direção (caudal) de C6, com volume total de 13 a 15 mL (Fig. 12.38b e c);
  - infiltração subcutânea do local da incisão, pouco antes da margem anterior da cabeça esternal do músculo esternocleidomastóideo; volume de 7 a 8 mL (Fig. 12.38d);
  - infiltração subcutânea da região do ângulo da mandíbula; volume de 2 a 3 mL (Fig. 12.38e);
  - infiltração na fossa coronoide (bloqueio do ramo externo do nervo mandibular, responsável pela sensibilidade da pele do maxilar inferior e do subângulo mandibular), volume de 2 a 3 mL (Fig. 12.38f);
  - o teste de aspiração após cada movimento da agulha é muito importante para evitar a injeção intravascular;
> complicações:
  - bloqueio do nervo frênico;
  - bloqueio do palato mole (bloqueio dos nervos IX e X) e distúrbios de deglutição;
  - queda da comissura labial por bloqueio do ramo mentoniano do nervo facial;
  - bloqueio do nervo recorrente pela infiltração pericarotidiana realizada pelo cirurgião;
  - infecção, hematoma, lesão neurológica.

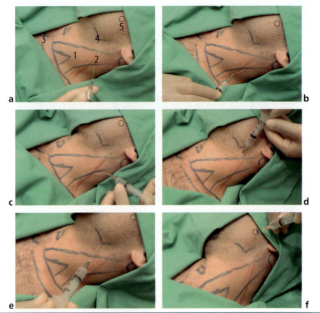

Figura 12.38 Bloqueio do plexo cervical.
1: músculo esternocleidomastóideo.
2: veia jugular externa (vermelho).
3: cartilagem cricoide.
4: ângulo da mandíbula.
5: fossa coronoide.

BLOQUEIO INTERCOSTAL

> Indicações:
- analgesia pós-operatória da cirurgia torácica e abdominal superior;
- fraturas de costelas;
- dor torácica de origem neurogênica;

> posicionamento do paciente:
- decúbito ventral ou lateral;
- sem neuroestimulador;

> marcos anatômicos:
- margem inferior das costelas;
- linha axilar posterior;

> inserção da agulha:
- direção oblíqua para cima até o contato ósseo com a linha axilar posterior;
- retirada e reinserção para raspar a margem costal inferior, que não deve exceder mais de 3 mm;
- não procurar por parestesia;
- injeção de 3 a 5 mL de solução anestésica pelo espaço intercostal;

> complicações:
- pneumotórax;
- toxicidade sistêmica, causada por absorção significativa;
- infecção, hematoma, lesão neurológica.

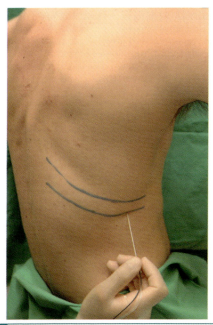

Figura 12.39 | Bloqueio intercostal.

BLOQUEIO PARAVERTEBRAL

> Indicações na coluna torácica:
  - anestesia e analgesia pós-operatória para:
    - cirurgia da mama (é necessário um bloqueio de C7 à T7);
    - cirurgia da fossa axilar;
    - toracotomia;
    - colecistectomia;
  - analgesia:
    - pancreatite aguda;
> indicações na coluna lombar:
  - cura de hérnia inguinal;
  - anestesia durante a remoção da crista ilíaca;
  - procedimentos abdominais superficiais;
  - analgesia da 1ª fase do trabalho de parto na parturiente;
> posicionamento do paciente:
  - sentado com a cabeça flexionada ou em decúbito lateral, idêntica à posição para a realização de uma peridural;
  - utilização da técnica de perda da resistência com o mandril líquido (idêntica à peridural);
> marcos anatômicos:
  - processos espinhosos;
> inserção da agulha:
  - o ponto de inserção da agulha depende do nível do bloqueio: a realização na coluna torácica difere da realização na coluna lombar.

- ▲ bloqueio paravertebral torácico: pela obliquidade do processo espinhoso, o processo transverso palpado corresponde à vértebra subjacente. Por exemplo, para bloquear o nervo T4 que sai pelo forame intervertebral T4-T5, a referência da superfície é a extremidade do processo espinhoso de T3 e o contato ósseo correspondente ao processo transverso de T4. A agulha é então dirigida em sentido caudal para passar sob o processo transverso de T4;
- ▲ bloqueio paravertebral lombar: no lombo, o processo espinhoso é horizontal. O processo transverso que se está em contato corresponde à mesma vértebra que o processo espinhoso que serve de referência na superfície. A agulha será então direcionada em sentido caudal para bloquear o metâmero correspondente. Por exemplo, para bloquear L2, a referência de superfície é o processo espinhoso de L2, o processo transverso em contato é o L2 e a agulha deve ser reorientada em sentido caudal. A perda da resistência é de pouca utilidade, pela ausência de ligamento costotransverso. Pela mesma razão, o "clique" é pouco útil. Pode ainda corresponder à passagem da aponeurose do músculo psoas, a qual não se deve ultrapassar. O único ponto de referência de profundidade que resta então é o contato ósseo com o processo transverso. Ele nunca deve ser excedido em mais de 1 cm, pois os processos transversos são muito mais finos na coluna do lombo que na coluna torácica;
- a inserção da agulha é feita a uma distância lateral de 2,5 cm da margem superior do processo espinhoso;
- o contato com o processo transverso tem profundidade entre 2 e 4 cm;
- em seguida, uma seringa cheia de NaCl é conectada à agulha para permitir a busca da perda de resistência, o que indica penetração no espaço paravertebral; depois da detenção da progressão da agulha após passar sob o processo transverso, retirar ligeiramente a agulha e inserir novamente, de modo "contínuo", até atravessar a margem superior deste processo; deste modo, uma punção permite bloquear duas raízes nervosas;
- a entrada no espaço paravertebral situa-se 1 cm mais profundamente que o contato ósseo;

> complicações:
- pneumotórax;
- intoxicação por anestésicos locais;
- difusão peridural;
- infecção, hematoma, lesão neurológica.

BLOQUEIO INGUINAL E ILIO-HIPOGÁSTRICO

Observação: é descrita aqui apenas a técnica para fins analgésicos. Na verdade, existe uma técnica com fins anestésicos com risco de complicações muito maior.

> Indicação:
- analgesia para cirurgia de hérnia inguinal;
- orquidopexia (especialmente em crianças);

> posicionamento do paciente:
- decúbito dorsal;

> marcos anatômicos:
- umbigo;
- espinha ilíaca anterossuperior;
- ligamento inguinal;

> inserção da agulha:
- o uso de uma agulha de ponta arredondada ou com bisel curto (no máximo 45°) deve ser rotineiro. Na verdade, permite identificar mais facilmente as estruturas e diminuir a taxa de complicações;

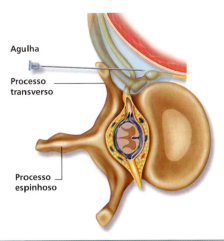

Figura 12.40 Bloqueio paravertebral.

- uma linha traçada entre o umbigo e espinha ilíaca anterossuperior, dividida a seguir em 4 segmentos;
- inserção perpendicular à junção dos 2 segmentos lateroinferiores, até o cruzamento com a aponeurose superficial do músculo oblíquo externo, direcionando então a agulha em direção ao meio do ligamento inguinal;
- injeção de 3/4 do volume na aponeurose e o 4º restante acima da aponeurose subcutânea;

> complicações:
- perfuração peritoneal ou do cólon;
- difusão com o nervo femoral e paresia do músculo quadríceps;
- infecção, hematoma, lesão neurológica.

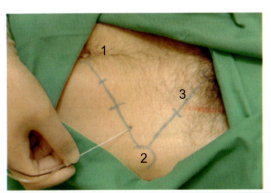

Figura 12.41 Bloqueio ilioinguinal, ílio-hipogástrico.
1: umbigo; 2: espinha ilíaca anterossuperior; 3: ligamento inguinal.

BLOQUEIO PARAUMBILICAL

> Indicação:
  • analgesia pós-operatória na cirurgia laparoscópica;
> marcos anatômicos:
  • umbigo;
  • margem lateral do músculo retoabdominal;
> inserção da agulha:
> o uso de uma agulha de ponta arredondada ou com bisel curto deve ser rotineiro. Na verdade, permite identificar mais facilmente as estruturas e diminuir a taxa de complicações;
> inserir a agulha em um ângulo de 30°, em ambos os lados do umbigo, de 3 a 5 cm da margem lateral do músculo retoabdominal;
> procure pela passagem da aponeurose do músculo retoabdominal;
> injeção de um volume de anestésico local de 7 a 10 mL em cada lado;
> complicações:
  • injeção intravascular;
  • penetração intraperitoneal.

BLOQUEIO PENIANO

> Indicação:
  • anestesia e analgesia pós-operatória da cirurgia do pênis;
> posicionamento do paciente:
  • decúbito dorsal;
> marcos anatômicos:
  • sínfise púbica;
  • ramos isquiopubianos;
> inserção da agulha:
  • o uso de uma agulha de ponta arredondada ou com bisel curto deve ser rotineiro. Na verdade, permite identificar mais facilmente as estruturas e diminuir a taxa de complicações encontradas neste bloqueio. Nas crianças, utiliza-se uma agulha de calibre 23;
  • 0,5 a 1 cm a cada lado da linha média, definida pela sínfise púbica, na margem inferior dos ramos isquiopubianos; a injeção única aumenta o risco de lesão da artéria dorsal do pênis e necrose da glande;
  • inserção quase vertical, inclinar ligeiramente a agulha sob a sínfise até cruzar a fáscia de Buck;
  • atenção: injeção de AL sem adrenalina;
> complicações:
  • injeção intracavernosa;
  • injeção intravascular;
  • infecção, hematoma.

TÉCNICA GUIADA POR ULTRASSONOGRAFIA

ASPECTOS TÉCNICOS

> O elemento básico do ultrassom é uma cerâmica piezelétrica localizada na sonda, que vibra e gera ondas quando submetida a pulsos elétricos. As ondas passam através do tecido e são parcialmente refletidas, antes de serem recebidas pelo sensor que os transforma em imagens. O efeito Doppler (ligado à variação da frequência da onda emitida e da onda recebida) permite confirmar o caráter vascular de determinadas estruturas;
> existem vários tipos de sonda:

- sonda linear de "alta frequência" (entre 10 a 15 MHZ, para bloqueios superficiais);
- sonda convexa de "baixa frequência" (entre 2 e 6 MHz, para bloqueios de mais de 7 cm de profundidade);

> as imagens da parte superior da tela são provenientes das regiões superficiais, enquanto as imagens da parte inferior provêm das regiões profundas.

SEMIOLOGIA

> Artéria: anecoica ("vazio ecográfico"), não compressível, pulsátil;
> veia: anecoica ("vazio ecográfico"), compressível, não pulsátil;
> nervo: estrutura hipoecoica homogênea na parte radicular; estrutura hipoecoica heterogênea em "favo de mel" na parte troncular:
- os reflexos hiperecoicos são decorrentes da presença de tecido conectivo no interior do nervo (perineuro, epineuro, tecido interfascicular);

> osso: hiperecoico, com cone de sombra acústica;
> músculo: hiperecoico, heterogêneo;
> tendão: hiperecoico;
> gordura: hipoecoica, heterogênea;
> fáscia: hiperecoica;
> agulha: hiperecoica;
- a intensidade varia de acordo com a angulação da agulha com relação à sonda;

> anestésico local: anecoico.

PROCEDIMENTO: COMENTÁRIOS GERAIS

> Posicionar o paciente adequadamente, de forma semelhante à técnica de neuroestimulação;
> identificar os pontos de referência e localizar as diferentes estruturas à ecografia;
> desinfetar bem, posicionar um campo estéril;
> eventualmente, realizar uma pápula subcutânea de anestésico local;
> introduzir a sonda em um saco estéril ou cobrir com um autoadesivo transparente (do tipo Tegaderm®) estéril;
> aplicar um gel estéril (p. ex., da seringa Instillagel®), dentro e fora da bolsa estéril, no exterior do curativo estéril (Tegaderm®);
> inserir uma agulha ecogênica.
- "fora do plano" ou perpendicularmente ao feixe de ultrassom; a extremidade da agulha não será visualizada;
- "no plano" ou paralelamente ao eixo da sonda e, portanto, ao feixe de ultrassom; pode-se visualizar a agulha em todo o seu comprimento. Atenção, um ângulo muito grande entre a agulha e o feixe de ultrassom limita a visualização de todo o comprimento e, portanto, da extremidade da agulha;

> o nervo é visualizado em seu eixo curto (visualização da secção transversa) ou eixo longo (visão de seu trajeto longitudinal); o rastreamento do eixo curto é mais fácil.
> as seguintes manobras facilitam a visualização das diferentes estruturas:
- movimentos de translação (técnica do elevador) da sonda, para cima e para baixo, para a esquerda e para direita;
- movimentos de rotação da sonda;
- movimentos de inclinação lateral (anisotropia); a anisotropia é uma variação da ecogenicidade das estruturas em função do ângulo de incidência do ultrassom;

- a aplicação de uma pressão de intensidade variável com a sonda;
- movimentos anteroposteriores de baixa amplitude da agulha, sobretudo quando ela é inserida "fora do plano";
- a utilização de Doppler para identificar as estruturas vasculares que geralmente são encontradas próximas às estruturas nervosas;

> em alguns casos, a injeção de glicose a 5% permite praticar uma "hidrodissecção" e assim localizar a extremidade da agulha. A utilização de uma solução salina (NaCl 0,9%) não é recomendada, já que ela limita a posterior realização da neuroestimulação;

> o uso da neuroestimulação é recomendado, especialmente na fase de aprendizagem, de modo a comparar a imagem com a resposta motora do nervo buscado;

> a extremidade da agulha deve estar em contato com o nervo; não deve ser possível mobilizar o nervo transpassado pela agulha (sinal de posição intraneural). A injeção de anestésico local deve criar um halo hipoecoico ao redor do nervo (sinal de rosca). A injeção intraneural é evidenciada por:
- um aumento na superfície do nervo ou "abaulamento";
- a presença de uma mancha hipoecoica no interior do nervo;
- uma imagem de afastamento do epineuro ao redor do nervo.

BLOQUEIOS GUIADOS PELA ULTRASSONOGRAFIA

> Arbitrariamente, decidiu-se descrever apenas 5 bloqueios guiados por ultrassonografia nas páginas que seguem: bloqueio interescalênico, bloqueio axilar, bloqueio supraclavicular, bloqueio femoral, bloqueio poplíteo;

> os bloqueios guiados por ultrassonografia são feitos pelo mesmo tipo de intervenção que os bloqueios por neuroestimulação. Os pacientes são posicionados de modo similar.

BLOQUEIO INTERESCALÊNICO GUIADO POR ULTRASSONOGRAFIA

> Mover a sonda na fenda interescalênica até a visualização das estruturas nervosas que são, na maioria dos casos, uma sequência de 3 "esferas" que representam os nervos espinais C5, C6 e C7, localizados entre os escalenos anterior e médio;

> a identificação das raízes C5, C6 e C7 depende da localização dos processos transversos das vértebras cervicais C5, C6 e C7. A raiz C7 possui apenas um tubérculo posterior, enquanto as raízes C4, C5 e C6 possuem um tubérculo anterior e outro posterior. As raízes nervosas estão situadas sobre estas apófises;

> a agulha é inserida "no mesmo plano" ou o mais perpendicularmente possível ao feixe da onda. A agulha pode ser introduzida anterior ou posteriormente à sonda ecográfica; este último caso pode ser dificultado pelo plano da mesa;

> um volume de 15 a 30 mL de solução anestésica é geralmente suficiente para realizar um bloqueio cirúrgico.

BLOQUEIO SUPRACLAVICULAR GUIADO POR ULTRASSONOGRAFIA

> A visualização da pleura e do pulmão é uma condição imprescindível antes da punção. Na verdade, o risco de pneumotórax associado à realização do bloqueio supraclavicular na neuroestimulação é consideravelmente reduzido pela utilização da ecografia;

> na maioria dos casos, o plexo braquial está localizado cefálico e lateralmente à artéria subclávia; esta artéria está em contato próximo com a 1ª costela e a pleura;

> um volume de 15 a 30 mL de AL é geralmente suficiente para a obtenção de um bloqueio cirúrgico.

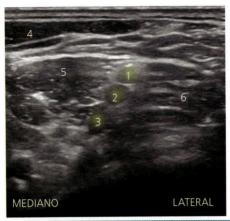

Figura 12.42 Bloqueio interescalênico: corte ecográfico do espaço interescalênico.
1: raiz C5; 2: raiz C6; 3: raiz C7; 4: músculo esternocleidomastóideo; 5: músculo escaleno anterior; 6: músculo escaleno médio.

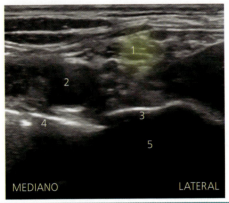

Figura 12.43 Bloqueio supraclavicular: corte ecográfico do plexo braquial na região supraclavicular.
1: plexo braquial; 2: artéria subclávia; 3: 1ª costela; 4: pleura; 5: pulmão.

BLOQUEIO AXILAR GUIADO POR ULTRASSONOGRAFIA

> A visualização e a identificação das estruturas neurológicas muitas vezes necessita que sejam realizados movimentos para a frente e para trás com a sonda, entre o cotovelo e a fossa axilar; a área de desinfecção deve ser grande;

> o monitoramento começa com a identificação do tendão do músculo grande dorsal e de sua inserção umeral. Com exceção do nervo axilar, os ramos terminais do plexo braquial estão localizados na inserção ventral do grande dorsal;

> os nervos mediano e musculocutâneo são facilmente identificáveis. O nervo mediano geralmente se situa lateralmente à artéria axilar; o nervo musculocutâneo está localizado à distância do feixe neurovascular, mais profundamente, entre os músculos bíceps braquial e coracobraquial;
> o nervo ulnar pode estar acima ou abaixo da veia axilar;
> muitas vezes, o nervo radial é difícil de identificar; na maioria dos casos, situa-se abaixo da artéria axilar, sobre o tendão do músculo grande dorsal;
> para manter uma boa visibilidade em todo o procedimento, é importante iniciar pelo bloqueio do nervo radial, o mais profundo, antes de bloquear os nervos mais superficiais. A agulha é então orientada para a aponeurose do tendão do músculo grande dorsal, a qual não deve ser cruzada. Durante a injeção de AL próximo do nervo radial, uma difusão em direção do nervo ulnar é frequente, o que evita a necessidade de se bloquear seletivamente;
> um volume de 5 a 7 mL de AL para cada nervo é, em geral, suficiente para a obtenção de um bloqueio cirúrgico.

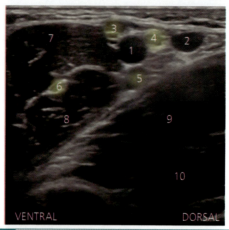

Figura 12.44 Bloqueio axilar: corte ecográfico transversal do plexo braquial na fossa axilar.
1: artéria axilar; 2: veia axilar; 3: nervo mediano; 4: nervo ulnar; 5: nervo radial; 6: nervo musculocutâneo; 7: músculo bíceps braquial; 8: músculo coracobraquial; 9: tendão do músculo grande dorsal; 10: tendão do músculo redondo maior.

BLOQUEIO FEMORAL GUIADO POR ULTRASSONOGRAFIA

> A visualização do "feixe neurovascular" nem sempre é fácil, já que o nervo femoral em geral se estende acima da fáscia ilíaca (músculo iliopsoas) e abaixo da fáscia *lata*, lateralmente à artéria femoral; o eixo curto raramente gera uma boa imagem ecográfica (forma oval, mais ou menos achatada);
> em geral, um volume de 10 a 15 mL de AL é suficiente para obtenção de um bloqueio cirúrgico.

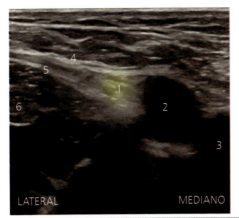

Figura 12.45 Bloqueio femoral: corte ecográfico transversal na prega inguinal. 1: nervo femoral; 2: artéria femoral; 3: veia femoral; 4: fáscia *lata*; 5: fáscia ilíaca; 6: músculo iliopsoas.

BLOQUEIO CIÁTICO GUIADO POR ULTRASSONOGRAFIA NA FOSSA POPLÍTEA

> O paciente é posicionado em decúbito ventral ou dorsal, em função de sua mobilidade e preferências do anestesista;
> a divisão do nervo ciático em nervo tibial e nervo fibular comum deve ser identificada na fossa poplítea;
> os nervos estão localizados posteriormente, lateralmente à veia poplítea, que por sua vez se encontra posterior à artéria poplítea;
> um volume de 5 a 7 mL de AL no nervo fibular comum e de 8 a 12 mL no nervo tibial é geralmente suficiente para obter um bloqueio cirúrgico.

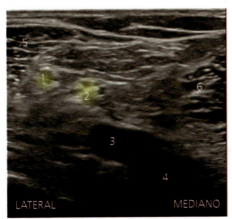

Figura 12.46 Bloqueio poplíteo: corte ecográfico transversal na fossa poplítea esquerda. 1: nervo fibular comum; 2: nervo tibial; 3: veia poplítea; 4: artéria poplítea; 5: músculo bíceps femoral; 6: músculo semimembranoso.

Leituras Sugeridas

Block BM, Liu SS, Rowlingson AJ et al. Efficacy of postoperative epidural analgesia: a meta-analysis. *JAMA* 2003;290:2455-63.

Boon JM, Abrahams PH, Meiring JH et al. Lumbar puncture: anatomical review of a clinical skill. *Clin Anat* 2004;17:544-53.

Franco CD, Rahman A, Voronov G et al. Gross anatomy of the brachial plexus sheath in human cadavers. *Reg Anesth Pain Med* 2008;33:64-9.

Koscielniak-Nielsen ZJ. Ultrasound-guided peripheral nerve blocks: what are the benefits? *Acta Anaesthesiol Scand* 2008;52:727-37.

13

Avaliação pré-operatória e pré-medicação

P.-G Chassot, E. Albrecht

AVALIAÇÃO PRÉ-OPERATÓRIA

> Antes de cada intervenção, os pacientes devem realizar uma consulta pré-operatória com um anestesista;
> para conduzir a avaliação e definir uma estratégia, o anestesista deve conhecer as indicações da cirurgia, o tipo de intervenção cirúrgica, o tempo previsto para a operação, bem como o nome do cirurgião responsável;
> a avaliação pré-operatória inclui anamnese, exame clínico e prescrição de eventuais exames complementares e consultas com especialistas. São identificados os pacientes de risco;
> a consulta também possibilita responder às perguntas do paciente e explicar os diferentes procedimentos, bem como os potenciais riscos e complicações; permite ainda solicitar o consentimento informado, quando exigido por lei;
> todas as informações, devidamente transcritas no prontuário do paciente, permitem, então, estabelecer uma estratégia anestésica, levando em consideração as preocupações e os anseios do paciente.

ANAMNESE

> A anamnese deve coletar as informações descritas abaixo.

ANAMNESE GERAL

> Idade;
> percepção do paciente a respeito do seu estado de saúde (sintomatologia);
> hábitos: tabagismo, álcool, drogas;
> fatores de risco cardiovasculares:
>   - principais: hipertensão, tabagismo, diabetes, hipercolesterolemia;
>   - secundários: sexo, antecedentes familiares; sedentarismo;
> lista de medicamentos em uso, alergias, reações paradoxais;
> gravidez.

ANTECEDENTES PESSOAIS, ESQUEMATIZADOS POR SISTEMAS

> Sistema cardiovascular:
> - tolerância aos esforços (MET, ver abaixo);
> - *angina pectoris*, ortopneia, dispneia paroxística noturna;
> - distância percorrida em caminhada, arteriopatia;
> - doença cardíaca isquêmica, valvular, ritmo, hipertrófica, dilatada;
> - cirurgia cardíaca prévia ou intervenção cardiológica: marca-passos, desfibriladores, *stents* coronários (tipo, data de implantação, controles);
>
> sistema pulmonar:
> - tosse;
> - dispneia;
> - asma, DPOC;
> - padrão restritivo;
> - antecedentes de cirurgia pulmonar;
>
> esfera otorrinolaringológica e vias aéreas superiores:
> - disfagia;
> - alteração da voz;
> - dispneia inspiratória;
> - antecedentes de cirurgia da laringe;
> - antecedentes de radioterapia cervical;
> - SAOS (síndrome de apneia obstrutiva do sono): procurar pelos 3 sintomas cardinais, que são:
>   - ▲ roncos;
>   - ▲ apneias noturnas;
>   - ▲ sonolência diurna;
>
> sistema nervoso:
> - mal-estar, perda da consciência;
> - fraqueza, dor isquiática;
> - antecedentes de acidente vascular encefálico, epilepsia;
> - antecedentes de cirurgia da coluna vertebral;
>
> outros:
> - HIV (vírus da imunodeficiência humana), hepatite, icterícia;
> - sangramento das mucosas (epistaxe, gengivorragias), sangramento anormal por lesões mínimas;
> - disfunção da tireoide.

■ *Observação*

> De modo geral, um paciente que é capaz de subir 2 lances de escada e que não apresenta ortopneia, dispneia paroxística noturna ou *angina pectoris* não exige uma análise mais aprofundada antes de uma intervenção cirúrgica.

ANAMNESE ANESTÉSICA

> Antecedentes de anestesia geral ou locorregional;
>
> antecedentes de dificuldade de entubação, entubação prolongada, hipertermia maligna (febre, mialgia grave);
>
> antecedentes de vigília prolongada, de acordar durante uma cirurgia, de acordar "paralisada";
>
> antecedentes de náuseas e vômitos pós-operatórios;
>
> antecedentes familiares de problemas anestésicos.

■ *Observação*

> É sempre aconselhável consultar os protocolos de anestesia antigos, que devem sempre receber o registro dos possíveis eventos particulares ou complicações;

> também devem ser registradas no protocolo de anestesia as modalidades de ventilação e entubação traqueal, o grau de laringoscopia de Lehane e Cormack (Fig. 13.2) e as dificuldades técnicas encontradas.

EXAME CLÍNICO

> Os elementos a seguir devem ser analisados de forma sistemática.

PARÂMETROS GERAIS

> Sinais vitais: FC, pressão arterial sistólica e diastólica em ambos os braços, saturação de O_2;
> altura, peso e IMC (índice de massa corpórea).

SISTEMA CARDIOVASCULAR

> S1, S2;
> sopro cardíaco;
> galope S3, S4;
> sopro carotídeo;
> pulsos periféricos;
> edema e veias varicosas em membros inferiores.

SISTEMA RESPIRATÓRIO

> Observação, palpação, percussão;
> ausculta pulmonar: murmúrio vesicular, estertores crepitantes finos, estertores crepitantes grossos, roncos, sibilos;
> estridor.

CONDIÇÕES OTORRINOLARINGOLÓGICAS

> Aparência externa: colo e pescoço, bochechas, bigode, barba, micro ou macrognatia, retrognatia;
> boca: abertura > 35 mm, deslocamento anterior da mandíbula, tamanho da língua, protrusão dos incisivos superiores, saúde bucal, próteses;
> índice de Mallampati (Fig. 13.1);
> nariz: tamanho, permeabilidade das narinas;
> movimentos cervicais: flexão e extensão cervical, posição de hiperextensão cervical (Sniffing position), mobilidade lateral;
> palpação: posição da traqueia, tireoide, distância hioidomentoniana > 5 cm, distância tireomentoniana > 6,5 cm.

■ *Observações*

> Os preditores de uma ventilação difícil com máscara são os seguintes:
> - presença de barba;
> - obesidade;
> - idades mais avançadas;
> - roncos;
> - ausência de dentes;
> - radioterapia do rosto e do colo;
> os preditores de uma entubação difícil são os seguintes:
> - torcicolo;
> - prognatismo, retrognatismo;
> - diminuição da abertura da boca (< 35 mm), macroglossia, incisivos proeminentes;
> - classificação de Mallampati > 2;

- obesidade (IMC > 35 kg/m^2), circunferência do pescoço > 60 cm;
- SAOS;
- obstrução das vias aéreas superiores: tumor, epiglotite, abscesso periamigdaliano;
- radioterapia do rosto e do pescoço;
- antecedentes de cirurgia da laringe;
- antecedentes de dificuldades na entubação;

> o índice de Mallampati correlaciona-se com a facilidade de realização da laringoscopia (escore de Cormack e Lehane), mas esta correlação não ocorre necessariamente; assim, um paciente com um escore de Mallampati de 2 pode apresentar um escore de Cormack-Lehane de 4. Estas 2 classificações são descritas nas Figuras 13.1 e 13.2.

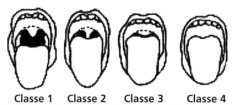

Figura 13.1 Classificação de Mallampati.
Classe 1: a úvula, palato mole e fossa tonsilar são visíveis; classe 2: a úvula é parcialmente mascarada pela base da língua; classe 3: apenas o palato mole é visível; classe 4: somente o palato ósseo é visível.

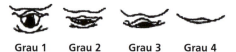

Figura 13.2 Classificação de Cormack e Lehane.
Classe 1: toda a glote é visível; classe 2: somente a parte anterior da glote é visível; classe 3: somente a epiglote é visível; classe 4: a epiglote não é visível.

CONSIDERAÇÕES A RESPEITO DA AUSCULTA CARDÍACA

S1

> S1 representa o fechamento das válvulas tricúspide e mitral;
> o aumento na S1 ocorre em casos de:
- estenose mitral com válvula flexível;
- cardiomiopatia hipertrófica obstrutiva (CMHO);

> a diminuição na S1 ocorre na presença de:
- estenose mitral com válvula calcificada;
- insuficiência mitral;
- diminuição na função do ventrículo esquerdo (VE).

S2

> S2 representa o fechamento da válvula aórtica (A2) e pulmonar (P2);
> o fechamento da A2 precede o da P2;
> aumento da A2, P2:
- hipertensão arterial;
- hipertensão arterial pulmonar (HAP);

- > diminuição da A2, P2:
  - estenose aórtica calcificada;
  - insuficiência aórtica;
- > desdobramento com o aumento na inspiração (P2 se afasta de A2):
  - bloqueio do ramo direito (BRD);
  - estenose pulmonar;
  - insuficiência mitral;
  - comunicação interventricular;
- > desdobramento paradoxal (P2 precede A2 e se reaproxima de A2 na inspiração):
  - bloqueio de ramo esquerdo (BRE);
  - estenose aórtica;
  - cardiomiopatia hipertrófica obstrutiva;
  - fístula arterial.

S3

- > S3 indica um enchimento rápido dos ventrículos;
- > S3 segue S2;
- > as etiologias são:
  - hipervolemia;
  - insuficiência cardíaca direita;
  - insuficiência cardíaca esquerda.

S4

- > S4 indica um enchimento ativo do ventrículo pela contração atrial, quando a complacência deste ventrículo estiver diminuída;
- > S4 precede S1;
- > as etiologias são:
  - estenose aórtica;
  - hipertensão arterial;
  - CMHO;
  - regurgitação mitral aguda;
  - síndrome coronariana aguda (SCA): um S4 transitório, acompanhado de dor torácica deve fazer com que se suspeite de isquemia miocárdica.

CLASSIFICAÇÃO DA INTENSIDADE DO SOPRO

1/6: quase inaudível;
2/6: pouco audível;
3/6: muito audível;
4/6: palpável;
5/6: audível sem estetoscópio, próximo ao paciente;
6/6: audível sem estetoscópio, longe do paciente.

OBSERVAÇÕES

- > Os sopros irradiam na direção do fluxo sanguíneo e no sentido da turbulência;
- > a intensidade do sopro é proporcional ao turbilhonamento gerado, mas não tem relação com a gravidade da lesão; o supro diminui de intensidade em caso de redução do débito cardíaco;
- > o ruído gerado nas cavidades direitas aumenta com o aumento do retorno venoso durante a inspiração.

CONSIDERAÇÕES A RESPEITO DA AUSCULTA PULMONAR

> A terminologia da ausculta é proveniente do trabalho de Laennec, que descreveu e batizou os principais ruídos respiratórios, fisiológicos e patológicos;
> somente o murmúrio vesicular e os ruídos glotais são fisiológicos. Todos os outros sons são patológicos.

MURMÚRIO RESPIRATÓRIO (OU VESICULAR)

> O murmúrio respiratório é um som suave, ouvido na inspiração e no início da expiração;
> é produzido pela passagem de ar nas vias aéreas lobulares e segmentares.

RUÍDOS GLOTAIS (OU LARINGOTRAQUEAIS)

> O ruído glotal é um som robusto, intenso, produzido pela passagem de ar através da laringe; entende-se ao longo do pescoço, da traqueia e do esterno e normalmente não é transmitido à caixa torácica.

ESTERTORES CREPITANTES FINOS

> Os estertores crepitantes finos indicam o descolamento das paredes alveolares do seu conteúdo patológico; são ruídos finos, ouvidos na inspiração e comparáveis com o som de fios de cabelo sendo esfregados uns contra os outros;
> exemplos de ocorrência: pneumonia, edema pulmonar, fibrose pulmonar.

ESTERTORES BOLHOSOS (ESTERTORES CREPITANTES GROSSOS OU SUBCREPITANTES)

> Estes estertores refletem a presença de muco em quantidade abundante nos brônquios; aparecem na inspiração e expiração e são modificados pela tosse;
> os estertores crepitantes bolhosos são mais ou menos grossos, dependendo do acúmulo de secreções nas vias áreas de pequeno, médio ou grosso calibres;
> exemplo de ocorrência: bronquite aguda.

RONCOS

> Estes ruídos resultam da vibração das secreções aderidas às paredes dos brônquios de grosso calibre;
>   - exemplos de ocorrência: bronquite aguda, bronquite crônica.

SIBILOS *(WHEEZING)*

> Os sibilos são assobios de tom agudo, que refletem a diminuição do calibre dos brônquios; são produzidos por vibrações das paredes das vias aéreas prestes a fechar;
>   - exemplos de ocorrência: asma, DPOC.

SOPRO TUBÁRIO (RESPIRAÇÃO BRÔNQUICA)

> O sopro tubário é um ruído que lembra a ausculta da traqueia; representa o ruído glótico transmitido à parede torácica, em caso de consolidação pulmonar:
>   - exemplos de ocorrência: pneumonia, atelectasia.

SOPRO PLEURAL
> O sopro pleural é um ruído respiratório patológico do tipo glótico, decorrente de uma melhor transmissão do ruído laringotraqueal pelo parênquima pulmonar, que é reprimido por um derrame pleural;
  - exemplo de ocorrência: derrame pleural.

ATRITO PLEURAL
> Trata-se de um ruído seco, áspero e superficial, modificado pela tosse; é gerado pelo atrito entre 2 pleuras inflamadas; sua intensidade pode ser fraca, como um "farfalhar de lenço de papel" ou forte (como o som de um "couro novo rasgando"); é audível no início da inspiração, o que permite que seja distinguido de estertores crepitantes finos, que são ouvidos mais ao final da inspiração;
> o ruído de atrito pleural ouvido durante a inspiração é normalmente encontrado ao final da expiração;
  - exemplo de ocorrência: pleurisia.

AVALIAÇÃO DO RISCO ANESTÉSICO (CLASSIFICAÇÃO DA ASA – SOCIEDADE AMERICANA DE ANESTESIOLOGISTAS)
> A classificação da ASA é uma ferramenta para avaliar a presença de doenças que comprometam a reserva funcional dos órgãos e sistemas;
> não considera a idade do paciente, a natureza da cirurgia ou a duração de uma doença preexistente;
> está diretamente relacionada à mortalidade peroperatória nas primeiras 48 horas:
  - ASA 1: ausência de doença;
  - ASA 2: presença de doença, sem envolvimento sistêmico ou repercussão funcional;
  - ASA 3: presença de doença, com envolvimento sistêmico ou repercussão funcional;
  - ASA 4: presença de uma doença que envolve risco de morte;
  - ASA 5: estado moribundo, com a morte esperada dentro de 24 horas, com ou sem intervenção cirúrgica;
  - ASA 6: paciente com morte encefálica, aguardando retirada de órgãos;
  - U: esta letra é adicionada à classe quando o procedimento é realizado em condição de urgência.

EXAMES COMPLEMENTARES
> Os exames complementares são selecionados unicamente em função da anamnese e exame clínico; são recomendados apenas se levarem a uma mudança no tratamento clínico, cirúrgico ou anestésico;
> quando realizados rotineiramente em indivíduos saudáveis com menos de 40 anos, apenas 1% do exames laboratoriais e 4% das avaliações radiográficas mostram alterações;
> qualquer mudança na sintomatologia de um paciente com antecedentes de doenças cardíacas exige a repetição dos exames complementares apropriados.

EXAMES LABORATORIAIS
> Em princípio, os exames laboratoriais são recomendados apenas se modificarem a estratégia anestésica, independentemente da idade do paciente. No entanto, é aconselhável realizar os seguintes exames:
  - concentração de hemoglobina na mulher acima de 40 anos e no homem acima de 50 anos;
  - glicemia e creatinina em pacientes acima de 60 anos;
  - eletrólitos, em caso de tratamento com diuréticos, insuficiência renal ou pacientes acima de 60 anos;

> em caso de risco hemorrágico importante:
>   - grupo sanguíneo e busca por aglutininas irregulares;
> em caso de terapia com anticoagulantes ou anamnese hematológica positiva:
>   - tempo de Quick (taxa de protrombina), tempo de tromboplastina parcial ativada;
> a validade dos exames é de 12 meses, se não ocorrer nenhum evento neste intervalo;
> informações mais detalhadas estão disponíveis na Tabela 13-1.

Tabela 13-1 Indicações dos diferentes exames biológicos realizados antes de uma anestesia pré-operatória

Exame laboratorial	Indicação
Concentração de hemoglobina	Anemia, hemopatia, etnias com alta prevalência de hemoglobinopatia (talassemia), intervenção potencialmente hemorrágica, insuficiência renal crônica, neoplasia, quimioterapia, radioterapia
Contagem de plaquetas	Trombopatia, tendência à hemorragia, hiperesplenismo, quimioterapia, radioterapia
Grupo sanguíneo e busca por aglutininas irregulares	Intervenção potencialmente hemorrágica, gravidez, neoplasia
Tempo de Quick (taxa de protrombina), tempo de tromboplastina parcial ativada	Intervenção em uma doença hepatobiliar, intervenção neurocirúrgica, má absorção, desnutrição, alcoolismo crônico, cirrose hepática, terapia anticoagulante, anamnese hematológica positiva, neoplasia
Creatininemia	Afecção urológica ou nefrológica, HA, diabetes, gota, medicamentos nefrotóxicos, diuréticos, cirurgias de alto risco para o rim
Glicose	Diabetes, doença pancreática, doença endócrina, terapia com corticosteroides
Na^+, K^+	Diuréticos, má absorção, desnutrição, insuficiência renal, terapia com corticosteroides

ECG

> Deve ser realizado um ECG de 12 derivações em todos os pacientes com fatores de risco cardiovasculares, doença cardíaca ou doença sistêmica (colagenose, por exemplo);
> do contrário, este exame é recomendado para homens a partir de 40 anos e mulheres a partir de 50 anos;
> a validade de um ECG é de 12 meses, se não ocorrer nenhum evento cardiovascular no intervalo.

RADIOGRAFIA DO TÓRAX

> A radiografia do tórax é realizada:
>   - no paciente que migrou sem controle sanitário;
>   - em algumas doenças específicas:
>   ▲ bócio;
>   ▲ insuficiência cardíaca;

▲ broncopneumonia obstrutiva crônica;
▲ processo neoplásico, com a possibilidade de metástases pulmonares;
> a validade de uma radiografia de tórax é de 12 meses, se não houver ocorrência de doença respiratória no intervalo;
> a radiografia de tórax é desnecessária na ausência de sinais clínicos relacionados ou se o anestesista dispuser de tomografia computadorizada ou ressonância magnética (RM).

GASOMETRIA ARTERIAL

> A gasometria fornece informações a respeito das pressões parciais de O_2 e CO_2, pH do sangue e taxa de hemoglobina;
> este exame é realizado com base em sinais clínicos (DPOC grave, hipoxemia);
> a interpretação detalhada da gasometria pode ser encontrada no Capítulo 31 "Equilíbrio acidobásico".

TESTE DE ESFORÇO OU ERGOMÉTRICO

> O teste ergométrico é um teste durante o qual o paciente caminha sobre uma esteira ou pedala uma bicicleta. A carga de trabalho aumenta gradualmente até que a frequência cardíaca atinja seu limite máximo;
> este exame permite confirmar a presença de uma cardiopatia isquêmica e avaliar a tolerância ao exercício;
> uma ergometria não pode ser realizada em pacientes que sofrem de dores nos membros inferiores (cirurgia ortopédica, cirurgia vascular) e pode ser substituído por um ecocardiograma sob estresse pela dobutamina ou uma cintilografia miocárdica.

ECOCARDIOGRAFIA TRANSTORÁCICA

> A ecocardiografia transtorácica permite visualizar a anatomia funcional das estruturas cardíacas e avaliar, entre outros:
  • os volumes telediastólico e telesistólico dos ventrículos;
  • a função sistólica e diastólica (fração de ejeção, contratilidade);
  • as valvulopatias;
  • as alterações na cinética segmentar;
  • o pericárdio;
  • a pressão arterial pulmonar.

ECOCARDIOGRAFIA COM DOBUTAMINA (ECOGRAFIA DE ESTRESSE)

> Além do exposto, a ecocardiografia sob estresse permite evidenciar as alterações na cinética de parede, por isquemia por esforço durante uma taquicardia induzida (infusão de dobutamina);
> o risco de síndrome coronariana é alto quando mais de 5 dos 17 segmentos são discinéticos.

CINTILOGRAFIA MIOCÁRDICA (JOHN PRIOR, HOSPITAL UNIVERSITÁRIO DE LAUSANNE, SUÍÇA)

> A utilidade da tomocintigrafia miocárdica de perfusão (TCMP) na avaliação do risco cardiovascular perioperatório na cirurgia não cardíaca foi demonstrada ao final dos anos 1980;
> com base nestas recomendações, os candidatos à TCMP são pacientes que preencham, pelo menos, 2 dos 3 critérios seguintes:

1) fatores de riscos clínicos intermediários, relacionados com o paciente (angina estável, antecedentes de infarto do miocárdio, insuficiência cardíaca ou *diabetes mellitus*);
2) redução na capacidade funcional (< 4 MET = equivalente metabólico);
3) intervenção cirúrgica de alto risco (cirurgia aórtica ou vascular periférica, cirurgias de longa duração, associadas a grandes variações na volemia;

> a TCMP é geralmente realizada utilizando radiotraçadores marcados com pertecnetato de sódio (sestamibi-^{99m}Tc ou tetrofosmin-^{99m}Tc, meia-vida de 6 horas), capturados e retidos nas mitocôndrias das células miocárdicas saudáveis. O exame também pode ser feito com cloreto de tálio (201Tl, meia-vida de 73 horas), o que provoca uma maior irradiação, mas menor que a da angiografia coronária. O cloreto de tálio é um íon análogo ao potássio, transportado pelas bombas de Na$^+$-K$^+$ das células do miocárdio. Os pacientes incapazes de realizar exercício físico são submetidos a estresse farmacológico com um vasodilatador [adenosina (curta ação) ou dipiridamol (ação prolongada)] ou um agente inotrópico [a dobutamina (utilizada apenas em caso de asma)];

> uma doença arterial coronariana é detectada pela heterogeneidade da perfusão, em resposta à vasodilatação coronariana máxima (isquemia de estresse → padrão reversível) ou já visíveis em repouso (cicatriz → padrão fixo). Em geral, o teste ergométrico é realizado primeiramente. Em caso de anormalidade na perfusão decorrente de estresse, um 2º exame em repouso é realizado 3 horas mais tarde, o que requer uma 2ª injeção do radiotraçador. O uso de uma aquisição sincronizada com o ritmo cardíaco *(gated-SPECT)* permite obter a fração de ejeção e os volumes do ventrículo esquerdo;

> o risco peroperatório está diretamente relacionado com a extensão e o tipo de lesão de perfusão. Assim, em caso de defeito fixo (infarto), o risco peroperatório é maior em comparação com uma varredura normal. Entretanto, o risco peroperatório é ainda maior em caso de defeito reversível, que representa uma isquemia ativa em uma área de risco.

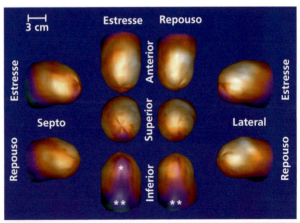

Figura 13.3 Exemplo de cintilografia miocárdica, revelando uma isquemia por estresse inferior.

(*defeito ao estresse, reversível ao repouso) em um paciente de 75 anos, diabético, com antecedentes de infarto antigo no território da artéria coronária direita (**defeito fixo em estresse e em repouso).

Tabela 13-2 Comparação dos exames de rastreamento da cardiopatia isquêmica

Exame	Vantagens	Desvantagens	Sensibilidade (%)	Especificidade (%)	Valor preditivo negativo (%)
ECG de esforço	Simples, não invasivo, de baixo custo	Não utilizável em caso de incapacidade física ou de anormalidades ecocardiográficas (p. ex., BRD)	69	73	91-99
Ecocardiografia sob estresse pela dobutamina	Anatomia funcional Função do VE	Exame operador-dependende Ecogenicidade variável (exame de impossível realização em cerca de 40% dos casos)	80	90	93-100
Cintilografia miocárdica	Avaliação da função do VE Operador-independente Avaliação do risco peroperatório diretamente relacionado com a extensão do problema de perfusão	Traçador radioativo Paciente em jejum	85	80	96-100

O valor preditivo negativo do teste é elevado, o que quer dizer que o paciente tem uma baixa probabilidade de desenvolver uma SCA ou morte de origem cardíaca em caso de teste negativo. Por outro lado, o valor preditivo positivo é baixo (5 a 20%): em caso de teste positivo, não é certo que o paciente apresentará uma SCA, porque o evento é raro.

Avaliação pré-operatória e pré-medicação

TESTES DE FUNÇÃO RESPIRATÓRIA (FUNÇÃO PULMONAR)

> Os testes de função pulmonar incluem:
> - a mensuração dos volumes pulmonares mobilizáveis por diluição ou pletismografia;
> - a mensuração dos volumes pulmonares mobilizáveis e fluxos ventilatórios por espirometria, complementada por um teste de reversibilidade após broncodilatação;
> - a mensuração da capacidade de difusão para o monóxido de carbono.

■ Métodos de mensuração dos volumes pulmonares não mobilizáveis

Método em equilíbrio com o hélio

> A CRF é obtida pela medição da concentração de um gás (hélio), em um circuito fechado em equilíbrio com os pulmões do paciente.

Método de lavagem de nitrogênio

> A CRF é obtida pela mensuração do tempo de remoção de um traçador (nitrogênio) durante uma respiração de O_2 puro.

Pletismografia

> O paciente é colocado em uma caixa selada (pletismógrafo corporal); o volume torácico é medido pela lei de Boyle;
> a lei de Boyle descreve a relação constante entre a pressão (P) e o volume (V) de um determinado gás em temperatura constante: P1V1 = P2V2;
> trata-se do único método que mede a quantidade total de gás pulmonar; os outros 2 métodos medem a quantidade de gás em comunicação com as vias aéreas.

■ Espirometria

> A espirometria é um método de mensuração dos volumes pulmonares mobilizáveis e dos fluxos ventilatórios. Este exame permite analisar a diferença entre um padrão obstrutivo e um restritivo e diagnosticar um aprisionamento gasoso *(air trapping)* ou uma insuflação (hiperinsuflação);
> os volumes pulmonares dependem de idade, sexo, altura e raça do paciente; uma vez medidos, os volumes são então comparados com os valores preditos;
> o índice de Tiffeneau é a relação entre o volume expiratório forçado no 1º segundo (VEF_1) e a capacidade vital (CV);
> a espirometria é uma ferramenta pobre para predição de eventuais complicações pós-operatórias, como broncospasmos, atelectasias, insuficiência respiratória e pneumonias;
> a espirometria é útil na avaliação do paciente que realizará uma cirurgia de redução de pulmão, em associação com o teste ergométrico e avaliação da DCO (capacidade de difusão para o monóxido de carbono);
> a literatura não confirma a utilidade de se realizar este exame rotineiramente antes de uma intervenção cirúrgica com o objetivo de evitar complicações pulmonares;
> este exame é indicado em caso de:
> - padrão obstrutivo instável ou mal tratado;
> - cirurgia torácica ou abdominal alta em um paciente com sintomas respiratórios sem explicação;
> - cirurgia de redução pulmonar.

Padrão restritivo

> Definição:
> - CPT < 80% do valor predito para as mulheres;
> - CPT < 83% do valor predito para os homens;

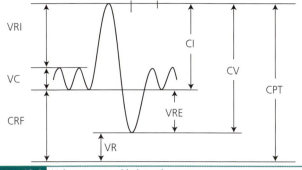

Figura 13.4 Volumes e capacidades pulmonares.

Tabela 13-3 Resumo dos volumes e capacidades pulmonares, mensuradas por meio da espirometria (valores médios para o adulto); as capacidades são as somas dos volumes

Parâmetro	Significado	Definição	Volume (mL)
VC	Volume corrente	–	600
VRI	Volume de reserva inspiratória	–	3.000
VRE	Volume de reserva expiratória	–	1.200
VR	Volume residual	–	1.200
CRF	Capacidade residual funcional	VRE + VR	2.400
CV	Capacidade vital	VRI + VC + VRE	4.800
CI	Capacidade inspiratória	VRI + VC	3.600
CPT	Capacidade pulmonar total	VRI + VC + VRE + VR	6.000

> grau de restrição:
> - leve, se VEF_1 > 70% do valor predito;
> - moderada, se VEF_1 estiver entre 60 e 69% do valor predito;
> - moderadamente grave se o VEF_1 estiver entre 50 e 59% do valor predito;
> - grave se VEF_1 estiver entre 35 e 49% do valor predito;
> - muito grave se VEF_1 < 35% do valor predito;
> etiologia:
> - lesão neuromuscular;
> - fibrose pulmonar;
> - obesidade;
> - deformidade torácica (escoliose);
> - insuficiência cardíaca.

Aprisionamento gasoso *(air trapping)*
> Definição: VR/CPT > 130% do valor predito;
> o aprisionamento gasoso é comum na asma grave ou na doença pulmonar obstrutiva crônica.

Insuflação (hiperinsuflação)
> Definição: CRF > 130% do valor predito, exceto nos casos de aumento harmonioso de todos os volumes pulmonares;
> a hiperinsuflação está mais frequentemente associada ao enfisema pulmonar.

Padrão obstrutivo
> Definição
  - Índice de Tiffeneau (VEF$_1$/CVF) (%) < [valor predito – 11] em mulheres;
  - Índice de Tiffeneau (VEF$_1$/CVF) (%) < [valor predito – 12] em homens;
> grau de obstrução:
  - leve, se VEF$_1$ > 70% do valor predito;
  - moderada, se VEF$_1$ estiver entre 60 e 69% do valor predito;
  - moderadamente grave, se o VEF$_1$ estiver entre 50 e 59% do valor predito;
  - grave, se VEF$_1$ estiver entre 35 e 49% do valor predito;
  - muito grave, se VEF$_1$ < 35% do valor predito;
> teste de reversibilidade após broncodilatação (exemplo: salbutamol = Ventolin®):
  - reversibilidade significativa: aumento > 12% no VEF$_1$ ou CVF (capacidade vital forçada) > 200 mL entre o valor pós e o pré-teste;
  - reversibilidade forte: aumento > 15% do VEF entre o valor pós e o pré-teste;
> etiologia:
  - broncopneumonia obstrutiva crônica;
  - asma;
  - muscoviscidose;
  - bronquiectasias.

Observações
> No enfisema pulmonar, o declínio do VEF$_1$ é uma consequência da redução das forças elásticas de retração pulmonar;
> na asma e na DPOC, o declínio do VEF$_1$ é secundário ao aumento da resistência expiratória;
> um VEF$_1$ < 800 mL é incompatível com uma boa qualidade de vida.

■ Capacidade de difusão do CO
> A difusão de gases pode ser avaliada pela mensuração da difusão do monóxido de carbono (CO) no pulmão (medição das pressões parciais inspiratórias e expiratórias de CO); a capacidade de difusão do CO, também chamada de capacidade de difusão para o monóxido de carbono, abreviado com DCO, é proporcional à capacidade de difusão do O$_2$, mais difícil de medir;
  - DCO$_2$ = difusão O$_2$/(P$_{alveolar}$ O$_2$ – P$_{pós-capilar}$ O$_2$); entretanto, a P$_{pós-capilar}$ O$_2$ é impossível de se obter; assim, utiliza-se a DCO;
  - DCO = difusão CO/P$_{alveolar}$ CO; a P$_{pós-capilar}$ CO pode ser considerada nula, já que o CO não permanece no estado gasoso (liga-se imediatamente à hemoglobina); este último parâmetro implica que a medida da DCO depende pouco do débito cardíaco;
> na prática clínica, são utilizados 3 métodos para medir a DCO:
  - método com uma única inspiração;
  - método de estado de equilíbrio;
  - método de respiração em circuito fechado;
> a DCO depende da superfície dos capilares. Avalia não só a capacidade de difusão através da membrana alveolar, mas também todas as fases de trocas gasosas:
  - a difusão na fase gasosa;
  - a difusão na fase líquida, através da membrana alveolocapilar;
  - a ligação com a hemoglobina.

Valor normal da DCO e classificação
> Valor normal: 75 a 125% do valor predito;
> alteração leve na difusão: 61 a 74% do valor predito;
> alteração moderada na difusão: 40 a 60% do valor predito;
> alteração grave na difusão: < 40% do valor predito.

Causas do declínio da DCO
> Doença intersticial pulmonar (espessamento da membrana alveolocapilar);
> enfisema pulmonar (diminuição da superfície de trocas gasosas);
> doença vascular pulmonar (espessamento da membrana alveolocapilar);
> padrão restritivo (superfície de troca reduzida); exemplo: lesão pleural, esquelética, neuromuscular, obesidade;
> ressecção pulmonar (diminuição da superfície de trocas gasosas).

Observação: a KCO é a capacidade de difusão por unidade de volume alveolar (KCO = DCO/volume alveolar); por analogia, a DCO seria o débito cardíaco e a KCO seria o débito cardíaco de acordo com o peso. Esta medida permite diferenciar uma desordem que afete a difusão por lesão de membrana (fibrose pulmonar) de uma alteração secundária à redução do volume alveolar (lobectomia, atelectasias, padrão restritivo). Após uma pneumectomia, a DCO está reduzida; entretanto, a KCO não é afetada, já que a capacidade de difusão por unidade de volume está preservada.

Causas do aumento da DCO
> Débito pulmonar aumentado;
> hemorragia alveolar (uma hipótese é que a presença de hemoglobina intra-alveolar ligue o CO).

ALGORITMOS PARA TRATAMENTO DE PACIENTES COM CARDIOPATIAS

Os algoritmos das Figuras 13.5 e 13.6 resumem os procedimentos de tratamento pré-operatório de pacientes com doenças cardíacas submetidos a intervenções não cardíacas. O 1º algoritmo (Fig. 13.5), mais geral, reflete os fatores de risco para complicações cardiovasculares peroperatórias, capacidade funcional e tipo de cirurgia. Os testes pré-operatórios (teste de esforço, angiografia coronária) são indicados somente se levarem a uma modificação terapêutica. O 2º algoritmo (Fig. 13.6) explora mais detalhadamente o tratamento de pacientes com doenças coronarianas graves, que necessitam ser operados em um tempo relativamente curto.

RISCOS DE COMPLICAÇÕES CARDIOVASCULARES PEROPERATÓRIAS RELACIONADOS COM O PACIENTE

Esses fatores de risco são classificados como principais, intermediários e menores. A incidência de complicações cardíacas graves é de 0,4, 1, 7 e 11%, na presença de 0, 1, 2 ou 3 fatores de risco principais ou intermediários, respectivamente.

■ *Fatores de risco principais*
> Infarto, síndrome coronariana aguda ou revascularização [ponte aortocoronária (PAC) ou *stents* convencionais] há menos de 6 semanas;
> angina instável ou residual pós-infarto;
> *stents* farmacológicos há menos de 12 meses;
> AVE há menos de 6 semanas;
> ICC descompensada;
> arritmias malignas;
> valvulopatias descompensadas, estenose valvular aórtica.

■ *Fatores intermediários*
> Infarto ou cirurgia de revascularização (PAC ou *stents* convencionais) entre 6 semanas e 3 meses;
> angina estável, isquemia silenciosa;

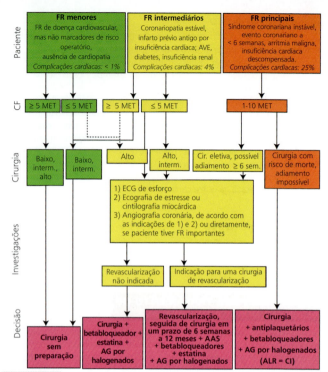

Figura 13.5 Algoritmo de tratamento de pacientes com cardiopatia, que serão submetidos a cirurgias não cardíacas. AAS: ácido acetilsalicílico; AG: anestesia geral; ALR: anestesia locorregional; CF: capacidade funcional.

De acordo com P.-G. Chassot, N. Pierrel, *Précis d´anesthésie cardiaque,* CHUV, 2008.

> ICC compensada (FE < 0,35);
> acidente vascular encefálico (AVE) entre 6 semanas e 3 meses;
> diabetes;
> insuficiência renal (creatinina > 200 μmol/L);
> valvulopatia (exceto a estenose valvular aórtica);
> acima de 70 anos de idade;

■ Fatores menores
> Infarto ou cirurgia de revascularização do miocárdio (PAC ou *stents* convencionais) há menos de 3 meses;
> ritmo não sinusal, BRD;
> paciente polivascular;
> tabagismo, hipercolesterolemia, HA.

EQUIVALENTES METABÓLICOS
> 1 MET representa o consumo de O_2 de um adulto em repouso, ou cerca de 3,5 mL/kg/min.
> 1 a 4 MET:
> • trabalhos domésticos;
> • caminhar 500 metros em terreno plano, a uma velocidade média de 4 km/h;

> 5 a 9 MET:
  - subir 2 ou mais lances de escada;
  - caminhar em terreno inclinado;
  - trabalho pesado;
  - atividades esportivas moderadas (golfe, caminhada);
> ≥ 10 MET:
  - trabalho físico extenuante (trabalhador da construção civil);
  - esportes intensos (tênis, natação, ciclismo, escalada).

RISCO CIRÚRGICO

O risco cirúrgico depende do grau de intervenção: alto, intermediário e baixo.

■ Risco alto
> Cirurgia aórtica e vascular importante;
> intervenções longas e com grande hemorragia.

■ Risco intermediário
> Cirurgia carotídea e vascular simples;
> cirurgia abdominal;
> cirurgia torácica;
> neurocirurgia;
> cirurgia otorrinolaringológica;
> cirurgia ortopédica;
> cirurgia da próstata.

■ Risco baixo
> Cirurgia endoscópica;
> cirurgia ambulatorial;
> cirurgia plástica e reconstrutiva;
> cirurgia de parede.

REVASCULARIZAÇÃO CORONARIANA

> A revascularização não é indicada como profilaxia no pré-operatório; as indicações para uma revascularização são as mesmas que fora de um contexto cirúrgico. A doença arterial coronariana estável (angina em estágios 1 e 2) não é uma indicação para revascularização;
> a intervenção coronariana (dilatação, *stent*, ponte aortocoronária) transforma uma área de estenose estável em uma área aberta instável, até que seja concluída a reendotelização. Até que a reendotelização seja realizada, o risco operatório é muito mais elevado (aumento do risco em um fator de 5 a 10) que na ausência de revascularização. Neste último caso, deve ser utilizado o melhor tratamento clínico disponível (antiplaquetários, betabloqueadores, estatinas);
> o uso de um esquema antiplaquetário duplo, com ácido acetilsalicílico (AAS) e clopidogrel, é continuado até que o processo de reendotelização esteja completo. Até que esse processo não esteja concluído, a interrupção no uso do clopidogrel é particularmente perigosa em caso de *stent* farmacológico e leva ao aumento no risco de trombose;
> o momento da reendotelização e, portanto, a duração da administração do esquema antiplaquetário duplo, bem como o momento para a realização de uma cirurgia não cardíaca após uma revascularização coronária depende do tipo de revascularização (angioplastia simples, angioplastia e *stent* metálico simples ou *stent* farmacológico, ponte aortocoronária). Estes momentos são resumidos na Tabela 13-4. Após o esquema antiplaquetário duplo, somente a aspirina é mantida por toda a vida. Sua interrupção pode levar à trombose do *stent* farmacológico, mesmo a longo prazo;

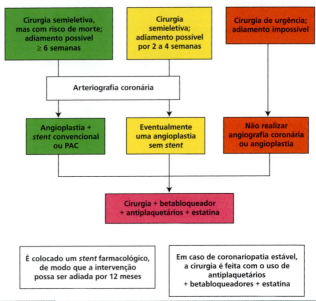

Figura 13.6 Algoritmo de tratamento de pacientes com doença coronariana grave, que serão submetidos a intervenções urgentes ou com risco de morte.

De acordo com P.-G. Chassot, N. Pierrel, *Précis d'anesthésie cardiaque,* CHUV, 2008. Exemplos de intervenções com pouca ou nenhuma possibilidade de adiamento: aneurisma, tumor, fratura invalidante, drenagem de abscessos, obstrução ou infecção gastrointestinal. Uma síndrome coronariana instável inclui: angina instável (estágio IV), angina de repouso ou persistente, ausência de resposta aos nitratos, modificação recente dos sintomas de angina, período recente (6 a 12 semanas) após uma revascularização. As estatinas são prescritas, se o prazo para a intervenção for maior do que 4 semanas.

> os dados atuais mostram que há muito menos risco de manter o tratamento antiplaquetário durante a cirurgia, sob o risco de precisar transfundir o paciente, do que interrompê-lo: em caso de interrupção, a incidência de trombose coronariana é de 30% e a mortalidade está entre 20 e 40%. Os riscos cardíacos são os mesmos de uma doença coronariana controlada: infarto entre 2 e 6%, morte cardíaca entre 1 e 5%;
> em caso de intervenção não cardíaca envolvendo risco de morte, a cardioproteção medicamentosa (betabloqueadores, antiagregantes plaquetários, estatinas) apresenta menos riscos do que uma revascularização seguida de uma intervenção cirúrgica ao longo dos 3 meses seguintes; o tratamento cardioprotetor é mantido durante o período operatório;
> a escolha do modo de revascularização (angioplastia sem *stent* e angioplastia com *stent* de metal nu ou farmacológicos, ponte aortocoronária) deve ser guiada não somente pelos resultados coronarianos, mas também pela urgência da cirurgia não cardíaca (ver algoritmo na Figura 13.6);
> após a revascularização utilizando *stent* farmacológico, qualquer procedimento eletivo é contraindicado antes dos 12 meses;

> depois de um infarto do miocárdio sem complicações ou uma ponte aortocoronária, o intervalo de segurança para uma intervenção não cardíaca é de 3 meses; entre 6 semanas e 3 meses, o risco é intermediário; são recomendadas cirurgias apenas em casos de risco de morte.

Tabela 13-4 Intervenção coronariana, duração do esquema antiplaquetário duplo e momento em que a cirurgia eletiva pode ser realizada

Intervenção coronariana	Duração do esquema antiplaquetário duplo (clopidogrel + AAS)	Momento para uma cirurgia eletiva
Angioplastia simples, sem colocação de *stent*	2 a 4 semanas, AAS contínuo	4 semanas
Angioplastia + *stent* metálico simples (nu)	4 a 6 semanas, AAS contínuo	6 semanas
Ponte aortocoronária	AAS contínuo, não utilizar clopidogrel	3 meses (6 semanas em caso de cirurgia com risco de morte)
Stent metálico revestido (farmacológico)	12 meses, AAS contínuo	12 meses
Braquiterapia	12 meses, AAS contínuo	12 meses

Após o esquema antiplaquetário duplo, somente a aspirina é mantida por toda a vida. A braquiterapia intracoronariana consiste na irradiação com raios alfa ou gama no momento de uma estenose recorrente de s*tents*. AAS: ácido acetilsalicílico.

CARDIOPROTEÇÃO

> A fase peroperatória caracteriza-se por estimulação simpática, síndrome inflamatória sistêmica, ativação plaquetária e queda na fibrinólise; o risco de trombose coronariana é importante;
> o risco de isquemia peroperatória é de:
>   - 0,2% dos pacientes confusos;
>   - 4 a 6% na cirurgia vascular;
>   - 1% em caso de infarto ou cirurgia de revascularização do miocárdio (PAC ou *stents* convencionais) com mais de 3 meses;
>   - 4% nos casos de infarto ou cirurgia de revascularização do miocárdio (PAC ou *stents* convencionais) entre 6 semanas e 3 meses;
>   - 25% em caso de infarto ou cirurgia de revascularização do miocárdio (PAC ou *stents* convencionais) com menos de 6 semanas;
> O risco isquêmico operatório aumenta com:
>   - o número de fatores de risco;
>   - a instabilidade da coronariopatia;
>   - a disfunção ventricular;
>   - a importância da cirurgia;
>   - a extensão das lesões.
> é importante observar que 50% dos infartos pós-operatórios aparecem em territórios sem estenose grave à angiografia;
> de modo simplificado, existem 2 tipos de acidente vascular encefálico, que ocorrem com incidências semelhantes:

- infarto por trombose de placa instável:
  ▲ ocorre mais frequentemente entre a 24ª e a 36ª hora de pós-operatório, em áreas não sintomáticas aos testes de esforço e caracterizadas por estenose moderada (< 60%) à angiografia;
  ▲ está associado a uma elevação do segmento ST e uma onda Q;
  ▲ os antiplaquetários, associada às estatinas, são eficazes na sua prevenção;
- infarto por isquemia por desequilíbrio entre a demanda e a oferta de O_2:
  ▲ ocorre geralmente entre o 2º e 4º dia de pós-operatório, em áreas de estenose coronária;
  ▲ é de tipo não Q;
  ▲ os betabloqueadores são eficazes em sua prevenção;
> os medicamentos cardioprotetores diminuem o risco de isquemia peroperatória; incluem os antiplaquetários, betabloqueadores e estatinas.

ANTIPLAQUETÁRIOS

> Os antiplaquetários incluem o ácido acetilsalicílico (AAS, Aspirina®) e o clopidogrel (Plavix®). Inibem a atividade plaquetária de modo irreversível e reduzem o risco de trombose;
> se o tratamento com antiplaquetários tiver que ser interrompido, isto deve ser feito 5 dias antes da cirurgia. As indicações para a manutenção do tratamento e as situações em que deve ser interrompido estão resumidas no algoritmo da Figura 13.7;
> a prescrição de AAS na prevenção primária pode ser interrompida sem risco;
> quando prescrito na prevenção secundária (antecedentes de infarto do miocárdio, doença cardíaca isquêmica, antecedentes de uso de *stents* ou PAC, antecedentes de AVE, arteriopatia periférica), o AAS nunca deve ser interrompido na fase pré-operatória. A única exceção em que a manutenção do AAS pode ser discutida é a cirurgia em espaços fechados (neurocirurgia intracraniana, cirurgia do canal vertebral, cirurgia da câmara posterior do olho), cirurgia invasiva com alto risco hemorrágico na qual a hemostasia é difícil e em caso de coagulopatias; é prescrito conjuntamente com o clopidogrel na prevenção secundária, em caso de alergia ao AAS;
> as doenças tratadas com esquema antiplaquetário duplo (AAS e clopidogrel) não devem ter seu tratamento interrompido antes da cirurgia durante o período de alto risco (menos de 6 semanas após o infarto, AVE, *stents* convencionais ou menos de 12 meses após a colocação de *stents* farmacológicos). A interrupção do uso do clopidogrel (manutenção da aspirina) pode ser discutida em caso de cirurgia em espaços fechados (neurocirurgia intracraniana, cirurgia do canal vertebral, cirurgia da câmara posterior do olho), cirurgia invasiva com alto risco hemorrágico e de hemostasia difícil e coagulopatias;
> se o tratamento antiplaquetário for interrompido, deve ser retomado logo que possível após a intervenção cirúrgica (antes de 24 horas, com uma dose extra de 300 mg de clopidogrel);
> em caso de dúvidas a respeito da condição do *stent*, um contato com o cardiologista pode especificar a necessidade de manter os antiplaquetários;
> as anestesias locorregionais perimedulares, pléxicas e tronculares são possíveis com doses de AAS de até 300 mg/dia; são prescritas em caso de tratamento com clopidogrel, nos 7 dias precedentes;
> a proteção oferecida pelos antiplaquetários é superior ao benefício cardíaco esperado de uma ALR. A interrupção dos antiplaquetários não se justifica apenas em função de se querer realizar uma ALR;
> o tratamento com AAS aumenta o volume de sangramento em 10 a 20% e o risco de transfusão em 1,5 vez, sem aumentar a morbidade e a mortalidade cirúrgica; o tratamento combinado de AAS e clopidogrel aumenta o volume de sangramento e o risco de transfusão em 30 a 50%, sem aumento da morbidade e da mortalidade, a menos que ocorra uma hemorragia cirúrgica em um espaço confinado (neurocirurgia intracraniana, cirurgia do canal vertebral, cirurgia da câmara posterior do olho);

> em caso de interrupção do tratamento com aspirina ou clopidogrel, é prudente prever uma substituição em situações de risco (ver abaixo);
> por fim, em caso de transfusão plaquetária, os trombócitos não são inibidos pelos antiplaquetários quando a taxa sérica for desprezível, cerca de 12 horas após a última dose.

■ Interrupção e substituição dos antiplaquetários

> Durante a semana após a interrupção e a que precede a cirurgia, os antiplaquetários podem ser substituídos por agentes de duração curta e irreversível:
> * em casos excepcionais, o clopidogrel pode ser substituído pelo tirofiban (Agrastat®, Aggrastat®, infusão de 0,1 μg/kg/minuto) ou eptifibatide (Integrilin®, infusão de 1 a 2 μg/kg/minuto) a partir do 5º dia pré-operatório até 6 horas antes da cirurgia;
> * o tratamento é completado por heparina não fracionada (10.000 U/24 horas), a partir do 5º dia de pré-operatório até 6 horas antes da cirurgia. Observe que a heparina é uma antitrombina e não tem atividade antiplaquetária; portanto, não constitui um tratamento substituto eficaz;
> em caso de transfusão plaquetária, os trombócitos não são inibidos pelos antiplaquetários quando a taxa sérica for insignificante, ou seja, 6 horas após a interrupção do tirofiban (Agrastat®, Aggrastat®), 12 horas após a interrupção da infusão do eptifibatide (Integrilin®) e 72 horas após a interrupção do abciximab (Reopro®).

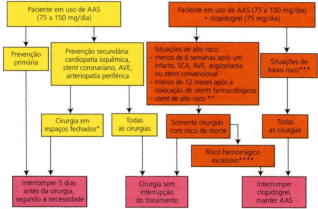

Figura 13.7 Algoritmo de tratamento de pacientes sob tratamento antiplaquetário pré-operatório, que serão submetidos a intervenções urgentes ou com risco de morte.

De acordo com P.-G. Chassot, N. Pierrel, *Précis d'anesthésie cardiaque*, CHUV, 2008.
AAS: ácido acetilsalicílico, SCA: síndrome coronariana aguda, AVE: acidente vascular encefálico;
*Cirurgia em espaços fechados: neurocirurgia intracraniana, cirurgia do canal vertebral, cirurgia da câmara posterior do olho;
**Stents de alto risco: stents longos (> 36 mm), proximais, múltiplos, bifurcados ou em sucessão, situações nas quais o vaso que recebe o stent supre um vasto território miocárdico, insuficiência cardíaca;
***Exemplos de situações de baixo risco: mais de 3 meses após uma angioplastia ou stents convencionais ou angioplastia simples sem stents, mais de 3 meses após um infarto ou acidente vascular encefálico sem complicações;
****Risco de sangramento excessivo: cirurgia em espaços fechados, cirurgia invasiva com alto risco hemorrágico na qual a hemostasia é difícil e em caso de coagulopatias; Nessas situações, a relação risco/benefício deve ser avaliada caso a caso.

BETABLOQUEADORES

> Os betabloqueadores conferem proteção miocárdica por meio dos seguintes mecanismos:
> - diminuição da frequência cardíaca e contratilidade e, portanto, consumo de O_2;
> - efeito antiarrítmico;
> - deslocamento do metabolismo energético a partir dos ácidos graxos livres para a glicose;
> - efeitos antirrenina-angiotensina;
> - propriedades anti-inflamatórias, com efeito protetor das placas coronarianas;
>
> no final dos anos 1990, estudos demonstraram que o tratamento com betabloqueadores na fase peroperatória permite reduzir significativamente a mortalidade e a morbidade em pacientes de alto risco cardíaco submetidos à cirurgia não cardíaca; posteriormente, dados controversos têm sido relatados na literatura;
>
> um estudo recente envolvendo mais de 8.000 pacientes (Poise, 2008) confirmou que embora a prescrição de betabloqueadores reduza efetivamente a taxa de ataque cardíaco, aumenta a incidência de bradicardia, hipotensão arterial, acidente vascular encefálico isquêmico e a mortalidade a longo prazo em pacientes com alto risco cardíaco submetido a cirurgias não cardíacas de grande porte;
>
> a partir da literatura atual, é evidente que os betabloqueadores reduzem a incidência de isquemia miocárdica peroperatória nos pacientes com risco coronariano elevado, especialmente durante a cirurgia vascular; entretanto, não fornecem nenhum benefício e são até mesmo potencialmente perigosos em pacientes com baixo risco coronariano. Além disso, a eficácia do tratamento depende de uma impregnação suficiente, que requer que o tratamento seja iniciado 1 semana antes da cirurgia e que se obtenha uma frequência cardíaca de 60 a 65 batimentos/minuto;
>
> é imprescindível manter o tratamento com betabloqueadores na fase peroperatória; na verdade, a interrupção abrupta dos betabloqueadores antes da cirurgia ou no pós-operatório imediato pode ter efeitos adversos (efeito rebote): aumento da FC, da pressão arterial média e da concentração plasmática de noradrenalina (NA).

■ Recomendações de prescrição

> A prescrição formal dos betabloqueadores é indicada para:
> - pacientes que necessitam de tratamento ao longo da vida (doença coronariana, disfunção ventricular, arritmia sintomática e HA);
> - pacientes submetidos à cirurgia vascular grave e que sofrem de isquemia, de acordo com testes de esforço positivos;
>
> as indicações razoáveis para a prescrição de betabloqueadores incluem:
> - pacientes com uma doença coronariana identificada na consulta pré-operatória;
> - pacientes de risco intermediário ou com múltiplos FRCV (fatores de risco cardiovasculares) antes de uma cirurgia vascular;
> - pacientes de alto risco durante uma cirurgia de grande porte;
>
> os betabloqueadores são inadequados para tratar pacientes com baixo risco coronariano.

■ Posologia

> Os betabloqueadores do tipo cardiosseletivos β1 devem ser prescritos por via oral, 1 semana antes da cirurgia e titulados até que se atinja uma FC entre 60 e 65 batimentos/minuto;
> - bisoprolol (Soprol®, Cardensiel®, Concor®): 5 a 10 mg/dia;
> - metoprolol (Lopressor®, Lopresor®, Beloc ZOK®): 25 a 100 mg/dia;
> - atenolol (Tenormin®): 50 a 100 mg/dia;
>
> os betabloqueadores podem ser continuados na fase peroperatória por via intravenosa:

- metoprolol (Lopressor®, Beloc®): 5 a 10 mg, 2 a 4 vezes ao dia;
- esmolol (Brevibloc®): *bolus* repetido de 10 mg;

> o tratamento deve ser continuado por um período de 7 a 30 dias.

■ Contraindicações aos betabloqueadores
> Disfunção grave do VE (fração de ejeção < 0,35);
> bloqueio atrioventricular;
> frequência cardíaca basal abaixo de 60 batimentos/minuto;
> hipotensão arterial;
> hipovolemia.

ESTATINAS
> Além de seus efeitos hipolipemiantes, as estatinas têm muitos outros efeitos cardioprotetores:
  - estabilização da placa aterosclerótica;
  - efeito anti-inflamatório;
  - diminuição da reatividade plaquetária;
  - aumento da fibrinólise;
  - diminuição da vasoconstrição;
> esses efeitos pleiotrópicos só aparecem após um período de 4 a 6 semanas; por isso, não é recomendado iniciar o tratamento no dia anterior ou na manhã da cirurgia. A manutenção das estatinas na fase peroperatória reduz o risco de complicações cardíacas, especialmente porque uma parada brusca provoca um efeito rebote;
> a rabdomiólise é uma complicação rara, mas grave, das estatinas.

PRÉ-MEDICAÇÃO E JEJUM PRÉ-OPERATÓRIO

> A pré-medicação normalmente se resume à administração oral de um benzodiazepínico, cerca de 1 hora antes do início da anestesia;
> a atropina é prescrita especialmente em pediatria, pelos seguintes efeitos: diminuição da salivação, diminuição da secreção gástrica e prevenção de arritmias associadas à estimulação vagal.

OBJETIVOS DA PRÉ-MEDICAÇÃO

OBJETIVOS PRINCIPAIS
> Ação de redução da ansiedade, sedação e amnésia anterógrada (benzodiazepínicos);
> manutenção de medicamentos cardioprotetores (betabloqueadores, antiplaquetários, estatinas), anti-hipertensivos, antiarrítmicos;
> manutenção da terapia hormonal em uso (por exemplo: prevenção de uma insuficiência suprarrenal aguda em pacientes tratados com corticosteroides);
> prevenção das infecções nosocomiais (profilaxia com antibióticos);
> prevenção da hipoglicemia ou hiperglicemia em pacientes diabéticos (glicose + insulina).

OBJETIVOS SECUNDÁRIOS
> Assegurar uma analgesia pré-operatória em casos de dor;
> reduzir a necessidade de anestésicos durante a indução e manutenção (agonista $\alpha 2$);
> reduzir a atividade vagal cardíaca e digestiva (parassimpaticolíticas);

- reduzir o risco de broncospasmo (broncodilatadores e betamiméticos);
- reduzir a secreção salivar e traqueobrônquica (parassimpaticolítica);
- reduzir a acidez e o volume gástrico (citrato de sódio, inibidores da bomba de prótons, anti-histamínicos H_2);
- prevenir as alergias (anti-histamínicos);
- prevenir a úlcera gástrica (antiácidos);
- prevenir as náuseas pós-operatórias (antieméticos);
- prevenir as convulsões (anticonvulsivantes);
- interromper o uso de determinados medicamentos.

CONTRAINDICAÇÕES PARA O USO DE MEDICAÇÃO ANSIOLÍTICA

- DPOC grave;
- SAOS;
- obstrução das vias aéreas superiores;
- diminuição da vigília (p. ex., hipertensão intracraniana), hipovolemia.

INTERRUPÇÃO DOS MEDICAMENTOS PRÉ-OPERATÓRIOS

- Inibidores da enzima conversora:
  - interrupção 24 a 48 horas antes da cirurgia, em decorrência do risco de hipotensão arterial, exceto em casos de insuficiência ventricular esquerda;
- antagonistas dos receptores da angiotensina:
  - interrupção 24 a 48 horas antes da cirurgia, em decorrência do risco de hipotensão arterial, exceto em casos de insuficiência ventricular esquerda;
- hipoglicemiante orais do tipo biguanida (metformina = Glucinan®, Stagid®, Glucophage®):
  - interromper 48 horas antes da cirurgia, pelo risco de acidose láctica, favorecido por uma insuficiência renal aguda ou hipóxia e eventualmente substituir pela insulina parenteral;
- hipoglicemiantes do tipo sulfamida (Glucidoral®, Diabinese®, Glutril®, Dolipol®, Daonil®, Diamicron®, Amarel®, Amaryl®) e inidores das alfaglucosidases (acarbose = Glubay®):
  - interromper 24 horas antes da cirurgia e eventualmente substituir pela insulina parenteral;
- antivitamínicos K (Sintrom®):
  - interromper 3 a 5 dias antes da cirurgia e eventualmente substituir por heparina de baixo peso molecular, dependendo do tipo de cirurgia, tipo de anestesia e comorbidades;
- antiplaquetários:
  - AAS: manter em caso de prevenção secundária, exceto em caso de neurocirurgia intracraniana. O AAS pode ser interrompido com segurança quando prescrito na prevenção primária;
  - AAS + clopidogrel (Plavix®): manter em caso de alto risco (menos de 6 semanas após um infarto, AVE ou *stent* convencional ou menos de 12 meses após a colocação de um *stent* farmacológico). Em situações de baixo risco, o clopidogrel é interrompido e o AAS é mantido;
  - as situações nas quais os antiagregantes plaquetários são interrompidos são discutidas caso a caso; estas situações geralmente envolvem cirurgias em espaços fechados (cirurgia neurocirurgia intracraniana do canal vertebral, cirurgia da câmara posterior do olho), cirurgia invasiva com alto risco hemorrágico na qual a hemostasia é difícil e em caso de coagulopatias. A eventual substituição da glicoproteína IIb/IIIa de meia-vida curta (tirofiban, eptifibatide) pode ser feita em situações de alto risco (veja acima);

> anorexígenos (Moderatan®, Lucofene Forte®, Dinintel®, Dexamyl®, Ponderal®):
>   • interrupção 10 a 15 dias antes da cirurgia, em decorrência do risco de crises hipertensivas e de arritmias durante a anestesia.

JEJUM PRÉ-OPERATÓRIO

> O jejum pré-operatório tem como objetivo garantir o esvaziamento gástrico completo e reduzir o risco de aspiração pulmonar durante as cirurgias eletivas.

ADULTOS

> 6 horas para sólidos;
> 2 horas para líquidos claros (água, chá, café, suco de maçã, suco de laranja sem polpa).

CRIANÇAS

> 6 horas para os sólidos e leite materno;
> 2 horas para líquidos claros.

■ *Leituras recomendadas*

Biondi-Zoccai GG, Lotrionte M, Agostoni P et al. A systematic review and meta-analysis on the hazards of discontinuing or not adhering to aspirin among 50,279 patients at risk for coronary artery disease. *Eur Heart J* 2006;27:2667-74.

Boersma E, Poldermans D, Bax JJ et al. Predictors of cardiac events after major vascular surgery: Role of clinical characteristics, dobutamine echocardiography, and beta-blocker therapy. *JAMA* 2001;285:1865-73.

Brilakis ES, Banerjee S, Berger PB. Perioperative management of patients with coronary stents. *J Am Coll Cardiol* 2007;49:2145-50.

Burger W, Chemnitius JM, Kneissl GD et al. Low-dose aspirin for secondary cardiovascular prevention - cardiovascular risks after its perioperative withdrawal versus bleeding risks with its continuation - review and meta-analysis. *J Intern Med* 2005;257:399-414.

Chassot PG, Delabays A, Spahn DR. Perioperative antiplatelet therapy: the case for continuing therapy in patients at risk of myocardial infarction. *Br J Anaesth* 2007;99:316-28.

Devereaux PJ, Yang H, Yusuf S et al. (POISE Study Group). Effects of extended-release metoprolol succinate in patients undergoing noncardiac surgery (POISE trial): a randomised controlled trial. *Lancet* 2008;371:1839-47.

Fleisher LA, Beckman JA, Brown KA et al. ACC/AHA 2006 guideline update on perioperative cardiovascular evaluation for noncardiac surgery: focused update on perioperative beta-blocker therapy. *Circulation* 2006;113:2662-74.

Fleisher LA, Beckman JA, Brown KA et al. ACC/AHA 2007 Guidelines on Perioperative Cardiovascular Evaluation and Care for Noncardiac Surgery: Executive Summary. *J Am Coll Cardiol* 2007;50:1707-32.

Fleisher LA, Beckman JA, Brown KA et al. ACC/AHA 2007 guidelines on perioperative cardiovascular evaluation and care for noncardiac surgery: executive summary. *Anesth Analg* 2008;106:685-712.

Kertai MD, Boersma E, Bax JJ et al. A meta-analysis comparing the prognostic accuracy of six diagnostic tests for predicting perioperative cardiac risk in patients undergoing major vascular surgery. *Heart* 2003;89:1327-34.

Landesberg G. The pathophysiology of perioperative myocardial infarction: facts and perspectives. *J Cardiothorac Vasc Anesth* 2003;17:90-100.

Le Manach Y, Perel A, Coriat P *et al.* Early and delayed myocardial infarction after abdominal aortic surgery. *Anesthesiology* 2005;102:885-91.

Le Manach Y, Godet G, Coriat P *et al.* The impact of postoperative discontinuation or continuation of chronic statin therapy on cardiac outcome after major vascular surgery. *Anesth Analg* 2007;104:1326-33, table of contents.

Lee TH. Reducing cardiac risk in noncardiac surgery. *N Engl J Med* 1999;341:1838-40.

Newsome LT, Weller RS, Gerancher JC *et al.* Coronary artery stents: II. Perioperative considerations and management. *Anesth Analg* 2008;107:570-90.

Poldermans D, Boersma E, Bax JJ *et al.* Correlation of location of acute myocardial infarct after noncardiac vascular surgery with preoperative dobutamine echocardiographic findings. *Am J Cardiol* 2001;88:1413-4,A6.

Poldermans D, Schouten O, Vidakovic R *et al.* A clinical randomized trial to evaluate the safety of a noninvasive approach in high-risk patients undergoing major vascular surgery: the DECREASE-V Pilot Study. *J Am Coll Cardiol* 2007;49:1763-9.

Sear JW, Giles JW, Howard-Alpe G *et al.* Perioperative beta-blockade, 2008: what does POISE tell us, and was our earlier caution justified? *Br J Anaesth* 2008;101:135-8.

Smetana GW. Preoperative pulmonary evaluation. *N Engl J Med* 1999;340:937-44.

14

Princípios gerais de tratamento

CH. KERN, E. ALBRECHT

> Este capítulo aborda os princípios mínimos recomendados para o manejo anestésico de pacientes adultos e a realização de anestesia geral. O equipamento e os aparelhos de anestesia, bem como as técnicas diferentes de anestesia, são descritos com detalhes em outros capítulos;
> estes princípios devem ser adaptados às situações específicas, como por exemplo a anestesia cardíaca ou a pediátrica. Em todos os casos, é imprescindível contar com as orientações federais e de cada instituição a respeito da prática da anestesia.

EQUIPAMENTOS

> Seja qual a estratégia anestésica utilizada (anestesia locorregional, anestesia geral, sedação), o equipamento mínimo para um paciente sempre inclui:
> - uma via venosa periférica;
> - um ECG com 3 ou 5 derivações;
> - um manguito de pressão;
> - um oxímetro de pulso ou saturômetro;
> na anestesia geral, este equipamento é complementado por:
> - um termômetro;
> - um neuroestimulador para a avaliação do bloqueio neuromuscular (curarização);
> - eventualmente, um monitor da profundidade da anestesia (p. ex., BIS® = índice bispectral);
> dependendo das comorbidades do paciente e do tipo de intervenção, este equipamento pode ser complementado por:
> - uma sonda vesical;
> - um cateter arterial;
> - um acesso venoso central;
> - um cateter de Swan-Ganz ou qualquer outro monitor do débito cardíaco (Doppler esofágico PiCCO®);

> os equipamentos de ventilação e entubação incluem:
> - uma máscara facial;
> - uma cânula de Guedel;
> - um laringoscópio com ao menos 2 lâminas diferentes;
> - uma sonda de aspiração;
> - um tubo endotraqueal (p. ex., de tamanho 6,5 a 7 para mulheres e 7,5 a 8 para homens), com a vedação do balão controlada por uma seringa de 10 mL; tubos de menor tamanho deverão estar disponíveis nas proximidades;
>
> todos os equipamentos devem ser conferidos antes da chegada do paciente;
>
> um desfibrilador, um carrinho para entubações difíceis e um fibroscópio devem estar disponíveis para acesso em curto período de tempo.

MEDICAMENTOS

> Uma bandeja-padrão de medicação deve sempre estar disponível de imediato, mesmo durante a anestesia locorregional. A bandeja deve conter:
> - um hipnótico: tiopental (Nesdonal®, Pentothal®), propofol (Diprivan®, Disoprivan®), etomidato (Amidate®, Hynomidate®) ou cetamina (Ketalar®);
> - um curare não despolarizante: vecurônio (Norcuron®), rocurônio (Esmeron®), mivacúrio (Mivacron®), atracúrio (Tracrium®) ou cisatracúrio (Nimbex®);
> - um opiáceo: fentanil (Sintenyl®), alfentanil (Rapifen®), sufentanil (Sufenta®) e remifentanil (Ultiva®);
> - um vasopressor: efedrina ou fenilefrina (Neo-Synephrine®)
> - um curare despolarizante: succinilcolina Célocurine®, Lysthénon®;
> - atropina.

APARELHOS DE ANESTESIA

> Um aparelho de anestesia em condições de uso deve estar presente na sala de procedimentos. Conectado a um sistema de abastecimento de gás, deve ser capaz de administrar oxigênio, ar, óxido nitroso e halogenados. Deve estar equipado com um sistema de alarme sonoro e luminoso. O equipamento básico do aparelho inclui:
> - um ventilador;
> - um rotâmetro;
> - um vaporizador;
> - um espirômetro;
> - um analisador de gases sanguíneos inspirados e expirados;
> - uma capnometria;
> - um absorvedor de CO_2;
> - uma válvula de PEFP (pressão expiratória final positiva);
> - alarmes de desconexão e aumento de pressão;
>
> todo aparelho de anestesia deve estar obrigatoriamente acompanhado por um *checklist*, que resume as verificações a serem efetuadas antes de sua utilização; nos dispositivos modernos, este *checklist* muitas vezes é feito automaticamente;

> durante a anestesia geral, os parâmetros do aparelho são pré-definidos e depois verificados novamente, dependendo dos parâmetros do paciente: volume corrente de 8 a 10 mL/kg, frequência respiratória de 10 a 12 ciclos por minuto, PEFP de 5 cmH$_2$O;
> um Ambu (sistema bolsa-válvula-máscara) deve estar disponível.

CONDUTAS PARA A ANESTESIA GERAL

> Esta seção aborda apenas a realização da anestesia geral em situação eletiva, em adultos com tubo endotraqueal ou máscara laríngea. A indução da anestesia em situações de emergência é diferente e o procedimento é chamado de "indução com sequência rápida" (ver Capítulo 39 "Urgências e anestesia");
> um médico anestesista deve estar presente durante a indução e a recuperação. É recomendada a presença de uma 2ª pessoa (enfermeira anestesista ou outra pessoa qualificada), especialmente em situações de risco (pacientes com muitas comorbidades, cirurgias de grande porte).

ANESTESIA GERAL COM TUBO ENDOTRAQUEAL

INDUÇÃO

As diversas fases da indução são:
> estabelecimento do padrão mínimo de equipamentos;
> pré-oxigenação, até que se obtenha uma fração expirada de O$_2$ de > 90%;
> injeção do hipnótico;
> teste de ventilação com máscara facial;
> quando a ventilação é fácil (presença de CO$_2$ à capnometria, amplificação simétrica do tórax, névoa sobre a máscara), injeção de um curare e um opioide; o acompanhamento da curarização é facilitado pelo uso de um neuroestimulador; quando a ventilação é difícil, inserção de cânula orofaríngea de Guedel ou nasofaríngea de Wendel e retomada da ventilação; em caso de falha, consulte o algoritmo de entubação difícil, descrito no Capítulo 15 "Controle das vias aéreas superiores";
> entubação do paciente quando ele estiver curarizado (completo desaparecimento da resposta muscular ao neuroestimulador); confirmação do correto posicionamento do tubo endotraqueal por ausculta e presença de CO$_2$ na capnometria; em caso de falha, consulte o algoritmo de entubação difícil, descrito no Capítulo 15 "Controle das vias aéreas superiores";
> fixação do tubo, ausculta de controle, conexão ao aparelho de anestesia, verificação dos parâmetros de ventilação, encaixe do aparelho;
> colocação de uma sonda nasogástrica em função do contexto (cirurgia torácica, cirurgia abdominal, laparoscopia ou decúbito ventral).

MANUTENÇÃO

> A manutenção da anestesia é assegurada pela administração intravenosa de propofol por infusão contínua ou por administração de halogenados, eventualmente combinados com óxido nitroso;

> o líquido de perfusão de manutenção é um cristaloide (Ringer lactato ou NaCl 0,9%). Os detalhes a respeito das quantidades de aporte são descritos no Capítulo "Hipovolemia peroperatória e preenchimento vascular";
> as indicações para a administração de hemoderivados são descritas no Capítulo 33 "Hematologia, produtos sanguíneos e anestesia".

RECUPERAÇÃO

> É controlada a ausência de bloqueio neuromuscular residual; é avaliada a antagonização do bloqueio;
> a administração de agentes anestésicos é interrompida ao final da intervenção;
> o tubo endotraqueal é removido, na presença de critérios normais de extubação. Estes critérios são descritos no Capítulo 15 "Controle das vias aéreas superiores";
> o paciente é levado à sala de vigilância pós-operatória (ou sala de recuperação), sob supervisão médica.

ANESTESIA GERAL COM MÁSCARA LARÍNGEA

INDUÇÃO

As diversas fases de indução são:
> estabelecimento do padrão mínimo de equipamentos;
> pré-oxigenação, até que se obtenha uma fração expirada de O_2 de 90%;
> injeção do hipnótico, preferencialmente o propofol (Diprivan®, Disoprivan®);
> inserção da máscara laríngea;
> ausculta, presença de CO_2 à capnometria, amplificação simétrica do tórax;
> fixação da máscara laríngea, ausculta de controle, conexão ao aparelho de anestesia, verificação dos parâmetros de ventilação, encaixe do aparelho. As pressões de ventilação não devem exceder 20 cmH_2O.

MANUTENÇÃO

> A manutenção da anestesia é assegurada pela administração intravenosa de propofol por infusão contínua ou por administração de halogenados, eventualmente combinados com óxido nitroso.

RECUPERAÇÃO

> A administração de agentes anestésicos é interrompida ao final da intervenção;
> a máscara laríngea é removida, de preferência com o paciente acordado;
> o paciente é levado à sala de vigilância pós-operatória (ou sala de recuperação), sob supervisão médica.

15
Controle das vias aéreas superiores
CH. Perruchoud, B. Rutschmann, E. Albrecht

> O controle das vias aéreas superiores (VAS) é um dos principais objetivos da anestesia geral; consiste em assegurar a ventilação adequada ou garantir uma oxigenação adequada; na realidade, a perda do controle das VAS é uma causa significativa de mortalidade e morbidade;
> o controle das VAS começa com a pesquisa por critérios de entubação difícil na anamnese e no exame clínico;
> o anestesista deve conhecer os algoritmos de ventilação e de entubação difícil, o que permite assegurar a permeabilidade das VAS. Os exemplos de algoritmos são apresentados neste capítulo.

MATERIAIS

LÂMINAS DE LARINGOSCÓPIO

> Existem vários tipos de lâminas de laringoscópio. Cada tipo de lâmina é encontrado geralmente em 5 tamanhos (tamanho 0 a 4). Os tipos mais comuns são:
> - a lâmina curva de Macintosh: comumente utilizada na prática clínica;
> - a lâmina reta de Miller: usada na presença de epiglote longa e solta, que obstrui a visão da laringe, ou em pediatria;
> - a lâmina de McCoy: trata-se de uma lâmina curva, cuja curvatura distal pode ser acentuada para facilitar a exposição da laringe.

LARINGOSCÓPIO ÓPTICO/VIDEOLARINGOSCÓPIO

> As novas ferramentas que surgiram no mercado facilitam a exposição;
> o Airtraq® é um laringoscópio ótico, que contém um conjunto de espelhos;

> o Glidescope® é um videolaringoscópio que contém fibras ópticas e um visor.

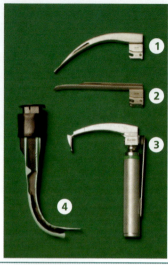

Figura 15.1 Laringoscópios e lâminas.
1: lâmina curva de Macintosh; 2: lâmina reta de Miller; 3: lâmina de McCoy com cabo laringoscópico; 4: Airtraq®.

TUBO ENDOTRAQUEAL

> Somente a presença de um tubo endotraqueal assegura a permeabilidade das VAS;
> em geral, o principal material utilizado em um tubo endotraqueal é o cloreto de polivinila. Os outros materiais utilizados são a silicone, borracha ou poliuretano;
> a maior parte das sondas contém:
>   • um sistema de insuflação, incluindo:
>   ▲ uma válvula;
>   ▲ um balão-piloto;
>   ▲ um canal de insuflação;
>   ▲ e um balão distal, que proporciona a impenetrabilidade das VAS;
>   • o olho de Murphy, orifício lateral situado próximo da extremidade distal do tubo, foi projetado para permitir a passagem de gás em caso de obstrução do tubo endotraqueal pelo balão distal;
> existem vários tipos de sondas. Alguns exemplos:
>   • o tubo Hi-Contour® da Mallinckrodt é o tubo orotraqueal padrão;
>   • o tubo pré-fabricado (tubo RAE® da Mallinckrodt) tem uma curvatura aumentada para facilitar a exposição durante a cirurgia otorrinolaringológica;
>   • a sonda nasotraqueal é utilizada durante a cirurgia da cavidade oral;
>   • o tubo aramado contém rolos metálicos que reduzem o risco de compressão ou plicatura da sonda na cirurgia otorrinolaringológica ou neurocirurgia;
>   • o tubo à prova de fogo, usado na cirurgia a *laser*;

- o tubo traqueal é inserido diretamente em um orifício de traqueostomia;
- o tubo de duplo lúmen é utilizado na cirurgia torácica (ver Capítulo 26 "Sistema respiratório e anestesia");
- o tubo de entubação brônquica seletiva (bloqueador brônquico) também é usado na cirurgia torácica;
- o tubo específico para a ventilação a jato (ver Capítulo 37 "Otorrinolaringologia e anestesia").

Tabela 15-1 Escolha da sonda, de acordo com a idade e o sexo. Um tubo de duplo lúmen não pode ser utilizado em crianças com menos de 8 anos; é necessário utilizar um bloqueador brônquico para a ventilação unipulmonar

	Diâmetro do tubo (mm)	Comprimento da arcada dentária (cm)	Comprimento do nariz (cm)	Tamanho do tubo de duplo lúmen
Bebê	3,5	6 + peso (kg)	7 + peso (kg)	–
Criança	4 + idade/4	12 + idade/2	14 + idade/2	A partir de 8 anos: calibre 28
Homem adulto	7,5-8,0	23	25	calibre 39 a 41
Mulher adulta	6,5-7,0	21	23	calibre 37 a 39

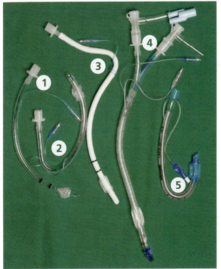

Figura 15.2 Sondas de entubação.
1: tubo orotraqueal padrão (Hi-Contour® da Mallinckrodt®); 2: tubo pré-fabricado (tubo RAE® da Mallinckrodt®); 3: sonda nasotraqueal (Satin RAE® Nasal, da Mallinckrodt®); 4: tubo de duplo lúmen (Bronco-Cath®, da Mallinckrodt®); 5: tubo endotraqueal aramado para laringectomia (Sheridan Lar-A Ject®).

MÁSCARA LARÍNGEA

> A máscara laríngea é uma alternativa ao tubo endotraqueal. Pode ser inserido sem o auxílio de um curare;
> a máscara laríngea é feita em silicone ou cloreto de polivinila. Inclui um sistema de insuflação, cuja válvula pode conter elementos ferromagnéticos. Porém, algumas versões são compatíveis com a RM;
> insere-se entre a base da língua, o esfíncter superior do esôfago e o recesso piriforme. Deve-se atentar para o risco de obstrução quando a epiglote estiver dobrada para baixo;
> a máscara laríngea protege a laringe das secreções da faringe, mas não da regurgitação do conteúdo gástrico; portanto, não evita a aspiração pulmonar;
> é melhor utilizar uma máscara grande e insuflada com um volume menor do que usar uma máscara pequena em seu volume máximo de insuflação;
> a utilização da máscara laríngea reutilizável pode ser feita em até 40 pacientes; a limpeza da máscara com glutaraldeído 2% é contraindicada (risco de absorção pela máscara e toxicidade local por lixiviação do paciente). Por conseguinte, é preferível utilizar soluções aquosas ou salinas e consultar as instruções do fabricante. Além disso, existem também máscaras laríngeas de uso único;
> a anestesia com uma máscara laríngea é geralmente realizada em ventilação espontânea. No entanto, é possível controlar a ventilação se as pressões de insuflação forem inferiores a 20 cmH$_2$O. Acima deste valor (aumento da resistência das vias aéreas superiores, diminuição da complacência pulmonar), aumenta-se o risco de hiperinsuflação e regurgitação gástrica; assim, o risco de aspiração pulmonar torna-se relevante.

CONTRAINDICAÇÕES

As contraindicações para a máscara laríngea são:
> doenças da faringe (p. ex., abscesso tonsilar);
> um paciente com estômago cheio (p. ex., gravidez além do 1º trimestre, hérnia de hiato, refluxo gastroesofágico);
> um aumento da resistência das vias aéreas superiores (p. ex., asma, broncospasmo);
> uma diminuição da complacência pulmonar (obesidade, por exemplo).

Tabela 15-2 Diferentes tamanhos de máscara laríngea

Tamanho da máscara laríngea	Paciente	Volume de insuflação do manguito (mL)
1	Recém-nascido de até 5 kg	4
1^1/$_2$	Criança entre 5 e 10 kg	7
2	Criança entre 10 e 20 kg	10
2^1/$_2$	Criança entre 20 e 30 kg	14
3	Adulto entre 30 e 50 kg	20
4	Adulto entre 50 e 70 kg	30
5	Adulto entre 70 e 100 kg	40
6	Adulto acima de 100 kg	50

Fonte: FAQ – LMA Classic.

> A Fastrach™ é uma máscara laríngea especial, originalmente desenvolvida para facilitar a entubação cega em situações difíceis;
> as recomendações atuais preconizam inserir o tubo endotraqueal na Fastrach com o auxílio de fibroscópio, com o objetivo de reduzir o risco de lesão glótica.

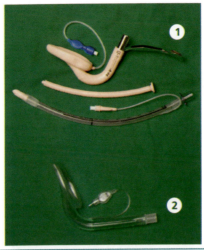

Figura 15.3 Fastrach® (1) e máscara laríngea (2).

FIBROSCÓPIO

> O fibroscópio flexível é um instrumento que permite realizar uma endoscopia da árvore traqueobrônquica por via oral ou nasal;
> após a passagem da glote, o fibroscópio atua como um guia para o tubo endotraqueal;
> esta técnica pode ser aplicada em um paciente sedado ou acordado, por via oral ou nasal;
> a técnica com o paciente acordado é descrita abaixo.

MANDRIS

> Existem diferentes tipos de mandris: mandril rígido, semirrígido ou mandril-guia longo de Eschmann;
> o mandril rígido e o semirrígido são introduzidos no tubo orotraqueal para impedi-lo de flexionar durante a entubação. O mandril não deve ultrapassar a extremidade distal do tubo (risco de lesões das mucosas ou glote);
> com um comprimento de 60 cm e diâmetro externo de 5 mm, o mandril-guia longo de Eschmann é inserido na traqueia e usado como um guia para o tubo endotraqueal. A rotação anti-horária da sonda facilita a passagem da glote;
> existem outros mandris também chamados de guias introdutores ocos, para extubação e manutenção da oxigenação.

CATETER TRANSTRAQUEAL

> O cateter transtraqueal é inserido através da membrana cricotireóidea e permite uma oxigenação (adição de O_2 sem remoção de CO_2);
> diversos modelos estão disponíveis: agulha de Ravussin®, agulha de Patill®, agulha de Quicktrach®;
> este cateter é utilizado nos algoritmos de difícil controle das VAS e durante determinados procedimentos endoscópicos otorrinolaringológicos.

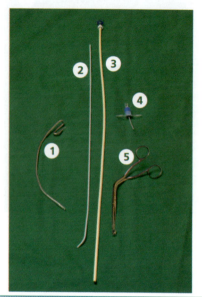

Figura 15.4 Outros materiais.
1: mandril rígido; 2: mandril flexível (mandril-guia longo de Eschmann); 3: guia introdutor oco (GIO); 4: cateter transtraqueal (agulha de Ravussin®); 5: alicate de Magill.

ETAPAS DO CONTROLE DE VAS

PRÉ-OXIGENAÇÃO

> A pré-oxigenação (ou desnitrogenização) consiste em atingir uma fração expirada de O_2 de oxigênio acima de 90% em respiração espontânea e 100% utilizando uma máscara facial por alguns minutos;

> esta manobra satura a capacidade residual funcional em O_2 e aumenta a tolerância à apneia. Na verdade, se a CRF for de 2.500 mL, as reservas de O_2 serão de 2.250 mL (fração expirada de O_2 de 90%). Com um consumo médio de O_2 de 200 a 350 mL/minuto, a duração teórica da apneia é de 8 a 10 minutos;

> a duração da apneia está diminuída em pacientes com CRF reduzida (obesos, mulheres entre 12 e 15 semanas de gestação);

> a pré-oxigenação pode ser substituída por 4 manobras de avaliação da capacidade vital; o período de apneia possível será menor.

VENTILAÇÃO

> Com exceção da indução com sequência rápida (ver Capítulo 39 "Urgências e anestesia"), todo paciente com apneia é ventilado utilizando máscara facial até a entubação endotraqueal. A duração da ventilação com máscara facial depende da velocidade de ação do curare utilizado (ver Capítulo 8 "Curares");
> a ventilação com máscara pode ser praticada em pacientes em sono profundo. Uma anestesia muito leve conduz ao risco de insuflação gástrica, soluços, regurgitação e aspiração pulmonar. Em caso de soluços, é necessário interromper a ventilação e aprimorar a anestesia;
> os parâmetros de ventilação com máscara facial são:
> - volume corrente: 8 a 10 mL/kg;
> - frequência respiratória: 8 a 12 ciclos por minuto;
> - pressão de ventilação: 10 a 20 cmH_2O; uma pressão de ventilação superior a este valor faz com que o gás seja empurrado para o estômago, provocando sua dilatação.

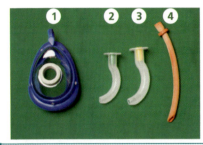

Figura 15.5 Material de ventilação.
1: máscara facial; 2: cânula orofaríngea de Guedel, tamanho 3; 3: cânula orofaríngea de Guedel, tamanho 4; 4: cânula orofaríngea de Wendel.

ENTUBAÇÃO

> A entubação consiste em inserir uma sonda na traqueia, com o auxílio de um laringoscópio, fibroscópio ou por meio de uma máscara laríngea;
> a sonda de entubação traqueal é colocada após a completa curarização do paciente ou quando a anestesia é suficientemente profunda. Para garantir o correto posicionamento do tubo, o ideal é que o médico visualize sua passagem entre as cordas vocais;
> o posicionamento correto é confirmado por:
> - expansibilidade torácica e ausculta pulmonar simétrica;
> - presença de névoa no tubo endotraqueal;
> - presença de CO_2 na capnometria;
> a extubação acidental é evitada pela fixação cuidadosa do tubo (cadarço ou fita adesiva);
> existem várias técnicas de entubação:
> - entubação orotraqueal com laringoscópio (técnica padrão);
> - entubação nasotraqueal;
> - entubação com fibroscópio, por via oral ou nasal, em um paciente sedado ou acordado.

ENTUBAÇÃO OROTRAQUEAL

> A entubação orotraqueal é o procedimento-padrão;
> o tubo é inserido na traqueia através da orofaringe, com o auxílio de um laringoscópio.

ENTUBAÇÃO NASOTRAQUEAL

> A entubação nasotraqueal é indicada em otorrinolaringologia ou em crianças pequenas em unidade de terapia intensiva;
> o tubo é inserido na narina mais permeável, em sentido perpendicular ao plano das fossas nasais; o tubo é inserido na traqueia sob laringoscopia direta, utilizando um alicate de Magill;
> a entubação nasotraqueal é contraindicada em casos de distúrbios graves na hemostasia ou suspeita de fratura da base do crânio.

COMPLICAÇÕES DA ENTUBAÇÃO TRAQUEAL

> Entubação esofágica (ausência de expansibilidade torácica e murmúrio vesicular, ausência de CO_2 à capnometria);
> entubação brônquica seletiva (expansibilidade torácica e ausculta assimétrica, ventilação fraca do balão de ventilação);
> aumento da pressão intracraniana, pressão intraocular, PAM e FC;
> laringospasmo, broncospasmo;
> lesões dos lábios, mucosa oral e dentes; ruptura da traqueia, brônquios;
> luxação da aritenoide;
> lesões da coluna cervical.

EXTUBAÇÃO

> Os critérios para a extubação são:
> - ventilação espontânea eficaz e regular:
>   - volume corrente entre 5 e 8 mL/kg;
>   - frequência respiratória: 10 a 20 ciclos por minuto;
>   - pressão inspiratória negativa: -20 a -30 cmH_2O;
> - oxigenação eficaz (SpO_2 95%, $ETCO_2$ < 50 mmHg) ou idêntica à condição pré-anestésica;
> - estabilidade hemodinâmica;
> - resposta do paciente a comandos simples;
>   - em determinadas condições (criança, hiper-reatividade brônquica), a extubação no estágio 3 (anestesia profunda) é possível se o paciente estiver respirando com regularidade;
> - proteção das VAS (recuperação do reflexo da tosse e deglutição);
> - temperatura corporal abaixo de 35°C;
> - descurarização completa (T1/T4 > 0,9).

CONTROLE DIFÍCIL DAS VAS

> A grande maioria das ventilações e entubações difíceis pode ser prevista na anamnese e no exame clínico realizado. Uma pré-medicação com ansiolíticos deve ser avaliada caso a caso.

VENTILAÇÃO DIFÍCIL

> A ventilação é considerada difícil quando:
> - a expansibilidade torácica é insuficiente;
> - o volume corrente administrado é inferior a 3 mL/kg;
> - a pressão de insuflação é superior a 25 cmH$_2$O;
> - não há ETCO$_2$ na capnografia;
> - a SpO$_2$ é inferior a 92%;
> os critérios preditivos de ventilação difícil estão listados na Tabela 15-3.

Tabela 15-3 Critérios preditivos de ventilação difícil no exame clínico

Vedação insuficiente	Presença de barba Falta de dentes Paciente idoso
Obstrução parcial ou total das VAS	Obesidade (IMC acima de 26 kg/m^2) Síndromes de apneia obstrutiva do sono Tumor otorrinolaringológico Presença de corpo estranho Antecedentes de cirurgias otorrinolaringológicas de grande porte
Aumento da resistência	Antecedentes de radioterapia otorrinolaringológica Paciente com asma, broncospasmo

ENTUBAÇÃO DIFÍCIL

> A entubação traqueal é mais difícil quando requer mais de 2 laringoscopias diretas, realizadas por um anestesista experiente ou quando requer a aplicação de uma técnica alternativa (utilizando mandril ou laringoscópio óptico), com ou sem manipulação externa da laringe;
> uma laringoscopia direta é difícil quando a exposição da glote é qualificada como sendo de grau 3 ou 4 de acordo com Cormack e Lehane (ver Capítulo 13 "Avaliação pré-operatória e pré-medicação");
> a incidência de entubação difícil varia de 2 a 6% da população geral. No entanto, é mais comum em:
> - mulheres grávidas (incidência de 8%), em razão de:
>   - ▲ friabilidade e edema das mucosas da VAS, secundárias à infiltração pelo estrogênio;
>   - ▲ hipertrofia mamária, que pode dificultar as manobras de entubação (prefira um laringoscópio de cabo curto);
> - pacientes com tumores otorrinolaringológicos que possam levar à obstrução (incidência de 12 a 15%);
> os critérios preditivos de entubação difícil são:
> - antecedentes de entubação difícil;
> - fatores associados;
>   - ▲ gravidez;
>   - ▲ obesidade (IMC > 35 kg/m^2) com uma circunferência do pescoço > 60 cm;
>   - ▲ SAOS;
> - limitação da extensão cervical:
>   - ▲ torcicolo;
>   - ▲ artrite reumatoide;
>   - ▲ lesão da coluna cervical;
> - fatores anatômicos:
>   - ▲ prognatismo, retrognatia, micrognatia;

- ▲ abertura da boca abaixo de 35 mm, macroglossia, incisivos proeminentes, classificação de Mallampati > 2;
- ▲ distância tireomentoniana < 6,5 cm;
- ▲ dismorfismo facial (exemplos: síndromes de Pierre-Robin, de Down, de Klippel-Feil ou de Treacher Collins, ver Capítulo 35 "Pediatria e anestesia");
- fatores obstrutivos:
  - ▲ tumor, epiglotite, abscesso peritonsilar, presença de corpo estranho;
  - ▲ síndrome de aspiração (fumaça ou fogo);
  - ▲ hemorragia durante o trauma facial;
- fatores iatrogênicos:
  - ▲ radioterapia do rosto e pescoço;
  - ▲ antecedentes de cirurgia da laringe e otorrinolaringológica de grande porte.
> as maneiras simples de melhorar a exposição da glote são:
- posição de hiperextensão cervical *(sniffing position)*, que alinha o eixo orofaringolaríngeo com o eixo de visualização do cirurgião. Durante o posicionamento do paciente, a colocação de um apoio sob o pescoço e a extensão cervical de aproximadamente 20° permite obter a posição correta;
- elevação dos ombros, sobretudo em pacientes obesos;
- relaxamento muscular adequado;
- manobra de Sellick: pressão externa na cartilagem cricoide;
- manobra de BURP *(backward upward rightward pressure)*: esta manobra consiste em deslocar a laringe posteriormente, contra as vértebras cervicais, superiormente e depois à direita;
- auxílio de um anestesista experiente;
- utilização de um tubo menor;
- mudança do tamanho ou tipo de lâmina;
- uso de um mandril-guia longo de Eschmann.

EXTUBAÇÃO DE RISCO

> A extubação é arriscada nas seguintes situações:
- ventilação ou entubação de difícil indução;
- cirurgia prolongada (mais de 4 horas) na posição de declive;
- oncologia maxilofacial oncológica, fixação intermaxilar;
- cirurgia otorrinolaringológica (cirurgia cervical, da laringe ou traqueia, cirurgia oncológica);
> nessas situações, a extubação deve ser feita de modo controlado, progressivo e reversível. Devem ser respeitados os critérios usuais para a extubação. É proibida a extubação no estágio 3 de anestesia (anestesia profunda);
> o teste de vazamento, anteriormente realizado, permite avaliar a presença de edema de glote, que contraindica a extubação (risco de obstrução das VAS). Vários testes de vazamento têm sido descritos:
- após a aspiração das secreções bucofaríngeas, o balão é desinsuflado e o tubo endotraqueal é fechado. O paciente deve ser capaz de respirar espontaneamente;
- após a aspiração das secreções bucofaríngeas, o balão é desinsuflado e a ventilação é assistida manualmente. A válvula APL *(adjustable pressure limiting)* é gradualmente fechada e observa-se em qual pressão aparecem os vazamentos. Esta pressão deve ser inferior a 20 a 30 cmH$_2$O;
> após o teste de vazamento, insere-se um guia introdutor oco (GIO) no tubo endotraqueal. O GIO atua como uma sonda de oxigenação temporária e guia uma eventual reentubação;
> se o teste de vazamento for negativo, o paciente permanece entubado e é monitorado em uma unidade de cuidados intensivos. A presença de edema de laringe é confirmada por endoscopia e tratada com corticosteroides (40 a 125 mg de metilprednisolona = Solumedrol®, 100 mg de hidrocortisona = Solucortef®, 4 a 8 mg de dexametasona = Mephamesone®);
> um novo exame é realizado após 24 horas. Se o edema desaparecer, o paciente é extubado.

ENTUBAÇÃO EM VIGÍLIA COM FIBROSCÓPIO

> Esta técnica é utilizada para a entubação de pacientes que conhecidamente apresentam dificuldades nas VAS ou que apresentam suspeitas de dificuldades;
> a presença de sangramento nas VAS torna esta técnica difícil ou inviável;
> o procedimento é o seguinte:
> - anestesia das fossas nasais (*spray* de anestésico local ou chumaço de gaze com lidocaína 4%);
> - infiltração bilateral do nervo laríngeo superior (5 mL de lidocaína 2%). A agulha é inserida 1 cm abaixo do corno maior do osso hioide. Se o osso hioide não for palpável, o anestésico local é injetado próximo do ramo lateral da cartilagem tireoide;
> - infiltração transtraqueal de 4 a 5 mL de lidocaína a 4% ao final da expiração. A agulha é inserida na membrana cricotireóidea, perpendicularmente à pele, em sentido ligeiramente caudal para evitar danos às cordas vocais;
> - a administração de lidocaína a 4% em aerossol é uma alternativa à anestesia por infiltração; a anestesia tópica pelo canal de trabalho do endoscópio é outra alternativa;
> - a abordagem nasal é a técnica mais fácil, embora seja a mais traumática;
> - a mesa cirúrgica está em sua posição mais baixa;
> - o tubo endotraqueal é deslizado sobre o fibroscópio;
> - a sonda de aspiração é conectada ao canal de aspiração do fibroscópio;
> - o anestesista introduz o fibroscópio sob visualização direta, segurando firme para um melhor controle;
> - se necessário, as secreções são aspiradas e a anestesia é complementada por vaporização de lidocaína através do canal de trabalho do fibroscópio;
> - o fibroscópio passa pelas cordas vocais durante a inspiração;
> - a sonda de entubação é inserida na traqueia, deslizando ao longo do fibroscópio. Manter o fibroscópio em posição perfeitamente vertical e promover uma rotação anti-horária da sonda facilita a manobra;
> - é controlado o correto posicionamento do tubo endotraqueal (2 cm acima da carina);
> - o fibroscópio é retirado;
> - a sonda é conectada ao aparelho de anestesia (presença de CO_2 à capnometria);
> - injeção de hipnótico.

ALGORITMOS

> Os 3 algoritmos das Figuras 15.6 a 15.8 descrevem as diferentes manobras e passos a seguir em caso de ventilação difícil, entubação difícil ou extubação de risco;
> o curare não deve ser administrado até que tenha sido confirmado que a ventilação é possível;
> independentemente da etapa do algoritmo de ventilação ou de entubação difícil, deve sempre ser considerado o retorno à ventilação espontânea e o despertar do paciente.

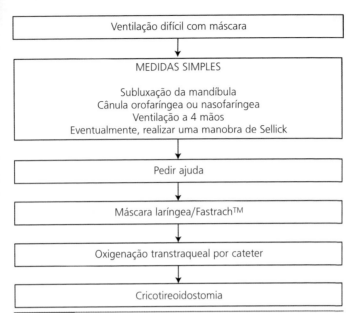

Figura 15.6 Algoritmo de ventilação difícil.
As cânulas orofaríngea de Guedel e nasofaríngea de Wendel ajudam a manter a permeabilidade das VAS. Em cada etapa do algoritmo, deve ser considerado o retorno à ventilação espontânea e o despertar do paciente. A entubação com fibroscópio é possível com a utilização de máscara laríngea ou de um Fastrach™. Em caso de oxigenação transtraqueal ou cricotireoidostomia, o paciente é despertado e a cirurgia é cancelada.

■ Leituras sugeridas

Benumof JL. Preoxygenation: best method for both efficacy and efficiency. *Anesthesiology* 1999;91:603-5.

Fan T, Wang G, Mao B et al. Prophylactic administration of parenteral steroids for preventing airway complications after extubation in adults: meta-analysis of randomised placebo controlled trials. *BMJ* 2008;337:a1841.

Vanner RG, Asai T. Safe use of cricoid pressure. *Anaesthesia* 1999;54:1-3.

Baskett PJ, Baskett TF. Resuscitation great. Brian Sellick, cricoid pressure and the Sellick Manoeuvre. *Resuscitation* 2004;61:5-7.

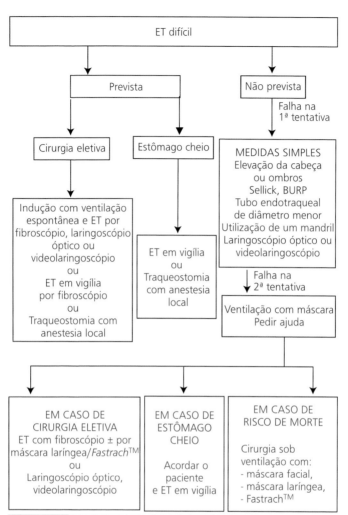

Figura 15.7 Algoritmo de entubação difícil.
A ventilação com máscara deve ser retomada entre cada tentativa de entubação. Em cada etapa, considerar o retorno à ventilação espontânea e o despertar do paciente, especialmente se a ventilação tornar-se difícil ou tiverem sido utilizados agentes de curta duração de ação (suxametônio, por exemplo). A oxigenação prevalece sobre a ventilação.
A cirurgia de extrema urgência (p. ex., cesariana imediata, drenagem de um tamponamento) pode ser realizada com ventilação espontânea com máscara de sevoflurano. Por fim, o anestesista deve estar familiarizado com os recursos que ele utiliza: não é em uma situação de entubação difícil que as novas ferramentas devem ser utilizadas. ET: entubação traqueal.

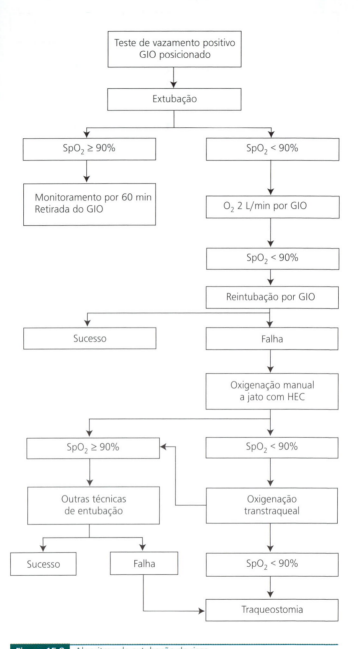

Figura 15.8 Algoritmo de extubação de risco.
Os critérios usuais para a extubação devem ser respeitados. A extubação no estágio 3 (anestesia profunda) é proibida. GIO: guia introdutor oco.

16
Ventilação artificial

J.-P. REVELLY, E. ALBRECHT

DEFINIÇÃO

> A ventilação artificial consiste em substituir a respiração espontânea. É praticada por uma pressão inspiratória positiva (respiração com pressão positiva intermitente, RPPI) por meio de um tubo endotraqueal ou máscara facial laríngea;
> a RPPI gera uma pressão acima da pressão atmosférica nas vias aéreas durante a fase de inspiração; a expiração geralmente é passiva.

INDICAÇÕES

> Anestesia geral:
  - durante a anestesia, a RPPI é necessária para administrar o oxigênio consumido pelo organismo (entre 200 e 350 mL/minuto) e remover o dióxido de carbono produzido (entre 175 e 225 mL/minuto);
> reanimação cardiopulmonar;
> outras reanimações (UTI, durante a insuficiência respiratória aguda, choque, neurorreanimação);
> insuficiência respiratória crônica.

INSUFLAÇÃO

> As forças que se opõem à expansibilidade torácica são:
  - as forças de retração elástica dos pulmões, parede torácica e parede abdominal, representadas pela elastância;

- resistências (dinâmicas) ao fluxo de ar.

> Elastância = 1/complacência
> Complacência = Volume corrente/(pressão de platô – PEFP)
> Valor Normal: 50 a 80 mL/cmH$_2$O
> PEFP = pressão expiratória final positiva

> Resistência inspiratória =
> (pressão de pico – pressão de platô)/fluxo inspiratório
> Valor normal: 6 a 10 cmH$_2$O/L/s

CONSTANTE DE TEMPO TAU

> A constante de tempo Tau (τ) é uma característica muito importante para a compreensão do comportamento do sistema respiratório, especialmente na expiração, uma vez que o sistema respiratório obedece a uma lei exponencial;
> Tau é o produto da complacência pela resistência, ou seja: τ = Complacência × Resistência;
> colocado de forma diferente, Tau representa o tempo necessário para que uma inspiração ou expiração seja completada se a capacidade inicial permanecer constante; seu valor normal situa-se entre 0,03 e 0,8 segundo;
> depois um τ, 63% do equilíbrio é alcançado. Do ponto de vista prático, pode-se considerar que o equilíbrio é atingido após 3 τ ou que 95% da expiração é realizada em 1,5 segundo;
> para uma distribuição uniforme da ventilação alveolar, é mais adequado que as diferentes partes do pulmão tenham τ similares, em vez de resistência ou complacência similares;
> Exemplo: se a complacência do pulmão de um paciente anestesiado é de 50 mL/cmH$_2$O e a resistência é de 10 cmH$_2$O/L/s, τ é igual a 0,5 segundo.

PRESSÕES INSPIRATÓRIAS

> As pressões inspiratórias são compostas pelas pressões de pico e de platô.

PRESSÃO DE PICO

> A pressão de pico permite gerar o fluxo de ar no tubo endotraqueal, cujo diâmetro é a principal fonte de resistência a ser superada;
> a pressão de pico representa as pressões dinâmicas e depende:
>   - do volume inspirado;
>   - da resistência e fluxo nas vias aéreas;
>   - da elastância do sistema respiratório;
> se o fluxo inspiratório for constante, a pressão de pico é diretamente proporcional à resistência e à elastância:
>   - pressão de pico ~ resistência + elastância.

PRESSÃO DE PLATÔ

> A pressão de platô representa as pressões estáticas (equilíbrio), as pressões nas vias aéreas após uma inspiração, em um momento em que o fluxo é nulo; a pressão nas vias aéreas está em equilíbrio com a pressão do sistema e o fluxo de gás é nulo;
> a pressão de platô não deve exceder 40 cmH_2O; de modo ideal, deve ser inferior a 25 cmH_2O;
> é diretamente proporcional à elastância dos pulmões e da parede torácica;
> • pressão de platô ~ elastância.

ETIOLOGIA DAS ALTERAÇÕES NAS PRESSÕES INSPIRATÓRIAS

AUMENTO DAS PRESSÕES DE PICO E PLATÔ

> Redução da complacência do sistema respiratório:
> • entubação brônquica seletiva, cirurgião apoiado no tórax do paciente;
> • atelectasia, pneumotórax, edema agudo do pulmão, derrame pleural;
> • aumento das pressões intra-abdominais (insuflação peritoneal, ascite);
> • posição de Trendelenburg;
> aumento do volume corrente.

AUMENTO DA PRESSÃO DE PICO

> Obstrução do tubo endotraqueal:
> • plicatura do tubo endotraqueal;
> • hérnia do balão, obstruindo o orifício distal do tubo;
> aumento do fluxo de gás fresco;
> aumento da resistência das vias aéreas:
> • broncospasmo;
> • secreções, rolha de muco, corpo estranho.

DIMINUIÇÃO DA PRESSÃO DE PICO

> Desconexão do circuito respiratório;
> vazamento no tubo (balão furado, desinsuflado);
> extubação acidental.

PARÂMETROS VENTILATÓRIOS

> As definições citadas abaixo são as configurações atuais, que devem ser modificadas de acordo com o $PaCO_2$ e a saturação de O_2, que deve ser > 90%.

VOLUME CORRENTE

> 8 a 10 mL/kg de peso "ideal", predito em função da altura e sexo;
> 4 a 5 mL/kg em casos de baixa complacência (síndrome da angústia respiratória aguda, fibrose pulmonar);
> diminuição de até 2 mL/kg na ventilação a jato.

FREQUÊNCIA RESPIRATÓRIA

> 6 a 12 ciclos por minuto;
> maior frequência em caso de ventilação a jato (ver abaixo).

PRESSÃO POSITIVA NO FINAL DA EXPIRAÇÃO

> Uma PEFP ajustada entre 3 e 5 mmHg permite o recrutamento dos alvéolos parcialmente fechados e melhora da oxigenação por:
> - aumento da CRF;
> - melhora na complacência pulmonar.

RELAÇÃO ENTRE TEMPO INSPIRATÓRIO (TI) E TEMPO EXPIRATÓRIO (TE)

> Em geral, a proporção é de 1/2 (1 segundo de inspiração para 2 segundos de expiração); esta relação é reduzida ao se aumentar o tempo expiratório em pacientes com DPOC que apresentem uma auto-PEFP;
> uma auto-PEFP consiste em um esvaziamento incompleto antes do próximo ciclo inspiratório e manifesta-se pelo aprisionamento de ar:
> - o aumento do tempo expiratório garante um esvaziamento completo do pulmão (ver "Constante de tempo expiratório" acima);
> - deve-se aumentar esta proporção em caso de baixa complacência pulmonar (síndrome da angústia respiratória aguda), até atingir relações de 1/1 ou 2/1;
> se for necessário aumentar a frequência respiratória, o volume corrente deve ser diminuído para reduzir o risco de barotrauma.

DETECÇÃO DO ESFORÇO INSPIRATÓRIO (OU LIMIAR)

> Este parâmetro existe nos modos "assistido-controlado" ou pressão de suporte;
> este modo detecta qualquer esforço inspiratório (sensor de pressão) ou fluxo inspiratório (sensor de fluxo).

SENSORES DE PRESSÃO

> Os sensores de pressão detectam as pressões negativas;
> normalmente, este parâmetro é definido entre -2 e -5 cmH$_2$O;
> se o parâmetro for definido em um valor menos elevado, o paciente deve fazer um esforço maior para desencadear um ciclo inspiratório;
> se o parâmetro for definido em um valor mais elevado, os ciclos inspiratórios podem ser desencadeados por mudanças sutis na pressão.

SENSORES DE FLUXO INSPIRATÓRIO

> Os sensores de fluxo inspiratório detectam alterações de fluxo no circuito respiratório;
> normalmente, este parâmetro é definido entre 2 e 4 L/minuto;
> se o parâmetro for definido em um valor mais elevado, os ciclos inspiratórios podem ser desencadeados por mudanças sutis na pressão;
> se o parâmetro for definido em um valor menos elevado, o paciente deve fazer um esforço maior para desencadear um ciclo inspiratório.

TEMPO INSPIRATÓRIO

> Nos modos de ciclagem a pressão (ventilação com pressão controlada ou pressão de suporte), o tempo necessário para atingir a pressão de ajuste (em ms) determina o tempo inspiratório (ou *drive*);

> um tempo inspiratório curto (< 50 ms) permite uma pressurização rápida e uma boa sincronização em pacientes dispneicos;
> uma pressurização muito rápida leva a um fenômeno de pressão excessiva *(overshoot)*, sobretudo se a resistência inspiratória for elevada.

MODOS DE VENTILAÇÃO

> Os principais modos de ventilação utilizados são:
- em anestesia:
  - ▲ modo volume controlado;
  - ▲ modo pressão controlada;
  - ▲ modo mandatório intermitente;
  - ▲ ventilação a jato;
- na UTI (cuidados intensivos):
  - ▲ modo de pressão de suporte;
  - ▲ modos automáticos. Esses modos ajustam automaticamente os parâmetros ventilatórios ou mudam automaticamente de um modo de ventilação controlada para ventilação assistida *(Adaptive Support Ventilation)*.

MODO VOLUME CONTROLADO

> Administração de um volume corrente fixo (8 a 10 mL/kg), em uma frequência fixa (6 a 12 ciclos por minuto);
> modo mais frequentemente utilizado em anestesia.

MODO PRESSÃO CONTROLADA

> Ajustado não pelo volume corrente, mas por um limiar de pressão ventilatória mantida em platô durante a inspiração;
> o gradiente entre a pressão inspiratória e a pressão alveolar determina o fluxo inspiratório, que será então desacelerado. Uma vez que a pressão alveolar atinge a pressão inspiratória, o fluxo é interrompido. Quando essa condição é cumprida, o volume corrente é determinado pela complacência, para um nível de pressão determinado. O princípio da constante de tempo inspiratório, perfeitamente idêntico à constante de tempo expiratório, aplica-se a esta situação;
> é necessário definir o alarme do volume corrente mínimo administrado, já que a ventilação-minuto será insuficiente, se ocorrer um vazamento ou se o fluxo de gás fresco for importante;
> este modo é bastante adequado à anestesia pediátrica ou com uma máscara laríngea.

MODO MANDATÓRIO INTERMITENTE

> Definir os parâmetros da ventilação-minuto. Além disso, sempre que o paciente apresentar uma suficiente atividade inspiratória, o volume corrente é administrado; assim, o paciente pode iniciar ciclos fora da ciclagem mecânica;
> utilizado na fase de recuperação ou ventilação pós-operatória.

MODO PRESSÃO DE SUPORTE

> Modo de suporte ventilatório parcial, utilizado particularmente no desmame em UTI;

> administração de um volume corrente somente quando o paciente demonstra uma atividade inspiratória. É necessária uma condição muscular adequada para a utilização deste método;
> o nível de pressão pode ser ajustado entre 5 mmHg (nível de apoio baixo, que compensa as resistências do sistema e do tubo) e 15 mmHg (raramente 20 mmHg, um nível de apoio muito elevado).

VENTILAÇÃO A JATO

> Utilização de pequenos volumes, entre 1 e 3 mL/kg, em frequências elevadas (entre 60 e 400 ciclos/minuto) e altas pressões (1 a 2 bar);
> existem 2 principais métodos de ventilação a jato:
>   - método manual por um injetor Sanders;
>   - utilização de um ventilador de alta frequência (Acutronic AMS 1000);
> atenção: o uso da ventilação a jato requer que se assegure um fluxo de saída de gás, já que pode haver barotrauma em decorrência da frequência e pressões de ventilação elevadas.

INDICAÇÃO

> Cirurgia laríngea e traqueal:
>   - permite reduzir o espaço ocupado pelo tubo e reduzir as excursões ventilatórias;
> controle das VAS em casos de urgência:
>   - por exemplo, a inserção de uma cânula de Ravussin através da membrana cricotireóidea;
> fístula broncopleural:
>   - os volumes correntes baixos permitem reduzir os volumes de vazamento através da fístula.

DESVANTAGENS

> Grande volume de gás utilizado pelo ventilador;
> dificuldade para monitorar a ventilação;
> umidificação precária do gás;
> barotrauma.

CONSEQUÊNCIAS DA VENTILAÇÃO COM PRESSÃO POSITIVA

EFEITOS HEMODINÂMICOS

> Estes efeitos se manifestam durante a fase inspiratória, quando a pressão intratorácica aumenta:
>   - diminuição da pré-carga do VD (ventrículo direito):
>   ▲ secundária à diminuição do retorno venoso para o AD (átrio direito);
>   - aumento na pós-carga do VD:
>   ▲ aumento das resistências arteriais pulmonares, que são intratorácicas e, portanto, sujeitas à pressão positiva intermitente;
>   - diminuição da pré-carga do VE:

- ▲ secundária à diminuição do retorno venoso pulmonar;
- ▲ esta questão ainda está em discussão; alguns autores acreditam que a compressão das veias pulmonares no átrio esquerdo pela pressão intratorácica é mais importante que a transmissão dessa pressão positiva ao átrio esquerdo, que impede o retorno venoso; o efeito global seria um aumento da pré-carga do VE;
- diminuição da pós-carga do VE:
  - ▲ as resistências vasculares estão localizadas principalmente nas arteríolas extratorácicas que, portanto, não estão sujeitas à pressão positiva.

REPERCUSSÕES CLÍNICAS

> Em uma condição de hipovolemia:
  - induz a uma hipotensão arterial;
  - conduta: diminuição da PEFP e a reposição volêmica;
> em caso de insuficiência do VD (embolia pulmonar, asma, DPOC, infarto):
  - choque cardiogênico por agravamento da disfunção do VD;
  - conduta: diminuição da PEFP;
> em caso de insuficiência do VE:
  - diminuição da pós-carga, o que promove um aumento do volume de ejeção;
  - conduta: PEFP de 8 a 10 mmHg;
> em casos de hipertensão intracraniana:
  - pouco impacto, se é que existe algum, especialmente nas válvulas das veias jugulares, que impedem que a pressão seja transmitida;
  - conduta: PEFP 3 a 5 mmHg ou mais.

COMPLICAÇÕES

> Barotrauma:
  - pneumotórax;
  - pneumoperitônio;
  - pneumomediastino;
  - enfisema subcutâneo;
> biotrauma:
  - leva a uma inflamação intrapulmonar ou sistêmica;
> volotrauma:
  - distensão alveolar e edema lesional;
> aumento no trabalho respiratório quando o paciente respira espontaneamente (dissincronia);
> interpretação errônea da pressão venosa central e pressão arterial pulmonar de oclusão:
  - os valores são superestimados em decorrência das pressões ventilatórias transmitidas. Em caso de baixa complacência pulmonar (síndrome da angústia respiratória no adulto, edema pulmonar), essas pressões não são transmitidas;
> aumento do edema intersticial;
> alteração da função mucociliar e aumento do risco de pneumopatia infecciosa;
> efeito antidiurético;
> aumento do risco de tromboembolismo;
> colecistite alitiásica.

MANOBRA DE CAPACIDADE VITAL OU MANOBRA DE RECRUTAMENTO

- Administração manual de uma pressão intra-alveolar de 20 a 30 mmHg por 20 a 30 segundos; esta pressão corresponde a uma manobra de Valsalva;
- permite evitar ou remover atelectasias, quando o paciente apresenta uma hipoxemia;
- realizada durante a anestesia, de preferência em um paciente curarizado, após a exclusão de outras causas de hipoxemia (entubação brônquica seletiva, pneumotórax, baixo débito cardíaco etc.).

17

Posições peroperatórias – complicações diversas e lesões nervosas associadas

C. Blanc, E. Albrecht

NEUROCIRURGIA NA POSIÇÃO SENTADA

> Exposição facilitada durante a cirurgia da fossa posterior;
> redução da perda sanguínea;
> melhor acesso ao tubo endotraqueal;
> diminuição do edema facial.

POTENCIAIS COMPLICAÇÕES

> Embolia aérea:
  - durante a cirurgia da fossa posterior, estes êmbolos ocorrem principalmente no seio transverso, sigmoide e sagital, porque esses vasos estão ligados à dura-máter e, portanto, não colabam;
  - a presença de êmbolos é detectada principalmente por meio do Doppler precordial e da ecocardiografia transesofágica; clinicamente, manifestam-se por hipoxemia, hipotensão e até parada cardíaca; em um paciente entubado, a $ETCO_2$ diminui 2-4 mmHg ou mais, por causa do aumento do espaço morto;
  - o tratamento consiste em solicitar ao cirurgião que inunde o campo cirúrgico, interrompa a administração de N_2O em favor de uma FiO_2 de 100%, posicione o paciente em Trendelenburg e comprima a veia jugular; se houver um cateter de Swan-Ganz, pode ser realizada a sucção do ar acumulado nas cavidades direitas;
> embolia paradoxal:
  - a presença de um forame oval patente (20 a 25% da população) aumenta o risco de isquemia cerebral;

- recomenda-se realizar uma ultrassonografia pré-operatória em busca de um forame oval patente, contraindicando a posição sentada;
> instabilidade hemodinâmica:
  - hipotensão arterial secundária à diminuição do retorno venoso;
  - lesão do tronco encefálico;
> obstrução do fluxo venoso jugular;
> obstrução das vias aéreas superiores;
> pneumocefalia:
  - penetração de ar no espaço subaracnóideo, com perda de líquido cefalorraquidiano;
  - se for usado óxido nitroso, seu fornecimento deve ser interrompido antes do fechamento da dura-máter;
> apneia pós-operatória:
  - pode ser o resultado de um hematoma ou lesão cirúrgica do tronco encefálico, por causa da proximidade dos centros respiratórios;
> quadriplegia:
  - resulta da compressão mecânica da medula espinal;
> lesões nervosas periféricas.

DECÚBITO VENTRAL

DESVANTAGENS

> Redução do débito cardíaco pela compressão abdominal e obstrução da veia cava inferior;
> diminuição do retorno venoso pelo sequestro do volume de sangue nas extremidades;
> diminuição da complacência toracopulmonar, secundária à compressão do tórax e abdome;
> risco de lesões do plexo braquial;
> risco de úlceras de decúbito em pontos de apoio da cabeça, seios e ossos (cristas ilíacas, joelhos, tornozelos etc.);
> risco de lesões oculares (abrasão corneana, compressão do globo ocular, isquemia da retina);
> risco de edema da faringe e vias aéreas superiores;
  - realizar um teste de vazamento antes de extubar o paciente (ver Capítulo 38 "Ortopedia, traumatologia, reumatologia e anestesia").

PREVENÇÃO

> Colocar almofadas sob o tórax e cristas ilíacas, a fim de aliviar o abdome;
> evitar a compactação dos olhos, nariz, orelhas, traqueia e todos os outros pontos de pressão;
> evite passar cabos e tubos entre o paciente e a mesa cirúrgica;
> coloque os eletrodos de ECG fora das áreas de pressão.

DECÚBITO LATERAL

DESVANTAGENS

> Problemas de ventilação/perfusão (ver Capítulo 26 "Sistema respiratório e anestesia");
> embolia aérea quando o campo cirúrgico está acima do coração;
> risco de lesões neurológicas, pléxicas e vasculares axiliares do membro inferior por compressão da articulação escapuloumeral, do membro superior por estiramento ou mau posicionamento do braço.

PREVENÇÃO

> Organizar um apoio na crista axilar que suportará o peso corporal;
> verificar regularmente os pulsos radiais;
> evitar qualquer tração da articulação escapuloumeral superior.

POSIÇÃO GINECOLÓGICA OU DE LITOTOMIA

DESVANTAGENS

> Aumento da pré-carga durante a elevação das pernas e diminuição durante a descida, com risco de hipotensão;
> diminuição da capacidade pulmonar vital;
> aumento do risco de aspiração pulmonar;
> risco de lesão no nervo ciático, nervo femoral, nervo safeno e nervo fibular comum.

PREVENÇÃO

> Mobilizar os 2 pés juntos;
> evitar a flexão do quadril acima de 90 graus.

PONTOS DE COMPRESSÃO E COMPLICAÇÕES

> Olhos: neuropatia ótica isquêmica anterior ou posterior, oclusão da artéria ou veia central da retina, abrasão da córnea;
> couro cabeludo: alopecia;
> extremidades ósseas: úlceras de decúbito;
> sonda nasogástrica, tubo endotraqueal: necrose dos lábios e narinas;
> seios, mamilos, escroto, pênis: isquemia cutânea, úlceras de pressão, necrose;
> compressão nervosa: dano neurológico transitório ou permanente.

LESÕES NERVOSAS PEROPERATÓRIAS

As lesões nervosas peroperatórias resultam de um estiramento excessivo, de uma má posição na mesa cirúrgica ou de uma isquemia secundária à compressão neurovascular.

FATORES DE RISCO

> Procedimento sob garrote por mais de 2 horas.
> curarização:
>   • a diminuição do tônus muscular permite uma maior manipulação das articulações e, portanto, aumenta o risco de lesões nervosas;
> hipotensão arterial;
> polineuropatia periférica preexistente;
> sexo (masculino > feminino);
> obesidade;
> caquexia.

LOCALIZAÇÃO E MECANISMO DE LESÃO

PLEXO BRAQUIAL

> Tronco nervoso mais frequentemente atingido;
> mecanismo:
>   • abdução do braço acima de 90°;
>   • rotação excessiva da cabeça;
> em decúbito lateral, o peso do corpo repousa sobre o plexo inferior; a prevenção é feita pela colocação de um apoio na axila, que suportará o peso do corpo;
> os sintomas são paresia ou plegia de extensão variável, acompanhada por alterações sensitivas; a localização dos distúrbios sensitivos permite determinar a porção lesionada do plexo:
>   • feixe lateral: hipestesia, parestesia da polpa do dedo indicador;
>   • feixe medial: hipestesia, parestesia da polpa do dedo mínimo;
>   • feixe posterior: hipestesia, parestesia dorsal do espaço interdigital.

NERVO ULNAR

> mecanismo:
>   • lesões de compressão na fossa epitroclear, onde o trajeto do nervo é superficial;
> em decúbito dorsal, os braços devem ser posicionados supinados. Em pronação, o nervo é comprimido na fossa epitroclear;
> sintomas:
>   • hipoestesia, parestesia na face medial da mão;
>   • incapacidade de opor o 1º e o 5º dedos.

NERVO RADIAL

> Mecanismo:
>   - secundária à colocação de um acesso venoso periférico, de um cateter na artéria radial;
>   - queda do braço da mesa cirúrgica, compressão do nervo na face posterior do úmero que fica apoiada à borda da mesa;
> sintomas:
>   - hipestesia e parestesia do lado externo do dorso da mão;
>   - incapacidade de realizar dorsiflexão da mão (punho caído).

NERVO FEMORAL

> Mecanismo:
>   - flexão excessiva das coxas sobre a pelve (posição ginecológica);
>   - compressão direta do nervo por retratores cirúrgicos mal posicionados durante uma laparotomia;
> sintomas:
>   - hipestesia, parestesia da parte superior da coxa;
>   - perda de flexão do quadril (paresia do músculo iliopsoas) e extensão do joelho (paresia do músculo quadríceps);

NERVO CIÁTICO

> Mecanismo:
>   - flexão excessiva das coxas sobre a pelve (posição ginecológica);
>   - coxas e pernas em rotação externa;
> sintomas:
>   - hipestesia, parestesia da borda lateral da panturrilha e pé como um todo;
>   - paralisia dos músculos abaixo do joelho.

NERVO FIBULAR COMUM

> Nervo mais frequentemente atingido nos membros inferiores;
> mecanismo:
>   - compressão da perna contra as barras de apoio em posição ginecológica;
> sintomas:
>   - queda do pé (paresia dos músculos elevadores do hálux);
>   - hipestesia, parestesia do lado externo do pé, perna e dorso do pé.

NERVO SAFENO

> Mecanismo:
>   - compressão da cabeça medial da tíbia;
> sintomas:
>   - hipestesia, parestesia da parte dorsal e interna do pé.

PREVENÇÃO

> Instalar, monitorar e acompanhar de perto a posição do paciente durante o procedimento cirúrgico;
> evitar e proteger os pontos de compressão de nervo.

CONDUTA DURANTE UMA NEUROPATIA PÓS-OPERATÓRIA

> Consulta neurológica para avaliar a natureza e a extensão da lesão; em geral, as lesões sensitivas são mais frequentemente transitórias que as lesões motoras;
> EMG (eletromiografia) precoce para a detecção de uma neuropatia preexistente e EMG secundária para avaliar a gravidade das lesões;
> geralmente, os sintomas se amenizam gradualmente ao longo do tempo.

■ Leitura recomendada

Edgcombe H, Carter K, Yarrow S. Anaesthesia in the prone position.
 Br J Anaesth 2008:100:165-83.

18
Prevenção de infecções peroperatórias
G. ZANETTI, E. ALBRECHT

A prevenção das infecções peroperatórias é baseada principalmente na antibioticoprofilaxia peroperatória e na assepsia cirúrgica. Outras medidas podem ser introduzidas pelos anestesistas, como a manutenção da normotermia ou normoglicemia. A utilidade de hiperóxia (FiO_2 a 80%) na prevenção de infecções permanece controversa. Um dos parágrafos do presente capítulo é dedicado à prevenção de endocardite.

ANTIBIOPROFILAXIA PEROPERATÓRIA

OBJETIVO
> A antibioticoterapia profilática pré-operatória tem como objetivo conter o número de bactérias abaixo de um limiar crítico, a fim de minimizar o risco de infecção no sítio cirúrgico. A escolha dos antibióticos abrange aqueles não utilizados em um tratamento curativo;
> em geral, a dose administrada é única. Após 24 horas, não está comprovada a utilidade dos antibióticos; se a administração for prolongada, há uma modificação da flora bacteriana residente com um risco de seleção de bactérias resistentes.

CLASSES DE CONTAMINAÇÃO DE ALTEMEIER
> As categorias de contaminação de Altemeier distinguem as intervenções cirúrgicas de acordo com o risco de infecção pós-operatória; esta classificação não considera outros fatores de risco como idade, estado nutricional (obesidade, caquexia) ou autoimune, experiência do cirurgião ou duração da intervenção;
> as classes de contaminação de Altemeier são:
> * cirurgia limpa (classe I):
>   ▲ uma cirurgia limpa satisfaz os seguintes critérios:
>   ✓ cirurgia eletiva;

- ausência de abertura de vísceras ocas;
- ausência de inflamação no local da cirurgia;
- fechamento primário;
• cirurgia limpa-contaminada (classe II):
  ▲ apresenta algum dos seguintes critérios:
  - cirurgia limpa de urgência;
  - abertura controlada das vísceras ocas não infectadas, com contaminação mínima;
  - interrupção mínima na assepsia;
• cirurgia contaminada (classe III):
  ▲ apresenta algum dos seguintes critérios:
  - inflamação não purulenta no sítio cirúrgico;
  - contaminação significativa por conteúdo intestinal;
  - interrupção franca na assepsia;
  - ferimento traumático recente com menos de 4 horas;
  - aparelho geniturinário ou biliar aberto, com bile ou urina infectada;
• cirurgia suja/contaminada (classe IV):
  ▲ apresenta algum dos seguintes critérios:
  - ferimento traumático com mais de 4 horas e/ou presença de tecidos desvitalizados;
  - contaminação fecal;
  - perfuração pré-operatória de víscera;
  - inflamação purulenta no local da cirurgia.

INDICAÇÕES

> Consagradas:
  • cirurgia limpa, com implante de material protético:
    ▲ exemplo: prótese de quadril;
  • cirurgia limpa com condição crítica em caso de infecção:
    ▲ exemplo: cirurgia cardíaca;
  • cirurgia limpa-contaminada:
    ▲ exemplo: cirurgia visceral eletiva sem acidente de assepsia;
> discutidas:
  • outra cirurgia limpa:
    ▲ exemplo: cirurgia de hérnia.

OBSERVAÇÃO

> Em caso de cirurgia contaminada ou suja, não se fala em antibioticoprofilaxia, mas em antibioticoterapia.

Tabela 18-1 Risco de infecção do sítio cirúrgico segundo as classes de Altemeier, com ou sem a administração de antibiótico

Classe cirúrgica de Altemeier	Risco de infecção sem antibiótico (%)	Risco de infecção com antibiótico (%)
Classe I (cirurgia limpa)	1-5	< 1
Classe II (cirurgia limpa-contaminada)	5-15	< 7
Classe III (cirurgia contaminada)	> 15	< 15
Classe IV (cirurgia suja ou infectada)	> 30	< 30

EXEMPLOS DE ESQUEMAS PROFILÁTICOS VALIDADOS

> Cefazolin 1 a 2 g por i.v. (Cefacidal®, Kefzol®), cefuroxima 1,5 g por i.v. (Zinnat®, Zinat®, Zinacef®):
> - modo de administração: i.v. lenta, 20 mL por 3 a 5 minutos, imediatamente antes da incisão cirúrgica;
> - administrar uma 2ª dose:
>   ▲ pré-operatória, se decorrerem mais de 90 minutos entre a 1ª dose e a incisão;
>   ▲ peroperatória, se a cirurgia se prolongar por mais de 3 horas ou em caso de perda sanguínea importante;
> - principais indicações:
>   ▲ cirurgia cardíaca;
>   ▲ cirurgia vascular;
>   ▲ cirurgia torácica;
>   ▲ cirurgia visceral:
>   ✓ observação: em caso de cirurgia do cólon, reto ou apêndice, devem ser adicionados 500 mg de metronidazol (Flagyl®) em infusão de 30 a 60 minutos. Uma 2ª dose é necessária, se a intervenção prolongar-se por mais de 8 horas;
>   ▲ cirurgia ginecológica e obstétrica;
>   ▲ cirurgia ortopédica;
>   ▲ cirurgia urológica com laparotomia (se a urina for estéril);
>   ▲ neurocirurgia;
> em caso de alergia a betalactâmicos:
> - 1 g de vancomicina (Vancocine®, Vancocin®) i.v., em vez de apenas cefazolina:
>   ▲ a vancomicina deve ser administrada lentamente (30 a 60 minutos), devido ao risco de hipotensão relacionada com a liberação de histamina;
>   ▲ uma 2ª dose peroperatória é necessária, se a intervenção cirúrgica estender por mais de 8 horas;
> - 600 mg de clindamicina (Dalacine®, Dalacin®) i.v. + 15 mg/kg de amicacina (Amiklin®, Amikin®) i.v. em vez de cefazolina + metronidazol:
>   ▲ uma 2ª dose peroperatória de antibióticos é necessária, se a operação se prolongar por mais de 3 a 6 horas.

OBSERVAÇÃO

Os protocolos devem estar disponíveis por escrito nos diferentes locais de atendimento (na França, isto é dever da CLIN (Comissão de Luta contra as Infecções Nosocomiais)).

PROFILAXIA DA ENDOCARDITE

> O período operatório favorece a ocorrência das bacteremias, que podem levar à fixação de bactérias no endocárdio, que é a estrutura mais comumente lesada antes de uma intervenção;
> a eficácia da profilaxia da endocardite não foi comprovada; além disso, a endocardite é uma doença rara e, portanto, é difícil comprovar o papel preventivo da antibioticoterapia;
> as indicações para a profilaxia de endocardite foram atualizadas; as informações apresentadas são de origem norte-americana.

ANTECEDENTES CARDÍACOS E PROFILAXIA DA ENDOCARDITE

> A profilaxia de endocardite é recomendada em pacientes considerados como sendo de risco ou naqueles que apresentam as seguintes doenças ou antecedentes:
> - prótese valvular mecânica ou biológica;
> - antecedentes de endocardite;
> - valvulopatia após transplante cardíaco;
> - cardiopatias congênitas, em caso de:
>   - ▲ cardiopatia cianótica não corrigida ou submetida à cirurgia paliativa (anastomose aortopulmonar, conduto);
>   - ▲ cardiopatia corrigida com obstáculo à endotelização (anomalia residual no curativo ou prótese);
>   - ▲ cardiopatia corrigida com a implantação de material estranho durante os primeiros 6 meses após a intervenção cirúrgica ou percutânea;
> a profilaxia da endocardite não é recomendada em pacientes que apresentam, por exemplo, as seguintes doenças ou antecedentes:
> - valvulopatia simples;
> - transplante cardíaco sem valvulopatia;
> - antecedentes reumatismo articular agudo;
> - antecedentes de ponte aortocoronária;
> - endoprótese intracoronária *(stent)*;
> - marca-passo e desfibrilador implantado.

NATUREZA DA INTERVENÇÃO PLANEJADA E ANTIBIOPROFILAXIA

> A profilaxia da endocardite é recomendada em pacientes de risco durante determinados procedimentos;
> o tipo de profilaxia depende da natureza da intervenção cirúrgica;
> a amoxicilina, associada ou não ao ácido clavulânico, é o antibiótico de 1ª escolha;
> o antibiótico é administrado por p.o. (p.o. = *per os*), 1 hora antes da intervenção ou por i.v., 30 a 60 minutos antes da cirurgia;
> a dose pediátrica não deve exceder a dose para adultos;
> independentemente do antibiótico escolhido, uma 2ª dose para profilaxia pós-operatória de endocardite não é necessária. O tratamento será continuado em caso de infecção de sítio cirúrgico.

DOMÍNIO OTORRINOLARINGOLÓGICO E VIAS AÉREAS SUPERIORES

A boa higiene dental é o fator mais importante na prevenção de endocardite bacteriana.

■ *Natureza da intervenção*

> Intervenções na gengiva ou região periapical dentária ou envolvendo perfuração da mucosa oral (p. ex., extração dentária, anestesia intraligamentar, tratamento periodontal, remoção de tártaro, biópsia, colocação de aparelhos ortodônticos);
> tonsilectomia, adenoidectomia;
> incisão de mucosa ou biópsia.

■ *Antibioticoprofilaxia*

> Amoxicilina (Clamoxyl®):
> - adultos: 2 g p.o ou i.v.;
> - crianças: 50 mg/kg p.o. ou i.v. (máximo 2 g);

> em caso de alergia à amoxicilina, as alternativas são as seguintes:
  • cefuroxima (Zinnat®, Zinat®, Zinacef®):
    ▲ adultos: 1 g p.o.;
    ▲ crianças: 50 mg/kg p.o. (máximo 1 g);
  • clindamicina (Dalacine®, Dalacin®):
    ▲ adultos: 600 mg p.o. ou i.v.;
    ▲ crianças: 20 mg/kg p.o. ou i.v. (máximo de 600 mg);
  • cefazolin (Cefacidal®, Kefzol®);
    ▲ adultos: 1 a 2 g i.v.;
    ▲ crianças: 25 mg/kg i.v. (máximo de 1 g);
  • ceftriaxone (Rocephine®, Rocephin®):
    ▲ adultos: 2 g i.v.;
    ▲ criança: 50 mg/kg i.v. (máximo de 2 g);
  • vancomicina (Vancocine®, Vancocin®):
    ▲ adultos: 1 g i.v.;
    ▲ crianças: 20 mg/kg, i.v. (máximo de 1 g).

APARELHO DIGESTIVO, UROGENITAL E GINECOLÓGICO

■ Natureza da intervenção
> Laparoscopia, laparotomia do trato gastrointestinal;
> laparoscopia, laparotomia do trato urogenital e ginecológico com tecidos infectados;
> qualquer intervenção endoscópica em tecidos infectados.
Nessas intervenções, o antibiótico deve ser eficaz contra os enterococos.

■ Antibioticoprofilaxia
> Amoxicilina/ácido clavulânico (Augmentin®):
  • adultos: 2/0,2 g i.v.;
  • crianças: 50/12,5 mg/kg i.v. (máximo de 2,2 g);
> em caso de alergia à amoxicilina, as alternativas são:
  • vancomicina (Vancocine®, Vancocin®), com um antibiótico contra as bactérias Gram-negativas (p. ex., aminoglicosídeos) e anaeróbias (p. ex., metronidazol):
    ▲ adultos: 1 g i.v., em combinação com 15 mg/kg de amicacina (Amiklin®, Amikin®) por i.v. e 500 mg de metronidazol (Flagyl®), i.v.;
    ▲ crianças: 20 mg/kg i.v. (máximo de 1 g), em combinação com 15 mg/kg de amicacina (Amiklin®, Amikin®) por i.v. e 10 mg/kg de metronidazol (Flagyl®), por i.v.;
  • piperacilina/tazobactam (Tazocin®, Tazobac®):
    ▲ adultos: 4/0,5 g i.v.;
    ▲ crianças: –

PELE E DIVERSOS

■ Natureza da intervenção
> Intervenções em tecidos infectados (abscessos, por exemplo). Nessas intervenções, o antibiótico deve ser eficaz contra *Staphylococcus aureus* e estreptococos.

■ Antibioticoprofilaxia
> Amoxicilina/ácido clavulânico (Augmentin®):
    ▲ adultos: 2/0,2 g p.o. ou i.v.;
    ▲ crianças: 50/12,5 mg/kg p.o. ou i.v. (máximo de 2 g);
> em caso de alergia à amoxicilina, as alternativas são:
  • cefuroxima (Zinnat®, Zinat®, Zinacef®):
    ▲ adultos: 1 g p.o.;
    ▲ crianças: 50 mg/kg p.o. (máximo 1 g);

- clindamicina (Dalacine®, Dalacin®):
  - ▲ adultos: 600 mg p.o. ou i.v.;
  - ▲ crianças: 20 mg/kg p.o. ou i.v. (máximo de 600 mg);
- cefazolin (Cefacidal®, Kefzol®):
  - ▲ adultos: 2 g i.v.;
  - ▲ crianças: 25 mg/kg i.v. (máximo de 1 g);
- vancomicina (Vancocine®, Vancocin®):
  - ▲ adultos: 1 g i.v.;
  - ▲ crianças: 20 mg/kg, i.v. (máximo de 1 g).

OBSERVAÇÃO

A profilaxia de endocardite não é recomendada para as seguintes intervenções:
> esogastroduodenoscopia;
> colonoscopia.

Tabela 18-2 Ajuste da dose dos antibióticos à função renal

Antibiótico	Dose i.v.	Ajuste da dose de acordo com a depuração (DE)
Amoxicilina	2 g	500 mg se DE < 20 mL/min
Amoxicilina/ ácido clavulânico	2/0,2 g	500/125 mg se DE < 30 mL/min
Cefuroxima	1,5 g	750 mg se DE < 20 mL/min
Clindamicina	600 mg	300 mg se DE < 20 mL/min
Cefazolin	1 g	0,5-1 g se DE < 30 mL/min
Ceftriaxone	2 g	2 g (dose idêntica)
Vancomicina	1 g	500 mg se DE < 20 mL/min
Metronidazol	500 mg	500 mg (dose idêntica)
Amicacina	15 mg/kg	7,5 mg/kg se DE < 20 mL/min
Piperacilina/tazobactam	4/0,5 g	4/0,5 g (dose idêntica)

Estas indicações não dispensam o médico de verificar as posologias em um livro de referência farmacológica (*Vidal* francês, *Compendium* suíço). Além disso, em caso de tratamento, a alteração na depuração determina os intervalos de administração.

■ *Leituras recomendadas*

Mauermann WJ, Nemergut EC. The anesthesiologist's role in the prevention of surgical site infections. *Anesthesiology* 2006;105:413-21; quiz 39-40.

Wilson W, Taubert KA, Gewitz M et al. Prevention of infective endocarditis: guidelines from the American Heart Association: a guideline from the American Heart Association Rheumatic Fever, Endocarditis, and Kawasaki Disease Committee, Council on Cardiovascular Disease in the Young, and the Council on Clinical Cardiology, Council on Cardiovascular Surgery and Anesthesia, and the Quality of Care and Outcomes Research Interdisciplinary Working Group. *Circulation* 2007;116:1736-54.

19

Hipovolemia peroperatória e preenchimento vascular

E. Albrecht

HIPOVOLEMIA

CONSIDERAÇÕES GERAIS

> A hipovolemia é comum durante uma intervenção cirúrgica e precisa ser detectada;
> trata-se de uma consequência lógica de:
  • falta de absorção de líquidos durante o período de jejum;
  • necessidades básicas peroperatórias;
  • perdas insensíveis da cirurgia;
  • e perdas sanguíneas;
> a hipovolemia também está presente em pacientes que precisam ser operados em situações de urgência (fratura do fêmur, ferimentos com hemorragia) ou que apresentem um 3º compartimento;
> para corrigir a hipovolemia, o anestesista dispõe de soluções de cristaloides, coloides ou hemoderivados; os hemoderivados são administrados a partir de um valor pré-determinado de concentração de hemoglobina, que depende dos antecedentes do paciente ou é de um padrão, como o cálculo da quantidade máxima de perda de sangue permitida. Estes valores são tratados em detalhe no Capítulo 33 "Hematologia, produtos sanguíneos e anestesia".

MANIFESTAÇÕES DA HIPOVOLEMIA

Os exames clínicos e laboratoriais permitem que se detecte a hipovolemia.

SINAIS CLÍNICOS

> Os sinais clínicos de hipovolemia estão resumidos na Tabela 19-1; a hipovolemia é dividida em 4 estágios de gravidade crescente.

Tabela 19-1 Resumo dos sinais clínicos de hipovolemia

	Estágio 1	Estágio 2	Estágio 3	Estágio 4
Perdas sanguíneas (mL e % da volemia)	⇒ 750 ML ⇒ 15%	750-1.500 mL 15-30%	1.500-2.000 mL 30-40%	> 2.000 mL > 40%
Frequência cardíaca (batimentos/minuto)	< 100	> 100	> 120	> 140
Pressão arterial média	Normal	Normal	↓	↓↓
Hipotensão ortostática	Ausente	Presente	Presente	Presente
Pressão de pulso	Normal	↓	↓	↓
Tempo de preenchimento capilar	Normal	> 5 segundos	> 5 segundos	> 5 segundos
Turgor da pele	Normal	Diminuído	Diminuído	Diminuído
Frequência respiratória (ciclos/minuto)	14-20	20-30	30-40	30-40
Débito urinário (mL/hora)	> 30	20-30	5-15	< 5
Estado de consciência	Normal	Ansioso	Confuso	Letárgico
Preenchimento vascular	Cristaloides	Cristaloides + coloides	Cristaloides + coloides + sangue	Cristaloides + coloides + sangue

EXAMES COMPLEMENTARES

> Exames laboratoriais:
> - maior ou menor aumento do hematócrito;
> - hipernatremia;
> - acidose metabólica;
> - densidade urinária > 1010;
> - sódio urinário < 20 mmol/L;
> - aumento do lactato no choque;
>
> alteração na pressão sistólica, pressão de pulso e amplitude da curva de pletismografia com o ciclo ventilatório;
>
> diminuição da pressão venosa central:
> - é mais importante considerar as variações da pressão venosa central do que considerar um valor isolado.

REPOSIÇÃO DE LÍQUIDOS

A reposição de líquidos permite prevenir ou tratar uma hipovolemia.

CÁLCULO DO VOLUME DE CRISTALOIDES A SEREM ADMINISTRADOS

> O cálculo abaixo fornece um valor de referência, que é modulado de acordo com os parâmetros clínicos peroperatórios (frequência cardíaca, pressão arterial, débito urinário, condição das mucosas):
> - jejum:
>   ▲ a ausência de absorção de líquidos durante o período de jejum é compensado pela regra do "4 – 2 – 1", multiplicado pelo número de horas em jejum, geralmente desde a meia-noite; metade do volume a ser compensado deve ser administrado durante a 1ª hora e a 2ª metade durante as 2 horas seguintes:
>   ✓ 4 mL/kg/hora de jejum para os primeiros 10 kg;
>   ✓ 2 mL/kg/hora de jejum para os 10 kg seguintes;
>   ✓ 1 mL/kg/hora de jejum acima de 20 kg;
> - necessidades basais peroperatórias:
>   ▲ regra do "4 – 2 – 1" para cada hora;
> - perdas insensíveis da cirurgia:
>   ▲ 2 a 4 mL/kg/hora para a cirurgia de superfície;
>   ▲ 4 a 8 mL/kg/hora para cirurgia gastrointestinal;
>   ▲ 8 a 10 mL/kg/hora para a cirurgia de grande porte com fluido transcelular (3º compartimento);
> - perdas sanguíneas:
>   ▲ reposição com cristaloides:
>   ✓ 3 a 4 mL de cristaloide por mililitro de sangue perdido;
>   ✓ meia-vida intravascular de 20 a 30 minutos;
>   ✓ frequentemente associada a edemas teciduais;
>   ▲ reposição com coloides:
>   ✓ 1 mL de coloides por mL de sangue perdido;
>   ✓ meia-vida intravascular de 3 a 6 horas;
>   ✓ os efeitos secundários são descritos abaixo;

EXEMPLO

> Este é um exemplo de cálculo para um paciente de 70 kg, submetido à cirurgia abdominal, que começa às 8 horas da manhã, com duração de 4 horas:
> - com a regra de "4 – 2 – 1", as necessidades básicas de 110 mL (4 mL × 10 kg + 2 mL × 10 kg + 1 mL × 50 kg). O período de jejum é de 8 horas. Portanto, a compensação de fluidos desse período é de 880 mL;
> - as perdas insensíveis da cirurgia são estimadas em 8 mL/kg/hora, ou 560 mL/hora;
> - as perdas sanguíneas são estimadas em 900 mL. Se a compensação é feita apenas por cristaloides, multiplique este valor por 3.

Tabela 19-2 Reposição líquida: cálculo dos volumes de cristaloides a serem administrados (mL)

Tempo	Jejum	Necessidades básicas	Perdas insensíveis da cirurgia	Perdas sanguíneas	Compensação líquida por hora	Compensação líquida total
1ª hora	440	110	560	–	1.110	1.110
2ª hora	220	110	560	300 → 900	1.790	2.900
3ª hora	220	110	560	300 → 900	1.790	3.690
4ª hora	–	110	560	300 → 900	1.570	5.260

OBSERVAÇÕES

> A tendência atual é administrar os líquidos de modo mais contido; assim, alguns médicos já não utilizam mais a regra de "4–2–1" e preferem administrar um *bolus* de líquido apenas quando aparecem sinais de hipovolemia;
> na cirurgia torácica, durante a cirurgia principal (pneumectomia, bilobectomia pulmonar), a regra do "4 – 2 – 1" já não se aplica. Na verdade, pela pressão hidrostática, os líquidos tendem a acumular e a produzir um edema não operável na parte inferior do pulmão, o que resulta em um agravamento do efeito *shunt*. A administração de líquidos nas primeiras 24 horas deve ser inferior a 3 e o saldo líquido menor que 20 mL/kg (ou 1.500 mL para um homem de 70 kg). Os cristaloides são preferidos com relação aos coloides.

ESTIMATIVA DAS PERDAS SANGUÍNEAS MÁXIMAS ADMISSÍVEIS

> A fórmula abaixo permite calcular a perda sanguínea permitida antes de se recorrer a uma transfusão de concentrado de glóbulos vermelhos (CGV), desde que a perda sanguínea seja compensada pela administração de cristaloides ou coloides; podem ser utilizados os valores de hematócrito (Hct) ou de hemoglobina (Hb);
> os limiares de transfusão são fundamentadas na idade e antecedentes do paciente:
> - paciente saudável: Hb < 7 g/dL;
> - paciente idoso: Hb < 8 g/dL;
> - paciente estável, com comorbidades cardíacas ou após CEC (circulação extracorpórea): Hb < 9 g/dL;
> - pacientes com doença coronariana instável: Hb <10 g/dL.

Estimativa das perdas admissíveis =
[(Hct atual – limiar transfusional)/Hct médio] × volume circulante

O Hct médio consiste na média do Hct atual e do limiar transfusional

Volume sanguíneo circulante:
  Criança: 60 mL/kg
  Adulto: 70 mL/kg
  Idoso: 60 mL/kg

EXEMPLO

> Este é um exemplo de cálculo para um homem de 40 anos, pesando 70 kg, cuja hemoglobina pré-operatória é de 14 g/dL e a hemoglobina tolerada é de 7 g/dL (não apresenta comorbidades):
> - estimativa de perda de sangue = [(14 – 7) g/dL/10,5 g/dL] × 4.900 mL = 3267 mL.

3º COMPARTIMENTO

> O 3º compartimento é a redistribuição interna dos fluidos para o espaço intersticial ou lúmen intestinal, com uma depleção do volume intravascular, nos seguintes contextos:
> - cirurgia abdominal de grande porte;
> - inflamação significativa;
> - queimaduras;
> - traumas.

TESTE DE HIDRATAÇÃO VENOSA VIGOROSA

> Quando o diagnóstico de hipovolemia é incerto (hipotensão sem outros sinais sugestivos de hipovolemia), o anestesista pode realizar um teste de hidratação venosa vigorosa ou *fluid challenge*;
> este teste consiste em administrar um bolus de 500 mL de cristaloide ou coloide em 20 minutos e observar as variações na pressão arterial:
> - se a PAM aumentar, o comportamento é condizente com uma hipovolemia; deve-se considerar um preenchimento mais importante até a normalização dos parâmetros clínicos;
> - se a PAM não sofrer qualquer alteração, o diagnóstico deve ser voltado a outro aspecto (hipotensão secundária à disfunção cardíaca ou septicemia).

SOLUTOS DE REPOSIÇÃO

> Entre os solutos de reposição encontram-se os cristaloides e os coloides;
> - cristaloide: solução sem macromoléculas;
> - coloides: macromoléculas em suspensão em um soluto.

CRISTALOIDES

> Os cristaloides são os fluidos mais utilizados em anestesia e cuidados intensivos;
> todos eles têm um pH < 7,4;
> o soluto pode ser de glicose ou NaCl.

VANTAGENS DOS CRISTALOIDES

> Baixo custo;
> não alergênicos;
> não produzem alteração na hemostasia.

DESVANTAGENS DOS CRISTALOIDES

> Poder de expansão volêmica limitada;
> curta duração de ação:
> - após um período de 20 a 30 minutos, não resta mais que 25% do volume administrado no espaço intravascular; os 75% restantes foram distribuídos no espaço intersticial.

TIPOS DE CRISTALOIDES

■ *Ringer-lactato*

> O Ringer-lactato é a solução mais fisiológica, razão pela qual é frequentemente utilizado;
> esta solução contém potássio e lactato, entre outros;
> - 70% do lactato são metabolizados em glicose pelo fígado e reutilizado pelo organismo; os 30% restantes são excretados pelos rins. Em casos de doença hepática ou renal, pode ocorrer acidose láctica;
> - além disso, o potássio sérico aumenta em caso de insuficiência renal significativa (depuração renal < 20 mL/minuto).

NaCl 0,9% e 3%

> A solução de 0,9% é isotônica; é preferida em caso de:
> - insuficiência renal com hipercalemia;
> - hiponatremia;
> - alcalose metabólica hipoclorêmica;
> - lesão cerebral;
> a solução de 3% é hiperosmolar e melhora o desempenho cardíaco, reduz a pressão intracraniana e o *shunt* intrapulmonar; suas indicações na prática clínica ainda precisam ser mais bem comprovadas;
> uma alcalose metabólica hipoclorêmica pode ocorrer, quando grandes quantidades de NaCl 0,9% ou 3% são administradas.

Glicose 5%

> Em decorrência da completa metabolização da glicose, a infusão de solução glicosada a 5% equivale a administrar água livre;
> a iso-osmolaridade da solução permite que se evite a hemólise que ocorre quando a água livre é administrada por via intravenosa;
> a administração de glicose 5% é contraindicada em casos de lesão cerebral; na realidade, pode ocorrer edema cerebral;
> as indicações em anestesia e cuidados intensivos são basicamente a correção da hipernatremia sem hipovolemia ou a prevenção de uma hipoglicemia em pacientes diabéticos que receberam insulina.

Tabela 19-3 Resumo da composição dos diferentes cristaloides

Solução	Glicose 5%	NaCl 0,9%	NaCl 3,0%	Ringer-lactato de Hartmann
Tonicidade (mosmol/L)	253 (hipo-osmolar)	308 (iso-osmolar)	1026 (hiperosmolar)	278 (iso-osmolar)
Na^+ (mmol/L)	–	154	513	130,5
Cl^- (mmol/L)	–	154	513	111,7
K^+ (mmol/L)	–	–	–	5,4
Ca^{2+} (mmol/L)	–	–	–	1,84
Glicose (g/L)	50	–	–	–
Lactato (mmol/L)	–	–	–	27,8
pH	4,0	6,0	–	5,0-7,0

COLOIDES

> Existem 2 classes de coloides: coloides naturais e coloides sintéticos;
> em decorrência do risco de infecção, as indicações para a administração de coloides naturais são limitadas a pacientes hipovolêmicos com hipoproteinemia (p. ex., com queimaduras); as indicações para administração de frações de proteínas plasmáticas estão sintetizadas no Capítulo 33 "Hematologia, produtos sanguíneos e anestesia";
> os coloides sintéticos são eliminados principalmente por via urinária, em 24 horas.

TIPOS DE COLOIDES NATURAIS

> Albumina 4, 5 e 20%;
> fração de proteínas plasmáticas.

TIPOS DE COLOIDES SINTÉTICOS

■ Gelatinas
> As gelatinas são derivadas do colágeno de tecidos conectivos animais purificados (osso), hidrolisados e agrupados;
> existem 2 tipos de gelatina:
> • gelatinas fluidas modificadas, pouco difundidas (Gelofusine® 4%, Plasmagel®, Physiogel®);
> • gelatinas com ponte de ureia (Haemaccel®);
> a meia-vida i.v. é de 2 a 3 horas;
> o peso molecular situa-se entre 25.000 e 35.000 Da.

■ Dextranos
> Os dextranos são polissacarídeos produzidos pela ação das enzimas da bactéria *Leuconostoc mesenteroides* B 512 nos açúcares;
> a meia-vida i.v. é de 2 a 6 horas;
> o peso molecular é de 40.000 Da;
> não são mais usados na França nem na Suíça, em decorrência das graves reações anafiláticas.

■ Hidroxietilamidos (HEA)
> Os HEA são cadeias de glicose de origem vegetal, produzidos a partir do milho e sorgo, obtidos por hidrólise e oxidação, por fixação de radicais de etileno;
> a meia-vida é de 3 a 6 horas;
> o peso molecular varia entre 70.000 e 450.000 Da;
> os HEA de alto peso molecular não são mais utilizados na Europa, em decorrência das alterações na hemostasia;
> a posologia recomendada é de 20 a 30 mL/kg; se necessário, pode ser administrado um volume de 50 mL/kg a cada 24 horas de HEA de baixo peso molecular;
> exemplo: Heafusine® 6% ou 10%, Voluven® 6%:
> • os pesos moleculares são 200.000 e 130.000 Da, respectivamente;
> • as moléculas pequenas são eliminadas pelo rim; as maiores são metabolizadas pelas amilases antes da eliminação renal.

INDICAÇÕES PARA OS COLOIDES SINTÉTICOS

> Choque hemorrágico:
> • os coloides produzem um aumento na volemia, com aumento da PAM e pressão venosa central;
> • a dose máxima recomendada é 30 mL/kg a cada 24 horas;
> • a administração deve ser cautelosa, por causa de 2 problemas principais: insuficiência renal aguda e coagulopatias;
> agregação plaquetária, redução da viscosidade sanguínea (indicação dos dextranos).

EFEITOS ADVERSOS DOS COLOIDES SINTÉTICOS

> Reação anafilactoide por:
> • ativação direta dos mastócitos;
> • ativação da via do complemento;
> • mediação por metabólitos do ácido araquidônico:
>   ▲ esta reação aparece especialmente quando são utilizadas gelatinas e dextranos;
>   ▲ não é mediada pelas IgE (imunoglobulinas E), exceto nos dextranos;
>   ▲ existe cerca de 30% de reações cruzadas entre as gelatinas alimentares e as medicamentosas;

> prurido (hidroxietilamidos);
> insuficiência renal (hidroxietilamidos, dextranos);
> coagulopatia (hidroxietilamidos):
  • aumento do tempo de protrombina (TP) e tempo de tromboplastina parcial ativada (TPPA), tempo de sangramento;
> inibição da agregação plaquetária (dextranos);
> dificuldades na determinação do grupo sanguíneo (dextranos).

CONTRAINDICAÇÕES DOS COLOIDES SINTÉTICOS

> Insuficiência cardíaca descompensada;
> insuficiência renal;
> coagulopatia;
> antecedentes de reação anafilática.

Tabela 19-4 Lista dos coloides disponíveis na França e Suíça

Tipo de coloide	França	Suíça
Albumina	Vialebex® 4 e 20% Albumina humana Baxter® 20%	Albumina humana Baxter® 5 e 20%
Dextrano	Dextran® 40.000	–
Gelatina	Gelofusine® 4%	Physiogel® 4%
Hidroxietilamidos	Voluven® 6% Heafusine® 6 e 10%	Voluven® 6% Hemohes® 6 e 10% Venofundin® 6%

ESCOLHA DO SOLUTO

> A 1ª opção de escolha é um cristaloide iso-osmolar, como o Ringer-lactato;
> se o paciente apresenta insuficiência renal ou hepática, a escolha é o NaCl 0,9%;
> se houver presença de hipovolemia, apesar da administração de cristaloides, é prescrito um coloide (gelatina ou hidroxietilamidos);
> se a hipovolemia estiver acompanhada de anemia relevante ou desordens de hemostasia, são administrados concentrados globulares de hemácias ou plasma fresco congelado.

■ *Leituras recomendadas*

Bellamy MC. Wet, dry or something else? *Br J Anaesth* 2006;97:755-7.

Chappell D, Jacob M, Hofmann-Kiefer K *et al*. A rational approach to perioperative fluid management. *Anesthesiology* 2008;109:723-40.

20
Anestesia intravenosa com infusão alvo-controlada (AIVAC)

T. LANGENBERG, E. ALBRECHT

CONSIDERAÇÕES GERAIS

> A anestesia intravenosa com infusão alvo-controlada (AIVAC) (TCI = *target controlled infusion*) é um modo de administração de um agente intravenoso que permite ao médico anestesista escolher uma concentração-alvo (no plasma ou local de ação), a fim de obter um dado efeito farmacodinâmico. Este é o dispositivo usado para determinar, com base em um modelo farmacocinético, o *bolus* e a taxa de infusão para atingir e manter esta concentração-alvo;
> as concentrações-alvo podem ser determinadas no plasma ou local da ação: são então chamadas de $AIVAC_{iv}$ (TCI) ou $AIVAC_{local\ de\ ação}$ (TCI_e, sendo que "e" = *effect site*). O local da ação é o sistema nervoso central;
> a adaptação das doses e taxas de infusão é feita com dispositivo de infusão, que consiste em:
>   - uma bomba de seringa;
>   - um computador integrando os modelos farmacocinéticos;
>   - uma interface que permita uma melhor visualização do procedimento;
> o principal objetivo da AIVAC é manter as concentrações adaptadas à variabilidade na intensidade dos estímulos e estado do paciente, independentemente da duração da intervenção. A titulação, de acordo com as necessidades do paciente, garante uma estabilidade hemodinâmica e reduz as doses acumuladas, permitindo uma recuperação mais rápida. A AIVAC é uma técnica útil quando se utiliza um medicamento com janela terapêutica estreita ou em algumas técnicas nas quais a margem terapêutica seja restrita (p. ex., sedação profunda em ventilação espontânea);
> a AIVAC é baseada em um modelo farmacocinético multicompartimental, que prevê alterações na concentração de um agente anestésico. A administração experimental de um agente intravenoso ajudou a estabelecer as curvas de concentração em função do tempo;
> foram desenvolvidos diferentes algoritmos de previsão farmacocinética, em função dos medicamentos e populações testadas. Esses algoritmos não consi-

deram os mesmos parâmetros (idade, sexo, peso, função renal), o que torna específico cada modelo farmacocinético: modelos de Marsh e Schnider para o propofol, modelo Gepts para o sufentanil e modelo de Minto para o remifentanil. Em geral, as unidades comerciais são projetadas para utilizar um único modelo farmacocinético. Os *softwares* de simulação por computador permitem comparar os diferentes algoritmos. Eles são particularmente úteis para a compreensão e o ensino da farmacocinética (p. ex., Tivatrainer®, disponível em www.eurosiva.org).

CONCEITOS DE AIVAC

> A cinética multicompartimental dos agentes anestésicos leva à distribuição desigual dos medicamentos nos diferentes tecidos do corpo, com um acúmulo em tecidos pouco vascularizados, como o adiposo;
> o efeito de um medicamento depende da sua concentração no local da ação;
> as estimativas das concentrações-alvo são baseadas nos resultados de diversos ensaios clínicos, o que explica a variabilidade dos modelos; alguns modelos permitem calcular as interações entre o propofol e os diferentes opioides;
> está em estudo a mensuração das concentrações de propofol em tempo real, particularmente a medida da concentração ao final da expiração;
> a administração de um medicamento por infusão contínua reduz as variações de concentração associadas à administração de *bolus* sucessivos;
> o acúmulo de medicamentos como o propofol no tecido adiposo requer que as doses de manutenção sejam reduzidas progressivamente. O esquema de Roberts, apresentado em 1988, permite levar em consideração esta modificação de modo empírico. Para obter uma concentração-alvo de propofol de 3 μg/ml, o regime proposto foi de uma dose de 1 mg/kg, seguida de uma infusão de 10 mg/kg/hora durante 10 minutos, seguida de 8 mg/kg/hora durante 10 minutos, depois de 6 mg/kg/hora até ao final da intervenção.

CONSIDERAÇÕES FARMACOLÓGICAS

> O prazo de ação (tempo até o pico do efeito) é o tempo decorrido antes de se obter o pico do efeito farmacológico;
> a curva concentração – efeito geralmente tem formato sigmoide. Acima de determinadas concentrações, o efeito é máximo e não varia;
> os valores de CE50 e CE95 (CE: concentração efetiva) dependem da intensidade do estímulo aplicado e dos medicamentos associados. Por exemplo, os opiáceos potencializam o efeito do propofol e permitem reduzir as doses administradas:
  • a EC50 é a concentração relativa a 50% do efeito máximo;
  • a EC95 é a concentração relativa a 95% do efeito máximo;
> a meia-vida de equilíbrio no local da ação ($T_{1/2}$ Keo) reflete a rapidez da alteração do equilíbrio após um *bolus* ou modificação da taxa de infusão;
> a meia-vida contexto dependente *(context sensitive half time)* descreve a meia-vida de um medicamento até a interrupção da infusão. Este conceito considera o possível acúmulo de medicamento nos diferentes compartimentos.

APLICAÇÃO PRÁTICA

> Para minimizar os atrasos quando se altera a taxa de infusão, associados à perda de pressão do sistema de infusão, utiliza-se um material de baixa complacência (tubos, seringas, pistões e extensões) e volume reduzido;
> a via intravenosa do paciente deve estar permeável (permitindo um fluxo suficiente) e visível durante todo o procedimento; não deve ser administrado nenhum outro medicamento por esta via;
> uma válvula unidirecional é indispensável quando se administram produtos potentes, cujo intervalo terapêutico seja estreito (remifentanil, por exemplo);
> os medicamentos de AIVAC são preparados e todos os equipamentos (seringas, tubos e válvulas) são organizados de modo que continue a existir uma conexão por via intravenosa com o paciente; muitas vezes, as válvulas suportam volumes de alta complacência;
> os diferentes parâmetros são introduzidos no dispositivo (normalmente, peso, altura, idade) e o modo de infusão é selecionado (infusão contínua, $AIVAC_{iv}$, $AIVAC_{local\ de\ ação}$); são definidos os limites de pressão de oclusão;
> a AIVAC começa a partir da indução porque a dose de indução deve ser levada em consideração pelo algoritmo (não utilize *bolus* intravenoso para evitar que os cálculos das concentrações sejam tendenciosos). Os sinais clínicos observados em resposta aos diferentes valores de concentração-alvo (fechamento dos olhos, perda da resposta verbal, perda do reflexo ciliar, apneia) são cuidadosamente registrados;
> este registro também deve ser feito durante a cirurgia, já que é pela escolha de um novo alvo que se modifica a profundidade da anestesia;
> o dispositivo pode ser interrompido para mudar as seringas, por exemplo, mas nunca deve ser desligado para evitar a perda dos dados armazenados. O cálculo do *bolus* de "recuperação" e sua administração ocorrem automaticamente para atingir a nova concentração-alvo; em caso de perda de dados da AIVAC, deve-se continuar em modo manual com uma taxa de infusão correspondente ao fluxo obtido em estado de equilíbrio antes da interrupção do módulo;
> a fase de recuperação pode ser estimada pelo valor da concentração-alvo observada na perda de consciência durante a indução.

Tabela 20-1 Exemplos de concentrações-alvo

Medicamento	Concentração-alvo de indução	Concentração-alvo de manutenção
Propofol (µg/mL)	4-8	2-8
Remifentanil (ng/mL)	0,5-1,5	4-8, até 15 na cirurgia cardíaca
Sufentanil (ng/mL)	0,4-0,6	0,2-0,6
Fentanil (ng/mL)	2-5	2-5

A recuperação ocorre quando a concentração de propofol atinge 1,2 a 1,5 µg/mL em indivíduos jovens e 0,8 a 1 µg/mL em idosos.

■ *Leituras recomendadas*

Billard V, Cazalaa JB, Servin F, Viviand X. Anesthésie intraveineuse à objectif de concentration. *Ann Fr Anesth Reanim* 1997;16:250-73.

Takita A, Masui K, Kazama T. On-line monitoring of end-tidal propofol concentration in anesthetized patients. *Anesthesiology* 2007;106:659-64.

www.eurosiva.org/tivatrainer.

21
Complicações anestésicas

C. BLANC, D. FREYMOND, E. ALBRECHT

ALERGIA E ANAFILAXIA

ASPECTOS GERAIS
> A incidência das reações anafiláticas peroperatórias varia entre 1/20.000 e 1/10.000;
> os medicamentos mais frequentemente implicados são os curares (responsáveis por 50 a 70% das reações), látex e antibióticos (principalmente penicilinas e cefalosporinas);
> As reações anafiláticas devem ser diferenciadas das reações anafilactoides e da liberação não específica de histamina:
> - reações anafilactoides: estas reações são mediadas pelo sistema do complemento, da coagulação, da fibrinólise e pelas cininas; causam uma degranulação dos mastócitos ou basófilos; clinicamente, é impossível diferenciar a reação anafilática da reação anafilactoide; quando o agente causal não for identificado, a resposta será classificada como reação anafilactoide;
> - liberação não específica de histamina: a histamina é liberada por ação farmacológica de um medicamento nos mastócitos e basófilos (mecanismo não imunológico); a importância da reação depende da velocidade de injeção do produto e de sua concentração.

RESPOSTAS IMUNES
> Existem 4 tipos de respostas imunes mediadas pelas imunoglobulinas:
> - reação do tipo I ou imediata: ligação da IgE aos receptores dos mastócitos e basófilos, degranulação e liberação de histamina (p. ex., choque anafilático ou anafilaxia);
> - reação do tipo II ou citotóxica: as IgG e IgM (imunoglobulinas G e M) são direcionadas contra os constituintes celulares e produzem uma lise celular (p. ex., incompatibilidade de Rh);

- reação do tipo III ou humoral retardada: as IgG ou IgM formam imunocomplexos com os anticorpos, que precipitam e causam lesões teciduais (p. ex., doença sérica);
- reação do tipo IV ou celular retardada (desenvolve-se após 24 horas): os linfócitos sensibilizados fixam os antígenos e liberam linfocinas, que produzem lesão tecidual (p. ex., teste BCG).

MANIFESTAÇÕES CLÍNICAS

> Estas manifestações são classificadas em 4 graus de gravidade crescente:
- Grau 1: sinais cutaneomucosos (eritema, urticária, prurido);
- Grau 2: sinais cutaneomucosos + lesão multivisceral moderada (taquicardia, hipotensão arterial, dispneia, tosse, sibilos);
- Grau 3: sinais cutaneomucosos + lesão multivisceral grave, com risco de morte;
- Grau 4: parada cardiorrespiratória.

PRODUTOS ANESTÉSICOS FREQUENTEMENTE ENVOLVIDOS

> Tiopental;
> curares: especialmente o suxametônio, rocurônio, atracúrio, mivacúrio, vecurônio;
> opiáceos;
> solutos de reposição do tipo coloides;
> antibióticos, especialmente a penicilina, cefalosporina, vancomicina;
> protamina;
> látex; os pacientes apresentam um alto risco de sensibilização ao látex:
- crianças com espinha bífida, lesão medular ou má formações urogenitais, operados diversas vezes ou submetidos a repetidos cateterismos urinários;
- pacientes com alergia a determinados frutos e vegetais (abacate, *kiwi*, banana, castanha, trigo sarraceno, nozes, melão, abacaxi), em decorrência de reações cruzadas;
- profissionais de saúde expostos regularmente ao látex.

IMPLICAÇÕES ANESTÉSICAS

> Em caso de cirurgia eletiva em um paciente que apresentou uma reação anafilática prévia durante uma anestesia anterior, deve-se:
- encontrar o protocolo de anestesia;
- promover uma consulta a um alergologista e testar os produtos utilizados, o látex e todos os curares (teste cutâneo de hipersensibilidade imediata, intradermorreações); se o protocolo de anestesia não estiver disponível, os testes serão feitos com curares e látex;
> em caso de cirurgia de emergência, deve-se:
- remover o látex do ambiente cirúrgico;
- preferir a anestesia locorregional;
- evitar os curares e os produtos que liberam histamina, em caso de anestesia geral;
> uma pré-medicação com corticosteroides ou antagonistas dos receptores H1 e H2 não impede uma reação anafilática.

TRATAMENTO PEROPERATÓRIO DA REAÇÃO ANAFILÁTICA

> Interromper a administração do medicamento sob suspeita, coloides e hemoderivados;
> informar a equipe cirúrgica: interromper ou acelerar a intervenção;

> controlar as vias aéreas superiores:
  - administrar O_2 a 100%;
  - auscultar procurando por sibilos (broncospasmo);
  - administrar salbutamol com a ajuda de uma câmara de inalação (Salbumol®, Ventoline®, Ventolin®);
  - ventilar manualmente e controlar as pressões de ventilação;
  - entubar o paciente em caso de obstrução das vias aéreas superiores (edema de Quinckle);
> controle da PA:
  - elevação dos membros inferiores, posição de Trendelenburg;
  - preenchimento intravascular com cristaloides;
  - adrenalina: de 10-20 a 100-200 μg i.v. ou *bolus* de 1 mg, repetido em caso de parada cardiorrespiratória; muitas vezes, é necessária uma infusão contínua de 5 a 20 μg/minuto; os efeitos α1 evitam o edema de laringe e a hipotensão; os efeitos β2 levam a uma broncodilatação e reduzem a liberação de histamina;
  - vasopressina (ADH): 0,06 UI/kg; administração i.v. de 4 UI para um homem de 70 kg; a alternativa é diluir 10 UI de vasopressina em 10 mL de NaCl 0,9% e administrar bolus de 1 mL ou 1 UI de vasopressina, até que se obtenha uma resposta clínica. O uso de vasopressina deve ser cuidadoso, já que, até o momento, a literatura relata apenas poucos casos em que a sua utilização foi benéfica. Os efeitos colaterais são a vasoconstrição coronariana e diminuição do débito cardíaco;
> medidas específicas:
  - corticoides: 125 mg de prednisolona (Hydrocortancyl®, Ultracorten®);
  - anti-histamínicos: 50 mg de prometazina = Fenergan®, 2 mg de clemastina = Tavégyl®;
  - dose imediata de triptases plasmáticas (tubo seco), IgE (tubo de EDTA) e histamina (tubo seco);
  - monitoramento 24 horas, em decorrência da possibilidade de reincidência;
  - consulta a um alergologista, 4 a 6 semanas após o evento com a dosagem de IgE e testes cutâneos (teste cutâneo de hipersensibilidade imediata, intradermorreações).

ALERGIA AO IODO – CONCEITO ERRÔNEO

> Não existe alergia ao iodo; por outro lado, existem alergias aos produtos de contraste iodados e desinfetantes iodados; em ambos os casos, o teor de iodo não é responsável por essas reações:
  - alergia aos produtos de contraste iodados:
    ▲ o epítopo responsável não foi identificado;
    ▲ utilizar produtos de contraste não iônicos, de baixa osmolaridade;
  - alergias ao desinfetante iodado:
    ▲ o epítopo responsável parece ser a povidona (polímero próximo das proteínas plasmáticas);
    ▲ a incidência é rara (6 casos descritos na literatura), ao contrário das reações anafiláticas à clorexidina;
> as alergias aos peixes e frutos do mar não são um fator de risco de alergia aos produtos de contraste ou desinfetantes iodados.

■ Leituras recomendadas

Dewachter P, Mouton-Faivre C. What investigation after an anaphylactic reaction during anaesthesia? *Curr Opin Anaesthesiol* 2008;21:363-8.

Dewachter P, Trechot P, Mouton-Faivre C. « Allergie à l'iode »: le point sur la question. *Ann Fr Anesth Reanim* 2005;24:40-52.

Schummer C, Wirsing M, Schummer W. The pivotal role of vasopressin in refractory anaphylactic shock. *Anesth Analg* 2008;107:620-4.

ARRITMIAS PEROPERATÓRIAS

BRADIARRITMIAS PEROPERATÓRIAS

ETIOLOGIA

> Origem vagal: resposta reflexa por estimulação dolorosa nas estruturas otorrinolaringológicas, músculos extraoculares, peritônio, intestino ou bexiga, especialmente em caso de anestesia insuficientemente profunda;
> original sistêmica: hipoxemia, hipercapnia significativa, hipertensão intracraniana, hipotermia;
> origem farmacológica: betabloqueadores, anticálcicos, opiáceos, suxametônio, inibidores da acetilcolinesterase;
> origem cardíaca: síndrome do nódulo sinusal, ritmo juncional, bloqueio de condução, infarto;
> efeitos diretos da anestesia: anestesia local por via intravenosa (bloqueio de Bier) por remoção de garrote, anestesia peridural por inibição dos nervos simpáticos cardioaceleradores.

TRATAMENTO

> Identificar a causa;
> interromper o estímulo, aprofundar a anestesia;
> corrigir os parâmetros de ventilação e temperatura;
> administrar os medicamentos:
> - 0,5 a 1 mg de atropina i.v., conforme necessário, a cada 1 a 5 minutos: dose total de 2,5 a 3 mg;
> - 5 µg/kg/minuto de dopamina i.v., titular de acordo com a resposta;
> - 2 a 10 µg/kg/minuto de adrenalina i.v., titular de acordo com a resposta;
> - 2 a 10 µg/kg/minuto de isoprenalina (Isuprel®) i.v., titular de acordo com a resposta;
> marca-passo externo, em caso de bloqueio atrioventricular completo.

TAQUIARRITMIAS PEROPERATÓRIAS

ETIOLOGIA

> Dor, anestesia insuficiente;
> sistêmica: hipoxemia, hipercapnia, hipoglicemia, acidose, hipertermia maligna;
> endócrina: hipertireoidismo, feocromocitoma;
> cardíaca: distúrbio de condução, feixe acessório, síndrome coronariana aguda etc.

TRATAMENTO

> Identificar a causa;
> interromper o estímulo, aprofundar a anestesia;
> corrigir os parâmetros de ventilação e glicemia;
> administrar os medicamentos:
> - esmolol (Brevibloc®): *bolus* de 5 a 50 µg/kg/minuto;
> - amiodarona (Cordarone®): *bolus* de 150 a 300 mg em 30 minutos; repetir 1 vez;
> - adenosina (Adenoscan®, Krenosin®, Krénosine®): *bolus* de 6 mg, seguido de 12 mg e 18 mg;
> - lidocaína (Xilocaína®): *bolus* de 1 a 1,5 mg/kg;

- verapamil (Isoptine®, Isoptin®): *bolus* de 5 a 10 mg i.v. em caso taquiarritmia relacionada com o complexo QRS;
> cardioversão em 50 J, 100 J, 200 J e 300 J em choque monofásico ou 30 J, 75 J, 120 J e 150 J em choque bifásico.

■ **Leituras recomendadas**

Thompson A, Balser JR. Perioperative cardiac arrhythmias. *Br J Anaesth* 2004;93:86-94.

Amar D. Strategies for perioperative arrhythmias. *Best Pract Res Clin Anaesthesiol* 2004;18:565-77.

BRONCOSPASMO

DEFINIÇÃO

> Estreitamento do diâmetro das vias aéreas, decorrente da contração das fibras musculares lisas das vias aéreas periféricas (brônquios).

ETIOLOGIA

> Irritação das vias aéreas:
- profundidade insuficiente de anestesia durante um estímulo doloroso, entubação, incisão cirúrgica;
- material endógeno: secreções, sangue, aspiração do conteúdo gástrico;
- irritação química das vias aéreas: anestésicos voláteis (desflurano, por exemplo), tabagismo, soda cáustica;

> medicamentos:
- barbitúricos (histamino-liberação);
- atracúrio (Tracrium®, histamino-liberação);
- inibidores da acetilcolinesterase;
- morfina (histamino-liberação);

> doença pulmonar:
- doença pulmonar broncospástica: DPOC, asma, fibrose cística;
- infecção pulmonar;
- edema pulmonar agudo;

> anafilaxia e reações anafilactoides.

MANIFESTAÇÕES CLÍNICAS PEROPERATÓRIAS

> Sibilos;
> aumento das pressões de insuflação do ventilador, em caso de ventilação-volume controlada;
> diminuição da complacência pulmonar;
> redução do volume corrente, em caso de ventilação pressão controlada;
> aumento da inclinação na curva do CO_2 expirado na capnografia, ausência do platô expiratório;
> hipoxemia (diminuição da SpO_2);
> hipercapnia.

TRATAMENTO

> Ventilar manualmente com FiO_2 de 100%;
> aprofundar a anestesia com o auxílio de anestésicos voláteis;
> os sintomas podem aparecer desde o 1º minuto até 24 horas de pós-operatório;

> verificar a posição do tubo, aspiração endotraqueal;
> lidocaína (Xilocaína®): 1,5 mg/kg;
> agonistas β2 em aerossol ou i.v.: salbutamol (Ventoline®, Ventolin®);
> adrenalina em aerossol ou i.v. em casos de broncospasmo grave e hipoxemia persistente;
> 6 mg/kg de aminofilina (Euphylline®, Euphyllin®) i.v. em 20 minutos, seguido de 0,5 mg/kg/hora (cuidado com arritmias);
> 2 mg/kg de hemissuccinato de hidrocortisona (Hidrocortisona®Upjohn, Solu-cortef®);
> ao final da intervenção cirúrgica, deve ser avaliada a indicação de descurarização (neostigmina = Prostigmin®, Prostigmina®), ponderando os riscos (aumento do broncospasmo) e os benefícios e considerando a utilização de doses mais elevadas de atropina ou glicopirrolato;
> considerar a possibilidade de extubar o paciente em anestesia profunda.

HIPERTENSÃO ARTERIAL (HTA) PEROPERATÓRIA

DEFINIÇÃO

> Aumento da pressão arterial pré-operatória em 20 a 30%;
> PA absoluta > 140/90 mmHg.

ETIOLOGIA

> A hipertensão peroperatória é frequentemente associada aos seguintes eventos:
  - laringoscopia e entubação;
  - rápidas mudanças no volume sanguíneo;
  - profundidade insuficiente de anestesia ou analgesia;
  - uso de torniquete por tempo prolongado (acima de 90 a 120 minutos);
  - recuperação;
  - fase de pós-operatório imediato;
  - retenção urinária;
> outras causas são:
  - hipoxemia, hipercapnia (por ativação do sistema nervoso simpático);
  - HTA pré-existente, efeito rebote após a interrupção de alguns medicamentos anti-hipertensivos;
  - hipotermia com vasoconstrição, calafrios;
  - injeção em *bolus* de vasopressores;
> mais raramente, a hipertensão arterial peroperatória é uma consequência das seguintes condições:
  - hipertensão intracraniana;
  - hipertermia maligna;
  - hipertireoidismo;
  - feocromocitoma.

CONDUTAS

> Identificar a causa e a solução: retirar o torniquete, colocar uma sonda vesical, reaquecer o paciente, melhorar os parâmetros de ventilação; aprofundar a anestesia, administrar analgésicos;
> tratamento medicamentoso:
  - halogenados: aumento da fração inspirada e/ou fluxo de gás fresco;

- esmolol (Brevibloc®): *bolus* de 50 a 200 µg/kg/minuto;
- nicardipina (Loxen®, não disponível na Suíça): *bolus* de 1 mg/minuto, até uma dose total de 10 mg;
- uradipil (Eupressyl®, não disponível na Suíça): 25 mg em 20 segundos, repetida 1 a 2 vezes, dependendo da resposta clínica; em seguida, infusão de 60 a 360 mg/hora;
- fentolamina (Regitine®, não está disponível na França): *bolus* de 0,1 mg/kg, seguida de infusão de 5 a 50 µg/kg/minuto i.v.;
- di-hidralazina (Nepressol®, Nepresol®): *bolus* de 2,5 a 6,125 mg, repetir 1 a 2 vezes, a cada 10 minutos;
- clonidina (Catapresan®, Catapresan®): *bolus* de 1 a 3 µg/kg, repetir 1 vez; em seguida, infusão de 0,2 a 0,5 µg/kg/minuto;
- nitroprussiato de sódio (Nipride®, não disponível na França): 0,5 a 10 µg/kg/minuto;
- nitroglicerina i.v.: 0,5 a 10 µg/kg/minuto.

HIPERTERMIA MALIGNA

DEFINIÇÃO

> A hipertermia maligna é uma doença farmacogenética que se traduz em uma crise hipermetabólica que afeta os músculos esqueléticos e é acompanhada por um aumento na temperatura corporal de 1 a 2°C a cada 5 a 10 minutos.

CONSIDERAÇÕES GERAIS

> A hipertermia maligna é uma doença genética autossômica dominante, cuja expressão é variável;
> a incidência é de 1/12.000 a 15.000 em crianças e 1/50.000 em adultos;
> a crise pode ocorrer desde a indução até 24 horas após a anestesia;
> 21% dos pacientes que apresentaram uma crise realizaram uma anestesia anterior sem desenvolver hipertermia.

FISIOPATOLOGIA

> Os agentes desencadeantes são anestésicos voláteis (halogenados e éter) e o suxametônio;
> o receptor da rianodina é uma proteína que controla o fluxo de cálcio do retículo sarcoplasmático para o citoplasma da célula muscular estriada durante a contração muscular; uma mutação deste receptor é responsável por um efeito anormal dos "agentes desencadeantes", que provoca um aumento excessivo de cálcio no citosol, que produz contraturas persistentes, consumo de todas as reservas energéticas musculares e, por fim, uma lise celular; até a atualidade, foram identificadas mais de 30 mutações deste gene; o gene do receptor encontra-se no cromossomo 19;
> a hipertermia maligna está associada a determinadas miopatias (*central core disease*, miopatia de Duchenne etc.).

MANIFESTAÇÕES CLÍNICAS

> Os sintomas podem aparecer desde o 1º minuto até 24 horas de pós-operatório;
- aumento no CO_2 final expirado, hiperventilação quando em respiração espontânea;
- diminuição na saturação de O_2, sangue no fundo do campo operatório;
- taquicardia, arritmias cardíacas;
- espasmo dos masseteres, especialmente em crianças;

- rabdomiólise (aumento da CPK [creatina-fosfoquinase] plasmática e mioglobina);
- aumento do potássio plasmático, acidose láctica;
- coagulação intravascular disseminada;
- aumento da temperatura central.

TRATAMENTO

> Interromper a administração do anestésico halogenado; substituir por propofol ou midazolam;
> pedir ajuda;
> hiperventilar com uma FiO_2 de 100% e uma taxa de fluxo de gás fresco elevada (10 L/minuto); é inútil alterar o circuito ventilatório, pois o paciente vai continuar a eliminar halogenados, que contaminam o novo circuito;
> acelerar as infusões para um preenchimento vascular adequado;
> administrar dantrolene (Dantrium®) (bloqueio do receptor da rianodina e, portanto, liberação de Ca^{2+}): 2,5 mg/kg i.v. até uma dose total de 10 mg/kg (1 a 2 *bolus* com poucos minutos de intervalo são geralmente suficientes para diminuir a taquicardia e o CO_2 final expirado); em seguida, 1 mg/kg a cada 6 horas, durante 24 a 48 horas; um frasco contém 20 mg de dantrolene e deve ser diluído em 60 mL de água estéril, sem conservantes: a diluição é lenta (aguardar 10 minutos para obter uma substância pronta para a injeção); na França, cada bloqueio operatório deve dispor de uma reserva de dantrolene;
> em caso de arritmia:
  - corrigir a hipercalemia (glicose + insulina: 10 UI de insulina em 50 mL de glicose 30%), administrar 2 a 5 mg/kg de $CaCl_2$ e um antiarrítmico (p. ex., amiodarona, lidocaína);
  - não administrar anticálcicos, em decorrência do risco aumentado de hipercalemia na presença de dantrolene;
> em seguida, administrar 1 a 2 mmol/kg de $NaHCO_3$ para corrigir a acidose, de acordo com o excesso de base;
> resfriar até uma temperatura corporal de 38°C: cobrir o paciente com gelo, lavar as cavidades internas com uma solução de NaCl 0,9% a 4°C (15 mL/kg, 3 vezes, com 15 minutos de intervalo);
> administrar diuréticos, de acordo com a necessidade (diurese > 2 mL/kg/hora);
> concluir rapidamente a intervenção cirúrgica e transferir o paciente para a UTI;
> contatar *site* europeu especializado em hipertermia maligna: www.emhg.org.

DIAGNÓSTICO

> O diagnóstico é fundamentado em uma biópsia muscular (geralmente realizada no músculo vasto lateral da coxa, longe do local das alterações), no qual é realizado um "teste de contratura *in vitro*"; o teste tem especificidade de 94% e sensibilidade de 99%; a amostra é colocada em contato com uma solução de cafeína e halotano, enquanto é realizada a mensuração da força de contração: na presença de cafeína e halotano, a força de contração é anormalmente elevada nas fibras musculares. Os pacientes são classificados em 3 categorias:
  - paciente positivo (= paciente susceptível): resposta anormal da amostra muscular à cafeína e halotano (2 testes positivos);
  - paciente equivocado: resposta anormal da amostra de tecido muscular à cafeína ou halotano (um teste positivo);
  - paciente negativo: ausência de resposta anormal;

> há também um teste genético para detectar mutações a partir de amostras de DNA de células bucais, leucocitárias ou musculares; o teste genético não substitui o teste de contratura.

ESTRATÉGIA ANESTÉSICA PARA UM PACIENTE COM SUSCETIBILIDADE PARA A HIPERTERMIA MALIGNA

> Primeiramente, programar a intervenção;
> administrar 2 mg/kg de dantrolene (Dantrium®) antes da indução, no paciente que já apresentou crise (medida controversa);
> enxaguar um circuito ventilatório novo com O_2 puro (20 minutos a 10 L/minuto); trocar o filtro e a soda cáustica;
> não utilizar halogenados nem suxametônio, remover os vaporizadores;
> alterar a absorção de CO_2: a soda cáustica pode liberar halogenados secundariamente;
> evitar qualquer agente farmacológico que possa causar taquicardia, o que poderia mimetizar o início de uma crise:
>   - cetamina;
>   - anticolinérgicos;
>   - antagonistas dos curares, morfínicos e benzodiazepínicos;
>   - simpatomiméticos β;
>   - inibidores cálcicos (especialmente o verapamil, diltiazem);
>   - bases xantinas (teofilina, cafeína).

■ Leitura recomendada

Lunardi J, Monnier N. Génétique des pathologies associées à un dysfonctionnement du complexe de mobilisation calcique du muscle squelettique. *Rev Neurol (Paris)* 2004;160:S70-7.

HIPOTENSÃO ARTERIAL PEROPERATÓRIA

DEFINIÇÃO

> Diminuição da pressão arterial em 20 a 30% abaixo dos valores basais;
> PA sistólica < 90 mmHg ou PA média < 60 mmHg.

ETIOLOGIA

> Diminuição da pré-carga:
>   - hipovolemia, hemorragia;
>   - vasodilatação;
>   - diminuição do retorno venoso (p. ex., compressão da veia cava inferior);
>   - elevação das pressões intratorácicas (p. ex., pneumotórax);
>   - posição do paciente (p. ex., anti-Trendelenburg);
>   - tamponamento;
>   - embolia pulmonar;
>   - fibrilação atrial;
> diminuição da contratilidade do miocárdio:
>   - medicamentos inotrópicos negativos;

- cardiomiopatia;
- síndrome coronariana aguda;
- hipoxemia;

> diminuição da resistência vascular periférica:
- *overdose* de hipnóticos, opiáceos;
- choque distributivo: septicemia, reação alérgica;
- raquianestesia.

TRATAMENTO

> Posição de Trendelenburg;
> FiO_2 100%;
> preenchimento intravascular com cristaloides ou coloides;
> vasopressores:
- efedrina: *bolus* de 5 a 10 mg;
- neosinefrina: *bolus* de 50 a 100 µg;
- dopamina: 2 a 3 µg/kg/minuto;
- norepinefrina: 0,05 a 0,5 µg/kg/minuto;
- adrenalina: 0,01 a 0,1 µg/kg/minuto.

HIPOTERMIA PEROPERATÓRIA

DEFINIÇÃO

> Temperatura corporal central < 35,5°C.

ASPECTOS GERAIS

> a incidência é maior em crianças pequenas ou idosos;
> a temperatura central é a temperatura "interna", que corresponde à temperatura dos diferentes órgãos do tronco e da cabeça; é relativamente uniforme. A temperatura periférica é a temperatura dos membros e da superfície da pele; é heterogênea e varia significativamente durante um dado período;
> fisiologicamente, há um gradiente de temperatura entre a temperatura central e a temperatura periférica; na verdade, a temperatura periferia é inferior à temperatura interna em cerca de 2 a 4°C. Este gradiente é decorrente da vasoconstrição periférica e depende do ambiente em que se encontra o indivíduo;
> os locais de mensuração da temperatura central são a artéria pulmonar, esôfago distal, membrana timpânica e nasofaringe;
> a hipotermia diminui o metabolismo basal e, portanto, o consumo de O_2 e a produção de CO_2; a redução de 1°C no compartimento central reduz a taxa metabólica basal em 10%. Por outro lado, os tremores pós-operatórios, que resultam da hipotermia moderada, aumentam o consumo de O_2 em 400%, exigindo um esforço intenso do miocárdio; em caso de coronariopatia, pode ocorrer angina; entretanto, abaixo de 32°C, o corpo perde a capacidade de tremer e, portanto, de corrigir a hipotermia;
> nas crianças, a hipotermia ocorre mais rapidamente, em razão da relação superfície corporal/massa corporal ser mais importante do que nos adultos.

HIPOTERMIA E ANESTESIA GERAL

A diminuição na temperatura central passa por 3 fases:
> fase 1 da redistribuição: diminuição de 1 a 2°C na temperatura central durante a 1ª hora, por 2 mecanismos:
- redistribuição do calor do compartimento central para o compartimento periférico, ligado à vasodilatação induzida pelos medicamentos anestésicos;
- diminuição no limiar de vasoconstrição termorreguladora central; o organismo já não possui mecanismos de defesa contra a hipotermia;

> fase 2 linear de diminuição mais lenta:
- diminuição mais lenta na temperatura durante 2 a 3 horas, em decorrência das perdas de calor que excedem a produção do metabolismo basal; na verdade, o metabolismo é reduzido em 15 a 40% durante a anestesia, pela inibição do sistema nervoso simpático. As perdas de calor se dão por:
  ▲ radiação (60%);
  ▲ convecção (30%): as perdas de calor por convecção aumentam se o quarto estiver equipado com um fluxo laminar;
  ▲ evaporação (10%): as perdas de calor por evaporação são proporcionais à umidade local; elas se dão pela superfície da pele e pela respiração;
  ▲ condução: as perdas de calor por condução durante a anestesia são desprezíveis;

> fase 3 de platô:
- atinge-se um estado de equilíbrio entre produção e perda de calor.

HIPOTERMIA E ANESTESIA PERIDURAL

> a hipotermia induzida pela anestesia peridural é menor do que a que ocorre durante a anestesia geral porque:
- a redistribuição se dá principalmente com os membros inferiores;
- não há diminuição do limiar de vasoconstrição termorreguladora no território não bloqueado;
- não há redução do metabolismo basal;

> a fase de redistribuição é imediatamente seguida pela fase de platô.

EFEITOS SISTÊMICOS DA HIPOTERMIA

CARDIOVASCULARES

> Aumento da resistência periférica e, portanto, da pressão arterial;
> arritmias:
- bradicardia sinusal;
- aumento do intervalo PR, alargamento do QRS, aumento do QT;
- onda J de Osborn se a temperatura estiver abaixo de 32°C (Fig. 21.1);
- fibrilação ventricular se a temperatura for inferior a 28 a 30°C.

SISTEMA NERVOSO CENTRAL

> alteração do estado de consciência:
- sedação, se a temperatura estiver abaixo de 33°C;
- coma, se a temperatura estiver abaixo de 30°C.

NEFROLÓGICOS

> Diminuição do fluxo sanguíneo renal;
> diminuição de filtração glomerular renal.

HEPÁTICOS

> Diminuição do fluxo sanguíneo hepático;
> diminuição do metabolismo hepático.

HEMATOLÓGICOS

> Deslocamento para a esquerda da curva de dissociação da hemoglobina, aumentando a solubilidade do CO_2 e O_2 e, portanto, redução das pressões parciais;
> aumento do pH;
> aumento da viscosidade do sangue;
> diminuição da coagulação;
> aumento da fibrinólise;
> alteração da função plaquetária, com o aparecimento de uma trombocitopenia transitória, por sequestro esplênico:
>   - atenção: os testes de hemostasia e função plaquetária em laboratório são normais, porque o sangue é inicialmente aquecido a 37°C.

FARMACOLÓGICOS

> Aumento da meia-vida de eliminação dos medicamentos, por diminuição do metabolismo hepático;
> atraso na recuperação quando utilizados halogenados, em decorrência de sua solubilidade aumentada nos tecidos.

OUTROS EFEITOS

> Diminuição da cicatrização;
> aumento das infecções.

PREVENÇÃO DA HIPOTERMIA

> Monitorar a temperatura;
> utilizar um circuito fechado com fluxo baixo de gás fresco, umidificado e aquecido;
> manter o paciente permanentemente coberto;
> utilizar um cobertor de aquecimento com ar pulsado (do tipo Bair Hugger), um aquecedor dos solutos perfundidos;
> aumentar a temperatura do quarto.

■ *Leituras recomendadas*

Sessler DI. Perioperative heat balance. *Anesthesiology* 2000;92:578-96.
Sessler DI. Complications and treatment of mild hypothermia. *Anesthesiology* 2001;95:531-43.

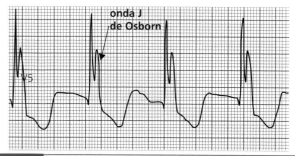

Figura 21.1 ECG: onda J de Osborn.

HIPOXEMIA PEROPERATÓRIA

DEFINIÇÃO

> Saturação arterial de O_2 (SpO_2) < 90% ou diminuição > 5% da saturação arterial de O_2, quando comparado ao valor pré-operatório;
> pressão parcial arterial de O_2 (PaO_2) < 60 mmHg em ar ambiente:
  • uma SpO_2 de 90% corresponde sensivelmente a uma PaO_2 de 60 mmHg.

MANIFESTAÇÕES CLÍNICAS

> Inquietação, ansiedade, confusão, sudorese;
> taquipneia com respiração superficial ou bradipneia;
> taquicardia, hipertensão, arritmias;
> bradicardia, hipotensão arterial e parada cardiorrespiratória em caso de persistência e agravamento da hipoxemia.

ETIOLOGIA PEROPERATÓRIA

> Erro de mensuração da saturação de oxigênio com o oxímetro de pulso:
  • manguito tensionado;
  • pulso irregular (fibrilação atrial), rápido (TSV [taquicardia supraventricular], TV [taquicardia ventricular], FV [fibrilação ventricular]);
  • hipotermia;
  • metemoglobinemia;
  • corante (azul de metileno; índigo carmim; azul tripan);
  • esmalte nas unhas;
  • eletrocautério;
  • luz ambiente;
> ventilação inadequada:
  • FiO_2 baixa;
  • obstrução do tubo (p. ex., rolha de muco, balão do tubo);
  • desconexão do tubo endotraqueal, entubação seletiva, extubação acidental;

> alteração na relação ventilação/perfusão:
>   - diminuição da CRF (p. ex., laparoscopia com pneumoperitônio);
>   - atelectasias;
>   - broncospasmo;
>   - inalação brônquica;
>   - edema pulmonar agudo;
>   - embolia pulmonar;
>   - pneumotórax;
> cardíaca:
>   - baixo débito cardíaco;
>   - *shunt* direito-esquerdo.

CONDUTAS PEROPERATÓRIAS

> Buscar ativamente a causa da hipoxemia, administrar uma FiO_2 de 100%;
> verificar o circuito (vazamento, desconexão, balão desinsuflado);
> auscultar e verificar a posição do tubo endotraqueal (entubação seletiva, esofagiana), verificar a simetria dos movimentos torácicos (pneumotórax);
> aspirar no tubo endotraqueal;
> mudar para ventilação manual e realizar uma manobra de recrutamento;
> realizar uma gasometria;
> considerar uma broncofibroscopia.

MEIOS PARA AUMENTAR A OXIGENAÇÃO PEROPERATÓRIA

> Aumento a FiO_2;
> aumentar a ventilação-minuto;
> aplicar uma pressão positiva no final da expiração;
> aumentar o débito cardíaco (permite aumentar o aporte de O_2 tissular);
> aumentar o transporte de O_2 (transfusão de concentrados de glóbulos vermelhos, se necessário);
> reduzir o consumo de O_2:
>   - garantir uma analgesia adequada;
>   - evitar tremores e hipotermia;
>   - curarisar.

Atenção: se a hipoxemia persistir, apesar destas medidas, notificar o cirurgião e concluir o procedimento cirúrgico o mais rapidamente possível.

HIPOXEMIA NA SALA DE RECUPERAÇÃO PÓS-ANESTÉSICA (SRPA) – ETIOLOGIA E CONDUTAS

As 2 principais causas de hipoxemia que devem ser excluídas antes de se considerar um erro na mensuração, alteração na relação ventilação/perfusão ou origem cardíaca são:
> hipoventilação:
>   - efeito residual dos opiáceos com redução na resposta ventilatória à hipercapnia e hipóxia (a causa mais comum de hipoxemia na sala de recuperação pós-anestésica); o problema é corrigido pela administração de naloxona (Narcan®: titular por *bolus* de 40 µg);
>   - efeito residual dos curares;
>   - dor;
>   - hipotermia;
> obstrução das vias aéreas superiores:
>   - queda de língua contra a parede posterior da faringe; correção do problema com luxação anterior da mandíbula, elevação da cabeça e inserção de uma cânula nasal de Wendel;
>   - obstrução das vias aéreas superiores por secreções, sangue, vômitos; liberar e aspirar as vias aéreas superiores;

- laringospasmo (ver abaixo);
- compressão extrínseca da traqueia por um hematoma durante a cirurgia da garganta; abrir a ferida para drenar o hematoma;
- edema de glote; administração de adrenalina em aerossol (1 mg em 5 mL de NaCl 0,9%) e administração intravenosa de 2 a 4 mg/kg de metilprednisolona (Solu-Medrol®). Esse tratamento ainda é controverso.

LARINGOSPASMO

DEFINIÇÃO
> Espasmo dos músculos da laringe, provocados pela estimulação do nervo laríngeo superior, que pode causar o fechamento completo das cordas vocais e uma obstrução respiratória completa.

FATORES DE RISCO
> Os FRs podem ser classificados como:
> FR relacionados com anestesia: irritação glótica ou supraglótica pelos halogenados (especialmente o desflurano), secreções, sangue, corpos estranhos, estímulo doloroso; o laringospasmo ocorre especialmente se a profundidade da anestesia for insuficiente;
> FRs relacionados com o paciente: bebê, criança, infecção das vias aéreas superiores, asma;
> FRs relacionados com a cirurgia: tonsilectomia, adenoidectomia.

MANIFESTAÇÕES CLÍNICAS
> Estridor, utilização dos músculos respiratórios acessórios;
> ausência de fluxo ventilatório, apesar dos esforços respiratórios importantes;
> incapacidade de falar;
> hipersalivação;
> taquicardia, hipoxemia.

PREVENÇÃO
> Aprofundar suficientemente a anestesia durante a colocação de um acesso venoso, entubação ou qualquer outro estímulo;
> extubação do paciente profundamente sedado ou completamente acordado;
> aspiração de secreções intraorais antes e depois da extubação;
> administrar 1,0 a 1,5 mg/kg de lidocaína (Xilocaína®), 90 segundos antes da entubação (medida de uso controverso);
> aplicação tópica de lidocaína nas cordas vocais.

TRATAMENTO
> FiO_2 de 100%;
> interromper qualquer estímulo;
> aspiração de secreções e sangue endobucal;
> cânula de ventilação oral (Guedel) ou nasal (Wendel);
> subluxação da mandíbula, com a cervical em extensão;
> ventilação manual com pressão positiva suave;
> 1,0 a 1,5 mg/kg de lidocaína (Xilocaína®);
> 0,25 a 0,5 mg/kg de propofol;

> se o espasmo e a hipoxemia persistirem: 0,1 a 0,3 mg/kg de suxametônio (Célocurine®, Lysthénon®) permitem uma paralisia dos músculos da laringe e o controle de ventilação; na ausência de melhora, é necessário proceder a uma indução em sequência rápida.

OBSERVAÇÕES

> Na ausência do acesso venoso, a administração de suxametônio para entubação endotraqueal pode ser feito por via intramuscular (3 a 4 mg/kg), intraóssea (1 a 1,5 mg/kg) ou sublingual (1 a 1,5 mg/kg);
> muitas vezes, a hipoxemia ou hipercapnia importante faz com que o laringospasmo ceda;
> o esforço inspiratório contra uma glote fechada pode gerar pressões intratorácicas muito negativas (-50 a -100 cmH_2O), enquanto a pressão pleural situa-se normalmente entre -5 e -10 cmH_2O; observa-se o risco de edema pulmonar agudo por pressão negativa (edema de Muller).

■ *Leituras recomendadas*
Alalami AA, Ayoub CM, Baraka AS. Laryngospasm: review of different prevention and treatment modalities. *Paediatr Anaesth* 2008;18:281-8.
Walker RW, Sutton RS. Which port in a storm? Use of suxamethonium without intravenous access for severe laryngospasm. *Anaesthesia* 2007;62:757-9.

RETOMADA NA CONSCIÊNCIA DURANTE A CIRURGIA (OU *AWARENESS*)

INCIDÊNCIA

> 0,1 a 0,4% das cirurgias não cardíacas e não obstétricas;
> 1 a 1,5% das cirurgias cardíacas;
> 0,4% durante o parto cesárea;
> 11 a 43% em pacientes politraumatizados.

ETIOLOGIA

> A retomada na consciência no peroperatório ocorre quando a anestesia não é suficientemente profunda, na presença de:
> • requisitos anestésicos aumentados em alguns doentes;
> • disfunção do aparelho anestésico, responsável pela administração inadequada de anestésico volátil.

MANIFESTAÇÕES CLÍNICAS DE UMA ANESTESIA INSUFICIENTEMENTE PROFUNDA

> Diminuição da complacência torácica e aumento das pressões de insuflação;
> deglutição;
> sudorese, lacrimejamento;
> hipertensão arterial, taquicardia;
> midríase, movimentos oculares;
> movimentos de membros.

CONSEQUÊNCIAS

> Peroperatórias:
> - integração da dor cirúrgica;
> - conhecimento das conversas do centro cirúrgico;
> - sensação de fraqueza ou paralisia;
> - ansiedade, pânico, sensação de morte iminente;
>
> pós-operatórias:
> - distúrbios do sono, pesadelos, ansiedade diurna, transtorno de estresse pós-traumático.

CONDUTAS

> A prevenção se dá por:
> - identificação dos pacientes em risco (cirurgias cardíacas, politraumatizados);
> - pré-medicação com substâncias amnésicas (benzodiazepínicos);
> - ausência de paralisia total, se a curarização for necessária;
> - uso de halogenados (diminuição do risco de despertar durante a cirurgia);
> - controle meticuloso e regular do ventilador e sistema de administração de anestésicos voláteis (monitoramento das concentrações);
> - acompanhamento regular dos sinais clínicos;
> - acompanhamento da profundidade da anestesia (BIS) (controverso);
>
> deve-se atentar para o que se fala no centro cirúrgico, já que a audição é o último sentido a perder consciência durante a indução e é o primeiro a retornar na recuperação;
>
> se ocorrer um estado de consciência durante a cirurgia, é necessário discuti-lo honestamente com o paciente, registrá-lo no prontuário e oferecer ajuda psiquiátrica.

■ Leituras recomendadas

Avidan MS, Zhang L, Burnside BA et al. Anesthesia awareness and the bispectral index. *N Engl J Med* 2008;358:1097-108.

Ghoneim MM. Awareness during anesthesia. *Anesthesiology* 2000;92:597-602.

Myles PS, Leslie K, McNeil J et al. Bispectral index monitoring to prevent awareness during anaesthesia: the B-Aware randomised controlled trial. *Lancet* 2004;363:1757-63.

Sebel PS, Bowdle TA, Ghoneim MM et al. The incidence of awareness during anesthesia: a multicenter United States study. Anesth Analg 2004;99:833-9.

NÁUSEAS E VÔMITOS PÓS-OPERATÓRIOS

ASPECTOS GERAIS

> O vômito é a expulsão ativa do conteúdo gástrico pela orofaringe; deve ser distinguida de regurgitação, que é um refluxo passivo do conteúdo gástrico para a orofaringe;
>
> a incidência das náuseas e vômitos pós-operatórios (NVPO) é de 20 a 30% em adultos, 40 a 70% em crianças, especialmente durante a tonsilectomia ou a cirurgia de estrabismo;

> as consequências são principalmente um incômodo e, mais raramente, aspiração pulmonar, hematomas, ruptura de suturas ou do esôfago;
> os fatores de risco são de tipos: fatores gerais, relacionados com o paciente, a cirurgia e a anestesia. Esses fatores estão descritos na Tabela 21-1;
> C. Apfel descreveu um escore de predição de náuseas e vômitos:
  • foram identificados 4 fatores de risco (FRs):
    ▲ sexo feminino;
    ▲ não tabagistas;
    ▲ antecedentes de NVPO ou cinetose;
    ▲ administração de opioides no pós-operatório;
  • o acúmulo destes FRs leva a um aumento da incidência de NVPO:
    ▲ 0 FR: incidência de 10%;
    ▲ 1 FR: incidência de 20%;
    ▲ 2 FR: incidência de 40%;
    ▲ 3 FR: incidência de 60%;
    ▲ 4 FR: incidência de 80%.

Tabela 21-1 Fatores de risco de NVPO

Fatores gerais	Fatores de risco relacionados com o paciente	Fatores de risco relacionados com a cirurgia	Fatores de risco relacionados com a anestesia
Hipoglicemia	Sexo feminino	Cirurgia de estrabismo	Oxido nitroso
Hipotensão	Não tabagista	Cirurgia da orelha interna	Halogenados
Hipóxia	Antecedentes	Cirurgia da tonsila	Tiopental
Dor	Cinetose	Irritação peritoneal	Opiáceos

> Em crianças, os FRs são idade acima de 2 anos, antecedentes de NVPO na criança ou na família, cirurgia com mais de 30 minutos de duração e cirurgia otorrinolaringológica ou de estrabismo.

FISIOLOGIA

> Os estímulos habituais para os vômitos compreendem odores, álcool e infecções; as aferências são conduzidas por fibras simpáticas, fibras parassimpáticas e pelos nervos cranianos V, VII, IX, X e XII da área-gatilho ou *trigger zone* da área postrema, localizada no assoalho do 4º ventrículo, que controla o centro de vômito, situado no bulbo raquidiano, próximo dos núcleos dos nervos cranianos; a partir daí, uma parte das eferências são conduzidas pelos nervos torácicos e abdominais para o diafragma e músculos abdominais e a outra parte é conduzida pelos nervos V, VII, IX, X e XII do trato gastrointestinal;
> um esforço de vômito exige uma manobra de Valsalva: o diafragma é bloqueado na posição inspiratória, os esfíncteres esofágicos relaxam-se, o piloro contrai-se, bem como os músculos abdominais e torácicos; assim, uma pressão é exercida sobre o estômago, cujo conteúdo é expelido para o exterior;
> as NVPO podem estar associadas com taquicardia, bradicardia, hipotensão ou hipertensão arterial.

FARMACOLOGIA

> A zona gatilho contém receptores dopaminérgicos, serotoninérgicos, histamínicos e muscarínicos; assim, várias classes de medicamentos estão à disposição do anestesista para prevenir ou tratar as NVPO; estes medicamentos são os antagonistas dos receptores dopaminérgicos (droperidol), antagonistas dos receptores serotoninérgicos do tipo 3 (grupo dos setrons), anticolinérgicos (escopolamina) e anti-histamínicos (prometazina, dimenidrinato); estas 2 últimas classes de medicamentos têm sido pouco estudadas na prevenção ou tratamento das NVPO; por fim, os corticosteroides, como a dexametasona, são igualmente eficazes na prevenção das NVPO;

> o droperidol (Droleptan®) é administrado em doses de 10 a 15 µg/kg, com máximo de 2,5 mg, 3 vezes ao dia; os efeitos adversos são a sedação e efeitos extrapiramidais (a partir de 50 a 75 µg/kg); as arritmias graves (prolongamento do intervalo QT e *torsades de pointes*) foram descritas quando o droperidol era utilizado inicialmente como neuroléptico, com doses de 100 a 200 mg diárias; o uso do droperidol foi abandonado para esta indicação; é importante observar que não tem sido descrita arritmia quando são utilizadas doses antieméticas;

> entre os setrons, o ondansetron (Zophren®, Zofran®) é administrado em 1 dose de 50 a 150 µg/kg, com máximo de 8 mg; as doses habituais são de 4 mg, 3 vezes por dia; os efeitos adversos são a constipação, cefaleias, elevação das enzimas hepáticas e prolongamento do QT;

> a dexametasona (fosfato sódico de dexametasona, Mephamesone®) é administrado em 1 dose de 100 a 250 µg/kg, 4 a 8 mg em dose única na indução; é utilizada somente na prevenção de NVPO e seu mecanismo de ação não é claro (antagonização das prostaglandinas, diminuição dos níveis de serotonina no trato digestivo no sistema nervoso central, liberação de endorfinas); os efeitos secundários, como as úlceras gastrointestinais, osteoporose, inibição do eixo hipotálamo-hipófise-suprarrenal ou imunossupressão, só aparecem durante o uso prolongado; até o momento, não existem efeitos adversos descritos pelo uso de uma única dose de dexametasona; a administração de droperidol, ondansetron, dexametasona e a utilização de propofol, em vez de halogenados, diminui o risco de NVPO em 20%; estes efeitos são aditivos, e a administração concomitante desses 4 medicamentos reduz o risco de NVPO em 80%.

CONDUTAS

> A prevenção das NVPO é baseada em 3 recomendações:
> - conhecer os pacientes e a cirurgia;
> - evitar os agentes pró-eméticos (óxido nitroso, halogenados, tiopental); preferir a indução e a manutenção da anestesia com propofol;
> - administrar antieméticos (4 a 8 mg de dexametasona para indução, 4 mg de ondansetron ou 0,5 a 1,25 mg de droperidol por 30 minutos antes do final da intervenção, se a PA > 100 mmHg);

> o tratamento pós-operatório é essencialmente sintomático e medicamentoso:
> - corrigir a causa potencial (hipoglicemia, hipotensão, hipóxia, dor);
> - 4 mg de ondansetron, 3 vezes ao dia;
> - 0,5 a 1,25 mg de droperidol, 3 vezes ao dia, se PA > 100 mmHg;
> - eventualmente um anti-histamínico: 12,5 a 25 mg de prometazina (Fenergan®) e 25 a 50 mg de dimenidrinato (Mercalm®, Antemin®);
> - propofol: titular 10 mg, somente sob estreita supervisão (sala de recuperação pós-anestésica).

OBSERVAÇÕES

> As náuseas e vômitos durante a anestesia peridural (raquianestesia, anestesia epidural) são geralmente secundários à hipotensão pelo bloqueio simpático e

são corrigidos pela administração de vasopressores (efedrina, fenilefrina); mais raramente, são o resultado da administração de opioides intratecais ou epidurais; assim, o tratamento é sintomático;
> nenhuma evidência permite afirmar que a utilização de uma FiO_2 elevada durante a anestesia previne as NVPO.

Leituras recomendadas

Apfel CC, Laara E, Koivuranta M et al. A simplified risk score for predicting postoperative nausea and vomiting: conclusions from cross-validations between two centers. *Anesthesiology* 1999;91:693-700.

Apfel CC, Korttila K, Abdalla M et al. A factorial trial of six interventions for the prevention of postoperative nausea and vomiting. *N Engl J Med* 2004;350:2441-51.

Gan TJ, Meyer T, Apfel CC et al. Consensus guidelines for managing postoperative nausea and vomiting. *Anesth Analg* 2003;97:62-71, table of contents.

Nuttall GA, Eckerman KM, Jacob KA et al. Does low-dose droperidol administration increase the risk of drug-induced QT prolongation and torsade de pointes in the general surgical population? *Anesthesiology* 2007;107:531-6.

Kranke P, Schuster F, Eberhart LH. Recent advances, trends and economic considerations in the risk assessment, prevention and treatment of postoperative nausea and vomiting. *Expert Opin Pharmacother* 2007;8:3217-35.

ATRASO NO DESPERTAR

DEFINIÇÃO
> O paciente não responde quando é chamado o seu nome, 10 minutos após a interrupção da administração de qualquer anestésico.

ETIOLOGIAS
> Farmacológicas:
- *overdose* de medicamentos (pré-medicação, opiáceos, derivados halogenados, anestésicos intravenosos, curares);
- diminuição do metabolismo ou excreção de agentes anestésicos (insuficiência hepática, insuficiência renal);
- diminuição da fração ligada às proteínas (diminuição da albumina plasmática durante a insuficiência cardíaca, insuficiência renal, insuficiência hepática, tumores, caquexia);
- aumento da sensibilidade ao medicamento (idade, interações medicamentosas, variabilidade genética, hipotermia);

> metabólicas:
- hipercapnia grave ($PaCO_2 > 70$ mmHg);
- hipoxemia;
- hipotermia, hipertermia maligna;
- hipoglicemia, coma hiperglicêmico;
- distúrbios eletrolíticos (hiponatremia, hipocalcemia, hipercalcemia, hipomagnesemia);
- uremia;
- alterações endócrinas: hipotireoidismo, insuficiência suprarrenal;

> neurológicas:
>   - hipoperfusão cerebral: diminuição do débito cardíaco (hemorragia, hipotensão arterial, insuficiência cardíaca), estenose carotídea;
>   - acidente vascular encefálico: tromboembolismo, embolia gasosa, hemorragia intracerebral;
>   - elevação da pressão intracraniana: hematoma epidural ou subdural, edema cerebral.

CONDUTAS

> Verifique a funcionalidade da junção neuromuscular (estado da descurarização); na verdade, deve-se excluir uma descurarização prolongada, como, por exemplo, durante a utilização do suxametônio ou mivacúrio em um paciente com pseudocolinesterase atípica;
> corrigir os distúrbios ventilatórios;
> corrigir a temperatura corporal;
> corrigir a glicemia e os distúrbios eletrolíticos;
> melhorar o débito cardíaco;
> administrar antagonistas de opiáceos (*bolus* iterativos de 0,04 mg de naloxona = Narcan®) ou benzodiazepínicos (*bolus* iterativos de 0,1 mg de flumazenil = Anexate®);
> realizar uma tomografia computadorizada do cérebro.

22
Sala de recuperação pós-operatória (SRPO)
C. BLANC, E. ALBRECHT

GENERALIDADES

> Qualquer paciente que tenha recebido sedação, anestesia geral ou anestesia regional deve permanecer temporariamente em recuperação para o monitoramento das funções vitais, estabilidade hemodinâmica e tratamento da dor pós-operatória. A SRPO deve ser próxima do centro cirúrgico;
> o acompanhamento é realizado por enfermeiros (1 enfermeiro para cada 3 pacientes), sob a supervisão de 1 médico-anestesista, até o completo desaparecimento dos efeitos dos medicamentos e bloqueios anestésicos ou até a obtenção de uma analgesia aceitável;
> a administração de oxigênio é obrigatória; o monitoramento mínimo inclui ECG, mensuração da oximetria de pulso e pressão arterial não invasiva; um equipamento de aspiração deve estar disponível para cada leito; a SRPO deve dispor de um desfibrilador e um ventilador;
> a analgesia é geralmente assegurada com doses intravenosas de morfina, paracetamol ou um AINEs;
> as complicações mais comuns na recuperação incluem náuseas e vômitos, retenção urinária (distensão vesical), agitação, hipotermia, hipotensão e hipertensão arterial. Também podem ocorrer alterações de consciência, distúrbios de ventilação (hipoxemia, obstrução das vias aéreas superiores), arritmias, síndrome coronariana aguda ou descompensação cardíaca.

TRANSFERÊNCIA DA SRPO PARA A INTERNAÇÃO HOSPITALAR

> O paciente pode sair da SRPO e voltar para o internamento quando:
> - estiver consciente, orientado e capaz de pedir ajuda;
> - sua ventilação for adequada e garantir oxigenação suficiente;

- seu estado hemodinâmico estiver estável durante ao menos 1 hora, sem sangramento ativo:
  ▲ curativos e drenos devem ser monitorados;
  ▲ um sangramento superior a 200 mL/hora deve ser comunicado ao cirurgião e justifica uma exploração cirúrgica;
- houver recuperação completa dos reflexos das vias aéreas superiores;
- a analgesia está controlada:
  ▲ em geral, a transferência só pode ocorrer 30 minutos após a última dose de opiáceos;
- o paciente estiver normotermo;
- não houver presença de náuseas e vômitos;
- não houver presença de retenção urinária:
  ▲ uma distensão vesical pode ocorrer por um estado de agitação;
  ▲ quando sua mensuração for necessária, a diurese horária mínima é de 0,5 mL/kg/h;
  ▲ o paciente já não apresentar bloqueio motor, em caso de anestesia regional;
  ▲ se o paciente ainda não se recuperou de um bloqueio motor 6 horas depois de uma anestesia epidural ou troncular, devem ser realizados exames radiológicos (tomografia computadorizada, ressonância magnética) para descartar a presença de um hematoma epidural ou síndrome compartimental;

> todos esses critérios são resumidos pelo índice de Aldrete, descrito na Tabela 22-1.

Tabela 22-1 Índice de Aldrete ou índice de transferência de um paciente da SRPO. É necessária uma pontuação mínima de 9

Critério	Sinal clínico	Pontuação
Atividade motora	Mobilização dos 4 membros	2
	Mobilização de 2 membros	1
	Nenhum movimento	0
Respiração	Respiração profunda e habilidade de tosse	2
	Respiração superficial ou limitada, dispneia	1
	Apneia	0
Pressão arterial (PA)	PA sistólica ± 20% do valor pré-operatório	2
	PA sistólica ± 20-50% do valor pré-operatório	1
	PA sistólica ± 50% do valor pré-operatório	0
Estado de consciência	Paciente acordado	2
	Paciente desperta ao ser chamado pelo nome	1
	Paciente não acorda ao ser chamado pelo nome	0
Saturação de O_2	> 92% em ar ambiente	2
	> 90% com O_2	1
	< 90% com O_2	0

■ *Leitura recomendada*

Aldrete JA. The post-anesthesia recovery score revisited. *J Clin Anesth* 1995;7:89-91.

23

Analgesia

E. Buchser, M. Suter, I. Decosterd,
E. Albrecht

Semiologia

> A dor é uma experiência sensorial e emocional desagradável, associada a um dano tecidual presente ou potencial, descrita em termos de tal dano (definição da *International Association for the Study of Pain, IASP*);
> definem-se 4 tipos principais de dores:
> - as dores nociceptivas, decorrentes de uma lesão ou dano tecidual potencial. Trata-se das dores agudas, envolvendo o sistema nociceptivo ou o processo neuronal que codifica e trata os estímulos dolorosos; este sistema constitui o mecanismo fisiológico de defesa;
> - as dores inflamatórias (anteriormente conhecidas como dor por excesso de nocicepção). Estas dores estão relacionadas com um processo inflamatório, secundárias a lesões teciduais de vários tipos (p. ex., dor aguda pós-operatória, dor reumática da osteoartrite ou artrite reumatoide);
> - as dores neuropáticas, que são o resultado de uma lesão ou doença que afeta o sistema somatossensorial (p. ex., radiculopatia, dor pós-herpética, neuropatia diabética);
> - as dores disfuncionais, síndromes dolorosas crônicas que, a princípio, não resultam de inflamação nem de lesões nervosas evidentes. Trata-se de uma provável disfunção dos controles de modulação da dor, de origem central (p. ex., fibromialgia, síndrome do cólon irritável, cefaleia tensional);
> a dor mista é uma entidade nova, ainda controversa, que reúne a dor inflamatória e a dor neuropática. Na verdade, estes 2 mecanismos podem coexistir, particularmente em algumas doenças da coluna vertebral;
> a dor crônica é um sintoma, desprovido de utilidade biológica, que persiste na ausência de estímulos nociceptivos, mesmo depois de um tempo razoável que teria permitido que a lesão tecidual cicatrizasse. Por convenção, a dor é chamada de crônica quando persiste por mais de 3 a 6 meses;

muitas vezes, a dor neuropática é permanente, tem aspecto de "queimadura", de constrição, algumas vezes, com paroxismos sob a forma de descargas elétricas. Tende a ser pior à noite do que durante o dia e, muitas vezes, interrompe o sono. Por outro lado, tende a melhorar com o exercício físico ou a distração. Pode estar associada à redução na sensibilidade tátil, como:
- hipestesia: redução da sensibilidade geral;
- anestesia: ausência de sensibilidade;
- alodinia: dor produzida por um estímulo não nociceptivo;
- hiperalgesia: sensibilidade dolorosa exagerada a um estímulo.

ANATOMIA

> As informações nociceptivas são conduzidas principalmente pelos tratos espinotalâmicos. Eles são modulados em diferentes fases por vias descendentes, corticoespinais, facilitatórias ou inibitórias. Os neurotransmissores são principalmente os opioides endógenos, a noradrenalina e a serotonina.

VIAS ESPINOTALÂMICAS (SISTEMA EXTRALEMNISCAL)

> Os tratos espinotalâmicos conduzem a sensibilidade dolorosa, térmica, mecânica e a sensibilidade profunda, pouco discriminatória e difusa;
> a principal via de condução da dor consiste, esquematicamente, de 3 neurônios (Fig. 23.1):
- o neurônio primário é uma fibra do tipo $A\delta$ ou C, também conhecido como neurônio nociceptivo, proveniente da periferia. Seu corpo celular está localizado no gânglio da raiz dorsal e sua terminação faz sinapse na coluna dorsal da medula espinal;
- o neurônio secundário está localizado nas camadas superficiais da coluna dorsal. O axônio cruza a linha média e sobe ao longo dos tratos espinotalâmicos ou espinorreticulares para o tálamo;
- o neurônio terciário projeta-se do tálamo para o córtex somatossensorial (componente discriminativo do estímulo) ou a outras estruturas centrais.

VIAS DAS COLUNAS POSTERIORES (SISTEMA LEMNISCAL)

> As colunas posteriores são chamadas fascículos de Goli (grácil) e de Burdach (cuneiforme);
> este sistema é responsável pela sensibilidade epicrítica (sensibilidade precisa, bem localizada) e pode modular as vias de dor;
> as modalidades da sensibilidade epicrítica são:
- a temperatura;
- o tato fino;
- a pressão;
- a propriocepção;
- a discriminação;
> a via das colunas posteriores também pode ser esquematizada por 3 neurônios:
- o neurônio primário é uma fibra espessa, mielinizada, do tipo $A\beta$ e $A\alpha$, cujo núcleo está localizado no gânglio espinal e cujo axônio ascende nas colunas

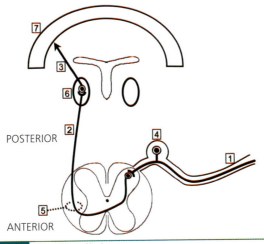

Figura 23.1 Via espinotalâmica.
1: neurônio primário; 2: neurônio secundário; 3: neurônios terciário; 4: gânglio espinal; 5: trato espinotalâmico; 6: tálamo; 7: córtex somatossensorial ou límbico.

posteriores até os núcleos grácil e cuneiforme do bulbo. As fibras colaterais terminam nas camadas mais profundas da medula espinal;
- o neurônio secundário parte dos núcleos grácil e cuneiforme e envia seu axônio para o tálamo por meio do lemnisco medial;
- o neurônio terciário projeta-se do tálamo para o córtex somatossensorial.

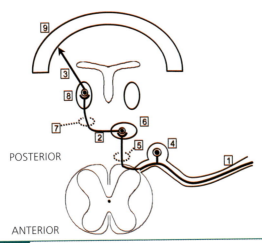

Figura 23.2 Via das colunas posteriores.
1: neurônio primário, 2: neurônio secundário; 3: neurônio terciário; 4: gânglio espinal; 5: colunas posteriores (fascículos grácil e cuneiforme); 6: núcleos grácil e cuneiforme no bulbo; 7: lemnisco medial no mesencéfalo; 8: tálamo; 9: giro pós-central.

DOR AGUDA PÓS-OPERATÓRIA

MECANISMO

> Os conceitos de sensibilização periférica e central permitem explicar os fenômenos de hipersensibilidade;
> a sensibilização periférica, também conhecida como hiperalgesia primária, é o resultado da ação de mediadores inflamatórios nas terminações nociceptivas. Estes mediadores são liberados em caso de dano tecidual (por exemplo: prostaglandinas, bradicininas, substância P). A sensibilização periférica normalmente desaparece durante a recuperação;
> a sensibilização central, também chamada de hiperalgesia secundária, resulta de um reforço da transmissão sináptica na coluna dorsal, em razão do aumento das correntes excitatórias (p. ex., NMDA) ou da diminuição das correntes inibitórias (p. ex., GABA);
> um excesso de aferências nociceptivas periféricas leva à sensibilização (hiperexcitabilidade) dos neurônios medulares secundários. O segmento da coluna vertebral assim "sensibilizado" tende a perder sua capacidade de discriminação. As aferências que chegam não são reconhecidas corretamente, de modo que os estímulos não nociceptivos são interpretados como dor.

CONSEQUÊNCIAS SISTÊMICAS DA DOR AGUDA

> Sistema cardiovascular:
>   - aumento do consumo de oxigênio (aumento do trabalho cardíaco, isquemia);
> sistema respiratório:
>   - diminuição da capacidade vital, inibição da tosse (atelectasia);
> sistema gastrointestinal:
>   - diminuição do peristaltismo, por aumento do tônus simpático (íleo paralítico, úlceras de estresse);
> sistema urinário:
>   - retenção urinária (distensão da bexiga);
> outros:
>   - aumento dos hormônios do catabolismo (cortisol, glucagon, catecolaminas);
>   - resistência aos hormônios anabolizantes (insulina, testosterona);
>   - hipercoagulabilidade;
>   - redução da resposta imune.

ANALGÉSICOS PREVENTIVOS

> A analgesia preventiva consiste em administrar uma medicação analgésica antes do aparecimento da lesão (prevenção da sensibilização por inibição dos mecanismos de dor);
> este conceito, muito atraente de uma perspectiva neurofisiológica, é constatado em estudos pré-clínicos (em animais). Seu significado clínico não é demonstrado em seres humanos.

TRATAMENTO

> O tratamento da dor aguda e crônica é fundamentado em uma combinação de medicamentos com modos de ação diferentes e complementares, de bloqueios nervosos ou técnicas de neuromodulação; isto é chamado de analgesia multimodal. A escolha da estratégia depende da:

- condição clínica do paciente;
- intensidade da dor;

> a OMS (Organização Mundial de Saúde) classificou os analgésicos em diversos níveis:
- nível 1: analgésicos não opioides (paracetamol, anti-inflamatórios, dipirona);
- nível 2: opioides de baixa potência (codeína, tramadol);
- nível 3a: opioides de alta potência por via oral (morfina, buprenorfina, oxicodona, hidromorfona);
- nível 3b: opioides de alta potência por via subcutânea, intravenosa ou peridural;

> uma boa gestão da dor pós-operatória permite uma movimentação ativa e retomada na alimentação precoces (conceito de assistência integral ou *fast-track*), o que acelera a recuperação, especialmente em cirurgias viscerais;

> a dor, aguda e crônica, pode ser mensurada e monitorada utilizando uma escala visual analógica (EVA, em inglês VAS – *visual analogue scale*). O paciente indica em uma linha de 10 cm a localização correspondente à intensidade de sua dor. A distância, em cm, é então medida. A escala numérica verbal de 0 a 10 também pode ser utilizada. É importante medir a dor em repouso e durante a mobilização (tosse, respiração profunda, movimentos). Tradicionalmente, o objetivo do tratamento é obter uma EVA ≤ 3;

> durante as visitas pós-operatórias, os seguintes parâmetros devem ser considerados:
- intensidade da dor em repouso e durante os movimentos;
- sinais vitais: FC, PA sistólica e diastólica, frequência respiratória, estado de alerta;
- em caso de ALR, grau e extensão do bloqueio sensitivo, presença de um bloqueio motor;
- doses diárias utilizadas;
- parâmetros da ACP (analgésicos controlados pelo paciente) ou peridural;
- efeitos adversos dos medicamentos (náuseas, prurido, sedação etc.);
- satisfação do paciente e cuidadores;
- oportunidade de mudança para um analgésico mais simples, por exemplo, por via oral.

PARACETAMOL (ACETAMINOFENO, PANADOL®, DAFALGAN®)

> O paracetamol é um analgésico e antipirético comumente utilizado, cujo modo de ação permanece desconhecido (provavelmente envolve uma inibição central da síntese de prostaglandinas, por meio da inibição da ciclo-oxigenase 2 ou 3 (COX-2 ou COX-3);

> o metabolismo é hepático e a eliminação é renal;

> a dose usual é de 500 mg a 1 g, 4 vezes ao dia, por via oral ou intravenosa; existe um risco de toxicidade hepática em caso de *overdose* (acima de 6 g/dia), que deve ser tratada pela administração de glutationa;

> a insuficiência hepática é uma contraindicação.

ANTI-INFLAMATÓRIOS NÃO ESTEROIDES

> Os AINEs inibem a ciclo-oxigenase e a produção de prostaglandinas a partir do ácido araquidônico. As prostaglandinas estão envolvidas na sensibilização periférica e central. Nos rins, os AINEs causam uma diminuição na filtração glomerular, hipercalemia e retenção de líquidos. Inibem a função plaquetária e apresentam um efeito potencialmente deletério sobre o processo de osteossíntese;

> os efeitos colaterais dos AINEs estão relacionados com a inibição da COX-1, enquanto os efeitos analgésicos são atribuídos à inibição da COX-2. Os AINEs tra-

dicionais inibem tanto a COX-1 quanto a COX-2, enquanto os AINEs COX-2 agem seletivamente sobre a COX-2 (COXIB);
> contraindicações: úlcera gastrointestinal, insuficiência renal;
> alguns AINEs e suas posologias para um paciente de 70 kg (observação: a via retal tende a ser abandonada, exceto em crianças):
  • ibuprofeno (Nurofen®, Brufen®): 400 a 600 mg, 3 vezes ao dia, por via oral;
  • mefenacid (Ponstyl®, Ponstan®): 500 mg, 3 vezes ao dia, por via oral;
  • diclofenaco (Voltaren®): 50 a 75 mg, 3 vezes ao dia, por via oral;
  • cetorolaco (Acular®, Toradol®): 30 mg, 3 vezes ao dia, por via oral ou intravenosa, por no máximo 48 horas.

OPIOIDES

> Os opioides podem ser prescritos por via intravenosa, subcutânea, oral, sublingual e espinal. A administração intramuscular não fornece nenhum benefício e não deve ser utilizada (detalhes no Capítulo 7 "Opioides e antagonistas");
> os opioides são eficazes para dores somáticas e viscerais; tendem a ser menos eficazes nas dores neuropáticas. O tratamento é limitado pelo aparecimento de efeitos adversos (prurido, constipação, náuseas, vômitos etc.);
> quando administrados por via intravenosa, deve ser preferido o modo ACP ou a administração pelo paciente de *bolus* de medicamentos de acordo com os parâmetros definidos pelo anestesista: dose do medicamento, intervalo entre as injeções, dose máxima em um dado período (em geral, 4 horas). A infusão contínua de opioides não está indicada fora de um contexto de reanimação;
> exemplo de prescrição para um paciente de 70 kg:
  • morfina: 1 a 2 mg a cada 7 a 10 minutos, dose máxima de 30 mg/4 horas (dose pediátrica: 0,01 a 0,03 mg/kg a cada 10 minutos);
  • fentanil: 10 µg a cada 5 minutos, dose máxima de 400 µg/4 horas (dose pediátrica: 0,5 a 1 µg/kg a cada 5 minutos).

DIPIRONA (NOVALGINA®)

> O mecanismo de ação da dipirona é obscuro, mas parece envolver a inibição da COX-3, ao nível periférico;
> a dose usual é de 500 mg a 1 g, 4 vezes por dia, por via oral ou intravenosa;
> o risco de agranulocitose é alto, de modo que a administração de dipirona deve ser cautelosa e não exceder um período de 2 semanas;
> contraindicações: porfiria, déficit de glicose-6-fosfato desidrogenase, leucopenia.

ANESTESIA LOCORREGIONAL

> As técnicas de anestesia locorregional compreendem os bloqueios pléxicos e tronculares, a epidural e a infiltração da incisão cirúrgica com anestésicos locais;
> os anestésicos locais podem ser administrados como uma injeção única ou continuamente por um cateter. Depois de vários dias de uso, pode-se desenvolver uma taquifilaxia aos anestésicos locais; deve-se, então, aumentar a dose de AL para garantir a analgesia adequada;
> a adjunção de determinados medicamentos aumenta a analgesia (fentanil, sufentanil, adrenalina, clonidina);
> exemplo de prescrição para a analgesia epidural pós-operatória:
  • solução de bupivacaína a 0,1 ou 0,2% + 2 µg/mL de fentanil + 2 µg/mL de adrenalina: fluxo de 4 a 10 mL/hora, *bolus* de 4 mL/40 minutos;

> exemplo de prescrição para a analgesia pléxica ou troncular pós-operatória:
  • solução de ropivacaína a 0,2%: fluxo de 4 a 6 mL/hora, *bolus* de 3 mL/30 minutos.

OUTROS MEDICAMENTOS

> A cetamina (Ketalar®) em doses de 0,1 a 0,5 mg/kg tem efeitos analgésicos e permite reduzir as doses de morfina no pós-operatório. É também usada em caso de tolerância à morfina. Em doses analgésicas, os efeitos psicodislépticos são raros. Devido à sua neurotoxicidade, o uso da cetamina por via peridural é formalmente contraindicado;
> a gabapentina (Neurontin®) e a pregabalina (Lyrica®) são estabilizadores de membrana do tipo anticonvulsivantes, frequentemente utilizados no tratamento das dores crônicas neuropáticas. Estes medicamentos bloqueiam os canais de cálcio. Parece que a administração pré-operatória, seguida de uma prescrição durante as primeiras 24 a 48 horas após a cirurgia, seria capaz de reduzir o consumo de opioides, mas os estudos atuais não são conclusivos. A dose de gabapentina é de 300 a 3.600 mg, 3 vezes ao dia; a da pregabalina é de 75 a 150 mg/dia, 1 vez ao dia. A sonolência é um efeito adverso importante.

CASOS ESPECIAIS – ESTRATÉGIA ANTÁLGICA

INSUFICIÊNCIA RENAL

> Deve ser dada prioridade a técnicas locorregionais, em combinação com paracetamol e dipirona;
> os AINEs são proibidos;
> o uso de opioides e tramadol deve ser cauteloso, pelo acúmulo de metabólitos ativos;
> outras opções: buprenorfina 0,2 a 0,6 mg, 3 a 4 vezes ao dia por via i.v. ou sublingual; ACP de fentanil.

SÍNDROME DA APNEIA OBSTRUTIVA DO SONO

> Deve ser dada prioridade a técnicas locorregionais, em combinação com paracetamol, dipirona e AINEs. O tramadol pode ser usado com cautela;
> a prescrição de opioides é possível se o paciente estiver em uma UTI ou em uso de CPAPs *(continuous positive airway pressure)*.

INSUFICIÊNCIA HEPÁTICA

> Devem-se privilegiar técnicas locorregionais e diminuir as doses de opioides. Os AINEs são contraindicados (risco de hemorragia e síndrome hepatorrenal), bem como o paracetamol;
> a prescrição de opioides é possível se o paciente estiver em uma UTI.

DOR CRÔNICA

CONSIDERAÇÕES GERAIS

> O diagnóstico e o tratamento das dores crônicas são complexos e geralmente são o objetivo das avaliações e intervenções realizadas por diversos especialistas: anestesistas, neurologistas, reumatologistas, psiquiatras etc.;
> em muitos casos, seja qual for o tratamento, a dor crônica pode ser eliminada total e permanentemente; melhorar a qualidade de vida dos pacientes é, portanto, uma meta razoável.

DOR CRÔNICA PÓS-OPERATÓRIA

> A dor crônica pós-operatória é a dor que persiste por mais de 3 meses após a cirurgia e que não tem outra causa (complicação cirúrgica, radioterapia, infecção, progressão do tumor etc.);
> a incidência é de 10 a 50%, de acordo com a intervenção cirúrgica realizada. Estas dores são graves e incapacitantes em 2 a 10% dos casos;
> fatores de risco: dor prévia à cirurgia, alguns tipos específicos de cirurgia (toracotomia, mastectomia, amputação de membros), dores pós-operatórias intensas, fatores genéticos e psicossociais;
> as dores fantasma são dores neuropáticas, sentidas em um membro amputado e atribuídas à secção dos nervos. Afetam 70% dos pacientes na fase de pós-operatório imediato e persistem em baixa intensidade em 50% deles.

TRATAMENTO

ANTIDEPRESSIVOS E ANTICONVULSIVANTES

> Os antidepressivos (amitriptilina) e os anticonvulsivantes (carbamazepina, clonazepam, gabapentina, pregabalina) são utilizados principalmente em síndromes dolorosas neuropáticas. O tratamento é limitado pelos efeitos adversos: sonolência, ganho de peso por estimular o apetite, efeitos anticolinérgicos (retenção urinária, boca seca);
> os antidepressivos potencializam as vias inibitórias corticoespinais, inibindo a recaptação de noradrenalina e serotonina na sinapse. Os ISRS (inibidores seletivos da recaptação de serotonina) atuam na recaptação da serotonina e não têm nenhum efeito:
> - exemplo de prescrição: amitriptilina (Laroxyl®, Saroten®) à noite, com 1 dose diária inicial de 10 a 25 mg e 1 dose máxima de 150 mg;
> os anticonvulsivantes estabilizam a membrana celular e suprimem os potenciais de ação espontâneos, diminuindo a excitabilidade anormal dos neurônios. Exemplos de prescrição:
> - carbamazepina (Tegretol®): dose inicial de 200 mg diárias, dose máxima de acordo com a concentração plasmática (utilizada principalmente no tratamento da neuralgia do trigêmeo);
> - clonazepam (Rivotril®): dose diária inicial de 0,5 mg, máxima de 3 mg;
> - gabapentina (Neurontin®): dose diária inicial de 300 mg, aumentada em incrementos de 100 mg a cada 2 a 3 dias, até a dose máxima de 3600 mg. A dose média é de 1.200 mg/dia;
> - pregabalina (Lyrica®): dose diária entre 150 mg e 600 mg, dividida em 2 doses.

ANESTÉSICOS LOCAIS

> Os anestésicos locais são administrados principalmente por via peridural. No caso da administração crônica pela via epidural, prefere-se a implantação de um sistema completo (bomba e cateter), principalmente para reduzir o risco de infecção (até 10% de meningites com os locais externos de injeção);
> ocasionalmente, os anestésicos locais também podem ser injetados por via intratecal, em caso de dores crônicas refratárias (mecânica ou neurogênica):
>   - a administração intratecal requer o uso de uma bomba de fluxo contínuo (externa ou implantada). O tratamento é limitado pelos efeitos cardiovasculares (hipotensão) e bloqueio das fibras motoras;
> a utilização desta via exige um acompanhamento clínico, bem como recursos dispendiosos que limitam a sua aplicação. A necessidade de administrar volumes relativamente grandes exige que o paciente carregue bolsas de 500 a 1.000 mL;
> a administração de opioides por via subaracnóidea é mais eficaz que a prescrição oral (conversão equianalgésica: 100 mg de morfina oral-VERDE = 10 mg epidural-VERDE = 1 mg intratecal);
> o perfil dos efeitos adversos não é significativamente diferente, mas pode manifestar-se de modo mais agudo, especialmente no início do tratamento.

VIA DE ADMINISTRAÇÃO EPIDURAL

> O efeito dos medicamentos administrados por via epidural depende da difusão do medicamento, que é diretamente proporcional a sua lipossolubilidade e inversamente proporcional ao seu peso molecular;
> pela difusão através do saco dural, granulações aracnoides e artérias radiculares posteriores, a concentração do medicamento no líquido cefalorraquidiano (LCR) é geralmente muito mais elevada (50 a 250 vezes) do que no plasma;
> o plexo venoso epidural (que drena para a veia cava) também é responsável por uma absorção significativa, especialmente durante a obstrução da veia cava inferior (gravidez) em decorrência da dilatação das veias epidurais.

BLOQUEIOS

> Quando a dor crônica é difícil de tratar, é possível usar bloqueios nervosos periféricos. De modo geral, os estudos que demonstram a utilidade destes procedimentos são raros e os efeitos dos bloqueios de nervos periféricos são frequentemente temporários, mesmo que a duração do efeito clínico (analgesia) seja muito superior ao efeito da substância (anestésico local). Os bloqueios de diferentes estruturas (facetas articulares, raízes nervosas etc.) são úteis para esclarecer o diagnóstico;
> a destruição cirúrgica ou química de um nervo periférico, incluindo a rizotomia, é agravada pelo risco elevado de dores neuropáticas de desnervação, muitas vezes mais difíceis de tratar do que os sintomas iniciais. Esta complicação geralmente ocorre vários meses após a lesão nervosa. Portanto, o uso de agentes neurolíticos (álcool ou fenol) é estritamente contraindicado nos bloqueios de nervos periféricos em pacientes cuja expectativa de vida seja severamente limitada. No entanto, alguns nervos podem ser danificados ou destruídos sem o aparecimento de dores de denervação; trata-se em particular de lesões da cadeia simpática ou destruição do ramo posterior das raízes espinais que inervam a articulação intervertebral posterior (zigoapofisária ou "facetária").

■ Bloqueios do sistema nervoso simpático

> Quando o sistema nervoso simpático está envolvido na fisiopatologia da dor crônica ("dor mantida pelo simpático" ou *sympathetically maintained pain*), um bloqueio do sistema simpático pode ajudar a aliviar os sintomas;
> na prática, a interrupção da via simpática é obtida por bloqueios simpáticos em 3 níveis diferentes:
>   • gânglio estrelado: inerva a cabeça, o pescoço e o tórax até T4;
>   • plexo celíaco: rede de fibras nervosas autonômicas, destinadas especialmente ao pâncreas, estômago e fígado;
>   • cadeia simpática lombar: inerva o membro inferior;
> depois de verificar a eficácia analgésica do anestésico local, pode-se ponderar a respeito da possibilidade de uma lesão por injeção de agente neurolítico (álcool e fenol) ou uma corrente de alta frequência (radiofrequência); os exames de imagem são essenciais para minimizar as complicações (lesão motora ou sensorial), que podem ser graves (paraplegia);
> indicações:
>   • bloqueio do gânglio estrelado:
>   ▲ insuficiência circulatória dos membros superiores (trauma, embolia ou espasmo arterial), arteriopatia, queimaduras por frio;
>   ▲ dores refratárias ao tratamento convencional;
>   ▲ síndrome dolorosa complexa regional (SDCR).
>   • bloqueio do plexo celíaco:
>   ▲ dores abdominais refratárias aos tratamentos convencionais, de origem oncológica (invasão retroperitoneal pelo câncer de pâncreas);
>   • bloqueio da cadeia simpática lombar:
>   ▲ dores vasculares dos membros inferiores;
>   ▲ dores nos membros inferiores, refratárias à terapêutica convencional máxima;
>   ▲ SDCR.

ESTIMULAÇÃO ELÉTRICA

> A estimulação elétrica do sistema nervoso combina técnicas utilizadas rotineiramente na prática clínica;
> o mecanismo de ação baseia-se na inibição das aferências dolorosas (Aδ e C), por estimulação das fibras não nociceptivas das colunas posteriores (Aβ) da mesma área (teoria das comportas ou *gate control*);
> no entanto, esta hipótese não considera todos os aspectos destes tratamentos, cujo mecanismo de ação preciso permanece desconhecido.

■ Estimulação elétrica nervosa transcutânea *(transcutaneous electrical nerve stimulation*-VERDE = TENS)

> O tratamento consiste em estimular as fibras sensitivas (Aβ) da pele, por meio de eletrodos adesivos;
> a TENS é utilizada no tratamento das dores agudas (pós-operatórias) ou crônicas;
> não apresenta toxicidade e é totalmente não invasiva; esta técnica é pouco estudada e sua eficácia permanece incerta, especialmente no tratamento a longo prazo.

■ Estimulação medular (da coluna posterior)
> Esta técnica envolve a estimulação elétrica das vias sensoriais lemniscais (posteriores) para provocar parestesia nos territórios dolorosas; o eletrodo é implantado no espaço peridural;
> reservada para as dores crônicas, a estimulação medular é considerada em caso de falha (ou intolerância) aos tratamentos convencionais;
> as indicações (principalmente dores neuropáticas ou vasculares) devem ser analisadas por especialistas.

■ Estimulação dos nervos periféricos
> O princípio e o sistema implantado são semelhantes aos dispositivos utilizados para a estimulação medular;
> o eletrodo é implantado ao longo de um nervo periférico.

■ Observações
> Cuidados especiais devem ser tomados com pacientes que possuam um sistema de estimulação elétrica implantado:
> - evitar exames de ressonância magnética, em decorrência do perigo de lesão neurológica por aquecimento do eletrodo (várias dezenas de graus). No entanto, os componentes implantáveis (geradores, cabos de extensão e eletrodos) são normalmente feitos de metais não ferrosos e não se devem mover quando sob o efeito de um campo magnético;
> - evitar o uso de eletrocautério monopolar durante a cirurgia, por causa do perigo de lesão neurológica secundária a uma fuga de corrente; utilize preferencialmente um eletrocautério bipolar;
> - os geradores e as bombas programáveis implantadas devem ser desligados durante a ressonância magnética e a intervenção cirúrgica, a fim de evitar que os parâmetros programados sejam acidentalmente alterados por uma interferência elétrica ou magnética.

■ Leituras recomendadas
D'Mello R, Dickenson AH. Spinal cord mechanisms of pain. *Br J Anaesth* 2008;101:8-16.
Woolf CJ. Central sensitization: uncovering the relation between pain and plasticity. *Anesthesiology* 2007;106:864-7.
Woolf CJ, Ma Q. Nociceptors–noxious stimulus detectors. *Neuron* 2007;55:353-64.
Kehlet H, Jensen TS, Woolf CJ. Persistent postsurgical pain: risk factors and prevention. *Lancet* 2006;367:1618-25.
Macrae WA. Chronic post-surgical pain: 10 years on. *Br J Anaesth* 2008;101:77-86.
Verdu B, Decosterd I, Buclin T, Stiefel F, Berney A. Antidepressants for the treatment of chronic pain. *Drugs* 2008;68:2611-32.

24
Cirurgia ambulatorial

V. MORET, E. ALBRECHT

> Uma intervenção cirúrgica é definida como ambulatorial quando é realizada em um consultório, em um período de tempo de menos de 12 horas; é realizada sob sedação, anestesia geral ou locorregional;
> o aumento do número de procedimentos ambulatoriais justifica-se principalmente por critérios financeiros (diminuição no número de leitos). Seu desenvolvimento foi possível graças à melhora das técnicas anestésicas e analgésicas e pelo desenvolvimento de cirurgias minimamente invasivas;
> a cirurgia ambulatorial pode aumentar o número de pacientes tratados e reduzir as listas de espera;
> alguns autores demonstraram diminuição na incidência de infecções e complicações respiratórias no tratamento ambulatorial; estes resultados devem ser considerados com cautela, em decorrência de um viés de seleção dos pacientes, prioritariamente ASA 1 e 2;
> a taxa de readmissão situa-se entre 0,5 e 1,5%, principalmente por causa de complicações cirúrgicas;
> as complicações anestésicas que levam à internação de pacientes cirúrgicos ambulatoriais são:
> - náuseas e vômitos;
> - dor;
> - hipoxemia;
> - recuperação incompleta do bloqueio após a anestesia locorregional;
> - cefaleia pós-punção lombar;
> - hipertensão arterial.

CRITÉRIOS DE SELEÇÃO PARA A CIRURGIA AMBULATORIAL

> A seleção de pacientes para tratamento cirúrgico ambulatorial é feita com base em critérios cirúrgicos, anestésicos e sociais.

CRITÉRIOS CIRÚRGICOS

> Distúrbios fisiológicos que não necessitam de internação;
> perda de sangue, não necessitando de transfusão;
> ausência de risco de obstrução das vias aéreas superiores;
> ausência de complicações que podem levar à imobilização;
> exemplos de intervenções que podem ser programadas ambulatorialmente:
> - endoscopia com ou sem biópsia, timpanoplastia, amigdalectomia;
> - laparoscopia simples, correção de hérnia inguinal, tratamento para varizes, correção de hemorroidas;
> - artroscopia, tratamento do túnel do carpo, remoção de material de osteossíntese;
> - curetagem, histeroscopia, histerectomia por via vaginal;
> - circuncisão, ressecção transuretral da próstata;
> - cirurgia de catarata.

CRITÉRIOS DE ANESTÉSICOS

> ASA 1, 2 e eventualmente 3;
> ausência de doenças sistêmicas instáveis (p. ex., angina instável, asma sintomática, diabetes descompensado);
> tratamento da dor possível por analgésicos orais.

OBSERVAÇÕES

> A idade não é mais um critério determinante, exceto em caso de prematuridade com idade pós-concepcional inferior a 52 semanas; na verdade, abaixo de 52 semanas, o risco de apneia pós-anestésica aumenta de forma significativa, seja qual for a estratégia anestésica adotada.

CRITÉRIOS SOCIAIS

> O paciente não deve sair do hospital e ir para casa sozinho;
> o paciente não deve dirigir por 24 horas;
> o paciente não deve trabalhar por 24 horas;
> na 1ª noite, o paciente deve ser acompanhado por um adulto com bom discernimento;
> um telefone deve estar à disposição do paciente em sua casa;
> a casa não deve ser muito longe de um centro de emergência.

CRITÉRIOS DE ALTA

> Após a cirurgia, o paciente pode voltar para casa se as seguintes condições forem atendidas:
> - sistema cardiovascular:
>   - frequência cardíaca e pressão arterial idênticas ao período pré-operatório;
>   - normovolemia;
>   - ausência de sangramento pós-operatório;
> - sistema respiratório:
>   - permeabilidade das vias aéreas superiores sem ajuda externa;
>   - reflexos orofaríngeos funcionantes (deglutição, tosse);
>   - ausência de edema ou hematoma nas vias aéreas superiores;
> sistema nervoso central:
>   - paciente consciente;

- ▲ orientação no tempo e espaço;
- ▲ visão adequada;
- sistema digestório:
  - ▲ ausência de náuseas e vômitos importantes;
- sistema urinário:
  - ▲ micção restaurada (critério exigido especialmente após intervenções urológicas);
- temperatura:
  - ▲ normotermia;
- mobilidade:
  - ▲ remoção de qualquer bloqueio epidural, pléxico ou troncular;
  - ▲ deambulação adequada;
  - ▲ ausência de vertigem;
  - ▲ ausência de edema em um membro gessado.
> antes de deixar o hospital, o paciente deve compreender as informações dadas a respeito de acontecimentos inesperados que devem levá-lo a consultar o médico; em caso de dúvida de um retorno seguro para casa, o paciente deve ser hospitalizado, sem hesitação.

IMPLICAÇÕES ANESTÉSICAS

> São preferidos os anestésicos de ação curta: desflurano, sevoflurano, propofol, alfentanil, remifentanil;
> se forem realizadas técnicas de anestesia locorregional na parte da tarde, devem ser utilizados anestésicos locais de ação curta; caso contrário, o risco de que o bloqueio não acabe até o final do dia é grande;
> o tratamento da dor deve ser precoce:
  - bloqueio de nervo periférico;
  - infiltração da ferida com anestésico local;
  - paracetamol após a cirurgia;
  - AINE após a cirurgia;
> por fim, a profilaxia de náuseas e vômitos é rigorosamente prescrita para pacientes que tenham vários fatores de risco (ver Capítulo 21 "Complicações anestésicas").

■ Leituras recomendadas

Bryson GL, Chung F, Finegan BA *et al*. Patient selection in ambulatory anesthesia – an evidence-based review: part I. *Can J Anesth* 2004;51:768-81.

Bryson GL, Chung F, Cox RG *et al*. Patient selection in ambulatory anesthesia – an evidence-based review: part II. *Can J Anesth* 2004;51:768-81.

Parte IV

ESPECIALIDADES

25
Sistema cardiovascular e anestesia
P.-G. Chassot, M.-A. Bernath, X. Lyon, E. Albrecht

PRINCÍPIOS ANATÔMICOS E FISIOLÓGICOS

VASCULARIZAÇÃO CORONARIANA

A vascularização coronariana é composta pelas artérias coronárias direita e esquerda, que emergem da aorta torácica ascendente, logo após a válvula aórtica. A vascularização coronariana é dita de predominância direita se a artéria interventricular posterior for proveniente da coronária direita (90%) e de predominância esquerda se for proveniente da artéria circunflexa (10% dos casos).
> A artéria coronária direita dá origem à:
  - artéria do nodo sinusal, que vasculariza o nodo sinusal, em 55% dos casos;
  - artéria do nodo atrioventricular, que vasculariza o nodo atrioventricular, em 85 a 90% dos casos;
  - artéria marginal direita, que vasculariza a face anterior do ventrículo direito, por intermédio de 1 ou mais ramos;
  - artéria retroventricular esquerda, que vasculariza a face posterior do ventrículo esquerdo;
  - artéria interventricular descendente posterior, que vasculariza:
    ▲ a face inferior do ventrículo esquerdo, em 90% dos casos;
    ▲ o terço posterior do septo, por intermédio dos ramos septais;
    ▲ o ápice do ventrículo esquerdo, em 20% dos casos;
> a artéria coronária esquerda dá origem à:
  - artéria interventricular anterior, que desce até o ápice do ventrículo esquerdo e irriga:
    ▲ o ápice do ventrículo esquerdo, em 80% dos casos;
    ▲ a parte anterolateral do ventrículo esquerdo, por intermédio das artérias diagonais;
    ▲ os 2/3 anteriores do septo, por intermédio das artérias septais;

- artéria circunflexa, da qual partem:
  ▲ a artéria marginal esquerda, que vasculariza a face lateral do ventrículo esquerdo, por intermédio de 1 ou mais ramos;
  ▲ as artérias interventricular posterior e retroventricular, que vascularizam:
    ✓ a face lateral do ventrículo esquerdo;
    ✓ o nodo sinusal, em 45% dos casos;
    ✓ a parte inferior do ventrículo esquerdo, em 10% dos casos;
    ✓ a artéria do nodo atrioventricular, que vasculariza o nodo atrioventricular em 10 a 15% dos casos.

SISTEMA VENOSO CORONÁRIO

> O sistema venoso coronário é uma rede variável de veias, em princípio, paralelas às artérias: existe uma rede superficial, uma rede profunda e as veias de Thebésios:
- a rede superficial é composta da grande veia coronária, seio coronário e pequena veia coronária, que se juntam no átrio direito;
- a rede profunda consiste em veias ventriculares anteriores, que provêm da parte lateral do ventrículo direito e drenam para o átrio direito;
- as veias de Thebésios provêm principalmente do ventrículo direito e drenam para o átrio direito e o ventrículo direito.

BARORRECEPTORES E QUIMIORRECEPTORES

> Os barorreceptores e os quimiorreceptores periféricos estão localizados no seio carotídeo e no arco da aorta; o seio carotídeo é uma dilatação da artéria carótida, pouco antes de sua bifurcação em carótidas interna e externa. Os quimiorreceptores periféricos são agrupados em uma estrutura chamada corpo carotídeo ou aórtico, localizados no seio carotídeo e no arco da aorta, respectivamente;

> os quimiorreceptores centrais estão localizados no hipotálamo e no tronco encefálico;

> as aferências do seio carotídeo são conduzidas pelo nervo de Hering, um ramo do nervo IX;

> as aferências do arco da aorta são conduzidas pelo nervo X.

BARORRECEPTORES

> Os barorreceptores diminuem a frequência cardíaca, enquanto aumentam a pressão arterial e vice-versa;

> as aferências são conduzidas pelos nervos IX e X ao núcleo do trato solitário, localizado no tronco cerebral, e, em seguida, ao sistema límbico e ao hipotálamo;

> a sensibilidade dos barorreceptores é reduzida pelos halogenados de modo dose-dependente; o efeito é mais pronunciado para o halotano do que para o isoflurano, menos pronunciado para o sevoflurano e o desflurano. Este efeito é significativo entre as crianças, cujo débito cardíaco é altamente dependente da frequência cardíaca.

QUIMIORRECEPTORES

> Os quimiorreceptores centrais são mais sensíveis a um aumento da $PaCO_2$ e, em menor medida, à diminuição da PaO_2. Isso resulta em um aumento na ventilação-minuto. Eles não são sensíveis às mudanças no pH ou no bicarbonato (HCO_3^-);

Vascularização coronariana

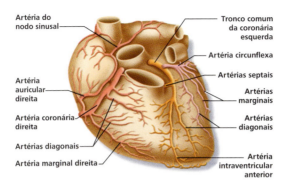

Vista anterior

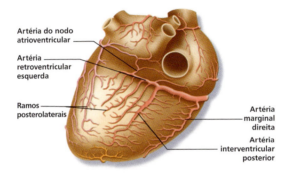

Vista posterior

Figura 25.1 Vascularização coronária: vista anterior e posterior.

> Os quimiorreceptores periféricos são mais sensíveis à PaO_2 e pouco sensíveis à $PaCO_2$. As aferências são conduzidas pelos nervos IX e X até o tronco encefálico, que contém um grupo respiratório dorsal (inspiração) e ventral (expiração);
> o estímulo ventilatório hipoxêmico é diminuído pelos halogenados de 0,1 CAM e totalmente inibidos a 1,1 CAM; o estímulo hipercápnico parece ser menos alterado.

CICLO CARDÍACO

> O ciclo cardíaco consiste em uma sístole e uma diástole, que, por sua vez, são divididas em 2 fases;
> a sístole é composta pela contração isovolumétrica, seguida de contração auxotônica;
> - contração isovolumétrica:
>   ▲ todas as válvulas estão fechadas;
>   ▲ há um aumento na pressão, sem alteração do volume;
> - contração auxotônica:
>   ▲ as válvulas ventriculoarteriais estão abertas;
>   ▲ a pressão tende a diminuir, em combinação com uma redução no volume;
> a diástole é composta pelo relaxamento isovolumétrico, seguido por uma fase de enchimento:
> - relaxamento isovolumétrico:
>   ▲ todas as válvulas estão fechadas;
>   ▲ o ventrículo relaxa;
> - fase de enchimento:
>   ▲ há uma abertura das válvulas atrioventriculares, seguida de enchimento ventricular.

FATORES DETERMINANTES DA FUNÇÃO MIOCÁRDICA

> A função do miocárdio depende da pré-carga, pós-carga, contratilidade e frequência cardíaca;
> a pré-carga consiste no volume telediastólico ventricular. Depende:
> - do retorno venoso, determinado pelo:
>   ▲ volume de sangue total;
>   ▲ tônus venoso;
>   ▲ posição do corpo;
>   ▲ pressões intratorácicas, intra-abdominais e pericárdicas;
> - da contração atrial, que contribui para o enchimento ventricular esquerdo em 20%;
> - da duração da diástole; o enchimento aumenta proporcionalmente à duração da diástole;
> - da complacência diastólica, representada pela relação pressão/volume diastólico; a complacência diminui na isquemia, fibrose ou hipertrofia;
> a pós-carga é a impedância contra a qual o ventrículo tem de ejetar o volume sanguíneo, que é representado aproximadamente pela pressão arterial diastólica sistêmica (mais especificamente, a impedância é a relação entre a pressão instantânea/fluxo instantâneo); a pós-carga depende:
> - da resistência vascular periférica;
> - da volemia;
> - das propriedades elásticas dos vasos (complacência aórtica);
> a contratilidade tem desempenho independente da pré e pós-carga. Depende:
> - da massa muscular do miocárdio;
> - do tônus simpático;
> - dos níveis de cálcio intracelulares;
> - de determinados medicamentos:

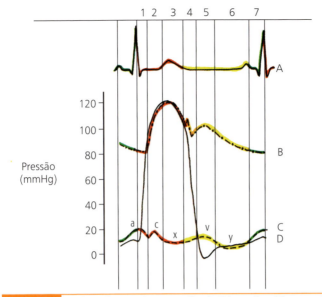

Figura 25.2 Evolução das pressões esquerdas do ciclo cardíaco (diagrama de Wiggers).
A: ECG. B: pressão arterial sistêmica; C: pressão atrial esquerda; D: pressão interventricular esquerda.
Fases do ciclo cardíaco: 1: contração isovolumétrica; 2: ejeção rápida; 3: ejeção tardia; 4: relaxamento isovolumétrico; 5: enchimento rápido protodiastólico; 6: diástase; 7: sístole atrial. Em vermelho: sístole. Em amarelo: Fase de enchimento passivo. Em verde: contração atrial.
Ondas atriais esquerdas:
– onda a: contração atrial;
– onda c: enchimento contínuo do AE pelas veias pulmonares, enquanto a válvula mitral é fechada;
– onda x: declive do plano mitral, sob o efeito da contração ventricular longitudinal;
– onda v: enchimento passivo do átrio esquerdo;
– onda y: abertura da valva mitral, com enchimento passivo do VE.

▲ inotrópicos negativos (diminuem a contratilidade): betabloqueadores;
▲ inotrópicos positivos (aumentam a contratilidade): digitálicos, catecolaminas;
> a frequência cardíaca depende:
• do equilíbrio entre os tônus parassimpático e simpático;
• da temperatura.

OBSERVAÇÕES

> As variações no débito cardíaco dependem principalmente das variações na frequência cardíaca e no volume sistólico, cujo principal determinante é o retorno venoso. Qualquer redução no retorno venoso (raquianestesia, hemorragia) provoca uma diminuição acentuada no débito cardíaco. Uma diminuição da contratilidade não leva a uma redução tão significativa no desempenho cardíaco;

> a pré e a pós-carga estão relacionadas com a mesma equação de acordo com a lei de Laplace, que se refere a uma estrutura esférica:

$$T = P \times r/2h \rightarrow P = T \times 2h/r$$

T: tensão do miocárdio
P: pressão, representada pela pós-carga
r: raio, representado pela pré-carga
h: espessura do miocárdio.
Se o raio ventricular é grande (dilatação miocárdica), o coração tem de desenvolver uma tensão mais alta para gerar a mesma pressão. Por outro lado, em caso de hipertrofia, T será menor.

RESPOSTA FISIOLÓGICA AO EXERCÍCIO FÍSICO

Durante o exercício físico, as respostas fisiológicas são:
> ↗ FC;
> ↗ volume sistólico, secundário a:
  - ↗ retorno venoso;
  - ↘ pós-carga;
  - ↗ contratilidade;
> ↘ resistência periférica sistêmica;
> redistribuição do fluxo sanguíneo pelo ↗ resistência periférica nos leitos vasculares não gera contribuição (↘ débito sanguíneo esplâncnico e renal);
> ↗ PA sistólica e ligeira ↘ PA diastólica;
> ↗ extração de O_2;
> ↗ quociente respiratório (= produção de CO_2/consumo de O_2); o aumento da produção de CO_2 é maior do que o aumento no consumo de O_2.

FUNÇÕES E DISFUNÇÕES SISTÓLICAS E DIASTÓLICAS

FUNÇÃO SISTÓLICA

> A função sistólica é a capacidade de o ventrículo contrair-se;
> depende da contratilidade e das condições de carga (pré-carga + pós-carga);
> a função sistólica é avaliada:
  - pela fração de ejeção (FE, valor normal > 55%):
    ▲ a fração de ejeção é um bom indicador da função sistólica na ausência de doença valvular, mas não é um índice de contratilidade. A fração de ejeção é dependente da pré e pós-carga, sobretudo se for baixa;
    ▲ a curva de Frank-Starling descreve a relação entre a pré-carga e o desempenho sistólico: a distensão das fibras do miocárdio (ou aumento da pré-carga) melhora a contratilidade cardíaca até certo ponto. Acima disso, a contratilidade diminui (Fig. 25.3);
  - pela relação dP/dt:
    ▲ a relação dP/dt corresponde à taxa de aumento da pressão intracavitária;
    ▲ a relação dP/dt diminui em caso de:
      ✓ insuficiência cardíaca congestiva;
      ✓ cardiomiopatia hipertrófica obstrutiva;

✓ estenose aórtica;
✓ hipocalcemia.

FUNÇÃO DIASTÓLICA

> A função diastólica é a capacidade de o ventrículo esquerdo preencher-se com um volume diastólico adequado, sem aumento da pressão, em repouso e durante o exercício;
> a função diastólica depende da complacência do ventrículo e das condições de pré-carga;
> na ecocardiografia, a função diastólica é avaliada pela mensuração da velocidade do fluxo, através da válvula mitral, durante a diástole.

DISFUNÇÃO SISTÓLICA

> A disfunção sistólica aparece quando há uma diminuição na contratilidade do miocárdio: FE do VE < 55%, na ausência de betabloqueadores;
> a disfunção sistólica é considerada importante se a FE for < 35% e grave se FE < 25%;
> manifesta-se clinicamente por fadiga.

DISFUNÇÃO DIASTÓLICA

> A disfunção diastólica ocorre quando o enchimento ventricular fica comprometido, em caso de redução da complacência secundária à hipertrofia ventricular, por exemplo; portanto, há um aumento da pressão para um mesmo volume diastólico;
> é uma lesão frequentemente isolada, cuja incidência aumenta com a idade;
> a disfunção diastólica está acompanhada de sinais de insuficiência cardíaca congestiva (dispneia, sobrecarga ou edema pulmonar agudo), enquanto a fração de ejeção é normal.

OBSERVAÇÕES

> As disfunções sistólica e diastólica afetam tanto o ventrículo direito quanto o esquerdo.

PERFUSÃO CORONARIANA E CONSUMO DE O_2

> A pressão de perfusão coronariana é determinada pela:
  • pressão arterial diastólica (PAd);
  • duração da diástole;
  • pressão intraventricular diastólica ($Piv_{diastólica}$):

$$\text{Pressão de perfusão coronariana} = PAd - Piv_{diastólica}$$

> O VE recebe 70% de sua perfusão durante a diástole, enquanto o VD recebe perfusão de partes iguais durante a sístole e a diástole;
> o consumo de O_2 do miocárdio é determinado pela:
  • frequência cardíaca;
  • contratilidade;
  • tensão da parede ventricular, que, por sua vez, depende das condições de pré e pós-carga;
> uma isquemia miocárdica ocorre durante um desequilíbrio entre o aporte e o consumo de O_2 pelo miocárdio:

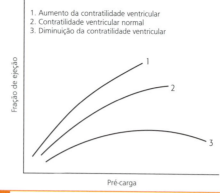

Figura 25.3 Curva de Frank-Starling.
Um aumento na pré-carga e, portanto, uma distensão das fibras miocárdicas, produz um aumento na fração de ejeção (curvas 1 e 2). Em caso de diminuição da contratilidade ventricular (curva 3), o aumento da pré-carga produz inicialmente um aumento na fração de ejeção, seguida pela sua diminuição.

- aumento do consumo em caso de:
  - taquicardia;
  - aumento da contratilidade;
  - aumento da pré-carga (insuficiência cardíaca congestiva, estenose aórtica);
  - aumento da pós-carga (estenose aórtica, hipertensão arterial);
- diminuição no aporte de O_2 em caso de:
  - diminuição da perfusão coronariana:
    - ✓ redução na PAd;
    - ✓ taquicardia; o aumento da FC encurta o tempo da diástole;
    - ✓ aumento da $Piv_{diastólica}$ (insuficiência cardíaca congestiva, estenose aórtica);
    - ✓ estenose coronária;
  - diminuição no consumo de O_2:
    - ✓ anemia;
    - ✓ hipoxemia;
- exemplo: no caso de disfunção telediastólica secundária a uma hipertrofia muscular, há um aumento na necessidade de O_2, devido ao aumento da massa muscular; por outro lado, a pressão de perfusão é reduzida pelo aumento na $Piv_{diastólica}$. A elevação nas necessidades de O_2 associadas à redução da perfusão coronariana aumenta o risco de isquemia subendocárdica.

CURVA PRESSÃO/VOLUME

> A relação pressão/volume do ventrículo durante um ciclo cardíaco permite criar uma curva girando no sentido anti-horário (Fig. 25.5);
> é caracterizada por 4 componentes principais, ou 2 pontos e 2 curvas:
  - o ponto sistólico: volume ventricular no final da sístole;
  - o ponto diastólico: volume ventricular no final da diástole;
  - a relação pressão/volume sistólico: elastância ventricular (Emax);
  - a relação pressão/volume diastólico: complacência ventricular ($\Delta V/\Delta P$);

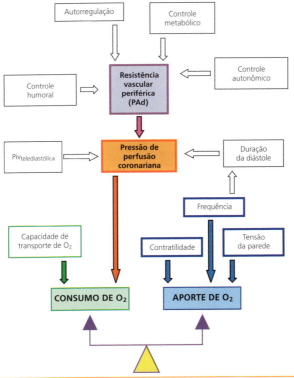

Figura 25.4 Representação esquemática dos fatores que afetam o equilíbrio entre o aporte e o consumo miocárdico de oxigênio.

$Piv_{diastólica}$: pressão intraventricular diastólica; PAd: pressão arterial diastólica.
A capacidade de transporte de O_2 depende da saturação de O_2, concentração de hemoglobina e PaO_2.

> a curva representa o trajeto percorrido pelo VE no espaço pressão/volume:
  - contração isovolumétrica (1 a 2);
  - fase de ejeção (2 a 3);
  - fase de relaxamento isovolumétrico (3 a 4);
  - enchimento diastólico ao longo da curva de complacência (4 a 1);
> o ponto 1 é o ponto diastólico;
> o ponto 3 é o ponto sistólico:
  - é da união de pontos sistólicos de um conjunto de curvas de pré-cargas diferentes que se constrói a curva da elastância máxima (Emax), que representa a contratilidade.

EQUILÍBRIO DE STARLING

$$J_H = S [K_H (P_c - P_i) - \sigma (\pi_c - \pi_i)]$$

J_H: fluxo através dos capilares
S: superfície
K_H: coeficiente de permeabilidade
P_c: pressão hidrostática capilar
P_i: pressão hidrostática intersticial
σ: coeficiente de reflexão
π_c: pressão oncótica capilar
π_i: pressão oncótica intersticial

> O equilíbrio de Starling descreve o equilíbrio dos fluxos entre os capilares e o interstício. Este equilíbrio depende da pressão hidrostática capilar e intersticial, da pressão oncótica capilar e intersticial, do coeficiente de permeabilidade e do coeficiente de reflexão. Esses 2 fatores aplicam-se a uma membrana semipermeável e denotam a frequência de passagem e de reflexão, respectivamente, de pequenas moléculas através da membrana. A pressão oncótica capilar é determinada principalmente pela taxa de proteínas intravasculares, principalmente a albumina; a pressão oncótica intersticial é praticamente nula;
> a alteração em um desses parâmetros pode produzir edema tecidual:
  - aumento da pressão hidrostática capilar (P_c), em caso de:
    - insuficiência renal;
    - insuficiência cardíaca congestiva;
    - insuficiência venosa;
    - trombose venosa profunda;
  - diminuição da pressão oncótica capilar (π_c), em caso de:
    - diminuição da síntese de albumina (cirrose hepática);
    - deficiência de proteína;
    - perda de proteínas (síndrome nefrótica, perdas intestinais);
  - aumento do coeficiente de permeabilidade capilar (K_H) em caso de:
    - alergias;
    - inflamação;
    - distrofia simpático reflexa;
  - diminuição da drenagem linfática em caso de:
    - tumor;
    - trauma;
    - radiação;
    - cirurgia;

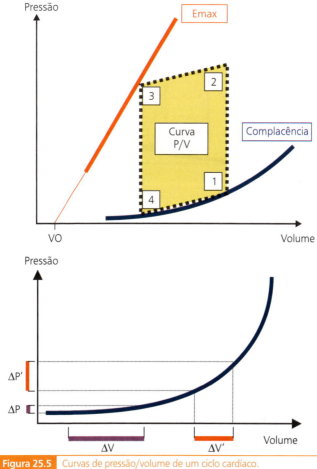

Figura 25.5 Curvas de pressão/volume de um ciclo cardíaco.
A curva de complacência é plana quando há baixo enchimento: uma grande variação de volume (ΔV) resulta em uma pequena variação de pressão (ΔP). A curva endireita-se quando o ventrículo se enche. Na hipervolemia, uma variação de volume moderada (ΔV') resulta em uma mudança significativa na pressão (ΔP').

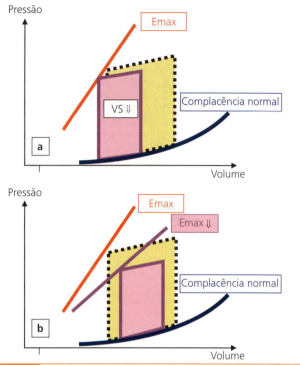

Figura 25.6 Curvas de pressão/volume de um ciclo cardíaco durante as modificações da pré-carga (**a**) ou contratilidade (**b**).

a: A superfície da curva P/V que representa o volume de ejeção diminui em estados hipovolêmicos. Os pontos telessistólicos, por sua vez, encontram-se na mesma curva (Emax).

b: Quando a contratilidade se modifica, o volume ejetado é menor, porque a inclinação da curva da Emax diminui.

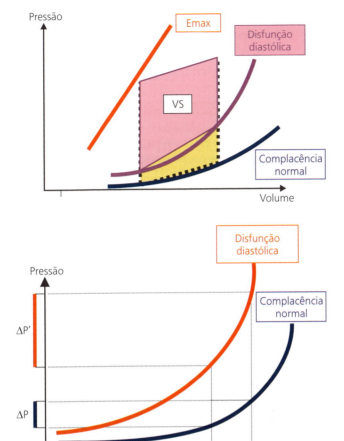

Figura 25.7 Curvas pressão/volume em uma disfunção diastólica.
A curva de complacência é deslocada para cima e para esquerda. A mesma variação de volume resulta em uma variação mais importante na pressão, do que quando a complacência é normal. O volume sistólico permanece diminuído com relação à condição normal, mesmo que aumentem as pressões de enchimento.

> exemplo particular de edema agudo de pulmão (EAP): o EAP pode desenvolver-se em decorrência do aumento da permeabilidade capilar durante a síndrome da angústia respiratória aguda (SARA), por exemplo, ou por aumento da pressão hidrostática secundária à insuficiência cardíaca esquerda, infarto do miocárdio, disfunção diastólica em uma crise hipertensiva, hipervolemia ou valvulopatia mitral.

POTENCIAIS ELÉTRICOS DAS CÉLULAS MIOCÁRDICAS

> Os potenciais elétricos das células miocárdicas são divididos em 4 fases:
  - Fase 0: despolarização rápida e precoce, pelo influxo de Na^+;
  - Fase 1: repolarização precoce, pela diminuição da permeabilidade ao Na^+ e pelo aumento da permeabilidade do K^+ (saída);
  - Fase 2: platô, pelo influxo de Ca^{2+} (abertura dos canais lentos);
  - Fase 3: repolarização tardia (fechamento dos canais lentos);
  - Fase 4: fase diastólica, manutenção da repolarização por um K^+ corrente; esta fase está ausente nas células marca-passo, o que induz a uma despolarização gradual;

> o sistema nervoso simpático inerva o coração como um todo pelas fibras T1 - T4, que fazem sinapse no gânglio estrelado antes de seguir o nervo cardioacelerador; o sistema simpático aumenta a permeabilidade do Na^+ e Ca^{2+};

> o sistema nervoso parassimpático inerva o nodo sinusal e atrioventricular e aumenta a permeabilidade ao K^+.

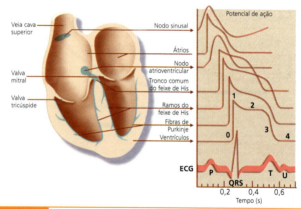

Figura 25.8 Potenciais de ação das diferentes células do miocárdio.

MANOBRA DE VALSALVA

> A manobra de Valsalva consiste em realizar uma expiração forçada contra a glote fechada (p. ex., pressão de 40 mmHg aplicada por 30 segundos), causando um aumento na pressão intratorácica e da orelha média;
> a resposta cardiovascular à manobra de Valsalva tem 4 fases:
>   - fase 1:
>   ▲ a PA sistêmica aumenta; aparece uma bradicardia reflexa, secundária à estimulação dos barorreceptores;
>   - fase 2:
>   ▲ a diminuição do fluxo do VD durante a fase 1, secundária à diminuição do retorno venoso, afeta o enchimento esquerdo: a PA sistêmica diminui, acompanhada de taquicardia reflexa e aumento da resistência vascular periférica;
>   - fase 3:
>   ▲ a liberação da Valsalva produz uma diminuição súbita da pressão intratorácica. À redução no retorno venoso esquerdo, soma-se o efeito da diferença de pressão transmural no VD: a PA sistêmica colapsa e a taquicardia aumenta. A resistência periférica se eleva;
>   - fase 4:
>   ▲ o débito do VD na fase 3, aumentado pela liberação da compressão da veia cava, chega agora ao coração esquerdo e é adicionado à vasoconstrição periférica: a PA aumenta significativamente, acompanhada por uma bradicardia reflexa ou retorno dos parâmetros aos valores pré-manobra.

EFEITOS DA ANESTESIA NA FUNÇÃO CARDIOVASCULAR

> A anestesia altera as condições de trabalho do coração. Observa-se:
>   - uma diminuição da estimulação simpática central;
>   - uma diminuição da pós-carga, por redução da resistência arterial sistêmica;
>   - uma diminuição da pré-carga (diminuição do tônus venoso, ventilação com pressão positiva, perda de sangue);
>   - um efeito cardiomiodepressor dos agentes anestésicos, principalmente o tiopental e o halotano;
>   - uma estimulação simpática associada a entubação traqueal ou ato cirúrgico;
> os efeitos hemodinâmicos da ventilação com pressão positiva são descritos no Capítulo 16 "Ventilação artificial";
> o consumo de O_2 diminui globalmente durante a anestesia; aumenta na presença de tremores (hipotermia), dor e durante o despertar;
> as complicações cardiovasculares peroperatórias mais comuns são:
>   - as arritmias;
>   - a síndrome coronária aguda;
>   - a descompensação cardíaca;
>   - a doença tromboembólica.
> a revisão dos fatores de risco para estas complicações é encontrada no Capítulo 13, "Avaliação pré-operatória e pré-medicação"; brevemente, esses fatores de risco são:
>   - antecedentes de evento cardiovascular nos últimos 3 meses;
>   - antecedentes ou sinais de insuficiência cardíaca congestiva;

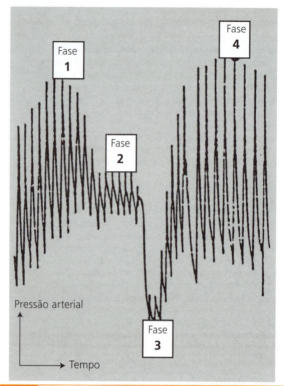

Figura 25.9 Evolução da PA sistêmica durante as 4 fases da manobra de Valsalva e sua liberação.

- uma arritmia maligna;
- um *stent* convencional (ou *stent* nu) ou cirurgia de ponte aortocoronária nos últimos 3 meses;
- um *stent* farmacológico nos últimos 12 meses;
- uma doença valvular grave, em ordem de gravidade decrescente no plano hemodinâmico:
  ▲ estenose mitral;
  ▲ estenose aórtica;
  ▲ insuficiência aórtica;
  ▲ insuficiência mitral;
  ▲ insuficiência tricúspide.

DOENÇAS E IMPLICAÇÕES ANESTÉSICAS

INSUFICIÊNCIA CARDÍACA CONGESTIVA

DEFINIÇÃO

A insuficiência cardíaca congestiva é uma disfunção caracterizada por sinais e sintomas de aumento do volume circulante, associada a uma diminuição da perfusão dos órgãos com relação às suas necessidades metabólicas. A perfusão adequada é possível na presença de altas pressões de enchimento.

EPIDEMIOLOGIA

A prevalência é de 0,4 a 2% na população geral e 10% entre pessoas com mais de 80 anos.

ETIOLOGIA

> Diminuição da pré-carga:
- valvulopatia: estenose mitral;
- cardiopatia hipertrófica (diminuição da complacência): estenose aórtica, cardiomiopatia hipertrófica obstrutiva;
- cardiopatia restritiva (diminuição da complacência): amiloidose, hemocromatose, fibrose;

> aumento na pré-carga:
- valvulopatia: insuficiência aórtica, insuficiência mitral;
- aumento do volume de sangue circulante: sobrecarga hídrica, fístula arteriovenosa, gravidez, doença de Paget, anemia;

> aumento na pós-carga:
- valvulopatia: estenose aórtica, hipertensão arterial;

> diminuição da contratilidade:
- diminuição da função: cardiopatia isquêmica, miocardiopatia dilatada;
- distúrbio metabólico: hipóxia, hipercapnia, acidose.

MECANISMOS DE COMPENSAÇÃO

> Aumento do tônus simpático, o que induz a:
- um aumento da FC;
- um aumento do retorno venoso por venoconstrição;
- um aumento da pós-carga por vasoconstrição; este último fenômeno leva a um aumento na necessidade de O_2;

> um aumento na extração de O_2 pelos tecidos periféricos;

> mecanismo de Frank-Starling:
- o aumento na pré-carga melhora a contratilidade, mas o benefício esperado não é alcançado porque a curva é plana e, em seguida, descendente novamente;

> hipertrofia do miocárdio, o que leva a:
- um aumento do trabalho muscular;
- embora também produza um aumento no consumo e uma diminuição no aporte de O_2, pelo aumento da tensão da parede ventricular;

> retenção de sal e água (pelo sistema renina-angiotensina, ADH), o que induz a:

- um aumento do retorno venoso;
- um aumento da pós-carga por vasoconstrição secundária à ação do sistema renina-angiotensina.

FISIOPATOLOGIA

> A insuficiência cardíaca é o resultado de uma disfunção sistólica ou diastólica. A disfunção diastólica ocorre quando a complacência ventricular está diminuída; é acompanhada de sinais de insuficiência cardíaca (dispneia, sobrecarga ou edema pulmonar), mas a fração de ejeção permanece normal. A disfunção sistólica aparece quando há uma redução na contratilidade do miocárdio (FE do VE < 55% na ausência de betabloqueadores) e manifesta-se clinicamente por fadiga; a disfunção sistólica é considerada significativa se a FE for < 35% e grave se < 25%;
> o aumento da pressão venosa produz:
> - edema periférico;
> - hipertensão portal pós-sinusoidal; que pode levar à insuficiência hepática;
> a diminuição do débito cardíaco produz:
> - uma estimulação do sistema renina-angiotensina, com retenção hídrica e vasoconstrição;
> as 2 causas mais comuns de insuficiência cardíaca direita são a insuficiência cardíaca esquerda e a doença pulmonar crônica;
> durante o edema intersticial pulmonar, a dispneia é secundária à diminuição da complacência pulmonar. A superfície alveolar não é afetada, não há nenhuma perturbação da circulação e, portanto, não há hipoxemia.

MANIFESTAÇÕES CLÍNICAS

■ Insuficiência cardíaca direita
> Turgescência jugular;
> refluxo hepatojugular;
> hepatoesplenomegalia;
> noctúria;
> edema de membros inferiores.

■ Insuficiência cardíaca esquerda
> Taquipneia;
> ortopneia;
> dispneia paroxística noturna;
> estertores crepitantes pulmonares (edema agudo do pulmão);
> hipoxemia.

■ Classificação NYHA (New York Heart Association) da insuficiência cardíaca
> NYHA 1: sem limitação ao esforço;
> NYHA 2: limitação a esforços importantes;
> NYHA 3: limitação a pequenos esforços;
> NYHA 4: nenhum esforço possível.

TRATAMENTO

> O objetivo do tratamento é eliminar os efeitos deletérios dos mecanismos compensatórios.

■ Tratamento agudo

> Diuréticos: redução do volume circulante (p. ex., furosemida = Lasilix®, Lasix®);
> derivados de nitratos: vasodilatação venosa e arterial (p. ex., dinitrato de isossorbida = Risordan®, Isoket®);
> morfina: vasodilatação;
> dobutamina (Dobutrex®): aumento da contratilidade;
> dopamina: efeito diurético, aumento da contratilidade, vasoconstrição arterial;
> inibidores da fosfodiesterase-3 (milrinona = Corotrope®, Corotrop®): diminuição da pré-carga, pós-carga e resistência vascular pulmonar.

■ Tratamento crônico

> Inibidores da enzima conversora da angiotensina (ECA):
> • vasodilatação periférica, redução da remodelação miocárdica (p. ex., enalapril = Renitec®, Reniten®);
> diuréticos:
> • diminuição do volume circulante (p. ex., furosemida = Lasilix®, Lasix®; torasemida = Torem®, não comercializado na França);
> betabloqueadores:
> • restabelecimento da sensibilidade dos receptores às catecolaminas (p. ex., carvedilol = Kredex®, Dilatrend®, bisoprolol = Soprol®, Cardensiel®, Cardiocor®, Concor®, metoprolol = Seloken®, Lopressor®, Lopresor®, atenolol = Tenormine®, Tenormin®);
> antagonistas da aldosterona:
> • diminuição da remodelação miocárdica, pouco efeito diurético (p. ex., espironolactona = Aldactone®);
> digoxina:
> • aumento da contratilidade, efeito antiarrítmico;
> anticoagulação pelas antivitaminas K, se FE < 0,35%.

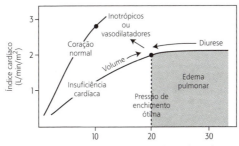

Figura 25.10 Curva de Frank-Starling e efeitos dos medicamentos.
Os diuréticos podem reduzir a pré-carga e aumentar o débito cardíaco. Os vasodilatadores e os inotrópicos produzem um deslocamento da curva para a esquerda.

IMPLICAÇÕES ANESTÉSICAS

> A avaliação pré-operatória deve responder a várias questões:
> • A insuficiência cardíaca está compensada ou não?
> • Qual é sua etiologia?
> • Qual é o grau de disfunção (fração de ejeção)?

- Qual será o tipo de cirurgia? Haverá um clampeamento arterial (aumento na pós-carga)?
- Qual é o risco de sangramento durante a cirurgia e qual será a variação da volemia?

> independentemente do tipo de cirurgia, a técnica anestésica escolhida deve garantir a estabilidade hemodinâmica durante a cirurgia:
  - a pré-carga deve ser mantida sem sobrecarga:
    ▲ a curva de Frank-Starling da insuficiência cardíaca oferece uma pequena margem de manobra, fazendo com que o ventrículo seja muito pouco adaptável às variações do volume circulante e altamente sensível à hipovolemia;
  - a pós-carga deve ser reduzida;
  - monitore por ecografia uma eventual ausência de dilatação do VD:
    ▲ em caso de insuficiência cardíaca direita, a resistência vascular pulmonar deve ser reduzida;
  - o efeito da ventilação com pressão positiva pode ser estimado pedindo ao paciente para realizar uma manobra de Valsalva durante 20 segundos, com o cateter arterial posicionado; as variações na curva arterial fornecem informações a respeito de como será tolerado o aumento na pressão intratorácica;

> equipamentos:
  - cateter arterial;
  - sonda vesical;
  - ± cateter de Swan-Ganz;
  - ± ecocardiografia transesofágica;

> indução:
  - lenta e em posição semissentada (ou Trendelemburg);
  - agentes de indução: etomidato (Hypnomidate®), propofol (Diprivan®, Disoprivan®), midazolam (Hypnovel®, Dormonid®):
    ▲ evitar o tiopental (Nesdonal®, Pentothal®), cujo efeito cardiomiodepressor é importante:
      ✓ independentemente do anestésico utilizado, deve-se esperar o pico de efeito das substâncias administradas, atrasado pela desaceleração da circulação;
  - a escolha de opioides e curares não despolarizantes é menos importante; evite o uso de pancurônio (Pavulon®), que é vagolítico;
  - objetive uma PAM de 70 mmHg, o que implica uma correção rápida das alterações hemodinâmicas: elevação das pernas, efedrina, fenilefrina (Neosinefrina®);

> manutenção:
  - isoflurano (Forane®), sevoflurano (Sevorane®);
  - ventilação com uma FiO_2 de 0,8, para uma $PaCO_2$ de 35 mmHg;
  - normotermia;
  - limiar de transfusão: Hb < 90 g/L;
  - correção de arritmias;
  - correção imediata e incompleta de qualquer variação hemodinâmica; por incompleta, entende-se a administração de uma dose um pouco abaixo da dose usual, com o objetivo de evitar flutuações hemodinâmicas importantes:
    ▲ administração de volume se a pré-carga estiver ↘;
    ▲ efedrina se a pré-carga ↘ e a FC ↘;
    ▲ fenilefrina (Neosinefrina®), noradrenalina se a PA ↘, e a FC ↗.
    ▲ dopamina, dobutamina (Dobutrex®) se a função sistólica ↘;
    ▲ isoflurano (Forane®), nitroprussiato (Nitriate®) se a PA ↗ com dilatação do VE;
    ▲ hiperventilação, nitroglicerina, milrinona (Corotrope®, Corotrop®), se a PAP ↗ ou se o VD dilata.

ANESTESIA LOCORREGIONAL E INSUFICIÊNCIA CARDÍACA

> A anestesia locorregional não apresenta nenhum benefício particular na insuficiência cardíaca, compensada ou não, direita ou esquerda, mesmo com uma fração de ejeção reduzida; por exemplo, durante uma insuficiência cardíaca direita, a anestesia regional reduz a resistência sistêmica e a pré-carga do VD, o que é o contrário do objetivo buscado;
> a vasodilatação de vísceras abdominais (bloqueio de T5-T12) e dos membros inferiores (bloqueio de T12-L5) exige, muitas vezes, uma reposição volêmica rápida, o que sobrecarrega estes pacientes com retenção de líquidos. O líquido excedente deverá ser removido posteriormente;
> a queda na pré-carga pode descompensar uma insuficiência diastólica isolada, mesmo na ausência de insuficiência cardíaca sistólica;
> em caso de bloqueio acima de T5, o reflexo de cardioaceleração não está ativo, e o aumento da contratilidade decorrente da estimulação simpática está diminuído. Isso induz a uma diminuição da FC e uma queda no DC, que são particularmente importantes em caso de insuficiência cardíaca congestiva nas quais o desempenho hemodinâmico dependa do tônus simpático para compensar a insuficiência ventricular.

SÍNDROME CORONÁRIA AGUDA E CARDIOPATIA ISQUÊMICA

DEFINIÇÕES

> A síndrome coronária aguda consiste em uma isquemia aguda do miocárdio;
> o diagnóstico de infarto do miocárdio é feito quando a concentração de troponinas aumenta.

ETIOLOGIA

> A etiologia mais comum é a trombose de uma placa coronariana instável (estenose, trombose);
> outra causa comum é um desequilíbrio entre o consumo e o aporte de O_2 ($VO_2 > DO_2$);
> mais raramente, a etiologia é uma embolia intracoronariana ou um espasmo coronário prolongado.

OBSERVAÇÃO

> O ECG permite distinguir 2 tipos de síndrome coronariana aguda:
>   - síndrome coronariana aguda com elevação do segmento ST: presença de isquemia transmural, que necessita de uma revascularização o mais rapidamente possível;
>   - síndrome coronariana aguda sem elevação de segmento ST: tratamento conservador ou intervenção (revascularização), de acordo com os sinais de gravidade descritos abaixo.

MANIFESTAÇÕES CLÍNICAS

> Dores retroesternais (angina), classificadas em 4 estágios:
>   - angina estágio I: ocorre somente em esforços intensos ou prolongados;
>   - angina estágio II: ocorre aos esforços moderados (escadas, marcha rápida em aclive);
>   - angina estágio III: ocorre durante a atividade física normal (marcha normal);
>   - angina estágio IV: ocorre em repouso, a atividade física não é mais possível; estão incluídas nesta classe todas as modificações ou aparecimento recente de angina;

- arritmia ventricular maligna: ESV monomórficas, polimórficas, TV, FV;
- insuficiência cardíaca esquerda ou direita;
- B3, B4;
- sopro de insuficiência mitral;
- taquicardia;
- hipertensão arterial.

DIAGNÓSTICO DIFERENCIAL

- Dissecção aórtica;
- pericardite;
- embolia pulmonar;
- pneumotórax;
- pneumonia;
- espasmo esofágico;
- úlcera péptica;
- colecistite aguda;
- pancreatite.

COMPLICAÇÕES DO INFARTO

- Agudas, subagudas:
  - arritmias;
  - descompensação cardíaca;
  - ruptura de parede (CIV = comunicação interventricular, tamponamento) ou pilar mitral;
- tardias:
  - aneurisma ventricular;
  - pericardite.

TRATAMENTO

- O_2;
- heparina não fracionada (CAM 2 vezes a normal):
  - 15.000 a 30.000 UI/24 horas;
- 500 mg de ácido acetilsalicílico (Aspirina®);
- dose de ataque de 600 mg de clopidogrel (Plavix®), seguida de dose de 75 mg por dia durante 1 ano;
- betabloqueador (de acordo com a hemodinâmica);
- inibidores de enzima conversora da angiotensina (de acordo com a hemodinâmica);
- nitroglicerina (de acordo com a hemodinâmica);
- anticálcicos em caso de vasospasmo coronário: diltiazem (Tildiem, Dilzem®): 0,1 mg/kg/minuto;
- monitorar a evolução dos marcadores cardíacos (troponina) a cada 6 horas (interromper em caso de 2 resultados negativos no intervalo de 6 horas);
- revascularização em caso de elevação do segmento ST:
  - na presença de suspeita de síndrome coronariana aguda, a elevação do segmento ST (1 mm em pelo menos 2 derivações consecutivas) é o fator que mais influencia na indicação de revascularização;
  - outras indicações de revascularização:
    - bloqueio do ramo direito recente;
    - sinais de infarto posterior (depressão do ST em V1-2);
    - sinais de lesão da interventricular anterior proximal ou do tronco comum da coronária esquerda (depressão do segmento ST ou inversão de onda T, profunda e alargada em território anterior).

■ **Na presença de elevação do segmento ST (STEMI = ST elevation myocardial Infarction)**
> A elevação do segmento ST indica oclusão coronariana, provavelmente completa, que deverá ser tratada por cirurgia de revascularização o mais rapidamente possível:
  - angioplastia coronariana (dilatação + colocação de *stent*):
    ▲ revascularização de 1ª intenção;
    ▲ vantagem: os anticoagulantes são necessários apenas para a revascularização (risco hemorrágico mais baixo do que o da trombólise);
    ▲ possivelmente associada à prescrição de um antagonista dos receptores de glicoproteína IIb/IIIa (p. ex., tirofiban = Agrastat®, Aggrastat®; abciximab = ReoPro®) além de ácido acetilsalicílico (Aspirina®) e heparina;
  - trombólise:
    ▲ revascularização de 2ª intenção, em princípio, quando uma angioplastia não for possível;
    ▲ eficiente quando realizada durante as primeiras 6 horas após o evento; após este período; a eficiência diminui;
    ▲ associado a mais complicações; especialmente hemorragia cerebral;
    ▲ a taxa de sucesso é menor que a da angioplastia;
    ▲ contraindicada no pós-operatório (risco de hemorragia);
  - ponte aortocoronária de emergência.

■ **Na ausência de elevação do segmento ST (não STEMI)**
> A princípio, a oclusão é incompleta;
> na presença de sinais de gravidade, é necessário realizar rapidamente uma coronariografia e introduzir um antagonista dos receptores a glicoproteínas IIb/IIIa (tirofiban = Agrastat®, Aggrastat®; abciximab = ReoPro®). Os sinais de gravidade são:
  - elevação de marcadores cardíacos (troponina);
  - depressão do segmento ST (elevação transitória);
  - diabetes;
  - sinais ou sintomas de insuficiência cardíaca congestiva;
  - regurgitação mitral de instalação recente;
  - dor persistente; apesar de tratamento medicamentoso máximo;
  - arritmias ventriculares malignas: ESV monomórficas, polimórficas, TV, FV.

■ **Ponte aortocoronária de urgência: indicações**
> Persistência de angina, apesar da angioplastia ou trombólise;
> oclusão ou dissecção do tronco comum da artéria coronária esquerda;
> complicações da angioplastia;
> insuficiência ventricular;
> ruptura de pilar; septo ou parede ventricular.
> Observação:
  - A elevação de enzimas (troponinas; CK = creatina quinase; CK-MB) indica que está ocorrendo um infarto: esta é uma contraindicação para a cirurgia. Opera-se após a estabilização ou diminuição das enzimas.

■ **Tratamento crônico após infarto ou isquemia miocárdica crônica**
> Antiplaquetários: aspirina; clopidogrel (Plavix®);
> betabloqueadores cardiosseletivos ou anticálcicos, com exceção da nifedipina;
> inibidores de enzima conversora da angiotensina;

> hipolipemiantes;
> derivados de nitratos em caso de angina torácica.

■ *Estratégia anestésica em cardiopatia isquêmica*

> O objetivo anestésico é manter um equilíbrio favorável entre a oferta e o consumo de O_2 do miocárdio e identificar o mais rapidamente possível a ocorrência de um episódio isquêmico;
> o equipamento deve incluir:
> - ECG de 5 derivações, com monitoração contínua do segmento ST;
> - sonda vesical e monitoramento da diurese;
> - cateter arterial;
> - cateter de Swan-Ganz ou ecocardiograma transesofágico em casos de cirurgias de grande porte ou hemorrágicas;
> a estratégia anestésica adotada deve incluir:
> - FC baixa;
> - PAM > 80 mmHg;
> - diminuição da estimulação inotrópica;
> - acompanhamento do segmento ST;
> - manutenção da glicemia entre 3,5 e 8 mmol/l;
> indução:
> - a cetamina (Ketalar®) e o tiopental (Nesdonal®, Pentothal®) aumentam o consumo de O_2, enquanto o propofol (Diprivan®, Disoprivan®), etomidato (Hypnomidate®) e midazolam (Hypnovel®, Dormonid®) o diminuem. O que sobressai é que os 2 primeiros são contraindicados. A preferência é para uma indução de etomidato (Hypnomidate®);
> - ± vaporização de lidocaína (Xilocaína®) 4% tópica antes da entubação;
> - a escolha de opioides e curares não despolarizantes é menos importante; evite o uso de pancurônio (Pavulon®), que é vagolítico;
> - qualquer diminuição da PAM abaixo de 80 mmHg deve ser tratada ativamente: elevação das pernas, efedrina se FC < 70 batimentos/minuto, fenilefrina (Neosinefrina®);
> manutenção:
> - isoflurano (Forane®), sevoflurano (Sevorane®);
> - ventilação com uma FiO_2 de 0,8 e ajuste da $PaCO_2$ em torno de 35 mmHg;
> - normotermia;
> - limiar de transfusão: Hb < 90 g/L;
> - correção de arritmias;
> - correção imediata de eventuais alterações hemodinâmicas incompletas:
>   ▲ administração de volume se a pré-carga estiver ↓;
>   ▲ efedrina se a pré-carga ↓ e a FC ↓;
>   ▲ fenilefrina (Neosinefrina®), noradrenalina se a PA ↓, e a FC ↑.
>   ▲ dopamina, dobutamina (Dobutrex®) se a função sistólica ↓;
>   ▲ isoflurano (Forane®), nitroprussiato (Nitriate®) se a PA ↑;
> anestesia locorregional:
> - a peridural torácica em um nível acima de T6 permite reduzir os marcadores de resposta ao estresse (noradrenalina, adrenalina, cortisol);
> - deve-se enfatizar que não há diferença na incidência de complicações isquêmicas entre uma anestesia geral e uma anestesia locorregional.

■ *Pré-condicionamento*

- O pré-condicionamento é a melhora da tolerância à isquemia por breves períodos de oclusão do fluxo sanguíneo, seguidos por períodos de reperfusão;

- ligado à formação de óxido de nitrogênio (NO) e radicais livres, além de relacionado com as modificações dos fluxos nos canais de potássio (K_{ATP}) das mitocôndrias e do sarcolema;
- os halogenados, incluindo o sevoflurano (Sevorane®) e o isoflurano (Forane®) em uma concentração de 2 CAM, têm um efeito protetor contra lesões funcionais e orgânicas associadas à isquemia e reperfusão coronária, por um mecanismo semelhante ao fenômeno do pré-condicionamento.

■ Etiologia de uma síndrome coronariana aguda peroperatória

> Aumento das necessidades de O_2:
- estenose aórtica grave;
- insuficiência mitral grave;
- hipertensão arterial;
- taquicardia;

> diminuição no consumo de O_2:
- arteriosclerose;
- hipotensão arterial;
- anemia;
- hipoxemia.

■ Atitude em caso de síndrome coronariana aguda peroperatória

> Os meios de detecção de eventos isquêmicos são:
- alterações no ECG pela monitoração do segmento ST (ondas T, segmento ST, aparecimento de arritmias);
- instabilidade hemodinâmica (hipotensão arterial, aumento da pressão de oclusão capilar pulmonar);
- distúrbios da cinética segmentar, visíveis à ecocardiografia transesofágica;

> o objetivo do tratamento é reduzir o consumo de O_2 e aumentar os aportes de:
- O_2 100%;
- garantir uma normovolemia;
- aprofundar a anestesia e garantir uma analgesia suficiente;
- monitorar a taxa de hemoglobina e transfundir conforme necessário, com um limiar de 100 g/L;
- administrar 500 mg de ácido acetilsalicílico (Aspirina®), se o paciente já estiver coberto e, eventualmente, 600 mg de clopidogrel (Plavix®) (avaliar segundo o tipo de cirurgia e estratégia anestésica);
- betabloqueadores em caso de taquicardia > 60 batimentos/minuto, mas apenas se a função ventricular estiver normal ou ligeiramente alterada:
  - ▲ infusão de esmolol (Brevibloc®);
  - ▲ metoprolol (Lopressor®, Lopresor®), atenolol (Tenormine®, Tenormin®), bisoprolol (Cardiocor®, Concor®) por via oral (em caso de anestesia locorregional);
- infusão de nitroglicerina:
  - ▲ 5 a 20 µg/kg/minuto, até alívio da dor em caso de anestesia locorregional;
- manutenção da pressão de perfusão coronariana, exceto em caso de disfunção do VE:
  - ▲ noradrenalina: 0,03 a 0,5 µg/kg/minuto;

> em caso de choque cardiogênico:
- catecolaminas (dobutamina = Dobutrex®, noradrenalina);

> balão de contrapulsação intra-aórtico se as aminas não forem eficazes;

> deve-se concluir o exame o mais rapidamente possível com um eletrocardiograma de 12 derivações, dosagem das enzimas cardíacas e ecocardiograma; novamente, é necessário reconhecer uma síndrome coronariana aguda com elevação do segmento ST que necessite de revascularização em caráter de urgência.

Infarto pós-operatório

> Os dados clínicos sugerem que existem 2 tipos de infartos pós-operatórios, de incidência semelhante:
> - infarto na trombose de placa instável:
>   ▲ associado à elevação do segmento ST e à onda Q;
>   ▲ aparece em 24 a 36 horas após a cirurgia;
>   ▲ ocorre em áreas não sintomáticas aos testes de esforço e é caracterizado por estenoses angiográficas moderadas:
>   ✓ é importante notar que a metade dos infartos pós-operatórios está relacionada com a trombose de uma placa instável não previsível à coronariografia;
> - infarto na isquemia por consumo excessivo de O_2:
>   ▲ associado à depressão do segmento ST, sem onda Q;
>   ▲ aparece entre o 2º e 4º dia pós-operatório;
>   ▲ ocorre em áreas dependentes de estenose coronarianas fechadas; está associado a um estresse importante (hipertensão arterial, dor, hipovolemia, taquicardia).

TAMPONAMENTO

DEFINIÇÃO

> O tamponamento é uma insuficiência aguda no enchimento ventricular diastólico, secundário a um acúmulo rápido de líquido (> 100 mL) no saco pericárdico; normalmente, o pericárdio contém entre 20 e 40 mL de líquido;
> o tamponamento é caracterizado pela tríade de Beck:
> - hipotensão;
> - taquicardia;
> - diminuição no volume de ejeção.

ETIOLOGIAS

> Trauma torácico;
> complicação de cirurgia cardíaca;
> doença clínica: tumor de mediastino; insuficiência renal.

MANIFESTAÇÕES CLÍNICAS

> Hipotensão arterial;
> taquicardia:
> - o volume sistólico é baixo e fixo, somente a taquicardia permite aumentar o débito;
> taquipneia;
> aumento da pressão venosa central (turgescência jugular);
> pulso paradoxal:
> - a amplitude do pulso diminui fisiologicamente na inspiração, pelo acoplamento interventricular e pela solicitação venosa nas cavidades direitas;
> - o pulso paradoxal é um exagero desta resposta fisiológica: diminuição da PAs > 10 mmHg na inspiração;
> equalização das pressões:
> - $P_{AD} = P_{telediastólica\ VD} = P_{AE} = P_{telediastólica\ VE}$;
> - este sinal é ausente na compressão local por um trombo ou hemorragia.

SINAIS ECOCARDIOGRÁFICOS

> Presença de líquido ou coágulos no pericárdio;
> compressão diastólica de uma ou mais câmaras cardíacas;
> movimento paradoxal do septo interventricular;
> na respiração espontânea: aumento do VD e diminuição do VE na inspiração;
> na ventilação em pressão positiva:
> - ciclo inspiratório:
>   ▲ o aumento do retorno venoso no AE (átrio esquerdo) produz um aumento no volume sistólico do VE, com aumento do fluxo mitral e pressão arterial;
> - ciclo expiratório:
>   ▲ o aumento do retorno venoso no AD produz um aumento no volume sistólico do VD, com um aumento do fluxo tricúspide e diminuição do VE; aparece uma hipotensão.

IMPLICAÇÕES ANESTÉSICAS

> Colocação de um cateter arterial;
> manobra de Valsalva durante ao menos 20 segundos:
> - se a pressão arterial for estável, é possível utilizar a ventilação com pressão positiva e a indução pode incluir a administração de um curare:
>   ▲ as pressões de ventilação devem ser pequenas, porque qualquer aumento na pressão intratorácica reduz o retorno venoso;
>   ▲ indução em sequência rápida com etomidato (Hypnomidate®) e suxametônio (Célocurine®, Lysthénon®), seguida por ventilação assistida;
> - se a pressão arterial diminuir, mantenha o paciente em ventilação espontânea até a descompressão do pericárdio. Há 2 possibilidades de indução:
>   ▲ indução em sequência rápida com etomidato (Hypnomidate®) e suxametônio (Célocurine®, Lysthénon®); em seguida, retornar à ventilação espontânea;
>   ▲ sevoflurano (Sevorane®), anestésico tópico e entubação em ventilação espontânea, seguida por curarização e opiáceos após a drenagem;
> em casos de choque, realizar uma punção subxifoidiana de descompressão antes da indução;
> deve-se manter um coração "completo – rápido – fechado"; os objetivos são:
> - pré-carga elevada;
> - FC elevada;
> - pós-carga elevada.

VALVULOPATIAS

DEFINIÇÕES

> Estenose aórtica:
> - área valvar < 1,5 cm^2 (valor normal: 2,5 a 4,0 cm^2; índice = 2 cm^2/m^2);
> - uma esclerose aórtica é definida por uma área valvar entre 1,5 e 2,5 cm^2;
> - a estenose aórtica moderada apresenta uma área valvar entre 0,7 e 1,2 cm^2 (índice > 0,5 cm^2/m^2);
> - a estenose aórtica grave apresenta uma área valvar inferior a 0,7 cm^2 (índice < 0,5 cm^2/m^2);
> insuficiência aórtica:
> - a insuficiência aórtica é descrita como grave se o volume regurgitado for superior a 50% do volume sistólico;
> estenose mitral:
> - área valvar < 2,5 cm^2 (valor normal: 4 a 6 cm^2);
> - estenose leve, se a área valvar estiver entre 1;5 e 2;5 cm^2;
> - estenose moderada, se a área valvar estiver entre 1;0 e 1;5 cm^2;
> - estenose grave, se a área valvar < 1;0 cm^2;

- > insuficiência mitral (IM):
  - se o volume regurgitado for inferior a 30% do volume sistólico; a insuficiência mitral é caracterizada como leve; entre 30 e 50% é uma IM moderada e acima de 50%, grave;
- > prolapso da válvula mitral (doença de Barlow):
  - o prolapso da válvula mitral é um defeito de coaptação dos folhetos; nem sempre resulta em insuficiência mitral;
  - as complicações de um prolapso da válvula mitral são a ruptura das cordas, endocardite, arritmias ou tromboembolismo;
- > cardiomiopatia hipertrófica obstrutiva:
  - a obstrução é secundária à aposição do folheto anterior da válvula mitral no septo hipertrofiado, como resultado da aspiração de fluxo aórtico acelerada;
  - a obstrução é dinâmica, sua importância aumenta de modo inversamente proporcional ao tamanho do VE. Assim, a diminuição da pré-carga, a diminuição da pós-carga e o aumento da contratilidade levam a uma diminuição do tamanho do VE e favorecem a obstrução.

ETIOLOGIA

- > Estenose aórtica:
  - calcificações;
  - bicuspidia;
- > insuficiência aórtica:
  - bicuspidia;
  - dilatação aórtica;
  - infecção;
  - reumatismo articular agudo;
- > estenose mitral:
  - reumatismo articular agudo;
  - congênito;
- > insuficiência mitral:
  - prolapso (doença de Barlow);
  - isquemia por disfunção ou ruptura de pilar;
  - dilatação do VE;
  - reumatismo articular agudo;
  - calcificações;
  - infecção.

MANIFESTAÇÕES CLÍNICAS

■ Estenose aórtica

- > Os sintomas são:
  - angina:
    - ▲ a partir do aparecimento deste sintoma, a sobrevida média é de 5 anos;
    - ▲ a angina é o resultado da hipertrofia do miocárdio, o que provoca aumento da tensão do miocárdio: o consumo de O_2 aumenta e a perfusão coronária diminui;
  - síncope:
    - ▲ a partir do aparecimento deste sintoma, a sobrevida média é de 3 anos;
    - ▲ a síncope é secundária a uma arritmia (taquicardia ventricular ou bloqueio atrioventricular) ou à incapacidade de aumentar o débito cardíaco durante a vasodilatação periférica ou exercício;
  - insuficiência cardíaca descompensada:
    - ▲ a sobrevida média é de 2 anos;
    - ▲ após o mecanismo de compensação pela hipertrofia do músculo, o miocárdio dilata-se e a insuficiência cardíaca desenvolve-se;

Tabela 25-1	Características hemodinâmicas das diferentes cardiopatias		
Cardiopatia	Características	Objetivo terapêutico
Insuficiência cardíaca esquerda	Fração de ejeção diminuída Dilatação do VE Insuficiência miocárdica Desaceleração circulatória	Estimulação inotrópica Diminuir a resistência sistêmica Manter a pré-carga (Frank-Starling)
Insuficiência cardíaca direita	Dilatação do VD Insuficiência tricúspide Desaceleração circulatória	Em caso de hipertensão arterial pulmonar: aumento da pré-carga Em caso de estase direita: pré-carga diminuída, reduzir a resistência pulmonar (hiperventilação), alcalose, dobutamina, nitroglicerina, milrinona, isoprenalina, NO
Disfunção sistólica	Falha na contratilidade DC diminuído Sintoma: fadiga	Estimulação inotrópica Pós-carga baixa Contrapulsação intra-aórtica Assistência ventricular
Disfunção diastólica	Falha de relaxamento Complacência diminuída Aumento da pressão de enchimento Sintoma: dispneia	Pré-carga elevada
Isquemia miocárdica	Aporte de O_2 diminuído Fluxo coronário dependente da PA diastólica Função sistólica variável Disfunção diastólica	FC baixa PAM > 80 mmHg Betabloqueadores Monitoramento do segmento ST "Lento, flácido, normotenso"
Tamponamento	Aumento da PVC Equalização das pressões das câmaras cardíacas Taquicardia	Pré-carga elevada FC elevada Pós-carga elevada "Repleto, rápido, fechado"

> os sinais clínicos são:
  - sopro protomesosistólico;
  - B4, que sinala a redução da complacência do VE, secundário à hipertrofia;
  - pulso tardio e de crescimento lento à palpação do pulso carotídeo *(pulsus lentus tardus parvus);*
  - uma atenuação de B2;
> a contração do átrio normalmente contribui para o enchimento do VE em até 20%; na estenose aórtica, a contribuição é de 40%. Em caso de perda do ritmo sinusal, a deterioração clínica é rápida.

■ Insuficiência aórtica
> O aumento do volume secundário à insuficiência provoca inicialmente um aumento do tônus simpático, taquicardia e aumento da contratilidade, seguido pelo desenvolvimento de uma hipertrofia excêntrica. O aumento do metabolismo

e do consumo de O_2 secundário à elevação de volume não é tão importante quando o aumento de pressão na estenose aórtica; posteriormente, o VE se dilata e as pressões de enchimento aumentam, levando à dilatação do AE;
> as queixas do paciente são dispneia, fadiga e palpitações;
> ao exame clínico, o paciente com insuficiência aórtica grave pode apresentar os seguintes sinais:
- sinal de Austin-Flint: sopro telediastólico pela vibração do folheto anterior da válvula mitral na diástole, em decorrência da regurgitação;
- sinal de Durozier: auscultação de um ruído diastólico em grandes vasos periféricos, em razão do fluxo retrógrado;
- sinal de Traub: ruído sistólico e diastólico significativo na ausculta da artéria femoral;
- sinal de Quincke: pulsação capilar, observada no leito ungueal;
- sinal de Musset: movimento de cabeça em sinal de concordância, sincronizados com cada sístole.

■ Estenose mitral
> Na presença de estenose mitral, o volume e a pressão telediastólica do VE estão reduzidos, bem como o volume de ejeção; o átrio esquerdo dilata-se gradualmente; neste caso, a contração do AE contribui para o enchimento do VE em até 30%. Entretanto, muito rapidamente (por causa do tamanho do AE) a maioria dos pacientes desenvolve FA (fibrilação atrial);
> as queixas do paciente são dispneia, dispneia paroxística noturna, fadiga, palpitações e hemoptise; o paciente desenvolve edema pulmonar e, algumas vezes, uma mudança de voz causada pela compressão do nervo laríngeo recorrente, pela dilatação do átrio;
> os sinais clínicos são:
- um aumento de B1, se a válvula for flexível; uma diminuição de B1, se ela estiver calcificada;
- um estalido de abertura, secundário ao aumento no gradiente atrioventricular; quanto mais grave for a estenose, mais precocemente ocorre o estalido na diástole e aproxima-se de B2;
- murmúrio diastólico.

■ Insuficiência mitral
> Inicialmente, o aumento do volume do AE e a redução do débito cardíaco produzem uma ativação sistêmica do sistema nervoso simpático, aumento da contratilidade e taquicardia; o aumento do volume do VE o coloca em uma porção mais elevada da curva de Frank-Starling. Posteriormente, desenvolve hipertrofia excêntrica e o AE gradualmente se expande;
> os sinais clínicos são:
- diminuição de B2;
- sopro holossistólico, irradiando para a axila.

■ Prolapso mitral
> Ao contrário de outros tipos de insuficiência mitral, a regurgitação do prolapso agrava-se quando a pré e a pós-carga diminuem e a contratilidade aumenta. Na verdade, qualquer redução do VE leva a um aumento da amplitude de deslocamentos das folhas e agrava a falta de coaptação, aumentando a regurgitação;
> os sinais clínicos são:
- ruído de abertura, seguido por um sopro sistólico;
- aumento do sopro quando o paciente está em posição ortostática.

■ **Cardiomiopatia hipertrófica obstrutiva**
> Os sinais clínicos são:
  • aumento de B1;
  • sopro telessistólico, que evoca a obstrução dinâmica que aumenta durante a sístole;
  • sopro de insuficiência mitral, que irradia para a axila.

■ **Sopro holossistólico de ejeção**
> Diagnóstico diferencial:
  • estenose aórtica;
  • cardiomiopatia hipertrófica obstrutiva;
  • insuficiência mitral;
> a manobra de Valsalva e o ortostatismo modificam a intensidade do sopro da seguinte maneira:
  • ↗ do sopro na cardiomiopatia hipertrófica obstrutiva: a redução do retorno venoso produz uma diminuição no volume das cavidades esquerdas e, assim, aumenta a obstrução;
  • ↘ do sopro na estenose aórtica;
  • ↘ do sopro na insuficiência mitral;
> a posição de cócoras modifica a intensidade do sopro:
  • ↘ do sopro na cardiomiopatia hipertrófica obstrutiva: o aumento do retorno venoso produz um aumento no volume das cavidades esquerdas e, portanto, uma diminuição da obstrução;
  • ↗ do sopro na estenose aórtica;
  • ↗ do sopro na insuficiência mitral.

IMPLICAÇÕES ANESTÉSICAS

> As implicações anestésicas da doença valvular cardíaca estão descritas na Tabela 25-2;
> poucos medicamentos existentes são formalmente contraindicados. Seus modos de administração (seringa elétrica utilizando a AIVAC) e doses devem ser adaptadas aos objetivos hemodinâmicos.

INDICAÇÕES CIRÚRGICAS

> As indicações para a cirurgia normalmente são estabelecidas de acordo com a sintomatologia clínica. Especificamente, estas indicações são:
> estenose aórtica:
  • área valvar < 0,5 cm^2 (valor normal: 2,5 a 3,5 cm^2);
  • gradiente de pressão transvalvar médio > 50 mmHg;
> estenose mitral:
  • área valvar < 1,0 cm^2 (valor normal: 4 a 6 cm^2);
  • gradiente de pressão transvalvar médio > 12 mmHg;
> insuficiência aórtica:
  • área do orifício diastólico > 0,4 cm^2;
  • volume regurgitado > 60 mL;
> insuficiência mitral:
  • fração de regurgitação > 55%;
  • volume regurgitado > 60 mL.

Sistema cardiovascular e anestesia

Tabela 25-2 Características das valvulopatias e implicações anestésicas

Valvulopatia	Características	Objetivo hemodinâmico	Exemplo de medicamentos	Observação
Estenose aórtica	Hipertrofia concêntrica do ventrículo esquerdo Disfunção diastólica DC dependente da pré-carga e contração atrial	Pré-carga elevada Ritmo sinusal lento Vasoconstrição sistêmica "Repleto, regular, vasoconstritado"	Etomidato Fentanil, sufentanil Vecurônio Sevoflurano Fenilefrina Esmolol	Risco do efeito de "cardiomiopatia hipertrófica obstrutiva" após a substituição da válvula aórtica, devido à retirada da obstrução e pequena dimensão do VE Evite a anestesia espinal, que produz uma diminuição da pós-carga
Insuficiência aórtica	Pré-carga elevada Refluxo dependente da PAd Dilatação do VE e diminuição da função	Pré-carga elevada Vasodilatação sistêmica Taquicardia Estimulação inotrópica "Repleto, rápido, vasodilatado"	Etomidato Fentanil, sufentanil Pancurônio Isoflurano Efedrina	O pancurônio tem ação vagolítica e aumenta a FC
Estenose mitral	Volume sistólico fixo e baixo Hipertensão arterial pulmonar Sobrecarga do VD DC e FC variam em direções opostas	Vasoconstrição sistêmica Ausência de taquicardia Vasodilatação pulmonar Ventilação por pressão positiva intermitente benéfica "Ventilado, lento, vasodilatado na pulmonar"	Etomidato Fentanil, sufentanil Vecurônio Isoflurano Fenilefrina	

Insuficiência mitral	Pré-carga elevada Pós-carga baixa Dilatação do VE	Normovolemia Vasodilatação sistêmica Estimulação inotrópica Taquicardia leve Ventilação por pressão positiva intermitente benéfica "Ventilado, tonificado, vasodilatado"	Etomidato Fentanil, sufentanil Vecurônio Isoflurano Efedrina	O refluxo depende do tamanho do orifício, FC e gradiente de pressão transvalvar.
Prolapso mitral	Pré-carga elevada Pós-carga baixa	Pré-carga elevada Pós-carga mantida Diminuição da contratilidade "Repleto, flexível, preenchido"	Etomidato Fentanil, sufentanil Vecurônio Sevoflurano Fenilefrina	
Cardiomiopatia hipertrófica obstrutiva	Hipertrofia do ventrículo esquerdo concêntrica Obstrução dinâmica	Pré-carga elevada Vasoconstrição sistêmica Diminuição da contratilidade "Repleto, flácido, fechado"	Etomidato Fentanil, sufentanil Vecurônio Sevoflurano Fenilefrina Esmolol	Aparecimento de um pulso bífido na curva arterial. As anestesias medulares aumentam a obstrução por diminuição da pré-carga e, portanto, do tamanho do VE.

Sistema cardiovascular e anestesia

CARDIOPATIAS CONGÊNITAS

- Na embriologia, o coração é dividido em 3 segmentos: átrios, ventrículos e troncos arteriais. Esses 3 segmentos são separados por 2 junções: a junção atrioventricular, representada pelo canal atrioventricular, e a junção ventriculoarterial, representada pelo infundíbulo;
- em algumas circunstâncias, pode ser difícil diferenciar os 2 ventrículos com base em critérios hemodinâmicos. Utilizam-se então os seguintes critérios morfológicos:
  - o VE contém 2 músculos papilares, 1 válvula mitral e 1 câmara de ejeção fibrosa;
  - o VD contém 3 músculos papilares, um dos quais está ligado ao septo interventricular, 1 valva tricúspide, cuja inserção septal é mais baixa que o anel mitral e 1 câmara de ejeção inteiramente muscular;
- atualmente, 85% das crianças com cardiopatias congênitas (0,5 a 1% dos nascimentos) atinge a idade adulta. Em 3 situações são encontradas:
  - pacientes com correção cirúrgica completa na infância, cujas repercussões podem ser significativas se a cirurgia for adiada;
  - pacientes com intervenção paliativa na infância; o comportamento hemodinâmico desses pacientes pode ser complexo e muito diferente do comportamento fisiológico normal; por exemplo, em algumas situações, o ventrículo direito funciona como ventrículo sistêmico;
  - os pacientes não operados que apresentam anormalidades benignas, compensadas ou superadas;
- as malformações mais frequentes são, em ordem decrescente:
  - forame oval permeável;
  - aorta bicúspide;
  - CIA (comunicação interatrial);
  - tetralogia de Fallot;
  - coarctação da aorta;
  - CIV (comunicação interventricular);
- a fisiopatologia das cardiopatias congênitas (CC) pode ser dividida em 3 categorias distintas. As 2 primeiras dizem respeito à CC cujos fluxos pulmonares (Qp) são diferentes dos fluxos sistêmicos (Qs), por causa do curto-circuito *(shunt)* de uma circulação para outra, intra ou extracardíaca, de modo que as 2 circulações não estão estritamente em série. Na 1ª categoria, o fluxo pulmonar é superior ao fluxo sistêmico (Qp/Qs > 1), em razão do *shunt* E-D. Na 2ª categoria, o fluxo pulmonar é menor que o fluxo sistêmico (Qp/Qs < 1), por causa do *shunt* D-E. A 3ª categoria diz respeito às cardiopatias cujas 2 circulações estão estritamente em série (ausência de *shunt*); a Qp e a Qs são idênticas (Qp/Qs = 1):
  - cardiopatias com aumento do fluxo pulmonar (Qp/Qs > 1):
    - ▲ há um *shunt* E-D; algumas vezes o paciente apresenta cianose, porque esta categoria inclui algumas cardiopatias congênitas que apresentam um Qp/Qs > 1 (transposição dos grandes vasos, retorno venoso pulmonar total anormal, *truncus arteriosus*, ventrículo único);
    - ▲ não corrigida, estas cardiopatias desenvolvem uma hipertensão arterial pulmonar secundária ao aumento do fluxo pulmonar, que pode tornar-se irreversível e levar à inversão do *shunt* (síndrome de Eisenmenger);
    - ▲ exemplos: forame oval permeável, CIA, CIV, canal arterial, canal atrioventricular, transposição dos grandes vasos, retorno venoso pulmonar total anormal, *truncus arteriosus*, ventrículo único;
  - cardiopatias com diminuição do fluxo pulmonar (Qp/Qs < 1):

- ▲ há um *shunt* D-E; a hipertensão arterial pulmonar desenvolve-se após um tempo, depois da hipoxemia crônica;
- ▲ o paciente sempre apresenta cianose;
- ▲ exemplos: tetralogia de Fallot, anomalia de Ebstein, atresia pulmonar;
- ▲ as cardiopatias da 1ª categoria que desenvolvem a síndrome de Eisenmenger e cujo *shunt* E-D é revertido em um *shunt* D-E posteriormente pertencem a esta categoria, pois sua relação Qp/Qs será < 1;
- cardiopatias sem *shunt*, cujo fluxo pulmonar é idêntico ao fluxo sistêmico (Qp/Qs = 1):
  - ▲ exemplos: estenose aórtica, estenose pulmonar, biscuspidia aórtica, coarctação aórtica;
> normalmente, a pós-carga do VD é de 1/20 da pós-carga do VE. Todos os *shunt* E-D, mesmo mínimos, produzem uma sobrecarga significativa à circulação pulmonar;
> os sinais clínicos de doença cardíaca cianótica são:
- cianose, que aparece com valor absoluto de 50 g/L de Hb dessaturada;
- hipocratismo digital;
- sinais clínicos de hipertensão arterial pulmonar, como descrito no parágrafo correspondente;
- policitemia, com sintomas de hiperviscosidade se o hematócrito for > 65%; estes sintomas de hiperviscosidade são:
  - ▲ complicações tromboembólicas;
  - ▲ distúrbios da coagulação;
  - ▲ diminuição do número de plaquetas;
  - ▲ hiperuricemia (a hipoperfusão renal intensifica a reabsorção de ácido úrico);
> as complicações das cardiopatias congênitas, que representam também os fatores prognósticos em caso de tratamento cirúrgico, são (em ordem decrescente de gravidade):
- hipoxemia com saturação de O_2 < 85%;
- uma hipertensão arterial pulmonar (PAP média de 20 mmHg) e síndrome de Eisenmenger;
- Hb > 150 g/L;
- arritmias, que estão presentes em mais de 50% dos casos;
- disfunção ventricular direita ou esquerda, secundária ao:
  - ▲ tempo de latência antes da intervenção;
  - ▲ cianose;
  - ▲ isquemia;
  - ▲ tipo de sobrecarga; a sobrecarga de pressão, especialmente para o VD, é menos tolerada do que a sobrecarga de volume.

SHUNTS

> Os *shunts* ou comunicações entre as 2 circulações são intracardíacos (CIA, CIV) ou extracardíacos; ocorrem nas veias pulmonares (conexões anormais das veias pulmonares) ou grandes artérias (persistência do canal arterial, *truncus arteriosus*);
> os *shunts* são definidos com base em 3 características:
- direção de fluxo: esquerda–direita, direita–esquerda ou bidirecional;
- dimensões do *shunt*: a importância do *shunt* aumenta com o diâmetro da comunicação entre as 2 circulações, ainda mais porque ele é curto. Quanto maior o tamanho da comunicação, mais o *shunt* será diretamente proporcional à diferença da resistência das 2 circulações (pulmonar e sistêmica);
- o impacto do *shunt* nas cavidades de entrada: um *shunt* E-D situado acima das válvulas atrioventriculares produz uma dilação por sobrecarga volêmica nas cavidades direitas (CIA, por exemplo); o mesmo *shunt*, mas situado

abaixo destas válvulas produz uma dilatação das cavidades esquerdas por aumento do retorno venoso pulmonar e, portanto, uma sobrecarga volêmica do VE (p. ex., CIV, tronco arterial comum, canal arterial);
> a importância do *shunt* é definida pela razão entre os fluxos pulmonar e sistêmico ($Q_{pulmonar}/Q_{sistêmico}$, consulte a seção "Efeito *shunt*" no Capítulo 26 "Sistema respiratório e anestesia"), que podem ser medidos por cateterismo e ecocardiografia; um *shunt* E-D leva a um aumento nesta proporção ($Q_{pulmonar}/Q_{sistêmico} > 1$), uma vez que há um deslocamento do sangue arterial sistêmico para a circulação pulmonar. No caso de *shunt* D-E, o fenômeno se inverte ($Q_{pulmonar}/Q_{sistêmico} < 1$).

CARACTERÍSTICAS E TRATAMENTO DE ALGUMAS CARDIOPATIAS CONGÊNITAS

■ Bicuspidia aórtica sintomática na infância

> A incidência de valva aórtica bicúspide é de 1 a 2%; em crianças, apresenta-se como uma estenose aórtica e raramente como uma insuficiência;
> existem 3 tratamentos:
> - a dilatação percutânea, agravada por um risco de ruptura da válvula e IA (insuficiência aórtica);
> - a substituição da valva aórtica por uma válvula artificial, que deve ser realizada após o fim do crescimento da criança, em decorrência da ausência de crescimento da válvula artificial;
> - a cirurgia de Ross:
>   ▲ a cirurgia de Ross consiste na excisão da valva pulmonar e sua inserção na posição da válvula aórtica; esta válvula autóloga tem potencial de crescimento;
>   ▲ as pressões pulmonares são baixas, a válvula extirpada é substituída por um homoenxerto, que pode ser posteriormente expandido por cateterismo, em caso de estenose secundária.

■ Comunicação interatrial

> Juntamente com a aorta bicúspide, a CIA é a cardiopatia congênita mais comum;
> existem 4 tipos de CIA, classificadas de acordo com sua localização:
> - CIA do tipo *ostium secundum*, que representa 75% das CIAs; está localizada no forame oval;
> - CIA do tipo *ostium primum*, que representa 15% das CIAs; está localizada no septo atrioventricular;
> - CIA do tipo seio venoso, que representa 10% das CIAs; está associada a uma anormalidade no retorno venoso cavo ou pulmonar;
> - anomalia do seio coronário: rara, consiste em uma anomalia na recuperação do seio coronário no átrio esquerdo;
> uma CIA leva à dilatação das cavidades direitas e da artéria pulmonar (AP), cuja importância depende do tamanho da comunicação; o aumento do fluxo pulmonar leva à hipertensão arterial pulmonar a longo prazo, com um risco de reversão do *shunt*;
> o fechamento da CIA por via cirúrgica ou percutânea é realizado somente quando o fluxo pulmonar aumenta em mais de 50% ou quando há dilatação ventricular;
> uma complicação de uma pequena CIA é uma embolia paradoxal, com o risco de acidente vascular encefálico; deste modo, a ecocardiografia é parte de uma revisão sistemática após acidente vascular encefálico em pacientes com menos de 45 anos.

Comunicação interventricular
> A CIV representa cerca de 10% de todas as cardiopatias congênitas;
> existem 4 formas anatômicas:
> - a CIV membranosa, que representa mais de 2/3 das CIV;
> - a CIV da câmara de entrada, localizada entre as valvas tricúspide e mitral;
> - a CIV infundibular, localizada sob as valvas aórtica e pulmonar, associada à insuficiência aórtica;
> - a CIV muscular, frequentemente múltipla;
> quase 40% das CIVs congênitas se fecham espontaneamente na infância;
> o *shunt* E-D leva a uma sobrecarga nas cavidades direitas, mas não nas esquerdas, com aumento do fluxo pulmonar; não há sobrecarga ventricular direita porque o sangue passa do VE à câmara de ejeção do VD, ignorando a cavidade ventricular direita. A sobrecarga do ventrículo esquerdo é uma consequência do aumento do retorno venoso pulmonar. A hipertrofia do VD só aparece quando há hipertensão arterial pulmonar;
> a correção cirúrgica é realizada quando o fluxo pulmonar aumentar mais de 50% ou se a CIV for infundibular, em decorrência do risco de insuficiência aórtica.

Coarctação da aorta
> A coarctação da aorta apresenta-se de modo diferente na criança com relação ao adulto;
> em crianças:
> - a coarctação é frequentemente localizada acima do canal arterial;
> - está associada a outras malformações cardíacas, na maioria das vezes uma aorta bicúspide;
> - a criança apresenta uma diferença de perfusão entre as partes superior e inferior do corpo, que é hipoperfundido; portanto, há um gradiente de pressão entre os membros superiores e inferiores;
> nos adultos, a coarctação está localizada abaixo do canal arterial; há também um gradiente de pressão entre os membros superiores e inferiores;
> em crianças, o tratamento é cirúrgico:
> - excisão da coarctação de aorta e anastomose término-terminal;
> - eventualmente uma reimplantação da artéria subclávia esquerda.

Tetralogia de Fallot
> A tetralogia de Fallot é a cardiopatia cianótica mais comum em crianças e representa quase 10% de todas as cardiopatias congênitas;
> a tetralogia de Fallot consiste em:
> - CIV;
> - estenose pulmonar;
> - aorta sobrepõe-se a ambos os ventrículos;
> - hipertrofia ventricular direita;
> a estenose pulmonar é de natureza mecânica (estenose valvular) ou dinâmica (estenose muscular). De modo análogo à cardiomiopatia hipertrófica obstrutiva, o grau de obstrução aumenta à medida que a contratilidade aumenta (estimulação do sistema nervoso simpático secundária à dor), quando a pré–carga é reduzida ou, em menor medida, quando pós-carga é reduzida (diminuição da resistência vascular pulmonar). O aumento da obstrução provoca diminuição do fluxo pulmonar e aumento da cianose;
> o tratamento cirúrgico consiste em realizar uma correção completa na infância.

■ Transposição dos grandes vasos

> Na transposição dos grandes vasos, a aorta provém do VD e a artéria pulmonar do VE; portanto, há 2 circulações paralelas. É necessário um *shunt*, geralmente uma CIA, para que o sangue oxigenado supra os tecidos;
> na ausência de *shunt*, o canal arterial é mantido aberto por tratamento de PG E1 (prostaglandina E1), na pendência da realização de uma manobra de Rashkind, que consiste em abrir o septo interatrial com balão, a fim de criar uma CIA;
> o tratamento é cirúrgico e consiste em correção no plano atrial ou arterial:
> - correção atrial:
>   - ▲ o cirurgião realiza um cruzamento interatrial dos retornos venosos, para que o sangue venoso sistêmico seja dirigido para a artéria pulmonar e o sangue venoso pulmonar para a aorta. O VD é, portanto, um ventrículo sistêmico;
>   - ▲ o problema é o aparecimento de insuficiência cardíaca direita ao redor dos 20 anos de idade;
> - correção arterial:
>   - ▲ o cirurgião realiza um *switch* arterial, normalmente antes de 3 semanas de vida, por um cruzamento da aorta e da artéria pulmonar, combinado com reimplante das coronárias: a aorta parte do VE e a artéria pulmonar do VD;
>   - ▲ o problema é a possível ocorrência de estenose da artéria coronária.

■ Coração univentricular com dupla via de saída

> Um ventrículo apresenta hipoplasia e o outro alimenta as 2 circulações, pulmonar e sistêmica; o tratamento cirúrgico destes pacientes depende, em partes, da criação de anastomoses entre o retorno venoso sistêmico e as artérias pulmonares, a fim de estabelecer uma circulação em série nos circuitos sistêmico e pulmonar. Ambas as circulações são asseguradas por um mesmo ventrículo único, tanto antes quanto depois do tratamento. A diferença é que, após a intervenção, este ventrículo único é auxiliado de uma perspectiva volêmica e bombeia o sangue saturado com oxigênio;
> o tratamento cirúrgico paliativo é realizado em 3 etapas:
> - inicialmente deve-se reduzir o risco de hipertensão arterial pulmonar, realizando uma bandagem da artéria pulmonar proximal nas primeiras semanas de vida. A bandagem consiste em realizar a ligadura parcial da artéria pulmonar, para reduzir o fluxo pulmonar de modo a obter uma SpO_2 periférica de 80%;
> - é então realizada a anastomose cavopulmonar em 2 tempos; 1º, a veia cava superior é anastomosada à árvore arterial pulmonar (cirurgia de Glenn ou hemi-Fontan); a seguir, a veia cava inferior é anastomosada à árvore arterial pulmonar, completando, assim, o procedimento de Fontan;
>   - ✓ o fluxo pulmonar é assegurado passivamente pela pressão venosa central. O gradiente de pressão entre a pressão venosa central e a pressão atrial esquerda deve ser de ao menos 10 mmHg, a fim de assegurar o fluxo pulmonar. Este fluxo aumenta durante a inspiração espontânea e diminui na ventilação com pressão positiva;
>   - ✓ esta intervenção paliativa pode ser realizada na ausência de hipertensão arterial pulmonar.

■ Síndrome de Eisenmenger

> A síndrome de Eisenmenger é uma hipertensão arterial pulmonar fixa, que ocorre depois de um *shunt* E-D de alto débito e longo prazo, levando à inversão do *shunt*. O aumento do fluxo pulmonar em caso de *shunt* E-D produz uma alteração do endotélio das arteríolas pulmonares. Este fenômeno é res-

ponsável por um aumento gradual e irreversível da resistência pulmonar arterial (hipertrofia vascular), que conduzirá a uma maior hipertensão arterial pulmonar; essa hipertensão pode ser suprassistêmica, com inversão progressiva do *shunt* (*shunt* D-E); nesta fase, qualquer correção cirúrgica é proibida, pois seria fatal.

IMPLICAÇÕES ANESTÉSICAS DAS CARDIOPATIAS CONGÊNITAS

> As recomendações abaixo aplicam-se igualmente às cirurgias não cardíacas, paliativa ou corretiva;
> a técnica escolhida é ditada pelas restrições do *shunt*, presença de hipertensão arterial pulmonar ou as especificidades da doença;
> mesmo que a doença cardíaca do paciente seja bem conhecida, pode haver respostas imprevisíveis ao anestésico, especialmente em crianças pequenas, pela circulação de transição.

■ Avaliação pré-operatória

> Durante a avaliação pré-operatória, é necessário compreender em detalhes a anatomia, fisiopatologia da lesão e resultados dos exames anteriores (ecocardiograma, cateterismo, ressonância magnética); durante o exame clínico, o anestesiologista deve examinar os fatores de risco (hipertensão arterial pulmonar, cianose, arritmia, insuficiência cardíaca congestiva);
> uma pré-medicação ansiolítica deve ser cuidadosamente avaliada caso a caso; a hipoventilação e a hipoxemia podem ter efeitos deletérios na hemodinâmica;
> os sinais vitais são observados, especialmente a SpO_2.

■ Equipamento

> Além do equipamento-padrão, é necessário ter 2 oxímetros de pulso em crianças: 1 no membro superior direito medindo a saturação de O_2 pré-ductal e o 2º no membro inferior, medindo a saturação de O_2 pós-ductal. A saturação pré-ductal mede a saturação de O_2 antes da junção do canal arterial. A saturação pós-ductal mede a saturação depois da junção do canal arterial. A diferença de valor entre estas 2 medidas indica a persistência de um canal arterial com *shunt* da direita para a esquerda, que se encerra em poucas semanas de vida. Uma vez fechado, o canal pode reabrir na fase intraoperatória. Um aumento no gradiente entre as 2 saturações indica um aumento da resistência pulmonar e, portanto, um aumento do *shunt*; deve-se hiperventilar o paciente. Por outro lado, uma diminuição da resistência pulmonar reduz o *shunt*, ou o inverso, com uma diminuição resultante do débito cardíaco e das pressões sistêmicas; portanto, exige a hipoventilação do paciente;
> quando é realizada uma intervenção do tipo Blalock (anastomose entre a artéria subclávia e a artéria pulmonar), a pressão arterial não pode ser medida no lado da anastomose. Quanto ao acompanhamento da capnografia, deve-se saber que a $PETCO_2$ subestima constantemente a PCO_2 se houver um *shunt* D-E, em decorrência do espaço morto representado pelo volume de sangue que não atinge os pulmões; esta subestimação é ainda mais pronunciada se o *shunt* for importante;
> o risco de embolia gasosa cerebral é particularmente elevado entre os pacientes com *shunt* D-E; a inserção de um acesso venoso, tanto central quanto periférico, requer muito cuidado. As linhas de perfusão devem sempre estar livres de bolhas de ar. Na presença de uma anastomose cavopulmonar, a pressão medida com o cateter venoso central é igual à pressão na artéria pulmonar, já que o VD apresenta o *shunt*;

> a colocação dos cateteres de Swan-Ganz pode ser particularmente difícil. Além disso, as dificuldades de interpretação e confiabilidade dos dados obtidos em caso de *shunt* intracardíaco e insuficiência tricúspide limitam a utilidade. Por outro lado, o ecocardiograma transesofágico permite uma análise mais adequada da função ventricular, do enchimento e do débito cardíaco.

■ Indução e manutenção

> Em caso de *shunt* D-E, a indução é mais lenta com os halogenados, especialmente se forem pouco solúveis (baixo fluxo pulmonar). Por outro lado, a indução é acelerada com agentes IV, em razão da passagem direta para a circulação arterial. Assim, as doses devem ser reduzidas;
> no entanto, em caso de *shunt* E-D, a indução é mais lenta com agentes IV, em decorrência da diluição causada pelo *shunt*. A indução é um pouco mais lenta com halogenados, por causa do aumento do fluxo pulmonar;
> a maioria dos agentes anestésicos causam diminuição da resistência vascular sistêmica, que pode agravar um *shunt* D-E pela diminuição da pós-carga do ventrículo sistêmico; a dessaturação pode ser controlada com vasopressores;
> o etomidato é um agente anestésico que proporciona melhor estabilidade hemodinâmica;
> a anestesia espinal ou peridural é contraindicada em caso de *shunt* D-E, pela concomitante diminuição de pré-carga (vasodilatação venosa) e pós-carga com agravamento do *shunt* (vasodilatação arterial sistêmica);
> o controle da ventilação permite modificar a resistência vascular pulmonar.

■ Estratégia peroperatória

> Em caso de *shunt* E-D, a diminuição do *shunt* é obtida pela diminuição da resistência sistêmica e pelo aumento da resistência pulmonar:
> - ± anestesia epidural;
> - discreta hipercapnia (hipoventilação discreta);
> - FiO_2 baixa (0,3);
> em caso de *shunt* D-E, evitar hipóxia, hipercapnia, acidose, ventilação com pressão elevada, hipotermia e estímulos dolorosos, que aumentam a resistência pulmonar; para reduzir o *shunt*, a resistência sistêmica deve ser identificada e a resistência pulmonar reduzida;
> - hipocapnia moderada (hiperventilação);
> - FiO_2 elevada;
> - vasoconstrição arterial (meosinefrina, noradrenalina);
> - PEFP baixa;
> - analgesia adequada;
> é inútil objetivar saturações de O_2 superiores as que a criança apresenta habitualmente no ar ambiente;
> em caso de agravamento da cianose deve-se:
> - aumentar a pré-carga (enchimento);
> - aumentar a resistência vascular sistêmica (vasopressores);
> - inibir o sistema nervoso simpático (analgesia, aprofundamento da anestesia);
> - diminuir a frequência cardíaca em casos de tetralogia de Fallot (betabloqueador de curta duração de ação, como o esmolol);
> em caso de coarctação da aorta, a resistência vascular sistêmica deve ser mantida elevada;

> em caso de anastomose arterial sistêmico-pulmonar corretiva ou paliativa (*shunt* de Blalock-Taussig), deve-se evitar reduzir a resistência vascular sistêmica, em decorrência do risco de redução do fluxo por meio de anastomose e, portanto, risco de dessaturação. A anestesia geral é recomendada, especialmente se o paciente apresentar uma diminuição da SaO_2.

Tabela 25-3 Efeitos de determinadas situações clínicas na resistência vascular pulmonar

Aumento da resistência vascular pulmonar	Diminuição da resistência vascular pulmonar
Acidose	Alcalose
Hipotermia	Normotermia
Hipoxemia	FiO_2 elevada
Hipercapnia	Hipocapnia
PEFP elevado	Melhor PEFP
Atelectasias	Capacidade residual funcional normal
Estimulação simpática	Diminuição da estimulação simpática

Um aumento na resistência pulmonar produz um aumento no *shunt* esquerdo-direito, enquanto sua redução produz um aumento no *shunt* direito-esquerdo.

HIPERTENSÃO ARTERIAL PULMONAR

DEFINIÇÕES

> $PAP_{sistólica}$ > 30 mmHg (valor normal: 18 a 25 mmHg);
> $PAP_{média}$ > 20 mmHg (valor normal: 12 a 16 mmHg);
> $PAP_{diastólica}$ > 10 mmHg (valor normal 60 a 10 mmHg).

ETIOLOGIA

> Idiopática;
> doença tromboembólica;
> insuficiência cardíaca esquerda;
> estenose mitral;
> síndrome de Eisenmenger;
> hipoxemia crônica (doenças respiratórias crônicas);
> contraceptivos orais;
> medicamentos anorexígenos derivados da anfetamina (fenfluramina, dexfenfluramina).

MANIFESTAÇÕES CLÍNICAS

> Cianose;
> hipocratismo digital;
> policitemia;
> hipertensão arterial pulmonar, que se manifesta clinicamente por:
  • uma turgescência ± pulso jugular;
  • um aumento da onda *a* ao exame clínico da veia jugular;
  • uma venodilatação dos membros superiores;
  • um fígado pulsátil em caso de insuficiência tricúspide;
  • uma palpação da artéria pulmonar no 2º espaço intercostal;
  • um desvio do choque da ponta à direita (choque ventricular direito);

- um B2 ruidoso;
- uma diminuição no desdobramento fisiológico de B2;
- um sopro sistólico pulmonar de ejeção;
- um sopro holossitólico de regurgitação tricuspidiana;
- um sopro holodiastólico de insuficiência pulmonar;
- um B3, um B4.

TRATAMENTO

> O_2;
> anticoagulantes para a forma idiopática;
> vasodilatadores:
- derivados de nitratos;
- nifedipina (Adalate®, Adalat®);
- prostaglandinas (IV e *spray* nasal, iloprost = Ilomedin®);
- inibidores da fosfodiesterases 3 (milrinone = Corotrope®, Corotrop®) e 5 (sildenafil = Viagra®);
- antiendotelinas (bosentan = Tracleer®);
- antagonistas da angiotensina II;
- espironolactona (Aldactone®).

IMPLICAÇÕES ANESTÉSICAS

> Equipamentos:
- cateter arterial;
- sonda vesical;
- cateter de Swan-Ganz para intervenções longas ou hemorrágicas;
- ± ecocardiografia transesofágica;
> indução com etomidato (Hypnomidate®):
- evitar propofol (Diprivan®), que produz diminuição na pré-carga;
- evitar cetamina e desflurano, que produzem aumento na pressão arterial pulmonar;
> a escolha de opioides e curares não despolarizantes depende dos parâmetros operatórios (tempo de cirurgia, tipo de intervenção);
> a manutenção é realizada com isoflurano (Forane®), sevoflurano (Sevorane®):
- evitar o óxido nitroso, que produz aumento na resistência vascular pulmonar e elevação da pressão no átrio direito;
- evitar o desflurano (Suprane®), que também produz aumento na resistência vascular pulmonar;
> durante a indução e a manutenção da anestesia, devem-se evitar os seguintes estados que aumentam a resistência vascular pulmonar:
- hipoxemia;
- hipercapnia;
- acidose;
- ventilação com pressões elevadas;
- estimulação simpática (dolorosa);
- hipotermia;
> a estratégia anestésica deve incluir o seguinte:
- FiO_2 elevada;
- hiperventilação: $PaCO_2$ 25-30 mmHg, pH > 7,45;
- reduzir o PEFP: ventilação com pressão positiva com uma pressão intratorácica média abaixo de 6-10 mmHg;
- garantir uma analgesia adequada;
- assegurar uma pré-carga adequada ao VD, de acordo com a pressão venosa central;

- vasodilatadores:
  - ▲ nitroglicerina IV: < 1,5 μg/kg/minuto;
  - ▲ NO: 10 a 50 ppm no circuito inspiratório;
  - ▲ prostaciclina em aerossol: iloprost (Ilomedin®) 20 μg em 15 minutos;
  - ▲ sulfato de magnésio: 5 a 10 mmol (= 1 a 2 g);
  - ▲ catecolaminas beta: dobutamina (Dobutrex®), isoprenalina (Isuprel®);
  - ▲ inibidores de fosfodiesterases-3: milrinona (Corotrope®, Corotrop®) 0,5 μg/kg/minuto;
- norepinefrina: aumenta a pressão de perfusão coronariana;

> uma raquianestesia não é recomendada por causa do rápido início do bloqueio simpático e, portanto, diminuição da pré-carga do VD; uma anestesia epidural pode ser considerada;

> os seguintes medicamentos devem ser evitados, porque produzem aumento da RVP (resistência vascular pulmonar):
- digitálicos;
- dopamina;

> os medicamentos utilizados durante anestesia geral produzem no sistema cardiovascular (em diferentes graus) diminuição da pré-carga, diminuição da pós-carga, cardiomiodepressão e inibição do sistema nervoso simpático. Em casos de hipertensão arterial pulmonar grave e súbita, pode ocorrer insuficiência cardíaca direita aguda, pela insuficiente quantidade de massa muscular no VD para superar esses efeitos deletérios.

EMBOLIA PULMONAR

DEFINIÇÃO

> A embolia pulmonar é uma obstrução da circulação pulmonar.

ETIOLOGIA

> Tromboembolismo:
- geralmente a partir de trombose da pelve ou membros inferiores;

> embolias gasosas:
- durante uma neurocirurgia, colocação de acesso venoso central ou laparoscopia;

> embolia gordurosa:
- frequente em pacientes politraumatizados, especialmente quando houver fratura da diáfise de ossos longos;

> êmbolos tumorais;

> êmbolos sépticos:
- durante a septicemia;

> embolia amniótica:
- durante ou após o parto;

> embolia de corpo estranho (talco):
- comum entre toxicômanos.

FATORES DE RISCO PARA TROMBOEMBOLISMO

> Fatores de risco relacionados com o paciente:
- antecedentes de AVE;
- antecedentes de tromboembolismo;
- repouso no leito;
- neoplasias;
- síndrome antifosfolipídios;

- hereditariedade:
  - resistência à proteína C ativada e mutação do fator V de Leiden;
  - déficit de proteína C e S, antitrombina III;
  - hiper-homocisteinemia;
> fatores de risco relacionados com a cirurgia:
  - risco elevado: prótese total de joelho ou quadril, fratura do colo femoral, cirurgia oncológica gastrointestinal e ginecológica, cirurgia de obesidade, cirurgia intracraniana, cirurgia de próstata, transplante renal, politraumatismo, traumatismo raquimedular;
  - risco moderado: cirurgia laparoscópica com mais de 1 hora de duração, laparotomia exploratória, cirurgia oncológica da mama, fraturas da diáfise do fêmur, da perna e do pé;
  - risco baixo: cirurgia laparoscópica de menos de 1 hora de duração, apendicectomia, colecistectomia, cirurgia benigna de mama, tratamento de hérnia discal, artroscopia do joelho, trauma no joelho sem fratura, cirurgia endoscópica.

MANIFESTAÇÕES CLÍNICAS

> Dispneia;
> dores torácicas;
> hemoptise;
> estertores crepitantes.

EXAMES COMPLEMENTARES

> Gasometria:
  - hipoxemia;
  - hipocapnia;
> laboratoriais:
  - dosagem do Dímero-D (produto da degradação da fibrina) em caso de suspeita de tromboembolismo;
> ECG:
  - bloqueio do ramo direito;
  - HBPE (hemibloqueio posterior esquerdo);
  - fibrilação atrial de início recente;
  - taquicardia sinusal;
> radiografia:
  - atelectasia;
  - infiltrado;
  - derrame pleural;
  - elevação da cúpula diafragmática no lado da embolia;
> doppler dos membros inferiores:
  - pesquisa de trombo em casos de suspeita de tromboembolismo;
> TC torácica espiral:
  - visualização de êmbolos;
> ecocardiografia transesofágica:
  - dilatação das cavidades direitas;
> cintilografia pulmonar.

TRATAMENTO

> Em caso de tromboembolismo:
  - anticoagulantes por 6 meses (heparina e vitamina K);
  - filtro de veia cava, em caso de cirurgia recente ou sangramento ativo;
  - trombólise, nos casos de tromboembolismo pulmonar maciço com disfunção ventricular direita aguda;
> tratamento de suporte para outros tipos de embolia pulmonar.

EMBOLIA PULMONAR PEROPERATÓRIA

■ Sinais
> Hipotensão arterial;
> hipoxemia;
> broncospasmo;
> diminuição da pressão tele-expiratória final de CO_2:
  • pode haver um aumento da pressão tele-expiratória de CO_2 em caso de embolia de CO_2 durante a cirurgia laparoscópica.

■ Condutas
> Interrupção do N_2O;
> O_2 100%;
> aumentar a PEFP de acordo com a tolerância hemodinâmica: permite reduzir o risco de embolia paradoxal;
> em caso de embolia gasosa (ar, CO_2):
  • isolar o local cirúrgico para obstruir a brecha venosa e a inundação de líquido;
  • em caso de laparoscopia, evacuar o pneumoperitônio;
  • compressão jugular;
  • colocação de um cateter venoso central e aspiração do ar da cavidade cardíaca direita;
  • colocar o paciente em decúbito lateral esquerdo ou reclinado para a esquerda na mesa cirúrgica:
    ▲ o forame oval está agora em posição de declive, o que impede a embolia paradoxal.

HIPERTENSÃO ARTERIAL SISTÊMICA

DEFINIÇÃO

Tabela 25-4 Categorias de pressão arterial em função dos valores sistólico e diastólico

Categoria	PA sistólica (mmHg)		PA diastólica (mmHg)
Normal	< 120	e	< 80
Pré-hipertensão	120-139	ou	80-89
Hipertensão leve (estágio 1)	140-159	ou	90-99
Hipertensão moderada (estágio 2)	160-179	ou	100-109
Hipertensão grave (estágio 3)	> 180	ou	> 110
Hipertensão sistólica isolada	> 140	e	< 90
Hipertensão de pressão de pulso	> 80 mmHg		

ASPECTOS GERAIS

> A hipertensão arterial é uma doença que afeta cerca de 1 bilhão de pessoas; estima-se que 1/3 dos hipertensos não sejam tratados, 1/3 seja insuficientemente tratado e 1/3 seja devidamente tratado;
> a pressão sistólica aumenta com a idade, de modo constante; a pressão diastólica aumenta até os 50 a 60 anos de idade, quando atinge um platô, diminuindo a partir de então; assim, a hipertensão arterial sistólica isolada é a forma mais comum de hipertensão em pacientes acima de 50 anos;
> o conceito clássico associa uma pressão diastólica elevada a uma hipertensão arterial; na década de 1990, foi demonstrado que as complicações estão mais ligadas à elevação da pressão sistólica; recentemente surgiu o conceito de

pressão de pulso elevada (ou pressão diferencial); sua associação a doenças cardiovasculares, cerebrais e renais seria mais forte;
> a hipertensão maligna consiste em uma HA > 180/110 mmHg, com danos em órgãos-alvo: síndrome coronariana aguda, encefalopatia (edema cerebral, hipertensão intracraniana, papiledema, hemorragia da retina), IRA (insuficiência renal aguda); trata-se de uma urgência médica, que necessita de tratamento rápido.

CONSIDERAÇÕES FISIOLÓGICAS

> A PA é controlada por 2 mecanismos:
- um controle imediato (a cada segundo) pelos barorreceptores localizados nos seios carotídeos (aferências pelo nervo IX) e aórticos (aferências principais pelo nervo X);
- um controle intermediário (30 a 40 minutos), por ativação do sistema renina-angiotensina e pelo aumento do ADH;
> a curva de autorregulação cerebral é deslocada para a direita (ver Capítulo 27, "Sistema nervoso central e anestesia", curva de autorregulação); assim, pode haver uma diminuição do fluxo sanguíneo cerebral e, portanto, isquemia cerebral, mesmo com os valores da PAM no limite inferior;
> a pressão de pulso é um reflexo da rigidez das paredes dos vasos e da propagação da onda de pulso no sistema vascular; esta onda se propaga a partir da aorta para a periferia; em seguida, a onda retorna da periferia para a válvula aórtica (onda de reflexão) e chega ao início da diástole, contribuindo, assim, para o aumento da pressão diastólica e, portanto, para a perfusão do miocárdio, cérebro e rins. Em caso de rigidez da parede da aorta, a onda de reflexão retorna mais rapidamente, no final da sístole; assim, contribui para o aumento da pós-carga e o trabalho cardíaco; além disso, não há efeito benéfico de contribuição à perfusão dos órgãos-alvo. A pressão sistólica está aumentada e a pressão arterial diastólica diminuída; como consequência, há um aumento na pressão de pulso. Este aumento na pressão de pulso exerce pressão nas paredes vasculares, com uma deterioração de componentes elásticos, produzindo, assim, uma rigidez das paredes e uma dilatação, o que provoca um aumento na velocidade de propagação da onda de pulso; o círculo ciclo é iniciado;
> os fatores que predispõem à hipertensão da pressão de pulso são os fatores de risco de aterosclerose: idade, menopausa, intolerância à glicose, hipercolesterolemia, sedentarismo; até o momento, não há dados que permitem determinar se a hipertensão da pressão de pulso é a responsável ou a consequência da aterosclerose.

ETIOLOGIAS

> Idiopática:
- responsável por 90 a 95% dos casos de hipertensão arterial;
- os fatores predisponentes são um abuso de sal, abuso de álcool, etnia negra, obesidade;
> doença renovascular:
- aterosclerose da artéria renal;
- coarctação da aorta;
- hiperplasia fibromuscular da artéria renal;
> nefropatias;
> doenças endócrinas:
- feocromocitoma;
- hiperparatireoidismo;
- hiperplasia ou adenoma suprarrenal (hiperaldosteronismo);
> corticosterapia.

COMPLICAÇÕES

> Cardíacas: doença coronariana, insuficiência cardíaca;
> vasculares: aneurisma, dissecção da aorta, arteriopatia dos membros inferiores;
> cerebrais: acidente vascular encefálico, encefalopatia hipertensiva;
> oculares: retinopatia hipertensiva;
> renais: insuficiência renal (nefroangiosclerose).

TRATAMENTO

> O objetivo do tratamento é reduzir o perfil da pressão arterial a um limite de 140/90 mmHg; este limiar provavelmente deve ser ainda mais reduzido em caso de diabetes ou nefropatia concomitante;
> a 1ª linha de tratamento é o não medicamentoso: dieta sem sal, atividade física, perda de peso, cessação do tabagismo e álcool;
> em seguida, é iniciado o tratamento medicamentoso, se necessário; essas diferentes classes de medicamentos podem ser combinadas:
>   - diurético tiazídico;
>   - betabloqueador;
>   - inibidor da enzima conversora de angiotensina;
>   - anticálcicos;
>   - antagonista dos receptores da angiotensina II;
>   - inibidor da renina.

IMPLICAÇÕES ANESTÉSICAS

■ Consulta pré-operatória

> Mensurar a pressão arterial; em caso de valores elevados, um contato telefônico com o médico pode determinar a estabilidade do perfil da pressão arterial nas últimas semanas para afastar uma "síndrome do jaleco branco"; se necessário, deve ser considerada a adaptação do tratamento;
> buscar por uma HVE (hipertrofia do ventrículo esquerdo): auscultação de um B4, ECG (S1-R5 > 35 mm, ver Capítulo 45 "ECG", "Critérios HVE");
> procurar por lesão em órgãos-alvo (coração, cérebro, olhos, rins);
> procurar por distúrbios eletrolíticos:
>   - hipocalemia quando em uso de diuréticos;
>   - hiperpotassemia em caso de insuficiência renal ou uso de diuréticos poupadores de potássio.

■ Pré-medicação

> Interrupção dos inibidores da enzima conversora da angiotensina e dos antagonistas dos receptores à angiotensina na manhã da intervenção:
>   - são descritos casos de hipotensão refratária após a indução da anestesia em pacientes cujo tratamento foi mantido;
> uma pré-medicação com clonidina (Catapressan®, Catapresan®): 0,2 a 0,3 mg por via oral permite:
>   - sedar o paciente;
>   - reduzir a necessidade de agentes anestésicos;
>   - garantir uma estabilidade hemodinâmica perioperatória.

■ Estratégia anestésica

> A anestesia perimedular não diminui as complicações cardiovasculares;
> prefira os bloqueios periféricos para evitar qualquer repercussão hemodinâmica;
> a anestesia geral permite um melhor controle da pressão arterial, provavelmente; no entanto, o perfil tensional pode apresentar grandes variações:

- hipotensão à indução;
- hipertensão durante a entubação traqueal (prevenção pela administração de *bolus* de opioides, esmolol [Brevibloc®], nitroglicerina, lidocaína tópica [Xilocaína®]);
- resposta exagerada aos vasopressores.

■ Condutas peroperatórias

> Considere a mensuração invasiva da pressão arterial, de acordo com o tipo de cirurgia;
> garanta uma normotermia;
> mantenha o perfil tensional em torno de 20% dos valores normais;
> assegure uma pré-carga elevada:
- na verdade, a pressão capilar pulmonar deve ser mais elevada (12 a 18 mmHg), para que se obtenha um volume telediastólico esquerdo e um débito cardíaco adequados, em decorrência da diminuição da complacência ventricular secundária à hipertrofia;
> mantenha uma FC baixa e um ritmo sinusal a fim de garantir um tempo adequado de enchimento diastólico;
> monitore o segmento ST;
> em caso de aumento da pressão arterial, consulte o item "Conduta", na seção "Hipertensão arterial peroperatória", no Capítulo 21 "Complicações anestésicas";

■ Paciente hipertenso antes da indução

> Para saber se há diferenças em realizar uma intervenção em um paciente com hipertensão arterial imediatamente antes da indução, a literatura oferece as seguintes respostas: o procedimento pode ser realizado com segurança, desde que a pressão sistólica seja menor que 180 mmHg e a pressão diastólica esteja abaixo de 110 mmHg; na verdade, a incidência de complicações cardiovasculares perioperatórias não é maior entre os pacientes com um perfil tensional elevado antes da indução do que em normotensos; acima desses valores, o procedimento também pode ser realizado desde que não haja lesão nos órgãos-alvo (síndrome coronariana aguda, descompensação cardíaca, encefalopatia hipertensiva, AVE em curso). Mais que a hipertensão antes da indução, a labilidade tensional é um fator de risco para complicações cardiovasculares peroperatórias; assim, é essencial manter o perfil tensional em torno de 20% dos valores normais;
> o risco operatório das doenças hipertensivas está associado às complicações que envolvem os órgãos-alvo (rins, coração, cérebro etc.) e não ao valor tensional propriamente dito.

DOENÇAS AÓRTICAS

DISSECÇÃO AÓRTICA

■ Definição

> A dissecção aórtica consiste em uma laceração na íntima, que se estende entre as camadas interiores e exteriores da média e disseca a aorta em extensão variada, criando um canal para o fluxo de sangue, que emerge por um ou muitos pontos distais;
> a camada média geralmente apresenta necrose cística.

■ Classificação e características
> Stanford A:
> - a laceração é proximal, na aorta ascendente, e estende-se até a válvula aórtica ou a aorta descendente;
> - representa 75% das dissecções;
> - o tratamento é cirúrgico;
> - a mortalidade é de 90% sem cirurgia e 12% com cirurgia;
>
> Stanford B:
> - a laceração e sua extensão estão localizadas na aorta descendente;
> - representa 25% das dissecções;
> - o tratamento é clínico (analgésicos, anti-hipertensivos); a cirurgia é indicada apenas em casos de complicações isquêmicas;
> - a mortalidade quando em tratamento médico é de 25%.

■ Etiologia
> Dissecção da aorta ascendente:
> - hipertensão arterial;
> - insuficiência aórtica;
> - síndrome de Marfan;
> - gravidez (pelo fluxo aumentado);
>
> dissecção da aorta descendente:
> - arteriosclerose.

■ Manifestações clínicas
> Dores retroesternais, interescapulares ou abdominais, com eventual irradiação para o dorso;
>
> choque.

■ Complicações
> Dissecção da aorta ascendente:
> - insuficiência aórtica, por dissecção valvar (incidência de 50%);
> - dilatação ventricular aguda, secundária à insuficiência aórtica;
> - tamponamento, secundário à dissecção que se estende ao saco pericárdico;
> - AVE, secundário a dissecção da carótida;
> - infarto, secundário à dissecção das coronárias;
>
> dissecção da aorta descendente:
> - as complicações resultam de uma oclusão das artérias derivadas da aorta:
>   - ▲ isquemia medular (risco de paraplegia);
>   - ▲ isquemia renal;
>   - ▲ isquemia intestinal;
>   - ▲ isquemia dos membros inferiores.

■ Indicação cirúrgica
> Dissecção da aorta ascendente anterógrada ou retrógrada;
>
> dissecção da aorta descendente com complicações isquêmicas.

ANEURISMA

■ Definição
> Um aneurisma consiste em uma dilatação localizada da parede de um vaso, 50% superior ao seu diâmetro normal;
>
> o aneurisma verdadeiro é uma dilatação de 3 camadas;
>
> o falso aneurisma é a ruptura parietal com dilatação somente da adventícia.

Etiologia
> Arteriosclerose (60%):
>   - em geral, o aneurisma é fusiforme;
>   - representa 95% dos aneurismas abdominais;
> dissecção da aorta (15%);
> aortite (sífilis, arterite de Takayasu, 10%);
> ruptura traumática (10%):
>   - em caso de sobrevivência, o hematoma é circunscrito pela adventícia, que se dilata (falso aneurisma);
> síndrome de Marfan;
> aneurisma micótico.

Manifestações clínicas
> Massa pulsátil, se o aneurisma estiver localizado no abdome.

Complicação
> Ruptura.

Indicação cirúrgica
> Crescimento > 0,5 cm/ano;
> diâmetro > 6 cm para a aorta torácica ascendente;
> diâmetro > 5 cm para a aorta abdominal.

OUTRAS DOENÇAS AÓRTICAS

Coarctação
> A coarctação é um estreitamento do arco da aorta;
> esta condição é acompanhada de hipertensão arterial localizada nos membros superiores e pouco ou nenhum pulso palpável nos membros inferiores;
> mesmo quando operada na infância, a coarctação pode reaparecer na idade adulta.

Ruptura traumática da aorta
> A ruptura traumática da aorta é secundária a uma desaceleração rápida;
> sua incidência é de 0,5% no trauma torácico;
> na maioria dos casos, a ruptura está na raiz da aorta ou na junção entre o arco da aorta (segmento móvel) e a aorta descendente (segmento fixo). Em casos de ruptura próxima da raiz da aorta, a hemorragia é intrapericárdica; na maioria das vezes, a morte é inevitável, ocorrendo normalmente no local do acidente;
> esta condição é acompanhada de hipertensão arterial nos membros superiores e pouco ou nenhum pulso palpável nos membros inferiores;
> sem intervenção, a mortalidade é de 50% em 24 horas e 90% em 3 meses.

Síndrome de Leriche
> A síndrome de Leriche consiste na obstrução aterosclerótica da aorta abdominal terminal na altura da bifurcação ilíaca; manifesta-se principalmente por isquemia dos membros inferiores.

IMPLICAÇÕES ANESTÉSICAS DE CIRURGIA DA AORTA
> Os problemas anestésicos específicos dependem da área aórtica em questão:
>   - aorta ascendente;
>   - arco da aorta;
>   - aorta torácica descendente e toracoabdominal;
>   - aorta abdominal sub-renal.

■ *Cirurgia da aorta ascendente*
> O tratamento cirúrgico de uma dissecção ou aneurisma é a substituição do segmento por um tubo protético, por meio de uma esternotomia com circulação extracorpórea:
> • se a dissecção se estender a uma válvula aórtica saudável, a intervenção é combinada com uma plastia de suspensão da válvula;
> • se a dissecção se estender até uma valva aórtica lesionada (Marfan, bicuspide), o cirurgião realiza uma substituição total da aorta ascendente, anel e válvula aorta e reimplante das coronárias; esta intervenção é chamada de cirurgia de Bentall;
> a cânula arterial da circulação extracorpórea é colocada na artéria femoral, artéria subclávia direita ou aorta ascendente, se a situação anatômica permitir. A cânula venosa é inserida no átrio direito;
> as complicações operatórias são:
> • tamponamento;
> • infarto do miocárdio;
> • insuficiência aórtica;
> • insuficiência ventricular;
> • acidente vascular encefálico;
> a mortalidade operatória é de aproximadamente:
> • 10% para as dissecções;
> • 3% para os aneurismas.

■ *Cirurgia do arco da aorta*
> Esta cirurgia requer uma hipotermia profunda, entre 15 e 18°C, bem como inativação circulatória e circulação extracorpórea;
> o tempo ideal de inatividade não deve exceder 20 a 30 minutos. A isquemia fria é tolerada por até 45 a 60 minutos. Além disso, as complicações neurológicas são quase inevitáveis;
> a proteção cerebral pode ser melhorada por:
> • diminuição no tempo de isquemia;
> • manutenção de uma perfusão cerebral contínua de baixo fluxo (0,5 a 1,0 L/minuto) por punção da subclávia e/ou carótida;
> • manutenção de uma normoglicemia (diminuição do edema cerebral);
> • bolus de 10 mg/kg de tiopental (Nesdonal®, Pentothal®), que suprime a atividade elétrica do cérebro;
> • administração de 0,5 mg/kg de manitol, que visa reduzir um possível edema cerebral;
> • administração de metilprednisolona (Solu-Medrol®, 30 mg/kg), que também reduz um possível edema cerebral ao redor da lesão;
> • administração de 10 mmol (= 2 g) de sulfato de magnésio, que contribui para a melhora da recuperação neurológica;
> o risco de isquemia cerebral é de 5 a 25%;
> a mortalidade cirúrgica é de:
> • 10 a 25% em caso de dissecção;
> • 6% em caso de aneurisma.

■ *Cirurgia da aorta descendente*
> A cirurgia da aorta descendente envolve substituir o segmento lesado com um tubo protético, possivelmente com circulação extracorpórea parcial abaixo do clampeamento aórtico:
> • a circulação extracorpórea parcial mantém a perfusão distal. É geralmente femorofemoral; neste caso, o coração garante sua própria perfusão, bem como a da cabeça e membros superiores, enquanto a circulação extracorpórea perfunde vísceras, pelve, coluna vertebral e membros inferiores. Ambas as bombas têm uma pré-carga comum, pela veia cava inferior;
> o clampeamento provoca uma hipertensão acima e uma hipotensão abaixo dele, o que resulta em:

- insuficiência aguda do ventrículo esquerdo (secundária ao aumento agudo da pós-carga);
- síndrome coronariana aguda (secundária ao aumento agudo da pós–carga):
  - ▲ o uso de betabloqueadores ou o aumento da fração inspirada de halogenados permite paliar o aumento da pós-carga;
  - ▲ a administração de vasodilatadores para reduzir a pós-carga não é recomendada, pois eles também produzem diminuição na pressão distal, o que aumenta o risco de isquemia;
- uma isquemia da medula (secundária à hipotensão na parte inferior);
- uma isquemia renal (secundária à hipotensão na parte inferior);
- uma isquemia mesentérica (secundária à hipotensão na parte inferior);

> a mortalidade é de cerca de 10%;
> observações a respeito da isquemia medular:
- a incidência de complicações é de 20%;
- o principal fator de risco é a duração da isquemia;
- a lesão é secundária a um defeito de perfusão da medula pelas artérias intercostais ou artéria de Adamkiewicz;
- a síndrome clássica é a da artéria vertebral anterior: perda da função motora (paraplegia) e sensibilidade superficial, com preservação da propriocepção e sensibilidade vibratória;
- as técnicas de proteção da medula são:
  - ▲ técnica cirúrgica: redução do tempo de clampeamento, reimplante das artérias intercostais;
  - ▲ circulação extracorpórea parcial:
    - ✓ pressão de perfusão da medula espinal = PAM − P_{LCR};
    - ✓ o padrão ouro é que o LCR seja reabsorvido no encéfalo em função das pressões acima do grampo. Portanto, deve-se manter a PAM em 60-70 mmHg acima e em 50-60 mmHg abaixo da circulação extracorpórea; isto é feito ajustando-se o reservatório venoso da circulação extracorpórea;
  - ▲ hipotermia moderada;
  - ▲ normoglicemia;
  - ▲ drenagem do LCR;
  - ▲ medicamentos idênticos aos utilizados para a proteção cerebral durante a cirurgia do arco da aorta (tiopental, metilprednisolona, manitol, sulfato de magnésio).

■ Cirurgia de aorta abdominal

> A cirurgia da aorta abdominal consiste em substituir o segmento lesado sem circulação extracorpórea;
> quanto mais distal for o clampeamento, menos importante é o aumento da pós-carga para o VE; por isso, em caso de clampeamento infrarrenal, as alterações hemodinâmicas são pequenas;
> durante a retirada do clampeamento, pode ocorrer uma hipotensão severa secundária à:
- diminuição da pós-carga;
- liberação de metabólitos ácidos vasodilatadores;
- hiperemia da região revascularizada;

> a mortalidade operatória é de:
- 5% em cirurgias eletivas;
- 25% em caso de ruptura sem choque;
- 50% em caso de ruptura com choque;

> as complicações pós-operatórias são:
- insuficiência renal:
  - ▲ o clampeamento suprarrenal causa maior insuficiência renal que o infrarrenal, pela ausência temporária de perfusão;

- ▲ o manitol, diuréticos de alça e a dopamina aumentam o fluxo plasmático renal e o débito urinário, sem alterar a incidência de insuficiência renal. Não foi demonstrado efeito nefroprotetor;
- isquemia digestiva.

■ Observação
> Os aneurismas não rompidos da aorta abdominal ou aorta torácica descendente podem ser tratados com *stent*. Esta técnica consiste na introdução de um *stent* intraluminal na aorta por cateterismo de 1 ou 2 artérias femorais.

■ Equipamento
> ECG de 5 derivações, com monitoração contínua do segmento ST;
> 2 linhas venosas periféricas;
> sonda vesical;
> acesso venoso central;
> ± cateter de Swan-Ganz;
> cateter arterial:
- cirurgia da aorta ascendente:
  - ▲ cateter femoral ± cateter radial direito, para detectar clampeamento do tronco braquiocefálico;
- cirurgia do arco da aorta, 2 cateteres:
  - ▲ radial direito;
  - ▲ femoral direito: permite mensurar a pressão de perfusão da circulação extracorpórea;
- cirurgia da aorta descendente, 2 cateteres:
  - ▲ radial direito; não utilizar o radial esquerdo, pois a artéria radial subclávia esquerda pode ser incluída no clampeamento proximal;
  - ▲ femoral direita: permite mensurar a pressão de perfusão da circulação extracorpórea;
- cirurgia da aorta abdominal:
  - ▲ cateter radial;
> ecocardiograma transesofágico;
> anestesia peridural torácica para a cirurgia da aorta abdominal;
> tubo endotraqueal de duplo lúmen para a cirurgia da aorta descendente.

Tabela 25-5 Características da cirurgia aórtica

Segmento da aorta	Técnica cirúrgica	Complicações cirúrgicas	Estratégia anestésica
Aorta ascendente	Circulação extracorpórea padrão	Tamponamento Infarto do miocárdio Insuficiência aórtica Insuficiência ventricular AVE	Pré-carga normal Pós-carga reduzida Contratilidade reduzida Evitar a bradicardia
Arco da aorta	Hipotermia profunda e parada circulatória em circulação extracorpórea	Lesões cerebrais	Pré-carga normal Hiperventilação leve ($PaCO_2$ 30 a 35 mmHg) Pós-carga mantida (PAM = 80 mmHg)
Aorta descendente	Circulação extracorpórea parcial	Aumento agudo da pós-carga do VE Isquemia renal Isquemia mesentérica Isquemia medular	Utilizar um betabloqueador ou aumentar os halogenados para compensar o aumento súbito da pós-carga Proteção neurológica
Aorta abdominal	Não utilizar circulação extracorpórea	Isquemia renal Isquemia digestiva	Proteção renal por manitol, diuréticos de alça, dopamina

ENDARTERECTOMIA CAROTÍDEA

> O procedimento envolve a abertura da artéria carótida e a ressecção da placa aterosclerótica; o objetivo da intervenção é prevenir os acidentes vasculares encefálicos;
> a mortalidade peroperatória é de cerca de 1%; a principal causa é uma síndrome coronariana aguda.

INDICAÇÃO CIRÚRGICA

> Estenose carotídea > 60% com sintomas;
> estenose carotídea ≥ 70%, sem sintomas;
> estenose ulcerada, mesmo abaixo de 70% e assintomática.

ESTRATÉGIA ANESTÉSICA

> A técnica cirúrgica consiste em dissecar os diversos planos cervicais até a carótida. A infiltração da artéria carótida com anestésicos locais permite evitar a estimulação dos barorreceptores, não levando à ocorrência de bradicardias e hipotensões; a artéria é clampada e em seguida incisada; a placa aterosclerótica é extirpada; a artéria carótida é suturada e a clampagem é retirada;
> 2 técnicas anestésicas são possíveis:
> - anestesia geral: uma de suas poucas vantagens é evitar uma eventual hipercapnia que produziria um "sequestro" por vasodilatação dos vasos saudáveis;
> - anestesia locorregional com bloqueio do plexo cervical superficial ou profundo e ramo motor do nervo mandibular:
>   ▲ permite monitorar a função neurológica no momento do clampeamento e evitar o uso sistemático e embólico do *shunt* de Javid; o *shunt* de Javid é um *shunt* acima e abaixo dos grampos carotídeos; a incidência de sequelas neurológicas foi significativamente menor com a técnica locorregional;
>   ▲ se a condição do paciente se agravar (confusão, afasia, hemissíndrome), as pressões são otimizadas pela administração de vasopressores (aumento da PAM em 20% em comparação com os valores normais), seguidas pelo uso do *shunt* de Javid. A ocorrência de convulsões ou coma requer o uso de anestesia geral;
> equipamentos:
> - ECG de 5 derivações, com monitoração contínua do segmento ST;
> - oxímetro;
> - 2 linhas venosas periféricas;
> - cateter arterial;
> - o tempo de clampeamento é habitualmente de 30 a 40 minutos; em 90% dos pacientes, a vascularização cerebral dependente da artéria carótida obstruída é feita por uma rede de ramos colaterais do polígono de Willis; as alterações no ECG são frequentes (~ 20%) durante o clampeamento carotídeo.

COMPLICAÇÕES

> Embolia (ar, ateromatose);
> hipoperfusão cerebral secundária ao clampeamento;
> trombose da artéria carótida operada;
> hemorragia cerebral em hipertensos;
> hiperperfusão cerebral (↑ do fluxo cerebral em 35 a 200%).

ESPECIFICIDADES DA CIRURGIA CARDÍACA

CIRCULAÇÃO EXTRACORPÓREA

Graças à circulação extracorpórea, a cirurgia pode ser realizada em um coração parado. Na verdade, a circulação extracorpórea pode:
> simular a função cardíaca, assegurando a perfusão do organismo;
> simular a função pulmonar, garantindo as trocas gasosas;
> regular a temperatura do paciente.

COMPOSIÇÃO DA CIRCULAÇÃO EXTRACORPÓREA

> O sangue do paciente é drenado por gravidade para um reservatório venoso. A partir deste reservatório, o sangue é encaminhado para uma bomba, um oxigenador, um aquecedor e um filtro arterial. O sangue retorna ao paciente por meio de uma cânula arterial inserida na aorta ou em um grande vaso arterial; nas circulações extracorpóreas antigas com oxigenador de bolhas, a bomba era colocada após o trocador de calor; nas novas circulações extracorpóreas, a bomba está situada acima do oxigenador, o que gera uma pressão suficiente para que o sangue flua através dos túbulos do oxigenador;
> o sangue venoso do paciente é drenado para um reservatório a partir:
  - do átrio direito ou veia cava superior e inferior, por 1 ou diversas cânulas venosas;
  - do VE, por um cânula ventricular; na verdade, o sangue se acumula no VE, secundário ao retorno venoso brônquico ou refluxo aórtico;
  - da aspiração da cardiotomia;
> existem 3 tipos de bombas:
  - bomba de rolete, que impulsiona o sangue por compressão do tubo;
  - bomba centrífuga, que impulsiona o sangue por ação de uma turbina rotativa, movida por um eletroímã;
  - bomba pulsátil, a mais fisiológica; aumenta a perfusão tecidual, extração de O_2 e diminui a liberação de hormônios do estresse. É pouco utilizada em razão da complexidade técnica, alto custo das bombas e grande diâmetro das cânulas arteriais. Além disso, não foram estabelecidos os benefícios clínicos a longo prazo;
> existem 2 tipos de oxigenadores:
  - oxigenador de bolhas, que é usado na maioria dos países ocidentais;
  - oxigenador de membrana, feito com tubos e placas porosas que canalizam o sangue;
> o permutador de calor pode alterar a temperatura de 4 a 42°C; contém um filtro que retém as bolhas que se formam quando os gases tornam-se menos solúveis com o aumento da temperatura; o filtro arterial remove partículas de 27 a 40 μm;
> o sistema é abastecido *(priming)* com 800 a 1.500 mL de líquidos (cristaloides, por exemplo):
  - a ausência de bolhas de ar é essencial para evitar a embolia gasosa;
  - o abastecimento produz uma hemodiluição e diminuição da viscosidade;
  - embora o circuito pediátrico utilize um volume menor, o volume de abastecimento pode chegar a 200 a 300% do volume sistêmico, o que aumenta a frequência de distúrbios hemorrágicos por diluição de plaquetas e fatores de coagulação.

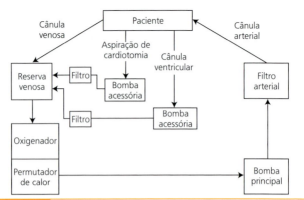

Figura 25.11 Esquema simplificado de um circuito de circulação extracorpórea.

HIPOTERMIA

> A hipotermia permite assegurar uma proteção do miocárdio durante a circulação extracorpórea;
> o metabolismo diminui em 7% a cada °C; na circulação extracorpórea, a temperatura é mantida entre 28 e 30°C;
> é necessária uma hipotermia profunda, entre 15 e 18°C, durante a interrupção circulatória total (p. ex., cirurgia do arco da aorta);
> a hipotermia do miocárdio e sua interrupção são obtidas pela administração de solução cardioplégica a 4°C; a hipotermia é então mantida pelo permutador de calor da circulação extracorpórea; no final da cirurgia, o paciente é reaquecido por meio da circulação extracorpórea e da manta aquecida na qual ele se encontra;
> a hipotermia aumenta a solubilidade dos gases. Assim, o CO_2 se dissolve mais facilmente e a pressão parcial diminui. O pH aumenta. Os valores de $PaCO_2$ de 40 mmHg e pH de 7,4 a 37°C tornam-se, respectivamente, 23 mmHg e 7,60 a uma temperatura de 23°C; quando a gasometria arterial é realizada, a amostra de sangue é aquecida no aparelho e os resultados são apresentados para o sangue a uma temperatura de 37°C; 2 diferentes estratégias podem ser adotadas (ver Capítulo 31 "Equilíbrio acidobásico");
> estratégia de "pH estável": o anestesista corrige as pressões parciais de acordo com a temperatura e adiciona CO_2 na circulação extracorpórea, através de um cilindro colocado na máquina;
> estratégia de "α estável": não há correção; é a estratégia mais comum, pois preserva a autorregulação cerebral e a função cardíaca.

SOLUÇÃO DE CARDIOPLEGIA

> A parada do coração é obtida por meio da administração de uma solução contendo potássio em uma concentração de 20 mmol/L; o aumento do potássio diminui a excitabilidade;
> a solução de cardioplegia é administrada de 2 formas; inicialmente é derramada no coração em atividade, até o surgimento de fibrilação; após o clampeamento aórtico, a solução é injetada na cânula proximal ao clampeamento aórtico; se a aorta estiver aberta, a solução de cardioplegia pode ser injetada diretamente nos óstios coronários ou retrogradamente pelo seio coronário na doença coronariana grave ou na insuficiência aórtica; neste caso, a solução é

administrada com uma pressão de perfusão entre 20 e 40 mmHg; um 2º sensor de pressão é então necessário;
> a administração da solução de cardioplegia pode ser repetida a cada 30 minutos, dependendo do aquecimento do coração e da retomada da atividade.

ANTICOAGULAÇÃO DA CIRCULAÇÃO EXTRACORPÓREA

> A heparina é administrada em uma razão de 300 a 400 UI/kg, para obter um tempo de coagulação ativada (TCA) entre 400 e 480 segundos e evitar a formação de trombos no circuito da circulação extracorpórea; a dose é ajustada em função das verificações repetidas do TCA;
> um TCA normal situa-se entre 70 e 160 segundos (ver Capítulo 33 "Hematologia, produtos sanguíneos e anestesia");
> após a retirada da circulação extracorpórea, a heparina residual é antagonizada pela protamina, à razão de 1 mg de protamina para 1 mg de heparina (= 100 UI de heparina):
>   - a administração de protamina deve ser lenta, pelo risco de hipotensão arterial sistêmica ou hipertensão arterial pulmonar;
>   - se o sangramento persistir, acrescentam-se 25 a 50 mg de protamina; se a hemorragia não estancar e o TCA for normal, deve-se evocar uma disfunção plaquetária e administrar desmopressina (0,3 μg/kg), o que estimula a liberação dos fatores VIII, IX e von Willebrand.

IMPLICAÇÕES FARMACOCINÉTICAS DA CIRCULAÇÃO EXTRACORPÓREA

> A circulação extracorpórea afeta a farmacocinética dos medicamentos, da seguinte forma:
>   - aumento do volume de distribuição e diminuição das concentrações plasmáticas:
>   ▲ secundário ao volume abastecido;
>   - diminuição da depuração e aumento da meia-vida:
>   ▲ secundária à diminuição da perfusão renal e hepática, associada à hipotermia (diminuição do metabolismo);
>   - aumento da solubilidade dos gases:
>   ▲ o que implica em aumento da concentração de halogenados.

COMPLICAÇÕES DA CIRCULAÇÃO EXTRACORPÓREA

> Embolia gasosa;
> trombose do circuito;
> dissecção aórtica durante a colocação da cânula aórtica;
> hiperperfusão carotídea;
> inversão do fluxo do circuito de circulação extracorpórea;
> obstrução do retorno venoso;
> insuficiência de O_2 (hipóxia);
> bomba ou oxigenador com defeito;
> hipercalemia;
> síndrome inflamatória secundária à ativação da cascata do complemento pela circulação extracorpórea e à liberação de citocinas;
> diátese hemorrágica secundária ao consumo de plaquetas e fatores de coagulação, agravada pela administração de heparina.

HIPOTENSÃO REFRATÁRIA APÓS A RETIRADA DA CIRCULAÇÃO EXTRACORPÓREA

> Hipovolemia;
> vasoplegia;
> isquemia miocárdica;
> arritmia;
> efeito de cardiomiopatia hipertrófica obstrutiva (ver "Cirurgia da válvula aórtica");
> tamponamento;
> disfunção ventricular direita ou esquerda, geralmente secundária à circulação extracorpórea de longo prazo;
> disfunção valvular.

COMPLICAÇÕES PÓS-OPERATÓRIAS IMEDIATAS

> Hemorragia;
> tamponamento;
> hemotórax;
> pneumotórax;
> insuficiência valvular;
> obstrução de uma ponte;
> insuficiência respiratória;
> insuficiência renal: redução de 30% no fluxo sanguíneo renal e filtração glomerular renal; provavelmente secundária à ausência de fluxo pulsátil durante a circulação extracorpórea;
> sequelas neurológicas secundárias à êmbolos (ateromatose aórtica, ar) ou hipóxia.

ESTRATÉGIA ANESTÉSICA DURANTE UMA CIRURGIA EM CIRCULAÇÃO EXTRACORPÓREA

AVALIAÇÃO PRÉ-OPERATÓRIA

> Antes da cirurgia cardíaca, os pacientes devem realizar uma ecocardiografia e angiografia coronária para diagnosticar as diferentes intervenções a serem realizadas simultaneamente (p. ex., ponte aortocoronária e prótese valvular);
> além disso, são beneficiados com um exame de Doppler das carótidas em busca de uma estenose que comprometa a evolução neurológica; se uma estenose carotídea significativa estiver presente, a endarterectomia deve ser realizada antes da cirurgia cardíaca; a intervenção cardíaca pode ser realizada em um prazo mínimo de 6 semanas.

EQUIPAMENTOS

O equipamento inclui:
> ECG de 5 derivações;
> 2 linhas venosas periféricas;
> acesso venoso central;
> cateter arterial;
> sonda vesical;
> termômetro retal, urinário ou timpânico que indica a temperatura dos órgãos moderadamente vascularizados (os músculos, por exemplo);
> termômetro esofágico, que reflete a temperatura dos órgãos ricamente vascularizados (o coração, por exemplo);
> sonda de ultrassonografia transesofágica;
> cateter de Swan-Ganz, indicando:
  - FE baixa (< 0,35);
  - insuficiência aórtica ou mitral grave;

- hipertensão arterial (PAP sistólica > 50 mmHg);
- cirurgia cardíaca complexa;
- hipotermia profunda e parada circulatória;
- condições clínicas graves associadas (insuficiência renal terminal, DPOC grave).

INDUÇÃO E MANUTENÇÃO

> Ver parágrafo correspondente na seção que aborda a insuficiência cardíaca;
> o uso do óxido nitroso é contraindicado (risco de embolia gasosa durante a expansão de bolhas formadas na circulação extracorpórea);
> uma FiO_2 de 100% até a entrada na circulação extracorpórea permite aumentar a PaO_2 e prevenir o risco de embolia gasosa, já que o nitrogênio é menos solúvel que o O_2;
> os requisitos anestésicos aumentam nas seguintes situações:
> - entubação;
> - incisão na pele;
> - esternotomia e separação esternal;
> - dissecção periaórtica;
> - canulações vasculares;
> - fechamento esternal;
> - transferência do paciente da mesa cirúrgica para a cama;
> após a indução e verificação da posição do tubo endotraqueal, deve-se verificar os diversos pontos de pressão; na verdade, o risco de lesão nervosa e dos tecidos moles secundário à diminuição da perfusão durante a circulação extracorpórea não é negligenciável.

ANALGESIA PARA A CIRURGIA CARDÍACA

> A analgesia exige altas doses de opiáceos (dose total de 20 a 50 µg/kg de fentanil ou 2 a 5 µg/kg de sufentanil);
> a analgesia espinal assegura uma analgesia cirúrgica de 4 a 6 horas e uma analgesia pós-operatória de 5 a 24 horas. Permite a extubação precoce, mas acarreta um risco de hematoma epidural. O risco é menor se a anticoagulação for realizada 1 hora após a punção, o que geralmente é o caso. Exemplo: injeção 0,5 mg de morfina e 50 µg de sufentanil (Sufenta®), diluída em 5 mL;
> a analgesia por cateter peridural na cervical baixa ou torácica alta (p. ex., C7 – T1) também permite a extubação precoce e a qualidade da analgesia pós-operatória. O cateter é colocado no dia anterior. Esta técnica é polêmica porque o risco de hematoma epidural é importante.

ETAPAS CIRÚRGICAS

■ Antes da circulação extracorpórea

> O cirurgião incisa a pele, disseca o tecido subcutâneo e serra o esterno; durante este último procedimento, a ventilação é interrompida para reduzir o risco de lesão pulmonar;
> dependendo do valor da hemoglobina, é coletada uma bolsa de sangue autólogo, exceto em casos de disfunção do VE ou síndrome coronariana aguda;
> uma dose de 15 mg/kg de ácido tranexâmico é administrada em uma infusão de 100 mL de NaCl 0,9% antes da abertura do pericárdio. O ácido tranexâmico é um medicamento antifibrinolítico, que reduz a perda sanguínea;
> em caso de remoção da artéria mamária interna, a ventilação é estabelecida com uma alta frequência (25 a 30 ciclos/minuto) e volumes correntes baixos (250 a 350 mL), a fim de reduzir a expansibilidade torácica e facilitar o trabalho do cirurgião;

> é coletado sangue para mensurar o TCA e é administrada heparina no circuito de circulação extracorpórea até que o TCA seja > 400 segundos;
> após a dissecção periaórtica, é inserida uma cânula na aorta ascendente; neste momento, as pressões arteriais devem ser mantidas baixas (PAM 50 a 60 mmHg) para reduzir o risco de dissecção aórtica (aumento da fração inspirada de derivados halogenados); outra cânula é inserida no átrio; uma hipotensão arterial ou arritmias podem ocorrer durante a manipulação das veias cavas ou do coração.

■ Entrada na circulação extracorpórea

> Depois de verificar que o circuito da bomba não contém bolhas de ar, a circulação extracorpórea é iniciada, com um fluxo entre 2,0 a 2,5 L/min/m^2 para um PAM entre 50 e 80 mmHg. A solução de cardioplegia é administrada até que o coração fibrile. A ventilação é interrompida. A válvula do aparelho de anestesia é aberta e um fluxo baixo de O_2 é administrado continuamente;
> a manutenção da anestesia é assegura pelo isoflurano (Forane®) ou sevoflurano (Sevorane®) no oxigenador; uma fibrilação ventricular prolongada aumenta significativamente o consumo de O_2 e compromete a proteção do miocárdio;
> em caso de aumento da PAM durante a circulação extracorpórea, pode-se desacelerar o fluxo, aumentar a fração de halogenados na circulação extracorpórea ou administrar nitroglicerina por via intravenosa; outra alternativa é manter as pressões por *bolus* de efedrina e fenilefrina (Neosinefrina®) injetados na circulação extracorpórea;
> o cateter de Swan-Ganz deve ser removido 5 a 10 cm para posicioná-lo no tronco da artéria pulmonar e reduzir o risco de ruptura da artéria pulmonar;
> o gradiente de temperatura entre os termômetros esofágico e retal não deve exceder 10°C;
> o sangue é coletado a cada 30 a 60 minutos para as gasometrias iterativas e as mensurações do TCA;
> o cirurgião opera o coração;
> um tempo de circulação extracorpórea superior a 2 horas e uma fração de ejeção pré-operatória inferior a 0,45 são fatores de risco para uma retirada difícil da circulação extracorpórea.

■ Retirada da circulação extracorpórea

> Durante o aquecimento, o paciente apresenta uma sudorese secundária à resposta do hipotálamo à infusão de sangue aquecido; a temperatura retal deve atingir ao menos 35°C antes de retirar o paciente da circulação extracorpórea;
> para superar um possível bloqueio de condução transitório que pode ocorrer poucas horas após o procedimento, os eletrodos são fixados ao coração e conectados a um marca-passo externo;
> uma hemofiltração é realizada antes da retirada da circulação extracorpórea se houver um risco de sobrecarga de líquido ou inflamação, como em caso de:
  • circulação extracorpórea de longa duração;
  • DPOC;
  • asma;
  • alergias;
  • insuficiência cardíaca congestiva;
> um hipnótico é administrado para prevenir que o paciente desperte no peroperatório, o que ocorrer frequentemente durante o aquecimento ou a retirada da circulação extracorpórea (p. ex., 0,1 mg/kg de midazolam = Hypnovel®, Dormonid®);
> antes de retomar a ventilação mecânica com FiO$_2$ 100%, uma hiperinsuflação pulmonar manual é realizada com a manutenção da PEFP sob controle visual, a fim de remover eventuais atelectasias; a ventilação é retomada quando o

- coração reiniciar sua atividade espontânea, antes que seja retirada a circulação extracorpórea e aberto o vaporizador;
- a função sistólica declina gradualmente durante as primeiras 4 ou 6 horas após a circulação extracorpórea e normaliza-se após 24 horas. Neste intervalo, é necessário garantir um suporte por infusão de aminas (dopamina, dobutamina = Dobutrex®, adrenalina, noradrenalina);
- o coração retorna espontaneamente à atividade quando atinge uma temperatura suficiente; em caso de fibrilação atrial persistente, é aplicada uma desfibrilação interna de 5 a 10 J (até 50 J, se necessário), associada com a administração de 2 mg/kg de lidocaína e 10 mmol (= 2 g) de magnésio;
- o exame ultrassonográfico permite verificar a ausência de ar nas câmaras esquerdas; se houver ar, várias manobras são executadas:
  - posição de Trendelenburg;
  - hiperinsuflação pulmonar;
  - aspiração contínua pela cânula de cardioplegia;
  - esvaziamento por punção direta com agulha;
  - ligeira vibração e manipulação do coração;
  - estimulação inotrópica;
- o anestesista administra o sangue autólogo previamente coletado e os concentrados de glóbulos vermelhos, de acordo com o valor de hemoglobina;
- os distúrbios de potassemia, glicemia e calcemia são corrigidos;
- a retirada da circulação extracorpórea é realizada com redução gradual do fluxo na aorta, em incrementos de 0,5 a 1 L/minuto, até que a pressão sistólica gerada pelo miocárdio seja suficiente (90 a 100 mmHg com um débito de circulação extracorpórea de 1 L/min);
- pode ser necessária uma infusão de adrenalina ou dobutamina;
- um desequilíbrio entre o aporte e a necessidade de O_2 do miocárdio é evidenciado na retirada da circulação extracorpórea por:
  - FE baixa;
  - arritmias;
  - sinais de isquemia no ECG;
  - discinesia segmentar;
  - aparecimento ou agravamento da insuficiência mitral;
- os efeitos da heparina são antagonizados pela administração lenta de protamina até a obtenção de um valor de um TCA semelhante ao valor pré-operatório;
- após a administração de protamina, é administrada uma 2ª dose de 15 mg/kg de ácido tranexâmico em uma infusão de 100 mL de NaCl 0,9%. Se necessário, é possível administrar uma 3ª dose de 15 mg/kg, seguida por uma infusão de 10 mg/kg/hora, até uma dose total de 100 mg/kg;
- durante a remoção da cânula arterial, pode ocorrer uma elevação transitória do segmento ST, secundária a êmbolos de fragmentos de ateroma, êmbolos gasosos intracoronários, vasospasmo coronariano ou por efeito eletrofisiológico residual de solução cardioplégica; por outro lado, uma elevação persistente do segmento ST indica uma isquemia do miocárdio;
- um diurético (p. ex., 5 a 10 mg de furosemida = Lasilix®, Lasix®) é administrado em caso de saldo líquido positivo, associado a hipoxemia (relação $PaO_2/FiO_2 < 150$);
- durante 30 a 60 minutos após a circulação extracorpórea, a PAS da artéria radial é significativamente menor que a da aorta ou da artéria femoral, pela diminuição na resistência vascular do membro superior, secundária à hipotermia;
- o paciente é transferido para os cuidados intensivos após o fechamento das feridas, e a estabilização do sangramento e dos sinais vitais.

BALÃO DE CONTRAPULSAÇÃO INTRA-AÓRTICO

> O balão de contrapulsação intra-aórtico permite um suporte circulatório momentâneo durante a insuficiência cardíaca aguda mais grave, como, por exemplo, na retirada da circulação extracorpórea;
> é inserido na artéria femoral pela técnica de Seldinger e deslocado para a aorta torácica descendente;
> o balão feito de poliuretano é insuflado com 30 mL de hélio;
> o ciclo é definido na onda R do ECG:
>   - o balão é inflado na diástole, o que aumenta a pressão intra-aórtica diastólica em até 70%, melhorando, assim, a pressão de perfusão coronária;
>   - o balão é desinflado na sístole, o que reduz a pressão intra-aórtica sistólica em 10 a 15%, diminuindo a pós-carga e o trabalho cardíaco;
> o desmame é feito por uma redução progressiva do número de ciclos de apoio.

CARACTERÍSTICAS DE ALGUNS PROCEDIMENTOS

PONTE AORTOCORONÁRIA

> Antes do início da circulação extracorpórea, a solução de cardioplegia é administrada na aorta ascendente de modo retrógrado para o seio coronário;
> a veia safena é anastomosada nas artérias coronárias mais afetadas, o que facilita a administração de solução cardioplégica adicional na região distal à estenose;
> a artéria mamária interna é geralmente anastomosada à artéria interventricular anterior;
> independentemente do vaso utilizado (artéria mamária interna ou veia safena), a permeabilidade da ponte é de cerca de 90 a 95% em 1 ano e 83 a 88% em 5 anos. Aos 10 anos, a permeabilidade da ponte arterial é de 74% e da ponte venosa é de 41%.

CIRURGIA DE VALVA AÓRTICA

> Antes do início da circulação extracorpórea, o teto aórtico é aberto e a solução cardioplégica aórtica é despejada diretamente nos óstios coronários, sob visualização direta, para evitar a dilatação do VE no momento da insuficiência cardíaca; se o VE se dilata, a solução é administrada de modo retrógrado pelos seios coronários;
> as válvulas biológicas têm uma duração de 8 a 10 anos e não necessitam de anticoagulantes a longo prazo; portanto, são recomendadas aos pacientes acima dos 60 anos ou as mulheres em idade fértil, ou seja, quem teme os efeitos teratogênicos da varfarina (Coumadine®) ou acenocumarol (Sintrom®);
> as próteses valvares duram mais tempo, mas exigem o uso de anticoagulantes a longo prazo;
> em certas circunstâncias, pode ser realizada uma plastia da válvula;
> um efeito de cardiomiopatia hipertrófica obstrutiva pode aparecer durante a substituição de uma valva aórtica estenosada, após a retirada da obstrução, hipertrofia do ventrículo esquerdo e hipovolemia.

CIRURGIA DE BENTALL

> Este procedimento consiste na substituição da aorta ascendente e valva aórtica por um tubo protético equipado com válvulas, associado ao reimplante das coronárias na prótese;
> a cirurgia é indicada na presença de aneurisma ou dissecção da aorta ascendente.

CIRURGIA DA VALVA MITRAL

> Antes do início da circulação extracorpórea, a solução de cardioplegia é despejada no teto da aorta e de modo retrógrado pelos seios coronários;
> o átrio está aberto; a valva mitral é geralmente substituída por uma válvula protética pelo risco elevado de disfunção das bioproteses em posição mitral;
> após uma substituição da valva mitral por insuficiência, a função do VE pode diminuir temporariamente, pela perda do efeito de "válvula" acima dele; na verdade, a nova válvula funcional não permite mais que o VE trabalhe contra uma pós-carga diminuída; muitas vezes, deve-se recorrer ao auxílio de um inotrópico (dobutamina).

SHUNT DE BLALOCK-TAUSSIG

> O *shunt* de Blalock-Taussig é uma anastomose entre a artéria subclávia e a artéria pulmonar:
> - é uma cirurgia paliativa, cujo objetivo é aumentar o fluxo pulmonar; é geralmente realizada em um quadro de atresia pulmonar decorrente de um coração aumentado ou tetralogia de Fallot, cuja árvore arterial pulmonar é considerada hipoplásica.

MANOBRA DE RASHKIND

> A manobra de Rashkind consiste em criar uma septostomia atrial (CIA), utilizando um balão. Esta manobra é normalmente realizada em recém-nascidos que apresentam transposição dos grandes vasos; na verdade, na ausência de comunicação (CIA, CIV ou persistência do canal arterial), as circulações sistêmica e pulmonar não podem ser misturadas.

CIRURGIA DE FONTAN

> A cirurgia de Fontan consiste em direcionar o sangue venoso sistêmico diretamente para a circulação pulmonar, ignorando o VD, por meio de várias anastomoses;
> é utilizada como um procedimento paliativo para pacientes com doença cardíaca de ventrículo único (hipoplasia ventricular, atresia tricuspidiana), nas quais uma correção para coração biventricular não é viável.

MARCA-PASSOS

> Existem diferentes tipos de marca-passos, identificados por um código de 4 letras:
> - a 1ª letra indica a câmara estimulada – A: átrio *(atrium)*, V: ventrículo; D: duplo (átrio e ventrículo);
> - a 2ª letra indica a câmara sentida – A: átrio *(atrium)*, V: ventrículo; D: duplo (átrio e ventrículo);
> - a 3ª letra indica o modo de resposta – I: inibição; T: gatilho *(trigger)*; D: duplo (I e T);

- a 4ª letra indica uma função adicional: mais frequentemente R, que indica a presença de um sensor para regular a FC em caso de insuficiência cronotrópica.

MARCA-PASSOS SINCRÔNICOS

> VVI:
- os marca-passos do tipo VVI estimulam e sentem apenas o ventrículo;
- a atividade do marca-passo é inibida quando é detectada atividade própria do ventrículo, em um limite definido pela configuração da FC mínima;
- o modo de estimulação é o mais simples, que exige apenas uma sonda;

> AAI:
- os marca-passos do tipo AAI estimulam e sentem apenas o átrio;
- o bom funcionamento dos marca-passos requer a integridade da condução atrioventricular; são implantados em pacientes com doenças sinusal ou em caso de bradicardia sinusal; necessitam de apenas uma única sonda;

> VDD:
- somente o ventrículo é estimulado, mas o átrio é sentido: uma atividade ventricular inibe a estimulação ventricular e uma atividade atrial desencadeia uma estimulação ventricular após a detecção de um atraso atrioventricular;
- esse método é raramente usado;
- uma sonda é suficiente, que contém 2 eletrodos: um eletrodo distal para a estimulação e sensibilidade ventricular e outro proximal para a sensibilidade atrial;
- esse tipo de marca-passo é útil em conjunto com os marca-passos do tipo DDD que apresentam uma disfunção do cateter atrial, caso ele ainda permita a detecção e não a estimulação;

> DDD:
- os marca-passos do tipo DDD exigem 2 sondas com 2 eletrodos distintos;
- existe estimulação e sensibilidade atrial e ventricular;
- a atividade atrial desencadeia uma atividade ventricular após um atraso atrioventricular programado. O início da atividade ventricular durante este período inibe a estimulação ventricular.

MARCA-PASSOS ASSÍNCRONOS

> Os marca-passos assíncronos são indicados pelos códigos AOO, VOO e DOO;
> estimulam as câmaras independentemente da atividade intrínseca do coração;
> mas atenção, as arritmias podem aparecer quando a estimulação ventricular ocorrer na onda T;
> este modo é útil na anestesia, porque evita a interferência gerada por um bisturi elétrico, por exemplo. Algumas vezes, estas interferências podem inibir o marca-passo de modo inadequado.

EXEMPLOS DE INDICAÇÕES

> Bloqueio atrioventricular de 3º grau;
> bloqueio atrioventricular de 2º grau, com bradicardia sintomática ou ritmo de escape ventricular < 40 batimentos/minuto;

- > bloqueio atrioventricular secundário à ablação do nodo atrioventricular ou algumas doenças neuromusculares;
- > bradicardia ou pausa sinusal sintomática;
- > infarto do miocárdio na fase aguda com bloqueio atrioventricular de 2º ou 3º grau;
- > marca-passo de tripla câmara para uma ressincronização das contrações do VD e VE em pacientes com insuficiência cardíaca grave.

AVALIAÇÃO DE UM PACIENTE PORTADOR DE MARCA-PASSO

- > A avaliação pré-operatória de um paciente com um marca-passo consiste em realizar as seguintes perguntas:
- > Qual é a indicação da colocação do marca-passo?
- > Qual o tipo do marca-passo?
- > Houve síncopes ou vertigens recentemente?
- > Qual foi a data e o resultado da última inspeção?
- > Ao exame eletrocardiográfico, o ritmo é estimulado?

ETIOLOGIA DAS DISFUNÇÕES

- > A etiologia dos diversos tipos de disfunções é variável. De acordo com o problema encontrado, exige-se uma consulta de cardiologia e uma bateria de exames. Estas disfunções são:
- > ausência de estimulação:
  - deslocamento da sonda;
  - ruptura da sonda;
  - intensidade de estimulação muito baixa;
  - diminuição da sensibilidade do miocárdio (distúrbio eletrolítico);
- > ausência de detecção:
  - deslocamento da sonda;
  - ruptura da sonda;
  - sensibilidade de detecção muito elevada;
- > detecção de sinais falsos; este problema é encontrado principalmente na fase peroperatória:
  - deterioração da sonda;
  - detecção de uma atividade muscular (contração do músculo peitoral, mioclonias associado a etomidato, fasciculações desencadeadas pelo suxametônio, tremores ao despertar);
  - detecção da onda T como atividade ventricular;
  - sensibilidade de detecção muito baixa;
  - campo eletromagnético (bisturi monopolar).

PRECAUÇÕES PEROPERATÓRIAS

- > Durante a cirurgia, os sinais falsos ou interferências descritas anteriormente serão interpretados erroneamente pelo marca-passo, que não gera estímulo; para reduzir o risco de interferência, tome as seguintes precauções:
  - coloque o plugue do fio terra o mais distante possível do marca-passo, para afastar as linhas do campo elétrico;
  - utilize um eletrocautério bipolar; se for empregado um monopolar, sua utilização deve ser breve;
- > sempre que um marca-passo parecer funcionar de modo anormal (inibição ou estimulação rápida, de modo inadequado), a aplicação de um ímã coloca o marca-passo em um modo assíncrono (VOO ou DOO), em uma frequência fixa de cerca de 70 batimentos/minuto; ou seja, um modo mais sensível às perturbações externas.

■ Leituras Sugeridas

Aronson S, Fontes ML. Hypertension: a new look at an old problem. *Curr Opin Anaesthesiol* 2006;19:59-64.

Chassot PG, Bettex DA. Anesthesia and adult congenital heart disease. *J Cardiothorac Vasc Anesth* 2006;20:414-37.

Fleisher LA, Beckman JA, Brown KA *et al*. ACC/AHA 2007 guidelines on perioperative cardiovascular evaluation and care for noncardiac surgery:executive summary: a report of the American College of Cardiology/American Heart Association Task Force on Practice Guidelines(Writing Committee to Revise the 2002 Guidelines on PerioperativeCardiovascular Evaluation for Noncardiac Surgery). *Anesth Analg* 2008;106:685-712.

Groban L, Butterworth J. Perioperative management of chronic heart failure. *Anesth Analg* 2006;103:557-75.

Hanada S, Kawakami H, Goto T *et al*. Hypertension and anesthesia. *Curr Opin Anaesthesiol* 2006;19:315-9.

Humbert M, Sitbon O, Simonneau G. Treatment of pulmonary arterial hypertension. *N Engl J Med* 2004;351:1425-36.

Tapson VF. Acute pulmonary embolism. *N Engl J Med* 2008;358:1037-52.

White HD, Chew DP. Acute myocardial infarction. *Lancet* 2008;372:570-84.

26
Sistema respiratório e anestesia

M. Coronado, J.-W. Fitting, J.-P. Revelly, E. Albrecht

PRINCÍPIOS ANATÔMICOS E FISIOLÓGICOS

ASPECTOS GERAIS

> A árvore brônquica é composta:
>   - pela traqueia, que se estende da laringe (cartilagem cricoide, na projeção de C6) até a carina (que se encontra na projeção de T4); é composta por 16 a 20 anéis cartilaginosos ovais. A traqueia mede aproximadamente 15 cm, sendo que destes, 5 cm estão abaixo da fúrcula esternal;
>   - por 23 a 25 ramos (brônquios + bronquíolos) à bifurcação dicotômica. Após a 17ª bifurcação, os bronquíolos são do tipo respiratório;
> cada saco alveolar contém em média 17 alvéolos. O pulmão totaliza 300 milhões de alvéolos, com uma superfície de troca gasosa de 50 a 100 m^2;
> os alvéolos contêm:
>   - pneumócitos tipo I:
>   ▲ células principais, que representam 95% da superfície alveolar;
>   ▲ incapazes de se dividir;
>   - pneumócitos tipo II:
>   ▲ células responsáveis pela produção de surfactante;
>   ▲ capazes de se dividir e também de formar pneumócitos tipo I;
>   - macrófagos;
>   - linfócitos;
>   - poros alveolares (Kohn), localizados nos septos interalveolares; ligam os alvéolos entre si.

DIVISÕES PULMONARES

> Os pulmões direito e esquerdo são divididos em lobos, os quais são divididos em segmentos.

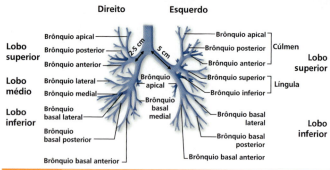

Figura 26.1 Divisão da árvore traqueobrônquica.

PULMÃO DIREITO (3 LOBOS, 10 SEGMENTOS)

> Lobo superior:
- brônquio apical;
- brônquio posterior;
- brônquio anterior;
> lobo médio:
- brônquio lateral;
- brônquio medial;
> lobo inferior:
- brônquio apical (brônquio de Nelson);
- brônquio basal medial (brônquio paracardíaco);
- brônquio basal anterior;
- brônquio basal lateral;
- brônquio basal posterior.

PULMÃO ESQUERDO (2 LOBOS, 9 SEGMENTOS)

> Lobo superior:
- cúlmen:
  ▲ brônquio apical;
  ▲ brônquio posterior;
  ▲ brônquio anterior;
- língula:
  ▲ brônquio superior;
  ▲ brônquio inferior;
- lobo inferior:
  ▲ brônquio apical (brônquio de Nelson);
  ▲ brônquio basal anterior;
  ▲ brônquio basal lateral;
  ▲ brônquio basal posterior.

CIRCULAÇÃO PULMONAR

> A distribuição das artérias e veias pulmonares é globalmente comparável à das vias aéreas:
- as artérias pulmonares estão emparelhadas aos brônquios de mesmo tamanho;
- as veias pulmonares estão localizadas nos septos interlobulares;
> os pulmões são perfundidos pelas artérias brônquicas, que emergem a partir da aorta por meio das artérias intercostais e artérias pulmonares;

> os vasos linfáticos pulmonares ajudam a manter o balanço hídrico do pulmão; eles também desempenham um papel no sistema imunológico.

INERVAÇÃO DOS PULMÕES E VIAS AÉREAS

> A inervação parassimpática é assegurada pelo nervo vago;
> a inervação simpática é assegurada pelos gânglios simpáticos torácicos.

DIAFRAGMA

> O diafragma é constituído de uma estrutura tendinosa central (o centro frênico), a partir da qual irradiam as fibras musculares;
> a inervação motora do diafragma é assegurada pelo nervo frênico, que se origina a partir da 3ª, 4ª e 5ª raiz cervical;
> as lesões cervicais abaixo de C2 são incompatíveis com uma respiração espontânea.

RESPIRAÇÃO

> A inspiração é um fenômeno ativo, realizada principalmente pelo diafragma:
  - os músculos esternocleidomastóideos, escalenos e intercostais externos também estão envolvidos nos movimentos inspiratórios em condições específicas;
> a expiração é um fenômeno passivo, resultante da retração elástica dos pulmões e da parede torácica:
  - a expiração torna-se um processo ativo quando os músculos intercostais internos e abdominais (músculos oblíquo maior, oblíquo menor, transverso do abdome e reto anterior) são recrutados em pacientes com DPOC durante os esforços;
> no sistema nervoso central, a respiração é regulada por 3 grupos de neurônios:
  - grupo bulbar dorsal, que controla a inspiração;
  - grupo bulbar ventral, que controla a expiração;
  - centro pneumotáxico, localizado no tronco cerebral, que controla a regulação da inspiração;
> há também 2 tipos de reflexo:
  - reflexo de Hering-Breuer:
    ▲ os receptores de estiramento localizados nos bronquíolos enviam aferências pelo nervo vago para limitar a expansão pulmonar;
    ▲ esse reflexo é ativado quando o volume corrente é > 1,5 L;
  - reflexo J (justacapilar):
    ▲ esse reflexo é mediado por receptores localizados no interstício, que causam dispneia durante a expansão do volume intersticial.

QUIMIORRECEPTORES

> Os quimiorreceptores respondem às mudanças na $PaCO_2$ e PaO_2;
> o estímulo hipercápnico é muito mais poderoso do que o estímulo hipóxico:
  - para cada aumento de 1 mmHg na $PaCO_2$, a ventilação-minuto aumenta em 2 L. Por exemplo, se a $PaCO_2$ aumenta de 40 para 42 mmHg, a ventilação aumenta de 4 a 8 L/minuto;
  - para estimular a ventilação, a PaO_2 deve ser inferior a 60 mmHg;
> existem 2 tipos de quimiorreceptores: centrais e periféricos.

QUIMIORRECEPTORES CENTRAIS

> Os quimiorreceptores centrais são essencialmente sensíveis à $PaCO_2$;
> estão localizados na superfície anterior do bulbo;
> reagem à acidose respiratória (aumento da $PaCO_2$), mas não à acidose metabólica; na verdade, os prótons não atravessam a barreira hematoencefálica.

QUIMIORRECEPTORES PERIFÉRICOS

> Os quimiorreceptores periféricos respondem primariamente à PaO_2, mas também à $PaCO_2$, bem como ao pH;
> estão localizados no corpo carotídeo (inervado pelo nervo IX, reflexo mais eficaz) e corpo aórtico (inervado pelo nervo X);
> os corpos aórtico e carotídeo não devem ser confundidos com os seios carotídeo e aórtico, que contêm barorreceptores;
> a endarterectomia carotídea envolve o desaparecimento da resposta dos quimiorreceptores à hipóxia e uma diminuição de 30% da resposta à hipercapnia.

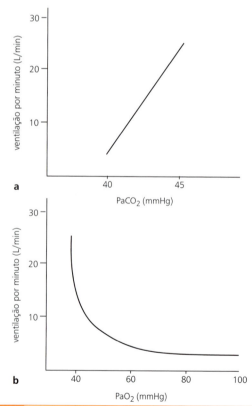

Figura 26.2 Resposta ventilatória à hipercapnia e hipoxemia.
Um aumento da $PaCO_2$ produz um aumento linear na ventilação-minuto. A resposta ventilatória à hipoxemia não é eficaz quando a PaO_2 diminui de modo importante.

FUNÇÕES METABÓLICAS DO PULMÃO

> Produção de:
> - surfactante;
> - prostaciclina;
> - calicreína;
> - enzima conversora da angiotensina:
>   - converte a angiotensina I em angiotensina II;
>   - observação: o angiotensinogênio é sintetizado pelo fígado, convertido em angiotensina I pela renina, que por sua vez, é produzida pelo rim em resposta à diminuição da concentração de sódio no túbulo contornado distal;
>
> captura de transientes do metabolismo:
> - serotonina, bradicinina;
> - ácidos nucleicos circulantes;
> - noradrenalina, propranolol, fentanil, lidocaína, adenosina;
> - halogenados.

SURFACTANTE

> O surfactante recobre os alvéolos com uma fina película:
> é composto de 85 a 90% de gordura, 10% de proteína e 2% de carboidratos;
> as ações do surfactante são:
> - redução da tensão superficial (aumento da complacência e manutenção do lúmen dos alvéolos):
>   - de acordo com a lei de Laplace, para uma tensão equivalente T, a pressão interna P dos alvéolos de pequeno raio é superior à dos alvéolos de grande raio (P = 2T/r). A presença de surfactante em quantidade equivalente em todos os alvéolos abaixa T, impedindo, assim, que os pequenos alvéolos se esvaziem nos maiores;
> - estimulação da ação fagocitária dos macrófagos;
> - defesa direta (possível ação antibacteriana);
> - diminuição da toxicidade de diferentes partículas (p. ex., sílica).

COMPLACÊNCIA E RESISTÊNCIA TORACOPULMONAR

A complacência refere-se a pressões estáticas e volumes; a resistência refere-se às pressões dinâmicas e fluxos.

COMPLACÊNCIA

> A complacência de um sistema é definida como a razão da diferença de volume pela diferença de pressão de distensão:

$$C = \Delta V/\Delta P$$

> representa uma variação de volume para uma dada alteração na pressão estática;
> é determinada pelas forças de retração elástica dos tecidos e forças de tensão superficial;
> a complacência varia de acordo com o volume pulmonar considerado e aumenta na presença de surfactante (relação pressão/volume não linear):
> - aos volumes usuais, o tórax tende a expandir, e o pulmonar a colabar: a ventilação de repouso efetua-se entre 33 e 66% da capacidade vital;

- a complacência total do sistema respiratório depende da complacência pulmonar e da complacência torácica, conforme a equação:

$$1/C_{total} = 1/C_{pulmonar} + 1/C_{torácico}$$
$$C_{pulmonar} = 200\ mL/cmH_2O$$
$$C_{torácico} = 200\ mL/cmH_2O$$
$$C_{total} = 100\ mL/cmH_2O \Rightarrow \text{anormal se} < 50\ mL/cmH_2O$$

■ Diminuição da complacência do sistema respiratório

Etiologias
- Diminuição da capacidade residual funcional:
  - ascite, derrame pleural;
  - derrame pericárdico, cardiomegalia;
  - poliomielite, cifoescoliose;
  - anestesia geral;
- diminuição da CRF e do surfactante:
  - atelectasia,
  - pneumonia;
  - embolia pulmonar;
- aumento das forças de retração elástica:
  - fibrose pulmonar;
- redução da complacência da parede torácica:
  - doença de Bechterew.

Consequências
- Aumento do esforço respiratório;
- aumento da frequência respiratória e diminuição do volume corrente;
- distúrbios regionais da relação ventilação/perfusão (V/Q), perda da uniformidade da complacência pulmonar.

■ Aumento da complacência do sistema respiratório

Etiologia
- aumento da complacência pulmonar no enfisema pulmonar (aumento dos volumes não mobilizáveis e da CRF = hiperinsuflação);
- aumento da complacência torácica durante a toracostomia (ressecção de costela).

RESISTÊNCIAS

- as resistências à expiração e inspiração são definidas pelas seguintes equações:
  - resistência à expiração:

$$R_{expiração} = \frac{P_{alveolar} - P_{atmosférica}}{fluxo}$$

- resistência à inspiração:

$$R_{inspiração} = \frac{P_{atmosférica} - P_{alveolar}}{fluxo}$$

> nas vias aéreas superiores e brônquios maiores, o fluxo é turbulento e as resistências são importantes;

> nos pequenos brônquios, a superfície total de seção é grande e a velocidade é baixa: o fluxo torna-se laminar e a resistência diminui.

■ Aumento das resistências pulmonares

Etiologias

> Asma, bronquite crônica;
> obstrução brônquica, corpo estranho;
> tubo endotraqueal, tubo de traqueostomia.

Consequências

> Aumento da CRF;
> aparecimento de uma pressão positiva no final da expiração (PEFP intrínseca);
> prolongamento da expiração:
>   - o paciente expira com os lábios entreabertos para reduzir o fluxo ventilatório, o que resulta em redução da velocidade e, portanto, da resistência das vias aéreas.

TRABALHO RESPIRATÓRIO

> O trabalho respiratório é a energia necessária para contrapor:
>   - as forças de retração elástica (complacência);
>   - as resistências ao fluxo (dinâmicas);
>   - as forças de atrito intertissular;
> é definido pelo produto do volume e da pressão:

$$trabalho\ respiratório = volume \times pressão$$

> o trabalho respiratório é proporcional ao volume corrente e à frequência respiratória;

> o trabalho respiratório aumenta em caso de aumento das resistências expiratórias ou diminuição da complacência:
>   - adaptação do trabalho respiratório em caso de aumento das resistências expiratórias: a respiração efetua-se com volumes mais altos, mas em uma frequência baixa, porque a energia armazenada nos tecidos elásticos é mais importante; portanto, as forças de retração são mais importantes para antagonizar as resistências;
>   - adaptação do trabalho respiratório em caso de diminuição da complacência: a respiração é rápida e superficial, para evitar um dispêndio energético importante, que seria usado para atuar contra as forças de retração elástica.

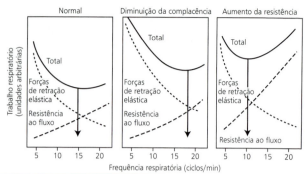

Figura 26.3 Trabalho respiratório de acordo com a frequência respiratória em um indivíduo normal, um paciente com redução da complacência (aumento da frequência respiratória) e um paciente com aumento das resistências (aumento do volume corrente).

A curva pontilhada representa o trabalho decorrente das forças de retração elástica. A linha tracejada representa o trabalho causado pela resistência ao fluxo. A curva contínua representa o trabalho total. Em um indivíduo normal, que respira rápida e superficialmente, o trabalho decorrente das forças de retração elástica diminui, enquanto o trabalho aumenta por causa da maior resistência ao fluxo. O inverso ocorre em caso de respiração lenta e profunda. O trabalho respiratório total de um indivíduo normal é mais baixo em uma frequência respiratória de 15 ciclos/minuto.

DISTRIBUIÇÃO DA VENTILAÇÃO PULMONAR

> A distribuição da ventilação pulmonar não é uniforme e depende da posição do indivíduo.

POSIÇÃO ORTOSTÁTICA

> Os pulmões comportam-se como uma mola flexível e tensa para cima. Sob o efeito da gravidade, os alvéolos do ápice estão abertos, enquanto os da base tendem a colabar, já que a pressão pleural é menos negativa;
> os alvéolos das bases são mais bem ventilados do que os do ápice e sua complacência é melhor.

DECÚBITO DORSAL

> Por razões semelhantes, sempre que em ventilação espontânea, os alvéolos posteriores são mais bem ventilados do que os anteriores;
> essa posição provoca uma redução na CRF de 500 mL, por causa de deslocamento posterior do diafragma em direção cefálica pelos órgãos abdominais.

DECÚBITO LATERAL

> Em ventilação espontânea, a parte inferior do pulmão é mais bem ventilada, porque ele se encontra em uma parte mais favorável da curva de complacência. A contração da parte inferior do hemidiafragma é mais eficiente, porque está em uma posição mais alta do tórax, pela compressão dos órgãos abdominais;

> uma anestesia geral diminui a CRF. Assim, a parte inferior do pulmão encontra-se em um ponto mais favorável da curva de complacência. A parte inferior do pulmão é a menos ventilada das 2. O volume corrente é majoritariamente distribuído para a parte superior do pulmão, ou seja, a parte menos perfundida; a parte inferior do pulmão, mais bem perfundida em razão da força da gravidade, recebe apenas uma pequena parte do volume corrente; isso favorece os distúrbios de ventilação/perfusão. Na cirurgia torácica, a parte superior do pulmão (que é a mais bem ventilada) é excluída, o que agrava ainda mais os problemas de ventilação/perfusão.

TRENDELENBURG

> O ápice é mais bem ventilado do que a base (ao contrário da posição ortostática) em ventilação espontânea;
> a compressão do diafragma pelos órgãos abdominais diminui a CRF.

PERFUSÃO PULMONAR

> A distribuição da perfusão pulmonar é determinada pela:
>   - gravidade;
>   - reflexo de vasoconstrição hipóxica:
>   ▲ permite reduzir a perfusão dos alvéolos mal ventilados e, deste modo, reduzir os distúrbios de ventilação/perfusão;
>   - pressão alveolar, que define as condições das 3 zonas de West:
>   ▲ zona 1: P alveolar > P arterial > P venosa:
>   ✓ a perfusão é nula nesta zona;
>   ✓ esta zona corresponde ao espaço morto alveolar;
>   ▲ zona 2: P arterial > P alveolar > P venosa:
>   ✓ a perfusão é proporcional à P arterial – P alveolar;
>   ▲ zona 3: P arterial > P venosa > P alveolar:
>   ✓ a perfusão é proporcional à P arterial – P venosa;
>   ✓ esta zona, que é totalmente independente da pressão alveolar, corresponde à zona de entrada venosa. A resistência venosa exerce uma grande influência sobre a distribuição da perfusão.

OBSERVAÇÃO

> Uma diminuição da pressão arterial pulmonar secundária ao baixo débito cardíaco ou aumento da pressão alveolar (PEFP) produz um aumento nas zonas 1 e 2, em detrimento da zona 3;
> a descrição das zonas de West é esquemática e útil didaticamente, mas que provavelmente não corresponde à realidade fisiológica, muito mais complexa.

RELAÇÃO VENTILAÇÃO/PERFUSÃO (V/Q)

> A perfusão e a ventilação aumentam do ápice à base, mas por causa da densidade dos fluidos (sangue e ar) e da gravidade, o aumento da perfusão é mais importante. O resultado é uma ampla variação da relação ventilação/perfusão entre as diferentes regiões pulmonares;
> esta relação pode variar de zero (correspondente a um efeito *shunt*) a infinito (que corresponde a um efeito espaço morto);
> o valor médio é de cerca de 0,8 (4 litros/5 litros), correspondente a uma proporção ideal;

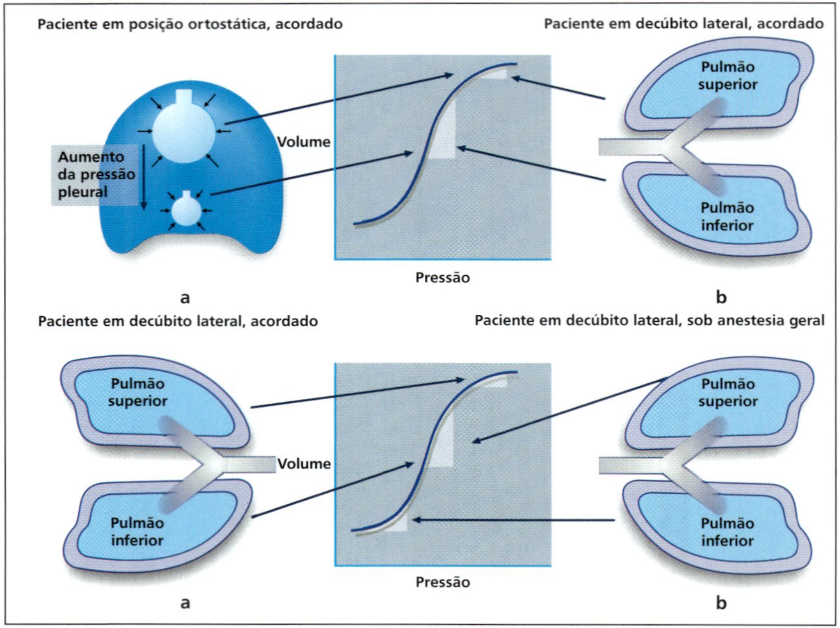

Sistema respiratório e anestesia

Figura 26.4 Complacência pulmonar em um paciente acordado em posição ortostática, em decúbito lateral e sob anestesia geral.

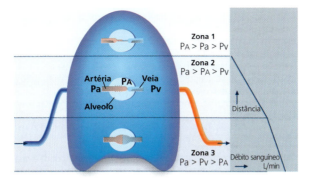

Figura 26.5 Zonas de West.
PA: pressão alveolar, Pa: pressão arterial pulmonar,
PV: pressão venosa pulmonar. A curva à direita representa o fluxo sanguíneo pulmonar. Este fluxo, nulo na zona 1 em decorrência do colapso dos capilares, aumenta gradualmente até atingir o valor máximo no final da zona 3.

> várias condições patológicas induzem a desigualdades regionais da relação ventilação/perfusão. Quanto mais graves são essas desigualdades, maior é a perturbação às trocas gasosas.

ESPAÇO MORTO

> O espaço morto corresponde às vias aéreas que conduzem os gases sem participar nas trocas gasosas; representa a soma do espaço morto anatômico e espaço morto alveolar:
  - o espaço morto anatômico representa 1/3 do volume corrente, cerca de 2 mL/kg, e é composto pelas vias aéreas superiores e pelos brônquios até a 17ª bifurcação;
  - o espaço morto alveolar, que é insignificante em condições fisiológicas, aumenta em algumas condições patológicas (embolia pulmonar, enfisema):

Espaço morto (Vd) = espaço morto anatômico + espaço morto alveolar

> o espaço morto é calculado pelo método de Bohr:

$$\frac{Vd}{Vt} = \frac{P_{alveolar}\ CO_2 - P_{expirado}\ CO_2}{P_{alveolar}\ CO_2}$$

$P_{alveolar}\ CO_2 - P_{expirado}\ CO_2$ representa a diluição do CO_2 expirado pelo gás proveniente do espaço morto. $P_{alveolar}\ CO_2$ é estimada pela $P_{arterial}\ CO_2$

> o espaço morto aumenta em caso de:
  - diminuição da pressão arterial pulmonar (aumento da zona 1 de West, como no choque hemorrágico);

- diminuição da perfusão alveolar (embolia pulmonar, enfisema, síndrome da angústia respiratória aguda);
- aumento da pressão alveolar (ventilação com pressão positiva, PEFP);
- broncodilatadores (anticolinérgicos);
- extensão cervical, protrusão da mandíbula;
- espaço morto do ventilador; atenção, um tubo traqueal e um tubo de traqueostomia reduzem o espaço morto anatômico;
- anestesia geral por si só, sem que o mecanismo esteja completamente elucidado.

EFEITO *SHUNT* (ENTRADA VENOSA)

> O efeito *shunt*, também chamado de entrada venosa, corresponde à quantidade de sangue venoso misto que passa pela circulação pulmonar sem receber oxigênio dos alvéolos; sua mistura com o sangue pulmonar pós-capilar pulmonar ajuda a explicar a diferença no conteúdo de oxigênio entre o sangue pulmonar pós-capilar (em equilíbrio com os gases alveolares) e o sangue arterial;
> o efeito *shunt* inclui:
>   - o *shunt* anatômico, que ocorre em indivíduos saudáveis, está relacionado com a presença de anastomoses entre as veias de Thebesius ou entre as veias brônquicas e pulmonares. Este *shunt* representa 1 a 2% do débito cardíaco total;
>   - o *shunt* patológico de algumas malformações cardíacas cianogênicas (passagem de sangue venoso diretamente para as veias pulmonares);
>   - o *shunt* de algumas doenças pulmonares (atelectasias, pneumonias), nas quais alguns alvéolos não participam na oxigenação;
>   - a diminuição da relação V/Q;
> a anestesia geral aumenta o efeito *shunt* em 5 a 10%, em razão da formação de atelectasias e inibição do reflexo hipóxico de vasoconstrição pelos halogenados; a administração de uma PEFP previne estes fenômenos;
> as variações no débito cardíaco produzem mudanças semelhantes na entrada venosa:
>   - a diminuição do débito cardíaco produz uma diminuição do *shunt*, em decorrência da vasoconstrição pulmonar hipóxica secundária à diminuição da PvO_2;
>   - o aumento do débito cardíaco produz um aumento no *shunt* por efeito inverso (inibição da vasoconstrição hipóxica pulmonar secundária ao aumento da PvO_2) e uma diminuição no tempo de contato do sangue com o ar alveolar.

O *shunt* é calculado pela seguinte equação:

$$Qt \cdot CaO_2 = (Qs \cdot CvO_2) + (Qc \cdot Cc,O_2) \Rightarrow$$

Depois da simplificação:

$$Qs/Qt = \frac{CcO_2 - CaO_2}{CcO_2 - CvO_2}$$

Se a pressão alveolar de O_2 for suficientemente elevada para que a saturação do sangue dos capilares pós-pulmonares seja de 100%, a equação acima pode ser formulada da seguinte forma:

$$Qs/Qt \approx \frac{1 - SaO_2}{1 - SvO_2}$$

Qt: débito cardíaco total (L/minuto)
CaO$_2$: conteúdo arterial de O$_2$ (obtido por gasometria arterial, mL/dL)
Qc: débito sanguíneo que passa pelos capilares sanguíneos normalmente ventilados (L/minuto)
CcO$_2$: teor de O$_2$ do sangue dos capilares pós-pulmonares (calculado a partir da pressão alveolar de O$_2$ e curva de dissociação da hemoglobina, mL/dL)
SaO$_2$: saturação arterial de O$_2$ (obtida por gasometria arterial,%)
SvO$_2$: saturação de O$_2$ do sangue venoso misto (obtida pelo cateter de Swan-Ganz,%)

■ *Observação*

> Na hipoxemia decorrente de efeito *shunt*, a hiperventilação não permite corrigir a PaO$_2$;
> as embolias pulmonares produzem um efeito espaço morto, mas também um efeito *shunt*, pela redistribuição da perfusão nos territórios vasculares pulmonares que permanecem abertos, cuja perfusão se tornar-se-á excessiva (relação V/Q baixa).

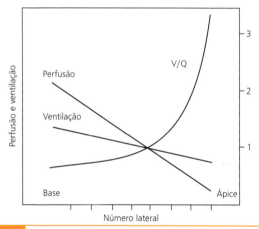

Figura 26.6 Ventilação, perfusão e relação ventilação/perfusão em função da posição no tórax (posição ortostática).

ETIOLOGIA DOS PROBLEMAS V/Q DURANTE A ANESTESIA GERAL

> Inibição da vasoconstrição hipóxica pelos anestésicos voláteis;
> atelectasias de reabsorção quando é utilizada uma FiO$_2$ de 100%;
> diminuição da CRF:
> • o decúbito dorsal diminui a CRF em 500 a 800 mL; esta diminuição é devida à compressão do diafragma pelos órgãos intra-abdominais; o início do diafragma está na altura de T11;
> • a anestesia geral diminui a CRF em outros 400 mL; o diafragma se encontra em T8-T9;
> • assim, a CRF encontra-se em um volume inferior ao volume de fechamento. O O aumento do volume de fechamento está relacionado com o colapso dos pequenos bronquíolos distais das zonas inferiores;
> • a adição de PEFP permite aumentar a CRF a um volume acima do volume de fechamento, o que limita o número de alvéolos perfundidos não ventilados.

DIFUSÃO

> A difusão é a passagem passiva de moléculas de uma região de alta para uma de baixa pressão parcial;
> esse fenômeno depende da lei de Fick, ou seja:
> - da diferença de pressão parcial do gás entre o alvéolo e o sangue;
> - do coeficiente de difusão, que, por sua vez, depende:
>   ▲ da Lei de Graham:
>   ✓ a taxa de difusão de um gás é inversamente proporcional à raiz quadrada de seu peso molecular;
>   ▲ da solubilidade do gás:final do volume expiratório de reserva ou todo o volume corrente também podem encontrar-se abaixo do volume de fechamento. Esta situação favorece a formação de atelectasias, distúrbios V/Q e, portanto, hipoxemia.
>   ✓ quanto maior é a solubilidade de um gás no sangue, mais baixa será a sua pressão parcial para uma determinada quantidade de gás dissolvido e mais rápida será a sua difusão;
>   ✓ exemplo: o peso molecular do O_2 é 32 e do CO_2 é 44; a difusão do CO_2 deve ser 15% mais lenta que a do O_2, mas devido a sua maior solubilidade no sangue, o CO_2 difunde-se 20 vezes mais rápido do que o O_2;
> - da superfície de troca;
> - da espessura da membrana;
> estes parâmetros são relacionados na equação de Fick, descrita abaixo:

$$V = D \times S \times [P1-P2]/L$$

V: volume do gás que se difunde
D: coeficiente de difusão do gás
S: superfície de troca gasosa
L: espessura da membrana
P1-P2: gradiente de pressão parcial
O gradiente do O_2 é de 50 mmHg:
$P_{alveolar}\ O_2 - P_{difusão\ venosa}\ O_2$ = 100 mmHg – 50 mmHg;
O gradiente do CO_2 é de 6 mmHg:
$P_{difusão\ venosa}\ O_2 - P_{alveolar}\ O_2$ = 46 mmHg – 40 mmHg.

> O monóxido de carbono tem uma grande afinidade pela hemoglobina. O gradiente alveolocapilar permanece elevado. A taxa de difusão do CO é limitada unicamente pelas propriedades da membrana e não pelo débito sanguíneo pulmonar: trata-se de um gás "limitado por difusão". Este gás é usado também para medir a capacidade de difusão;
> o óxido nitroso (N_2O) possui pouca afinidade para a hemoglobina; portanto, precisa de um gradiente para difundir. Este gradiente é mantido pelo débito cardíaco: este é um gás "limitado por perfusão";
> o oxigênio (O_2) é normalmente limitado pela perfusão, embora ele se ligue à hemoglobina, mas com afinidade muito menor que ao CO:
> - essa limitação é relativa, pois o equilíbrio está no 1º terço do capilar;
> - o O_2 é limitado por difusão, quando a parede alveolar se encontrar espessada (fibrose) ou quando há diminuição da superfície de troca (enfisema severo);
> o dióxido de carbono (CO_2) é também limitado pela perfusão:
> - embora somente em partes, pois o equilíbrio também se dá no 1º terço do capilar;

- além disso, como o CO_2 se difunde 20 vezes mais rápido do que o O_2, a hipercapnia ocorre somente após a hipoxemia em caso de doenças pulmonares que afetem a difusão;

> a ventilação é necessária para permitir a evacuação alveolar do CO_2 e garantir a renovação do gradiente de pressão parcial, o que permitirá novamente uma difusão do CO_2 do sangue para os alvéolos. Por outro lado, a ventilação não é necessária para permitir a difusão do O_2 dos alvéolos para os capilares, já que o consumo contínuo de O_2 pelo organismo garante um gradiente constante de pressão parcial (observação: a oxigenação é o aporte de O_2 sem ventilação).

EQUAÇÃO DOS GASES ALVEOLARES

> A equação dos gases alveolares permite calcular o gradiente de pressão alveoloarterial de O_2 e o conteúdo capilar de O_2 (sangue pós-capilar em equilíbrio com o gás alveolar);
> na verdade, o gás inspirado mistura-se ao gás alveolar residual; o CO_2 e o O_2 difundem-se até obter um equilíbrio:

Gradiente de pressão alveoloarterial de O_2: $A-aDO_2 = P_AO_2 - P_aO_2$

A P_aO_2 é medida pela gasometria;
A P_AO_2 pode ser calculada a partir da seguinte equação: $F_AO_2 \times (P_{atm} - P_{H_2O})$. Em condições fisiológicas, a F_AO_2 é de 0,15. Uma vez que é impossível mensurá-la na prática clínica, a P_AO_2 é estimada pela seguinte equação:

$$P_AO_2 = P_iO_2 - [P_ACO_2/QR]$$

A P_iO_2 pode ser calculada a partir da seguinte equação: $F_AO_2 \times (P_{atm} - P_{H_2O})$. Por exemplo, no nível do mar, com uma P_{atm} de 760 mmHg, P_{H_2O} de 47 mmHg e FiO_2 de 0,21, a P_iO_2 é de 150 mmHg.
A P_ACO_2 pode ser calculada a partir da seguinte equação: $F_ACO_2 \times (P_{atm} - P_{H_2O})$. Em condições fisiológicas, a F_ACO_2 é de 0,06, mas não é possível mensurá-la na prática clínica. A P_ACO_2 é então estimada a partir da mensuração da P_aCO_2, que é substancialmente igual.
O QR é igual a 0,8.
O gradiente de pressão alveoloarterial de O_2 pode ser previsto por meio do seguinte cálculo:

$$(\text{idade} \times 0{,}23) - 2{,}5 \text{ mmHg}$$

P_A: pressão alveolar
F_A: fração alveolar
P_{atm}: pressão atmosférica
P_I: pressão inspirada
F_I: fração inspirada
Pa: pressão parcial arterial
QR: quociente respiratório

> o gradiente alvéolo-arterial normal de O_2 é de 2 a 27 mmHg ou 50 mmHg em caso de inalação de O_2 a 100% com uma máscara; esse gradiente resulta:
  - do *shunt* anatômico, que em indivíduos saudáveis está relacionado com a presença de anastomoses entre as veias de Thebesius ou entre as veias brônquicas e pulmonares;
  - das desigualdades da V/Q;
> um gradiente alvéolo-arterial de O_2 aumentado aparece em casos de insuficiência respiratória parcial;

> um gradiente alvéolo-arterial de O_2 diminuído aparece se a amostra de sangue contiver bolhas de ar;
> em caso de hipoventilação alveolar ou hipóxia, o gradiente alvéolo-arterial é normal, mas ocorre uma hipoxemia decorrente de uma baixa pressão parcial;
> ao ar ambiente, uma hipercapnia com $PaCO_2$ > 75 mmHg pode levar à hipoxemia; isto não é observado com FiO_2 elevadas.

PRESSÕES PARCIAIS NO SANGUE

> A PaO_2 depende:
> - da FiO_2;
> - da saturação do sangue venoso misto;
> - da ventilação alveolar;
> - do efeito *shunt*;
> a uma altitude de 0 a 1400 m, a PaO_2 de um sujeito normal na posição sentada pode ser calculada pela seguinte fórmula:

$$PaO_2 \text{ média} \pm 11 \text{ mmHg} = (P_{atm} \times 0{,}183) - (\text{idade} \times 0{,}25) - 31 \text{ mmHg}$$

> ou pela seguinte fórmula, mais simples:

$$PaO_2 \text{ em mmHg} = 100 - \text{idade}/3$$

> a $PaCO_2$ depende:
> - da produção de CO_2 (VCO_2);
> - da ventilação alveolar (VA);
> estes parâmetros estão relacionados pela seguinte equação:

$$PaCO_2 = VCO_2/V_A$$

METABOLISMO

> Existem 2 tipos de metabolismo: aeróbio e anaeróbio, responsáveis pela produção de energia;
> a energia produzida é armazenada sob a forma de ATP (trifosfato de adenosina, 1 ATP = 33,5 kJ); a energia armazenada deve ser continuamente renovada;
> o metabolismo aeróbio é o principal responsável pela produção de energia, por meio de um processo chamado de fosforilação oxidativa, que ocorre nas mitocôndrias. A fosforilação oxidativa é responsável por mais de 90% do consumo de O_2;
> em caso de hipoxemia, a fosforilação oxidativa interrompe-se: o metabolismo aeróbio torna-se anaeróbico, a produção de energia diminui, H^+ e os lactatos aumentam.

METABOLISMO AERÓBICO

$$1 \text{ mole de glicose oxidada produz 38 ATP ou 1270 kJ}$$
$$C_6H_{12}O_6 + 6 CO_2 \rightarrow 6 CO_2 + 6 H_2O + \text{ENERGIA}$$
$$\text{ENERGIA} + \text{ADP} \rightarrow \text{ATP}$$

> o quociente respiratório (QR) é a relação entre a produção de CO_2 (VCO_2) e o consumo de O_2 (VO_2), que resultam do metabolismo aeróbio:
  • o QR depende dos substratos oxidados:
    ▲ carboidratos: 1,0;
    ▲ proteína: 0,8;
    ▲ gorduras: 0,7;
  • de modo geral:
    ▲ a produção de CO_2 é de 175 a 225 mL/minuto;
    ▲ o consumo de O_2 é de 200 a 350 mL/minuto (= 10 $[peso]^{3/4}$);
    ▲ QR = VCO_2/VO_2 = 0,8;
  • os indivíduos em jejum metabolizam gordura e apresentam um QR de 0,7;
> a anestesia geral diminui o metabolismo; portanto, diminui a produção de CO_2 e consumo de O_2 em 10 a 40%, devido:
  • à hipotermia;
  • à redução do trabalho respiratório;
  • à curarização.

METABOLISMO ANAERÓBIO

> 1 mole de glicose metabolizada em condições anaeróbias produz 2 ATP ou 67 kJ

> O metabolismo anaeróbio é menos eficaz que o aeróbio, produz ATP sem uso de oxigênio; 1 mole de glicose é metabolizado em 2 ATP e 2 piruvato, que são então convertidos em lactatos:
> quando o corpo reestabelece o metabolismo aeróbio, o lactato é convertido em piruvato no fígado.

HEMOGLOBINA E TRANSPORTE DE O_2

> O O_2 é transportado no sangue principalmente pela hemoglobina:
  • no sangue arterial, 1 g de hemoglobina liga-se a 1,39 mL de O_2;
  • no sangue venoso, 1 g de hemoglobina liga-se a 1,31 mL de O_2;
> uma pequena quantidade de O_2 está dissolvida no plasma; quando a PaO_2 está em 100 mmHg, 100 mL de sangue contém 0,3 mL de O_2 dissolvido;
> as concentrações arteriais e venosas de O_2 e os aportes tissulares de O_2 são descritos nas equações abaixo, bem como o consumo de O_2, dado pela equação de Fick:

$$CaO_2 = [Hb] \times SaO_2 \times 1,39\ mL + (0,003 \times PaO_2)$$

$$CvO_2 = [Hb] \times SvO_2 \times 1,31\ mL + (0,003 \times PaO_2)$$

$$\text{Aportes tissulares} = CaO_2 \times DC$$

$$\text{Consumo de } O_2 = DC \times (CaO_2 - CvO_2)\ [\text{equação de Fick}]$$

CaO_2: concentração arterial de O_2
CvO_2: concentração venosa de O_2
Hb: hemoglobina
SaO_2: saturação de hemoglobina arterial em O_2
SvO_2: saturação de hemoglobina venosa em O_2
DC: débito cardíaco

> por exemplo: com uma concentração de hemoglobina de 150 g/L, SaO_2 de 100%, PaO_2 de 100 mmHg, SvO_2 de 75%, PvO_2 de 40 mmHg e DC de 5 L/minuto:
  - CaO_2 = [150 g] × 100% × 1,39 mL + (0,003 × 100 mmHg) = em torno de 200 mL/L;
  - CvO_2 = [150 g] × 75% × 1,31 mL + (0,003 × 40 mmHg) = em torno de 150 mL/L;
  - consumo = DC × (CaO_2 − CvO_2) = 5 × 50 mL/L = 250 mL/minuto.

EFEITO BOHR

> O efeito Bohr descreve a diminuição da afinidade da hemoglobina pelo O_2 em caso de aumento de H^+; isso facilita a liberação de O_2 em caso de acidose tissular.

CURVA DE DISSOCIAÇÃO DA HBO_2

> A curva de dissociação da oxiemoglobina mede a relação entre a PaO_2 e a saturação de hemoglobina em O_2; a posição desta curva é descrita pela P50 ou a PaO_2, na qual a saturação de O_2 é de 50%, que é normalmente 27 mmHg;
> diferentes condições produzem um deslocamento da curva para a direita ou esquerda; as consequências são especialmente importantes para uma PaO_2 baixa, que se localiza nos tecidos;
> etiologias do deslocamento da curva para a esquerda:
  - alcalose;
  - hipotermia;
  - hipocapnia;
  - redução do 2,3-difosfoglicerato (2,3-DPG);
  - hemoglobina fetal;
  - carboxiemoglobina;
> etiologias do deslocamento da curva para a direita:
  - acidose;
  - hipertermia;
  - hipercapnia;
  - aumento do 2,3-DPG;
  - gravidez;
  - doença falciforme;
> o 2,3-DPG é um metabólito da glicólise, que se acumula durante o metabolismo anaeróbico; em altitude elevada, aumenta após 24 a 48 horas, favorecendo a liberação tissular de O_2 pela hemoglobina (mecanismo clássico de adaptação).

Tabela 26-1 Alguns valores de saturação de hemoglobina e PaO_2 correspondentes em uma curva de dissociação normal

Saturação da Hb (%)	PaO_2 (mmHg)
100	90
95	75
90	60
75	40
60	30
50	27

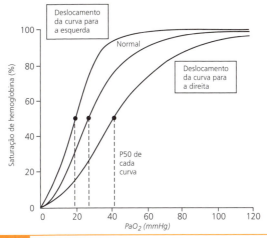

Figura 26.7 Curva de dissociação da hemoglobina.

TRANSPORTE DE CO_2

> O CO_2 é transportado no sangue de 3 formas: sob a forma de bicarbonato, dissolvido no plasma e ligado à hemoglobina:
> - os bicarbonatos são responsáveis pelo transporte de 80 a 90% do CO_2; são formados principalmente nos eritrócitos, sob a ação da anidrase carbônica, que permite que a reação seja 10.000 vezes mais rápida:
>   - ▲ o plasma não contém essa enzima, onde apenas 1 em 700 moléculas de CO_2 passa por essa reação:
>   - ✓ $H_2O + CO_2 + HbO_2 \rightarrow HbH^+ + HCO_3^- + O_2$
> - 5 a 10% do CO_2 é transportado na forma dissolvida no plasma:
>   - ▲ o pH do plasma é determinado pela relação entre o CO_2 dissolvido no plasma e a concentração em HCO_3^-;
>   - ▲ $R\text{-}NH_2 + CO_2 \rightarrow R\text{-}NH\text{-}COOH$
> - os 5 a 10% restantes do CO_2 são transportados pelo grupo amina das proteínas, principalmente a hemoglobina; a ligação do CO_2 à hemoglobina forma a carboxiemoglobina;
>
> 2 fenômenos estão envolvidos no transporte de CO_2: o fenômeno do Hamburger e o efeito Haldane.

FENÔMENO DE HAMBURGER "DESLOCAMENTO DE CLORETOS"

> o HCO_3^- formado nas hemácias difunde-se para o exterior da célula na troca de Cl^-, a fim de respeitar o equilíbrio iônico.

EFEITO HALDANE

> Para uma dada PCO_2, o sangue venoso apresenta maior capacidade de transportar CO_2 que o sangue arterial; isso faz com que a PCO_2 tissular aumente consideravelmente, para que o sangue venoso transporte a mesma quantidade de CO_2;
>
> na verdade, a hemoglobina reduzida (desoxiemoglobina) tem uma afinidade 3,5 vezes maior ao CO_2 do que a oxiemoglobina, por meio da formação de carboxiemoglobina; a oxigenação do sangue nos pulmões produz o fenômeno inverso.

26 PRÉ-OXIGENAÇÃO E VOLUME DE FECHAMENTO

PRÉ-OXIGENAÇÃO

> A finalidade da pré-oxigenação é saturar a CRF com O_2 puro. A reserva assim obtida (2.000 a 2.500 mL de O_2) permite um período de apneia prolongado, de cerca de 7 a 8 minutos durante a anestesia, em indivíduos normais;
> a CRF é a soma do volume residual e do volume de reserva expiratório. Os métodos de mensuração da CRF são pouco acessíveis na prática clínica diária (ver o parágrafo "testes de função respiratória" no Capítulo 13 "Avaliação pré-operatória e pré-medicação"):
> a redução na CRF reduz o período de apneia, principalmente nos seguintes casos:
>   - obesidade;
>   - gravidez;
>   - decúbito dorsal;
>   - doença pulmonar restritiva.

VOLUME DE FECHAMENTO

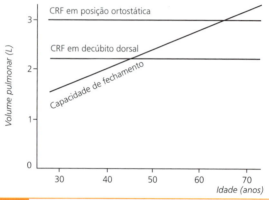

Figura 26.8 Relação entre capacidade de fechamento, CRF e idade.

A CRF não varia com a idade, mas com a posição. O volume de fechamento aumenta com a idade, mas não é afetado pela posição;
> as vias aéreas de pequeno calibre (diâmetro ≤ 2 mm) desprovidas de cartilagem permanecem abertas por meio da tração radial dos tecidos circundantes. No volume de fechamento, a tração torna-se insuficiente para manter o lúmen aberto e os bronquíolos fecham-se;
> a capacidade de fechamento é a soma do volume de fechamento e do volume residual;
> o volume de fechamento representa 10% da CV em um adulto saudável e aumenta até 40% em idosos. A capacidade de fechamento pode exceder a CRF. Por exemplo, antes de 44 anos de idade, a capacidade de fechamento é igual à CRF em decúbito dorsal. Acima de 66 anos, a capacidade de fechamento é superior à CRF em posição ortostática, na maioria dos indivíduos;

> o volume de fechamento aumenta em caso de:
> • perda de tecido elástico (enfisema pulmonar);
> • aumento nas pressões expiratórias (DPOC, asma, síndrome da angústia respiratória aguda, edema agudo de pulmão);
> • aumento das pressões abdominais (obesidade, gravidez);
> a adição de PEFP permite aumentar a CRF acima do volume de fechamento.

CURVA FLUXO/VOLUME E OBSTRUÇÃO DAS VIAS AÉREAS INTRA E EXTRATORÁCICAS

> Uma curva fluxo/volume é obtida por meio da espirometria e permite localizar uma obstrução nas vias aéreas. O fluxo expiratório é positivo (localizado acima da abscissa), enquanto o fluxo inspiratório é negativo (localizado abaixo da abscissa);
> uma obstrução intratorácica não produz obstrução à inspiração, uma vez que a pressão pleural negativa permite a expansão do tecido. Por outro lado, a obstrução na fase expiratória (ocorrência de sibilos) é decorrente da ausência desta pressão pleural negativa;
> uma obstrução extratorácica produz uma obstrução à inspiração (estridor), em decorrência da ausência de pressões pleurais negativas. Na expiração, a pressão positiva produz uma expansão dos tecidos e, portanto, redução na obstrução.

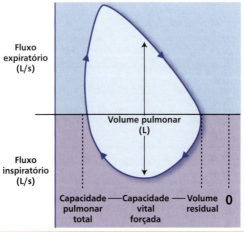

Figura 26.9 — Curva fluxo/volume em um indivíduo normal.

DOENÇAS E IMPLICAÇÕES ANESTÉSICAS

> Nesta seção serão abordadas a hipoxemia grave, efeitos sistêmicos da hipercapnia e hipocapnia, intoxicação por monóxido de carbono, tabagismo, complicações pulmonares peroperatórias, doenças pulmonares obstrutivas, doenças pulmonares restritivas, pneumotórax, aspiração pulmonar e fístula broncopleural;

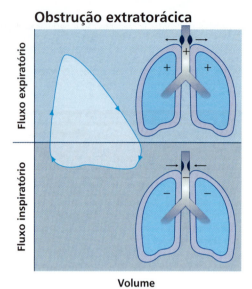
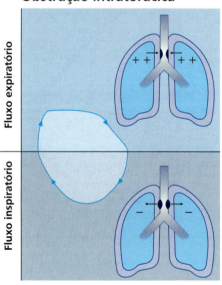

Figura 26.10 Curva fluxo/volume na obstrução extratorácica e intratorácica.

> as doenças pulmonares obstrutivas incluem:
  - a doença pulmonar obstrutiva crônica;
  - a asma;
  - a mucoviscidose;
  - as bronquiectasias;
> as doenças pulmonares restritivas incluem:
  - as pneumopatias intersticiais;
  - a síndrome da angústia respiratória aguda (SARA);
  - as doenças neuromusculares (p. ex., esclerose lateral amiotrófica, distrofia muscular);
  - as doenças reumáticas com acometimento da caixa torácica (exemplo: doença de Bechterew ou espondilite anquilosante);
> as doenças pulmonares restritivas levam a uma redução da complacência, diminuição da CRF e aumento dos distúrbios V/Q; apenas as pneumopatias intersticiais e a SARA serão exploradas neste capítulo. A obesidade, sem doença pulmonar restritiva, leva à síndrome restritiva.

HIPOXEMIA GRAVE

> A hipoxemia grave é definida como a ocorrência de uma PaO_2 < 60 mmHg.

ETIOLOGIAS

> Insuficiência respiratória global ou hipercápnica (PaO_2 < 60 mmHg e $PaCO_2$ > 45 mmHg):
  - hipoventilação alveolar;
> insuficiência respiratória parcial ou normocápnica (PaO_2 < 60 mmHg e $PaCO_2$ < 45 mmHg):
  - perturbações da relação V/Q (causa mais comum);
  - diminuição da FiO_2;
  - problemas na difusão;
  - diminuição da PvO_2 do sangue venoso misto.

■ **Consideração a respeito dos problemas de difusão**

> Os primeiros sintomas aparecem ao exercício (diminuição do tempo de trânsito capilar) e ao repouso nas formas avançadas;
> o sangue flui por meio dos capilares pulmonares em 0,75 s e se equilibra no primeiro terço do capilar;
> os distúrbios de difusão são causados por:
  - aumento na espessura da parede alveolar (fibrose);
  - diminuição da superfície de trocas (enfisema);
  - diminuição da pressão entre os alvéolos e o sangue (altitude);
  - aumento do fluxo sanguíneo (doenças vasculares pulmonares).

EFEITOS SISTÊMICOS

> Vasodilatação coronariana;
> vasoconstrição pulmonar;
> vasodilatação cerebral.

MECANISMOS DE COMPENSAÇÃO

> Hiperventilação;
> redistribuição do fluxo pulmonar;

> aumento do DC;
> aumento da concentração de hemoglobina;
> deslocamento da curva de dissociação da oxiemoglobina para a direita.

CONSEQUÊNCIAS DA HIPOXEMIA CRÔNICA

> Hipertensão pulmonar;
> cianose;
> policitemia.

MÉTODOS PARA MELHORAR A OXIGENAÇÃO PRÉ-OPERATÓRIA

> Aumentar a FiO_2;
> aumentar a ventilação-minuto;
> aplicar uma pressão positiva tele-expiratória;
> aumentar o débito cardíaco (permite aumentar o aporte de O_2 tecidual);
> aumentar o transporte de O_2 (transfusão de concentrados de glóbulos vermelhos, se necessário);
> reduzir o consumo de O_2:
> - garantir uma analgesia adequada;
> - evitar tremores e hipotermia;
> - curarizar.

HIPERCAPNIA E HIPOCAPNIA – EFEITOS SISTÊMICOS

> A hipercapnia resulta geralmente da hipoventilação alveolar, hipocapnia e hiperventilação.

CARDIOVASCULARES

> Hipercapnia:
> - aumento da PAM, contratilidade miocárdica, frequência cardíaca e DC pela estimulação do sistema nervoso simpático;
> - arritmias;
> hipocapnia:
> - diminuição da contratilidade do miocárdio por diminuição do Ca^{2+} ionizado, secundário ao aumento no pH.

PULMONARES

> Hipercapnia:
> - aumento da resistência arterial pulmonar;
> - aumento da vasoconstrição pulmonar hipóxica;
> hipocapnia:
> - inibição da vasoconstrição pulmonar hipóxica;
> - broncoconstrição.

NEUROLÓGICAS

> Hipercapnia:
> - vasodilatação cerebral;
> - aumento da pressão intracraniana;
> - carbonarcose se $PaCO_2$ > 90 mmHg;
> hipocapnia:
> - vasoconstrição (isquemia cerebral se $PaCO_2$ < 20 a 25 mmHg).

RENAIS

> Hipercapnia:
> - retenção de HCO_3^- (alcalose metabólica compensatória);
> hipocapnia:

- ausência de reabsorção de HCO_3^- (acidose metabólica compensatória).

DIGESTÓRIOS

> Hipercapnia:
- aumento do fluxo sanguíneo hepático e portal;
> hipocapnia:
- diminuição dos fluxos sanguíneos hepático e portal.

METABOLISMO

> Hipercapnia:
- estimulação do sistema nervoso simpático (aumento de adrenalina e noradrenalina);
- hipercalemia;
- hiperglicemia.

OBSERVAÇÕES

> Todos os agentes halogenados e, em menor medida, os opiáceos e anestésicos intravenosos diminuem a resposta ventilatória ao estímulo hipercápnico de modo dose-dependente. Assim, os pacientes anestesiados em respiração espontânea apresentam uma $PaCO_2$ elevada;
> durante a apneia, a $PaCO_2$ aumenta de 2 a 4 mmHg por minuto.

INTOXICAÇÃO POR MONÓXIDO DE CARBONO

> O monóxido de carbono é um produto da combustão incompleta de materiais contendo carbono:
- a hemoglobina liga-se ao CO com uma afinidade 200 vezes maior que ao O_2, o que produz:
  ▲ uma diminuição na capacidade de transporte do O_2;
  ▲ uma diminuição da liberação tissular de O_2 (deslocamento da curva de dissociação da hemoglobina para a esquerda);
> os tabagistas apresentam uma taxa de carboxiemoglobina entre 3 e 15% (valor normal: < 2,5%);
> o CO é também um produto do metabolismo dos glóbulos vermelhos (hemácias), razão pela qual certa quantidade de HbCO está presente em não tabagistas;
> a carboxiemoglobina e a oxiemoglobina têm a mesma taxa de absorção em 660 nm; assim, a oximetria de pulso será exorbitante na presença de carboxiemoglobina.

MANIFESTAÇÕES CLÍNICAS

> Fadiga, mal-estar;
> náuseas, vômitos;
> dispneia;
> cefaleia, confusão, convulsões, sonolência e coma;
> parada cardiorrespiratória.

TRATAMENTO

> ABC da reanimação cardiopulmonar;
> FiO_2 de 100%;
> hiperventilação;
> O_2 hiperbárico;
> sedação (diminuição do consumo de O_2).

TABAGISMO

> A interrupção do tabagismo no período peroperatório deve ser incentivado, mas uma interrupção mais precoce pode levar ao aumento do risco de complicações respiratórias em decorrência da hipersecreção e à redução da depuração mucociliar. A Tabela 26-2 resume os benefícios esperados com a interrupção do tabagismo;
> a unidade de medida do consumo de tabaco é a unidade de maço anual (UMA); esta medida corresponde à multiplicação do número de maços fumados por dia pelo número de anos de tabagismo; por exemplo, o consumo de 20 UMA pode representar o consumo de um paciente que fumava 1/2 maço por dia durante 40 anos;
> o risco de complicações respiratórias aumenta quando o consumo está acima de 20 UMA.

FISIOPATOLOGIA

> A nicotina produz as seguintes alterações:
> - estimulação do sistema nervoso simpático;
> - aumento da FC;
> - vasoconstrição e aumento da PAM;
> há um aumento na carboxiemoglobina, cujos efeitos estão descritos acima;
> o tabagismo aumenta a secreção de muco e diminui a eliminação de secreções.

Tabela 26-2 Benefícios esperados após a interrupção do tabagismo

Prazo	Benefícios esperados
2 a 5 horas	Redução dos efeitos simpáticos
12 a 24 horas	Diminuição da HbCO, melhora do transporte de O_2
48 a 72 horas	Diminuição da reatividade das vias aéreas superiores. Melhora da função ciliar
1 a 2 semanas	Redução da broncorreia após uma fase de hiperprodução
4 a 6 semanas	Melhora das provas de função pulmonar
6 a 8 semanas	Normalização das funções imunológicas. Redução global da morbidade respiratória no pós-operatório

A meia-vida da nicotina é de 30 a 60 minutos.

COMPLICAÇÕES PULMONARES PEROPERATÓRIAS

> As complicações pulmonares peroperatórias têm uma incidência de 5 a 10%; esta incidência aumenta para 20% em caso de cirurgia abdominal;
> estas complicações são:
> - broncospasmo;
> - atelectasia;
> - exacerbação de doença pulmonar preexistente;
> - infecção (bronquite, pneumonia);
> - SARA;
> - derrame pleural;
> - pneumotórax.

MECANISMO DAS COMPLICAÇÕES

> Problemas mecânicos na coordenação ventilatória:
> - alguns grupos musculares são inibidos (músculos intercostais), enquanto outros são estimulados (músculos abdominais);
> - problemas mecânicos resultantes da disfunção do diafragma e da diminuição da expansibilidade torácica secundária à dor pós-operatória;
> - estas alterações favorecem a ocorrência de atelectasias e pneumonias;
>
> disfunção diafragmática;
>
> estimulação das vias aéreas;
>
> aumento das secreções;
>
> liberação de mediadores da inflamação;
>
> alteração da função mucociliar;
>
> inibição da função imunológica pulmonar.

FATORES DE RISCO DE COMPLICAÇÕES PULMONARES

> Doença pulmonar preexistente;
>
> tabagismo > 20 maços/ano (UMA);
>
> cirurgia torácica ou abdominal alta;
>
> anestesia geral > 3 horas;
>
> uso de curares de longa duração (pancurônio);
>
> obesidade.

IMPACTO DA CIRURGIA TORÁCICA OU ABDOMINAL ALTA NA FUNÇÃO PULMONAR

> Diminuição da CV em 40 a 60% e da CRF em 20 a 30%; CV, CRF e função diafragmática recuperam-se após 7 a 10 dias;
>
> lesão da função diafragmática.

PREVENÇÃO DAS COMPLICAÇÕES PULMONARES

> Incentivar a interrupção do tabagismo 8 semanas antes da cirurgia;
>
> dar preferência às anestesias pléxicas ou tronculares;
>
> dar preferência à analgesia por via peridural;
>
> evitar os curares de longa duração;
>
> reduzir o tempo cirúrgico para menos de 3 horas;
>
> dar preferência às técnicas laparoscópicas;
>
> prescrever fisioterapia pós-operatória.

DOENÇA PULMONAR OBSTRUTIVA CRÔNICA

DEFINIÇÃO

> A DPOC é uma obstrução crônica e progressiva das vias respiratórias, acompanhada por hiper-reatividade brônquica em diferentes graus de reversibilidade.

EPIDEMIOLOGIA

> Cerca de 14,2 milhões de pessoas sofrem de DPOC nos Estados Unidos; esta doença representa a 4ª causa de morte neste país.

FORMAS DE APRESENTAÇÃO

> Classicamente, 2 formas são identificadas: bronquite crônica e enfisema pulmonar:

- a bronquite crônica é definida por uma tosse persistente, produtiva, durante 3 meses no ano, por 2 anos consecutivos;
- o enfisema pulmonar é o alargamento anormal e permanente dos espaços aéreos distais aos bronquíolos terminais, com destruição dos septos interalveolares.

ETIOLOGIAS

> Tabagismo:
- o tabagismo é o principal fator de risco para o desenvolvimento de DPOC. A maioria dos pacientes já consumiu pelo menos 20 cigarros por dia durante 20 anos ou mais antes de se tornarem sintomáticos;
- o tabagismo produz um aumento dos leucócitos e macrófagos, com aumento das elastases, o que leva ao enfisema pulmonar;

> poluição atmosférica (fator de risco provável);
> déficit de alfa 1-antitripsina:
- produz um enfisema pulmonar.

FISIOPATOLOGIA

> A obstrução é decorrente de:
- hiperplasia das glândulas da mucosa traqueobrônquica;
- hiperplasia da musculatura lisa;
- espessamento da parede brônquica.

MANIFESTAÇÕES CLÍNICAS

> Tosse crônica;
> dispneia;
> utilização de musculatura acessória;
> hiperinsuflação;
> diminuição do murmúrio vesicular;
> sibilos;
> estertores crepitantes;
> expiração prolongada;
> *cor pulmonale* (turgescência jugular, refluxo hepatojugular, edema de membros inferiores).

EXAMES COMPLEMENTARES

> Gasometria:
- hipoxemia;
- hipercapnia;

> policitemia secundária à hipoxemia;
> testes de função pulmonar:
- síndrome obstrutiva;

> radiografia de tórax:
- hiperinsuflação;
- aumento do diâmetro anteroposterior do tórax;
- ampliação do espaço claro retroesternal;
- achatamento das cúpulas diafragmáticas;

> a tomografia computadorizada pode ajudar a determinar a morfologia e o grau de lesão enfisematosa.

ETIOLOGIA DAS EXACERBAÇÕES

> Infecção broncopulmonar;

- > insuficiência cardíaca descompensada;
- > embolia pulmonar;
- > pneumotórax;
- > má compensação medicamentosa;
- > poluição atmosférica.

TRATAMENTO DA DPOC ESTÁVEL

- > Interrupção do tabagismo;
- > broncodilatadores:
  - anticolinérgicos:
    - ▲ de curta duração: ipratrópio (Atrovent®), oxitrópio (Tersigat®);
    - ▲ de longa duração: tiotrópio (Spiriva®, não disponível na França);
  - agonistas beta-2:
    - ▲ de curta duração: salbutamol (Ventoline®, Ventolin®), terbutalina (Bricanyl®);
    - ▲ de longa duração: salmeterol (Serevent®), formoterol (Foradil®);
  - xantinas: teofilinas (Xanthium®, Unifyl®, Continus®);
- > vacinação contra a gripe anualmente e antipneumocócica a cada 5 anos;
- > antibióticos somente se houver suspeita de infecção (exacerbação);
- > oxigenoterapia domiciliar a longo prazo se PaO_2 < 60 mmHg;
- > mucolíticos: utilização controversa, opção individual;
- > substituição da alfa 1-antitripsina: eficácia não comprovada;
- > programas de reabilitação pulmonar:
  - uso de musculatura abdominal;
  - expiração com frenolabial (aumento da resistência expiratória produz uma diminuição da velocidade e o fluxo torna-se laminar);
  - exercício físico com O_2 para aumentar a tolerância ao esforço;
- > tratamento cirúrgico:
  - bulectomia;
  - redução do volume pulmonar;
  - transplante de pulmão.

OBSERVAÇÃO

O estímulo respiratório hipercápnico é compensado pelos rins; apenas o estímulo hipoxêmico persiste. A administração de O_2 deve ser realizada com cuidado e aumentando progressivamente a FiO_2, realizando-se gasometrias a cada 20 a 30 minutos. Em caso de retenção de CO_2, a FiO_2 deve ser diminuída.

EVOLUÇÃO NATURAL

O declínio no VEF_1 é de 25 a 30 mL/ano aos 35 anos de idade em pacientes não tabagistas e saudáveis e 50 a 100 mL/ano em pacientes com DPOC.

IMPLICAÇÕES ANESTÉSICAS

Ver adiante.

ASMA BRÔNQUICA

DEFINIÇÃO

A asma é uma doença inflamatória obstrutiva crônica das vias aéreas, com hiper-reatividade brônquica.

CLASSIFICAÇÃO

> Asma alérgica (extrínseca);
> asma não alérgica (intrínseca);
> asma mista.

FISIOPATOLOGIA

> A obstrução é secundária a:
>   - um broncospasmo;
>   - uma inflamação que leva à:
>   - edema de mucosa;
>   - hiperplasia das glândulas mucosas;
>   - espessamento da lâmina basal;
>   - hipertrofia da musculatura lisa;
>   - as secreções são compostas de:
>   - alvéolos descamados;
>   - muco;
>   - células eosinofílicas.

MANIFESTAÇÕES CLÍNICAS

> Tríade clássica:
>   - tosse;
>   - sibilos;
>   - dispneia;
> expiração prolongada;
> dores torácicas;
> cianose, sudorese, taquicardia;
> em caso de insuficiência respiratória aguda:
>   - silêncio na ausculta;
>   - pulso paradoxal;
>   - alterações da consciência;
>   - arritmias cardíacas (bradicardia);
>   - pausas respiratórias;
>   - parada cardiorrespiratória.

Tabela 26-3 Estágios da crise de asma

Estágio	PaO_2	$PaCO_2$	pH
I	normal	↓	↑
II	↓	↓	↑
III	↓↓	normal	normal
IV	↓↓↓	↑	↓

DIAGNÓSTICO DIFERENCIAL

> Pneumotórax;
> embolia pulmonar;
> insuficiência cardíaca.

TRATAMENTO

> Longa duração:
> - agonistas beta-2 inalatórios:
>   ▲ curta duração: salbutamol (Ventoline®, Ventolin®), terbutalina (Bricanyl®);
>   ▲ longa duração: salmeterol (Serevent®), formoterol (Foradil®);
> - glicocorticoides tópicos inalatórios (Pulmicort®);
> - combinação de beta-2 corticoide (Seretide®);
> - teofilinas (Xanthium®, Unifyl®, Continus®);
> - antagonistas de leucotrienos (montelucaste = Singulair®);
> - prednisona (Cortancyl®);
>
> em caso de crise:
> - salbutamol (Ventoline®, Ventolin®) em aerossol:
>   ▲ utilização da via parenteral em caso de administração tópica impossível (infusão intravenosa de salbutamol: 5 mg em 500 mL de solução de glicose 5%; solução à 10 μg/mL);
>   ▲ iniciar com 5 μg/minuto (10 gotas/minuto) e aumentar gradualmente a cada 5 minutos, de acordo com a resposta clínica;
> - ipratrópio (Atrovent®);
> - glicocorticoides: metilprednisolona (Solumedrol®, 40 a 125 mg IV a cada 4 horas);
> - 1 a 2 g de sulfato de magnésio IV;
> - 0,3 a 0,5 mg de adrenalina subcutânea ou 0,1 mg IV;
> - entubação endotraqueal: em caso de hipercapnia importante apesar de tratamento potente ou durante distúrbios de consciência, situação de exaustão ou parada cardiorrespiratória.

IMPLICAÇÕES ANESTÉSICAS

> Ver adiante.

FIBROSE CÍSTICA

DEFINIÇÃO

> A fibrose cística é uma doença hereditária, autossômica recessiva (1/2.000 nascimentos), que produz uma lesão multissistêmica com alteração das secreções respiratórias, pancreáticas, hepatobiliares, gastrointestinais e do sistema reprodutivo;
> a lesão pulmonar é a principal causa de morbidade e mortalidade.

FISIOPATOLOGIA

> A doença é causada por uma supressão do aminoácido fenilalanina na posição 508 (a mutação mais frequente) do gene RCTFC (regulador de condutância transmembrana em fibrose cística), localizado no braço longo do cromossomo 7, responsável pela transcrição de um canal de Cl^-;
> a anomalia do canal leva a alteração da secreção de Cl^- na luz dos brônquios e aumento da reabsorção de Na^{2+}. A água segue o movimento do NaCl, o que leva ao aumento da concentração das secreções, alteração da depuração mucociliar e infecções recorrentes. As consequências são uma inflamação crônica e destruição das paredes brônquicas.

MANIFESTAÇÕES CLÍNICAS

> Hiponatremia, desidratação, alcalose metabólica;
> tosse e expectoração abundante com bronquite e pneumonia de repetição (*Staphylococcus aureus, Haemophilus influenzae, Pseudomonas aeruginosa*);
> pólipos nasais;
> pancreatite;
> esterilidade.

■ Observação

A criança apresenta os primeiros sintomas gastrointestinais (íleo de mecônio, esteatorreia).

EXAMES COMPLEMENTARES

> O diagnóstico é feito por meio da dosagem de Cl^- no suor:
  • o teste é positivo se a concentração de Cl^- for > 60 mmol/L;
> testes genéticos;
> análise do líquido seminal.

TRATAMENTO

> O tratamento é apenas paliativo;
> fisioterapia respiratória e de higiene broncopulmonar (técnica de drenagem de secreções);
> broncodilatadores em aerossol;
> antibióticos por inalação;
> antibióticos sistêmicos de acordo com a suscetibilidade às infecções;
> DNases recombinantes humanas em aerossol (diminui a viscosidade da expectoração);
> transplante de pulmão.

EVOLUÇÃO NATURAL

> As crianças nascidas em países ocidentais têm uma média de expectativa de vida de cerca de 40 anos. O desenvolvimento de hipertensão pulmonar e *cor pulmonale* são fatores de mau prognóstico.

IMPLICAÇÕES ANESTÉSICAS

> Ver adiante.

BRONQUIECTASIAS

DEFINIÇÃO

> A bronquiectasia é uma dilatação permanente, anormal e irreversível das vias aéreas, secundária à destruição das camadas musculares, elásticas e cartilaginosas da parede brônquica;
> várias formas são reconhecidas:
  • cilíndrica;
  • varicosa;
  • sacular ou cística.

ETIOLOGIA

> Corpo estranho;

- broncolitíase;
- tumor carcinoide;
- compressão extrínseca por adenopatias;
- pós-infecção (*Staphylococcus aureus, Haemophilus influenzae, Mycoplasma - pumoniae*, coqueluche, sarampo, vírus sincicial respiratório, tuberculose, *Mycobacterium* non *tuberculosis*);
- alérgicas (aspergilose broncopulmonar);
- imunodeficiência (hipogamaglobulinemia, HIV);
- doenças genéticas (fibrose cística, síndrome de Kartagener ou dos cílios imóveis, deficiência de alfa 1-antitripsina);
- doenças sistêmicas (artrite reumatoide, lúpus eritematoso sistêmico, síndrome de Sjogren, colite ulcerativa, doença de Crohn).

TRATAMENTO

- O tratamento é sintomático;
- fisioterapia para melhorar a drenagem brônquica;
- ± broncodilatadores.

IMPLICAÇÕES ANESTÉSICAS

- Ver adiante.

IMPLICAÇÕES ANESTÉSICAS DO PACIENTE COM DOENÇA PULMONAR OBSTRUTIVA

- Excluir uma superinfecção pulmonar, eventualmente tratada com antibióticos;
- aerossóis pré-operatórios;
- evitar os medicamentos liberadores de histamina:
  - morfina;
  - mivacúrio (Mivacron®);
  - atracúrio (Tracrium®):
    - ▲ podem ser utilizados curares aminosteroides (pancurônio = Pavulon®, vecurônio = Norcuron®, rocurônio = Esmeron®);
- a raquianestesia é controversa, em decorrência de:
  - uma eventual inibição do sistema nervoso simpático de T1-T4, que levaria ao aumento do risco de broncospasmo;
  - uma redução no uso dos músculos acessórios pelo bloqueio motor e, portanto, diminuição do volume corrente;
  - uma tosse menos eficaz, que promove a congestão brônquica;
- as anestesias tronculares permitem evitar entubação e ventilação com pressão positiva e asseguram uma analgesia pós-operatória, bem como uma mobilização precoce. Se os anestésicos locais são administrados sem opiáceos, a respiração não é deprimida. Comparado com a anestesia geral, não foi demonstrado que as técnicas de anestesia troncular reduzem a morbidade respiratória;
- indução:
  - propofol (Diprivan®, Disoprivan®);
  - cetamina (Ketalar®):
    - ▲ apresenta propriedades broncodilatadoras;
    - ▲ pode causar convulsões, especialmente se um tratamento com teofilina estiver em curso;
  - lidocaína (Xilocaína®, 1,5 mg/kg):
    - ▲ prevenção de broncospasmo;
- manutenção:
  - halogenados, por seus efeitos broncodilatadores;

> ventilação:
  - volumes correntes elevados, frequência baixa e relação tempo inspiratório/tempo expiratório baixa:
    - a configuração desses parâmetros permite minimizar a auto-PEEP, que é o resultado de esvaziamento expiratório incompleto no início da inspiração. O esvaziamento expiratório incompleto é secundário à obstrução brônquica e à diminuição da força de retração elástica;
  - o paciente com DPOC pode apresentar uma hipercapnia crônica com certo grau de alcalose metabólica (mecanismo de compensação da acidose respiratória). Sob anestesia, o objetivo da ventilação é obter um pH normal; um certo grau de hipercapnia deve ser tolerado. A alcalose metabólica será descoberta em caso de normalização inesperada da $PaCO_2$;
> em caso de crises, os pacientes asmáticos (que por definição apresentam uma obstrução reversível) são normocápnicos; uma hipercapnia permissiva é tolerada em uma crise de asma grave que necessite de ventilação mecânica;
> evitar o N_2O em caso de bolhas de enfisema;
> ± Heliox:
  - mistura de 60 a 80% de hélio em 20 a 40% de O_2;
  - mistura menos densa que o ar ou O_2, o que reduz o fluxo turbulento;
> ao despertar, a antagonização dos curares é controversa;
> na fase pós-operatória, deve-se garantir uma analgesia por técnicas locorregionais, mobilização precoce e fisioterapia respiratória.

PNEUMONIAS INTERSTICIAIS

DEFINIÇÃO

As pneumopatias intersticiais são um grupo de doenças caracterizadas pela infiltração do interstício pulmonar por células (inflamatórias ou neoplásicas) ou colágeno (fibrose).

ETIOLOGIA

■ *Não idiopáticas*

> Infecção (tuberculose miliar, legionela, rickettsia, pneumonia por *Pneumocystis carinii*, vírus influenza, vírus parainfluenza, HIV);
> inalação (silicose, asbestose, doença de berílio, alveolite alérgica extrínseca);
> imunológicas e sistêmicas (vasculite, esclerodermia, doença de Sjögren, artrite reumatoide, sarcoidose);
> iatrogênica (amiodarona, irradiação, O_2, bleomicina);
> outras (neurofibromatose, linfangite carcinomatosa, amiloidose, linfoma).

■ *Idiopática*

> Fibrose pulmonar idiopática;
> pneumonia intersticial não específica;
> pneumonia organizante criptogênica (antiga BOPO = bronquiolite obliterante com pneumonia em organização);
> pneumonia intersticial aguda;
> pneumonia intersticial com bronquiolite respiratória;
> pneumonia intersticial descamativa;
> pneumonia intersticial linfocitária.

MANIFESTAÇÕES CLÍNICA

> Dispneia;
> tosse seca.

EXAMES COMPLEMENTARES

> Testes de função pulmonar: síndrome restritiva com índice de Tiffeneau normal e capacidade de difusão para o monóxido de carbono reduzida;
> radiologia (TC);
> lavado broncoalveolar;
> biópsia pulmonar transbrônquica ou cirúrgica.

IMPLICAÇÕES ANESTÉSICAS

> Preferir a utilização de anestesia locorregional;
> em caso de anestesia geral, a redução da CRF é responsável pela hipoxemia rápida após a indução;
> aumento da toxicidade ao oxigênio. Recomenda-se a utilização de uma FiO_2 mínima, que permita atingir uma saturação de $O_2 \geq 90\%$ e uma $PaO_2 \geq 60$ mmHg;
> utilização de volumes correntes baixos (risco elevado de pneumotórax);
> ventilação controlada à pressão.

SÍNDROME DA ANGÚSTIA RESPIRATÓRIA AGUDA

DEFINIÇÃO

> A SARA é caracterizada por uma inflamação pulmonar aguda e persistente, com aumento da permeabilidade vascular.

FISIOPATOLOGIA

> As lesões endoteliais produzem um aumento da permeabilidade dos capilares, enquanto as lesões epiteliais levam a diminuição do surfactante e descamação dos pneumócitos tipo II. Isso leva ao aparecimento de:
> - edema agudo do pulmão;
> - microtrombos;
> - atelectasia;
> - membranas hialinas.

ETIOLOGIA

> Primária:
> - pneumonia;
> - aspiração brônquica;
> secundária:
> - septicemia;
> - traumatismo (TCE = traumatismo cranioencefálico, fraturas múltiplas);
> - queimaduras, inalação de gases irritantes;
> - pancreatite aguda;
> - transfusões múltiplas;
> - intoxicação;
> - decorrentes de reanimação cardiopulmonar.

MANIFESTAÇÕES CLÍNICAS

> Dispneia;
> estertores crepitantes;
> cianose;
> agitação;
> manifestações sistêmicas secundárias à hipoxemia:
> - coagulação intravascular disseminada;
> - encefalopatia;
> - insuficiência renal aguda;
> - insuficiência hepática aguda.

DIAGNÓSTICO DIFERENCIAL

> Edema agudo do pulmão de origem cardiogênica;
> pneumonia eosinofílica aguda;
> infecção grave;
> embolia gordurosa;
> embolia amniótica;
> edema de reperfusão pós-transplante ou pós-embolectomia.

CRITÉRIOS DIAGNÓSTICOS

> Início agudo;
> infiltrado bilateral difuso;
> $PaO_2/FiO_2 < 200$;
> PAPO < 18 mmHg.

TRATAMENTO

> Antibióticos em caso de infecção;
> suporte hemodinâmico;
> ventilação mecânica com volume corrente baixo: 6 a 7 mL/kg;
> corticosteroides (tratamento controverso).

IMPLICAÇÕES ANESTÉSICAS

> Esses pacientes geralmente já estão em ventilação;
> utilizar uma FiO_2 mínima que permita atingir uma saturação de $O_2 \geq 90\%$ e uma $PaO_2 \geq 60$ mmHg;
> utilizar baixos volumes correntes (alto risco de pneumotórax);
> ventilação controlada à pressão.

PNEUMOTÓRAX

DEFINIÇÃO

O pneumotórax é o acúmulo de ar na pleura.

CLASSIFICAÇÃO

> Pneumotórax espontâneo primário:
> - normalmente o indivíduo acometido é um homem magro, jovem, entre 20 e 30 anos;
> - o tabagismo aumenta o risco em 20 vezes;
> pneumotórax espontâneo, secundário a:
> - presença de doença pulmonar subjacente (enfisema, doença intersticial pulmonar, tumor);

> pneumotórax traumático:
  - secundário a traumatismo torácico;
  - pode ser acompanhado por hemotórax;
> pneumotórax iatrogênico:
  - secundário à barotrauma em ventilação de pressão positiva ou colocação de um cateter venoso central;
> pneumotórax hipertensivo (pneumotórax asfixiante):
  - o pneumotórax asfixiante (ou hipertensivo) complica 1 a 2% dos pneumotórax espontâneos, mas é mais comum no pneumotórax traumático ou barotrauma por ventilação de pressão positiva;
  - o aumento da pressão intrapleural secundário ao acúmulo de ar no espaço pleural obstrui o retorno venoso e pode levar a choque ou parada cardiorrespiratória;
  - o pneumotórax deve ser drenado o mais depressa possível em decorrência de ser potencialmente fatal.

MANIFESTAÇÕES CLÍNICAS

> Dispneia;
> enfisema subcutâneo;
> ausência de murmúrio vesicular;
> percussão hipersonora;
> expansibilidade torácica assimétrica;
> em caso de pneumotórax hipertensivo:
  - cianose;
  - desvio traqueal;
  - turgescência jugular;
  - hipotensão arterial;
  - taquicardia.

TRATAMENTO

> Aspiração manual (desinsuflação): punção no 2º espaço intercostal, nivelado com a borda superior da costela inferior, na linha hemiclavicular;
> colocação de um dreno pleural;
> pleurodese química (talco por toracoscopia);
> pleurectomia por videotoracoscopia ou toracotomia.

IMPLICAÇÕES ANESTÉSICAS

> Em caso de ventilação assistida em um paciente com um pneumotórax drenado, verifique se o dreno não está pinçado ou obstruído, para evitar o desenvolvimento de um pneumotórax hipertensivo;
> no caso especial de pneumotórax aberto durante a cirurgia torácica: em ventilação espontânea, a perda de pressão pleural negativa resulta em:
  - desvio do mediastino para a parte inferior do pulmão;
  - respiração paradoxal: na inspiração, a parte superior do pulmão esvazia-se na parte inferior do pulmão;
  - diminuição do retorno venoso.

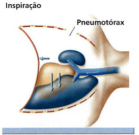
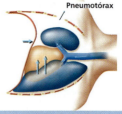

Figura 26.11 Respiração paradoxal e desvio mediastinal durante ventilação espontânea e pneumotórax aberto, justificando a importância de uma ventilação controlada.

INALAÇÃO BRÔNQUICA

> O conteúdo gástrico regurgitado penetra na árvore pulmonar, geralmente no segmento apical do lobo inferior (brônquio de Nelson, único segmento que está em posição vertical quando o paciente está deitado); isso resulta em pneumonia aspirativa (síndrome de Mendelson), mais grave quando o volume inalado é superior a 25 mL ou o pH é inferior a 2,5;
> fatores de risco:
> - diabetes;
> - obesidade;
> - gravidez a partir da 15ª semana de gestação;
> - hérnia de hiato;
> - dor abdominal e íleo;
> - trauma;
> - diminuição do estado de consciência;
> - distúrbios da deglutição;
> - doenças neuromusculares;
> quando esses fatores de risco estão presentes, deve ser dada prioridade a uma anestesia local ou realizar uma indução em sequência rápida.

COMPLICAÇÕES

> Broncospasmo;
> SARA;
> pneumonia;
> abscesso pulmonar;
> empiema.

TRATAMENTO

> Posição de Trendelenburg;
> aspiração traqueobrônquica ativa;
> ventilação mecânica;
> antibióticos (dependendo do caso).

FÍSTULA BRONCOPLEURAL

> A fístula broncopleural é uma comunicação entre o espaço pleural e as vias aéreas, secundária à infecção, câncer, ruptura de uma bolha ou cirurgia de pulmão;
> é essencial:
> - evitar um pneumotórax hipertensivo;
> - assegurar uma ventilação adequada;
> - proteger o pulmão saudável;

> um dreno torácico deve ser colocado no lado da fístula antes da indução;
> a proteção do pulmão contralateral requer uma entubação com um cateter de duplo lúmen.

ESPECIFICIDADES DA CIRURGIA TORÁCICA

CONSIDERAÇÕES NA AVALIAÇÃO PRÉ-OPERATÓRIA DE PACIENTES COM LESÕES DE CÂNCER PULMONAR

Durante a avaliação pré-operatória, deve-se procurar pelos "4 M" associados ao câncer, ou seja:
> efeito de *Massa*:
  - pneumonia obstrutiva;
  - deformação traqueobrônquica;
  - síndrome da veia cava superior;
  - síndrome de Pancoast;
  - paralisia do nervo laríngeo recorrente ou do nervo frênico;
> alterações *Metabólicas*:
  - síndrome de Lambert-Eaton;
  - hipercalcemia;
  - hiponatremia;
  - síndrome de Cushing;
> *Metástases*:
  - cerebrais;
  - ósseas;
  - hepáticas;
  - adrenais;
> problemas relacionados com os *Medicamentos*:
  - toxicidade pulmonar associada à bleomicina, mitomicina;
  - toxicidade cardíaca associada à doxorrubicina;
  - toxicidade renal associada à cisplatina.

DRENO TORÁCICO

> A drenagem torácica permite coletar o ar ou o líquido da cavidade torácica e recolher a pleura pulmonar à parede torácica; o dreno é conectado a um sistema de 3 câmaras:
  - a 1ª câmara é conectada diretamente ao dreno e permite coletar o líquido pleural;
  - a 2ª câmara é conectada à 1ª e permite criar um vácuo em um sistema fechado para permitir uma sucção suave, contínua e hermética;
  - a 3ª câmara está conectada às duas primeiras e a uma sucção de parede; permite controlar a pressão de sucção, que é normalmente fixada em -20 cmH$_2$O. Neste valor, o espaço pleural é drenado, sem o risco de lesão pulmonar. É raro chegar a valores de -40 cmH$_2$O;
> atualmente, estes 3 compartimentos são combinados em um único recipiente de plástico;
> quando o dreno não está conectado à sucção (p. ex., quando o paciente é mobilizado), deve ser mantido aberto e não deve ser clampeado.

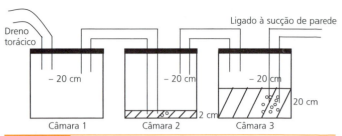

Figura 26.12 Sistema coletor de 3 câmaras.

VENTILAÇÃO UNIPULMONAR

> Na cirurgia torácica, o objetivo da entubação seletiva do pulmão é assegurar uma ventilação unipulmonar (pulmão inferior, não operado) e excluir o pulmão superior, que está sendo operado. Os meios são:
  - um tubo de duplo lúmen (Robertshaw, de Carlens, de White);
  - um bloqueador brônquico (bloqueador de Arndt, sonda Univent, não disponível na França);
> o principal problema é a hipoxemia peroperatória:
  - a hipoxemia resulta de uma desordem importante na relação V/Q, uma vez que em decúbito lateral o pulmão superior apresenta uma melhor complacência e recebe um volume corrente maior que o inferior, enquanto seu fluxo pulmonar é menor, em razão da força da gravidade. A exclusão do pulmão superior agrava os distúrbios V/Q;
  - a distribuição do fluxo sanguíneo pulmonar é de 40% para o pulmão superior e 60% para o inferior. Quando o pulmão superior é excluído, a distribuição é de 20% para o superior e 80% para o inferior, em decorrência do reflexo de vasoconstrição hipóxica. Assim, o *shunt* é reduzido em cerca de 20%;
> a relação dos fluxos dos pulmões superior e inferior que é de 20/80 tende a aumentar em caso de inibição do reflexo de vasoconstrição hipóxica ou diminuição do fluxo no pulmão inferior:
  - esse reflexo é inibido:
    - pelos halogenados: demonstrado com o halotano (o N_2O não altera o reflexo);
    - pelos vasodilatadores: nitroglicerina, nitroprussiato, dobutamina;
    - pela hipocapnia;
  - o fluxo no pulmão inferior é reduzido:
    - pela PEFP;
    - pela mistura hipóxica;
    - pelos vasoconstritores: dopamina, noradrenalina.

INDICAÇÕES ABSOLUTAS PARA UMA VENTILAÇÃO UNIPULMONAR

> Hemoptise maciça;
> abscesso pulmonar;
> fístula broncopleural;
> bolha de enfisema;
> lavado broncoalveolar.

INDICAÇÕES RELATIVAS PARA UMA VENTILAÇÃO UNIPULMONAR

> Cirurgia torácica;
> cirurgia de aneurisma da aorta torácica;
> cirurgia de esôfago.

TIPOS DE SONDAS PARA VENTILAÇÃO UNIPULMONAR

■ Sonda de Robertshaw

> A sonda de Robertshaw é um tubo de duplo lúmen, sem gancho (exemplo: Bronco-Cath®); contém um lúmen traqueal e um lúmen brônquico; existem sondas específicas para excluir o pulmão direito ou esquerdo, de acordo com a direção da curvatura;
> em geral, utiliza-se uma sonda 39-41 F para os homens e 35-37 para as mulheres;
> uma vez atravessada a glote, a sonda é girada em 90 graus para o pulmão a ser excluído. Para facilitar a passagem do lúmen brônquico no brônquio principal desejado, a cabeça do paciente pode ser rodada para o lado contralateral. Por exemplo, a cabeça do paciente é virada para a direita para uma sonda esquerda;
> a sonda é inserida até cerca de 29 cm da arcada dentária;
> o balão traqueal é inflado com 6 a 8 mL de ar e o balão brônquico com 2 a 3 mL de ar;
> um controle fibroscóptico permite corrigir as más posturas; na verdade, até 80% das sondas são mal posicionadas. Os marcos anatômicos são:
>   • anéis traqueais anteriores;
>   • borda traqueal posterior fibrosa;
>   • imagem triangular dos brônquios lobares direitos;
>   • comprimento diferente dos brônquios principais (cerca de 2,5 cm à direita e 5,5 cm à esquerda);
> contraindicação para o uso de uma sonda de Robertshaw:
>   • estenose do brônquio principal esquerdo;
>   • histórico de entubação difícil (contraindicação relativa);
> as vantagens de uma sonda de Robertshaw com relação a um bloqueador brônquico são:
>   • a possibilidade de aspirar ambos os pulmões de forma independente;
>   • a passagem rápida de uma ventilação bipulmonar para uma ventilação monopulmonar e vice-versa;
>   • a possibilidade de aplicar um CPAP no pulmão operado;
> observações:
>   • é geralmente utilizada uma sonda esquerda, independentemente do pulmão operado, com exceção de quando há lesões brônquicas esquerdas proximais; na verdade, um clampeamento do lúmen brônquico exclui o pulmão esquerdo, enquanto um clampeamento do lúmen traqueal exclui o pulmão direito. No entanto, a escolha da sonda depende muito dos hábitos do cirurgião e da experiência da equipe de anestesia;
>   • as lesões brônquicas proximais esquerdas requerem o uso de uma sonda direita; o deslocamento de uma sonda reta, mesmo mínimo, no brônquio principal direito (que apresenta comprimento menor), pode causar uma obstrução do brônquio lobar superior direito, resultando na formação de atelectasias e agravamento do *shunt*.

■ Sonda de Carlens e sonda de White

> A sonda de Carlens assemelha-se a uma sonda de Robertshaw esquerda, enquanto a sonda de White se assemelha a uma sonda de Robertshaw direita. Ambas as sondas apresentam um gancho que permite um encaixe na carina;
> a presença do pino torna mais difícil a entubação, podendo produzir lesões da glote, ruptura da árvore traqueobrônquica ou o gancho pode soltar-se e cair em um brônquio;
> um controle fibroscópico é também recomendado.

Bloqueador brônquico: bloqueador de Arndt, sonda Univent

> Um bloqueador brônquico é um tubo endotraqueal padrão que está ligado um tubo destacável, comportando um balão, que pode ser avançado em um dos 2 brônquios; o balão inflado obstrui o brônquio a ser excluído;
> é necessário um monitoramento fibroscópico;
> este equipamento é usado em caso de contraindicação para a inserção de um cateter de duplo lúmen;
> o uso do bloqueador brônquico impossibilita a aspiração de secreções no pulmão operado.

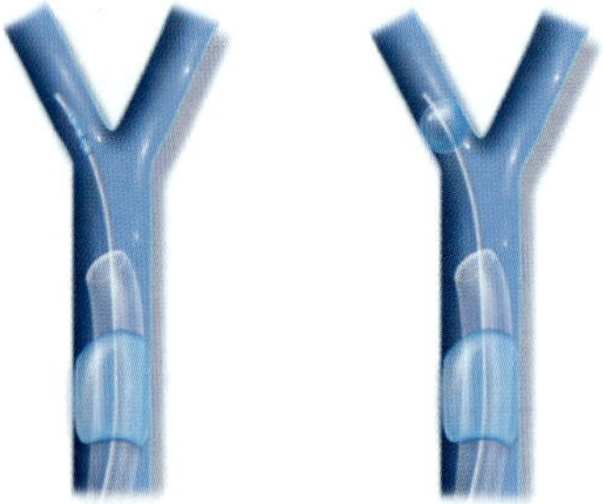

Figura 26.13 Bloqueador brônquico.

Tabela 26-4 Ausculta do MV e posição da sonda de duplo lúmen de Robertshaw esquerda

	Sonda muito profunda (lúmen traqueal no brônquio principal esquerdo) 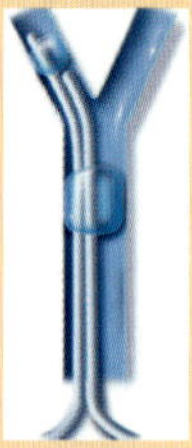	Sonda muito proximal (lúmen brônquico na traqueia) 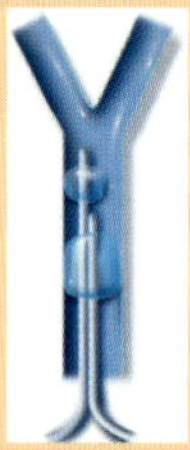	Sonda inserida no lado errado (lúmen brônquico no brônquio direito) 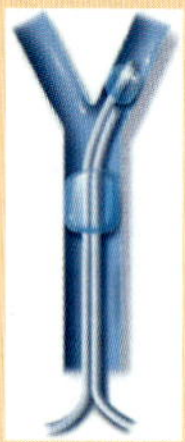
Grampo no lúmen traqueal Balão inflado	MV esquerdo presente MV direito ausente	MV bilateral presente	MV esquerdo ausente MV direito presente
Grampo no lúmen brônquico Balão inflado	MV esquerdo diminuído ou ausente MV direito ausente	MV bilateral diminuído ou ausente	MV esquerdo ausente MV direito diminuído ou ausente
Grampo no lúmen brônquico Balão esquerdo desinflado	MV esquerdo presente MV direito ausente	MV bilateral presente	MV esquerdo ausente MV direito presente

MV: murmúrio vesicular.

ESTRATÉGIA VENTILATÓRIA NA VENTILAÇÃO UNIPULMONAR

> Normoventilação:
> - utilizar um volume corrente igual ou ligeiramente menor que na ventilação bipulmonar (6 a 8 mL/kg, máximo de 10 mL/kg);
> - tolerar um pequeno grau de hipercapnia;
>
> PEFP mínima no pulmão ventilado (3 a 4 cmH$_2$O);
>
> PEFP de 5 cmH$_2$O no pulmão excluído por meio de um CPAP;
>
> FiO$_2$ de 0,8:
> - uma FiO$_2$ de 1,0 pode causar atelectasias de reabsorção com agravamento dos distúrbios V/Q;
>
> evitar o óxido nitroso em caso de enfisema pulmonar ou pneumotórax;
>
> no final da cirurgia, ventilar manualmente para expandir todos os segmentos sob monitoramento visual;
>
> em caso de hipoxemia:
> - FiO$_2$ 1,0;
> - insuflação periódica e manual de ambos os pulmões, especialmente o pulmão excluído, com a manobra de capacidade vital (ou de recrutamento);
> - fibroscopia para controlar a posição da sonda;
> - PEFP entre 6 e 15 mmHg no pulmão ventilado:
>   ▲ o aumento da PEFP no pulmão ventilado permite prevenir as atelectasias, reduzindo os distúrbios da relação ventilação/perfusão; entretanto, um aumento muito grande da PEFP aumenta a pós-carga no leito vascular, aumenta a extensão da zona 1 de West no pulmão inferior, o que aumenta o fluxo no pulmão superior. Na prática, um equilíbrio é encontrado da seguinte forma: a PEFP é aumentada até que a saturação de O$_2$ diminua novamente;
> - CPAP de O$_2$ com PEFP de 5 a 10 cmH$_2$O no pulmão excluído:
>   ▲ o objetivo é duplo: de um lado, a oxigenação do pulmão excluído e difusão do O$_2$ para a circulação do pulmão excluído; de outro lado, o aumento da PEFP permite reduzir o fluxo pulmonar no pulmão excluído e direcioná-lo para o pulmão inferior;
> - clampeamento ou ligadura precoce da artéria pulmonar do pulmão excluído, em caso de pneumonectomia;
> - compressão manual do pulmão excluído;
> - retomada intermitente da ventilação bipulmonar.

ESTRATÉGIAS ALTERNATIVAS À VENTILAÇÃO UNIPULMONAR

> Ventilação a jato;
>
> oxigenação apneica:
> - a ventilação é interrompida por curtos períodos durante os quais é insuflado O$_2$ a 100%;
> - esta técnica permite curtos períodos de apneia de 10 a 20 minutos;
> - a PaCO$_2$ aumenta 6 mmHg no 1º minuto de 3 a 4 mmHg durante os minutos seguintes.

ALGUNS PROCEDIMENTOS ESPECIAIS

TORACOSCOPIA

> A toracoscopia consiste em introduzir na cavidade torácica um endoscópio ligado a uma câmera e vários instrumentos. A pressão de insuflação não deve ultrapassar 10 mmHg;
>
> esta técnica também permite a realização de diferentes tipos de lobectomia ou segmentectomia.

LOBECTOMIA PULMONAR

> A lobectomia é a ressecção pulmonar mais comumente realizada em um contexto oncológico;
> as atelectasias ou pneumonias pós-operatórias ocorrem mais frequentemente nas primeiras 72 horas.

LOBECTOMIA COM RESSECÇÃO DE MANGA DE BRÔNQUIO DE GROSSO CALIBRE (*SLEEVE LOBECTOMY*)

> A lobectomia em manga consiste na remoção de um lobo e um segmento adjacente de brônquio principal, seguida de uma anastomose terminoterminal, a fim de preservar o parênquima pulmonar funcional distal;
> este procedimento é geralmente realizado em caso de tumores do lobo superior direito, mas pode também ser aplicado a outros lobos.

BILOBECTOMIA

> Uma bilobectomia do pulmão direito é realizada quando o processo tumoral ultrapassa a pequena fissura, a parte anterior da grande fissura direita ou atinge o brônquio intermediário;
> o lobo residual superior ou inferior obviamente não preenche toda a cavidade do hemitórax, resultando em um pneumotórax que desaparece gradualmente.

SEGMENTECTOMIA (RESSECÇÃO EM CUNHA)

> Este procedimento é realizado em pacientes idosos ou com reserva cardiopulmonar funcional limitada;
> consiste na retirada de uma porção não sistematizada do pulmão por remoção mecânica.

MEDIASTINOSCOPIA

> Introduzida por Carlens em 1959, esta técnica permite investigar uma massa mediastinal ou determinar o estágio de evolução de um câncer (avaliação das adenopatias e operabilidade);
> as massas mediastinais podem ser:
> - adenopatias;
> - aneurismas de aorta;
> - timomas, teratomas, linfomas de células T ou tumor de tireoide, localizados principalmente no mediastino anterior;
> - um cisto broncogênico ou hérnia de hiato, localizados no mediastino médio;
> - um tumor neurogênico (simpatoblastoma, neurofibroma, schwannoma), localizado no mediastino posterior;
> as massas mediastinais anteriores podem causar obstrução da traqueia, vias aéreas superiores, artérias pulmonares, átrio direito ou veia cava superior;
> o relaxamento da musculatura brônquica com a indução da anestesia aumenta o risco de compressão intratorácica e perda da permeabilidade das vias aéreas superiores; portanto, é recomendável realizar uma indução em ventilação espontânea ou entubação com o paciente acordado;
> a incisão cirúrgica é geralmente realizada por via cervical, no manúbrio esternal;
> a hemorragia é uma complicação relativamente comum após uma punção inadvertida da artéria pulmonar; o tronco braquiocefálico pode ser comprimido sem que o cirurgião perceba. A palpação do pulso do membro superior direito ou uma oximetria colocada à direita pode evitar uma isquemia cerebral;

> pneumotórax, paralisia das cordas vocais, infecção e perfuração do esôfago são algumas das outras complicações potencialmente graves da mediastinoscopia.

PNEUMONECTOMIA

> Nos países industrializados, a maioria das ressecções pulmonares refere-se a doenças oncológicas do pulmão, cuja mortalidade se aproxima de 100% sem cirurgia. A maioria dos pacientes é fumante e apresenta um risco aumentado de DPOC e doença cardiovascular;
> a pneumonectomia consiste na ressecção completa de um pulmão por toracotomia; uma pneumonectomia estendida é realizada quando o tumor está localizado em um brônquio ou na carina; portanto, consiste em ressecar parte da carina ou traqueia;
> a mortalidade pós-operatória é alta, de cerca de 5 a 10%;
> as complicações são:
> - atelectasia;
> - pneumonia;
> - edema pulmonar de "reperfusão";
> - fístulas broncopleurais ou esofagopleurais;
> - pneumotórax contralateral, hemotórax;
> - hérnia cardíaca, através de uma abertura pericárdica pós-pneumectomia;
> - lesões dos nervos frênico, laríngeo e vago;
> - embolia pulmonar.

EXAMES PRÉ-OPERATÓRIOS E SELEÇÃO DOS PACIENTES

> Os pacientes ASA 1 e 2, que na anamnese apresentam boa capacidade funcional, não precisam de análise mais aprofundada antes da pneumonectomia;
> os exames pré-operatórios permitem selecionar candidatos capazes de resistir a uma pneumonectomia:
> - testes da função respiratória, para avaliar a mecânica ventilatória;
> - capacidade de difusão para o monóxido de carbono, que explora a microcirculação pulmonar e representa um complemento essencial à mensuração dos volumes pulmonares e fluxos ventilatórios;
> - gasometria arterial (ou análise dos gases sanguíneos), que avalia as trocas gasosas;
> - a ergoespirometria ou $VO_{2máx}$, para uma avaliação da reserva cardiopulmonar;
> esses exames devem ser realizados rotineiramente em pacientes ASA 3 ou naqueles cuja capacidade funcional é difícil de avaliar na anamnese; uma proposta de avaliação pré-operatória é apresentada no algoritmo da Figura 26.14;
> os testes de função pulmonar permitem o cálculo do VEF_1 predito para o pós-operatório, um excelente índice da mecânica ventilatória e um fator preditivo importante das complicações pós-operatórias:

$$VEF_{1\ predito} = (VEF_{1\ pré\text{-}operatório} \times 1 - \%\ parênquima\ pulmonar\ ressecado)/100$$

> - o parênquima pulmonar ressecado é avaliado da seguinte forma: os lobos superior e médio do pulmão direito equivalem ao conjunto dos outros 3 lobos (lobo inferior direito e os 2 lobos esquerdos); o pulmão direito é 10% maior que o pulmão esquerdo;

- os pacientes de baixo risco têm um VEF_1 predito > 40% do VEF_1 teórico; os pacientes com risco moderado apresentam um VEF_1 predito entre 30 e 40%; os pacientes com alto risco têm um VEF_1 predito < 30%; nestes últimos, a cirurgia não é recomendada;
> uma cintilografia de ventilação-perfusão é realizada somente se o VEF_1 previsto for inferior a 40%. Este exame permite determinar a contribuição de cada pulmão à ventilação e à perfusão global, refinando o cálculo do VEF_1, capacidade de difusão para o monóxido de carbono e $VO_{2máx}$ predito pós-operatório:

> exemplo: $VEF_{1\ predito}$ = fração do fluxo do pulmão não operado × $VEF_{1\ total}$

> a capacidade de difusão para o monóxido de carbono (DCO) reflete a superfície capilar pulmonar disponível para as trocas alveolocapilares e o volume sanguíneo intrapulmonar; uma DCO prevista < 40% está altamente correlacionada com o aumento das complicações cardíacas e respiratórias; a intervenção é contraindicada se a DCO prevista for < 30%;
> a ergoespirometria permite mensurar o consumo máximo de O_2 ($VO_{2máx}$) em um teste de esforço em bicicleta ou esteira e correlaciona este valor com o risco de complicações pós-operatórias:
- $VO_{2máx}$ > 20 mL/kg/minuto: risco baixo;
- $VO_{2máx}$ de 10 a 20 mL/kg/minuto: risco moderado;
- $VO_{2máx}$ < 10 mL/kg/minuto: risco elevado;
> em suma, os fatores de bom prognóstico pós-operatório são os seguintes:
- VEF_1 predito > 40%;
- DCO predita > 40%;
- $VO_{2máx}$ predito > mL/kg/minuto;
> além disso, pelas comorbidades cardíacas frequentes, eventualmente são prescritos exames complementares para avaliar a função cardíaca (ECG de esforço, ecografia sob estresse pela dobutamina, cintilografia miocárdica, angiografia coronária). Os resultados desses exames e a doença pulmonar ditam as opções terapêuticas descritas no Capítulo 13 "Avaliação pré-operatória e pré- medicação";

IMPLICAÇÕES ANESTÉSICAS

> Equipamento: 1 cateter arterial, 2 linhas venosas periféricas, 1 cateter venoso central;
> a colocação do cateter de Swan-Ganz depende das comorbidades do paciente. Não inflar o balão após a pneumonectomia, já que a árvore vascular restante apresenta um diâmetro reduzido: existe um risco de pós-carga aumentada para o VD e pré-carga diminuída para o VE;
> uma peridural permite assegurar uma analgesia de qualidade;
> a escolha do indutor depende das comorbidades do paciente;
> a intervenção exige entubação com cateter de duplo lúmen e ventilação unipulmonar;
> a manutenção da anestesia é feita preferencialmente com halogenados, especialmente na presença de uma cardiopatia isquêmica;
> a gravidade e o aumento da permeabilidade capilar levam ao acúmulo de líquidos e a formação de edema no pulmão inferior não operado *(lower lung syndrome)*, com o agravamento do efeito *shunt*. A administração de infusões deve ser inferior a 3 L e o saldo líquido de menos de 20 mL/kg (ou 1.500 mL para um homem de 70 kg) durante as primeiras 24 horas. Os cristaloides são preferidos com relação aos coloides;
> no final da cirurgia, a extubação é possível se o VEF_1 predito para o pós-operatório for superior a 40%.

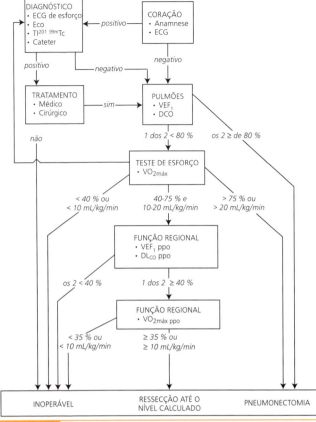

Figura 26.14 Avaliação funcional da operacionalidade.
Tl: tálio; TC: O tecnécio; $VO_{2máx}$: consumo máximo de oxigênio; PPO: valor predito pós-operatório.

Leituras recomendadas

Bolliger CT, Koegelenberg CF, Kendal R. Preoperative assessment for lung cancer surgery. *Curr Opin Pulm Med* 2005;11:301-6.

Hedenstierna G, Edmark L. The effects of anesthesia and muscle paralysis on the respiratory system. *Intensive Care Med* 2005;31:1327-35.

Hughes JM, Glazier JB, Maloney JE, West JB. Effect of lung volume on the distribution of pulmonary blood flow in man. *Respir Physiol* 1968;4:58-72.

Levin AI, Coetzee JF, Coetzee A. Arterial oxygenation and one-lung anesthesia. *Curr Opin Anaesthesiol* 2008;21:28-36.

Magnusson L, Spahn DR. New concepts of atelectasis during general anaesthesia. *Br J Anaesth* 2003;91:61-72.

Riley RL, Cournand A. Ideal alveolar air and the analysis of ventilationperfusion relationships in the lungs. *J Appl Physiol* 1949;1:825-47.

Smetana GW. Preoperative pulmonary evaluation. *N Engl J Med* 1999;340:937-44.

27
Sistema nervoso central e anestesia

P. Schoettker, C. Wider, J.-P. Mustaki, E. Albrecht

PRINCÍPIOS ANATÔMICOS E FISIOLÓGICOS

> O sistema nervoso central é constituído de encéfalo e medula espinal. O encéfalo é a parte do sistema nervoso central que está contida no crânio. É normalmente dividido em 6 partes: telencéfalo, diencéfalo, mesencéfalo, ponte, bulbo e cerebelo;
> o telencéfalo consiste de 2 hemisférios cerebrais, cada 1 com 4 lobos: frontal, parietal, temporal e occipital;
> o diencéfalo é constituído por estruturas ovoides de substância cinzenta (epitálamo, tálamo, subtálamo, hipotálamo) entre os 2 hemisférios;
> o mesencéfalo é formado por 2 pedúnculos cerebrais, além do tegmento e do tecto;
> a ponte é a parte central e proeminente do tronco encefálico;
> o mielencéfalo, também chamado de bulbo raquidiano ou medula oblonga, apoia-se no cerebelo e estende-se até a medula espinal;
> o mesencéfalo, ponte e bulbo formam o tronco encefálico;
> o cerebelo é o órgão que controla o tônus muscular coordenado e modula os movimentos.

LÍQUIDO CEFALORRAQUIDIANO

> A produção do líquido cefalorraquidiano é de cerca de 500 mL/dia:
  - a secreção ativa de Na^+ pelo plexo coroide produz um movimento hídrico extravascular para os ventrículos;
> o volume total de LCR é de 120 a 150 mL;

- o circuito do LCR é o seguinte: ventrículos laterais → forame interventricular de Monro → 3º ventrículo → aqueduto de Sylvius → 4º ventrículo → forame de Magendie e Lushka → cisterna cerebelomedular → granulações aracnoides peri-hemisféricas;
- o metabolismo cerebral é mais elevado do que o do organismo em geral, razão pela qual a PO_2, o pH (7,32) e a concentração de glicose do LCR são inferiores ao do sangue:
  - o LCR contém pouca proteína (200 a 400 mg/L); sua capacidade de tamponamento é baixa. Uma mudança brusca na $PaCO_2$ produz uma mudança ainda mais importante na PCO_2 do LCR;
  - a concentração de cloro é maior que a do sangue;
- a gravidade específica do LCR é de 1005;
- ao exame microscópico, deve haver no máximo 3 glóbulos brancos/mm^3.

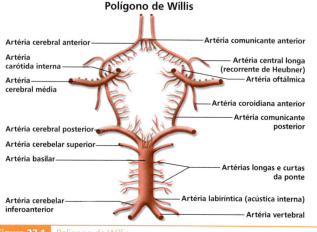

Figura 27.1 Polígono de Willis.

VASCULARIZAÇÃO CEREBRAL

- O cérebro é irrigado pelas carótidas internas (80%) e artérias vertebrais (20%);
- a carótida interna origina a artéria oftálmica antes de se dividir em 4 ramos:
  - a artéria cerebral anterior, que vasculariza:
    - a parte mediana do hemisfério;
    - a cabeça do núcleo caudado;
    - o putâmen;
    - o ramo anterior da cápsula interna;
  - a artéria cerebral média, que vasculariza:
    - a parte lateral do lobo frontal, parietal e temporal;
    - o centro semioval;
    - os núcleos caudado, putâmen e globo pálido;
  - a artéria comunicante posterior:
    - que se anastomosa à artéria cerebral posterior;
    - e vasculariza o tálamo;

- a artéria coroidiana anterior, que vasculariza:
  - as radiações ópticas;
  - o núcleo geniculado lateral;
  - o hipocampo;
  - o braço posterior da cápsula interna;
  - a cauda do núcleo caudado;
  - o núcleo amigdaloide;
> o sistema vertebrobasilar é nutrido pelas artérias vertebrais, que formam o tronco basilar, de onde origina-se particularmente a artéria cerebral posterior. O tronco basilar vasculariza o tronco encefálico, cerebelo e lobos occipitais;
> existem 3 sistemas de anastomoses entre o sistema carotídeo e o sistema vertebrobasilar:
- o polígono de Willis, composto pela:
  - artéria comunicante anterior;
  - artéria cerebral anterior;
  - artéria cerebral média;
  - artéria comunicante posterior;
  - artéria cerebral posterior;
- a artéria oftálmica (anastomose do sistema carotidiano externo-interno);
- as anastomoses superficiais corticomeníngeas.

FLUXO SANGUÍNEO CEREBRAL

> O fluxo sanguíneo cerebral médio é de 50 a 60 mL/100 g/minuto (variável de acordo com a área); o cérebro consome uma média de 3 mL/100 g/minuto de O_2 e 5 mg/100 g/minuto de glicose;
> uma área de penumbra aparece quando o fluxo sanguíneo cerebral está entre 20 e 50 mL/100 g/minuto (= danos reversíveis se o fluxo é restaurado);
> um acidente vascular encefálico ocorre quando o fluxo sanguíneo cerebral é inferior a 20 mL/100 g/minuto;
> o fluxo sanguíneo cerebral depende:
- da pressão de perfusão cerebral:
  - PPC = PAM – PIC;
- da autorregulação:
  - por ação das fibras musculares lisas dos vasos, metabólitos locais e sistema nervoso autônomo;
  - este fenômeno ajuda a manter um fluxo constante para uma PAM entre 60 e 160 mmHg (ou uma pressão de perfusão cerebral entre 50 e 150 mmHg) e uma PaO_2 > 50 mmHg (Fig. 27.2). A curva de autorregulação é deslocada para a direita em pacientes hipertensos, levando ao risco de isquemia (diminuição do fluxo sanguíneo cerebral), mesmo para uma PAM de 60 mmHg;
- de fatores extrínsecos:
  - $PaCO_2$:
    - ✓ o fluxo sanguíneo cerebral é diretamente proporcional à $PaCO_2$; quando a $PaCO_2$ passa de 20 para 80 mmHg, o fluxo sanguíneo cerebral é multiplicado por 4;
    - ✓ em caso de hiperventilação, há um risco de isquemia cerebral em decorrência da vasoconstrição secundária à hipocapnia;
  - temperatura;
  - viscosidade:
    - ✓ a hipertensão deve ser de 30 a 34% para manter um fluxo sanguíneo cerebral adequado.

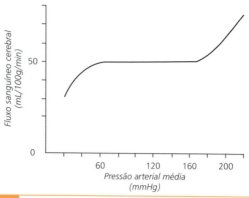

Figura 27.2 Relação entre a PAM e o FSC.

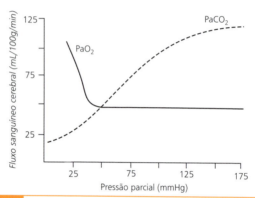

Figura 27.3 Relação entre a PaO$_2$, a PaCO$_2$ e o FSC.

OBSERVAÇÕES A RESPEITO DA AUTORREGULAÇÃO CEREBRAL

> A autorregulação cerebral é inibida em casos de lesões cerebrais (isquemia, traumatismo cranioencefálico, tumores);
> é alterada por:
> - halogenados, que provocam vasodilatação:
>   ▲ esta alteração é limitada pela hiperventilação (diminuição da PaCO$_2$);
>   ▲ um fenômeno de sequestro pode ocorrer em caso de isquemia (fenômeno inverso ao *efeito Robin Wood*, explicado adiante);
> - vasodilatadores, que aumentam a fluxo sanguíneo cerebral de modo dose dependente;
> efeito Robin Hood ou síndrome do roubo invertido:
> - durante a hipocapnia, uma região isquêmica focal recebe mais sangue do que uma região normal, pela vasoconstrição induzida nos territórios saudáveis e vasodilatação no território lesado, induzida por mediadores locais;
> - os barbitúricos produzem uma vasoconstrição nos territórios saudáveis e favorecem a vasodilatação do território isquêmico.

PRESSÃO INTRACRANIANA

> A pressão intracraniana é determinada:
> - pelo parênquima cerebral: em torno de 80%;
> - pelo LCR: em torno de 10%;
> - pelo sangue: em torno de 10%;
>
> os valores normais são:
> - 10 a 15 mmHg em adultos;
> - 3 a 7 mmHg em crianças;
>
> teoria de Monro-Kellie:
> - o volume intracraniano é fixo;
> - qualquer aumento do conteúdo intracraniano a partir de certo volume produz um aumento exponencial da pressão, a partir do joelho da curva. Além do ponto de inflexão, a complacência cerebral diminui;
>
> os mecanismos de compensação em caso de aumento da PIC são:
> - uma diminuição de 100 a 150 mL do volume sanguíneo; trata-se da resposta mais rápida, que ocorre em poucos minutos;
> - um deslocamento do LCR do canal espinal, através do forame magno;
> - um aumento da reabsorção do LCR.

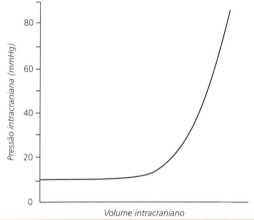

Figura 27.4 Complacência intracraniana.

COLUNA VERTEBRAL

> A coluna vertebral inclui:
> - 33 vértebras: 7 cervicais, 12 torácicas, 5 lombares, 5 sacrais, 4 coccígeas;
> - 5 ligamentos:
>   - ▲ ligamento supraespinoso;
>   - ▲ ligamento interespinoso;
>   - ▲ ligamento amarelo (mais espesso na coluna lombar);
>   - ▲ ligamentos longitudinais anterior e posterior;
>
> a estabilidade é assegurada por 3 colunas; a coluna vertebral fica instável quando 2 das 3 colunas são afetadas. Estas colunas são:
> - coluna anterior, formado pelo:
>   - ▲ ligamento longitudinal anterior;
>   - ▲ parte anterior dos corpos vertebrais;
>   - ▲ anéis fibrosos anteriores;

- coluna média, composta pelo:
  - ligamento longitudinal posterior;
  - parte posterior dos corpos vertebrais;
  - anéis fibrosos posteriores;
- coluna posterior, composta:
  - pelas facetas articulares;
  - pelo arco posterior;
  - pelo ligamento interespinoso;

> a medula espinal geralmente se estende até o corpo vertebral de L1. Seu início está na altura do corpo vertebral de C3;
> o espaço peridural situa-se entre o ligamento amarelo e a dura-máter e se estende do forame magno até S2. O espaço é mais largo na altura de L2 (cerca de 5 mm) e mais estreito na região cervical (cerca de 2 mm);
> as meninges também se estendem até S2.

VASCULARIZAÇÃO DA MEDULA ESPINAL

> A medula é vascularizada pelas artérias espinais anterior e posterior;
> a artéria espinal anterior vasculariza os 2/3 anteriores da medula espinal; na coluna cervical e torácica superior, a artéria espinal anterior emerge das artérias vertebrais e radiculares; na coluna torácica inferior e lombar, emerge da artéria toracolombar de Adamkiewicz; esta artéria provém da aorta em um nível entre T9 e L2 (85% dos casos) ou entre T5 e T8 (15% dos casos). Esta artéria unilateral encontra-se geralmente à esquerda (80% dos casos). Em caso de lesão, o risco de isquemia medular é importante;
> a artéria espinal posterior vasculariza o terço posterior da medula espinal; é oriunda das artérias vertebrais e numerosas anastomoses subclávias, intercostais e lombares; em caso de lesão, o risco de isquemia é baixo.

FISIOLOGIA DA MEDULA ESPINAL

SENSIBILIDADE

> A sensibilidade é conduzida pelos sistemas lemniscal e extralemniscal;
> o sistema lemniscal é responsável pela sensibilidade epicrítica (precisa, bem localizada);
- as modalidades deste sistema são:
  - temperatura;
  - tato fino;
  - pressão;
  - propriocepção;
  - discriminação;
- a informação é transmitida pelo fascículo grácil para os membros inferiores e cuneiforme para os membros superiores;
- os 2 fascículos constituem as colunas posteriores: eles são diretos e cruzam a linha média no bulbo;

> o sistema extralemniscal é responsável pela sensibilidade protopática (pouco discriminativa, difusa):
- conduz a sensibilidade dolorosa, térmica e mecânica;
- a informação é transmitida pelo trato espinotalâmico lateral e ventral;
- estes feixes se cruzam na sua entrada na medula espinal.

PROPRIOCEPÇÃO INCONSCIENTE

> A informação é transmitida pelos tratos espinocerebelares posterior (tratos diretos) e anterior (tratos cruzados).

MOTRICIDADE

> A motricidade é transmitida pelos sistemas piramidal e extrapiramidal;
> o sistema piramidal envia projeções a partir do córtex motor via:
- trato corticospinal lateral, que contém 80% das fibras; essas fibras decussam nas pirâmides e são as principais responsáveis pelo controle dos movimentos finos e precisos;
- trato corticospinal ventral, que contém 20% das fibras; essas fibras decussam acima do nível segmentar e estão envolvidas na postura;

> o sistema extrapiramidal é composto por estruturas não piramidais envolvidas na motricidade, especialmente responsáveis pelo planejamento, sincronização, coordenação dos movimentos e postura;
- clinicamente, em caso de lesões nos gânglios da base, ocorre uma síndrome extrapiramidal, cujo protótipo é a doença de Parkinson;
- as projeções espinais são as vias:
  ▲ rubrospinal;
  ▲ vestibulospinal;
  ▲ reticulospinal;
  ▲ tectospinal.

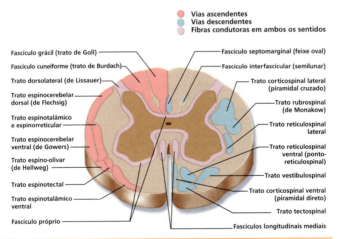

Figura 27.5 Principais tratos nervosos da medula espinal.

DOENÇAS E IMPLICAÇÕES ANESTÉSICAS

HIPERTENSÃO INTRACRANIANA (HIC)

> A hipertensão intracraniana é definida como uma PIC > 15 mmHg em adultos e > 7 mmHg em crianças; se a PIC for > 30 mmHg em adultos, o fluxo sanguíneo cerebral diminui, resultando em hipóxia e edema, que aumentarão a PIC;
> a HIC resulta principalmente de um processo expansivo intracraniano (PEIC) ou edema cerebral;
> o PEIC é uma entidade que inclui:
> - hematomas e hemorragias;
> - cistos;
> - abscessos;
> - tumores;
> - hidrocefalia;
> o PEIC se revela por sinais de hipertensão intracraniana, déficits neurológicos, convulsões ou hipersecreção hormonal em caso de tumores (p. ex., macroadenoma hipofisário);
> o edema cerebral pode ser de origem:
> - vasogênica, por destruição da barreira hematoencefálica (trauma, tumor, infecção, inflamação);
> - citotóxica, em casos de lesões celulares (isquemia);
> - intersticial, por aumento da pressão hidrostática (hidrocefalia);
> os tumores podem ser primários ou secundários (metástases de um carcinoma de pulmão ou mama). Os tumores secundários fixam-se (por via hematogênica) na substância cinzenta, que é mais vascularizada. Os tumores primários provêm de células da substância branca. Eles podem ser intracerebrais (glioblastoma, oligodendroglioma, ependimoma, meduloblastoma) ou extracerebrais (meningioma, schwannoma, tumor de hipófise).

MANIFESTAÇÕES CLÍNICAS

> Cefaleia;
> vômitos;
> fonofobia, fotofobia;
> tríade de Cushing, caracterizada por hipertensão arterial, bradicardia e bradipneia;
> anormalidades do sistema respiratório:
> - as lesões hemisféricas bilaterais ou diencefálicas produzem uma respiração de Cheyne-Stokes;
> - as lesões do mesencéfalo produzem uma hiperventilação neurogênica;
> - as lesões da ponte produzem uma respiração apneustica;
> - as lesões dos centros respiratórios bulbares produzem ataxia;
> opistótonos, na lesão mesencefálica;
> diminuição da vigília;
> papiledema, assimetria pupilar.

COMPLICAÇÕES

> As complicações da hipertensão intracraniana são as hérnias; existem 4 tipos: hérnia subfalciforme, do úncus, central ou mediana e das amígdalas cerebelares;

- a hérnia subfalciforme consiste em uma hérnia sob a foice do cérebro;
- na hérnia do úncus, a parte mediana do lóbulo temporal hérnia sob a tenda do cerebelo. As consequências são:
  - midríase, pela compressão do nervo oculomotor comum (nervo III);
  - distúrbios da consciência, por compressão do sistema reticular;
  - hemiplegia contralateral, por compressão dos feixes piramidais nos pedúnculos cerebrais;
- na hérnia central ou mediana, o cérebro se desloca caudalmente pela tenda do cerebelo. Os sinais clínicos são miose e respiração de Cheyne-Stokes;
- na hérnia das amígdalas cerebelares, estas são deslocadas para o forame magno. As consequências são:
  - hipertensão arterial;
  - hiperventilação;
  - distúrbios de consciência;
  - movimentos de decorticação e descerebração.

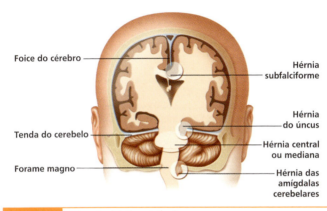

Figura 27.6 Diferentes hérnias cerebrais.

TRATAMENTO E IMPLICAÇÕES ANESTÉSICAS

- A hipertensão intracraniana é uma emergência médica e cirúrgica; é essencial que se intervenha rapidamente. É importante compreender que a PIC depende da complacência cerebral. Assim, no joelho da curva a complacência diminui e a PIC se eleva exponencialmente. O tratamento é ditado não somente pelo valor absoluto da PIC, mas também pela sua evolução, juntamente com os resultados do exame clínico, exames radiológicos e outros exames complementares (saturação jugular de O_2, por exemplo);
- as medidas de neuroproteção devem ser tomadas o mais rapidamente possível; estas medidas serão descritas a seguir;
- o paciente deve ser entubado com indução em sequência rápida e é aplicada uma hiperventilação moderada. A $PaCO_2$ ótima está entre 32 e 35 mmHg, devendo ser adaptada a outros parâmetros de monitoramento (medida da PIC, Doppler transcraniano, EEG);
- a PIC deve ser monitorizada com um sensor ventricular ou parenquimatoso; o sensor ventricular permite a retirada do LCR (drenagem ventricular);
- o tipo de tratamento cirúrgico depende da doença inicial: drenagem do hematoma, ressecção do cisto ou abscesso, craniotomia descompressiva em casos de edema pós-traumático.

HEMORRAGIA CEREBRAL

> A hemorragia cerebral pode ser:
  - intracerebral;
  - intraventricular;
  - subaracnoide;
  - subdural (o hematoma tem uma forma de meia-lua à TC do cérebro);
  - extradural (o hematoma tem uma forma de lente convexa à TC do cérebro).

ETIOLOGIA

> Traumatismos;
> hipertensão arterial;
> angiopatia amiloide;
> malformação vascular rompida (aneurisma, malformação cavernosa, telangiectasia);
> distúrbios da coagulação.

MANIFESTAÇÕES CLÍNICAS

> Manifestações clínicas da hipertensão intracraniana;
> síndrome meníngea (em caso de hemorragia subaracnoide):
  - rigidez de nuca;
  - posição curvada, enrolada;
  - sinal de Kernig (dor ao flexionar os membros inferiores sobre o abdome, por tensionamento das meninges);
  - sinal de Brudzinski (flexão da cervical leva a flexão da perna);
> hemissíndrome sensório-motora contralateral em caso de lesão hemisférica;
> afasia em caso de lesão do hemisfério dominante;
> heminegligência, anosognosia, apraxia em caso de lesão no hemisfério não dominante.

Tabela 27-1 Princípios da indicação cirúrgica em casos de hemorragia cerebral

	Hemorragia intracerebral, cerebelar	Hemorragia subaracnoidea
Paciente assintomático	Não	Sim
Paciente comatoso de repente	Sim	Não
Paciente que agrava	Sim	Sim

As indicações para a cirurgia também dependem da idade do paciente, comorbidades, exame clínico, importância do hematoma, presença de reflexos de tronco e localização (a princípio, não realizar intervenção em hematomas localizados nos gânglios da base ou no tronco cerebral).

IMPLICAÇÕES ANESTÉSICAS

> É aconselhável não agendar uma cirurgia eletiva durante os 3 a 6 meses que se seguem a um acidente vascular encefálico;
> o membro paralisado apresenta uma resistência aos curares: a curarização é monitorada no lado saudável;
> em caso de hemissíndrome importante (lesão crônica), a utilização de suxametônio (Célocurine®, Lysthénon®) é proibida, pela hipercalemia severa que pode induzir.

ANEURISMA CEREBRAL

> Os fatores de risco para ruptura de um aneurisma cerebral são:
> - tamanho do aneurisma > 7 mm;
> - antecedentes de ruptura;
> - presença de antecedentes familiares;
> - aneurismas múltiplos;
> - gradiente de pressão transmural; esse fator é um dos mais importantes;
>
> a ruptura do aneurisma cerebral causa:
> - hemorragia subaracnoide;
> - hematoma intraparenquimatoso;
> - inundação ventricular;
>
> os sintomas iniciais são cefaleias brutais, seguidas eventualmente por uma síndrome meníngea, déficit neurológico ou manifestações clínicas de hipertensão intracraniana.

CLASSIFICAÇÃO

> São utilizadas 2 classificações para avaliar a gravidade da hemorragia subaracnoide:
> - classificação WFNS (World Federation of Neurological Surgeons), a mais utilizada;
> - classificação de Hunt e Hess.

Tabela 27-2 Classificação WFNS

Grau	Escala de coma de Glasgow	Déficit motor
I	15	Ausente
II	13-14	Ausente
III	13-14	Presente
IV	7-12	Presente ou ausente
V	3-6	Presente ou ausente

Tabela 27-3 Classificação de Hunt e Hess

Grau	Descrição clínica
0	Aneurisma não rompido
1	Ausência de sintomas ou presença de cefaleia leve
2	Cefaleia moderada a grave, rigidez de nuca
3	Sonolência, confusão, pequeno déficit focal
4	Coma leve, déficit focal, distúrbios vegetativos
5	Coma profundo, moribundo

EVOLUÇÃO

> Hidrocefalia;
> hipertensão intracraniana aguda;
> recidiva, geralmente dentro de 48 horas;
> vasospasmo sintomático:
> - o vasospasmo ocorre 3 a 7 dias após a ruptura do aneurisma;

- presença de vasospasmos assintomáticos à angiografia em 70 a 90% dos casos; deste modo, o fluxo sanguíneo cerebral é de 20 a 50 mL/100 g/minuto;
- os sintomas aparecem quando o fluxo sanguíneo cerebral é < 20 mL/100 g/minuto.

TRATAMENTO

> O tratamento do vasospasmo é medicamentoso, enquanto o tratamento do aneurisma é cirúrgico ou endovascular;
> o tratamento do vasospasmo é classicamente um tratamento "triplo H", associado com a administração de nimodipina. O tratamento triplo H consiste em:
- hemodiluição;
- hipervolemia; este componente do tratamento triplo H é controverso;
- hipertensão arterial controlada;

> a nimodipina (Nimotop®) é um inibidor cálcico que previne os vasospasmos; a dose é de 0,25 µg/kg/minuto na 1ª hora, seguido de 0,5 µg/kg/minuto, segundo a tolerância hemodinâmica;
> o tratamento cirúrgico consiste em:
- clipagem do aneurisma, se o paciente se recuperar do coma;
- drenagem do hematoma expansivo quando o estado clínico do paciente se agrava;

> o tratamento endovascular consiste em ocluir o aneurisma por meio de molas inseridas por via endovascular, sob anestesia geral.

IMPLICAÇÕES ANESTÉSICAS

> Assegurar uma estabilidade hemodinâmica na indução; devem ser evitadas mudanças bruscas na pressão arterial, a fim de reduzir o risco de ruptura do aneurisma (manutenção da PAM e da PIC para evitar qualquer variação no gradiente de pressão transmural);
> manutenção do tratamento Triplo H;
> neuroproteção cerebral;
> a exposição cirúrgica é facilitada por uma diurese osmótica (manitol) e drenagem lombar;
> manutenção de uma pressão de perfusão cerebral mais elevada durante a clipagem; se disponível, monitoramento do EEG durante todas as manobras;
> $PaCO_2$ elevada durante a clipagem;
> transferência do paciente para uma unidade de terapia intensiva, pelo risco de recidiva e vasospasmo.

TRAUMATISMO CRANIOENCEFÁLICO

> O traumatismo cranioencefálico é uma lesão cerebral secundária a um trauma. O TCE é descrito como grave se a escala de coma de Glasgow for ≥ 8;
> o exame clínico deve incluir:
- registro dos sinais vitais;
- exame de pupilas;
- escala de coma de Glasgow; se for ≥ 8, a mortalidade é superior a 35%;
- exame motor (movimentos dos 4 membros, reflexos tendinosos profundos e cutâneo-plantares);
- ausculta cardiopulmonar.

CONSEQUÊNCIAS CEREBRAIS

> Hematoma epidural, subdural, intracerebral, hemorragia subaracnoide;
> edema cerebral;
> hipertensão intracraniana;

Tabela 27-4 Escala de coma de Glasgow

Resposta motora	Resposta verbal	Resposta ocular	Escore
Responde a comandos simples	–	–	6
Localização à dor	Resposta coerente	–	5
Retirada à dor	Resposta confusa	Abertura ocular espontânea	4
Movimentos de decorticação	Emissão de palavras	Abertura ocular ao comando verbal	3
Movimentos de descerebração	Emissão de sons	Abertura ocular somente com estímulo doloroso	2
Ausência de movimento	Ausência de resposta	Não abre os olhos	1

A pontuação é igual à soma de respostas verbais (1-5), motoras (1-6) e oculares (1-4). A pontuação máxima é de 15 e o escore mínimo de 3. Em pacientes entubados, a classificação da resposta verbal que não pode ser avaliada é 1. A pontuação máxima é então de 11. Observe que a escala de Glasgow é alterada pela sedação.

> lesões axonais difusas;
> ACSOS:
  • os ACSOS são agressões cerebrais secundárias de origem sistêmica;
  • os fatores sistêmicos que podem agravar as lesões cerebrais devem ser ativamente combatidas. Estes fatores são:
    ▲ hipocapnia, hipercapnia;
    ▲ hipoxemia;
    ▲ anemia;
    ▲ acidose;
    ▲ hipertermia;
    ▲ hipoglicemia, hiperglicemia.

LESÕES ASSOCIADAS

> Lesão medular e choque medular;
> CIVD = coagulação intravascular disseminada (liberação de tromboplastina cerebral);
> inalação brônquica e SARA;
> diabetes *insipidus;*
> modificações ECG (modificações do segmento ST, onda T invertida, onda U).

IMPLICAÇÕES ANESTÉSICAS

> O paciente politraumatizado cuja escala de coma de Glasgow seja ≥ 8 deve ser entubado rapidamente, a fim de proteger as vias aéreas superiores e controlar a ventilação;
> as medidas de neuroproteção são realizadas o mais rapidamente possível;
> após a tomografia computadorizada, a ressecção cirúrgica é realizada em caso de hematoma subdural ou peridural. Uma craniotomia descompressiva é justificada em alguns casos de edema cerebral. A colocação de um sensor permite mensurar a PIC continuamente e drenar o LCR;

> o paciente é transferido para uma unidade de cuidados intensivos para a continuidade no tratamento.

CHOQUE MEDULAR (TRAUMA RAQUIMEDULAR)

DEFINIÇÃO

> O choque medular é um desequilíbrio autonômico, secundário à lesão severa da medula espinal. A estimulação simpática (hipertensão arterial, taquicardia) que ocorre imediatamente após a lesão é substituída por uma predominância do sistema nervoso parassimpático (hipotensão, bradicardia, hiperemia de extremidades):
> - as lesões medulares são mais comuns nas articulações cervicais e lombares: C5-C6, C6-C7 e T12-L1;
> - os efeitos do choque podem ocorrer até 6 semanas após o acidente.

MANIFESTAÇÕES CLÍNICAS

> Paralisia flácida;
> arreflexia;
> anestesia;
> hipotonia esfincteriana;
> disfunções autonômicas;
> problemas respiratórios:
> - paralisia diafragmática completa, necessitando de ventilação com pressão positiva para as lesões acima de C4 e paralisia diafragmática parcial para lesões em C5. Abaixo de C5, o diafragma mantém sua função normal;
> - lesão dos músculos respiratórios acessórios para as lesões entre C4-C8, cujas consequências são:
>   - diminuição da capacidade vital;
>   - diminuição dos volumes de reserva inspiratória e expiratória;
>   - diminuição das pressões máximas inspiratória e expiratória;
> hiperreflexia do sistema nervoso autônomo: aparece normalmente de 6 meses a 2 anos após a lesão;
> em seguida, instala-se uma síndrome piramidal, caracterizada por:
> - espasticidade;
> - hiperreflexia;
> - sinais de Babinski;
> - paralisia;
> - clônus.

TRATAMENTO

> Atualmente, não há tratamento que leve a cura;
> na fase aguda, a glicemia deve ser mantida em níveis normais (a hiperglicemia é prejudicial);
> a administração de corticosteroides dentro de 6 horas após a lesão (metilprednisolona = Solumedrol®) é um tratamento controverso: 30 mg/kg na 1ª hora e 5,4 mg/hora/kg nas 48 horas seguintes.

IMPLICAÇÕES ANESTÉSICAS

> Existe um risco aumentado de aspiração pulmonar, especialmente em casos de lesão torácica alta ou cervical, devido a:
> - um aumento das secreções;
> - uma dilatação gástrica;
> - uma tosse ineficaz;

> o paciente apresenta uma poiquilotermia (diminuição da termorregulação); a hipotermia deve ser ativamente combatida;
> o suxametônio (Célocurine®, Lysthénon®) pode ser utilizado nas primeiras 24 horas; entretanto, é proibido após este prazo pelo risco de hipercalemia.

OBSERVAÇÕES

> A síndrome de Brown-Sequard indica uma lesão hemimedular; é composta de um déficit motor e sensitivo discriminativo ipsolateral e um déficit termoálgico contralateral;
> a síndrome anterior da medula espinal resulta de uma isquemia da parte anterior da medula espinal, secundária a uma lesão da artéria espinal anterior. Esta síndrome é caracterizada por paraplegia e anestesia termoálgica, enquanto a função dorsal está preservada (propriocepção, sensibilidade vibratória);
> a síndrome central da medula espinal é caracterizada por uma fragilidade significativamente maior nos membros superiores do que os membros inferiores, com danos na sensibilidade de graus variáveis. Esta síndrome é causada por uma hiperextensão severa da coluna cervical, associada a um estreitamento do canal cervical, que seria secundária à lesão vascular. Esta síndrome ocorre principalmente em idosos e o prognóstico é melhor que o das outras duas síndromes.

HIPERREFLEXIA AUTONÔMICA

DEFINIÇÃO

> A hiperreflexia autonômica é uma hiperatividade simpática, secundária a estímulos cutâneos ou viscerais aplicados abaixo do nível da lesão. Esta síndrome é mais comum entre os pacientes com lesão acima de T7. O risco é máximo entre o 1º e o 6º mês de lesão, embora ela persista de modo definitivo. Os estímulos envolvidos são:
> - estímulo cirúrgico;
> - estímulos táteis, térmicos;
> - dilatação de uma víscera, bexiga ou reto:
>   ▲ a bexiga distendida é um estímulo bastante comum;
>   ▲ uma sondagem vesical também pode desencadear esta hiperreflexia.

MECANISMO

> Resulta provavelmente de uma desinibição do sistema nervoso simpático abaixo da lesão, por perda do controle inibitório dos centros superiores.

MANIFESTAÇÕES CLÍNICAS

> Taquiarritmias;
> hipertensão arterial;
> vasodilatação acima da lesão e vasoconstrição abaixo dela;
> contração das vísceras;
> espasmos musculares;
> cefaleias;
> alteração da consciência;
> convulsões;
> encefalopatia hipertensiva;
> hemorragia cerebral e subaracnoide.

IMPLICAÇÕES ANESTÉSICAS

> O objetivo é impedir a disreflexia autonômica, por meio de:
> - uso de anestésico tópico local durante a colocação da sonda vesical;
> - anestesia peridural ou raquidiana, que produzem um bloqueio do sistema nervoso simpático;
> - anestesia geral profunda; atenção: o uso do suxametônio (Célocurine®, Lysthénon®) é proibido pelo risco de hipercalemia;
> - uso de drogas anti-hipertensivas:
>   - ▲ nitroprussiato (Nipride®);
>   - ▲ alfabloqueadores (fentolamina = Regitina®);
>   - ▲ betabloqueadores;
>   - ▲ inibidores da enzima conversora da angiotensina (tratamento preventivo);
>   - ▲ ganglioplégicos (trimetafan).

LOMBALGIAS E LOMBOCIATALGIAS

ETIOLOGIAS

> Degenerativas:
> - hérnia discal;
> - estenose do canal vertebral lombar;
> - osteoartrite;
> - osteoporose;
>
> congênitas:
> - lombarização de S1;
> - sacralização de L5;
> - hiperlordose;
> - espondilolistese;
> - estenose do canal lombar;
>
> traumáticas;
>
> tumorais:
> - os tumores medulares podem ser extradurais (metástases ósseas de adenocarcinoma de mama ou câncer de próstata) ou intradurais. Neste caso, podem ser intramedulares (astrocitoma, ependimoma) ou extramedulares (meningioma, schwannoma);
>
> inflamatórias:
> - artrite reumatoide;
> - espondilite anquilosante;
>
> infecciosas.

EXAME CLÍNICO

> Síndrome lombovertebral:
> - supressão da lordose lombar;
> - contraturas paravertebrais;
> - distância dedo-chão superior a 20 cm;
> - teste de Schober < 10/15 (um segmento de 10 cm traçado em posição ortostática na região lombar deve aumentar para um comprimento mínimo de 15 cm ao flexionar o tronco anteriormente);
>
> síndrome radicular irritativa:
> - manobra de Lasègue com manobra de Bragard (flexão dorsal do tornozelo);
> - manobra de Lasègue contralateral;
> - aumento da dor durante o esforço (Valsalva);
>
> pontos de Valleix (pontos dolorosos à palpação do trajeto do nervo isquiático);

> síndrome radicular deficitária (músculos, sinais principais):
>   - marcha sobre os calcâneos de difícil realização: lesão da raiz L5, responsável pela inervação do músculo extensor do hálux;
>   - marcha na ponta dos pés de difícil realização: lesão da raiz S1, responsável pela inervação dos músculos de flexão plantar;
>   - extensão da perna de difícil realização: lesão da raiz L4, responsável pela inervação do músculo quadríceps;
> toque retal: avaliação do tônus esfincteriano.

TRATAMENTO

> Tratamento causal;
> tratamento conservador: repouso e tratamento analgésico;
> tratamento cirúrgico em caso de falha do tratamento conservador ou presença de complicações neurológicas, como paresia, síndrome da cauda equina (associação de distúrbio esfincteriano, anestesia em sela e paresia/plegia dos membros inferiores durante a compressão do filamento terminal, também chamado de cauda equina).

IMPLICAÇÕES ANESTÉSICAS

> Os pacientes são operados em decúbito ventral ou em posição genupeitoral;
> as 2 principais intercorrências são a diminuição do retorno venoso e úlceras de decúbito (ver Capítulo 17 "Posições peroperatórias: complicações diversas e lesões nervosas associadas").

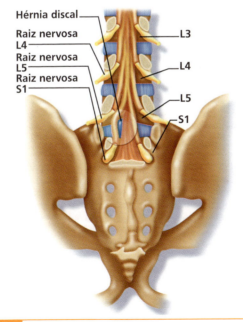

Figura 27.7 Anatomia da coluna lombar.
Uma hérnia discal medial ou lateral L4-L5 ou L5-S1 produz uma lesão da raiz L5 ou S1, respectivamente; uma hérnia discal foraminal ou extraforaminal L4-L5 ou L5-S1 produz uma lesão da raiz L4 ou L5, respectivamente.

DOENÇAS NEUROMUSCULARES

MIASTENIA

▪ Definição
> A miastenia gravis é uma doença autoimune crônica da junção neuromuscular: os autoanticorpos são dirigidos contra os receptores de acetilcolina.

▪ Manifestações clínicas
> Os pacientes apresentam uma fadiga muscular que piora durante os esforços repetidos e desaparece após um período de repouso;
> estes sintomas são agravados especialmente por (lista parcial):
> - morfina;
> - suxametônio;
> - magnésio;
> - benzodiazepínicos;
> - antidepressivos tricíclicos;
> - antibióticos (especialmente os aminoglicosídeos);
> - cloroquina;
> - barbitúricos;
> - hidroclorotiazida;
> - anticálcicos;
> - antiarrítmicos;
> os testes de função pulmonar evidenciam uma diminuição da:
> - capacidade vital;
> - capacidade pulmonar total;
> - pressão inspiratória máxima;
> - pressão expiratória máxima;
> a classificação de Osserman diferencia 4 estágios de gravidade crescente;
> - estágio I: doença localizada, na maioria das vezes ocular (diplopia, ptose);
> - estágio II: fraqueza generalizada; IIA: sem lesão bulbar; IIB: com lesão bulbar (distúrbios de deglutição, por exemplo), mas sem aspiração;
> - estágio III: aparecimento recente, com aspiração e danos respiratórios;
> - estágio IV: miastenia de evolução grave, envolvendo lesão bulbar e distúrbios ventilatórios.

▪ Tratamento
> Inibidores da acetilcolinesterase (piridostigmina = Mestinon®, néostigmine = Prostimine®):
> - atenção: estes medicamentos podem precipitar uma crise colinérgica, que se manifesta por uma paresia excessiva e sintomas muscarínicos (salivação, lacrimejamento, miose, broncorreia, diarreia, incontinência urinária, bradicardia);
> corticosteroides;
> imunossupressores;
> troca de plasma;
> timectomia:
> - esta intervenção permite uma melhora substancial dos sintomas em cerca de 50% dos casos e remissão completa em cerca de 1/3 deles.

▪ Implicações anestésicas
> Excluir uma compressão da traqueia pelo timo;
> dar preferência à anestesia regional;

> interromper o uso de inibidores da acetilcolinesterase por, ao menos, 6 horas antes da cirurgia, pelo risco de interações com os curares;
> utilização extremamente cautelosa dos curares:
  • a hipersensibilidade aos curares não despolarizantes requer o uso de doses reduzidas (1/10-1/15 da dose usual) e monitoramento do bloqueio neuromuscular;
  • por outro lado, esses pacientes apresentam uma relativa resistência aos curares despolarizantes;
> prever o uso de ventilação mecânica no pós-operatório em caso de intervenção que interfira na ventilação (cirurgia abdominal, torácica) se:
  • a doença já existe há pelo menos 6 anos;
  • a prescrição de piridostigmina = Mestinon® é superior a 750 mg/dia;
  • a capacidade vital é inferior a 40 mL/kg;
  • o paciente tem doença pulmonar concomitante;
> algumas vezes, é necessário reduzir temporariamente os inibidores da acetilcolinesterase no pós-operatório.

SÍNDROME MIASTÊNICA DE LAMBERT-EATON

■ Definição
> A síndrome miastênica de Lambert-Eaton é uma síndrome paraneoplásica associada a um carcinoma de pequenas células de pulmão. Há um distúrbio de liberação de acetilcolina na junção neuromuscular.

■ Manifestações clínicas
> A paresia aumenta ao esforço (= síndrome miastênica), frequentemente associada a desordens autonômicas;
> a força muscular melhora temporariamente depois de muitas contrações repetidas.

■ Implicações anestésicas
> Grande sensibilidade aos curares despolarizantes e não despolarizantes (diminuição das necessidades em torno de 50 a 70%).

DISTROFIA MIOTÔNICA (DOENÇA DE STEINERT)

■ Definição
> A distrofia miotônica é uma doença autossômica dominante, caracterizada por fraqueza e falha no relaxamento muscular após uma contração (miotonia). A origem da doença é um distúrbio das trocas de cálcio no sarcoplasma.

■ Manifestações clínicas
> Os sintomas aparecem entre a 2ª e 3ª décadas de vida; muitas vezes começam nos membros superiores, pelas partes distais (fraqueza, atrofia, miotonia);
> estes sintomas estão frequentemente associados a:
  • calvície frontal;
  • prejuízo mental;
  • cataratas (subluxação do cristalino).

■ Efeitos sistêmicos
> Sistema cardiovascular:
  • cardiomiopatia;
  • prolapso da válvula mitral;
  • bloqueio atrioventricular;

- > sistema respiratório:
  - síndrome restritiva pulmonar;
- > sistema digestório:
  - paralisia da faringe;
  - aspiração;
  - atonia gástrica;
  - hipermotilidade intestinal;
- > sistema endócrino:
  - diabetes;
  - disfunção na tireoide;
  - disfunção renal.

■ Tratamento
- > Tratamento sintomático;
- > a miotonia melhora com:
  - injeção intramuscular de anestésico local;
  - antiarrítmicos de classe 1 (fenitoína = Dilantin®, Phenhydan®, procainamida = Procamide®), em decorrência da diminuição do fluxo de sódio intracelular.

■ Implicações anestésicas
- > As contrações não cedem com o uso de curares nem de anestesia geral ou regional;
- > na consulta pré-operatória, deve-se procurar por:
  - disfagia ou dispneia;
  - cardiomiopatia (ECG ± ecocardiografia);
  - doença pulmonar restritiva (testes de função pulmonar);
- > pré-medicação:
  - metoclopramida (Plasil®) para estimular o esvaziamento gástrico;
  - não utilizar sedação;
- > indução:
  - não utilizar etomidato (Hypnomidate®), uma vez que as mioclonias podem precipitar contraturas;
  - não utilizar suxametônio (Célocurine®, Lysthénon®), uma vez que as fasciculações podem precipitar contraturas e produzir trismos e rigidez torácica;
- > evitar ou limitar o uso de curares não despolarizantes para entubação endotraqueal;
- > utilizar os derivados halogenados com prudência para a manutenção da anestesia, já que a cardiomiodepressão pode ser mal tolerada;
- > evitar a antagonização dos curares, já que a interação da acetilcolina com seu receptor pode precipitar contraturas.

DISTROFIA MUSCULAR DE DUCHENNE (DOENÇA DE DUCHENNE DE BOULOGNE)

■ Definição
- > A distrofia muscular de Duchenne é uma doença genética recessiva relacionada com o cromossomo X, que afeta principalmente os homens, secundária à ausência de distrofina (na distrofia muscular de Becker, a distrofina está presente, mas não funcional):
  - esta proteína se encontra na superfície citoplasmática do sarcolema; interage com a actina do citoesqueleto, bem como com várias outras proteínas. Sua ausência é responsável por anormalidades de membrana e um afluxo maciço de cálcio.

■ Manifestações clínicas
> Paresia inicial dos membros inferiores (distúrbios da marcha, hiperlordose lombar característica);
> discreto prejuízo mental;
  - infiltração de gordura nos músculos (pseudo-hipertrofia);
  - os primeiros sintomas aparecem por volta dos 3 a 5 anos;
  - os pacientes estão em cadeira de rodas por volta dos 12 anos de idade;
> manifestações sistêmicas:
  - cardiovasculares:
    ▲ insuficiência mitral;
    ▲ cardiomiopatia;
    ▲ prolongamento do segmento PR no ECG;
  - pulmonares:
    ▲ padrão restritivo;
    ▲ hipertensão pulmonar.

■ Implicações anestésicas
> Durante a visita pré-operatória, procurar por:
  - disfagia ou dispneia;
  - cardiomiopatia (ECG, ecocardiografia);
  - doença pulmonar restritiva (testes de função pulmonar);
> evitar o uso de halogenados, em razão de:
  - uma possível associação com hipertermia maligna;
  - maior sensibilidade aos efeitos cardiomiodepressores;
> utilizar os curares com prudência e monitorar a função neuromuscular.

DOENÇAS NEURODEGENERATIVAS

DOENÇA DE PARKINSON

■ Definição
> A doença de Parkinson é causada pela degeneração neuronal progressiva da parte compacta da substância negra, levando à deficiência de dopamina no corpo estriado, responsável por manifestações motoras (parkinsonismo).

■ Manifestações clínicas
> Síndrome extrapiramidal:
  - rigidez (roda dentada);
  - acinesia, bradicinesia;
  - tremor de repouso (4 a 6 Hz);
  - problemas posturais;
> existem muitos outros sintomas, particularmente com relação à disfunção autonômica (distúrbios gastrointestinais, urinários, tensionais, sexuais).

■ Tratamentos
> Tratamento principal:
  - levodopa com inibidor da dopa-descarboxilase (Madopar®, Modopar®),
  - agonistas dopaminérgicos (bromocriptina = Parlodel®, pramipexol = Sifrol®, não comercializado na França);
  - inibidores da COMT (entacapone = Comtan®);
> outros tratamentos:
  - anticolinérgicos (biperideno = Akineton®);
  - amantadina (Mantadix®, Symmetrel®).

■ Implicações anestésicas

> Os pacientes tratados com levodopa podem desenvolver hipotensão ou hipertensão arterial peroperatória. Uma anestesia locorregional periférica é interessante nestes casos;
> os medicamentos que devem ser evitados são:
> - os anticolinérgicos (atropina), que podem induzir a um estado de confusão mental; o glicopirrolato é permitido, pois não atravessa a barreira hematoencefálica por sua estrutura de amina quaternária;
> - os antidopaminérgicos (metoclopramida = Primperan®, droperidol, neurolépticos convencionais).

DOENÇA DE ALZHEIMER

■ Definição

> A doença de Alzheimer é uma doença neurodegenerativa difusa, caracterizada por uma demência progressiva.

■ Manifestações clínicas

> A doença geralmente se manifesta pelo prejuízo na memória e acomete gradualmente todos os domínios cognitivos.

■ Tratamento

> Inibidores da acetilcolinesterase (donepezil = Aricept®, galantamina = Reminyl®, rivastigmina = Exelon®).

■ Implicações Anestésicas

> Os medicamentos que devem ser evitados são:
> - os sedativos (especialmente o midazolam), que podem induzir a um estado de confusão mental;
> - os anticolinérgicos (atropina), que podem induzir a um estado de confusão mental; o glicopirrolato é permitido, pois não atravessa a barreira hematoencefálica por sua estrutura de amina quaternária.

ESCLEROSE MÚLTIPLA

■ Definição

> A esclerose múltipla é uma doença inflamatória desmielinizante multifocal, cuja evolução é caracterizada por uma alternância de exacerbações e remissões.

■ Manifestações clínicas

> As manifestações clínicas geralmente começam entre os 20 e 40 anos de idade e afetam preferencialmente as mulheres;
> os danos podem ser visuais (neurite óptica), motores (paresia, distúrbios da marcha) ou sensitivos (déficits ou distúrbios sensitivos);
> a doença é sempre invalidante, em maior ou menor grau, em prazos variados.

■ Tratamentos principais:

> Imunomoduladores (interferon beta = Avonex®, Rebif®, Betaferonf®; acetato de glatirâmer = Copaxone®).

■ *Implicações anestésicas*
> Um aumento na temperatura do corpo pode levar a uma exacerbação dos sintomas (= fenômeno de Uthoff);
> ao contrário da anestesia epidural, que poder ser utilizada em obstetrícia, por exemplo, a anestesia espinal pode causar um surto de esclerose múltipla.

ESPECIFICAÇÕES DA NEUROANESTESIA

NEUROPROTEÇÃO

> As medidas de neuroproteção permitem proteger o sistema nervoso central durante a isquemia e evitar as agressões cerebrais secundárias de origem sistêmica. Devem ser aplicadas antes dos períodos de isquemia e incluem:
> - oxigenação adequada;
> - hiperventilação leve (PaCO$_2$ de 32 a 35 mmHg);
> - normotermia;
> - manutenção da normoglicemia;
> - solutos hiperosmolares, como o manitol 20% (0,25 a 1 g/kg IV em 10 a 20 minutos); o manitol é um vasodilatador renal, filtrado, mas não reabsorvido, que produz uma diurese osmótica;
> - diuréticos de alça como a furosemida (Lasix®): *bolus* de 40 mg, seguido por infusão de 0,1 a 1 mg/kg/hora;
> - barbitúricos (tratamento controverso);
> - corticosteroides, em caso de edema cerebral: metilprednisolona (Solu-Medrol®), em *bolus* de 2 a 3 mg/kg, máximo de 125 a 250 mg IV;
> os halogenados e o propofol não têm efeito protetor; por outro lado, em decorrência do efeito vasodilatador dos halogenados, o propofol é o preferido para a manutenção da anestesia;
> outras medidas a serem aplicadas são:
> - elevação da cabeceira da cama em 30 a 45°;
> - manutenção da PAM entre 60 e 70 mmHg para assegurar uma pressão de perfusão cerebral acima de 60 mmHg; utilizar vasopressores, se necessário;
> - manutenção de uma normovolemia;
> - administração de solutos iso-osmolares, sem glicose; na verdade, a osmolaridade do soluto diminui quando a glicose é metabolizada e pode causar um edema cerebral;
> - anestesia profunda (BIS = índice bispectral de 30 a 40);
> - ausência de compressão das veias jugulares, a fim de não comprometer o retorno venoso cerebral.

CRANIOTOMIA

> A craniotomia é indicada durante a cirurgia de processos intracranianos expansivos (abscesso, tumor, hematoma) e malformações vasculares (aneurisma, malformação arteriovenosa);
> qualquer pré-medicação sedativa é proibida em caso de hipertensão intracraniana ou cirurgia estereotáxica, a fim de não alterar o estado de vigilância do paciente;
> os equipamentos incluem:
> - ECG, oxímetro de pulso, neuroestimulador, termômetro, manta de aquecimento (Bair Hugger®), sonda vesical, um monitoramento da profundidade da anestesia (BIS, por exemplo);

- 2 a 3 linhas de acesso venoso periférico;
- um cateter arterial;
- ± um cateter venoso central, de acordo com a duração da cirurgia e comorbidades do paciente;
- ± um dreno lombar, dependendo do tipo e da localização da cirurgia (cirurgia de aneurisma, por exemplo), que geralmente será removido no final da intervenção. A drenagem do LCR permite reduzir o volume cerebral e facilita a exposição cirúrgica;

> a cabeça não deve sofrer rotação ou flexão excessiva, de modo a não dificultar o retorno venoso jugular, o que aumentaria a PIC;
> é administrada uma antibioticoprofilaxia (p. ex., cefazolina = Cefacidal®, Kefzol® 25 mg/kg);
> é administrada uma profilaxia anticonvulsivante em caso de cirurgia sustentorial, por causa da irritação cortical secundária (exemplo: fenitoína = Dilantin®, Phenhydan®, *bolus* de 15 a 30 mg/kg, seguido de 100 mg/dia, 3 vezes ao dia, por 2 a 5 dias);
> os corticosteroides são administrados em caso de edema perilesional: metilprednisolona (Solu-Medrol®), em *bolus* de 2 a 3 mg/kg, máximo de 125 a 250 mg IV;
> os agentes de indução utilizados são o propofol (Diprivan®, Disoprivan®), tiopental (Nesdonal®, Pentothal®) ou etomidato (Hypnomidate®);
> o acesso às vias aéreas pode estar comprometido: os tubos e as conexões devem ser fixados cuidadosamente;
> a escolha do curare depende das comorbidades do paciente e da urgência do atendimento (curare despolarizante versus não despolarizante). Observe que as manobras de Valsalva (como tosse) devem ser evitadas durante todo o procedimento, para uma curarização adequada. Estas manobras aumentam a pressão venosa cerebral e agravam a hipertensão intracraniana;
> a analgesia é assegurada pelo fentanil (Fentanil®, Sintenyl®), sufentanil (Sufenta®) e remifentanil (Ultiva®);
> a colocação de um fixador de Mayfield requer analgesia adicional (*bolus* de remifentanil ou infiltração subcutânea de anestésicos locais);
> a manutenção da anestesia é assegurada pelo propofol (Diprivan®, Disoprivan®) ou sevoflurano (Sevorane®); o sevoflurano é o halogenado que provoca menos vasodilatação cerebral. Entre os halogenados, sua utilização é preferencial. Observe que a vasodilatação induzida pelos halogenados é compensada por uma hiperventilação moderada;
> eventual administração de manitol 20%, 0,25 a 1 g/kg; atenção: para evitar a expansão de um hematoma, o manitol não deve ser administrado antes da abertura do crânio;
> o NaCl 0,9% é utilizado para os aportes líquidos; a infusão de solução de glicose não é utilizada, pois aumenta o edema cerebral;
> a $PaCO_2$ é mantida entre 32 e 35 mmHg por uma hiperventilação discreta; a PEFP deve ser inferior a 5 mmHg;
> a abertura e o fechamento do couro cabeludo (incisão cutânea), retalho ósseo (incisão do periósteo) e dura-máter algumas vezes são dolorosas e hemorrágicas;
> a ressecção de tumor é um procedimento cirúrgico pouco doloroso, cuja duração depende da localização do tumor; as exigências anestésicas são reduzidas. O risco de sangramento depende do tipo de tumor;
> o óxido nitroso e derivados de nitratos aumentam a hipertensão intracraniana: sua utilização é proibida;
> após a intervenção cirúrgica, a recuperação ocorre no centro cirúrgico, a fim de proceder imediatamente um exame neurológico. Em caso de falha na recuperação, o paciente é encaminhado entubado para a unidade de terapia intensiva.

POSIÇÃO SENTADA E EMBOLIAS GASOSAS

> A posição sentada facilita a drenagem do sangue venoso e do líquido cefalorraquidiano. A exposição cirúrgica é melhor, especialmente durante a cirurgia da fossa posterior;
> a posição sentada favorece as embolias gasosas, que penetram na circulação venosa geralmente pelos seios venosos transversos, sigmoide e sagital; estes seios não colabam, por seus prolongamentos durais. Além disso, 20 a 25% dos pacientes apresentam um forame oval permeável; portanto, correm o risco de embolias paradoxais, que tem como consequência os acidentes vasculares encefálicos (passagem do êmbolo gasoso do átrio direito para o átrio esquerdo, em seguida para o ventrículo esquerdo, aorta, carótidas e circulação cerebral);
> esta é a razão pela qual se deve realizar uma avaliação cardiológica pré-operatória em busca de um forame oval permeável em todos os pacientes que serão operados na posição sentada;
> o equipamento inclui um acesso venoso central;
> as embolias gasosas são tratadas da seguinte maneira:
> - FiO_2 100%;
> - obstrução do hiato venoso por inundação e vedação;
> - aumento da PEFP, de acordo com a hemodinâmica;
> - compressão das veias jugulares internas;
> - aspiração do ar das cavidades cardíacas direitas por meio do acesso venoso central;
> - colocação do paciente em decúbito lateral esquerdo ou inclinação esquerda na mesa cirúrgica (deste modo o forame oval está em posição mais baixa, evitando as embolias paradoxais).

PECULIARIDADES DE ALGUNS PROCEDIMENTOS

> Os objetivos anestésicos específicos deste conjunto de procedimentos são a neuroproteção e a possibilidade de uma recuperação rápida;
> além da avaliação da função cardiorrespiratória, o anestesista deve realizar um exame neurológico:
> - estado de vigília (consciência, estupor, letargia, coma) e escala de coma de Glasgow em caso de traumatismo cranioencefálico;
> - déficits neurológicos focais ou globais, afasia;
> - sintomas e sinais de hipertensão intracraniana;
> todos esses procedimentos apresentam as seguintes semelhanças:
> - um tempo de intervenção cirúrgica longo;
> - um acesso difícil ou impossível das vias aéreas superiores;
> - a necessidade de garantir uma imobilidade completa;
> - a necessidade de assegurar uma recuperação rápida para a avaliação da função neurológica.

CIRURGIA DA FOSSA POSTERIOR

> A cirurgia da fossa posterior envolve tronco cerebral, cerebelo e nervos cranianos;
> o paciente permanece em posição semissentada, decúbito lateral, decúbito ventral ou em posição de Concorde;
> o monitoramento pós-operatório em terapia intensiva é justificado pelo risco hemorrágico e de comprometimento cerebral, que pode ocorrer muito rapidamente.

CIRURGIA DA HIPÓFISE

> A cirurgia da hipófise é indicada na presença de tumores secretores refratários à terapia medicamentosa ou tumores não secretores (adenomas) com efeitos locorregionais. Os detalhes são dados no Capítulo 32 "Anestesia e endocrinologia";
> durante a avaliação pré-operatória, o anestesista deve procurar por cardiopatias e por critérios de entubação difícil em casos de síndrome de Cushing ou acromegalia. O tratamento endócrino é mantido no dia da cirurgia. Em caso de substituição por corticoides, é administrada uma dose adicional (hemisuccinato de hidrocortisona 100 mg, hidrocortisona Upjohn®, Solucortef®);
> a abordagem cirúrgica é transesfenoidal. Podem ocorrer alterações hemodinâmicas decorrentes do uso de vasoconstritores (cocaína, adrenalina) durante a abordagem;
> a fase de recuperação é pouco confortável para o paciente, pela presença de clipes nasais;
> no pós-operatório, os pacientes podem desenvolver uma diabetes insipidus ou SIADH (secreção inapropriada de ADH); os detalhes dessas entidades estão descritos no Capítulo 30 "Distúrbios eletrolíticos".

CIRURGIA ESTEREOTÁXICA

> A cirurgia estereotáxica envolve a colocação de eletrodos de estimulação dos gânglios da base para tratar a doença de Parkinson, realizar biópsias, aspiração de abscesso e tratamento de epilepsias recorrentes;
> de acordo com o tipo de cirurgia, os pacientes não devem receber qualquer medicação ansiolítica, sedativa e opioides, para que seu estado de vigília não seja alterado. Por exemplo, no caso de cirurgia para a doença de Parkinson, o posicionamento correto dos eletrodos requer a cooperação dos pacientes. Embora todo o processo (colocação do fixador estereotáxico, incisão cutânea, perfuração do orifício do trépano, posicionamento dos eletrodos) seja realizado sob anestesia local, o procedimento requer a presença do anestesista;
> algumas vezes, o paciente deve ser transportado sob anestesia da radiologia (RNM) para o centro cirúrgico (tratamento por raios gama, GammaKnife).

CIRURGIA NA COLUNA VERTEBRAL

> Em caso de cirurgia da coluna cervical, o anestesista deve garantir a estabilidade da coluna cervical e evitar lesões da medula; em caso de instabilidade da coluna vertebral, a entubação é realizada sem flexão da coluna cervical, utilizando um fibroscópio ou videolaringoscópio, por exemplo. A cirurgia da coluna cervical é geralmente realizada por meio de uma abordagem anterior. O paciente é posicionado em decúbito dorsal;
> a abordagem da cirurgia da coluna dorsal é realizada em decúbito ventral ou, algumas vezes, em decúbito lateral esquerdo; neste caso, um cateter duplo lúmen pode facilitar a tarefa do cirurgião, ao excluir o pulmão direito;
> a cirurgia da coluna lombar é realizada na posição de genupeitoral ou decúbito ventral;
> de acordo com o tipo de cirurgia, o registro dos potenciais evocados permite avaliar o comprometimento da medula; durante o registro dos potenciais motores, o paciente não deve ser curarizado e a anestesia deve ser mantida com propofol.

NEURORRADIOLOGIA

> Alguns procedimentos de neurorradiologia exigem a presença do anestesista:
> - ressonância magnética em pacientes pouco colaborativos (crianças, adultos com doenças neurológicas ou psiquiátricas) ou que passarão por uma neu-

rocirurgia em um 2º momento (por exemplo: colocação de fixador para neuronavegação);
- tomografia computadorizada após uma intervenção neurocirúrgica ou suspeita de traumatismo cranioencefálico em um paciente entubado;
- angiografia cerebral associada com uma eventual embolização (malformação arteriovenosa, aneurisma);
- vertebroplastia, procedimento doloroso realizado sob anestesia geral; o paciente é colocado em decúbito ventral;
- radiofrequência e quimioembolização de tumores; estes procedimentos, geralmente longos e dolorosos, requerem uma anestesia geral;

> as particularidade são:
- procedimentos por vezes dolorosos, que exigem que o paciente permaneça imóvel;
- risco de reação alérgica ao contraste;
- um ambiente fora do centro cirúrgico, que pode ser ruidoso e algumas vezes perigoso (p. ex., sala de ressonância magnética); o acesso às vias aéreas pode ser difícil;
- algumas vezes os procedimentos são bastante prolongados;

> a grande maioria desses procedimentos são realizados sob anestesia geral;
> as complicações são:
- ruptura de um aneurisma;
- dissecção da carótida ou vaso intracraniano;
- tromboembolismo;
- vasospasmo;
- ruptura de uma mola ou deslocamento de um vaso adjacente;
- reação alérgica;
- nefropatia decorrente do contraste;
- hemorragia no local da punção.

ELETROCONVULSOTERAPIA (ECT)

INDICAÇÃO

> Estado depressivo refratário a um tratamento medicamentoso bem conduzido.

PRINCÍPIOS DE TRATAMENTO

> De 2 a 3 sessões por semana, por 6 a 8 semanas;
> para obter um benefício clínico, a duração ideal da crise deve ser maior que 30 segundos e a duração total das convulsões deve estar entre 200 a 1.000 segundos. Um aparelho equipado com 2 eletrodos registra a atividade eletroencefalográfica durante a crise;
> depois do choque, há:
- um período de latência de 2 a 3 semanas;
- uma fase tônica de 10 a 12 semanas com descarga parassimpática (bradicardia, bloqueio atrioventricular);
- uma fase clônica com descarga simpática (hipertensão arterial, extrassístoles ventriculares, taquicardia):
  ▲ as alterações eletrocardiográficas podem ocorrer de forma transitória.

ESTRATÉGIA ANESTÉSICA

> Assegurar a proteção dentária;
> colocar um torniquete no braço não perfundido para isolar a circulação geral;
> indução com etomidato (Hypnomidate®) ou propofol (Diprivan®, Disoprivan®); o etomidato reduz o limiar de convulsão;

- > curarizar com suxametônio (Célocurine®, Lysthénon®);
- > aplicar o choque;
- > oxigenar com máscara durante a crise:
  - observar as convulsões no braço equipado com o torniquete;
  - a hiperventilação permite aumentar a duração das convulsões;
- > em caso de crise prolongada (> 90 a 120 segundos), pode ser administrada uma dose baixa de hipnótico (tiopental) ou benzodiazepínico (midazolam).

CONTRAINDICAÇÕES ABSOLUTAS

- > Hipertensão intracraniana.

CONTRAINDICAÇÕES RELATIVAS

- > Angina torácica;
- > insuficiência cardíaca mal controlada;
- > osteoporose grave;
- > glaucoma.

■ Leituras recomendadas

Brisman JL, Song JK, Newell DW. Cerebral aneurysms. *N Engl J Med* 2006;355:928-39.

Driessen JJ. Neuromuscular and mitochondrial disorders: what is relevant to the anaesthesiologist? *Curr Opin Anaesthesiol* 2008;21:350-5.

Lim HB, Smith M. Systemic complications after head injury: a clinical review. *Anaesthesia* 2007;62:474-82.

Steiner LA, Andrews PJ. Monitoring the injured brain: ICP and CBF. *Br J Anaesth* 2006;97:26-38.

van Gijn J, Kerr RS, Rinkel GJ. Subarachnoid haemorrhage. *Lancet* 2007;369:306-18.

Varma MK, Price K, Jayakrishnan V *et al.* Anaesthetic considerations for interventional neuroradiology. *Br J Anaesth* 2007;99:75-85.

28
Sistema digestório e anestesia
C. BLANCH, J.-P GARDAZ, E. ALBRECHT

PRINCÍPIOS ANATÔMICOS E FISIOLÓGICOS

ESFÍNCTER ESOFÁGICO INFERIOR (EEI)
> O esfíncter esofágico inferior é um esfíncter intrínseco, composto exclusivamente por fibras musculares lisas;
> a pressão de repouso está entre 15 e 25 mmHg e apresenta variações diurnas importantes;
> a diferença de pressão entre o esfíncter esofágico inferior e o estômago está entre 10 e 20 mmHg; representa a chamada pressão de "barreira".

ESVAZIAMENTO GÁSTRICO
> O esvaziamento gástrico diminui em caso de:
> diminuição do pH do conteúdo gástrico;
> aumento da osmolaridade do duodeno;
> aumento de ácidos graxos e aminoácidos no conteúdo gástrico.

FÍGADO

ANATOMIA
> O fígado pesa cerca de 2.300 a 2.500 g;
> está dividido em 8 segmentos, cada um contendo seu pedículo vascular e sua drenagem biliar;
> na fissura mediana, a veia supra-hepática mediana delimita o lobo direito do lobo esquerdo do fígado; estes lobos são vascularizados pelos ramos portais direito e esquerdo, respectivamente (segmentação funcional):
>   • o lobo esquerdo é composto por 3 segmentos: II, III e IV;
>   • o lobo direito é composto por 4 segmentos: V, VI, VII, VIII;

- o ligamento falciforme, localizado na fissura umbilical, delimita o lobo direito do esquerdo; esta segmentação lobar é puramente morfológica:
  - o lobo esquerdo é composto por 2 segmentos: II e III;
  - o lobo direito é composto por 5 segmentos IV, V, VI, VII e VIII;
- o segmento 1 corresponde ao lobo caudado, também chamado de lobo de Spiegel.

VASCULARIZAÇÃO

- O fluxo sanguíneo hepático total é de 100 mL/100 g/minuto. Corresponde a 25 a 30% do débito cardíaco e representa um importante reservatório de sangue (10 a 15% do volume total do sangue);
- 70 a 80% do fluxo hepático passa pela veia porta, cuja SO_2 é de 80 a 85%; a veia porta é responsável por 50% do aporte de O_2; a pressão portal normal é de 5 a 10 mmHg;
- os 20 a 30% do fluxo hepático remanescentes passam pela artéria hepática, que garante 50% do aporte de O_2;
- quando o fluxo sanguíneo portal diminui, um mecanismo de autorregulação leva ao aumento do fluxo da artéria hepática (vasodilatação arterial pela adenosina);
- as anastomoses entre o sistema porta e o sistema cavo (anastomoses porto-cavas) estão presentes:
  - na porção inferior do esôfago: as veias ázigos e hemiázigos juntam-se à veia cava superior;
  - no reto: a veia retal inferior junta-se à veia cava inferior por intermédio da veia pudenda e da veia ilíaca interna;
  - na parede abdominal: a veia toracoepigástrica junta-se à veia cava superior, enquanto a veia epigástrica superficial junta-se à veia cava inferior;
- as 3 veias supra-hepáticas são responsáveis pela drenagem venosa do fígado para a veia cava inferior;
- o fluxo hepático diminui nas seguintes situações (vasoconstrição hepática e portal):
  - hipoxemia;
  - hipercapnia;
  - administração de catecolaminas;
  - PEFP, ventilação com pressão positiva;
  - anestésicos halogenados, anestesia locorregional acima de T5;
  - cirurgia próxima do fígado.

FUNÇÕES METABÓLICAS DO FÍGADO

- Homeostase da glicose; combinação de glicogênese, gliconeogênese e glicogenólise;
- metabolismo de gorduras;
- síntese de todas as proteínas plasmáticas, fatores de coagulação, exceto as gamaglobulinas e o fator VIII (sintetizados no endotélio);
- metabolismo de medicamentos (conjugação, eliminação, principalmente pelo citocromo P450);
- síntese e armazenamento das vitaminas A, D, B_{12};
- formação de bilirrubina;
- formação da bile;
- função imunológica, por intermédio das células de Kupffer, que são macrófagas:
  - depuração do sangue portal (bactérias, vírus, endotoxinas, complexos imunes);
  - indução de tolerância a antígenos;
  - proliferação extratímica de células T;

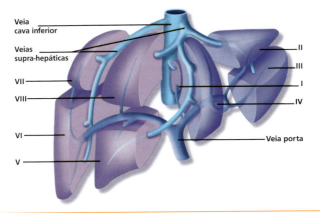

Figura 28.1 Segmentos do fígado.

> função endócrina:
> - metabolismo de hormônios e proteínas ligadas a hormônios;
> - síntese de angiotensinogênio, de trombopoietina;
> - degradação da insulina;
> - inativação de aldosterona, estrógenos, andrógenos, ADH.

Albumina

> A produção de albumina é de 12 a 15 g por dia; sua meia-vida é de 12 a 21 dias;
> sua concentração sanguínea normal situa-se entre 35 e 50 g/L;
> a concentração de albumina diminui nas seguintes situações:
> - insuficiência hepática;
> - desnutrição;
> - síndrome nefrótica;
> - queimaduras;
> - enteropatia com diarreias.

Bilirrubina

> A bilirrubina resulta da degradação dos núcleos heme (hemoglobina, mioglobina, citocromos) por macrófagos do sistema reticuloendotelial. Ligada à albumina para ser transportada no fígado, é conjugada pela glucuronil-transferase para ser eliminada pelos rins;
> existem 2 tipos de bilirrubina:
> - a bilirrubina indireta ou não conjugada:
>   - é chamada de indireta, pois sua dosagem em laboratório exige que seja previamente separada da albumina com a qual encontra-se associada;
>   - não é solúvel em água;
>   - é neurotóxica;
>   - aumenta em casos de hemólise ou ausência de captação pelos hepatócitos (síndrome de Gilbert, síndrome de Crigler-Najjar, hepatite infecciosa);
> - a bilirrubina direta:
>   - glicuroconjugada no fígado, não é tóxica; solúvel em água, pode ser excretada na urina;

▲ sua concentração normal é 3 a 17 µmol/L; uma icterícia é observada quando sua concentração é > 40 µmol/L;

▲ aumenta em casos de obstrução extrínseca das vias biliares (tumor do pâncreas, duodeno ou das vias biliares, colecistite, estenose da via biliar principal, colangite esclerosante), obstrução intrínseca dos ductos biliares (cirrose biliar primária, gravidez, colangite esclerosante) ou disfunção hepatocelular (hepatite infecciosa, septicemia, metástases hepáticas).

■ Bile

> A produção de bile é de 600 a 800 mL/dia; a bile contém lipídios, eletrólitos e sais biliares;
> os sais biliares, formados a partir do colesterol, são conjugados e excretados na bile; 90% deles são reabsorvidos pelo intestino delgado, enquanto os 10% restantes são transformados no cólon pelas bactérias e reabsorvidos antes de retornar para o fígado por meio da veia porta;
> os sais biliares permitem a hidrólise e absorção de gorduras alimentares e vitaminas lipossolúveis (vitaminas A, D, E, K).

PÂNCREAS E VIAS BILIARES

> Posicionado na parte superior do abdome, atrás do estômago e do duodeno, o pâncreas mede de 12 a 15 cm;
> está dividido em 3 partes: cabeça, corpo e cauda. A cabeça é a parte mais larga e está localizada na curva do duodeno, enquanto a cauda fica perto do baço;
> o pâncreas tem 2 funções. Uma destas funções é exócrina: produção e secreção de enzimas digestórias (tripsinogênio, quimiotripsinogênio, alfa-amilase, lipase) e a outra é endócrina: produção de hormônios para as ilhotas de Langerhans. As ilhotas de Langerhans contém 3 tipos de células: células A, que sintetizam o glucagon; as células B, que sintetizam insulina e as células D, que sintetizam somatostatina.

DOENÇAS E IMPLICAÇÕES ANESTÉSICAS

REFLUXO GASTROESOFÁGICO

> 3 estruturas previnem a ocorrência de refluxo gastroesofágico:
> - o esfíncter esofágico inferior;
> - do ângulo de His;
> - a porção abdominal do esôfago, com 2 a 3 cm de comprimento;
> o refluxo gastroesofágico ocorre por uma falha da barreira antirrefluxo, composta principalmente pelo esfíncter esofágico inferior;
> os vômitos são um fenômeno ativo, enquanto a regurgitação é um processo passivo, que envolve:
> - aumento da pressão intragástrica;
> - disfunção transitória ou permanente do esfíncter esofágico inferior;
> - presença de conteúdo gástrico;
> a incidência e a gravidade do refluxo aumentam com a idade. É favorecido:
> - pela diminuição do tônus do esfíncter esofágico inferior;

- pelo aumento da pressão intra-abdominal (gravidez, obesidade);
- pelo álcool e tabagismo;
- por uma dieta rica em gordura;
- por uma hérnia hiatal; atenção: a presença de uma hérnia hiatal não é equivalente à presença de refluxo gastroesofágico, embora seja um fator predisponente (observação: 80% das hérnias de hiato são secundárias a um deslizamento da cárdia, 10% a um rolamento do fundo e os 10% restantes a uma forma mista);

> o refluxo gastroesofágico manifesta-se por regurgitação ácida (azia) ou alimentar. Não há correlação entre os sintomas do refluxo e o grau de esofagite;

> se não tratado, o refluxo gastroesofágico pode levar a metaplasia, úlcera, estenose ou erosão do esôfago (sugestão mnemônica: MUEE).

IMPLICAÇÕES ANESTÉSICAS

> Estabelecer um tratamento preventivo para o refluxo (anti-H_2, inibidores da bomba de prótons);

> indução em sequência rápida em caso de refluxo grave.

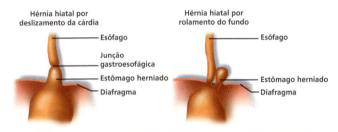

Figura 28.2 Hérnia por deslizamento e por rolamento.

CIRROSE HEPÁTICA

> A cirrose hepática é uma afecção irreversível e difusa do fígado, caracterizada por cicatriz progressiva ou não, com o rompimento da arquitetura lobular normal e formação de nódulos.

CONSEQUÊNCIAS

As consequências são:

> insuficiência hepatocelular;

> hipertensão portal (pressão na veia porta > 10 mmHg ou gradiente de pressão entre a veia porta e a veia cava inferior > 5 mmHg);

> estado pré-canceroso: um carcinoma hepatocelular pode desenvolver-se 15 a 20 anos após a remodelação de um fígado com cirrose;

> encefalopatia;

> síndrome hepatorrenal (comprometimento funcional reversível da função renal em pacientes com cirrose hepática). Esta síndrome é acompanhada de hipovolemia, vasodilatação arterial esplâncnica e vasoconstrição renal. O tratamento consiste em corrigir a hipovolemia, administrar o terlipressina (Glypressin®) e albumina;

> síndrome hepatopulmonar (dilatação microvascular pulmonar pela produção excessiva de NO e criação de *shunts* intrapulmonares). Esta síndrome é caracterizada por hipoxemia secundária aos *shunts* intrapulmonares, agravamento da dispneia (platpneia) e hipoxemia na posição ortostática (ortodeoxia).

MANIFESTAÇÕES CLÍNICAS

As manifestações clínicas da cirrose são o resultado de:
> acúmulo de bilirrubina e produtos neurotóxicos, bem como a ausência de eliminação hepática de estrogênios:
  - icterícia, hipertrofia parótida, telangiectasias, angiomas estelares, ginecomastia, diminuição da pilosidade corporal, hipotrofia testicular, obesidade faciotroncular, contratura de Dupuytren, eritrose palmar;
> hipertensão portal:
  - ascite, esplenomegalia, circulação colateral subcutânea abdominal, varizes gastroesofágicas, periumbilicais, hemorroidais, enteroperitoneais, gastropatia congestiva, hiperesplenismo com leucocitopenia e trombocitopenia.

Os efeitos sistêmicos da cirrose são:
> estado hiperdinâmico (aumento do DC), em razão de:
  - diminuição da resistência sistêmica, aumento dos *shunts* arteriovenosos, da hipoviscosidade sanguínea e do volume de sangue circulante;
> hipoxemia, em decorrência do:
  - aumento dos distúrbios da relação ventilação/perfusão, das atelectasias relacionadas com a diminuição da capacidade residual funcional secundária à ascite e da síndrome hepatopulmonar;
> alteração da função renal e distúrbios eletrolíticos:
  - secundária à síndrome hepatorrenal e ao hiperaldosteronismo secundário;
> distúrbios de coagulação e trombocitopenia, causados por diminuição da síntese de fatores de coagulação e sequestro de plaquetas no baço.

EXAMES LABORATORIAIS

> Os exames laboratoriais podem revelar:
  - colestase: aumento da bilirrubina, fosfatase alcalina e γ-globulina-transferase (γ-GT);
  - citólise: aumento das AST (aspartato aminotransferases) e ALAT (alanina aminotransferases);
  - distúrbios da síntese: diminuição dos níveis de albumina e menor tempo de protrombina:
    ▲ observação: o fator VII tem uma meia-vida curta (4 a 6 horas). O tempo de protrombina é um bom teste para avaliar a função hepática. Finalmente, é importante lembrar que 20 a 30% dos fatores de coagulação são suficientes para garantir uma hemostasia normal.

CLASSIFICAÇÃO DE CHILD-PUGH

> A severidade da lesão hepática em uma cirrose é definida por 3 fases da classificação de Child-Pugh:
  - Criança A (5 a 6 pontos): mortalidade de 10% em caso de cirurgia abdominal;
  - Criança B (7 a 9 pontos): mortalidade de 30% em caso de cirurgia abdominal;

- Criança C (10 a 15 pontos): a cirurgia é contraindicada pelo risco de morte muito elevado, de cerca de 80%.

Tabela 28-1 Classificação de Child-Pugh

	Parâmetro	Escore		
		1	2	3
1)	Albumina (g/L)	> 35	30-35	< 30
2)	Tempo de protrombina (%)	> 70	40-70	< 40
3)	Bilirrubina (µmol/L)	< 40	40-50	> 50
4)	Encefalopatia	Ausente	Flapping, confusão	Coma

TRATAMENTO

> No início, o tratamento de cirrose hepática é medicamentoso:
- diminuir os fatores de risco (hemorragia, infecção);
- dieta proteínica;
- neomicina oral; este antibiótico permite reduzir a proliferação bacteriana e a formação de amônio;
- lactulose para baixar o pH (NH_3 é convertida em NH_4^+);

> em caso de ascite, o tratamento consiste em:
- restrição de sódio;
- administração de espironolactona (Aldactone®) e furosemida (Lasilix®, Lasix®);
- punções repetidas da ascite;

> os *shunts* portossistêmicos permitem diminuir a hipertensão portal e as suas consequências (sangramento de varizes esofágicas). Existem 2 técnicas: radiológica ou cirúrgica:
- a técnica transjugular por radiologia intervencionista (TIPS = *shunt* portossistêmico transjugular intra-hepático, *transjugular intrahepatic portosystemic shunt*) envolve a criação de uma anastomose entre um ramo portal espesso e uma veia supra-hepática, utilizando uma prótese inserida no fígado por via transjugular. O tratamento tem como complicação uma encefalopatia hepática em cerca de 20% dos casos;
- as técnicas cirúrgicas utilizadas permitem confeccionar *shunts* portossistêmicos não seletivos (*shunt* portocavo, esplenorrenal central, mesocavo etc.) ou seletivos (*shunt* esplenorrenal distal, coronariocavo). O tratamento também tem como complicação uma encefalopatia hepática;

> a desvascularização das varizes pela colocação de grampos esofágicos ou por transecção endoscópica do esôfago;

> o transplante de fígado é considerado como um último recurso.

ESTRATÉGIA ANESTÉSICA DE UM PACIENTE COM INSUFICIÊNCIA HEPÁTICA OU CIRROSE

> O metabolismo hepático dos medicamentos é alterado por:
- diminuição da perfusão hepática secundária à hipertensão portal;
- insuficiência hepatocelular;
- diminuição das proteínas plasmáticas ligadas às proteínas (aumento da fração livre);
- disfunção preexistente de órgãos (insuficiência renal);

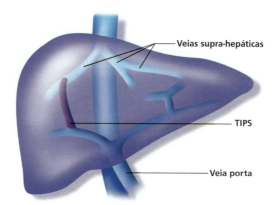

Figura 28.3 TIPS (*shunt* portossistêmico transjugular intra-hepático, *transjugular intrahepatic portosystemic shunt*).

> a insuficiência hepática está associada a um estado hiperdinâmico (aumento do débito cardíaco e diminuição da resistência arterial periférica). O volume de sangue necessário para a perfusão adequada do fígado é difícil de prever. A ingestão de líquidos não é suficiente para compensar o estado hiperdinâmico; assim, um tratamento com vasopressores (noradrenalina, dopamina) é frequentemente indicado para manter uma pressão de perfusão sistêmica suficiente.

Avaliação pré-operatória
> Pesquisar por todos os sinais e sintomas de insuficiência hepática ou cirrose:
>   - hipoxemia, platipneia, ortodeoxia;
>   - desnutrição, hipoalbuminemia, ascite;
>   - encefalopatia;
>   - distúrbios eletrolíticos, hipoglicemia;
>   - comprometimento da função renal;
>   - anemia, trombocitopenia, hemostasia deficiente;
> determinar a gravidade da doença hepática utilizando a classificação de Child-Pugh;
> fornecer produtos hemoderivados (glóbulos vermelhos, plaquetas, plasma fresco congelado), dependendo do tipo de cirurgia e resultados hematológicos;
> evitar qualquer pré-medicação sedativa (benzodiazepínicos), pelo risco significativo de perturbações no estado de consciência.

Equipamentos
> Equipamentos-padrão, sonda vesical;
> cateter arterial e acesso venoso central, de acordo com o tipo de cirurgia e comorbidades do paciente.

Indução e manutenção
> Propofol ou tiopental em doses reduzidas em razão de hipoalbuminemia, que aumenta a fração livre;
> curarização com atracúrio, cisatracúrio ou mivacúrio, que não são metabolizados pelo fígado;
> manutenção com sevoflurano ou desflurano;
> diminuição das doses de opiáceos e benzodiazepínicos;

- evitar a hipotensão arterial;
- preferir coloides aos cristaloides;
- evite pressões de ventilação elevadas;
- limitar as transfusões sanguíneas, que aumentam o catabolismo proteico e o risco de encefalopatia. Evitar a todo custo a hipocalcemia grave, resultante da quelação do cálcio pelo citrato, cujo metabolismo hepático é reduzido;
- evitar a síndrome hepatorrenal e manter a diurese;
- monitorar a glicemia;
- quando puncionar a ascite, administrar coloides (20 g de albumina por litro de ascite puncionado), a fim de evitar a hipovolemia e a síndrome hepatorrenal;
- na fase pós-operatória, evitar medicamentos que possam piorar a insuficiência renal ou hepática (paracetamol, anti-inflamatórios).

TUMORES DE PÂNCREAS

- Os tumores de pâncreas podem afetar as funções exócrinas ou endócrinas;
- a sintomatologia tardia explica a baixa taxa de sobrevida em 6 meses. O adenocarcinoma é o tumor mais comum (85%); em 80 a 90% dos casos está localizado na cabeça do pâncreas. Os sintomas incluem a perda de peso, icterícia (se o tumor estiver localizado na cabeça do pâncreas), dores lombares. O tratamento cirúrgico consiste em realizar uma duodenopancreatectomia (operação de Whipple, Fig. 28,4) ou uma pancreatectomia distal. Em caso de doença avançada com obstrução do ducto biliar, o tratamento consiste em colocar um *stent* nos ductos biliares;
- os tumores endócrinos, relativamente raros, desenvolvem-se nas ilhotas de Langerhans. São conhecidos por "apudomas". Podem secretar hormônios normalmente ausentes no pâncreas, como a gastrina, ACTH (hormônio adrenocorticotrópico, *adrenocorticotropic hormone*) ou GHRH (hormônio liberador de hormônio do crescimento, *growth hormone-releasing hormone*). Em geral, um hormônio é predominante e responsável pela sintomatologia. Cerca de 10 a 20% dos tumores endócrinos pancreáticos estão associados à síndrome da MEN 1 (neoplasia endócrina múltipla Tipo 1, *multiple endocrine neoplasia type 1*). Os procedimentos cirúrgicos mais comumente utilizados para a ressecção de tumores endócrinos pancreáticos são a duodenopancreatectomia, pancreatectomia distal e enucleação tumoral. Uma abordagem multidisciplinar é útil para o controle e o monitoramento das secreções hormonais.

IMPLICAÇÕES ANESTÉSICAS

- A avaliação pré-operatória deve considerar o estado nutricional, cardiorrespiratório, estado de coagulação, correção de uma hipovolemia ou eventuais distúrbios eletrolíticos;
- a analgesia pós-operatória é geralmente garantida por uma peridural torácica;
- a manutenção da pressão de perfusão sistêmica muitas vezes exige a administração de vasopressores (efedrina, neosinefrina, noradrenalina);
- a somatostatina é prescrita, algumas vezes, para reduzir o risco de fístulas pancreáticas e outras complicações (abscesso, hemorragias).

PANCREATITE AGUDA

- A pancreatite aguda é caracterizada por uma inflamação severa do pâncreas e liberação de enzimas pancreáticas, responsáveis por:
  - uma lesão local: edema pancreático, hemorragia, necrose;
  - uma lesão orgânica multissistêmica: choque, SARA, insuficiência renal, insuficiência hepática, coagulação intravascular disseminada;
- as principais causas da pancreatite aguda são a litíase vesicular (40%) e álcool (40%); as causas medicamentosas, infecciosas, pós-CPRE (colangiopancreato-

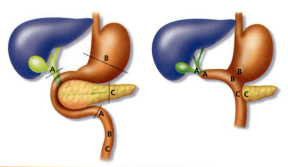

Figura 28.4 Cirurgia de Whipple.
Remoção em bloco da cabeça do pâncreas, vias biliares extra-hepáticas e vesícula biliar, com reconstrução por anastomose hepatojejunal (A), gastrojejunal (B) e pancreático-jejunal (C).

grafia retrógrada endoscópica, *endoscopic retrograde cholangiopancreatography*) ou idiopáticas são responsáveis pelos 20% restantes;
> as complicações são o abscesso, pseudocisto e pancreatite crônica com insuficiência da glândula endócrina (diabetes) ou exócrina (má absorção);
> existe um escore clínico (critérios de Ranson) e um escore radiológico de gravidade (escore de Balthazar) da pancreatite aguda.

Tabela 28-2 Critérios de Ranson

Admissão	
Idade	> 55 anos
Leucócitos	> 16 × 10^9/L
Glicemia	> 10 mmol/L
LDH	> 350 UI/L
ASAT	> 120 UI/L
Em 48 horas	
Diminuição do hematócrito	> 10%
Calcemia	< 2,0 mmol/L
Excesso de base	< - 4 mmol/L
Aumento da ureia sanguínea	> 1,8 mmol/L
Sequestro líquido	> 6 L
PaO_2	< 60 mmHg

A pontuação é a soma dos critérios identificados na admissão e após 48 horas. A presença de 3 critérios corresponde a uma taxa de mortalidade inferior a 5%; de 3 a 7 critérios, mortalidade de 15 a 40%; mais de 7 critérios, a taxa de mortalidade aproxima-se de 100%.

> a pancreatite aguda grave é tratada da seguinte maneira:
> - monitoramento na unidade de terapia intensiva;
> - retorno precoce da nutrição enteral, que pode ser responsável por modular a resposta ao estresse, reduzir a falência múltipla dos órgãos e por um melhor prognóstico;
> - reequilíbrio hidreletrolítico;

Tabela 28-3	Escore radiológico de Balthazar
Inflamação pancreática	Necrose pancreática
Pâncreas normal (0 ponto, grau A) Pâncreas com aumento focal ou difuso (1 ponto, grau B) Pâncreas heterogêneo, associado a uma densificação da gordura peripancreática (2 pontos, grau C) Coleção única peripancreática (3 pontos, classe D) Coleções múltiplas ou presença de bolhas de ar no interior de uma coleção (4 pontos, grau E)	Ausência de necrose (0 ponto) Necrose < 30% (2 pontos) Necrose 30 a 50% (4 pontos) Necrose > 50% (6 pontos)

Esse escore avalia e acrescenta o grau de inflamação pancreática ao exame inicial e a extensão da necrose pancreática após a injeção. Se o escore for < 4, a morbidade é de 8% e a mortalidade é de 3%. Se o resultado estiver entre 4 e 6, a morbidade é de 35% e mortalidade de 6%. Se o resultado estiver entre 7 e 10, a morbidade é de 92% e a mortalidade de 17%.

- tratamento analgésico;
- antibioticoterapia profilática, discutida caso a caso: a infecção secundária do pâncreas ou gordura peripancreática é responsável por 80% da mortalidade. Observe que não há atualmente nenhuma evidência que justifique uma antibioticoterapia compulsória;
- CPRE (colangiopancreatografia retrógrada endoscópica, *endoscopic retrograde cholangiopancreatography*): deve ser realizada dentro de 48 horas em caso de pancreatite aguda com obstrução biliar;
- drenagem percutânea de coleções líquidas ou abscessos (preferencialmente na cirurgia aberta);
- cirurgia em casos de infarto ou perfuração intestinal, hemorragia severa, abscesso pancreático.

IMPLICAÇÕES ANESTÉSICAS

> Qualquer cirurgia eletiva é contraindicada. Se a cirurgia for necessária, deve ser programada remotamente aos sintomas (até 3 ou 4 semanas);
> dar continuidade os tratamentos de suporte;
> prescrever concentrados de hemácias e plasma fresco congelado em caso de anemia e coagulopatias;
> manter a volemia com cristaloides ou coloides e administrar vasopressores (noradrenalina, dopamina) ou vasopressina no choque refratário.

PARTICULARIDADES DA CIRURGIA ABDOMINAL

CONSEQUÊNCIAS DA ANESTESIA E CIRURGIA

EFEITOS DOS AGENTES ANESTÉSICOS NO ESFÍNCTER ESOFÁGICO INFERIOR

> A cetamina (Ketalar®), midazolam (Hypnovel®) e propofol (Diprivan®, Disoprivan®), bem como a combinação de atropina-neostigmina e glicopirrolato-neostigmina não têm nenhum efeito sobre o esfíncter esofágico inferior;

> entre os relaxantes musculares, o suxametônio (Célocurine®, Lysthénon®), pancurônio (Pavulon®) e vecurônio (Norcuron®) aumentam o tônus do esfíncter esofágico inferior;
> a atropina, morfina e tiopental (Nesdonal®, Pentothal®) diminuem o tônus do esfíncter esofágico inferior;
> a escolha dos agentes anestésicos que diminuem o risco de inalação depende da pressão de "barreira" e não da pressão no esfíncter esofágico inferior.

EFEITOS DOS ANESTÉSICOS NO FLUXO SANGUÍNEO HEPÁTICO

> O tiopental (Nesdonal®, Pentothal®) e o etomidato (Amidate®, Hypnomidate®) reduzem o fluxo sanguíneo hepático;
> a cetamina (Ketalar®) não tem efeito sobre o fluxo sanguíneo hepático;
> o propofol (Diprivan®, Disoprivan®) aumenta o fluxo portal e o fluxo arterial;
> o halotano (Fluothane®) reduz fortemente os fluxos sanguíneo portal e arterial, a entrada de oxigênio hepático e elimina o mecanismo de autorregulação; é contraindicado em pacientes com doença hepática;
> o isoflurano (Forane®), desflurano (Suprane®) e sevoflurano (Sevorane®) mantêm o mecanismo de autorregulação, aumentando o fluxo sanguíneo hepático total e o aporte de oxigênio até uma CAM 2.

REPERCUSSÕES DA CIRURGIA ABDOMINAL NA FUNÇÃO RESPIRATÓRIA

> O impacto da cirurgia supraumbilical na função respiratória é importante e, principalmente, decorrente da disfunção diafragmática:
  • diminuição da capacidade vital em até 60%;
  • diminuição do VEF_1 em até 60%;
  • diminuição da CRF em até 30%;
> os valores retornam à normalidade após 2 semanas;
> estas diminuições nos volumes favorecem a formação de atelectasias e efeito *shunt*;
> uma analgesia adequada (peridural torácica) permite limitar a deterioração da função pulmonar.

CIRURGIA DE VIA RÁPIDA

> Os programas de cirurgia "Fast track" foram desenvolvidos com o objetivo de reduzir a morbidade e mortalidade da cirurgia gastrointestinal, tempo de permanência e custos hospitalares. Estes programas baseiam-se principalmente na restrição hídrica peroperatória, cirurgia minimamente invasiva, analgesia pós-operatória otimizada por via peridural em caso de laparotomia, mobilização e reinício da alimentação oral precoce.

LAPAROTOMIA

ESTRATÉGIA ANESTÉSICA

> A estratégia anestésica para a laparotomia geralmente combina uma peridural torácica a uma anestesia geral;
> os equipamentos incluem:
  • vias venosas periféricas de grosso calibre (calibre 14 a 18);
  • sonda vesical;
  • sonda nasogástrica;
  • medida invasiva da pressão arterial, de acordo com as comorbidades do paciente;
  • um acesso venoso central;

- ± ecocardiografia transesofágica ou cateter pulmonar de Swan-Ganz, em caso de hepatectomia ampliada e superampliada, exclusão vascular total, tumor infiltrado na veia cava inferior ou veias supra-hepáticas, morbidades cardiopulmonares associadas;
> a escolha dos hipnóticos, opiáceos, curares e halogenados é ditada pelo estado e comorbidades do paciente;
> a administração de fluidos na fase perioperatória deve permitir a manutenção da estabilidade hemodinâmica, a homeostase eletrolítica e a perfusão dos órgãos. Estudos clínicos recentes mostram uma diminuição nas complicações pós-operatórias com uma hidratação peroperatória restritiva (2 a 6 mL/kg/hora) em comparação com uma hidratação mais liberal (10 a 12 mL/kg/hora).

COMPLICAÇÕES CIRÚRGICAS

> Deiscência de suturas ou anastomoses;
> danos em órgãos adjacentes;
> necrose do cólon transverso, intestino delgado;
> fístulas digestórias;
> abscessos de parede, abscessos intra-abdominais, peritonites;
> pancreatite.

LAPAROSCOPIA

> A laparoscopia consiste em insuflar CO_2 e inserir trocartes na cavidade peritoneal, com objetivo diagnóstico e terapêutico. A pressão intra-abdominal não deve exceder 12 a 15 mmHg (valor normal = 0 a 7 mmHg); o CO_2 é um gás inodoro, incolor, não inflamável e de baixo custo.

VANTAGENS

A laparoscopia diminui:
> as complicações pulmonares;
> as dores pós-operatórias;
> o desenvolvimento de um íleo paralítico no pós-operatório;
> o tempo de hospitalização;
> o tamanho da cicatriz.

CONTRAINDICAÇÕES

> As contraindicações absolutas são:
  - hipertensão intracraniana;
> as contraindicações relativas são:
  - insuficiência cardíaca;
  - insuficiência renal;
  - presença de um forame oval permeável (FOP);
  - hipovolemia;
  - presença de um *shunt* ventrículo-peritoneal;
  - tumor do SNC.

ESTRATÉGIA ANESTÉSICA

> Os equipamentos incluem:
  - 2 vias venosas periféricas;
  - sonda vesical;
  - sonda nasogástrica;
  - mensurações invasivas da pressão arterial, de acordo com comorbidades do paciente;

> a escolha dos hipnóticos, opiáceos, relaxantes musculares e halogenados é ditado pela presença de comorbidades;
> a administração intraoperatória de fluidos é limitada.

PROBLEMAS ESPECÍFICOS DO PROCEDIMENTO

> Os problemas estão relacionados com o pneumoperitônio de CO_2, posição de Trendelenburg e reações vagais;
> o pneumoperitônio de CO_2 produz:
>   - no sistema cardiovascular: diminuição do retorno venoso, diminuição do DC e elevação da concentração plasmática de vasopressina;
>   - no sistema respiratório: hipoxemia após a formação de atelectasias, diminuição da capacidade residual funcional e distúrbios da relação ventilação/perfusão;
>   - hipercapnia e acidose respiratória; o CO_2 absorvido é dissolvido no plasma e estimula o sistema nervoso simpático, o que resulta em aumento das resistências vasculares arteriais sistêmica e pulmonar, da PAM e aparecimento de arritmias;
> a posição de Trendelenburg leva a:
>   - um aumento do retorno venoso e da pré-carga;
>   - uma hipoxemia, por diminuição da capacidade residual funcional e complacência toracopulmonar;
>   - um risco de lesões do plexo braquial;
> a reação vagal ocorre durante as seguintes manobras:
>   - inserção do trocarte;
>   - insuflação peritoneal;
>   - manipulação das vísceras.

COMPLICAÇÕES

> Hemorragias;
> perfurações intestinais: a presença de uma sonda nasogástrica reduz o volume gástrico e o risco de perfuração do estômago;
> difusão de CO_2:
>   - enfisema subcutâneo: aumento da fração tele-expiratória de CO_2 e pressão estável nas vias aéreas;
>   - capnotórax (difusão de CO_2 na pleura): aumento da fração de CO_2 no final da expiração e pressão nas vias aéreas estáveis;
>   - pneumotórax: diminuição da fração de CO_2 ao final da expiração, diminuição da saturação arterial de O_2 e aumento das pressões das vias aéreas;
>   - pneumomediastino;
> embolias gasosas de CO_2:
>   - os sinais são:
>   ▲ hipotensão arterial;
>   ▲ hipoxemia;
>   ▲ broncospasmo;
>   ▲ diminuição da concentração de CO_2 ao final da expiração;
>   - o tratamento consiste em:
>   ▲ evacuar o pneumoperitônio;
>   ▲ interromper a administração de óxido nitroso;
>   ▲ aumentar a FiO_2 a 100%;
>   ▲ colocar um acesso venoso central e aspirar as bolhas de CO_2;
>   ▲ posicionar a mesa cirúrgica em posição de inclinação esquerda: assim, o forame oval permanecerá em posição baixa, o que reduz o risco de embolias paradoxais.

ESOFAGECTOMIA

> A esofagectomia é uma cirurgia de longa duração, potencialmente hemorrágica, agravada por uma alta morbidade (em torno de 40%) e mortalidade (entre 5 a 8%);
> as indicações são os cânceres de esôfago e lesões cáusticas;
> os fatores de risco de câncer de esôfago são tabagismo, alcoolismo, refluxo gastroesofágico e acalasia;
> as técnicas cirúrgicas dependem da localização do tumor; o esôfago pode ser substituído pelo estômago, cólon direito ou esquerdo ou pela interposição de uma alça intestinal em Y;
> a abordagem cirúrgica é abdominal, torácica ou cervical;
> os equipamentos incluem uma peridural torácica, vias venosas periféricas de grosso calibre (14 a 18), um acesso venoso central, um cateter arterial e uma sonda vesical. Um tubo endotraqueal de duplo lúmen é indicado em caso de abordagem torácica;
> os aportes líquidos são administrados de acordo com critérios clínicos (perfil hemodinâmico, débito urinário horário, lactato sanguíneo);
> as pressões de perfusão são mantidas pelos vasopressores (noradrenalina, efedrina);
> deve ser considerada uma extubação após a cirurgia. O paciente é então monitorado em unidade de terapia intensiva.

CIRURGIA HEPÁTICA

> A morbidade e mortalidade da cirurgia hepática dependem da presença de massa hepática ressecada, presença ou ausência de cirrose ou hipertensão portal, do número de transfusões sanguíneas e comorbidades cardíacas e respiratórias do paciente;
> entre as indicações: tumores benignos ou malignos do fígado, metástase ou cistos (hidáticos, biliares);
> pode-se realizar a ressecção de 70% de um fígado saudável e cerca de 50% de um fígado com cirrose;
> uma hepatectomia é dita de grande porte se a ressecção envolver 3 ou mais segmentos:
>   - hepatectomia D: ressecção dos segmentos V, VI, VII, VIII;
>   - hepatectomia D alargada (ou lobectomia D): hepatectomia D e ressecção do segmento IV;
>   - hepatectomia D superalargada: hepatectomia D alargada e ressecção do segmento I;
>   - hepatectomia G: ressecção dos segmentos II, III, IV;
>   - hepatectomia G alargada: hepatectomia G e ressecção dos segmentos I ou V;
>   - hepatectomia G superalargada: hepatectomia G alargada e maior ou menor ressecção dos segmentos V e VIII;
>   - hepatectomia central: ressecção dos segmentos IV, V, VIII ou I, IV, V;
> as necessidade de transfusão são minimizadas por meio de diversas estratégias:
>   - clampeamento vascular;
>   - ultrassonografia hepática peroperatória, a fim de orientar a cirurgia;
>   - dissector ultrassônico (ação com base na cavitação da água contida nos tecidos, permitindo a separação dos tecidos de acordo com seu teor de água). O parênquima é destruído, enquanto as bainhas glissonianas são preservadas e dissecadas;
>   - cola biológica;
>   - redução da pressão venosa central, por restrição dos aportes (permite reduzir os sangramentos decorrentes do refluxo sanguíneo das veias supra-hepáticas, se elas não estiverem clampeadas);

- estratégia de transfusão (transfusão autóloga, hemodiluição normovolêmica, Cell Saver®);

> as complicações da cirurgia hepática são:
- na fase peroperatória: hemorragia, embolia gasosa, distúrbios de coagulação, isquemia do órgão;
- no pós-operatório: distúrbios respiratórios, insuficiência hepatocelular, coagulação intravascular disseminada.

CLAMPEAMENTOS VASCULARES

> Os diferentes tipos de clampeamento vascular são:
- clampeamento seletivo do segmento:
  ▲ clampeamento arterial e venoso de um segmento do fígado;
  ▲ este tipo de clampeamento é bem tolerado hemodinamicamente;
- clampeamento do pedículo hepático (manobra de Pringle):
  ▲ clampeamento da artéria hepática comum e veia porta;
  ▲ aumento na PAM em 10 a 20% e diminuição do DC em 10 a 15%;
- exclusão vascular total do fígado:
  ▲ clampeamento pedicular e das veias supra-hepáticas, possivelmente associado a um clampeamento das veias cavas inferior e superior;
  ▲ redução de 30 a 50% no DC e aumento da resistência vascular sistêmica em 70 a 100%;

> as diferentes estratégias para compensar a diminuição do DC durante um clampeamento são:
- administração de cristaloides ou coloides;
- administração de vasopressores: neosinefrina, noradrenalina ou adrenalina;

> se o DC for insuficiente, apesar dessas manobras, é necessário realizar uma derivação venenosa (circulação extracorpórea cavo-porto-cava sem oxigenação). O sangue do território esplâncnico e do território da veia cava inferior supra-hepática é conduzido ao coração;

> a fim de minimizar as consequências da isquemia prolongada (liberação de mediadores, instabilidade hemodinâmica, insuficiência hepática etc.), os clampeamentos são limitados a 15 a 20 minutos, interrompidos por períodos de revascularização de 5 a 10 minutos.

Tabela 28-4 Resumo de algumas intervenções cirúrgicas

Cirurgia	Exemplo de indicação	Procedimento
Cirurgia de Lewis	Tumor de esôfago	Excisão do esôfago e substituição gástrica por tubulização do estômago
Cirurgia de Nissen	Hérnia de hiato	Fundoplicatura (fundo envolvendo esôfago em mais de 360°) ± fechamento dos pilares diafragmáticos
Cirurgia de Toupet	Hérnia de hiato	Fundoplicatura de 270° ± fechamento dos pilares diafragmáticos
Cirurgia de Billroth I (Cirurgia de Pean)	Tumor de estômago Úlcera gástrica	Ressecção gástrica parcial 2/3 + Anastomose gastroduodenal
Cirurgia de Billroth II (Cirurgia de Hofmeister-Finsterer)	Tumor de estômago Úlcera duodenal	Ressecção gástrica parcial 2/3 + Anastomose jejunal
Cirurgia de Whipple ou duodeno-pancreatectomia cefálica	Carcinoma da cabeça do pâncreas	Remoção em bloco da cabeça do pâncreas, vias biliares extra-hepáticas e vesícula biliar, com reconstrução por anastomose hepatojejunal (A), gastrojejunal (B) e pancreático-jejunal (C) (Fig. 28.4)
Esplenopancreatectomia caudal	Carcinoma da cauda do pâncreas	Remoção da cauda do pâncreas e baço
Alça de Roux en Y	Empedramento do colédoco	Anastomose de uma alça intestinal ao colédoco
Cirurgia de Hartmann	Tumor perfurado do sigmoide	Ressecção sigmoideana ou retal parcial com colostomia temporária terminal e fechamento do coto retal
Ressecção anterior baixa	Carcinoma rectal baixo, a mais de 4 cm da margem anal	Ressecção retal baixa com restauração da continuidade no mesmo procedimento cirúrgico
Amputação abdominoperineal	Carcinoma rectal baixo, a menos de 4 cm da margem anal	Amputação de reto e ânus, com colostomia permanente

Leituras recomendadas

Besselink MG, van Santvoort HC, Witteman BJ, Gooszen HG. Management of severe acute pancreatitis: it's all about timing. *Curr Opin Crit Care* 2007;13:200-6.

Clavien PA, Petrowsky H, DeOliveira ML, Graf R. Strategies for safer liver surgery and partial liver transplantation. *N Engl J Med* 2007;356:1545-59.

Gerges FJ, Kanazi GE, Jabbour-Khoury SI. Anesthesia for laparoscopy: a review. *J Clin Anesth* 2006;18:67-78.

Liu SS. Anesthesia and analgesia for colon surgery. *Reg Anesth Pain Med* 2004;29:52-7.

Michelet P, Jaber S, Eledjam JJ, Auffray JP. Prise en charge anesthésique de l'oesophagectomie: avancées et perspectives. *Ann Fr Anesth Reanim* 2007;26:229-41.

29 Anestesia e sistema urinário

D. TETA, M. CHOLLET-RIVIER, E. ALBRECHT

PRINCÍPIOS ANATÔMICOS E FISIOLÓGICOS

> Os rins têm várias funções:
> - excreção de resíduos do metabolismo de proteínas e alguns xenobióticos;
> - regulação do equilíbrio hidreletrolítico e acidobásico;
> - contribuição para o metabolismo ósseo e hematopoiese.

CONSIDERAÇÕES ANATÔMICAS

> O sistema urinário é composto por 2 rins, 2 ureteres, bexiga e uretra;
> o rim é dividido em 3 áreas: córtex, medula interna e medula externa;
> - córtex: área externa do parênquima renal, com uma espessura média de 1,2 cm;
> - medula interna: área interna profunda do parênquima renal;
> - medula externa: área interna superficial do parênquima renal;
> cada rim contém 106 néfrons;
> o néfron é a menor estrutura anatômica do rim; é composto por:
> - capilares glomerulares, que formam o flóculo glomerular;
> - um túbulo contornado proximal (TCP) e um túbulo proximal reto;
> - uma alça de Henle;
> - um túbulo contornado distal (TCD) e um túbulo distal reto;
> - um tubo coletor;
> - e um aparelho justaglomerular, que, por sua vez, é composto:
>   ▲ por células epiteliais, células musculares lisas da artéria aferente, que secretam renina;
>   ▲ pela mácula densa, composta de células cúbicas do túbulo contornado distal, que atuam como osmorreceptores de sódio;
>   ▲ células mesangiais extraglomerulares, compostas por tecido conectivo;

> o glomérulo contém 2 zonas:
>   • zona extracapilar (ou câmara urinária), composta de células epiteliais e podócitos;
>   • zona endocapilar, composta por células endoteliais e mesangiais.

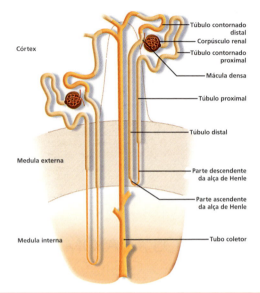

Figura 29.1 Estrutura de um néfron.

FILTRAÇÃO RENAL GLOMERULAR

> O fluxo sanguíneo renal é de 1200 mL/minuto;
> o fluxo plasmático renal é de 600 mL/minuto;
> a filtração glomerular renal é de 125 mL/minuto:
>   • o filtrado é reabsorvido em uma taxa de 99% (124 mL); a formação de urina é de 1 mL/minuto;
>   • a filtração glomerular renal depende:
>   ▲ da pressão arterial;
>   ▲ do débito cardíaco;
>   ▲ do sistema renina-angiotensina;
>   ▲ do sistema nervoso simpático;
>   • a pressão de filtração glomerular é de 30 mmHg:
>   ▲ na verdade, a pressão hidrostática glomerular (60 mmHg) opõe-se à pressão hidrostática tubular (10 mmHg) e à pressão osmótica do plasma (20 mmHg);
>   ▲ a pressão de filtração glomerular é proporcional ao tônus da arteríola eferente e inversamente proporcional ao tônus da arteríola aferente;

- o rim filtra completamente as moléculas < 1,8 nm ou < 10.000 Da e parcialmente as moléculas de < 4,4 nm ou 70.000 Da:
  ▲ a albumina (69.000 Da) não é filtrada por causa de sua carga elétrica negativa;
  ▲ a hemoglobina (65.000 Da) é apenas parcialmente filtrada;
> a urina é formada pela combinação da ultrafiltração glomerular e dos fenômenos tubulares de secreção e reabsorção.

SISTEMA RENINA-ANGIOTENSINA

> O angiotensinogênio é um peptídeo composto por 14 aminoácidos (aa), sintetizado no fígado. É convertido em angiotensina I (10 aa) pela renina, no plasma; a seguir, a angiotensina I é convertida em angiotensina II (8 aa) pela enzima conversora, no pulmão. A angiotensina II estimula a secreção de aldosterona;
> este mecanismo é ativado 30 a 40 minutos após a queda da pressão arterial;
> a renina é produzida no aparelho justaglomerular do rim;
> a secreção de renina é estimulada por:
  - diminuição do tônus da arteríola aferente (presença de barorreceptores);
  - estimulação simpática beta;
  - redução de sódio no túbulo contornado distal;
> a secreção de renina é inibida pela:
  - angiotensina II, que exerce um *feedback* negativo;
> os efeitos da angiotensina II são:
  - estimulação da secreção de aldosterona;
  - vasoconstrição;
  - retenção de sódio;
  - sensação de sede;
  - estimulação simpática central;
  - estimulação da liberação de noradrenalina periférica.

AUTORREGULAÇÃO

> O rim é capaz de manter uma pressão de perfusão suficiente para garantir uma filtração glomerular renal constante, variando o tônus das artérias aferentes e eferentes; desta forma, a filtração glomerular renal é mantida até que haja uma redução da PAM em 60 a 65 mmHg;
> a autorregulação renal depende principalmente da vasodilatação da artéria aferente pré-glomerular, sob o controle das prostaglandinas e do NO, associada à vasoconstrição da artéria eferente pós-glomerular, sob o controle da angiotensina II;
> os medicamentos que interagem com esses mediadores (AINEs que inibem a prostaglandina ou os inibidores da enzima conversora da angiotensina) podem causar uma insuficiência renal aguda do tipo pré-renal, na presença de outras condições clínicas: doença ateromatosa, doença renal crônica, hipoperfusão renal secundária à hipovolemia ou hipotensão arterial.

ERITROPOIETINA (EPO)

> A eritropoietina é uma glicoproteína de 30.400 Da e 166 aminoácidos, produzida pelas células peritubulares (fibroblastos intersticiais da medula), em resposta à hipóxia; estimula a síntese de hemoglobina;
> sua meia-vida é de 4 a 12 horas.

FUNÇÕES DO NÉFRON

TÚBULO CONTORNADO PROXIMAL

> As funções do túbulo contornado proximal são a reabsorção (principalmente de água, sódio e cloro), secreção de várias substâncias e produção de amônia (NH_3);
> 80% da reabsorção dos seguintes elementos ocorre no túbulo contornado proximal:
> - eletrólitos (Na^+, K^+, Ca^{2+}, Cl^-);
> - sulfatos, fosfatos;
> - água;
> - bicarbonatos, cuja reabsorção é estimulada pela:
>   - ▲ hipercapnia;
>   - ▲ hipovolemia;
>   - ▲ hipocalemia;
> - uratos;
> - aminoácidos, proteínas, por meio de um transportador ativo;
> - glicose, por meio de um transportador ativo;
> - ácido ascórbico;
> - metabólitos do ciclo de Krebs;
> todos os produtos do metabolismo e medicamentos são excretados principalmente pelo túbulo contornado proximal:
> - ácidos e bases orgânicas;
> - ácido úrico;
> - bilirrubina;
> - penicilina;
> - diuréticos.

ALÇA DE HENLE

> A alça de Henle é constituída por uma parte descendente, permeável à água, e uma parte ascendente, impermeável à água; é equipada com um transportador que bombeia ativamente o Na^+, K^+ e Cl^- contra seus gradientes. Isso permite manter um interstício medular hipertônico, o que promove a reabsorção de água;
> o transportador é inibido pela furosemida.

TÚBULO CONTORNADO DISTAL

> As funções do túbulo contornado distal são a reabsorção e a secreção;
> reabsorção de:
> - Na^+, pela bomba de Na^+/K^+ (estimulada pela aldosterona) e pela bomba de Na^+/Cl^- (inibida pelos tiazídicos);
> - ureia;
> - cálcio, por meio do paratormônio e vitamina D;
> secreção de:
> - prótons, tamponados pelos fosfatos (HPO_4^{2-});
> - amônia;
> - potássio.

TUBO COLETOR

> O tubo coletor reabsorve:
> - água, por meio do ADH;
> - sódio, pela bomba de Na^+/K^+, estimulada pela aldosterona.

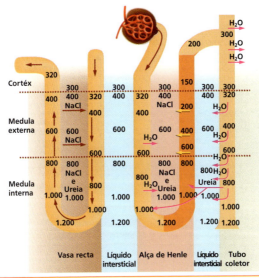

Figura 29.2 Alça de Henle.
A parte descendente da alça de Henle é permeável a ureia, água e íons Na⁺ e Cl⁻; a parte ascendente é impermeável à água e ureia e reabsorve ativamente os íons Na⁺ e Cl⁻, gerando um gradiente osmótico. Os números correspondem à osmolalidade (mOsm/kg).

Tabela 29-1 Locais de ação dos diferentes diuréticos

Medicamento	Local
Inibidores da anidrase carbônica	Túbulo contornado proximal
Diuréticos de alça (furosemida)	Ramo ascendente da alça de Henle
Tiazídicos	Túbulo contornado distal e início do tubo coletor
Diuréticos poupadores de potássio	Túbulo contornado distal e tubo coletor

DOENÇAS E IMPLICAÇÕES ANESTÉSICAS

DEFINIÇÕES

> Oligúria: < 300 mL/24 horas ou < 0,5 mL/kg/hora;
> Anúria: < 50 mL/24 horas.

DEPURAÇÃO DA CREATININA

> A depuração da creatinina permite estimar a taxa de filtração glomerular e, portanto, avaliar a função renal;
> a quantidade de creatinina depende da massa muscular. Os resultados da depuração devem ser ajustados de acordo com o peso e a superfície corpórea do paciente;

> o valor normal situa-se entre 80 e 120 mL/minuto;
> pode ser calculada com precisão a partir de uma cultura de urina de 24 horas:

$$\text{Depuração} = \frac{[\text{creatinina}_{urinária} \times \text{volume urinário}]}{[\text{creatinina}_{plasmática} \times \text{tempo de coleta}]}$$

Unidades
Depuração = mL/minuto
creatinina$_{urinária}$ = µmol/L
creatinina$_{plasmática}$ = µmol/L
Tempo de coleta = minuto

> a fórmula de Cockcroft permite estimar a depuração da creatinina:

Sexo masculino
Depuração = 1,23 × (140 − idade) × peso/creatinina sérica

Sexo feminino
Depuração = 1,08 × (140 − idade) × peso/creatinina sérica

Unidades
Depuração = mL/minuto
Peso = kg
Idade = anos
Creatinina sérica = µmol/L

> observe que a depuração da creatinina superestima a filtração glomerular renal, pois a creatinina é secretada em partes;
> por fim, para uma apreciação mais completa da função renal, deve-se considerar outros parâmetros como a pressão arterial, proteinúria e sedimento urinário.

UREIA

> A ureia é um produto do metabolismo da amônia, obtido pela desaminação dos aminoácidos;
> o aumento da ureia aparece em caso de:
  • hipovolemia;
  • catabolismo elevado (traumatismo, septicemia);
  • hemorragia gastrointestinal;
  • uropatia obstrutiva;
  • dieta rica em proteínas.

$$FE_{Na^+} = \frac{[Na^+_{urinário}\ (mmol/L) \times \text{creatinina}_{plasmática}\ (µmol/L)] \times 100}{[Na^+_{plasmático}\ (mmol/L) \times \text{creatinina}_{urinária}\ (µmol/L)]}$$

INSUFICIÊNCIA RENAL AGUDA (IRA)

DEFINIÇÃO

> A insuficiência renal aguda corresponde ao agravamento da função renal, que aparece rapidamente (algumas horas a 2 semanas), definida como um aumento da creatininemia inicial de mais de 45 µmol/L ou superior a 50% do valor basal;
> em caso de insuficiência renal crônica, uma piora aguda da função renal é definida como um aumento da creatininemia > 20% ou da creatininemia basal > 221 µmol/L.

ETIOLOGIA

> As causas da IRA são classificadas em origem pré-renal, renal e pós-renal;
> origem pré-renal:
> - hipovolemia (hemorragias, queimaduras, diarreias);
> - hipotensão arterial (disfunção do miocárdio, choque séptico);
> - hipoalbuminemia (síndrome nefrótica, insuficiência hepática);
> - hipoperfusão renal (AINE, inibidores da enzima conversora da angiotensina, estenose da artéria renal);
> origem renal:
> - doença glomerular: glomerulonefrite pós-infecciosa, glomerulonefrite autoimune, púrpura de Henoch-Schonlein, lúpus eritematoso sistêmico;
> - nefrite intersticial: linfoma, sarcoidose, tuberculose, pielonefrite;
> - lesões tubulares: necrose tubular tóxica (contraste iodado, aminoglicosídeos, cisplatina, metais pesados), necrose tubular aguda de origem isquêmica;
> - lesões vasculares: vasculite, microangiopatia trombótica, êmbolos de colesterol, trombose da artéria ou veia renal;
> origem pós-renal:
> - necrose papilar;
> - adenoma de próstata;
> - litíases ureterais bilaterais;
> - estenose de uretra;
> - disfunção vesical (neuropatia diabética);
> - carcinoma da pélvis (mulheres);
> - fibrose retroperitoneal.

OBSERVAÇÕES

> Na terapia intensiva, a mortalidade por IRA está entre 30 e 60%; em caso de lesão multissistêmica, a mortalidade chega a 70 a 90%;
> a necrose tubular aguda (NTA) é uma causa muito comum da IRA no meio hospitalar; as causas mais comuns são os estados de choque, septicemia e medicamentos (contraste iodado, enflurano = Etrane®, aminoglicosídeos, cisplatina). Quando a NTA se instala, observa-se uma fase de oligoanúria (alguns dias ou semanas), seguida por uma fase de poliúria (alguns dias ou semanas), antes que se observe o início de uma recuperação; a fase poliúrica é acompanhada por distúrbios eletrolíticos importantes; em alguns casos de NTA (aminoglicosídeos), a diurese está preservada;
> a IRA, devido ao contraste iodado, é a 3ª principal causa de IRA hospitalar adquirida. O risco diminui com:
> - redução da dose;
> - hidratação adequada;
> - administração de acetilcisteína (Fluimucil®, Mucomyst®) 2 × 600 ou 2 × 1.200 mg/dia, por via oral; esta medida é controversa, em decorrência dos resultados conflitantes da literatura; devido ao seu baixo custo e poucos efeitos colaterais, sua utilização clínica provavelmente não é inadequada;

- interrupção de outros medicamentos potencialmente nefrotóxicos (inibidores da enzima conversora da angiotensina, diuréticos);
- tipo de produtos de contraste iodados (produtos iso-osmolares);

> a IRA decorrente de embolias de colesterol é secundária a um cateterismo cardíaco, substituição valvular ou cirurgia da aorta; acomete principalmente pacientes com lesões ateroscleróticas evidentes. O diagnóstico é sugerido com base em anomalias cutâneas (artelhos púrpuras, livedo dos membros inferiores) e presença de eosinofilia; é posteriormente confirmado no exame do fundo (cristais de colesterol nos vasos da retina). O prognóstico é ruim.

DIFERENÇA ENTRE IRA DE ORIGEM RENAL E PRÉ-RENAL

> Diferentes parâmetros são utilizados para definir a origem pré-renal ou renal de uma IRA, incluindo a fração excretada de sódio (FE Na^+) e a relação ureia$_{plasmática}$/creatinina$_{plasmática}$; a FE Na^+ é mensurada utilizando a fórmula descrita posteriormente;

> em caso de insuficiência pré-renal, a reabsorção de Na^+ e água compensa a diminuição do volume plasmático; a concentração urinária de sódio é inferior a 20 mmol/L; a osmolaridade e densidade urinária estão aumentadas; a relação ureia$_{plasmática}$/creatinina$_{plasmática}$ é > 60; mas atenção: esta relação também estará elevada acima de 60 na presença de uropatias obstrutivas, uma vez que a diminuição no fluxo tubular produz um aumento na reabsorção de ureia, sem alteração na creatinina;

> na presença de insuficiência de origem renal, a secreção urinária de Na^+ e água aumenta; a concentração de sódio urinário é > 40 mmol/L; a osmolaridade e a densidade urinária estão reduzidas; a relação ureia$_{plasmática}$/creatinina$_{plasmática}$ é < 60.

Tabela 29-2 Características das insuficiências renais de origem pré-renal ou renal

Parâmetro	Origem pré-renal	Origem renal
[Na^+] urinário (mmol/L)	< 20	> 40
Fração excretada de Na^+ (%)	< 1	> 1
Osmolaridade urinária (mosm/L)	Aumentada (> 500)	Diminuída (< 350)
Densidade urinária	Aumentada (> 1020)	Diminuída (< 1.020)
Ureia$_{plasmática}$/creatina$_{plasmática}$	> 60	< 60

CONDUTAS

> Mensurar a produção de urina, calcular a depuração, distinguir entre uma origem pré-renal, renal ou pós-renal, seguida pelo acompanhamento das medidas repetidas de creatinina;

> os seguintes critérios clínicos sugerem uma lesão pós-renal: rim único, antecedentes de cólica renal, dores no local dos rins, palpação dos rins ou de uma massa pélvica, alternando fases de oligoanúricas e poliúricas; o diagnóstico é confirmado com base nos seguintes exames complementares: radiografia do abdome, ultrassonografia renal, TC, ressonância magnética ou pielografia. A remoção de um obstáculo é acompanhada por uma fase poliúrica transitória;

- > corrigir a hipovolemia ou perdas hídricas por meio da administração prudente de cristaloides tipo NaCl 0,9%;
- > se a oligúria persistir, administrar diuréticos de alça (furosemida = Lasilix®, Lasix®, *bolus* de 40 a 250 mg, infusão de 10 a 40 mg/hora); atenção: os diuréticos não melhoram prognóstico renal nem geral; a administração de dopamina não é indicada, já que sua influência na mortalidade ou progressão da IRA não foi evidenciada;
- > prevenir ou tratar a hipercalemia: limitar a ingestão de potássio, interromper os tratamentos hipercalemiantes, prescrever resinas de troca de potássio (sulfonato de cálcio por via oral = Sorbisterit®, gluconato de cálcio 10%, 10 mL em 5 minutos, IV), administrar insulina-glicose 50% em infusão contínua;
- > em caso de acidose metabólica: administrar $NHCO_3$ se o pH < 7,20 ou se os bicarbonatos forem < 15 mmol/L; não utilizar restrição de proteínas, pelo risco de desnutrição;
- > em caso de hipocalcemia: prescrever carbonato de cálcio;
- > em caso de hiperfosfatemia: restringir a administração de fosfatos e prescrever carbonato de cálcio ou sais de alumínio por via oral (Phosphonorm®);
- > em caso de hiperuricemia > 900 µmol/L: alopurinol (Zyloric®);
- > tratamento sintomático:
  - interromper medicamentos nefrotóxicos;
  - antibióticos em caso de infecções;
  - catecolaminas para tratar a hipotensão arterial;
- > diálise, de acordo com critérios de gravidade (ver abaixo).

INSUFICIÊNCIA RENAL CRÔNICA

DEFINIÇÃO

- > A insuficiência renal crônica é uma deficiência permanente e geralmente progressiva da função renal, responsável por efeitos sistêmicos.

ETIOLOGIA

- > Em ordem de frequência:
  - doenças sistêmicas: diabetes, hipertensão arterial;
  - glomerulonefrite;
  - pielonefrite;
  - doenças renovasculares;
  - rins policísticos;
  - medicamentos.

CLASSIFICAÇÃO DA INSUFICIÊNCIA RENAL CRÔNICA DE ACORDO COM O GRAU DE FILTRAÇÃO GLOMERULAR

- > 90 a 120 mL/minuto: valor normal;
- > 90 a 60 mL/minuto: insuficiência renal leve;
- > 60 a 30 mL/minuto: insuficiência renal moderada;
- > 30 a 15 mL/minuto: insuficiência renal grave:
  - aparecimento dos primeiros sintomas da síndrome urêmica;
- > 15 a 10 mL/minuto: insuficiência renal terminal:
  - diálise em caso de síndrome urêmica comprovada;
- > 10 mL/minuto: insuficiência renal terminal:
  - diálise, mesmo na ausência de síndrome urêmica.

FISIOPATOLOGIA

> A redução da excreção dos fosfatos e da hidroxilação da vitamina D causam uma hiperfosfatemia, hipocalcemia com osteomalacia e um hiperparatireoidismo secundário com osteopenia por ativação dos osteoclastos (osteodistrofia renal);
> a redução da perfusão renal produz uma estimulação do sistema renina-angiotensina; isso resulta em uma hipertensão arterial secundária ao hiperaldosteronismo;
> a anemia aparece secundariamente à diminuição da produção de eritropoietina;
> a diminuição da excreção de prótons, associada a uma menor produção de amônia, leva a uma acidose metabólica.

EFEITOS SISTÊMICOS

> As lesões sistêmicas resultam principalmente do acúmulo de toxinas urêmicas (subprodutos do metabolismo da ureia). Os sintomas clínicos da uremia são polimórficos (astenia, anorexia, náuseas e vômitos, perda de peso, prurido), mas também específicos para determinados órgãos (pericardite, derrame pleural);
- distúrbios eletrolíticos:
    - hipercalemia;
    - hipermagnesemia;
    - hiperfosfatemia;
    - hipocalcemia;
    - acidose metabólica;
- cardiovasculares:
    - hipertensão arterial;
    - insuficiência cardíaca;
    - hipertrofia ventricular esquerda;
    - derrame pericárdico, pericardite;
- respiratórios:
    - hiperventilação (mecanismo de compensação da acidose);
    - edema pulmonar;
    - derrames pleurais;
- digestórios:
    - hemorragia;
    - úlcera;
    - gastroparesia;
- hematológicos:
    - anemia;
    - aumento da fragilidade da membrana dos eritrócitos;
    - diminuição da agregação plaquetária, secundária à acidose (diátese hemorrágica);
- outros:
    - disautonomia reflexa;
    - neuropática periférica;
    - aumento das infecções.

TRATAMENTO

> Restrição de sódio ou hidrossódio, na presença de sinais de sobrecarga;
> dieta de baixa proteína (0,7 g/kg/dia) e baixo fosfato (poucos produtos lácteos):
- atenção: a dieta hipoproteica é contraindicada em caso de desnutrição, que frequentemente acompanha a insuficiência renal crônica grave;
> tratamento da hipertensão arterial: almejar uma pressão de 130/80 mmHg ou 125/175 mmHg em caso de proteinúria associada;

- medicamentos anti-hipertensivos: dar preferência aos inibidores da enzima conversora da angiotensina ou antagonistas da angiotensina II (especialmente na presença de proteinúria) e adicionar, se necessário, diuréticos, antagonistas do cálcio e betabloqueadores;
- prevenção e tratamento de dislipidemia;
- tratamento da hipocalcemia e hiperfosfatemia:
  - vitamina D;
  - sais de cálcio;
  - quelantes de fosfato não cálcicos (hidróxido e cloreto de alumínio);
- tratamento do hiperparatireoidismo:
  - corrigir a fosfatemia;
  - cloridrato de cinacalcet (Mimpara®, Sensipar®) (indicado se o paciente estiver em diálise);
  - paratireoidectomia;
- tratamento da anemia:
  - eritropoietina recombinante;
  - suplemento de ferro;
- substituição da função renal:
  - hemodiálise;
  - diálise peritoneal;
  - transplante renal.

Indicação à diálise

- Pericardite;
- hipertensão mal controlada;
- sobrecarga hídrica, edema pulmonar agudo;
- hipercalemia grave mal controlada por medicamentos;
- acidose metabólica grave;
- problemas digestórios constantes (náuseas, vômitos), perda de peso, sinais de desnutrição;
- depuração da creatinina entre 10 e 15 mL/minuto, com uma síndrome urêmica;
- depuração da creatinina < 10 mL/minuto, mesmo se assintomática.

Técnicas de diálise

- A hemodiálise convencional (HD), hemodiafiltração (HDF) e diálise peritoneal (DP) são as 3 técnicas de diálise utilizadas até o momento. A sobrevida dos pacientes é similar nos 3 métodos;
- o princípio físico-químico principal da hemodiálise convencional é a difusão. A troca de solutos ocorre por meio de um gradiente de concentração aplicado de um lado para outro da membrana de hemodiálise (filtragem). A ureia, por exemplo, é transferida do compartimento sanguíneo para o compartimento do dialisato;
- a convecção (gradiente de pressão) é o principal mecanismo de transferência de solutos de um lado para outro da membrana de diálise de hemodiafiltração. A transferência convectiva leva não somente pequenas moléculas como a ureia e o potássio, mas também moléculas de alto peso molecular (moléculas médias) e líquidos. Assim, a hemodiafiltração requer uma restituição de líquidos para o sistema vascular do paciente durante a sessão de diálise. Nos aparelhos modernos, o líquido de restituição é elaborado a partir da água do dialisato, que deve ser ultrapura;
- na prática clínica, a hemodiafiltração foi associada com uma série de benefícios clínicos, como a redução das hipotensões arteriais durante a diálise, bem como uma redução na síndrome do túnel do carpo e artropatias degenerativas (depósitos de beta-2 microglobulinas parcialmente purificadas pela hemodiafiltração, que não eram filtradas pela hemodiálise convencional).

IMPLICAÇÕES ANESTÉSICAS DA INSUFICIÊNCIA RENAL (IR)

> A IR potencializa os efeitos dos anestésicos devido a uma:
> - diminuição da ligação às proteínas plasmáticas;
> - sinergia com as toxinas não removidas pelos rins;
> - alta permeabilidade da barreira hematoencefálica;
> - atraso na eliminação de produtos anestésicos propriamente ditos ou de seus metabólitos;
>
> a manutenção da pressão de perfusão renal é uma prioridade;
>
> a insuficiência renal aguda grave contraindica qualquer procedimento eletivo;
>
> em caso de problemas nas hemostasia, os bloqueios periféricos podem ser realizados se o benefício for evidente; as anestesias medulares devem ser evitadas.

■ Avaliação pré-operatória

> Durante a avaliação pré-operatória, vários problemas devem ser resolvidos:
> - A insuficiência renal é aguda ou crônica (valores de creatinina anteriores, rins pequenos à ecografia em caso de insuficiência renal crônica)?
> - Em caso de IRA, a origem é pré-renal, renal ou pós-renal? Se a origem for renal, existem medicamentos que podem estar relacionados? Estes medicamentos foram interrompidos? Se a origem for pós-renal, a obstrução foi detectada (anúria completa, palpação de bexiga distendida, dilatação do sistema pielocoletor à ultrassonografia)?
> - O paciente está normovolêmico? Hipovolêmico (administração de líquidos em caso de IRA pré-renal)? Ou hipervolêmico (considere a diálise em caso de insuficiência renal crônica)?
> - Havia diurese residual?
> - Em caso de diálise, quando foi a última sessão?
>
> também é possível avaliar a síndrome urêmica e suas consequências nos diversos sistemas;
> - sistema cardiovascular:
>   - ▲ Qual é a tolerância ao esforço e como está a função cardíaca?
>   - ▲ O ECG evidenciava sinais de pericardite, segmento QT longo, hipercalemia ou bloqueio de ramo?
>   - ▲ Qual é a fração de ejeção ao ecocardiograma? Havia sinais de derrame pericárdico?
> - sistema respiratório:
>   - ▲ havia dispneia, derrame pleural ou sinais de edema pulmonar no exame físico ou radiografia de tórax?
> - sistema nervoso central:
>   - ▲ Qual é o estado mental do paciente?
>   - ▲ Havia neuropatia periférica ou paresia?
> - equilíbrio acidobásico e meio interno:
>   - ▲ Quais são os valores dos elementos seguintes nos exames laboratoriais e à gasometria? Excesso de bases? Hemoglobina? Hemostasia? Tempo de sangramento? Eletrólitos? Creatinina? Ureia? Glicose?
>
> todas as cirurgias eletivas devem ser adiadas, se o paciente apresentar uma calemia > 5,5 a 6,0 mmol/L;
>
> em caso de cirurgia de urgência, é administrada uma infusão de glicose e insulina; por exemplo, 200 mL de glicose a 20% + 20 U de insulina rápida em 2 horas IV; a duração do efeito é de 2 a 4 horas.

■ Pré-medicação

> Diminuir as doses de morfina e benzodiazepínicos;

> ± 10 mg de metoclopramida (Primperan®) (aumento do esvaziamento gástrico);
> ± anti-histamínicos ou inibidores da bomba de prótons (exemplo: omeprazol = Mopral®, Antra®); diminuição do risco de aspiração pulmonar.

■ Equipamentos
> ECG;
> sonda vesical;
> termômetro;
> monitoramento neuromuscular;
> 1 a 2 vias venosas periféricas:
>   • não infundir no mesmo braço da fístula arteriovenosa;
> pressão arterial não invasiva:
>   • não colocar o manguito de pressão no mesmo braço da fístula, pelo risco de oclusão;
> ± cateter arterial;
> ± acesso venoso central;
> ± cateter de Swan-Ganz, de acordo com o tipo de cirurgia ou outros métodos não invasivos de mensuração do débito cardíaco (PiCCO®, Doppler esofágico);
> as transfusões sanguíneas aumentam o risco de aloimunização, o que reduz o número de potenciais doadores em caso de transplante de rim;
> tenha especial cuidado durante a instalação do paciente por causa de osteopenia, risco de fratura patológica e neuropatia (compressão nervosa).

■ Agentes anestésicos intravenosos
> Propofol (Diprivan®, Disoprivan®), 2 mg/kg (sem alteração);
> tiopental (Nesdonal®, Pentothal®), 2 a 3 mg/kg (redução da posologia):
>   • atenção, a acidose aumenta o efeito de tiopental, em decorrência do aumento da fração livre não ionizada;
> etomidato (Hypnomidate®): 0,3 mg/kg (sem alteração na posologia).

■ Opiáceos
> Morfina: a morfina-3-glicuronídeo e a morfina-6-glicuronídeo são metabólitos ativos que se acumulam e podem ser responsáveis pela depressão respiratória; as doses devem ser reduzidas;
> fentanil (Fentanil®, Sintenyl®), sufentanil (Sufenta®), alfentanil (Rapifen®) e remifentanil (Ultiva®): não há acúmulo de metabólitos ativos, mas as doses devem ser diminuídas em decorrência da diminuição da depuração;
> oxicodona (Oxycontin®, Oxynorm®): o metabolismo hepático produz a oximorfona, que é um metabólito ativo que acumula em caso de IR; a dose deve ser reduzida e o intervalo entre as doses aumentado.

■ Curares
> Não utilizar suxametônio (Célocurine®, Lysthénon®), em decorrência da hipercalemia em caso de indução com sequência rápida; prefira o rocurônio (Esmeron®): 0,9 a 1,2 mg/kg);
> atracúrio (Tracrium®), cisatracúrio (Nimbex®) ou mivacúrio (Mivacron®):
>   • nenhuma modificação nas doses (metabolismo pela via de Hofmann para o atracúrio e cisatracúrio e pelas pseudocolinesterases plasmáticas para o mivacúrio);
> vecurônio (Norcuron®), rocurônio (Esmeron®): doses mais baixas pela diminuição da eliminação renal.

Manutenção

> Isoflurano (Forane®) e desflurano (Suprane®), que praticamente não produzem íons de flúor nefrotóxicos:
> - evitar o sevoflurano (Sevorane®), que interage com a soda cáustica para formar o "composto A" nefrotóxico; a taxa do composto A é reduzida se o fluxo de gás fresco do ventilador for superior a 2 L/minuto;
> - evitar o enflurano (Etrane®), que produz íons de flúor nefrotóxicos;
>
> propofol (Diprivan®, Disoprivan®);
>
> opiáceos:
> - diminuir as doses;
> - preferir opioides com meia-vida curta (alfentanil = Rapifen® e remifentanil = Ultiva®);
> - evitar a morfina em casos de insuficiência renal terminal em diálise, pelo acúmulo de metabólitos ativos que podem causar sonolência e coma com depressão respiratória;
>
> cristaloides:
> - NaCl 0,9%:
>   - o enchimento vascular deve ser limitado apenas à compensação dos volumes perdidos pelas perdas insensíveis, sangramento e de acordo com a diurese residual;
> - evitar a administração de Ringer lactato, pelo acúmulo de lactatos, que são metabolizados pelo fígado e excretados pelos rins;
>
> a manutenção da diurese é essencial em pacientes com IR moderada e depende principalmente da manutenção da pressão de perfusão renal; os diferentes modos são:
> - manutenção da normovolemia;
> - noradrenalina: 0,05 a 0,5 µg/kg/minuto;
> - dopamina: 0,5 a 3 µg/kg/minuto;
> - manitol: 0,5 a 1 mg/kg;
>
> em caso de hipertensão peroperatória:
> - esmolol (Brevibloc®), labetalol (Trandate®);
> - nitroglicerina;
> - nicardipina (Loxen®).

Recuperação

> Evite a hipoventilação alveolar: a acidose respiratória estimula a saída de potássio das células e agrava a hipercalemia.

Observações

> A atropina, glicopirrolato, droperidol (Droleptan®) e metoclopramida (Plasil®) podem ser utilizados sem modificação das doses;
>
> os inibidores da colinesterase têm um efeito prolongado, o risco de "recurarização" é menor;
>
> as anestesias locorregionais podem ser realizadas sem alteração das doses;
>
> na medida do possível, a anestesia locorregional deve ser utilizada para garantir a analgesia pós-operatória, associada ou não ao paracetamol (sem alteração na dose);
>
> a analgesia pós-operatória também pode ser assegurada por uma dose de analgésico controlado pelo paciente de fentanil (Fentanil®, Sintenyl®) ou sufentanil (Sufenta®).

RABDOMIÓLISE

- As causas de rabdomiólise são traumáticas por esmagamento *(crush syndrome)*, isquêmicas e associadas aos esforços ou posicionais;
- a rabdomiólise é a consequência de uma isquemia muscular. Há liberação maciça de mioglobina, que precipita nos túbulos do néfron e causa uma necrose tubular aguda (NTA). As lesões são agravadas pela hipovolemia;
- o diagnóstico é confirmado pelos valores de CPK (1.000 UI/L); a rabdomiólise é moderada se a CPK for > 5.000 UI/L e grave se a CPK for > 16.000 UI/L;
- nas primeiras horas, o risco de morte está associado a hipercalemia (arritmias) e hipovolemia;
- a IRA é combatida pela administração de vários litros de líquido (NaCl 0,9%), seguido por uma "caça hídrica" (hiper-hidratação, diuréticos, manitol) e pela alcalinização da urina com bicarbonato de sódio; na verdade, quando o pH é > 7,00, a mioglobina não precipita nos túbulos, o que limita o risco de IRA, independentemente da mioglobinemia; como um último recurso, podem ser realizadas uma hemodiálise ou hemofiltração para reduzir a mioglobinemia. A função renal recupera-se após 2 a 3 semanas.

PARTICULARIDADES DA CIRURGIA UROLÓGICA

RESSECÇÃO ENDOSCÓPICA DA PRÓSTATA

- A ressecção endoscópica da próstata (TURP – *trans-urethral resection of the prostate*) é usualmente realizada em pacientes idosos, com diversas comorbidades;
- a estratégia anestésica escolhida é a anestesia espinal, já que ela permite detectar clinicamente uma perfuração, síndrome coronariana aguda ou síndrome de TURP;
- o principal problema é a síndrome da TURP, que resulta da reabsorção de fluido de irrigação a uma taxa de até 20 mL/minuto; o montante total reabsorvido depende de 4 fatores:
  - elevação da bolsa de líquido de irrigação acima da altura da mesa cirúrgica, que faz com que a pressão hidrostática empurre o líquido para as veias da próstata (as bolsas de irrigação devem ser suspensas a uma altura de 60 cm acima da bexiga);
  - a duração da intervenção e, portanto, a experiência do cirurgião:
    - o procedimento dura geralmente entre 45 e 60 minutos;
    - a incidência da síndrome aumenta consideravelmente após 60 minutos de intervenção;
  - o número e o tamanho dos seios venosos abertos;
  - o tipo de líquido de irrigação utilizado;
- o cálculo do volume absorvido é realizado pela seguinte equação:

$$\text{Volume absorvido} = [\text{Volume}_{\text{extracelular}} \times Na^+_{\text{pré-operatório}} / Na^+_{\text{pós-operatório}}] - \text{Volume}_{\text{extracelular}}$$

$$\text{volume extracelular} = 20\% \text{ do peso corporal}$$

> diferentes solutos são utilizados:
> - água destilada, abandonada em razão de hiponatremia importante e hemólise IV;
> - Ringer lactato ou NaCl, cujas concentrações iônicas importantes produzem uma dispersão da corrente utilizada pelo ressectoscópio, razão pela qual estes solutos tendem a ser abandonados;
> - glicina, solução de baixo custo, ligeiramente hipo-osmolar e não eletrolítica; as complicações excepcionais são encefalopatia pelo acúmulo de amônio e cegueira transitória por toxicidade direta da glicina;
> - sorbitol 2,7% e manitol 0,54% (Cytal®) são solutos não eletrolíticos e iso-osmolares, de custo elevado.

COMPLICAÇÕES

> Síndrome de TURP, caracterizada por:
> - sobrecarga de líquidos, responsável por uma hipertensão arterial e edema pulmonar agudo e por uma hiponatremia por diluição, o que provoca edema cerebral; os sinais neurológicos aparecem em caso de hiponatremia < 120 mmol/L: cefaleias, agitação, confusão mental, convulsões;
> - condutas:
>   - ▲ interromper a intervenção imediatamente;
>   - ▲ dependendo da gravidade da lesão neurológica, proceder com sedação (benzodiazepínicos), sedação profunda e hiperventilação ou entubação com tiopental para proteger as vias aéreas superiores;
>   - ▲ restringir a ingestão de líquidos;
>   - ▲ administrar diuréticos: furosemida (Lasilix®, Lasix®);
>   - ▲ administrar cristaloides hipertônicos em casos de hiponatremia grave (< 120 mmol/L), até obter uma natremia > 120 mmol/L (exemplo: 200 a 500 mL de NaCl 3,0 ou 5,0% em 4 horas, 2 a 3 ampolas de NaCl 20%);
>   - ▲ mensurar a natremia, osmolaridade e hematócrito;
> trombocitopenia e coagulopatia de diluição;
> hemorragia;
> hipotermia, por administração de líquidos à temperatura ambiente;
> septicemia;
> perfuração da bexiga ou uretra:
> - os sinais são:
>   - ▲ dores abdominais baixas, dorsais ou escapulares, sentidas na presença de bloqueio espinal < T10;
>   - ▲ náuseas e vômitos;
>   - ▲ declínio no retorno líquido pelo ressectoscópio;
>   - ▲ hipotensão ou hipertensão com bradicardia.

OUTROS PROCEDIMENTOS ENDOSCÓPICOS

CONSIDERAÇÕES GERAIS

> A injeção de corante para visualizar os orifícios ureterais na bexiga pode produzir artefatos transitórios na oximetria de pulso e modificações no perfil tensional:
> - o índigo carmim (0,8%) provoca uma hipertensão arterial em decorrência de suas propriedades alfamiméticas;
> - o azul de metileno (1%) provoca hipotensão sistêmica;
> a posição ginecológica pode ser mal tolerada por pacientes com insuficiência cardíaca, pelo aumento do retorno venoso dos membros inferiores. Por outro lado, o reposicionamento para o decúbito dorsal deve ser realizado gradualmente para evitar hipotensão.

RESSECÇÃO ENDOSCÓPICA DA BEXIGA

> O nível sensitivo da anestesia raquidiana deve ser superior a T10;
> o bloqueio do nervo obturador pode ser útil em casos de ressecção na parede lateral da bexiga, a fim de evitar a rotação externa e adução dos membros inferiores durante a estimulação do nervo obturatório pelo ressectoscópio.

Leituras recomendadas

Hilton R. Acute renal failure. *BMJ* 2006;333:786-90.

Craig RG, Hunter JM. Recent developments in the perioperative management of adult patients with chronic kidney disease. *Br J Anaesth* 2008;101:296-310.

30
Distúrbios eletrolíticos

B. Calderari, E. Albrecht

CONSIDERAÇÕES FISIOLÓGICAS

DISTRIBUIÇÃO DOS LÍQUIDOS NO ORGANISMO

> A água representa 60% do peso corporal total, de acordo com a seguinte subdivisão:
  - 40% no espaço intracelular;
  - 20% no espaço extracelular, sendo que destes:
    - 15% está no espaço intersticial;
    - 5% está no espaço intravascular;
> o volume intracelular depende da pressão osmótica extracelular;
> o volume extracelular depende da quantidade de NaCl presente no organismo;
> a redução do volume intravascular causa:
  - diminuição do FNA (fator natriurético atrial = peptídeo natriurético atrial);
  - aumento das catecolaminas;
  - aumento da aldosterona e angiotensina II, por estimulação do sistema renina-angiotensina (células justaglomerulares do rim);
  - aumento do ADH;
  - sensação de sede.

OSMOLARIDADE E OSMOLALIDADE

> A osmolaridade ou pressão osmótica representa o número de partículas osmoticamente ativas em uma solução; enquanto a osmolaridade mede o número de moles de soluto por litro de solvente, a osmolalidade é o número de moles de soluto por quilograma de solvente; se o solvente for a água, essas medidas são equivalentes, uma vez que a densidade da água é igual a 1 kg;
> a pressão oncótica é a pressão osmótica decorrente da presença de proteínas no plasma;

- a pressão osmótica intracelular é determinada principalmente pelo K^+;
- a pressão osmótica extracelular ou plasmática é determinada principalmente pelo Na^+;
- a osmolalidade plasmática é calculada por meio da seguinte equação:

$$\text{Osmolalidade} = 2 \times Na^+ + (mmol/L) + \text{glicose (mmol/L)} + \text{ureia (mmol/L)}$$
$$= 280 - 290 \text{ mosm/L}$$

- o Na^+ é multiplicado por 2 para considerar a atividade osmótica do Cl^-;
- a diferença osmótica é a diferença entre a osmolalidade mensurada e a osmolalidade calculada. Seu valor é normalmente inferior a 10 mosm/L. Caso não seja, suspeitar da presença de partículas osmoticamente ativas: manitol, etanol, metanol, etileno-glicol.

$$\text{Diferença osmótica (mosm/L)} = \text{osmolalidade mensurada} - \text{osmolalidade calculada}$$

REGULAÇÃO DOS ELETRÓLITOS

SÓDIO

- Valores normais de sódio: 135 a 145 mmol/L;
- o sódio determina o volume extracelular; uma disnatremia está mais frequentemente associada ao desequilíbrio do volume extracelular;
- os mecanismos de regulação são:
  - sistema renina-angiotensina-aldosterona (SRA, consulte o Capítulo 29 "Anestesia e sistema urinário"): a hipovolemia estimula a liberação de angiotensina II, por meio da renina. A angiotensina II provoca vasoconstrição e estimula a liberação de aldosterona, que favorece a reabsorção de sódio e a excreção de potássio e íons de hidrogênio;
  - o fator natriurético atrial, cuja liberação é estimulada por hipervolemia e hipertensão arterial, provoca uma natriurese;
  - o ADH, cuja liberação é estimulada pela hiperosmolaridade e hipovolemia, promova a reabsorção de água nos ductos coletores do néfron.

POTÁSSIO

- Valores normais da calemia: 3,5 a 5,5 mmol/L;
- cerca de 98% do potássio está no meio intracelular;
- o equilíbrio entre o aporte e a perda é regulado pelo sistema renina-angiotensina-aldosterona;
- o equilíbrio entre as concentrações intracelulares e extracelulares é regulado pela adrenalina, por meio dos receptores β-adrenérgicos e da insulina.

CÁLCIO

- Valores normais de cálcio plasmático total: 2,2 a 2,5 mmol/L;
- valores normais de cálcio plasmático ionizado: 1,12 a 1,30 mmol/L;

- o cálcio está envolvido na excitabilidade neuromuscular e cardíaca, neurotransmissão, coagulação, secreção hormonal e metabolismo ósseo;
- em condições fisiológicas, 40% do cálcio plasmático está na forma ionizada (livre, biologicamente ativo); a maior parte dos 60% restantes está ligada à albumina. Assim, a hipoalbuminemia pode estar associada à hipocalcemia, sem que a fração ionizada esteja reduzida e, portanto, sem consequência clínica;
- a fração livre de cálcio é diminuída pela alcalose e aumentada pela acidose;
- o cálcio extracelular é regulado pelo paratormônio, vitamina D e calcitonina (ver detalhes no Capítulo 32 "Anestesia e endocrinologia").

MAGNÉSIO

- Os valores normais de magnésio plasmático: 0,8 a 1,2 mmol/L;
- o magnésio é encontrado principalmente nos ossos (50 a 60%). Menos de 1% se encontra no espaço intravascular; 55% do Mg^{2+} plasmático está na forma ionizada ativa e os 45% restantes estão ligados às proteínas plasmáticas. A medida biológica representa a dosagem plasmática total (forma ionizada + forma ligada) e deve, portanto, estar correlacionada com as variações na albumina;
- o magnésio:
  - melhora a absorção e a utilização do cálcio;
  - participa das reações enzimáticas que envolvem ATP, transcrição do DNA (ácido desoxirribonucleico) e a síntese do RNAm (ácido ribonucleico mensageiro);
  - estabiliza as membranas e diminui a excitabilidade neuromuscular;
- a magnesemia é controlada pelo rim (reabsorção na alça de Henle).

FOSFATO

- Valores normais: 0,8 a 1,6 mmol/L;
- pelas variações diurnas, a dosagem de fosfato é realizada em jejum, pela manhã;
- menos de 1% de fosfato encontra-se no compartimento intravascular; 85% localizam-se nos ossos, 14% no meio intracelular;
- a absorção gastrointestinal é favorecida pela vitamina D ativa; a regulação é feita por via renal, por meio do PTH (paratormônio).

DOENÇAS E IMPLICAÇÕES ANESTÉSICAS

HIPERNATREMIA

- Natremia > 145 mmol/L, severa se for > 155 mmol/L.

ETIOLOGIA

A hipernatremia é um distúrbio eletrolítico hipertônico, resultante de um ganho de Na^+ (paciente hipervolêmico), perda de água livre (paciente normovolêmico) ou de líquido hipotônico (causa mais comum, paciente hipovolêmico);

> ganho de Na⁺:
  • infusão de NaCl hipertônico ou bicarbonato de sódio;
  • hiperaldosteronismo primário, hipercortisolismo;
> perda de água livre: diabetes *insipidus* central ou nefrogênico, diabetes melito;
> perdas hipotônicas:
  • perdas insensíveis cutâneas (queimaduras, sudorese) ou respiratórias;
  • perdas renais: diuréticos de alça, diuréticos osmóticos, diurese pós-obstrutiva, fase poliúrica da necrose tubular aguda, outras nefropatias;
  • perdas gastrointestinais: vômitos, diarreias, aspiração gástrica.

MANIFESTAÇÕES CLÍNICAS

As manifestações clínicas são principalmente neurológicas. A hipernatremia induz uma transferência de água dos neurônios para o meio extracelular cerebral. A diminuição do volume cerebral pode causar uma hemorragia subdural ou subaracnoide. O cérebro compensa a perda do volume intracelular criando osmoles intracelulares. As manifestações neurológicas são mais pronunciadas quanto maior é a gravidade ou mais rápido for o início da hipernatremia:
> sede intensa, menos pronunciada em idosos;
> irritabilidade, letargia, coma; atenção para o risco de convulsões durante a reidratação muito rápida;
> sinais de hipovolemia: taquicardia, hipotensão ortostática;
> poliúria em caso de diabetes *insipidus*.

TRATAMENTO

> Tratamento etiológico;
> hipovolemia: limitar a perda de fluidos e administrar fluidos hipotônicos;
> após a correção da hipovolemia, o déficit hídrico é compensado por meio da seguinte equação:

$$\text{Déficit de água livre (L)} = 0{,}6 \times \text{peso corporal habitual} \times [(Na^+_{plasmático}/140) - 1]$$

  • exemplo clínico: um paciente de 80 kg está sofrendo de gastroenterite há 48 horas. Está hipovolêmico e sua natremia é de 155 mmol/L. O déficit de água livre é de 5 L: 0,6 × 80 [(155/140) − 1];
> os líquidos (água por via enteral, glicose 10%, NaCl 0,45%, NaCl, 0,9%) devem ser infundidos lentamente para evitar o edema cerebral (eliminação cerebral de osmoles intracelulares): a 1ª metade nas primeiras 24 horas, a 2ª metade durante as 24 a 48 horas seguintes;
> hipernatremia: a natremia deve ser corrigida em uma velocidade máxima de 1 mmol/hora nos casos de hipernatremia aguda (< 48 horas) e 0,5 mmol/hora nas formas mais crônicas (> 48 horas). Portanto, deve-se verificar regularmente a natremia;
> a quantidade de Na⁺ presente na solução é:
  • nula na glicose a 10%;
  • 77 mmol/L no NaCl 0,45%;

- 130 mmol/L no Ringer lactato;
- 154 mmol/L no NaCl 0,9%;

> em geral, a hipernatremia é corrigida pela administração de NaCl 0,9%, que é uma solução hipotônica com relação à osmolalidade do paciente;
> outros tratamentos consistem em uma substituição endócrina em caso de diabetes *insipidus* (ver abaixo), administração de diuréticos ou diálise em caso de hipervolemia (insuficiência renal, por exemplo).

IMPLICAÇÕES ANESTÉSICAS

> Os pacientes hipovolêmicos estão mais suscetíveis aos efeitos vasodilatadores e inotrópicos negativos dos agentes anestésicos, bem como às anestesias medulares.

HIPONATREMIA

> Natremia < 135 mmol/L, grave se < 120 mmol/L (risco de mortalidade de 50%).

CLASSIFICAÇÃO

A hiponatremia pode ser hiper, iso ou hipo-osmolar. A hiponatremia verdadeira é a hiponatremia hipo-osmolar, que pode ocorrer durante hipovolemia, normovolemia ou hipervolemia. Em 1º lugar, deve-se calcular a osmolalidade plasmática (fórmula acima); em seguida, avalia-se o volume de sangue do paciente;
> hiponatremia hiperosmolar (osmolalidade > 290 mosm/L):
- hiperglicemia;
- administração de manitol;
- intoxicação pelo etileno glicol;
> hiponatremia iso-osmolar (osmolalidade entre 280 a 290 mosm/L), "pseudo-hiponatremia":
- hiperproteinemia, hipertrigliceridemia: artefato de medida quando o sódio é mensurado por espectrofotometria de chama. Atualmente, a maioria dos laboratórios mensura o sódio por eletrodos seletivos aos íons, o que elimina este problema;
> hiponatremia hipo-osmolar (osmolalidade < 280 mosm/L):
- hiponatremia hipovolêmica:
  ▲ perdas renais (sódio urinário > 20 mmol/L): diuréticos, diurese osmótica, nefropatias, tubulopatias, insuficiência suprarrenal;
  ▲ perdas extrarrenais (sódio urinário < 10 mmol/L): perdas digestórias, perdas cutâneas, 3º setor;
- hiponatremia isovolêmica:
  ▲ secreção inapropriada de ADH;
  ▲ potomania (intoxicação à água);
  ▲ síndrome TURP (ver Capítulo 29 "Anestesia e sistema urinário");
- hiponatremia hipervolêmica:
  ▲ insuficiência renal aguda ou crônica;
  ▲ hiperaldosteronismo secundário à insuficiência cardíaca, insuficiência hepática ou síndrome nefrótica.

MANIFESTAÇÕES CLÍNICAS

A hiponatremia hipo ou isotônica leva a um movimento da água para o espaço intracelular e provoca um edema cerebral. Em resposta, as células cerebrais perdem

os osmoles intracelulares. As manifestações neurológicas são mais pronunciadas quanto maior é a gravidade ou mais rápido for o início da hipernatremia:
> cefaleia, disartria;
> náuseas, vômitos, disfagia;
> paresias, hiporreflexia, quadriplegia flácida;
> sonolência, convulsões, coma, hérnia cerebral, morte. O diagnóstico é confirmado por ressonância magnética.

TRATAMENTO

> A correção do Na^+ deve ser gradual, pelo risco de mielinólise centropontina (desmielinização aguda da porção central da ponte, após a correção rápida da natremia). A desnutrição e a insuficiência hepática são os fatores de risco;
> a velocidade da correção da natremia é ditada pela gravidade dos sinais neurológicos. O objetivo é atingir uma natremia superior a 120 mmol/L ou a interrupção das convulsões. O déficit de sódio é calculado pela equação abaixo. Metade de sódio é administrado nas primeiras 24 horas e a 2ª metade nas próximas 24 a 48 horas:

$$\text{Déficit de sódio (mmol)} = 0{,}6 \times \text{peso corporal habitual} \times [(Na^+_{plasmático} \text{ desejado} - Na^+_{plasmático} \text{ mensurado}]$$

- exemplo clínico: um paciente de 80 kg apresenta secreção inapropriada de ADH. A natremia é de 104 mmol/L. A natremia desejada é de 120 mmol/L. O déficit de sódio é igual a 768 mmol: $0{,}6 \times 80 \times [120\text{-}104]$;
> a velocidade de correção máxima é de 1 mmol/L/hora na presença de hiponatremia aguda (< 48 horas) e 0,5 mmol/L/hora nas formas mais crônicas (> 48 horas). Acima de um limiar de 120 mmol/L, o tratamento consiste em alcançar um aumento de 1 a 3 mmol/L por dia. Devem ser realizados controles frequentes;
> tratamento da hiponatremia hipovolêmica:
  - administração de NaCl 0,9% (154 mmol/L) ou 3% (513 mmol/L); a solução hipertônica de 3% é administrada em caso de manifestações neurológicas graves;
> tratamento da hiponatremia normovolêmica:
  - administração de NaCl 0,9% ou 3%, associada à restrição hídrica e possível adição de furosemida = Lasilix®, Lasix®). A depuração da água livre é superior à do sódio;
> tratamento da hiponatremia hipervolêmica:
  - restrição hídrica, furosemida = Lasilix®, Lasix®) e, eventualmente, espironolactona (Aldactone®);
> as convulsões são tratadas com bólus de 10 mL de NaCl 3%, até o seu desaparecimento.

HIPERCALEMIA

> Calemia > 5,5 mmol/L, grave se > 6 mmol/L;
> a hipocalcemia, hiponatremia e acidose aumentam os efeitos deletérios da hipercalemia.

ETIOLOGIA

> Pseudo-hipercalemia:
  - hemólise das amostras de sangue (torniquete muito apertado);
  - hiperleucocitose (100×10^9/L);
  - trombocitose (1000×10^9/L).

> diminuição da excreção renal:
  - insuficiência renal;
  - insuficiência suprarrenal: a hipercalemia é acompanhada por acidose metabólica com *anion gap* normal;
  - resistência tubular à aldosterona, em algumas nefropatias intersticiais;
  - síndrome hiporreninêmica, hipoaldosterostência: algumas nefropatias, efeito adverso de determinados medicamentos (inibidores da enzima conversora da angiotensina, betabloqueadores, AINEs, heparina);
  - efeito direto de alguns medicamentos: diuréticos poupadores de potássio (espironolactona, amilorida), AINEs, inibidores da enzima conversora da angiotensina, ciclosporina, heparina;
> redistribuição de potássio:
  - lise celular: hemólise intravascular, rabdomiólise, síndrome da lise tumoral;
  - acidose metabólica aguda: entrada intracelular de prótons e saída de potássio para respeitar a eletroneutralidade;
  - medicamentos:
    ▲ suxametônio: 1 mg/kg aumenta a calemia em 0,5 mmol/L;
    ▲ betabloqueadores: diminuição da recaptação intracelular de potássio;
    ▲ intoxicação digitálica: bloqueio da bomba Na^+ K^+-ATPase;
  - paralisia periódica hipercalêmica: de transmissão autossômica dominante, esta doença manifesta-se por paralisia aguda e hiperpotassemia, que aparece ao esforço;
> excesso de aporte.

MANIFESTAÇÕES CLÍNICAS

> Fadiga;
> parestesias, paresias, hiporreflexia;
> arritmias e alterações eletrocardiográficas: ondas T altas e pontiagudas, alongamento e achatamento do PQ, QRS largo, QT curto, bradicardia, bloqueio atrioventricular, assistolia.

TRATAMENTO

> Tratamento etiológico, interromper o fator desencadeante ou responsável; tratamento medicamentoso na presença de calemia > 6 mmol/L ou alterações no ECG;
> 10 a 20 mL de gluconato de cálcio 10% (9 mg/mL de Ca^{2+}) ou cloreto de cálcio 10% (27 mg/mL de Ca^{2+}) em 3 a 5 minutos; administração lenta (30 minutos) em caso de intoxicação por digitálicos, cuja toxicidade é potencializada pelo cálcio:
  - o gluconato de Ca^{2+} apresenta um tempo de latência de ação mais prolongado que o cloreto de Ca^{2+}, já que não libera o cálcio após o metabolismo hepático;
  - o Ca^{2+} antagoniza diretamente o efeito do K^+ na membrana miocárdica;
> administração concomitante de insulina e glicose: 10 a 20 UI de insulina de ação rápida em 500 mL de glicose 20%, em 30 a 120 minutos;
> hemodiálise ou hemofiltração em casos de hipercalemia refratária ou insuficiência renal;
> a furosemida (Lasilix®, Lasix®) favorece a excreção renal de K^+; é ineficaz em caso de insuficiência renal oligúrica;
> trocadores catiônicos na fase crônica, se houver aporte alimentar por via oral (pouco efeito imediato):
  - transportador sódio-potássio (risco de hipernatremia): Calcium-Sorbisterit®, 3 vezes de 20 g/dia;
  - transportador cálcio-potássio (risco de hipercalcemia): Kayexalate®, Resonium®, 3 vezes de 15 g/dia.

HIPOCALEMIA

> Calemia < 3,5 mmol/L, grave se < 2,5 mmol/L.

ETIOLOGIA

> Ingestão inadequada, desnutrição;
> perdas renais (potássio urinário > 20 mmol/L):
> - diuréticos de alça, diurese osmótica;
> - hiperaldosteronismo primário ou secundário, hipercortisolismo;
> - tubulopatias (acidoses tubulares proximais e distais);
> - hipomagnesemia;
> - medicamentos: anfotericina B, platina, aminoglicosídeos;
> perdas gastrointestinais (potássio urinário < 10 mmol/L):
> - vômitos, aspiração gástrica;
> - diarreia;
> - tumores gastrointestinais;
> transferência celular:
> - alcalose aguda;
> - insulina;
> - agonistas β (adrenalina, salbutamol);
> - paralisia periódica hipocalêmica: uma rara condição genética autossômica dominante, existente em 2 fenótipos: paralítico e miopático. Esses pacientes apresentam risco de hipertermia maligna.

MANIFESTAÇÕES CLÍNICAS

> Fadiga, paresia;
> constipação;
> poliúria, polidipsia;
> arritmias: achatamento da onda T, onda U, alongamento do intervalo QT (ver Capítulo 45 "ECG").

TRATAMENTO

> Tratamento etiológico;
> administração de potássio:
> - via oral: KCl, comprimido de 10 mmol e comprimido efervescente de 30 mmol, 1 a 3 comprimidos/dia;
> - intravenoso: máximo de 20 mmol/hora. As necessidades suplementares (40 mmol/hora ou 240 mmol/dia) são administradas por uma veia central, em razão do efeito irritante nas veias de pequeno calibre;
> administração conjunta de magnésio: a hipomagnesemia, frequentemente associada à hipocalemia, promove a perda urinária de potássio.

HIPERCALCEMIA

> Calcemia > 2,5 mmol/L ou cálcio ionizado > 1,3 mmol/L.

ETIOLOGIAS

> Doenças endócrinas: hiperparatireoidismo primário ou terciário, hipertireoidismo (por aumento da formação óssea), feocromocitoma, insuficiência suprarrenal;
> doenças tumorais: síndrome paraneoplásica, metástases múltiplas, mieloma múltiplo, câncer de pâncreas, de mama, de rim;

- > doenças granulomatosas, por aumento da síntese de vitamina D ativa (sarcoidose, tuberculose);
- > hereditária;
- > imobilização prolongada;
- > medicamentosa: teofilina, lítio, tiazidas, vitamina D, antiácidos contendo cálcio.

MANIFESTAÇÕES CLÍNICAS

- > Depressão, sonolência;
- > desidratação, poliúria;
- > perda de apetite, náuseas, constipação;
- > doença ulcerosa;
- > paresia, hiporreflexia;
- > alterações ECG: prolongamento do segmento PQ e QT curto;
- > efeitos imprevisíveis dos curares.

TRATAMENTO

- > Tratamento causal, particularmente o oncológico;
- > administração de líquidos: hipovolemia, secundária à poliúria induzida pela hipercalcemia (déficit médio de 3 a 6 L);
- > furosemida 40 a 80 mg IV (Lasilix®, Lasix®): aumento da excreção urinária de cálcio;
- > corticoides em casos de hipercalcemias paraneoplásicas: 125 mg de metilprednisolona (Solu-Medrol®) IV; a seguir, dosar de acordo com a evolução clínica;
- > administração de bifosfonatos (inibidores de osteólise):
  - pamidronato (Aredia®): 60 a 90 mg IV em NaCl 0,9%, em 2 a 4 horas; o efeito máximo é observado 4 a 7 dias depois e dura 2 semanas. É necessário reduzir as doses em caso de insuficiência renal;
  - zoledronato (não disponível na França, Zometa®): 4 mg IV em 4 minutos; eventualmente, 8 mg depois de 8 dias;
- > calcitonina (Calsyn®, Miacalcic®): 4 a 8 UI/kg subcutânea ou intramuscular, a cada 12 horas; o efeito ocorre após 4 horas. A taquifilaxia limita as administrações prolongadas ou repetidas.

HIPOCALCEMIA

- > Calcemia < 2,2 mmol/L ou cálcio ionizado < 1,1 mmol/L.

ETIOLOGIAS

- > Pseudo-hipocalcemia secundária à hipoalbuminemia (sem consequência fisiológica, já que o cálcio ionizado não se encontra reduzido);
- > diminuição da reabsorção renal (hipoparatiroidismo) ou da absorção intestinal (deficiência de vitamina D quando a exposição solar é insuficiente, desnutrição, má absorção intestinal ou diminuição da síntese durante a insuficiência hepática e renal);
- > perda de cálcio do espaço extracelular: pancreatite aguda, lise celular maciça (rabdomiólise, síndrome de lise tumoral, hemólise);
- > transfusão maciça (quelantes de cálcio nos hemoderivados), plasmaferese;
- > alcalose, principalmente respiratória: favorece a ligação do cálcio à albumina; diminuindo assim o cálcio ionizado;
- > carcinoma medular da tiroide (secreção de calcitonina);
- > medicamentos: diuréticos de alça, aminoglicosídeos, cisplatina, calcitonina.

MANIFESTAÇÕES CLÍNICAS

> Hiperexcitabilidade neuromuscular:
  - parestesias peribucais e de extremidades;
  - tetania, estridor, laringospasmo;
  - sinal de Chvostek: irritabilidade do nervo facial (movimentos labiais) durante a estimulação do canto da boca e orelhas (sinal grave de hipocalcemia);
  - sinal de Trousseau: flexão do braço, punho e dedos (mão do obstetra) após a colocação de um torniquete por 30 segundos (sinal grave de hipocalcemia);
> manifestações cardiovasculares:
  - alterações no ECG: QT longo, bloqueio atrioventricular;
  - hipotensão (insensibilidade aos receptores β-adrenérgicos);
> convulsões.

TRATAMENTO

> Tratamento etiológico;
> cálcio e vitamina D por via oral em casos de hipocalcemia moderada;
> cálcio IV em caso de hipocalcemia sintomática:
  - cloreto de cálcio 10% ($CaCl_2$) 10 mL (= 273 mg de cálcio) ou gluconato de cálcio 10%, 10 mL (= 93 mg de cálcio) em 10 a 20 minutos, seguido por administração de 15 mg/kg em infusão durante 6 a 8 horas;
  - atenção: jamais administrar cálcio IV a um paciente em uso de digoxina, pelo risco de arritmias malignas por potencialização do efeito tóxico;
> tratamento da hipomagnesemia ou hiperfosfatemia eventualmente associada.

HIPERMAGNESEMIA

> Magnesemia > 1,2 mmol/L.

ETIOLOGIAS

> Insuficiência renal terminal;
> insuficiência suprarrenal;
> hipotireoidismo;
> lise celular maciça (rabdomiólise, síndrome de lise tumoral, hemólise);
> excesso de aporte (laxantes, curativos estomacais contendo magnésio).

MANIFESTAÇÕES CLÍNICAS

> Hipotensão arterial;
> potenciação dos curares não despolarizantes;
> arreflexia;
> bloqueios de condução cardíaca;
> parada cardíaca;
> parada respiratória;
> hipotonia fetal com depressão respiratória.

TRATAMENTO

> Interromper qualquer ingestão de magnésio;
> gluconato de cálcio 10%, 10 a 20 mL IV, lenta (antagoniza de modo transitório os efeitos cardíacos da hipermagnesemia);
> furosemida (Lasilix®, Lasix®), se a diurese estiver preservada;
> hemodiálise nas formas graves.

HIPOMAGNESEMIA

> Magnésio < 0,8 mmol/L.

ETIOLOGIA

> Alcoolismo e desnutrição crônica;
> perdas gastrointestinais;
> perdas renais de origem medicamentosa:
> - diuréticos de alça, tiazídicos;
> - antibióticos: aminoglicosídeos, anfotericina, ticarcilina;
> - citostáticos: cisplatina.

MANIFESTAÇÕES CLÍNICAS

> Em geral, associação com outros déficits eletrolíticos (hipocalemia, hipofosfatemia, hiponatremia, hipocalcemia);
> fraqueza, letargia, convulsões;
> arritmias na fase aguda do infarto, QT longo, *torsades de pointes*;
> cardiotoxicidade digitálica (a hipomagnesemia favorece a toxicidade digitálica).
> parestesias, paresia, cãibras, sinal de Chvostek, sinal de Trousseau, espasmo da laringe.

TRATAMENTO

> Magnésio por via oral nas formas leves;
> sulfato de magnésio ($MgSO_4$) (1 mmol = 4 g) IV nas formas graves:
> - arritmia grave: 2 g IV, em 1 ou 2 minutos, seguido por 5 g IV em 6 horas, seguido por 5 g IV em 12 horas.

HIPERFOSFATEMIA

> Fosfatemia > 1,6 mmol/L.

ETIOLOGIAS

> Aumento do aporte: laxantes contendo fosfato, intoxicação por vitamina D;
> diminuição da excreção: insuficiência renal aguda ou crônica, hipoparatireoidismo primário, hipomagnesemia, tratamento com bifosfonatos;
> outros: lise celular maciça (rabdomiólise, síndrome da lise tumoral, hemólise), hipertermia maligna, acidose metabólica.

MANIFESTAÇÕES CLÍNICAS

> Hiperfosfatemia aguda: hiperreflexia, tetania, convulsões, instabilidade hemodinâmica;
> hiperfosfatemia crônica: osteomalácia, calcificações ectópicas em tecidos moles.

TRATAMENTO

> Tratamento etiológico;
> expansão volêmica;

> acetazolamida (Diamox®) 15 mg/kg IV, durante 4 horas (aumenta a excreção urinária de fosfato), se a função renal estiver normal;
> hemodiálise em casos graves.

HIPOFOSFATEMIA

> Fosfatemia < 0,8 mmol/L.

ETIOLOGIAS

> Redução do consumo: desnutrição, má absorção, antiácidos a base de magnésio;
> aumento das perdas renais: hiperparatireoidismo primário ou secundário, tubulopatias, diuréticos, acetazolamida, hipocalemia, hipomagnesemia.

MANIFESTAÇÕES CLÍNICAS

> Deficiência aguda: paresia, letargia, insuficiência respiratória, insuficiência cardíaca, trombopatia, rabdomiólise;
> déficit crônico: osteomalacia.

TRATAMENTO

> Tratamento etiológico;
> ingestão por via oral nas formas moderadas;
> aportes IV para as formas mais graves (p. ex., fosfato de potássio, 20 a 40 mmol/dia);
> vitamina D.

SECREÇÃO INAPROPRIADA DE ADH (SIADH)

> A secreção inapropriada de ADH é o resultado da hipersecreção de ADH, que se manifesta por:
  • estado normovolêmico (raramente hipervolêmico);
  • hiponatremia (sódio < 135 mmol/L);
  • osmolalidade plasmática diminuída (< 280 mosm/L);
  • osmolalidade urinária elevada (osmolalidade urinária > osmolalidade plasmática);
  • aumento na fração excretada urinária de sódio (> 20 mmol/L), apesar de hiponatremia;
> o diagnóstico requer a exclusão de outras causas de hiponatremia normovolêmica (insuficiência cardíaca, hepática ou suprarrenal, hipotireoidismo, tratamento diurético).

ETIOLOGIAS

> Sistema nervoso central: traumatismo, acidente vascular encefálico, tumor, infecção, cirurgia;
  • a secreção inapropriada de ADH pós-operatória é favorecida pelo estresse, jejum e hipovolemia. É mais comum na cirurgia da coluna ou neurocirurgia;
> sistema respiratório: tuberculose, pneumonia;
> tumoral: carcinoma broncogênico, linfoma, timoma, tumores gastrointestinais;
> medicamentos: AINE, lítio (Teralithe®), carbamazepina (Tegretol®), fluoxetina (Prozac®, Fluctine®).

MANIFESTAÇÕES CLÍNICAS

> As manifestações clínicas resultam principalmente da hiponatremia.

TRATAMENTO

> Correção lenta para evitar a mielinólise centropontina: o aumento do sódio sérico não deve exceder a 0,5 mmol/L/hora;
> restrição hídrica de 800 a 1.000 mL/dia;
> demeclociclina (Alkonatrem®, Ledermix®), 600 a 1.200 mg/dia:
> - a demeclociclina é um antibiótico do tipo tetraciclina, que provoca uma resistência aos receptores do ADH;
>
> diuréticos de alça: furosemida (Lasilix®, Lasix®): 20 a 40 mg;
> administração de NaCl hipertônico: reservado às formas graves (hiponatremia sintomática grave, < 120 mmol/L).

DIABETES *INSIPIDUS*

> O diabetes *insipidus* é um distúrbio eletrolítico causado pela redução da secreção hipofisária de ADH (diabetes *insipidus* central) ou pela perda da resposta renal ao ADH (diabetes *insipidus* nefrogênico);
> o diabetes *insipidus* é caracterizado por:
> - poliúria (débito urinário > 200 a 1.000 mL/hora);
> - polidipsia;
> - normovolemia ou hipovolemia;
> - hipernatremia;
> - diluição da urina;
>
> o diagnóstico é confirmado pela comparação entre as osmolalidades urinária e plasmática:
> - osmolalidade plasmática elevada (310 a 320 mosm/L);
> - osmolalidade urinária baixa (< 200 mosm/L, densidade < 1.010);
>
> o diagnóstico etiológico entre a forma central e a nefrogênica é realizado por meio da administração de 5 UI de vasopressina: a osmolalidade urinária aumenta mais de 50% na forma central;
> o diabetes *insipidus* deve ser distinguido da potomania, que se manifesta por poliúria, polidipsia, diluição urinária e natremia normal ou reduzida. Um teste de privação de água sob supervisão médica permite fazer a distinção entre as 2 entidades.

ETIOLOGIAS

> Diabetes *insipidus* central:
> - neurocirurgia, traumatismo craniano, morte encefálica;
> - tumores, meningite, encefalite;
> - sarcoidose, histiocitose;
> - idiopática;
>
> diabetes *insipidus* nefrogênico (níveis plasmáticos de ADH normais):
> - congênita;
> - lesão renal (nefropatias, anemia falciforme, amiloidose);
> - metabólicas (hipercalcemia, hipocalemia);
> - medicamentosa (lítio, anfotericina B, demeclociclina).

MANIFESTAÇÕES CLÍNICAS

> As manifestações clínicas são principalmente decorrentes da hipernatremia.

TRATAMENTO DO DIABETES *INSIPIDUS* CENTRAL

> Tratar a hipovolemia com cristaloides isotônicos ou hipotônicos, se a osmolaridade plasmática > 290 mosm/L;
> administrar desmopressina (Minirin®):
> - análogo ao ADH, mais antidiurético e menos vasoconstritor;
> - via intranasal: 10 a 40 μg (1 a 4 borrifadas) de *spray* nasal em solução, 1 a 2 vezes ao dia;
> - via subcutânea, IV: 1 a 4 μg a cada 12 a 24 horas;
> ADH intravenoso ou subcutâneo (0,5 a 2 UI/hora):
> - o ADH pode ser a origem de uma vasoconstrição coronariana e hipertensão arterial importante.

TRATAMENTO DO DIABETES *INSIPIDUS* NEFROGÊNICO

> Tratar a causa;
> hidratação adequada;
> inibição da síntese de prostaglandinas pelos AINEs, a fim de reduzir a produção de urina (vasoconstrição da arteríola aferente maior que a da arteríola eferente): por exemplo, indometacina (Indocid®) 100 mg, 2 a 3 vezes ao dia;
> hidroclorotiazida (Esidrex®) 5 a 10 mg/dia: paradoxalmente, os diuréticos tiazídicos reduzem o volume de urina, por redução da carga sódica corporal (redução da carga de sódio filtrado).

SÍNDROME PERDEDORA DE SAL *(CEREBRAL SALT WASTING SYNDROM)*

> A síndrome perdedora de sal é uma situação clínica controversa, pouco frequente e provavelmente sobrediagnosticada, encontrada mais comumente em pacientes em terapia intensiva;
> associa uma natriurese excessiva (balanço de sódio negativo) a uma doença cerebral (hemorragia subaracnoide, traumatismo craniano, tumor cerebral, meningite pós-operatória). O mecanismo fisiopatológico permanece desconhecido, mas parece envolver o fator natriurético atrial;
> a síndrome perdedora de sal é um diagnóstico clínico de exclusão. É realizado depois de eliminar outras causas de aumento da natriurese: hipervolemia, deficiência de hormônio (insuficiência mineralocorticoide), lesão renal tubular, administração de diuréticos;
> o paciente está geralmente hipovolêmico e hiponatrêmico.

DIAGNÓSTICO DIFERENCIAL

> É importante distinguir a síndrome perdedora de sal da secreção inapropriada de ADH (hiponatremia), cujo tratamento é muito diferente. Na verdade, a restrição hídrica que deve ser aplicada na secreção inapropriada de ADH oferece o risco de comprometer a perfusão cerebral de um paciente com síndrome perdedora de sal, que já está hipovolêmico;
> o diagnóstico é com base na avaliação da volemia do paciente (normal a elevada na secreção inapropriada de ADH, diminuída na síndrome perdedora de sal); os exames laboratoriais (eletrólitos plasmáticos e urinários, dosagem de ADH e fator natriurético atrial) não são de utilidade.

TRATAMENTO

> Hidratação com solução hipertônica;
> eventualmente, fludrocortisona (Florinef®) 50 μg/dia, a fim de promover a reabsorção de sódio.

■ Leituras recomendadas

Adrogue HJ, Madias NE. Hypernatremia. *N Engl J Med* 2000;342:1493-9.
Adrogue HJ, Madias NE. Hyponatremia. *N Engl J Med* 2000;342:1581-9.

31
Equilíbrio acidobásico

G. SEEMATER, J.-P. REVELLY, E. ALBRECHT

> A interpretação dos distúrbios acidobásicos é classicamente fundamentada em 2 conceitos:
> - o conceito de Henderson-Hasselbalch, que explica as variações do pH plasmático com relação aos bicarbonatos plasmáticos ou $PaCO_2$;
> - o conceito de excesso de base (*base excess*, BE) de Siggaard-Andersen, que tem a vantagem de ser independe das variações da $PaCO_2$ e permite analisar situações complexas. Por outro lado, este conceito consiste em uma medida *in vitro*, que ignora a continuidade entre o setor vascular e o setor intersticial, cujas capacidades de tamponamento são mais baixas; por isso, este conceito leva a uma superestimação do excesso de base;
> - o conceito de Henderson-Hasselbalch é com base na hipótese de que o CO_2 e os bicarbonatos são variáveis independentes e que o pH é a variável dependente;
> - mais recente, o conceito de Stewart-Fend postula que em um modelo no qual o teor de CO_2 e os bicarbonatos permanecem rigorosamente constantes, o pH é a variável dependente, enquanto as variações de íons ditos "fortes" são as variáveis independentes.

CONSIDERAÇÕES FISIOLÓGICAS

> - O organismo produz 2 tipos de ácido: voláteis e não voláteis;
> - os ácidos voláteis (H_2CO_3) provêm da oxidação completa de lipídios e glicídios; a cada dia, cerca de 20.000 mmol são produzidos e eliminados por meio dos pulmões sob a forma de CO_2;
> - os ácidos não voláteis resultam da oxidação incompleta dos ácidos orgânicos (corpos cetônicos), ácido sulfúrico, ácido úrico e ácido fosfórico; a produção e eliminação renal diária são de aproximadamente 70 mmol.

OS DIFERENTES CONCEITOS

EQUAÇÃO DE HENDERSON-HASSELBALCH

> A relação entre o pH e a PaCO$_2$ foi inicialmente descrita por Henderson e Hasselbalch;
> o CO$_2$ e a água plasmática interagem da seguinte forma:

$$CO_2 + H_2O \leftrightarrow H_2CO_3 \leftrightarrow H^+ + HCO_3^-$$

> ao aplicar a lei de ação das massas e definindo K como sendo a constante de dissociação do ácido carbônico, a equação se torna:

$$[H^+] = K\ [H_2CO_3]/[HCO_3^-]$$

> o logaritmo inverso é aplicado:

$$pH = pK + \log\ [HCO_3^-]/[H_2CO_3]$$

> o pK é a função logarítmica inversa da constante de dissociação;
> assim, substituindo o H$_2$CO$_3$ pelo CO$_2$ dissolvido, obtém-se a equação de Henderson-Hasselbalch:

$$pH = pK + \log\ [HCO_3^-]/[0{,}03 \times PaCO_2]$$

> 0,03 é o coeficiente de solubilidade do CO$_2$ no plasma; em condições fisiológicas e para um valor de PaCO$_2$ de 35 mmHg (normal entre 35 e 45 mmHg), o resultado é o seguinte:

$$pH = 6{,}1 + \log\ [24]/[0{,}03 \times 35] = 7{,}4$$

> embora a descrição da relação entre o pH e a PaCO$_2$ seja simplificada, permite identificar os distúrbios acidobásicos primários;
> esta equação não é intuitiva: a acidez do plasma depende de modo linear da concentração de prótons, enquanto o pH é o logaritmo negativo da concentração de prótons (pH = - log [H$^+$]); por isso, é necessário mais prótons para que se passe de um pH de 7,2 para 7,1 (+ 16 nmol/L) do que para passar de um pH de 7,4 para 7,3 (+ 10 nmol/L);
> de acordo com o conceito de Henderson-Hasselbalch, uma acidose metabólica é o resultado da redução dos bicarbonatos, induzida pelo acúmulo de H$^+$, enquanto a alcalose metabólica é o resultado de um aumento dos bicarbonatos.

Tabela 31-1 Relação entre a concentração de prótons e o pH

Concentração de prótons	pH
1 nmol/L = 10^{-9} mol/L	9
10 nmol/L = 10^{-8} mol/L	8
100 nmol/L = 10^{-7} mol/L	7
40 nmol/L = $10^{-7,4}$ mol/L	7,4

EXCESSO DE BASE *(BASE EXCESS)*

> O excesso de base é a quantidade de ácido ou base que se deve adicionar a uma amostra de sangue *in vitro* para atingir um pH de 7,4, com PCO_2 de 40 mmHg e temperatura de 37°C; este parâmetro representa uma medida das reservas tamponadas de sangue, constituídas por:
> - proteínas: principalmente albumina e hemoglobina;
> - bicarbonatos;
> - fosfatos intracelulares;
> - amônia;
>
> o excesso de base permite quantificar a desregulação metabólica, seja ela primária ou compensatória; é calculado pela maior parte dos aparelhos de gasometria;
>
> seu valor normal é de 0 ± 3 mEq/L.

TEORIA DE STEWART-FENCL

> O conceito de Stewart-Fencl postula que o pH plasmático é determinado pelo grau de dissociação da água do plasma, que, por sua vez, resulta de 3 variáveis independentes:
> - a SID (*strong ion difference* – diferença de íons fortes: a diferença entre os ânions fortes e cátions fortes);
> - a quantidade de ácidos fracos plasmáticos não voláteis (albumina, fosfato);
> - a $PaCO_2$;
>
> os distúrbios acidobásicos de origem metabólica resultam de uma modificação da SID ou da quantidade de ácidos fracos, que alteram a taxa de bicarbonatos plasmáticos:
> - a acidose metabólica é o resultado da diminuição da diferença de íons fortes ou o aumento da quantidade de ácidos fracos;
> - a alcalose metabólica é o resultado do aumento da diferença de íons fortes ou da diminuição da quantidade de ácidos fracos;
>
> por outro lado, os distúrbios acidobásicos de origem respiratória sempre resultam de uma variação na $PaCO_2$ (abordagem semelhante ao conceito de Henderson-Hasselbalch).

DIFERENÇA DE ÍONS FORTES (SID)

> A diferença de íons fortes é a diferença entre cátions e ânions completamente dissociados no plasma, considerados como as bases fortes e ácidos fortes, respectivamente. Essa diferença é preenchida por tampões do plasma, principalmente os bicarbonatos (HCO_3^-), albumina e fosfato:
> - os cátions fortes são: Na^+, K^+, Ca^{++}, Mg^{++};
> - os ânions fortes são: Cl^-, lactato;

$$SID = [Na^+ + K^+ + 2\,Ca^{++} + 2\,Mg^{++}] - [Cl^- + lactato^-] = 40 \pm 2 \text{ mmol/L}$$

- a teoria da Stewart-Fencl postula que a redução da diferença de íons fortes ou o aumento da concentração de ânions fortes com relação aos cátions fortes aumenta o grau de dissociação da água do plasma, que causa um aumento na concentração de H^+ (acidose metabólica). A diminuição da diferença de íons fortes pode ser o resultado da hipercloremia, de um acúmulo de ânions fortes (p. ex., lactato, corpos cetônicos) ou uma diminuição dos cátions fortes (principalmente o Na^+);
- a alcalose metabólica é induzida por aumento ou diminuição da diferença de íons fortes dos ácidos fracos, principalmente a hipoalbuminemia. O aumento da diferença de íons fortes é o resultado:
  - de uma reabsorção renal de sódio. Estas alcaloses normoclorêmicas ou clorrorresistentes não são corrigidas pela administração de cloro;
  - de uma perda de cloro maior que a perda de sódio (perdas gastrointestinais, renais). Estas alcaloses hipoclorêmicas ou clorossensíveis são corrigidas pela administração de cloro;
  - de um aporte exógeno de sódio (bicarbonato de sódio, por exemplo). A alcalose é clorossensível;
  - de uma desidratação (alcalose de contração com aumento da natremia). A alcalose é clorossensível;
- o conceito de Stewart-Fencl ajuda a explicar a acidose hiperclorêmica secundária à administração de grandes quantidades de NaCl a 0,9%. Neste caso, o aporte de cloro é proporcionalmente maior que o aporte de sódio, resultando em uma diminuição da diferença de íons fortes. Esse fenômeno não ocorre com a infusão de uma solução de Ringer lactato, já que a concentração de cloro é próxima à do plasma. Até o momento, não foi demonstrado que a acidose induzida pelo NaCl tenha repercussões clínicas. Por outro lado, na prática clínica, é importante distinguir entre uma acidose metabólica secundária à hipovolemia e a acidose secundária ao enchimento vascular. Em caso de diagnóstico errado, o enchimento vascular pelo NaCl aumentaria a acidose;
- numericamente, a diferença de íons fortes é rigorosamente idêntica à variação do excesso de base (excesso de base de Siggaard-Andersen). Trata-se da teoria a respeito das variáveis dependentes ou independentes que mudam.

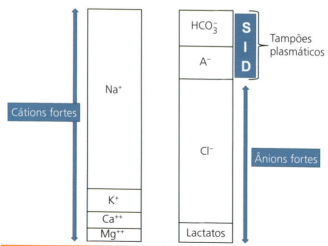

Figura 31.1 Composição da diferença de íons fortes, ânions fortes e cátions fortes.
A: ácidos fracos dissociados = albuminas e fosfatos.

DISTÚRBIOS ACIDOBÁSICOS

> Os distúrbios acidobásicos incluem as acidoses e alcaloses metabólicas, bem como as acidoses e alcaloses respiratórias;
> uma acidose é definida como um pH < 7,35;
> uma alcalose é definida como um pH > 7,45;
> um distúrbio metabólico primário traduz-se como uma variação inicial dos bicarbonatos plasmáticos, enquanto um distúrbio respiratório primário é decorrente da variação da $PaCO_2$;
> independentemente de qual seja o distúrbio acidobásico, o organismo adotará uma estratégia de compensação, cujo resultado será apenas parcial:
>   - a compensação respiratória dos principais distúrbios metabólicos é rápida;
>   - a compensação metabólica dos distúrbios respiratórios efetua-se em 24 a 72 horas, uma vez que o rim elimina ou retém os ácidos e bicarbonatos.

ACIDOSE METABÓLICA

> O diagnóstico de acidose metabólica é com base na associação de: diminuição do pH, redução dos bicarbonatos plasmáticos e diminuição da $PaCO_2$;
> o cálculo da lacuna aniônica permite distinguir as acidoses metabólicas com lacuna aniônica normal daquelas cuja lacuna aniônica está aumentada, orientando o diagnóstico etiológico;
> em condições fisiológicas, o plasma é eletricamente neutro; a soma dos ânions é igual à soma dos cátions. Há uma lacuna aniônica resultante da presença de ânions que não são habitualmente mensurados:
>   - proteínas carregadas negativamente, principalmente a albumina;
>   - ânions inorgânicos (fosfatos, sulfatos);
>   - ânions orgânicos (lactato);
> a lacuna aniônica é definida pela seguinte equação:

$$\text{Lacuna aniônica} = ([Na^+] + [K^+]) - ([Cl^-] + [HCO_3^-]) = 12 \pm 4 \text{ mmol/L}$$

> a lacuna aniônica tem limites de interpretação, em decorrência de seu constituinte principal, a albumina. A hipoalbuminemia é a causa mais comum de diminuição da lacuna aniônica. De acordo com o modelo de Stewart-Fencl, a hipoalbuminemia é responsável por uma alcalose por diminuição dos ácidos fracos e pode mascarar uma acidose metabólica, se a lacuna aniônica não for corrigida. Para um pH constante, uma redução de 10 g/L de albumina induz a uma diminuição na lacuna aniônica de 2,5 mmol/L;
> para corrigir os efeitos da presença de albumina, a lacuna aniônica é corrigida pela seguinte equação:

$$\text{Lacuna aniônica corrigida} = \text{Lacuna aniônica} + 0,25 \times (40 - \text{albumina g/L})$$

Observação: 40 representa a concentração normal da albumina.

> por exemplo, durante uma acidose, se a lacuna aniônica for de 15 mmol/L e existe 20 mmol/L de albumina, a lacuna aniônica corrigida é de 20 mmol/L; portanto, consiste em uma acidose de lacuna aniônica aumentada;

> as acidoses metabólicas de lacuna aniônica normal são conhecidas como "hiperclorêmicas"; a perda de bicarbonato é compensada pela reabsorção de cloro;
> as acidoses metabólicas com lacuna aniônica aumentada são as acidoses "normoclorêmicas", que resultam de um aumento dos ânions não mensurados.

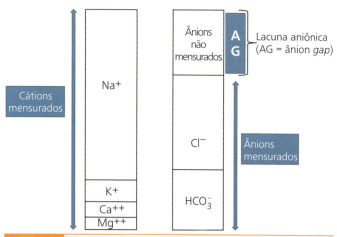

Figura 31.2 Representação de cátions e ânions mensurados e lacuna aniônica.
Os cátions mensurados são sódio, potássio, cálcio e magnésio. Por suas baixas concentrações plasmáticas, os 2 últimos cátions são negligenciados no cálculo da lacuna aniônica. Os ânions mensurados são o cloro e os bicarbonatos.
A lacuna aniônica resulta da presença de albumina, fosfatos, sulfatos e lactatos.

ETIOLOGIA

> Acidose metabólica com lacuna aniônica corrigida normal (acidose hiperclorêmica):
  - diarreia, drenagem do intestino delgado (causas comuns de acidose hiperclorêmica);
  - ureterossigmoidostomia;
  - aportes importantes de NaCl. Esta é a única causa de acidose hiperclorêmica sem perda de bicarbonatos;
  - acidose tubular renal proximal dos tipos I, II e IV;
  - inibidores da anidrase carbônica;
  - pós-hipocapnia;
> acidose metabólica com lacuna aniônica corrigida aumentada (acidose normoclorêmica):
  - produção de lactato de origem anóxica (baixo débito cardíaco, hipoxemia aguda) ou não anóxica (insuficiência hepática grave, medicamentos do tipo biguanida, como a metformina);
  - produção de corpos cetônicos (diabetes descompensado, jejum);
  - diminuição da depuração de uratos, sulfatos e outros ácidos orgânicos (insuficiência renal terminal, insuficiência hepática);
  - ingestão de salicilatos, metanol, etilenoglicol.

■ *Observações*

> A ingestão de salicilato produz uma acidose metabólica acompanhada de alcalose respiratória;
> em caso de acidose metabólica, na presença de uma lacuna aniônica elevada inexplicável, deve-se evocar a presença de partículas osmoticamente ativas, como o metanol ou o etilenoglicol e calcular a lacuna osmolar; a lacuna osmolar é a diferença entre a osmolaridade mensurada e a osmolaridade calculada:

Lacuna osmolar = osmolaridade mensurada − osmolaridade calculada
osmolaridade calculada = 2 × [Na^+ I + [glicose] + [ureia]

- em caso de insuficiência renal crônica, a lacuna osmolar é elevada, em razão dos osmoles não identificados;
- a presença de glicina, manitol e sorbitol produz uma lacuna osmolar elevada, sem acidose;
> em caso de acidose com lacuna aniônica normal, cuja etiologia não seja clara, a lacuna aniônica urinária avalia a capacidade dos rins de eliminar o cloro; se o valor for negativo, o rim é capaz de remover o cloro, que acompanha a remoção de $NH4^+$ (p. ex., aporte de NaCl, acidose tubular renal do tipo II); se o valor for positivo, o rim é incapaz de remover o cloro (p. ex., acidose tubular renal do tipo I e IV).

Lacuna aniônica urinária = [Na^+] + [K^+] − [Cl^-] = 0

MECANISMO DE COMPENSAÇÃO

> Hiperventilação alveolar.

TRATAMENTO

> O tratamento é etiológico;
> a administração de bicarbonatos pode ser prejudicial, especialmente quando o débito cardíaco é baixo, pela dificuldade do organismo eliminar o CO_2 que é produzido.

ALCALOSE METABÓLICA

> A alcalose metabólica é o distúrbio acidobásico mais prevalente em pacientes internados;
> a avaliação da volemia e dosagem do cloro urinário permite diferenciar as alcaloses metabólicas que são corrigidas pela administração de cloro na forma de NaCl 0,9% (volemia baixa e $Cl^-_{urinário}$ < 15 mmol/L) das que são resistentes à administração de cloro (volemia elevada e $Cl^-_{urinário}$ > 25 mmol/L).

ETIOLOGIA

> Alcaloses que respondem à administração de cloro:
- vômitos, aspiração gástrica, diarreia crônica;
- aporte de bicarbonatos (ou ânions metabolizáveis, como o citrato, lactato);
- depleção volêmica;
- diuréticos;
- pós-hipercapnia;

- alcaloses que não respondem à administração de cloro:
  - diuréticos (exceto acetazolamida);
  - hiperaldosteronismo, hipercortisolismo;
  - depleção grave de potássio;
  - tubulopatias renais.

MECANISMO DE COMPENSAÇÃO

- Hipoventilação alveolar.

TRATAMENTO

- O tratamento inicial é etiológico;
- as alcaloses associadas à hipovolemia e ao cloro urinário baixo respondem à administração de cloro e de volume (NaCl 0,9%);
- as alcaloses associadas à hipervolemia podem ser tratadas com acetazolamida ou infusão de HCl, se forem graves.

ACIDOSE RESPIRATÓRIA

- A acidose respiratória resulta de uma hipoventilação.

ETIOLOGIA

- Depressão do sistema nervoso central (processo primário ou secundário ao uso de medicamentos);
- doenças neuromusculares (síndrome de Guillain-Barré, distrofias musculares, miastenia);
- doenças pulmonares graves (DPOC, asma grave, pneumonia, SARA);
- parada cardiorrespiratória (acidose mista);
- ventilação mecânica.

MECANISMO DE COMPENSAÇÃO

- Aumento da reabsorção de bicarbonato nos túbulos renais.

TRATAMENTO

- O tratamento etiológico; em alguns casos graves, é necessário um suporte ventilatório.

ALCALOSE RESPIRATÓRIA

- A alcalose respiratória resulta de uma hiperventilação alveolar.

ETIOLOGIA

- Origem hipoxêmica:
  - doença pulmonar (pneumonia, embolia pulmonar, asma, pneumonia intersticial);
  - doença cardiovascular (insuficiência cardíaca, choque, cardiopatia cianótica);
  - redução do transporte de oxigênio (anemia grave, intoxicação por monóxido de carbono, metemoglobina);
  - altitude elevada (redução da FiO_2);

> origem central:
  - dor;
  - ansiedade;
  - febre;
  - meningoencefalite;
  - outra doença cerebral (tumor, traumatismo, acidente vascular encefálico em curso);
> outras origens:
  - gravidez;
  - ventilação mecânica;
  - septicemia;
  - insuficiência hepática;
  - intoxicação por salicilatos;
  - tireotoxicose.

MECANISMO DE COMPENSAÇÃO

> Redução da reabsorção de bicarbonato nos túbulos renais.

TRATAMENTO

> O tratamento é etiológico.

EFEITOS SISTÊMICOS DOS DISTÚRBIOS ACIDOBÁSICOS

EFEITOS SISTÊMICOS DA ACIDOSE

> Sistema cardiovascular:
  - diminuição da contratilidade miocárdica;
  - arritmias;
  - venoconstrição;
  - vasoconstrição pulmonar;
  - vasodilatação arterial periférica;
  - redução do fluxo sanguíneo esplâncnico;
> sistema respiratório:
  - hiperventilação, em caso de acidose metabólica;
> sistema nervoso central:
  - vasodilatação (aumento do fluxo sanguíneo cerebral em 4% por mmHg de PCO_2 extra).
> metabolismo:
  - aumento do metabolismo basal;
  - resistência à insulina;
  - hipercalemia;
> eritrócitos:
  - diminuição da afinidade ao oxigênio;
> sistema digestório:
  - desaceleração do trânsito gastrointestinal.

EFEITOS SISTÊMICOS DA ALCALOSE

> Sistema cardiovascular:
  - diminuição da contratilidade do miocárdio;
  - arritmias;
> sistema respiratório:
  - hipoventilação durante a alcalose metabólica;
> sistema nervoso central:
  - vasospasmo;
  - epilepsia;

> metabolismo:
  • aumento do lactato;
  • hipocalemia, hipocalcemia;
> eritrócitos:
  • aumento da afinidade ao oxigênio;
> sistema musculoesquelético:
  • tetania muscular.

GASOMETRIA (ANÁLISE DOS GASES SANGUÍNEOS)

EFEITOS DA TEMPERATURA NA MENSURAÇÃO DOS GASES SANGUÍNEOS E PH

> Os aparelhos utilizados para mensurar os gases sanguíneos (analisadores de gases sanguíneos ou aparelhos de gasometria) mensuram os parâmetros em uma temperatura de 37°C;
> uma diferença entre a temperatura do paciente e a do aparelho alterará os resultados;
> exemplo: em um paciente hipotérmico em circulação extracorpórea, os valores de pH são mais elevados e a PCO_2 é mais baixa do que os valores mensurados a 37°C, enquanto o teor de CO_2 é rigorosamente idêntico;
> na verdade, ao aumentar a solubilidade do O_2 e CO_2, a queda da temperatura diminui as pressões parciais; assim, a $PaCO_2$ diminui em 5% por grau de redução na temperatura;
> da mesma forma, a diminuição da temperatura diminui a dissociação de H_2O em H^+ e OH^-; assim, o pH aumenta em 0,015 por grau de redução na temperatura;
> existem 2 estratégias para interpretar os valores mensurados: "pH *stat*" e "alfa *stat*":
  • estratégia "pH *stat*": esta estratégia consiste em submeter os valores mensurados a 37°C à temperatura do paciente; na prática, introduz-se manualmente o valor da temperatura do paciente no analisador de gases, que calcula os valores relativos a essa temperatura; por exemplo, um paciente em circulação extracorpórea para uma cirurgia cardíaca está hipotérmico e apresenta uma alcalose respiratória. Com a estratégia "pH *stat*", é necessário modificar os parâmetros a fim de converter a $PaCO_2$ dos valores fisiológicos (entre 35 e 40 mmHg) à temperatura do paciente; na hipotermia profunda, é necessário adicionar CO_2 (colocada na máquina de circulação extracorpórea), sobretudo se a produção de CO_2 diminuir de modo importante após a diminuição do metabolismo. Esta abordagem melhora a perfusão cerebral (vasodilatação cerebral hipercápnica);
  • estratégia "alfa-stat": nenhuma correção é necessária. Os valores são lidos a uma temperatura de 37°C e condicionam os parâmetros ventilatórios. Esta é a estratégia mais utilizada em adultos, em decorrência da preservação da autorregulação cerebral e da função cardíaca (função enzimática ótima).

ALGORITMO – INTERPRETAÇÃO DE UMA GASOMETRIA

> O algoritmo apresentado abaixo permite interpretar uma gasometria (análise dos gases sanguíneos) de forma sistemática;

> atenção: nem sempre é possível distinguir um distúrbio primário e seu mecanismo para compensar a presença concomitante de 2 transtornos primários opostos.

ETAPA 1: ANÁLISE DO PH

> Analisar e determinar se o pH é normal, ácido (< 7,35) ou alcalino (> 7,45).

ETAPA 2: ANÁLISE DA P_aCO_2

> Analisar a $PaCO_2$ (normal: 35 a 45 mmHg) e determinar a origem do distúrbio acidobásico (origem respiratória, metabólica ou mista);
> uma modificação do pH e da $PaCO_2$ em uma mesma direção indica um distúrbio metabólico primário; a modificação desses parâmetros em direções opostas indica um distúrbio respiratório primário;
> se um destes parâmetros for normal (pH ou $PaCO_2$), há um distúrbio acidobásico misto (metabólico e respiratório);
> o diagrama de Davenport permite uma análise visual rápida dos distúrbios acidobásicos primários e seus mecanismos de compensação, de acordo com o princípio de Henderson-Hasselbalch.

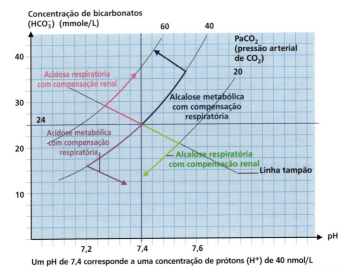

Figura 31.3 Diagrama de Davenport.

ETAPA 3: EXCESSO DE BASE

> O excesso de base permite quantificar as perturbações metabólicas, sejam elas primárias ou compensatórias;
> seu valor normal situa-se entre –3 e + 3 mmol/L:
>   • < –3: acidose metabólica (primária ou compensatória);
>   • > +3: alcalose metabólica (primária ou compensatória).

ETAPA 4: AVALIAÇÃO DA COMPENSAÇÃO DOS DISTÚRBIOS PRIMÁRIOS E MISTOS

> As regras a seguir são utilizadas para avaliar o grau de compensação dos distúrbios acidobásicos;
> em caso de acidose ou alcalose respiratória primária aguda, o excesso de base é normal, pois não há nenhum componente metabólico (ausência de distúrbio misto ou de compensação);
> em caso de acidose ou alcalose respiratória crônica, o excesso de base esperado é calculado pela seguinte equação:
> - excesso de base esperado = 0,4 × [$PaCO_2$ normal – $PaCO_2$ mensurada];
> - exemplo 1: se a $PaCO_2$ é de 56 mmHg, o excesso de base esperado é de: 0,4 × (40 – 56) = - 6,4; se o excesso de base mensurado for inferior a - 6,4, existe uma acidose metabólica concomitante; se o excesso de base for superior a 6,4, a acidose respiratória crônica está acompanhada de alcalose metabólica;
> - exemplo 2: se a $PaCO_2$ é de 26 mmHg, o excesso de base esperado é de: 0,4 × (40 – 26) = 5,6; se o excesso de base mensurado for superior a 5,6, existe uma alcalose metabólica concomitante; se o excesso de base for inferior a 5,6, a alcalose respiratória crônica está acompanhada por uma acidose metabólica;
> em caso de acidose ou alcalose metabólica, a $PaCO_2$ esperada pode ser estimada a partir do pH; ele é estimado pelos 2 dígitos após a vírgula;
> - exemplo: se o pH é de 7,26, a $PaCO_2$ esperada é de 26 mmHg; uma $PaCO_2$ superior ou inferior indica uma acidose respiratória ou alcalose respiratória concomitante, respectivamente;
> em caso de acidose metabólica, um $PaCO_2$ mais elevada que a $PaCO_2$ esperada indica um esgotamento do mecanismo de compensação respiratória; uma entubação deve ser considerada.

ETAPA 5: ANÁLISE DA LACUNA ANIÔNICA E LACUNA OSMOLAR

> A análise da lacuna aniônica e lacuna osmolar permite especificar a origem da acidose metabólica.

■ Leituras recomendadas

Quintard H, Hubert S, Ichai C. Qu'apporte le modèle de Stewart à l'interprétation des troubles de l'équilibre acide-base? *Ann Fr Anesth Reanim* 2007;26:423-33.

Tremey B, Vigue B. Les variations thermiques modifient les paramètres des gaz du sang: quelles conséquences en pratique clinique? *Ann Fr Anesth Reanim* 2004;23:474-81.

32

Anestesia e endocrinologia

L. PORTMANN, E. ALBRECHT

PRINCÍPIOS ANATÔMICOS E FISIOLÓGICOS

EIXO HIPOTÁLAMO-HIPOFISÁRIO

> A secreção dos hormônios da hipófise é controlada pelo hipotálamo e pelas glândulas periféricas;
> o hipotálamo secreta 7 hormônios:
> - GnRH (*gonadotrophin-releasing hormone*, hormônio liberador de gonadotropina):
>   ▲ estimula a secreção de FSH e LH;
> - CRH (*corticotropin-releasing hormone*, hormônio liberador da corticotropina):
>   ▲ estimula a secreção de ACTH e endorfinas; estimula o sistema nervoso simpático;
> - TRH (*thyrotropin-releasing hormone*, hormônio liberador de tireotropina):
>   ▲ estimula a secreção de TSH e prolactina;
> - GHRH (*growth hormone-releasing hormone*, hormônio liberador do hormônio do crescimento):
>   ▲ estimula a secreção de GH;
> - somatostatina:
>   ▲ inibe a secreção de GH;
> - MIF (*melanocyte-inhibiting factor*, fator inibidor da liberação de MSH):
>   ▲ inibe a secreção de MSH (hormônio melanócito estimulante);
> - PIF (*prolactin-inhibiting factor*, Fator inibidor da liberação da prolactina):
>   ▲ inibe a secreção de prolactina;
> a hipófise é composta por 2 lobos:
> - um lobo anterior, que secreta 6 hormônios:
>   ▲ FSH (*follicle-stimulating hormone*, hormônio folículo-estimulante);
>   ▲ LH (*luteinizing hormone*, hormônio luteinizante);
>   ▲ Pró-opiomelanocortina, peptídeo que origina (após sua divisão):
>   ✓ ACTH (*adrenocorticotropic hormone*, hormônio adrenocorticotrófico);
>   ✓ β-Endorfinas;
>   ✓ MSH;

▲ TSH (*thyroid-stimulating hormone*, hormônio estimulador da tireoide);
▲ GH (*growth hormone*, hormônio do crescimento);
▲ prolactina;
- um lobo posterior, que secreta 2 hormônios:
  ▲ vasopressina ou ADH (*antidiuretic hormone*, hormônio antidiurético):
    ✓ a vasopressina é sintetizada no núcleo supraóptico;
    ✓ sua secreção é estimulada pelo aumento da osmolaridade (osmorreceptores no hipotálamo), diminuição da PAM (barorreceptores do seio carotídeo) e da pressão do átrio esquerdo (receptores de volume do átrio esquerdo). A dor e a administração de morfina também estimulam a secreção de ADH;
    ✓ a vasopressina estimula a reabsorção de água livre no túbulo contornado distal e no ducto coletor dos néfrons;
  ▲ ocitocina:
    ✓ a ocitocina é sintetizada no núcleo paraventricular;
    ✓ sua secreção é estimulada pela expansão do colo do útero;
    ✓ estimula as contrações uterinas, dilatação cervical durante o trabalho de parto e as células mioepiteliais das glândulas mamárias durante a lactação.

GLÂNDULA SUPRARRENAL

> A glândula suprarrenal é dividida em 2 partes:
- córtex suprarrenal, que contém 3 áreas:
  ▲ área glomerular:
    ✓ secreção de mineralocorticoides (aldosterona);
  ▲ área *fasciculata*:
    ✓ secreção de glicocorticoides (cortisol);
    ✓ a produção diária de cortisol é de 20 a 30 mg;
  ▲ área reticular:
    ✓ secreção de andrógenos;
- medula suprarrenal:
  ▲ secreção de catecolaminas (adrenalina, dopamina, norepinefrina).

Sistema renina-angiotensina

> O angiotensinogênio é um peptídeo composto por 14 aminoácidos (aa), sintetizado no fígado. É convertido em angiotensina I (10 aminoácidos) pela renina, no plasma; a seguir, a angiotensina I é convertida em angiotensina II (8 aminoácidos) pela enzima conversora. A angiotensina II estimula então a secreção de aldosterona:
- a renina é produzida no aparelho justaglomerular do rim, em resposta à redução do sódio no túbulo contornado distal;
- a enzima conversora é produzida pelo pulmão;
> efeitos da angiotensina:
- estimulação da secreção de aldosterona;
- vasoconstrição;
- retenção de sódio;
- sensação de sede;
- estimulação simpática central;
- estimulação da liberação de noradrenalina periférica.

Aldosterona

> Sua secreção é estimulada pelo:
- sistema renina-angiotensina;
- hipercalemia;
- ACTH;

> sua secreção é inibida pelo:
> - fator natriurético atrial;
> efeitos da aldosterona:
> - estimulação da reabsorção de Na^+ contra uma excreção de K^+ no túbulo contornado distal e no ducto coletor.

REGULAÇÃO DO CÁLCIO

O metabolismo de cálcio é regulado principalmente pelo paratormônio (1,25 di-hidrocolecalciferol) e, em menor medida, pela calcitonina. A diminuição da calcemia estimula a secreção de PTH que, por sua vez, estimula 1 alfa-hidroxilase renal e aumenta os níveis de vitamina D ativa. O aumento na absorção de cálcio no intestino normalizará a calcemia.

PARATORMÔNIO

> O paratormônio é secretado pela paratireoide;
> efeitos do paratormônio:
> - estimula a síntese de 1,25 di-hidrocolecalciferol;
> - estimula a reabsorção renal de cálcio e a secreção de fosfato;
> - estimula a atividade dos osteoclastos.

1,25 DI-HIDROCOLECALCIFEROL

> A vitamina D3 é uma vitamina lipossolúvel, hidroxilada na posição 25 no fígado (forma de armazenamento de hormônio ou paratormônio) e na posição 1 no rim (forma ativa);
> efeitos de 1,25 di-hidrocolecalciferol:
> - estimula a absorção intestinal de cálcio e fosfato;
> - estimula a reabsorção do cálcio ósseo para o osso recém-formado, por meio dos osteoclastos.

CALCITONINA

> A calcitonina é secretada pelas células parafoliculares da tireoide;
> efeitos da calcitonina:
> - estimula a excreção renal de cálcio;
> - inibe os osteoclastos.

HORMÔNIOS TIREOIDIANOS

> Os hormônios tireoidianos T3 (tri-iodotironina) e T4 (tiroxina) são formados a partir da tirosina, que é um aminoácido;
> a tireoide libera principalmente a T4 (80%) e a T3 (20%). A T4 é então convertida em T3 por deiodinação periférica. T3 é o hormônio ativo;
> mais de 99% da T3 e da T4 estão ligados à TBG (*thyroxine-binding globulin*, globulina de ligação à tiroxina) e outras proteínas;
> o *feedback* negativo hipofisário é realizado a partir de T3 e principalmente T4.

MEIA-VIDA DE ALGUNS HORMÔNIOS

> Catecolaminas: alguns segundos;
> insulina: 5 minutos;
> aldosterona: 20 minutos;
> T4: 7 dias;
> T3: 1 dia.

DOENÇAS ENDÓCRINAS E IMPLICAÇÕES ANESTÉSICAS

ADENOMAS HIPOFISÁRIOS

ASPECTOS GERAIS

> Os adenomas hipofisários representam 10% dos tumores cerebrais;
> os microadenomas medem menos de 1 cm de diâmetro; os macroadenomas medem mais de 1 cm de diâmetro;
> os adenomas são geralmente compostos apenas por um tipo de célula e, portanto, secretam apenas um tipo de hormônio; apenas 20% dos adenomas apresentam uma secreção mista:
> - 25% não são secretores;
> - 25% são prolactinomas;
> - 20% são mistos;
> - 10% secretam GH;
> - 10% secretam ACTH;
> - 5% secretar FSH e LH;
> - 5% secretam TSH;
> os prolactinomas se manifestam por uma síndrome amenorreica-galactorreica em mulheres em idade fértil.

MANIFESTAÇÕES CLÍNICAS

> Síndrome endócrina:
> - síndrome de Cushing (aumento do ACTH):
>   - miopatia;
>   - aumento do volume intravascular;
>   - hipertensão arterial;
>   - hipocalemia;
>   - hiperglicemia;
> - acromegalia (aumento do GH):
>   - alargamento da língua, epiglote, mandíbula e glote;
>   - síndrome da apneia do sono;
>   - insuficiência cardíaca;
>   - hipertensão arterial;
>   - aumento de anomalias da relação ventilação/perfusão;
>   - neuropatias periféricas;
> - síndrome amenorreica-galactorreica (aumento da prolactina), distúrbios do ciclo menstrual, perturbação da fertilidade;
> - hipertireoidismo (aumento do TSH);
> repercussões locorregionais:
> - cefaleias;
> - hemianopsia bitemporal;
> - compressão de nervos cranianos III, IV, V e VI:
>   - ptose palpebral;
>   - oftalmoplegia;
> - rinorreia:
>   - pela infiltração do seio cavernoso e da cavidade nasal;
> insuficiência hipofisária parcial ou total por compressão:
> - inicialmente, há uma secreção insuficiente de GH (avaliado pela taxa de IGF-1, *insuline-like growth factor-1*);
> - posteriormente, de FSH, LH, ACTH;
> - e, finalmente, TSH.

TRATAMENTO

> No caso de prolactinomas, o tratamento é clínico: administração de agonistas dopaminérgicos (bromocriptina, cabergolina, pergolida); é necessário um tratamento cirúrgico em caso de impacto locorregional;
> o tratamento de outros adenomas é cirúrgico; os seguintes tratamentos pré-operatórios são prescritos:
> - adenoma secretor de GH: octreotide (análogo da somatostatina);
> - adenoma secretor de ACTH: cetoconazol (inibição da síntese de cortisol);
> - adenoma secretor de TSH: octreotide (análogo da somatostatina) ou propiltiouracil;
> - adenoma secretor de FSH-LH, adenoma misto, não secretor: nenhum;
> a intervenção cirúrgica consiste em ressecção por via transesfenoidal (tratamento de escolha, curativo em cerca de 90% dos casos) ou transcraniana. A cirurgia é realizada em situações de urgência em caso de amputação do campo visual (lesão do quiasma óptico);
> a radioterapia é considerada em caso de recidiva após a cirurgia ou se a última for contraindicada.

ESTRATÉGIA ANESTÉSICA NA RESSECÇÃO DE UM ADENOMA HIPOFISÁRIO

> Tratamento substitutivo pré-operatório em caso de insuficiência endócrina global:
> - administração de corticoides e hormônios tireóideos, a fim de evitar uma eventual crise addisoniana;
> dreno lombar:
> - a drenagem do líquido cefalorraquidiano ou injeção de ar facilita a exposição cirúrgica; se for injetado ar, a administração de óxido nitroso é contraindicada, pela expansão das bolhas de ar;
> em caso de acromegalia, prever uma entubação endotraqueal difícil e assegurar a estabilidade hemodinâmica (cardiomiopatia, hipertensão arterial);
> eventual colocação de um cateter arterial ou acesso venoso central;
> o acúmulo de sangue na faringe e no estômago aumenta o risco de náuseas e vômitos no pós-operatório (incidência de aproximadamente 40%) e aspiração pulmonar. Antes da extubação, o paciente deve estar bem acordado e capaz de proteger suas vias aéreas;
> complicações cirúrgicas:
> - lesão da artéria carótida interna ou do seio cavernoso;
> - lesão de nervos cranianos, principalmente do II ao VI, em razão de sua proximidade com a glândula;
> - rinorreia;
> - diabetes *insipidus;*
> - secreção inapropriada de ADH;
> - insuficiência da glândula hipofisária anterior;
> - meningite.

■ *Observação*

> A poliúria é comum no pós-operatório; o diagnóstico diferencial inclui:
> - diabetes *insipidus* (densidade urinária < 1.005 e aumento da natremia);
> - glicosúria;
> - administração de fluidos peroperatórios (densidade urinária > 1.005);
> - diurese acromegálica (gravidade específica da urina > 1.005).

HIPOTIREOIDISMO

ETIOLOGIAS

> Adquiridas:
  - autoimune (doença de Hashimoto);
  - tireoidite de De Quervain;
> iatrogênicas:
  - tireoidectomia;
  - lítio;
  - amiodarona;
> secundárias:
  - insuficiência hipofisária.

MANIFESTAÇÕES CLÍNICAS

> Fadiga muscular (miopatia);
> bradipsiquismo;
> hipotermia;
> ganho de peso (retenção de água);
> alopecia;
> perda de sobrancelhas;
> edema periorbitário;
> oligomenorreia ou menometrorragia;
> mixedema primário:
  - acúmulo de mucopolissacarídeos no tecido subcutâneo de todo o corpo;
  - diferenciar de mixedema pré-tibial do hipertireoidismo;
> diminuição da frequência cardíaca, volume de ejeção e DC:
  - depressão miocárdica por depósito de proteínas e mucopolissacarídios no miocárdio.

COMA MIXEDEMATOSO

O coma mixedematoso resulta principalmente do hipotireoidismo e consiste em uma incapacidade de resposta ao estresse.

■ *Fatores favorecedores*
> Infecção;
> traumatismo;
> cirurgia.

■ *Manifestações clínicas*
> Descompensação cardíaca;
> hipoventilação;
> alteração do estado de consciência;
> hiponatremia;
> hipotermia.

TRATAMENTO

> Hormônios tireoidianos (Levothyrox®, Eltroxin®);
> ± corticosteroides, de acordo com a etiologia e a gravidade do hipotireoidismo.

IMPLICAÇÕES ANESTÉSICAS

> O hipotireoidismo moderado não é uma contraindicação para um procedimento eletivo;

> a hipotermia instala-se muito rapidamente; evitar categoricamente qualquer perda de calor;
> a suscetibilidade aos anestésicos é aumentada com a diminuição do DC e do volume intravascular.

HIPERTIREOIDISMO

ETIOLOGIAS

> Adquiridas:
>   - doença de Basedow;
>   - tireoidite de De Quervain;
>   - tireoidite subaguda linfocitária;
> tumorais:
>   - nódulo isolado (adenoma tóxico);
>   - nódulos múltiplos (bócio multinodular tóxico);
> iatrogênicas:
>   - administração de iodo (amiodarona, agentes de contraste iodados, desinfecção iodada);
> secundárias:
>   - adenoma hipofisário.

MANIFESTAÇÕES CLÍNICAS

> Os 3 sintomas mais comuns são:
>   - perda de peso com aumento de apetite;
>   - taquicardia;
>   - tremores;
> exoftalmia (apenas na doença de Basedow);
> mixedema pré-tibial (apenas na doença de Basedow);
> aumento do DC;
> arritmias, incluindo a fibrilação atrial;
> insuficiência cardíaca;
> vasodilatação;
> intolerância ao calor;
> aumento do metabolismo;
> perda de peso;
> diarreias;
> oligomenorreia.

■ *Observação*
> Em idosos, a doença se manifesta principalmente por sintomas cardíacos:
>   - descompensação cardíaca;
>   - fibrilação atrial.

CRISE TIREOTÓXICA

> A crise tireotóxica é o resultado de uma liberação maciça de hormônios da tireoide;
> tem duração de aproximadamente 3 dias e aparece em situações de estresse, como:
>   - cetoacidose diabética;
>   - infecção;
>   - traumatismo;
>   - cirurgia.

■ *Manifestações clínicas*
> Hipotensão arterial;

> taquicardia;
> distúrbios de consciência;
> febre;
> desidratação;
> hiperglicemia.

TRATAMENTO

> Betabloqueadores;
> hemissuccinato de hidrocortisona (hidrocortisona Upjohn®, Solucortef®): inibe a conversão de T4 para T3;
> antitireoidianos: carbimazole (Neo-Mercazole®);
> propiltiouracil (propiltiouracil AP-HP, Propycil®);
> resfriamento em caso de crise tireotóxica.

ESTRATÉGIA ANESTÉSICA DA CIRURGIA DA TIREOIDE

> Tratar o hipertireoidismo, até a obtenção de um estado eutireoideo:
  • carbimazole (Neo-Mercazole®);
  • propiltiouracil (propiltiouracil AP-HP, Propycil®);
  • betabloqueadores;
  • perclorato de K^+;
> em casos de hipertireoidismo, evitar qualquer estimulação do sistema nervoso simpático;
> prever uma entubação traqueal difícil em caso de compressão ou desvio da traqueia;
> utilização eventual de uma sonda de entubação aramada;
> indução:
  • evitar os anticolinérgicos e a cetamina (Ketalar®);
  • tiopental (Nesdonal®, Pentothal®): efeito antitireoidiano;
  • curares despolarizantes ou não despolarizantes;
> manutenção:
  • halogenados;
  • evitar a hipercapnia (estimulação do sistema nervoso simpático);
  • dar preferência à fenilefrina (Neo-Synephrine®) à efedrina;
  • monitorar a temperatura;
  • evitar danos à córnea em caso de exoftalmia (doença de Basedown);
> complicações operatórias:
  • hematoma cervical:
    ▲ risco de compressão das vias aéreas superiores;
  • lesão recorrente dos nervos laríngeos;
  • lesão dos nervos frênicos;
  • hipoparatireoidismo em caso de tireoidectomia total:
    ▲ hipocalcemia que pode causar laringospasmo no pós-operatório;
  • pneumotórax, pneumomediastino;
  • traqueomalacia:
    ▲ colapso da traqueia, com o risco de obstrução das vias aéreas superiores;
  • crise tireotóxica.

FEOCROMOCITOMA

CONSIDERAÇÕES GERAIS

> O feocromocitoma é um tumor geralmente localizado na medula suprarrenal, que secreta catecolaminas;

> o diagnóstico é realizado por:
  • dosagem de metanefrinas e normetanefrinas no sangue e na urina de 24 horas:
    ▲ as metanefrinas e normetanefrinas são produtos do metabolismo de catecolaminas;
> uma vez diagnosticado, o tumor é localizado por meio de uma tomografia computadorizada, ressonância magnética ou cintilografia com MIBG (5' meta-iodo benzilguanidina);
> também deve-se investigar uma síndrome de NEM (neoplasia endócrina múltipla) pela dosagem da gastrina, prolactina e cálcio, bem como uma síndrome de Von Hippel-Lindau e uma neurofibromatose;
> trata-se do tumor dos "10%":
  • 10% são bilaterais;
  • 10% são malignos;
  • 10% são extrassuprarrenais:
    ▲ estão localizados na linha média, nas estruturas derivadas da crista neural;
    ▲ o local extrassuprarrenal mais frequente é o órgão de Zuckerkand, que está localizado na bifurcação da aorta;
    ▲ os feocromocitomas extrassuprarrenais geralmente são malignos;
  • 10% são múltiplos;
  • 10% pertencem à constelação NEM II A, NEM II B;
  • 10% ocorrem em crianças.

MANIFESTAÇÕES CLÍNICAS

> A tríade clássica dos sintomas é composta por cefaleias, sudoreses e palpitações, que refletem as crises hipertensivas e arritmias; estes sintomas aparecem subitamente e podem durar de minutos a horas;
> estimulação $\alpha 1$:
  • vasoconstrição periférica;
  • hipovolemia;
  • insuficiência renal;
  • hemorragia cerebral;
  • isquemia miocárdica;
  • insuficiência cardíaca;
> estimulação β:
  • arritmias;
  • hiperglicemia.

TRATAMENTO

> O tratamento é exclusivamente cirúrgico.

ESTRATÉGIA ANESTÉSICA NA CIRURGIA DO FEOCROMOCITOMA

> Conduta pré-operatória:
  • corrigir a hipertensão arterial, arritmias e volemia nas semanas que antecedem a cirurgia;
  • garantir um antagonismo dos receptores aos receptores β, do contrário pode surgir um risco de hipertensão arterial paradoxal, em decorrência de uma vasoconstrição preponderante:
    ▲ antagonistas α:
      ✓ prazosina (Minipress®): antagonista $\alpha 1$ específico; em decorrência do risco de hipotensão, este medicamento deve ser introduzido gradualmente e a ingestão hídrica deve ser adequada;
    ▲ labetalol (Trandate®) durante 10 dias: antagonista $\alpha 1$, $\beta 1$, $\beta 2$;

- > monitoramento:
  - cateter arterial:
    - ▲ a anestesia é caracterizada por grandes variações tensionais, principalmente na manipulação do tumor;
- > indução da anestesia:
  - tiopental (Nesdonal®, Pentothal®);
  - propofol (Diprivan®, Disoprivan®);
- > analgesia (em caso de dor, resposta simpática exagerada):
  - ± peridural;
  - opiáceos não liberadores de histamina;
- > curarização:
  - vecurônio (Norcuron®);
  - rocurônio (Esmeron®);
- > manutenção:
  - halogenados;
  - propofol (Diprivan®, Disoprivan®);
- > os medicamentos a seguir são proibidos (agravamento da taquicardia e da hipertensão arterial):
  - medicamentos simpatomiméticos:
    - ▲ cetamina (Ketalar®);
    - ▲ halotano (Fluothane®);
    - ▲ efedrina;
  - suxametônio:
    - ▲ as fasciculações aumentam a pressão intra-abdominal e, portanto, a liberação de catecolaminas;
  - medicamentos vagolíticos:
    - ▲ anticolinérgicos;
    - ▲ pancurônio (Pavulon®);
  - medicamentos liberadores de histamina:
    - ▲ atracúrio (Tracrium®);
    - ▲ morfina;
    - ▲ petidina;
  - evitar a hipercapnia, que estimula o sistema nervoso simpático;
- > a hipertensão peroperatória é tratada com nitroprussiato (Nipride®), nicardipina (Loxen®), uradipil (Eupressyl®) ou fentolamina (Regitine®, não disponível na França);
- > a hipotensão arterial após a ressecção do tumor é tratada pela administração de catecolaminas;
- > fase pós-operatória:
  - cerca de 50% dos pacientes permanecem hipertensos nos primeiros dias após a cirurgia.

HIPERALDOSTERONISMO

ETIOLOGIA

- > Primária ou síndrome de Conn:
  - adenoma suprarrenal (80%);
  - hiperplasia bilateral (20%);
- > secundária:
  - estimulação da secreção de aldosterona pelo sistema renina-angiotensina:
    - ▲ insuficiência cardíaca;
    - ▲ cirrose hepática;
    - ▲ síndrome nefrótica;
    - ▲ estenose da artéria renal.

MANIFESTAÇÕES CLÍNICAS

> Aumento da PAM;
> hipervolemia;
> hiperglicemia;
> alcalose metabólica;
> hipocalemia;
> paresia muscular.

■ Observação
> A natremia geralmente é normal.

ESTRATÉGIA ANESTÉSICA NA CIRURGIA DA SÍNDROME DE CONN OU DO HIPERALDOSTERONISMO SECUNDÁRIO

> Na fase pré-operatória, a hipervolemia, hipocalemia e hiperglicemia devem ser corrigidas;
> existe um risco de entubação endotraqueal difícil, devido a uma eventual obesidade;
> a hipocalemia pode exigir uma redução na dose dos curares;
> deve-se garantir uma normoventilação:
>   • a hiperventilação (alcalose respiratória) pode agravar a hipocalemia;
> não há nenhuma particularidade a respeito da indução, manutenção e recuperação.

HIPERCORTISOLEMIA OU SÍNDROME DE CUSHING

ETIOLOGIA

> Adenoma hipofisário (doença de Cushing);
> tumor suprarrenal;
> foco ectópico (p. ex., síndrome paraneoplásica pulmonar);
> iatrogênica: corticosteroides, administrados para as seguintes indicações:
>   ▲ efeito imunossupressor;
>   ▲ efeito anti-inflamatório;
>   ▲ substituição;
>   ▲ inibição da proliferação de linfócitos (linfoma, doença de Hodgkin).

MANIFESTAÇÕES CLÍNICAS

> Diabetes;
> hipertensão arterial;
> tromboses;
> infecções;
> osteoporose;
> necrose asséptica da cabeça do fêmur;
> cataratas;
> psicose;
> aspecto cushingoide;
> atrofia musculocutânea (paresia muscular);
> atrofia da glândula suprarrenal;
> hipocalemia severa;
> leucocitose (durante a corticoterapia);
> retardo do crescimento (durante a corticoterapia):
>   • o retardo do crescimento é menos importante, se os corticosteroides forem administrados em dias alternados.

DESMAME DA CORTICOTERAPIA DE LONGA DURAÇÃO

> O desmame dos corticoides deve ser gradual, para dar tempo às glândulas suprarrenais recuperarem sua função normal; substituir os corticosteroides por hemissuccinato de hidrocortisona (hidrocortisona Upjohn®, Solucortef®) de meia-vida curta:
> - 10 mg de hidrocortisona ao menos/semana → 30 mg/dia;
> - 5 mg de hidrocortisona ao menos/semana → 10 mg/dia;
> - 2,5 mg de hidrocortisona ao menos/semana → interrupção total.

Tabela 32-1 Equivalências dos diferentes corticosteroides; o medicamento de referência é o cortisol

Farmaco-equivalência	Equidose (mg)	Anti-inflamatório	Mineralocorticoide	Supressão do eixo hipotálamo-hipofisário-suprarrenal
Cortisol	25	1	1	1
Hemissuccinato de hidrocortisona (hidrocortisona Upjohn®, Solucortef®)	20	0,8	1	1
Prednisolona (Solupred®, Cortancyl®, Hydrocortancyl®, Ultracortene®)	5	3	0,75	4
Metilprednisolona (Solu-Medrol®)	4	6,2	0,5	4
Dexametasona (Dectancyl®, Fortecortin®)	0,75	26	0	17

ESTRATÉGIA ANESTÉSICA NA CORTICOTERAPIA PROLONGADA

> Após a dosagem do cortisol e do ACTH, recomenda-se administrar 100 mg de hemissuccinato de hidrocortisona (hidrocortisona Upjohn®, Solucortef®) a cada 8 horas aos pacientes tratados com, ao menos, 5 mg de prednisona/dia durante 1 semana, a fim de evitar uma crise addisoniana;
> prever uma entubação endotraqueal difícil, em razão de obesidade faciotroncular;
> evite administrar etomidato, que pode agravar a inibição da glândula suprarrenal;
> posicione os pacientes cuidadosamente na mesa cirúrgica (osteoporose, risco de fratura patológica);
> reduza a posologia dos curares em caso de hipocalemia;
> assegure uma normoventilação;
> - a hiperventilação (alcalose respiratória) pode exacerbar a hipocalemia.

INSUFICIÊNCIA SUPRARRENAL

ETIOLOGIA

> Primária ou doença de Addison:
> - resulta de uma deficiência de mineralocorticoides e glicocorticoides;
> secundária:
> - secreção inadequada de ACTH pela glândula hipofisária, secundária ao tratamento prolongado com corticosteroides;
> - trata-se da causa mais comum de insuficiência suprarrenal.

MANIFESTAÇÕES CLÍNICAS

> Distúrbios eletrolíticos:
> - hiponatremia;
> - hipercalemia;
> - acidose metabólica;
> hipovolemia, hipotensão, taquicardia;
> cefaleias, fadiga, paresias;
> náuseas, vômitos, diarreias, dores abdominais;
> hiperpigmentação da pele e das membranas mucosas em caso de insuficiência crônica (ACTH elevado);
> febre, agitação, coma em caso de crise addisoniana.

CRISE ADDISONIANA

> A secreção diária normal de cortisol é de aproximadamente 20 a 30 mg; em caso de estresse, essa secreção pode aumentar transitoriamente a 300 mg para assegurar as necessidades do organismo;
> insuficiência suprarrenal aguda ou crise addisoniana podem ocorrer em qualquer paciente em uso de corticosteroides, que experimente um estresse grande (trauma, cirurgia), pelo aumento das necessidades que devem ser compensadas por aportes exógenos;
> as manifestações clínicas da crise addisoniana incluem:
> - choque;
> - hipoglicemia;
> - febre;
> - alteração do estado de consciência.

IMPLICAÇÕES ANESTÉSICAS EM CASO DE DOENÇA DE ADDISON

> Após a dosagem do cortisol e do ACTH, recomenda-se administrar 100 mg de hemissuccinato de hidrocortisona (hidrocortisona Upjohn®, Solucortef®) a cada 8 horas aos pacientes tratados com, ao menos, 5 mg de prednisona/dia durante 1 semana, a fim de evitar uma crise addisoniana:
> - corrigir a hipovolemia, hipercalemia e hiponatremia na fase pré-operatória;
> evite administrar etomidato (Hypnomidate®), que pode agravar a inibição da glândula suprarrenal;
> reduzir a posologia dos curares em caso de hipercalemia e paresias secundárias à hipercalemia;
> suspeitar de insuficiência suprarrenal em qualquer paciente em uso de corticosteroides que apresente um quadro clínico pouco específico no pós-operatório:
> - o diagnóstico é confirmado pela dosagem do cortisol e ACTH, eventualmente complementado por um teste rápido ao Synacthen® (corticotropina).

SÍNDROME DE NEOPLASIA ENDÓCRINA MÚLTIPLA (NEM)

Uma síndrome de neoplasia endócrina múltipla consiste em uma associação de diferentes tumores.

NEM I

> Paratireoide: hiperparatireoidismo primário;
> sistema gastrointestinal: insulinoma, gastrinoma;
> hipófise: adenoma.

NEM II A

> Medula suprarrenal: feocromocitoma;
> tireoide: carcinoma medular;
> paratireoide: hiperparatireoidismo primário.

NEM II B

> Medula suprarrenal: feocromocitoma;
> tireoide: carcinoma medular;
> sistema gastrointestinal: neuromas de mucosas;
> outros: síndrome de Marfan.

SÍNDROME CARCINOIDE

> A síndrome carcinoide consiste em uma constelação de sinais secundários à secreção de substâncias vasoativas (histamina, serotonina, calicreína) pelas células enterocromafins:
>   - *flushing*;
>   - diarreia;
>   - broncospasmo;
>   - arritmias;
>   - doença da válvula tricúspide e pulmonar (fibrose do endocárdio);
> a maioria destes tumores está localizada no trato gastrointestinal. As substâncias vasoativas são liberadas na circulação portal e metabolizadas no fígado antes de atingir a circulação sistêmica. Portanto, na ausência de metástases hepáticas ou manipulação cirúrgica do tumor, as substâncias vasoativas não são liberadas na circulação; portanto, não há manifestações clínicas;
> secretadas por tumores localizados nos pulmões ou ovários, as substâncias vasoativas não são metabolizadas no fígado e a sintomatologia clássica é, portanto, mais frequente.

IMPLICAÇÕES ANESTÉSICAS NA RESSECÇÃO DE TUMORES CARCINOIDES

> Assegure uma normovolemia pré-operatória (risco de desidratação secundária à diarreia);
> tratamento pré-operatório com octreotide (Sandostatin®), 50 μg, 2 vezes ao dia, por via subcutânea, até o desaparecimento dos sintomas; esta dose pode ser aumentada para 500 μg, 3 vezes ao dia; durante este tratamento, a função hepática e a glicemia devem ser monitoradas;
> administrar somatostatina (Modustatine®, Stilamin®), em uma dose de 150-200 μg/hora em caso de crise aguda;
> prevenção de broncospasmos:
>   - aerossóis pré-operatórios de beta-2 miméticos (Ventoline®, Ventolin®);
> evitar medicamentos liberadores de histamina:
>   - morfina;
>   - tiopental;
>   - mivacúrio (Mivacron®);
>   - atracúrio (Tracrium®);
> indução com propofol (Diprivan®, Disoprivan®);
> curarização com pancurônio (Pavulon®) ou vecurônio (Norcuron®);
> manutenção com halogenados ou propofol;
> utilização prudente de anticolinérgicos na recuperação.

DIABETES

CONSIDERAÇÕES FISIOLÓGICAS

> A insulina é secretada pelas células β do pâncreas, por exocitose; é sintetizada a partir da pró-insulina (84 aminoácidos) pela clivagem da cadeia C (peptídeo-C);
> efeitos da insulina:
> - no metabolismo da glicose:
>   - ▲ diminuição da produção hepática por inibição da glicogenólise;
>   - ▲ aumento do consumo periférico;
>   - ▲ inibição da gliconeogênese;
> - no metabolismo lipídico:
>   - ▲ inibição da lipólise;
>   - ▲ estimulação da lipogênese;
> - no metabolismo das proteínas:
>   - ▲ estimulação à penetração intracelular de proteínas;
>   - ▲ estimulação da síntese proteica;
> - os hormônios antagonistas da insulina são:
>   - ▲ glucagon;
>   - ▲ cortisol;
>   - ▲ GH;
>   - ▲ catecolaminas.

FISIOPATOLOGIA

> Diabetes tipo I (5 a 10%):
> - o diabetes tipo I resulta da destruição das células β por anticorpos dirigidos contra as células das ilhotas de Langerhans;
> - nos meses seguintes ao início da doença, as necessidades de insulina diminuem; alguns doentes podem até mesmo se tornar insulino-independentes durante este período de transição, chamado "lua de mel";
> diabetes do tipo II (90 a 95%):
> - o diabetes do tipo II é causado pela hipersecreção contínua de insulina, secundária à obesidade; esta hipersecreção reduz a afinidade dos receptores à insulina, reduzindo, portanto, os efeitos do hormônio; esta diminuição reforça a sua secreção, perpetuando um círculo vicioso;
> - uma perda de peso permite restaurar a sensibilidade periférica nas fases iniciais;
> causas secundárias do diabetes:
> - estresse (septicemia, trauma, cirurgia);
> - gravidez;
> - doenças endócrinas (acromegalia, Cushing, feocromocitoma);
> - hemocromatose;
> - doença do pâncreas (pancreatite, ressecção pancreática);
> - medicamentos (corticosteroides, diuréticos de alça e tiazídicos).

MANIFESTAÇÕES CLÍNICAS DA HIPERGLICEMIA

> Fadiga importante;
> distúrbios de visão;
> perda de peso;
> poliúria;
> polidipsia;
> polifagia.

DIAGNÓSTICO DO DIABETES

> Glicemia de jejum > 7 mmol/L (1,26 g/L) em 2 repetições;
> glicemia pós-prandial > 11 mmol/L (2 g/L), a qualquer hora do dia.

■ Observação

> A unidade internacional da glicemia é o mmol/L; a unidade norte-americana é a mg/dL;
> a medida de conversão de mmol/L para g/L é a multiplicação por 0,18;
> a medida de conversão de g/L para o mmol/L é a multiplicação por 5,6.

COMPLICAÇÕES AGUDAS

> Hipoglicemia:
> - os sinais de hipoglicemia (sudorese, taquicardia, nervosismo) resultam da ativação do sistema simpático. Estes sinais podem ser mascarados por um tratamento com betabloqueadores ou por uma anestesia. Um controle eficaz da glicemia (insulinoterapia) leva ao desaparecimento da elevação dos hormônios de regulação da hipoglicemia; resulta em episódios hipoglicêmicos assintomáticos;
> coma por cetoacidose:
> - os pacientes com diabetes do tipo I apresentam descompensação do tipo cetoacidose por deficiência aguda de insulina; os diabéticos do tipo II raramente sofrem este tipo de coma, já que a secreção de insulina residual é suficiente para impedir a formação de corpos cetônicos;
> - os triglicerídios são degradados em ácidos graxos livres e metabolizados pelo fígado em corpos cetônicos (beta hidroxibutirato e acetoacetato);
> - o coma é consequência da desidratação intracelular cerebral; um coma também pode ser causado por correção muito rápida da hiperglicemia; na verdade, em caso de hiperglicemia, o cérebro acumula partículas osmoticamente ativas (glicose, polióis, ácidos graxos livres) para compensar a desidratação osmótica. Mas a passagem dessas partículas pela barreira hematoencefálica é lenta em comparação com o movimento da água;
> - a hiperglicemia manifesta-se clinicamente por náuseas e vômitos, dores abdominais, desidratação, hiperventilação (respiração de Kussmaul), hálito cetônico, estado de sonolência e coma;
> - aos exames laboratoriais, observa-se uma hiperglicemia (> 16 mmol/L), acidose metabólica com lacuna aniônica aumentada, glicosúria, presença de corpos cetônicos na urina e insuficiência renal pré-renal;
> - o tratamento consiste em corrigir a desidratação (infusão de 4 a 6 L de líquidos, do tipo NaCl 0,9%), administrar insulina (*bolus* IV de 4 a 10 UI, seguido por uma infusão de 0,1 UI/kg/hora) e evitar a hipocalemia (potássio IV, 10 a 40 mmol/hora). O tratamento é adaptado de acordo com os resultados encontrados no controle laboratorial, realizado a cada 2 horas;
> - a administração de soluções hipotônicas (p. ex., NaCl 0,45%) para corrigir a hipernatremia deve ser realizada com cuidado, pelo risco de edema cerebral;
> coma hiperosmolar:
> - esta complicação é normalmente observada em idosos que apresentam diabetes tipo I, insulino-dependentes ou não;
> - a descompensação instala-se por vários dias, após um fator precipitante (infecção, acidente vascular encefálico, trauma);
> - o quadro clínico é dominado por desidratação, insuficiência renal de origem pré-renal e sinais neurológicos (risco de hematoma subdural relacionado com a desidratação intracelular);

- aos exames laboratoriais, a glicemia está sempre muito elevada (> 30 mmol/L) e há hiperosmolaridade (> 340 mosml/L), glicosúria sem corpos cetônicos e hipernatremia;
- o tratamento consiste em corrigir a desidratação (4 a 6 L de líquidos), administrar insulina (*bolus* IV de 4 a 10 UI, seguido por uma infusão de 0,1 UI/kg/hora) e evitar a hipocalemia (potássio IV, 10 a 40 mmol/hora). O tratamento é adaptado de acordo com os resultados encontrados no controle laboratorial, realizado a cada 2 horas.

COMPLICAÇÕES CRÔNICAS

> Neuropatias:
- polineuropatias: parestesia, hipoestesias, arreflexias, paresias;
- mal perfurante plantar, pé de Charcot, mononeurite;
- disautonomia neurovegetativa: hipotensão postural, gastroparesia, bexiga neurogênica, impotência sexual, ausência de suor;

> nefropatia:
- glomeruloesclerose focal (lesão de Kimmelstiel-Wilson) ou difusa;
- arterioloesclerose hialina;
- atrofia tubular;
- necrose papilar;
- infecções do trato urinário;

> oftalmopatias:
- cataratas;
- retinopatia;
- ptose palpebral, diplopia por lesão dos nervos III, IV, VI;

> vasculopatia:
- hipertensão arterial, secundária à insuficiência renal;
- aterosclerose: acidente isquêmico transitório, acidente vascular encefálico, síndrome coronariana aguda;
- distúrbios plaquetários, hipercoagulabilidade.

TRATAMENTO

■ *Hipoglicemia*
Administração de 5 a 15 g de glicose por via intravenosa.

■ *Descompensação diabética*
> O tratamento envolve a administração de cristaloides, potássio e insulina. A meta inicial é inibir a lipólise e suprimir a glicosúria;
> exemplo de tratamento:
- 10 U de Actrapid® subcutânea (Actrapid® = insulina rápida);
- 10 U de Actrapid® IV;
- infusão contínua por seringa elétrica de Actrapid®, 4 a 5 U/hora, IV;
- reidratação 4.000 a 6.000 mL/24 horas;
- verificar o sódio, o potássio e a glicemia a cada hora.

■ *Tratamento de longo prazo*
> O controle preciso da glicemia permite reduzir ou retardar a incidência de complicações crônicas:
- os objetivos do tratamento são:
  ▲ glicemia de jejum < 7 mmol/L;
  ▲ glicemia pós-prandial < 8 mmol/L;
  ▲ hemoglobina glicada < 7%;
  ▲ controle dos fatores de risco cardiovasculares;

- hipoglicemiantes orais para os diabéticos do tipo II;
- combinação de insulina lenta e prolongada (1 a 2 vezes ao dia) com a insulina rápida e breve (3 a 4 vezes ao dia) para diabéticos do tipo I e alguns diabéticos do tipo II;

> o tratamento inclui ainda perda de peso em pacientes obesos e controle de outros fatores de risco cardiovasculares: hipertensão arterial, hipercolesterolemia, tabagismo.

■ Controle da hiperglicemia em ambiente hospitalar

> Exemplo de um esquema de administração de insulina rápida (Actrapid®) por via subcutânea em caso de hiperglicemia:
- glicemia 8 a 10 mmol/L: 2 U;
- glicemia 10 a 12 mmol/L: 4 U;
- glicemia 12 a 14 mmol/L: 6 U;
- glicemia 14 a 16 mmol/L: 8 U;
- glicemia > 16 mmol/L: 10 U.

■ Observações

> Depois de um acidente vascular encefálico ou infarto do miocárdio, a recuperação funcional depende do controle da glicemia:
- interromper todos os hipoglicemiantes orais e a administração de insulina por 3 meses.

IMPLICAÇÕES ANESTÉSICAS

> Consulta pré-operatória:
- procurar por sinais de cardiopatia, nefropatia, isquemia cerebral;
- procurar por uma disautonomia neurovegetativa;
- colocar o paciente no início do programa operatório;

> pré-medicação:
- interromper hipoglicemiantes orais do tipo biguanidas (metformina = Glucophage®) 24 a 48 horas antes da intervenção; estes últimos podem ser responsáveis por acidose láctica no indivíduo idoso ou com insuficiência renal;
- controle rigoroso da glicemia na manhã da intervenção (glicemia capilar);
- o objetivo é alcançar uma glicemia < 10 mmol/L;
- a hiperglicemia > 10 mmol/L retarda a cicatrização (catabolismo proteico), aumenta o risco de infecção e tromboses (estado hiperosmolar);
- a hipoglicemia é deletéria na cirurgia (particularmente a cirurgia cardíaca e obstetrícia) e deve ser tratada com glicose;
- uma meia dose de insulina é administrada sob monitoração da glicemia;
- a insulina também pode ser administrada IV, a fim de ajustar a dosagem de acordo com as glicemias capilares iterativas:
  ▲ exemplo: infusão de 500 mL de glicose 10% + 10 mmol de KCl + 15 U de Actrapid® em 6 horas;
- administração de metoclopramida ou anti-histamínico H_2, na prevenção da aspiração pulmonar secundária à gastroparesia;

> a anestesia medular (raquianestesia, peridural) permite reduzir a atividade simpática secundária ao estímulo cirúrgico;

> em caso de gastroparesia importante:
- eritromicina IV em infusão;
- ± indução em sequência rápida;

> monitoramento da glicemia durante e após a intervenção cirúrgica:
>   - em caso de cirurgias pequenas ou ambulatoriais, retomar os hipoglicemiantes orais ou o tratamento de costume com insulina no dia seguinte à cirurgia ou ainda na mesma noite;
>   - em casos de cirurgia moderada ou grave, administrar insulina de acordo com a glicemia, até a retomada do tratamento habitual, alguns dias mais tarde.

DISAUTONOMIA NEUROVEGETATIVA

DEFINIÇÃO

> A disautonomia neurovegetativa é uma alteração das funções simpáticas e parassimpáticas.

ETIOLOGIAS

> Primária;
> secundária a uma doença do sistema endócrino: diabetes, hipertireoidismo, feocromocitoma;
> secundária a uma doença neurológica: Guillain-Barré, EatonLambert, Shy-Drager;
> secundária à doença sistêmica crônica:
>   - insuficiência renal crônica, artrite reumatoide, lúpus eritematoso, amiloidose, AIDS.

MANIFESTAÇÕES CLÍNICAS

> Hipotensão ortostática;
> transtornos de acomodação (visão borrada);
> diarreia, constipação;
> gastroparesia (refluxo gastroesofágico, saciedade precoce);
> incontinência urinária ou esvaziamento incompleto;
> impotência;
> transpiração excessiva ou insuficiente;
> mucosas secas ou excessivamente úmidas.

AVALIAÇÃO CLÍNICA DA DISAUTONOMIA

■ *Sistema nervoso simpático*

> Mensuração da pressão diastólica, durante a transição do decúbito dorsal para a posição ortostática:
>   - valor normal: aumento > 16 mmHg;
>   - disfunção autonômica: aumento < 10 mmHg;
> mensuração da pressão sistólica durante a transição do decúbito dorsal para a posição ortostática:
>   - valor normal: diminuição < 10 mmHg;
>   - disfunção autonômica: diminuição > 30 mmHg.

■ *Sistema nervoso parassimpático*

> Mensuração da FC na transição do decúbito dorsal para a posição ortostática:
>   - valor normal: aumento da FC > 15 batimentos por minuto;
>   - disfunção autonômica: aumento da FC < 10 batimentos por minuto;
> mensuração da razão do intervalo RR no ECG antes e após a manobra de Valsalva:
>   - valor normal: razão > 1,2;
>   - disfunção autonômica: razão < 1,1.

TRATAMENTO

> Os seguintes medicamentos provaram ser eficazes durante a hipotensão arterial em um quadro de disautonomia neurovegetativa:
> - fludrocortisona;
> - cafeína;
> - AINE;
> - desmopressina.

■ Leituras recomendadas

Diagnosis and classification of diabetes mellitus. *Diabetes Care* 2008;31(Suppl 1): S55-60.

Martinez EA, Williams KA, Pronovost PJ. Thinking like a pancreas: perioperative glycemic control. *Anesth Analg* 2007;104:4-6.

Nemergut EC, Dumont AS, Barry UT et al. Perioperative management of patients undergoing transsphenoidal pituitary surgery. *Anesth Analg* 2005;101:1170-81.

Prys-Roberts C. Phaeochromocytoma–recent progress in its management. *Br J Anaesth* 2000;85:44-57.

Robertshaw HJ, Hall GM. Diabetes mellitus: anaesthetic management. *Anaesthesia* 2006;61:1187-90.

33

Hematologia, produtos sanguíneos e anestesia

J.-P. Haberer, C.-M. Samama, P.-A. Quéloz, E. Albrecht

PRINCÍPIOS FISIOLÓGICOS E FARMACOLÓGICOS

HEMOGLOBINA

> Os glóbulos vermelhos são células desprovidas de núcleo, que contêm hemoglobina;
> a Hb é uma estrutura proteínica tetramérica de 64.000 Da:
> - cada protômero contém:
>   ▲ 1 núcleo heme, que por sua vez é constituído de:
>   ✓ uma protoporfirina;
>   ✓ um ferro ferroso (Fe^{2+});
>   ▲ 1 cadeia de globina polipeptídica. Existem 4 tipos de cadeias:
>   ✓ as cadeias α, codificadas pelo cromossomo 16;
>   ✓ as cadeias β, γ e δ, codificadas pelo cromossomo 11;
> as diferentes Hb são:
> - Hb A1:
>   ▲ a Hb A1 é composta por 2 cadeias α e 2 cadeias β;
>   ▲ representa 97% das Hb adultas;
> - Hb A2:
>   ▲ a Hb A2 é composta por 2 cadeias α e 2 cadeias δ;
>   ▲ representa cerca de 3% das Hb adultas;
> - Hb F ou Hb fetal:
>   ▲ a Hb F é composta de 2 cadeias α e 2 cadeias γ;
>   ▲ representa 50 a 95% da Hb total ao nascer;
>   ▲ esta hemoglobina é substituída pela Hb A1 e Hb A2 entre o 3º e o 6º mês do período neonatal;
> - Hb S:
>   ▲ a Hb S é composta por 2 cadeias α e 2 cadeias S;
>   ▲ esta hemoglobina está presente na anemia falciforme;

> o tempo de vida médio de um glóbulo vermelho é de 120 dias. A degradação do núcleo heme em bilirrubina é feita pelos macrófagos do sistema reticuloendotelial do baço e células de Kupffer no fígado. A bilirrubina liga-se então à albumina, sendo chamada de bilirrubina indireta; é captada pelos ligantes de hepatócitos e sofre uma dupla glicuroconjugação sob a ação da UDPG-transferase (uridina difosfato-glicuronil-transferase) no retículo endoplasmático liso. Tornando-se solúvel, é então excretada nas vias biliares e urina; trata-se da bilirrubina direta:
- a bilirrubina ligada à albumina constitui a bilirrubina não conjugada que, portanto, não é solúvel. É chamada indireta porque inicialmente é necessário utilizar um método para separar a albumina para a dosagem laboratorial;
- a bilirrubina conjugada é a bilirrubina solúvel. É conhecida como direta, pois sua mensuração em laboratório pode ser realizada diretamente;
- o recém-nascido não tem a capacidade de sintetizar o ligante e a UDPG–transferase. Em caso de produção excessiva de bilirrubina, a forma indireta se acumula. A icterícia resultante é fisiológica, mas existe o risco de deposição de bilirrubina no gânglio basal *(kernicterus)*, cujas consequências podem ser a paralisia cerebral, distonia ou vários graus de surdez. Um recém-nascido com icterícia é exposto à luz ultravioleta (comprimento de onda de 440-470 nm), que converte a bilirrubina em fotoisômeros. Estes fotoisômeros são solúveis em água e facilmente excretados na bile e em seguida na urina.

HEMOSTASIA

> A hemostasia é um fenômeno fisiológico autoalimentado e autorregulado. A trombina é a principal enzima;
> a hemostasia inclui mecanismos fisiológicos que:
- previnem hemorragias espontâneas;
- garantem a cessação de hemorragias em caso de ruptura da continuidade da parede vascular;
> a hemostasia é dividida em 3 fases:
- hemostasia primária (formação de um bloqueio plaquetário por adesão e agregação dos trombócitos);
- coagulação (ativação de vários fatores de coagulação);
- fibrinólise:
  ▲ as 2 primeiras etapas permitem a formação de um coágulo fibrinoplaquetário, que obstrui a lacuna vascular. Em seguida, este coágulo é lisado após a ativação do sistema fibrinolítico, permitindo o restabelecimento do fluxo sanguíneo;
> todos os fatores de coagulação são sintetizados no fígado; o fator VIII também é sintetizado no endotélio vascular. A vitamina K é necessária para a síntese hepática dos fatores II, VII, IX e X, bem como para a síntese das proteínas anticoagulantes C e S.

ETAPAS DA HEMOSTASIA

Hemostasia primária

> Após o surgimento de uma lacuna vascular, o sangue circulante é colocado em contato com o subendotélio; ocorrem os seguintes eventos:
- vasoconstrição reflexa imediata;
- afluxo de plaquetas (adesão, ativação, mudança de forma, agregação);
- exposição dos fosfolipídios da membrana, que também atuam amplificando a coagulação;
- intervenção do fator de von Willebrand (FvW), trombina e fibrinogênio. Isso tudo leva ao fechamento da brecha por um trombo branco (ou bloqueio), essencialmente plaquetário.

Coagulação

> A coagulação inicia-se simultaneamente à hemostasia primária;
> envolve os fatores de coagulação. O esquema clássico em Y com a dupla via – a via endógena ou intrínseca (agora conhecida como "via de ativação de contato") e via exógena ou extrínseca (agora conhecida como "via do fator tecidual") – é um conceito ultrapassado. Entretanto, não se pode rejeitá-lo completamente, pois ajuda a entender o estudo da hemostasia *in vitro*, incluindo o tempo de Quick e o tempo de tromboplastina parcial ativada (TTPA), também chamado de tempo de cefalina ativada (TCA) na França;
> o esquema mais atual de hemostasia difere do esquema *in vitro* na fase líquida. O fator desencadeante é a liberação maciça do fator tecidual (FT) em decorrência de um traumatismo vascular ou de sua expressão na superfície das células (principalmente endoteliais e monócitos). O fator tecidual transforma o fator VII em fator VII ativado, por complexação a ele. A partir de então, existem 2 vias para a ativação do fator X, que gera a trombina;
> este sistema de coagulação pode levar à formação explosiva de trombina, que é controlada pelos inibidores. Fisiologicamente, a formação de trombina é inibida e autolimitada pelas "alças de controle", incluindo o TFPI *(tissue factor pathway inhibitor)*, a antitrombina (anteriormente chamada de antitrombina III) e o sistema trombomodulina-proteína C-proteína S. Há também alças de amplificação deste mecanismo extremamente complexo.

Fibrinólise

> A fibrinólise engloba, por sua vez, todos os processos que levam à destruição dos coágulos;
> o plasminogênio (uma pró-enzima inativa) é convertido em plasmina ativa na presença de fibrina, sob a ação de ativadores naturalmente presentes no organismo: especialmente o ativador de plasminogênio tecidual (t-PA) e a uroquinase;
> a proteção contra uma reação fibrinolítica extensa é assegurada pela presença de inibidores circulantes, que agem na ativação do plasminogênio (PAI, *plasminogen activator inhibitor*, inibidor do ativador do plasminogênio) e da plasmina (alfa-2-antiplasmina, alfa-2-macroglobulina).

EXAMES COMPLEMENTARES

Tempo de Quick ou tempo de protrombina (TP):

> o TP mede a via exógena e comum;
> o plasma coletado é incubado com cálcio e tromboplastina tecidual; esta última é composta por apoproteína III e fosfolipídios;
> o normal situa-se entre 12 e 14 segundos e corresponde a um valor de 100%:
> • se o TP é de 50%, a coagulação ocorre em 18 segundos;
> • a monitoração de um tratamento com antivitamínicos K é realizado pelo INR; o resultado é padronizado, considerando o reagente utilizado. O INR é expresso em números sem unidades (normal < 1,5).

Tempo de tromboplastina parcial ativada (= tempo de cefalina ativada)

> O TTPA ou TCA mede a via endógena e comum;
> o plasma coletado é incubado com cálcio e cefalina;
> o normal situa-se entre 21 e 33 segundos.

■ Tempo de trombina

> O plasma coletado é incubado com trombina e é mensurado o tempo de conversão do fibrinogênio em fibrina;
> o normal é entre 16 e 20 segundos.

■ Tempo de sangramento

> O tempo de sangramento é o tempo necessário para a cessação de um sangramento após uma incisão na pele (método de Ivy: incisão no antebraço com manguito de pressão inflado a 40 mmHg);
> este teste foi concebido para evidenciar problemas da hemostasia primária (vaso, plaquetas, fator de von Willebrand):
>   • o teste é normal entre 4 e 8 minutos;
>   • o teste é anormal para um valor superior a 10 minutos. Não é fator preditivo de hemorragia e deve ser reservado apenas para consultas de hemostasia especializada.

■ Tromboelastograma

> Este teste mede as propriedades viscoelásticas de sangue. Não é validada até o momento pelas instâncias internacionais de hemostasia.

■ ACT (Tempo de ativação de coágulo)

> O ACT mede o tempo de coagulação de uma amostra de sangue em um aparelho portátil (Hemochron);
> é utilizado sobretudo em cirurgias com circulação extracorpórea, pois permite atingir uma rápida anticoagulação com heparina;
> 2 mL de sangue são misturados com celite ou caulim;
> o normal está entre 70 e 110 segundos.

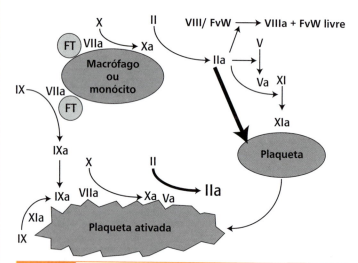

Figura 33.1 Representação esquemática moderna da coagulação, segundo Robert HR, Monroe DM, Olivier JA *et al.* Haemophilia 1998;4:331-4.
FT: fatores teciduais.

MEDICAMENTOS ENVOLVIDOS NA HEMOSTASIA

HEPARINA

> As heparinas são classificadas em não fracionadas (Liquemine®) e fracionadas ou de baixo peso molecular (HBPM, dalteparina = Fragmin®, enoxaparina = Lovenox®, Clexane®, nadroparina = Fraxiparina®);
> as heparinas potencializam o efeito anticoagulante da antitrombina, que inibe principalmente os fatores IIa e Xa;
> a administração da HBPM simplifica o tratamento; tanto para a profilaxia da doença tromboembólica quanto para o tratamento de um evento trombótico, o tratamento consiste em 1 a 2 injeções subcutâneas por dia, dependendo do tipo de HBPM utilizada; não é necessário monitorar os parâmetros de hemostasia. Se necessário, um rigoroso acompanhamento é feito pela mensuração da atividade anti-Xa. Por exemplo, a tromboprofilaxia em um homem de 80 kg é alcançada com 40 mg de enoxaparina (Lovenox®, Clexane®), 1 vez ao dia, por via subcutânea, 12 horas antes ou depois da cirurgia e um tratamento anticoagulante com 80 mg, 2 vezes ao dia, por via subcutânea;
> a HBPM não deve ser utilizada se a depuração renal for menor que 30 mL/minuto, pelo risco de acúmulo; neste caso, o clínico utiliza a heparina não fracionada e deve acompanhar regularmente o TTPA, a fim de ajustar as doses. As doses geralmente situam-se entre 5.000 e 30.000 UI/24 horas por via intravenosa, de acordo com os objetivos terapêuticos (profilaxia da doença tromboembólica ou tratamento da trombose), peso do paciente e TTPA. Em caso de tratamento da trombose, o TTPA deve ser maior que 1,5 a 2,5 vezes o valor controle;
> as heparinas podem produzir trombocitopenias (HIT, TIH = *heparin induced thrombocytopenia*, trombocitopenia induzida pela heparina), razão pela qual se recomenda que seja realizado um hemograma completo antes de iniciar o tratamento.

FONDAPARINUX (ARIXTRA®)

> O fondaparinux é um pentassacarídeo sintético que potencializa o efeito anticoagulante da antitrombina III, sem produzir qualquer alteração nos testes convencionais de hemostasia;
> até o momento, foram relatados apenas 2 ocorrências de trombocitopenias induzidas por este medicamento. O tratamento pode ser iniciado sem a realização de hemograma completo;
> este medicamento é contraindicado em caso de insuficiência renal;
> as doses habituais para uma tromboprofilaxia eficaz são:
  • 2,5 mg por via subcutânea, 1 vez ao dia, 6 a 8 horas após a cirurgia;
> as doses usuais para o tratamento da doença tromboembólica são:
  • 5 mg por via subcutânea, 1 vez ao dia, se o paciente pesar menos de 50 kg;
  • 7,5 mg por via subcutânea, 1 vez ao dia, se o paciente pesar entre 50 e 100 kg;
  • 10 mg por via subcutânea, 1 vez ao dia, se o paciente pesar mais de 100 kg.

ANTIFATOR XA ORAL DIRETO

> Atualmente, existem 2 tipos de antifator Xa oral direto: o rivaroxaban (Xarelto®) e o apixaban;
> o rivaroxaban (Xarelto®) é um derivado oxazolidone, administrado por via oral. É um inibidor seletivo e direto do fator Xa. Associa-se ao fator Xa livre e ligado ao coágulo. Sua meia-vida é de 9 a 13 horas, sendo que 2/3 são eliminados pelos rins. É um potente anticoagulante, indicado para a profilaxia do tromboembolismo na cirurgia ortopédica de grande porte, na dose de 10 mg/dia, independentemente do peso do paciente. Não é necessário nenhum ajuste de dose em caso de insuficiência renal, se a depuração for maior

que 30 mL/minuto. Abaixo de 30 mL/minuto, o rivaroxaban não deve ser administrado;

> o apixaban também é um anti-fator Xa direto reversível, ativo, administrado por via oral. Sua eliminação é original, 1 vez que 25% dela é renal e 75% é feita pelo metabolismo hepático e excreção hepatobiliar. Este é um medicamento em fase de desenvolvimento.

DABIGATRAN (PRADAXA®)

> O dabigatran (Pradaxa®) é um inibidor não peptídico da trombina, administrado por via oral. Administrado sob a forma de etexilato de dabigatran, um pró-fármaco, é ativado por via oral, após hidrólise em dabigatran no organismo. Sua meia-vida terminal é de 14 a 17 horas e sua eliminação é renal;

> o dabigatran é aprovado para a prevenção do tromboembolismo venoso em pacientes submetidos a cirurgia de artroplastia do joelho ou quadril. São utilizadas 2 doses de dabigatran: 150 mg por via oral, 1 vez ao dia, e 220 mg por via oral, 1 vez ao dia, com uma meia dose administrada 1 a 4 horas após a cirurgia.

ANTAGONISTAS DA VITAMINA K

> Os antagonistas da vitamina K são anticoagulantes orais para o tratamento de longo prazo; exigem monitoração do INR e ajuste regular da prescrição. O INR deve ser entre 2 e 3 ou mais, em casos específicos;

> eles bloqueiam a síntese de fatores de coagulação que necessitam de vitamina K (fatores II, VII, IX, X); bloqueiam ainda a síntese de alguns inibidores da coagulação, como as proteínas C e S;

> o tratamento eficaz é atingido após um período de, ao menos, 5 dias; a fase inicial do tratamento é marcada por um estado transitório de hipercoagulabilidade, pela meia-vida curta da proteína C; o tratamento é iniciado quando é obtida uma anticoagulação eficaz com heparina;

> os antagonistas da vitamina K são derivados da indandiona (Previscan®) ou cumarina (Coumadin®, Sintrom®); são contraindicados na gestação, em razão dos efeitos teratogênicos;

> a administração de antagonistas da vitamina K deve ser interrompida alguns dias antes da cirurgia ou endoscopia. Até a intervenção, a substituição é realizada pela heparina não fracionada (requer hospitalização) ou HBPM, cuja última dose é administrada 24 horas antes da cirurgia.

DANAPAROIDE SÓDICO (ORGARAN®)

> Este medicamento é uma complexa mistura de glicosaminoglicanas não heparínicas;

> a meia-vida é longa (cerca de 25 horas), com eliminação renal; não há antídoto;

> em caso de tromboprofilaxia, as doses vão de 750 UI [2 vezes ao dia, por via subcutânea (paciente < 90 kg)] a 1.250 UI [2 vezes ao dia (paciente > 90 kg)]; a dose pediátrica é de 10 UI, 2 vezes ao dia, por via subcutânea;

> o controle do efeito anticoagulante ou adaptação da posologia é realizada com base na determinação do anti-fator Xa;

> deve ser realizado um hemograma completo, 1 vez ao dia.

DESIRUDINA (REVASC®, NÃO COMERCIALIZADO NA SUÍÇA)

> Este medicamento é uma hirudina recombinante;
> sua meia-vida é de 3 horas e 50% do medicamento é eliminado pela urina; não há antídoto;
> em caso de tromboprofilaxia, as doses são de 15 mg, 2 vezes ao dia; o TTPA é monitorado.

LEPIRUDINA (REFLUDAN®)

> Este medicamento é uma hirudina recombinante;
> sua meia vida é de 60 minutos e sua eliminação é renal; não há antídoto;
> 50% dos pacientes desenvolvem anticorpos anti-huridina, que afetam a eliminação, mas não a atividade do medicamento;
> em caso de TIH, a dose é uma infusão intravenosa contínua de 0,15 mg/kg/hora; o TTPA é monitorado e deve estar entre 1,5 e 3 vezes o valor-controle.

ÁCIDO TRANEXÂMICO (EXACYL®, CYKLOKAPRON®)

> O ácido tranexâmico é um análogo da lisina, que se liga reversivelmente ao plasminogênio e inibe a conversão do plasminogênio em plasmina;
> este medicamento antifibrinolítico é cada vez mais utilizado na cirurgia cardíaca e ortopédica para reduzir as perdas sanguíneas com a retirada da aprotinina (Trasylol®); tem baixo custo, é pouco alergênico, não produz disfunção renal e não aumenta a incidência de tromboembolismo;
> exemplos de esquemas de prescrição (atenção, a dose deve ser reduzida em caso de insuficiência renal):
> - cirurgia ortopédica: 2 *bolus* de 10 a 15 mg/kg (2 doses de 1 g) IV, com 3 horas de intervalo em adultos;
> - cirurgia ortopédica: um *bolus* de 15 mg/kg, seguido de infusão contínua de 10 mg/kg/hora até a 12ª hora;
> - cirurgia cardíaca: um *bolus* de 15 mg/kg, em infusão de 100 mL de NaCl 0,9%, antes da abertura do pericárdio; em seguida, outra dose de 15 mg/kg após a administração de protamina. Uma 3ª dose de 15 mg/kg, seguida por uma infusão de 10 mg/kg/hora é prescrita em caso de necessidade. A dose máxima recomendada é de 100 mg/kg;
> - cirurgia cardíaca pediátrica: um *bolus* de 50 mg/kg antes da abertura do pericárdio; em seguida, um *bolus* de 50 mg/kg após administração da protamina.

APROTININA (TRASYLOL®)

> Este medicamento antifibrinolítico é menos utilizado em razão do aumento do risco de eventos tromboembólicos, insuficiência renal e pelo seu potencial alergênico: o risco de choque anafilático é alto, especialmente nos casos de exposição prévia nos últimos meses;
> a prescrição habitual é de um *bolus* de 1 a 2 MUI IV, 30 minutos antes da incisão, seguida por uma infusão contínua de 0,5 MUI/hora até o final da intervenção.

DOENÇAS E IMPLICAÇÕES ANESTÉSICAS

DOENÇAS DA HEMOGLOBINA

TALASSEMIAS

Essas doenças autossômicas recessivas são divididas em talassemia α e talassemia β, conforme a redução da síntese da globina afeta a globina α ou globina β.

■ Talassemia α

> Há supressão de 1 a 4 genes codificados pelas cadeias α. A diminuição das cadeias α aumenta a síntese das cadeias β e γ:
>   - uma deleção dos 4 genes é incompatível com a vida (anasarca fetal), porque o feto é incapaz de produzir Hb F, Hb A1 ou Hb A2:
>   ▲ por outro lado, há formação de Hb de Bart, um tetrâmero de cadeia γ (γ 4);
>   - doença da Hb H (supressão de 3 genes α):
>   ▲ a anemia é do tipo microcítica hipocrômica: 6 a 11 g/dL;
>   ▲ a eletroforese de Hb evidencia uma Hb H (tetrâmeros de β). Esta Hb precipita nos eritrócitos, que são então eliminados pelo sistema reticuloendotelial;
>   - traço de talassemia α (supressão de 1 ou 2 genes α):
>   ▲ em alguns casos, há uma anemia moderada do tipo microcítica hipocrômica.

■ Talassemia β

> Há supressão de 1 a 4 genes codificados pelas cadeias β. A diminuição das cadeias α aumenta a síntese de cadeias α e γ;
> homozigótica, talassemia β maior:
>   - há uma ausência total da cadeia β;
>   - os fetos e recém-nascidos até os 3 a 6 meses de idade não apresentam problemas, já que possuem principalmente a Hb fetal, mas eventualmente desenvolvem anemia hemolítica grave, hepatoesplenomegalia e morrem antes do 3º decênio por hemocromatose miocárdica;
> heterozigótica, talassemia β menor:
>   - esta lesão menos grave é geralmente limitada a uma anemia crônica microcítica hipocrômica, que não requer nenhum tratamento;
>   - há um aumento da Hb A2 e Hb F.

■ Manifestações clínicas

> Hemocromatose, secundária à sobrecarga de ferro resultante das múltiplas transfusões:
>   - hemocromatose miocárdica (insuficiência cardíaca, arritmias);
>   - distúrbios da coagulação;
>   - insuficiência hepática;
>   - diabetes;
>   - hipotireoidismo;
>   - hipoparatireoidismo;
>   - insuficiência suprarrenal;

> hipertrofia da medula óssea:
  - a hipertrofia dos maxilares, secundária à hipertrofia da medula óssea, pode tornar difícil a entubação endotraqueal;
> hiperesplenismo:
  - risco de trombocitopenia e aumento do risco de infecção;
> aloimunização, secundária às múltiplas transfusões;
> anemia, manifestada por:
  - dispneia, diminuição da tolerância ao esforço, *angina pectoris*;
  - taquicardia, hipotensão arterial, pulso irregular, palidez de mucosas;
  - cefaleias, tonturas.

■ Tratamento
> Transfusão de concentrados de glóbulos vermelhos para manter a Hb acima de 9 a 10 g/dL; Os concentrados de glóbulos vermelhos são lavados para reduzir o risco de aloimunização anti-HLA;
> quelação do ferro pela administração de deferoxamina (Desferal), subcutânea ou IV;
> vacinação contra a hepatite B;
> esplenectomia se as necessidades de sangue tornarem-se excessivas;
> transplante de medula óssea, doada por um irmão ou irmã HLA compatível;
> tratamento das complicações sistêmicas da hemocromatose.

■ Implicações anestésicas

Pré-operatório
> Avaliar a necessidade de transfusão pré-operatória;
> avaliar uma eventual entubação difícil em decorrência da hipertrofia dos maxilares;
> avaliar a função cardíaca e hemostasia.

Equipamento
De acordo com a gravidade da doença e a importância da cirurgia.

Conduta anestésica
> Mobilização prudente dos pacientes, em decorrência da fragilidade óssea (risco de fraturas);
> risco de instabilidade hemodinâmica na indução em caso de cardiomiopatia;
> mensuração regular da concentração de Hb;
> manutenção de um débito cardíaco elevado.

ANEMIA FALCIFORME (DREPANOCITOSE)

■ Definição
> A anemia falciforme é uma hemoglobinopatia de origem genética e transmissão autossômica recessiva; sua hemoglobina patológica é chamada de hemoglobina S.

■ Considerações gerais
> As síndromes falciformes apresentam-se em várias formas:
  - forma homozigótica: Hb SS (S = *sickle* = foice);
  - forma heterozigótica ou traço falciforme: Hb AS, que corresponde a 50% de Hb S e 50% de Hb A;
  - formas heterozigóticas compostas: mutação falciforme, associada a outra mutação na cadeia β (Hb SC) ou talassemia (Hb S-β talassemia);

> a anemia falciforme causa uma anemia hemolítica (a meia-vida dos eritrócitos é muito diminuída) do tipo regenerativa (aumento dos reticulócitos) em pacientes homozigotos (Hb SS); a concentração de Hb média é de 7 a 9 g/dL;
> o diagnóstico é confirmado por uma eletroforese de hemoglobina;
> a expectativa de vida melhorou. Atualmente, a duração média de vida é de 40 a 45 anos. Os pacientes morrem de insuficiência cardíaca, insuficiência respiratória ou acidente vascular encefálico;
> a Hb S confere alguma proteção contra a malária, o que explica a alta incidência de anemia falciforme na África;
> os pacientes heterozigotos (Hb AS) não apresentam anemia e as complicações são raras;
> a incidência é grande também no restante da população negra:
  • homozigotos: 0,5% dos negros americanos;
  • heterozigotos: 10% dos negros americanos, 10 a 12% nas Antilhas francesas.

■ Fisiopatologia

> A valina substitui o ácido glutâmico na posição 6 da cadeia β, que contém 146 aminoácidos.
> a hemoglobina Hb S é insolúvel e instável, resultando em anemia hemolítica. Uma diminuição na PO_2 de 40 a 45 mmHg (SpO_2 de cerca de 85%) leva à polimerização da Hb; esta polimerização leva à deformação das hemácias, que têm a aparência de uma foice (falciforme); a falciformização aumenta a viscosidade sanguínea e contribui para a obstrução dos capilares (formação de tromboses, infarto dos tecidos); a reserva funcional de diversos órgãos diminui;
> a polimerização também pode ser desencadeada por acidose, hipotermia, desidratação e estase vascular;
> a lesão do endotélio vascular provoca uma reação inflamatória crônica; esta lesão desempenha um papel importante na instalação das lesões em órgãos periféricos e no desencadeamento de crises agudas; os fatores desencadeantes, como a hipotermia, hipoxemia e acidose, desempenham um papel menos importante;
> as transfusões múltiplas de glóbulos vermelhos aumentam a incidência de aloimunização; um fenótipo estendido (Rhesus, Kell, Lewis) deve ser determinado.

■ Manifestações clínicas

> As complicações agudas são:
  • crises vaso-oclusivas ou doença falciforme:
    ▲ os fatores predisponentes são hipóxia, acidose, desidratação, frio e infecções;
    ▲ essa crise é também chamada de "crise dolorosa" (muito comum na adolescência), por causa da dor intensa secundária ao infarto da medula óssea nas regiões periarticulares da pélvis e tórax;
    ▲ o tratamento é apenas sintomático:
      ✓ aquecimento do paciente;
      ✓ O_2;
      ✓ líquidos IV;
      ✓ analgésicos (opioides);
      ✓ antibióticos;
  • agravamento da anemia; uma diminuição brusca da Hb (diminuição ≥ 2 g/dL) deve fazer com que se investigue as seguintes complicações:
    ▲ sequestro esplênico agudo, especialmente em crianças pequenas (entre 5 meses e 2 anos) que necessitam de transfusão de urgência;

- eritroblastopenia aguda, causada por infecção pelo parvovírus B19;
- necrose papilar extensa, que se manifesta por pancitopenia, dores ósseas ou elevação da LDH (lactato desidrogenase);
- acidente de aloimunização pós-transfusão, que pode ocorrer vários dias após a transfusão;
- deficiência aguda de folatos;
• uma síndrome torácica aguda *(acute chest syndrome)*, secundária à oclusão vascular pulmonar; essa síndrome se manifesta por dores torácicas, estado febril > 38,5°C, tosse, sibilos ou infiltrado pulmonar de maior ou menor extensão em diversos lobos. O tratamento inclui oxigenoterapia, hidratação e antibióticos em caso de infecções secundárias. A mortalidade está entre 2 e 12%;
> as consequências sistêmicas crônicas são:
  • cardiovasculares:
    - insuficiência cardíaca global;
  • respiratórias:
    - infarto pulmonar, hipertensão pulmonar, insuficiência respiratória crônica;
  • cerebrais:
    - acidentes vasculares encefálicos isquêmicos;
  • renais:
    - necrose papilar renal, síndrome nefrótica, insuficiência renal crônica;
  • digestórias:
    - colite isquêmica, cirrose (hepatite viral, infarto, colestase, sobrecarga de ferro relacionada com transfusões), litíase biliar (aumento da bilirrubina por hemólise);
  • esplênicas:
    - asplênia funcional aos 6 anos de idade, consecutiva a infartos repetidos, o que aumenta o risco de infecção; a vacina pneumocócica é recomendada;
  • cutâneas:
    - úlceras de perna;
  • ósseas:
    - osteonecrose da cabeça do fêmur, osteomielite, dactilite;
  • oculares:
    - retinopatia, hemorragia vítrea.

■ *Implicações anestésicas*
> O risco cirúrgico depende da extensão da intervenção, antecedentes de acidentes associados à doença falciforme e lesão de órgãos periféricos (coração, pulmões, rins, cérebro);
> a necessidade de uma transfusão pré-operatória deve ser avaliada caso a caso: não é sistemática; a transfusão de troca total é rara; a transfusão de troca parcial (30 a 50 mL/kg) é mais frequentemente praticada; a transfusão de concentrados de glóbulos vermelhos de Hb A permite reduzir a concentração de Hb S (< 30% para procedimentos de grande porte). Para procedimentos de grande porte, a concentração de hemoglobina deve ser de, ao menos, 10 g/dL, em média;
> o paciente deve receber infusão de soro durante o período de jejum pré-operatório, para evitar a desidratação;
> o equipamento deve incluir:
  • um cateter arterial (a pressão arterial é mais baixa que a normal para a idade);
  • um ECG com 5 derivações com análise do segmento ST;
  • sonda vesical;
  • monitoramento da temperatura central;

- na medida do possível, deve-se evitar o uso do torniquete;
- nenhum produto ou técnica de anestesia apresenta uma vantagem ou desvantagem relevante em pacientes com doença falciforme;
- durante o procedimento, deve-se:
  - realizar análises periódicas da concentração de Hb;
  - manter um débito cardíaco elevado;
  - evitar hipoxemia, acidose, hipotermia e hipovolemia:
    - o papel da hipóxia no desencadeamento de crises falciformes tem sido exagerado; na verdade, não há nenhuma prova formal de uma relação causal; além disso, quando a doença progride, os pacientes sofrem de hipoxemia crônica: as medidas habituais de prevenção da hipóxia são geralmente suficientes; não é necessário proceder a uma ventilação com uma FiO_2 excessiva, nem prescrever oxigenoterapia pós-operatória prolongada;
- o tratamento da dor pós-operatória é assegurado pelo paracetamol, opioides ou anestesia regional; neste último caso, devem ser utilizados anestésicos locais sem adrenalina;
- deve ser prescrito um tratamento para prevenção da doença tromboembólica; há um aumento do risco de tromboses venosas.

Cirurgia cardíaca e neurocirurgia
- O uso de hipotermia é possível; os concentrados de glóbulos vermelhos são transfundidos em função da concentração de Hb S, hematócrito e antecedentes do paciente.

Obstetrícia
- Durante a gravidez, as complicações são mais frequentes (crise vaso-oclusiva, aborto espontâneo, retardo de crescimento intrauterino, parto prematuro, infecção pós-parto);
- é recomendada a analgesia peridural;
- a transfusão de troca parcial deve ser discutida em caso de gravidez complicada.

METEMOGLOBINEMIA

- A metemoglobinemia resulta da oxidação do átomo de ferro do núcleo heme na hemoglobina:
  - o ferro ferroso (Fe^{2+}) é convertido em ferro férrico (Fe^{3+});
  - em condições normais, o sangue contém uma baixa concentração de metemoglobina (metHb ≤ 1%); a metHb é reduzida em Hb por uma enzima chamada NADH-citocromo b5 redutase (NADH = nicotinamida adenina dinucleotídeo).

■ Etiologia
- Metemoglobinemias hereditárias:
  - déficit de NADH-citocromo b5 redutase; existem 2 tipos:
    - tipo I, benigno, que consiste em um déficit limitado de glóbulos vermelhos; manifesta-se por uma cianose isolada;
    - tipo II, déficit generalizado; a cianose está associada a uma encefalopatia progressiva precoce e grave;
  - hemoglobinopatias M (Hb M Iwate, Hb M Boston);
- metemoglobinemias adquiridas:
  - anestésicos locais: prilocaína (dose máxima 600 mg), por seu metabólito, a toluidina (EMLA®, principalmente em recém-nascidos e crianças), benzocaína (anestésico local utilizado por gastroenterologistas na endoscopia gástrica);

- nitroglicerina, nitroprussiato de sódio, fenitoína, dapsona, antimaláricos, metoclopramida, riluzol, tóxicas (clorato), nitritos e nitratos.

■ Consequências
> A metemoglobina não fixa o O_2;
> a curva de dissociação da Hb é deslocado para a esquerda;
> uma cianose é observada quando a taxa de metemoglobina é de 8 a 12%;
> a oximetria de pulso superestima a SpO_2, pois não mensura a metemoglobina; esquematicamente, se a taxa de metHb é > 10%, a SpO_2 apresentada é de cerca de 85%, independentemente da SaO_2 real; para a taxa de metHb < 10%, a SaO_2 superestima a SaO_2 real em cerca de metade do valor em % da metHb; por outro lado, a PaO_2 mensurada pela gasometria arterial é exata.

■ Diagnóstico
> Sangue com coloração marrom chocolate;
> espectrofotometria do sangue: pico de absorção específico máximo de 630 nm;
> CO-oxímetro: espectrofotômetro que utiliza múltiplos comprimentos de onda e que mensura a HbO_2, carboxiemoglobina e metHb; o CO-oxímetro também mensura a SaO_2, enquanto os analisadores de gás-padrão calculam somente a SaO_2;
> evidencia-se o déficit de citocromo b5 redutase e estudo genético das formas hereditárias.

■ Tratamento
> Vitamina C (ácido ascórbico) para as metHb hereditárias:
  - posologia: 300 a 600 mg/dia em doses fracionadas;
> azul de metileno:
  - o azul de metileno atua como um cofator da metemoglobina reductase; ele ativa esta enzima quando a glicose-6-fosfato desidrogenase (G6PD) é normal; o azul de metileno é contraindicado em casos de deficiência de G6PD, pois pode causar anemia hemolítica;
  - solução a 1%: 1 a 2 mg/kg em 3 a 5 minutos; a cianose desaparece em 15 a 20 minutos. A administração de azul de metileno pode ser repetida, sem exceder a dose total de 5 a 7 mg/kg;
  - este produto não é eficaz nas hemoglobinopatias M;
  - observação: o azul de metileno diminui temporariamente a SpO_2 mensurada pela oximetria de pulso;
  - nas formas graves: oxigenoterapia hiperbárica, transfusão de troca.

■ Implicações anestésicas
> Evitar medicamentos que favoreçam a oxidação do ferro férrico;
> evitar a alcalose e acidose respiratória;
> utilizar o azul de metileno; cuidado para não administrar o tratamento profilático de rotina, já que ele pode induzir a uma metemoglobinemia;
> a anestesia pode ser realizada de acordo com os algoritmos de costume.

PORFIRIAS

■ Definição
As porfirias são doenças hereditárias associadas a uma deficiência de enzimas envolvidas na síntese do núcleo heme. A transmissão é geralmente autossômica dominante.

Fisiopatologia
> O déficit enzimático leva a uma síntese, acumulação e aumento da excreção de porfirinas ou de seus precursores; a eliminação é pela urina e fezes;
> a etapa inicial da síntese do núcleo heme é a condensação de 2 moléculas de ácido delta aminolevulínico (ALA), que forma o porfobilinogênio (PBG), sob a ação da ALA-sintetase; o heme exerce um *feedback* negativo na ALA sintase; este fenômeno é bem regulado em indivíduos normais; em pacientes com porfiria, a quantidade de heme produzida é insuficiente para exercer um *feedback* eficaz, que leva à superprodução de ALA sintetase e acúmulo de precursores do heme.

Manifestações clínicas
> As porfirias são divididas em porfirias eritropoiéticas e hepáticas: apenas as variantes hepáticas representam problemas anestésicos; as 4 porfirias hepáticas agudas são:
>   - porfiria aguda intermitente, a mais frequente: déficit de PBG deaminase;
>   - coproporfiria hereditária: déficit de coproporfirinogênio oxidase;
>   - porfiria *variegata*: déficit de protoporfirinogênio oxidase;
>   - porfiria por deficiência da ALA desidratase (rara);
> as crises agudas de porfiria são desencadeadas por:
>   - fadiga;
>   - infecção;
>   - álcool;
>   - certos medicamentos porfirinogênicos (p. ex., o tiopental).
> os sinais clínicos são:
>   - dores abdominais;
>   - distúrbios neurológicos e psicológicos (convulsões, paralisia ascendente flácida);
>   - hiponatremia.

Diagnóstico
> Urina com coloração vermelha "de vinho do porto", que aparece gradualmente quando exposta à luz;
> dosagem dos precursores do heme (ALA e PBG) na urina.

Tratamento da crise
> Medidas sintomáticas:
>   - hidratação;
>   - infusão de soro glicosado 10% (ao menos 300 g/24 horas);
>   - analgesia;
> tratamento específico com hemina humana (Normosang®, Orphan Europe):
>   - a posologia é de 3 mg/kg/dia por 4 dias, mas não deve ultrapassar 250 mg/24 horas;
>   - este medicamento suprime a ALA sintase por *feedback* negativo e diminui a síntese de porfirina e seus precursores tóxicos;
>   - o tratamento é muito efetivo para a dor, mas tem pouco efeito nas doenças neurológicas, quando elas estão instaladas.

Implicações anestésicas
> Os medicamentos que devem ser evitados são:
>   - anestésicos gerais: tiopental, etomidato, cetamina (±);
>   - anestésicos halogenados: enflurano, halotano (±);
>   - anestésicos locais: prilocaína (não comercializada na França), mepivacaína;

- analgésicos: alguns medicamentos anti-inflamatórios não esteroidais (diclofenaco, ibuprofeno, cetorolaco), dextropropoxifeno, tramadol;
- benzodiazepínicos: alprazolam, diazepam, clorazepato;
- outros medicamentos (lista não completa): amiodarona, captopril, clonidina, econazole, eritromicina, fluvoxamina, gabapentina, nifedipina, fenitoína, ranitidina, teofilina, tolbutamida, valproato de sódio, urapidil;

> os medicamentos anestésicos permitidos são:
- anestésicos gerais: propofol (Diprivan®, Disoprivan®);
- anestésicos voláteis: desflurano (Suprane®), sevoflurano (Sevorane®);
- todos os curares;
- analgésicos: morfina, fentanil (Fentanil®, Sintenyl®) e seus derivados;
- anestésicos locais: lidocaína (Xilocaína®), bupivacaína (Marcaine®) (não há dados para a ropivacaína);
- outros: neostigmina (Prostigmina®, Prostigmina®), atropina, naloxona (Narcan®).

Caso especial
Na analgesia epidural obstétrica é possível utilizar bupivacaína, levobupivacaína, ropivacaína e morfínicos lipossolúveis.

Observação
Não é possível estabelecer uma lista completa dos medicamentos potencialmente perigosos ou medicamentos permitidos (nenhuma das listas publicadas é de consenso); para a anestesia, é aconselhável utilizar um número limitado de medicamentos, cuja segurança seja comprovada; em caso de dúvidas, aconselha-se consultar o site: *http://www.orpha.net*.

DOENÇAS DA HEMOSTASIA

SÍNDROME HEMORRÁGICA: DIAGNÓSTICO DIFERENCIAL

■ Anomalias plaquetárias
> Anomalias quantitativas (trombopenias):
- diluição;
- sequestro esplênico;
- destruição:
  - ▲ medicamentos: heparina, álcool, diuréticos tiazídicos, furosemida, paracetamol, aspirina, quinina, antibióticos;
- púrpura trombocitopênica idiopática (PTI): mecanismo imunológico;
- púrpura trombocitopênica trombótica (PTT);
- insuficiência de produção:
  - ▲ leucemia, anemia aplástica, quimioterapia, deficiência de vitamina B12 ou folatos;
  - ▲ septicemia;
  - ▲ câncer;
- consumo:
  - ▲ coagulação intravascular disseminada;

> anormalias qualitativas:
- doença de von Willebrand:
  - ▲ lesão de adesão;
- síndrome de Bernard-Soulier:
  - ▲ déficit no complexo de glicoproteínas de superfície;
  - ▲ ausência de adesão das plaquetas ao subendotélio;
- trombastenia de Glanzmann:
  - ▲ ausência de agregação plaquetária.

Distúrbios dos fatores de coagulação

> Anomalias congênitas:
- hemofilia A (déficit do fator VIII), B (déficit do fator IX);
- déficit de fibrinogênio;

> anomalias adquiridas:
- carência de vitamina K;
- hepatopatia;
- anticoagulante circulante (p. ex., anticorpos anticardiolipina no lúpus);
- coagulação intravascular disseminada.

Tabela 33-1 Testes diagnósticos de algumas diáteses hemorrágicas

	Púrpura trombocitopênica idiopática	CIVD	Von Willebrand	Hemofilia A, B	Antagonistas da vitamina K
Contagem de plaquetas	↓	↓	Normal	Normal	Normal
Tempo de sangramento	↑	↑	↑	Normal	Normal
TP	Normal	↓	Normal	Normal	↓
TTPA	Normal	↑	↑	↑	↑/Normal

Observação

> A trombopenia é uma contagem de plaquetas < 150.000/mm^3; as hemorragias espontâneas geralmente ocorrem quando a contagem de plaquetas é < 20.000/mm^3; de acordo com o tipo de cirurgia, a contagem de plaquetas deve estar entre 50.000/mm^3 e 100.000/mm^3;

> as alterações plaquetárias geralmente causam hemorragias cutâneas ou nas mucosas:
- petéquias;
- equimoses;
- púrpura;
- epistaxe;
- hemorragia do trato gastrointestinal;
- metrorragias;

> as lesões dos fatores de coagulação induzem a hemorragias mais profundas:
- hemorragias musculares;
- hemorragias articulares;

> as doenças hepáticas induzem a distúrbios da coagulação pelos seguintes mecanismos:
- diminuição da síntese dos fatores de coagulação;
- trombocitopenia por sequestro esplênico, secundário à hipertensão portal;
- coagulação intravascular disseminada.

COAGULAÇÃO INTRAVASCULAR DISSEMINADA

> Esta síndrome é secundária à ativação sistêmica e excessiva da coagulação e fibrinólise, encontrada nas diferentes situações listadas abaixo.

Etiologias

> Infecções graves;
> liberação de ativadores da coagulação:
- tumor;
- embolia gordurosa;

- traumatismo;
- descolamento de placenta;
- morte intrauterina;
> lesão endotelial:
- queimadura;
- choque;
- vasculite.

■ Fisiopatologia
> A ativação do sistema de coagulação e da fibrinólise tem como consequência:
- uma formação exagerada de trombina e fibrina;
- um consumo dos fatores de coagulação;
- um consumo de plaquetas;
- uma trombose de pequenos vasos;
- hemorragias teciduais.
> além disso, a anemia está frequentemente associada.

■ Diagnóstico
> O diagnóstico combina dímeros D > 500 μg/L a um critério principal ou 2 critérios menores;
> os critérios principais são plaquetas < 50 G/L e TP < 50%;
> os critérios menores são plaquetas entre 50 e 100 G/L, TP entre 50 e 65% e fibrinogênio < 1 g/L;
> os dímeros D são um produto da degradação da fibrina.

■ Tratamento
> O tratamento inicial é causal: correção da acidose, hipovolemia, hipoxemia, choque;
> administração de plasma fresco congelado, concentrado plaquetários, concentrado de hemácias.

■ Implicações anestésicas
> As cirurgias eletivas e anestesias locorregionais são contraindicadas; são viáveis somente as cirurgias urgentes, sob anestesia geral;
> antes da cirurgia, os distúrbios de coagulação podem ser controlados pela administração de plasma fresco congelado ou concentrados plaquetários.

DOENÇA DE VON WILLEBRAND (FATOR DE VON WILLEBRAND = FvW)

> As funções do FvW são:
- estabilização e transporte do fator VIII;
- papel importante na adesão plaquetária;
- papel secundário na agregação plaquetária;
> a doença de von Willebrand é uma condição autossômica dominante, que ocorre em 3 tipos:
- tipo I: redução quantitativa do FvW;
- tipo II: lesão qualitativa do FvW;
- tipo III: ausência do FvW (muito raro).

■ Implicações anestésicas
> Agendar um consulta hematológica;
> administrar desmopressina (0,3 μg/kg em 250 mL de NaCl 0,9%, por 20 minutos) 1 hora antes da cirurgia, apenas para o tipo I, em estreita colaboração com o laboratório de hemostasia; atenção: a desmopressina é contraindicada na doença do tipo II;

> administrar o FvW recombinante (se estiver a mais de 12 horas de antecedência da cirurgia), isoladamente (Wilfactin®) ou em combinação com o fator VIII (Willstart®, Haemate HS®);
> o benefício da anestesia locorregional medular ou periférica deve ser cuidadosamente avaliado; na dúvida, não utilizar.

HEMOFILIA

> A hemofilia é uma doença recessiva ligada ao cromossomo X, que afeta principalmente os homens:
> • 2/3 dos casos são de mãe portadora do gene defeituoso e pai saudável;
> • 1/3 dos casos resulta de nova mutação espontânea;
> existem 2 tipos de hemofilia:
> • hemofilia A: deficiência do fator VIII (80 a 85% dos hemofílicos);
> • hemofilia B: deficiência do fator IX (15 a 20% dos hemofílicos);
> a doença é classificada em:
> • forma insignificante: atividade do fator deficitário > 30%;
> • forma leve: atividade do fator deficitário entre 5 a 30%;
> • forma moderada: atividade do fator deficitário entre 1 a 5%;
> • forma grave: atividade do fator deficitário < 1%.

■ Implicações anestésicas

> Organizar uma consulta hematológica;
> administrar fator VIII ou IX humano ou recombinante (fator VIII humano: Factane®, Monoclate P®; fator IX humano: BetaFact®, Mononine®; fator VIII recombinante: Advate®, Helixate NexGen®, Kogenate Bayer®, Recombinate®, ReFacto®; fator IX recombinante: BeneFIX®);
> 5 a 15% dos doentes desenvolvem anticorpos contra o fator VIII ou IX;
> a administração de 1 UI/kg do fator deficiente aumenta sua taxa sanguínea em 1%;
> o objetivo é atingir níveis de fator entre 40 e 70% antes da cirurgia;
> administrar desmopressina para os hemofílicos A leves e insignificantes;
> administrar fator VIIa recombinante (Novoseven®) ou fatores de coagulação Feiba (fatores que atuam ignorando os inibidores do fator VIII) para os pacientes que apresentam anticorpos antifator VIII ou IX;
> a administração de PFC (plasma fresco congelado) não é indicada na presença de uma insuficiência de fator.

CARÊNCIA DE VITAMINA K

■ Etiologias

> Redução do aporte;
> má absorção;
> antibióticos (inibição da flora bacteriana);
> antagonistas da vitamina K.

■ Implicações anestésicas

> Em caso de cirurgia de emergência:
> • administração de complexo protrombínico (fatores II, VII, IX, X) (na França: Kaskadil®, na Suíça: Feiba®, Prothromplex®):
>   ▲ posologia: 20 UI/kg de PPSB, expressa em unidades de fator IX, em geral 1.200 a 2.400 UI, repetida após 6 a 12 horas;
>   ▲ o TP deve ser de ao menos 50%;

- 2 a 4 unidades de plasma fresco congelado, somente se a PPSB *(prothrombin-proconvertin-stuart fator-antihemophilic fator B)* não estiver disponível;
> em caso de cirurgia eletiva:
- fitomenadiona (vitamina K de síntese, Konakion® na Suíça, Vitamine K1 Roche® na França);
- a administração oral ou intramuscular produz menos reações alérgicas que a administração intravenosa; a última é reservada apenas às emergências;
- posologia: 5 a 20 mg; verificar o TP, 8 a 12 horas mais tarde.

TROMBOCITOPENIA INDUZIDA PELA HEPARINA

> Existe uma forma menor precoce (tipo I), por aumento da agregação e uma forma maior, por um mecanismo imunológico (tipo II), que ocorre 5 a 7 dias após a administração da heparina;
> a forma principal é grave; a heparina forma complexos com o PF4 (fator plaquetário 4) e ativa o sistema imunológico. Há secreção de anticorpos IgG anti-heparina-PF4. Os complexos IgG heparina-PF4 produzem um estado de hipercoagulabilidade por ativação plaquetária e endotelial, que leva à formação de tromboses;
> o diagnóstico de TIH II é suspeitado quando os pacientes apresentam uma trombocitopenia associada ou 1 ou mais tromboses arteriais ou venosas; também podem ocorrer manifestações sistêmicas poucos minutos após a injeção de heparina (febre, taquicardia, dispneia, dores torácicas, hipertensão arterial);
> o diagnóstico de TIH é confirmado por um ensaio imunoenzimático ELISA (detecção de anticorpos anti-heparina-PF4 na presença de heparina); há também um teste funcional, mais difícil de realizar, que demonstra a ativação das plaquetas controle pelo soro do paciente na presença de uma determinada concentração de heparina;
> o tratamento consiste em interromper as heparinas e administrar danaparoide sódico (Orgaran®) ou lepirudina (Refludan®), se um tratamento anticoagulante for indispensável; os antagonistas da vitamina K não devem ser administrados inicialmente, porque nestas condições agravariam a hipercoagulabilidade adquirida; são prescritos somente após a normalização da contagem de plaquetas.

■ *Implicações anestésicas*
> Somente as cirurgias de urgência são viáveis, sob anestesia geral;
> um paciente com antecedentes de TIH II deve deixar de receber heparina; a profilaxia do tromboembolismo requer um tratamento com danaparoide sódico (Orgaran®) ou lepirudina (Refiudan®). Na ausência de dados clínicos, o fondaparinux (Arixtra®) não pode ser recomendado nestes casos.

PRODUTOS SANGUÍNEOS

GRUPOS SANGUÍNEOS

> O grupo sanguíneo é determinado principalmente pelo sistema ABO e Rh (antígeno D):
- entre os 600 antígenos situados na membrana das hemácias, os antígenos A, B e D são os mais importantes;
> os antígenos ABO são complexos glicoproteicos e glicolipídicos incorporados à membrana das hemácias. Estes antígenos podem induzir à formação de anti-

corpos. O sistema ABO inclui os anticorpos naturais (sem qualquer estimulação imunológica) anti-A e anti-B como origem dos acidentes de transfusão;
> o sistema ABO é um sistema tissular e os antígenos ABO encontram-se não apenas nos glóbulos vermelhos, mas também em células de outros tecidos (trombócitos, leucócitos, células endoteliais, células epiteliais), bem como em algumas bactérias Gram-negativas que colonizam normalmente o intestino e estimulam a produção de anticorpos;
> a presença do antígeno D define os indivíduos Rh positivos; os indivíduos Rh negativos são desprovidos deste antígeno;
> existem vários tipos de anticorpos:
- anticorpos regulares do sistema ABO, constantes na população;
- anticorpos irregulares do tipo IgM, que, muitas vezes, aparecem de modo transitório, inconstantes na população;
- os autoanticorpos, encontrados em doenças autoimunes, e os anticorpos imunes do tipo IgG, que aparecem após um estímulo antigênico (transfusões de sangue, gravidez).

PREVALÊNCIA DOS DIFERENTES GRUPOS

> Grupo O: 45%;
> grupo A: 40%;
> grupo B: 10%;
> grupo AB: 5%;
> em cada grupo, a incidência de pacientes Rh positivo é de 85%.

LABORATÓRIO

> A determinação do grupo sanguíneo e o controle dos produtos sanguíneos exigem os seguintes exames:
- a "determinação" do grupo sanguíneo propriamente dito (grupo ABO e Rh);
- a "pesquisa por anticorpos irregulares ou aglutininas irregulares" (PAI ou *screen*), realizada durante a retirada de sangue em alguns pacientes (p. ex., pacientes imunodeprimidos);
- um teste de "compatibilidade", realizado se o paciente apresenta uma PAI positiva (anticorpos irregulares).

■ Determinação (tipo)

> Este exame permite determinar o sistema ABO-Rh e é realizado à temperatura ambiente;
> realiza-se uma dupla determinação do grupo sanguíneo: 2 amostras coletadas em 2 épocas diferentes, por 2 pessoas diferentes;
> a determinação envolve 3 etapas e dura apenas 5 a 10 minutos:
- a 1ª etapa corresponde ao teste de Coombs direto: incubação das hemáticas a serem testadas com uma preparação sérica (= antissoro) contendo anticorpos anti-A e anti-B conhecidos;
- a 2ª etapa corresponde ao teste de Coombs indireto: incubação do soro a ser testado com hemáticas A ou B conhecidas;
- a 3ª etapa é a incubação dos eritrócitos com o soro anti-D.

■ Pesquisa por anticorpos irregulares (PAI ou screen)

> Esse processo é realizado à temperatura de 37°C;
> permite encontrar anticorpos irregulares, responsáveis por reações hemolíticas não envolvendo o sistema ABO;

> esse processo também tem 3 fases e dura apenas 45 minutos:
  • o soro do paciente é incubado com um painel de eritrócitos O de vários doadores, que contém os antígenos dos sistemas mais imunogênicos (Rhesus, Kell, Duffy, Kidd, MNS), capazes de produzir reações hemolíticas pós-transfusionais;
  • este exame corresponde ao teste de Coombs indireto:
    ▲ se não houver aglutinação, a pesquisa é negativa: o paciente receptor não tem anticorpos irregulares;
    ▲ se houver aglutinação, a pesquisa é positiva: o soro do paciente é, então, incubado com um painel de eritrócitos contendo antígenos diferentes para identificar os anticorpos irregulares;
> se o paciente receber sangue dentro de 3 dias após o teste, ele deve ser refeito, já que os anticorpos irregulares podem desenvolver-se no intervalo;
> na ausência de estimulação imunológica (transfusão, gravidez), a PAI é válida por 21 dias na França e 3 dias na Suíça.

■ *Compatibilidade (crossmatch)*
> Este processo imita a transfusão: o plasma do paciente é incubado com o CGV a ser transfundido. Se o teste for negativo, o CGV recebe a qualificação de "compatível" e é identificado com o nome do receptor. O período máximo de validade deste teste é de 3 dias, a contar da data da remoção do receptor;
> este processo ocorre em 3 etapas, em 45 minutos:
  • o soro do paciente é incubado com hemácias do doador para verificar a compatibilidade ABO-Rh e detectar os anticorpos do sistema M, N, P e Lewis; este processo tem duração de 5 minutos;
  • o produto da 1ª etapa é incubado a 37°C com albumina, a fim de aumentar a potência de um eventual anticorpo irregular;
  • o produto é finalmente incubado com antissoro, sempre pesquisando por anticorpos;
> as indicações são pacientes com um ou mais aloanticorpos anti-hemácias, frente aos eritrócitos fenotipados Rh e Kell.

■ *Observação*
> Em caso de sangramento maciço, no qual a tentativa de determinação da tipagem sanguínea é impossível, pode ser transfundido um CGV do tipo O, de Rh negativo. Depois de administrar vários CGV do tipo O negativo, não é aconselhável retornar ao grupo sanguíneo original do pacientes, pelo risco de hemólise.

PRODUTOS SANGUÍNEOS LÁBEIS

Na França, a organização da transfusão de sangue obedece ao *Estabelecimento Francês do Sangue* (EFS), desde a Lei de 01 de julho de 1998.

TRANSFUSÃO DE CONCENTRADOS DE GLÓBULOS VERMELHOS (CGV)

> Os eritrócitos são transfundidos quase que exclusivamente sob a forma de CGV;
> o sangue total reconstituído é uma mistura de CGV com albumina ou plasma fresco congelado; é utilizado principalmente para a transfusão sanguínea ou técnicas de assistência cardiopulmonar ao recém-nascido;
> a transfusão maciça corresponde à transfusão de, ao menos, uma massa sanguínea em 24 horas ou uma transfusão muito rápida (150 a 200 mL/minuto);
> um CGV padrão tem um volume médio de 280 mL (230 a 400 mL) e um hematócrito de 60 a 80% (teor médio de Hb de 54 g; mínimo de 40 g); 1 CGV aumenta o hematócrito em 3% e a Hb em 1 g/dL;

> o CGV é armazenado entre 21 (em CPD – citrato, fosfato e dextrose) e 42 dias (em SAGM – salina-adenina glicose-manitol), a uma temperatura entre 2 e 8°C (recipiente específico); o armazenamento do CGV leva às seguintes alterações bioquímicas:
  - lise de hemácias;
  - aumento da rigidez das hemácias;
  - diminuição do pH;
  - aumento no potássio sérico;
  - decréscimo do 2,3-difosfoglicerato;
> na unidade de internamento, a duração máxima de conservação do CGV antes da transfusão é de 6 horas;
> as soluções de conservação são:
  - meio CPD (citrato, fosfato, dextrose): 63 mL por bolsa coletada do doador:
    ▲ o citrato atua como anticoagulante, o fosfato como base e a dextrose como fonte de energia;
    ▲ para prolongar a vida útil, o CGV é ressuspenso em uma solução aditiva, como a SAGM;
  - meio SAGM (salina, adenina, glicose, manitol):
    ▲ o manitol e o NaCl permitem diminuir a lise por um mecanismo ainda desconhecido;
> na França e na Suíça, todos os CGV são desleucocitados. Na Suíça, os CGV são conservados em CPD ou SAGM. Na França, são mantidos somente no meio SAGM; O CGV-SAGM contém uma quantidade residual de CPD e plasma (< 25 mL), plaquetas e leucócitos < 106.

■ Indicações

> A decisão de transfundir um CGV deve considerar a velocidade da hemorragia e tolerância clínica; os seguintes limiares são indicados, após a correção da hipovolemia:
  - paciente saudável: Hb < 7 g/dL;
  - paciente idoso: Hb < 8 g/dL;
  - paciente estável, com comorbidades cardíacas ou após circulação extracorpórea: Hb < 9 g/dL;
  - pacientes com síndrome coronariana aguda: Hb < 10 g/dL.

■ Diferentes tipos de concentrados de glóbulos vermelhos

> Existem diferentes tipos de CGV; independentemente do tipo, é sempre conservado em um meio CPD ou SAGM.

CGV desleucocitado e lavado

> Os CGV são desleucocitados por centrifugação e filtração e a contagem de leucócitos é então reduzida; estes CGV contêm menos de 0,5 g de proteínas extracelulares;
> os objetivos são:
  - prevenção da aloimunização HLA;
  - prevenção da reação transfusional febril não hemolítica (NHFR = *non-hemoiytic febrile transfusion reaction*);
  - redução dos efeitos imunossupressores de transfusão sanguínea.

Criopreservação

> Dependendo da temperatura de armazenamento (de -30 a -130°C), a vida útil é de 4 meses a mais de 20 anos;
> a conservação é de 7 dias após o descongelamento;

> a crioconservação é útil para pacientes com fenótipo eritrocitário raro ou excepcional e para aqueles que apresentam múltiplos anticorpos antieritrócitos.

CGV irradiados

> Os CGV desleucocitados são expostos a uma dose de radiação ionizante de 25 a 45 Gy; as hemácias irradiadas diminuem o risco da reação "enxerto *versus* hospedeiro" (REVH *graft versus host reaction*);
> as indicações são:
>   - pacientes com deficiência imunológica congênita;
>   - pacientes que retiraram células-tronco hematopoiéticas autólogas;
>   - pacientes tratados com transplante de células-tronco hematopoiéticas autólogas ou alogênicas;
>   - transfusão intrauterina, transfusão sanguínea ou transfusão maciça em prematuros ou recém-nascidos;
>   - pacientes pediátricos de hematologia-oncologia, para os quais os CGV geralmente são irradiados, em princípio.

CGV CMV negativo

> O CGV proveniente de um doador cuja sorologia é negativa para CMV (citomegalovírus); a disponibilidade é reduzida, pela alta prevalência (50 a 80%) de anticorpos anti-CMV na população de doadores de sangue;
> as indicações são as seguintes:
>   - pacientes que serão beneficiados com alotransplante de células-tronco hematopoiéticas;
>   - mulheres grávidas CMV negativo;
>   - prematuros com menos de 32 semanas de gestação, cuja mãe é CMV negativo;
>   - receptor de transplante pulmonar CMV negativo.

CGV fenotipado

> A expressão "CGV fenotipado" aplica-se a todos os CGV cuja composição antigênica seja determinada além dos grupos ABO-Rh, ou seja, os antígenos D, C, E, c, e dos sistemas Rh e antígeno K do sistema Kell;
> a fenotipagem é dita "estendida" quando, além da fenotipagem Rh-Kell, ao menos um antígeno de outros sistemas (Duffy, Kidd, MNS, Lewis) é antígeno-compatível com o receptor;
> as indicações dos CGV fenotipados Rh e Kell são:
>   - pacientes com aloanticorpos antieritrocitários nesses sistemas;
>   - na França, mulheres desde o nascimento até o final do período reprodutivo (prevenção da ocorrência de aloanticorpos antieritrócitos e, portanto, diminuição do risco de acidente hemolítico materno-fetal). Na Suíça, isso não ocorre;
>   - pacientes que recebem transfusões iterativas de CGV;
> as indicações de CGV de fenotipagem estendida são:
>   - pacientes com aloanticorpos antieritrocitários de outros sistemas além do Rh e Kell;
>   - pacientes que necessitam de transfusões de CGV de longo prazo: doença falciforme, talassemia.

TRANSFUSÃO DE PLAQUETAS

> Existem 2 tipos de concentrados de plaquetas, ambos desleucocitados:
>   - concentrados de plaquetas tradicionais (CPT);

- ▲ cada CPT provém de uma doação de sangue total;
- ▲ o volume é de 40 a 60 mL, com um conteúdo médio de $0,5 \times 10^{11}$ plaquetas por unidade de CPT;
- ▲ um paciente adulto requer diversos CPT (1 a 2 CPT a cada 7 a 10 kg de peso corporal ou cerca de 10 a 15 CPT para um adulto de 70 kg); a mistura de CPT possui um volume de 80 a 720 mL e contém 2 a 5×10^{11} plaquetas;
- concentrados de plaquetas por aférese (CPA):
  - ▲ preparados a partir de um único doador por aférese;
  - ▲ o volume é de 200 a 650 mL, com um conteúdo médio de 2 a 8×10^{11} plaquetas (existem 3 categorias de CPA: CPA 1, CPA 2, CPA 3, de acordo com o teor de plaquetas);
  - ▲ redução do risco de aloimunização e infecção;
> a transfusão de 1 CPT/7 a 10 kg leva ao aumento médio na contagem de plaquetas de $20.000/mm^3$ (20 G/L);
> os concentrados plaquetários são armazenados por 3 a 5 dias, em uma temperatura entre 20 e 24°C, com agitação lenta e contínua. Um armazenamento a +4°C modifica irreversivelmente as proteínas de membrana; as plaquetas conservadas no frio e transfundidas são imediatamente destruídas por fagocitose no fígado. A duração média das plaquetas transfundidas é de 3 a 4 dias;
> os CPT e CPA são isogrupo ABO;
> as indicações são:
  - trombopenia $< 50.000/mm^3$ (50 G/L) durante a cirurgia;
  - trombopenia $< 20.000/mm^3$ (20 G/L) fora da cirurgia, de acordo com a doença responsável e presença de sangramento espontâneo;
> as complicações são:
  - reação hemolítica aguda: os anticorpos contidos em 40 a 60 mL de plasma de uma unidade plaquetária podem causar uma reação hemolítica com as hemácias do paciente;
  - imunização no sistema HLA pelos linfócitos residuais presentes nas unidades plaquetárias;
  - infecções por contaminação dos concentrados.

CONCENTRADOS DE GRANULÓCITOS POR AFÉRESE

> Os concentrados de granulócitos por aférese são administrados em pacientes neutropênicos infectados, com resposta inadequada aos antibióticos;
> devem ser administrados dentro de 24 horas após sua retirada;
> são primeiramente irradiados, a fim de inativar os linfócitos e impedir a REVH.

TRANSFUSÃO DE PLASMA FRESCO CONGELADO

> As indicações são:
  - coagulação intravascular disseminada;
  - transfusão maciça;
  - sangramento ativo durante lesão de fígado;
  - perturbação em testes de hemostasia:
    - ▲ tempo de trombina, tempo de protrombina, TTPA > 1,5 com relação ao valor controle;
    - ▲ concentração de fibrinogênio < 1 g/L;
    - ▲ ACT > 150 segundos;
> na França, as indicações (de acordo com o despacho de 3 de dezembro de 1991) são as seguintes:
  - coagulopatias graves de consumo, com colapso de todos os fatores de coagulação;

- hemorragias agudas com déficit global de fatores de coagulação;
- déficit complexo raro dos fatores de coagulação, quando as frações coagulantes específicas não estão disponíveis;
> existem 3 tipos de apresentação de PFC:
  - PFC seguro:
    ▲ o receptor recebe o CGV e o PFC de um mesmo paciente;
  - PFC viro-atenuados por solvente-detergente:
    ▲ este solvente-detergente inativa vírus com envelopes lipídicos (HIV, hepatite B e C – HBV e HCV, respectivamente), mas não tem efeito sobre o parvovírus B19;
  - PFC assegurados por quarentena:
    ▲ o plasma é colocado em reserva (por no mínimo 4 meses) e novos testes sorológicos são realizados no doador. Se os controles estiverem normais, o PFC é distribuído;
    ▲ este método permite eliminar o período de janela sorológica;
> cada unidade de PFC aumenta em 2 a 3% a concentração plasmática de cada fator de coagulação; um adulto necessita de diversas unidades de PFC, entre 4 e 6 para um homem de 70 kg (10 a 15 mL/kg);
> a única compatibilidade a ser respeitada é a do sistema ABO.

COMPLICAÇÕES DA TRANSFUSÃO DE PRODUTOS SANGUÍNEOS LÁBEIS

Acidentes imunológicos

Choque hemolítico agudo
> Um choque hemolítico agudo é geralmente o resultado da transfusão de sangue incompatível, por erro de grupo do sistema ABO (hemólise intravascular); mais raramente, a causa é um anticorpo hemolizante (anti-D, anti-Kell, anti-c, anti-Jka, anti-Fya);
> as manifestações clínicas aparecem no início da transfusão:
  - calafrios, febre, dores lombares, náuseas, vômitos;
  - choque;
  - oligúria com urina escura (hemoglobinúria);
  - insuficiência renal aguda;
  - sangramento difuso no campo operatório e nos pontos de punção por coagulação intravascular disseminada;
> a conduta necessária é:
  - interromper totalmente a transfusão;
  - preenchimento vascular;
  - administração de dopamina, manitol, furosemida;
  - tratamento da coagulação intravascular disseminada;
  - retirada de sangue para exame laboratorial: plasma rosado (hemólise), aumento na hemoglobinemia e bilirrubina livre, colapso da haptoglobina;
  - exames imunológicos: controle do grupo sanguíneo do receptor e da bolsa; teste de Coombs direto no receptor, PAI e compatibilidade entre o sangue do receptor e o sangue da bolsa transfundida.

Hemólise subaguda e tardia
> A hemólise subaguda e tardia é uma hemólise extravascular intratissular, relacionada com a presença de anticorpos irregulares no receptor (reativação de um anticorpo pré-existente ou aloimunização primária);
> a icterícia é o principal sinal clínico;
> a diminuição do tempo de vida dos eritrócitos se traduz por uma ineficácia da transfusão, com diferentes graus de importância.

Reação febril não hemolítica (syndrome frisson-hyperthermie)
> Essas reações ocorrem aproximadamente 1 hora após o início da transfusão; manifestam-se por calafrios e hipertermia grave, de 40°C; em geral, o episódio resolve-se rapidamente;
> as causas são múltiplas: imunização anti-HLA, imunização contra as proteínas (difícil confirmação por testes imunológicos), fatores pirogênicos no CGV transfundido (epirogênicos endógenos como as citocinas ou pirogênicos microbianos);
> a prevenção se dá por meio da transfusão de produtos celulares lavados;
> antes do diagnóstico, deve ser eliminada a contaminação bacteriana do sangue.

Acidentes alérgicos
> Tratam-se de manifestações de hipersensibilidade imediata, de gravidade variável: urticária, angioedema, crises de asma, choque anafilático;
> as causas são uma imunização contra hemácias, plaquetas ou leucócitos; raramente os anticorpos anti-IgA estão implicados em pacientes com deficiência de IgA; algumas vezes, a causa não é encontrada;
> a prevenção se dá por meio da transfusão de produtos celulares lavados.

■ Acidentes infecciosos
> Infecções virais: VIH, VHC, VHB, CMV, EBV (vírus Epstein-Barr), parvovírus B19, vírus do Nilo Ocidental, dengue:
>   • o risco residual de transmissão do HIV, VHC e VHB é muito baixo: 1/3.150.000 doações para o HIV, 1/10.000.000 para o VHC, 1/640.000 para o VHB (estudo epidemiológico francês das doações realizadas no período de 2001 a 2003);
> infecções bacterianas:
>   • as causas são a transmissão de um agente infeccioso presente no sangue do doador no momento da doação ou contaminação acidental do sangue durante a coleta ou tratamento do sangue;
>   • este risco existe sobretudo nos concentrados de plaquetas: bactérias Gram + (estafilococos), enterobactérias;
>   • no CGV, as *Yersinia enterolitica et Pseudomonas fluorescens* podem proliferar a 4°C;
>   • a transmissão é excepcional para a sífilis, brucelose e doença de Lyme;
>   • a conduta a ser adotada é:
>   ▲ interromper imediatamente a transfusão;
>   ▲ tratamento do choque;
>   ▲ antibioticoterapia de largo espectro;
>   ▲ exame bacteriológico direto e cultura do sangue da bolsa transfundida, hemoculturas;
> infecções parasitárias: malária, tripanossomíase (doença de Chagas na América do Sul), filariose;
> agentes transmissíveis não convencionais (NCTA) ou príons: a nova variante da doença de Creutzfeldt-Jakob (nv-CJD).

■ TRALI (transfusion-related acute lung Injury)
> O TRALI consiste em um edema pulmonar não cardiogênico, associado à transferência de anticorpos antigranulócitos ou anti-HLA do doador para o receptor;
> de gravidade variável, esta síndrome desenvolve-se dentro de 3 a 6 horas após a transfusão e pode exigir ventilação mecânica por vários dias;
> as manifestações clínicas assemelham-se às da SARA (ausculta pulmonar normal e pulmões brancos à radiografia de tórax).

■ **Sobrecarga vascular**
> A sobrecarga vascular leva ao risco de edema pulmonar agudo.

■ **Imunossupressão**
> As consequências são:
  • aumento das infecções pós-operatórias;
  • reincidência de câncer (metástases);
  • diminuição da rejeição dos enxertos.

COMPLICAÇÕES RELACIONADAS À TRANSFUSÃO MACIÇA (TM)

> Síndrome hemorrágica (consequência da doença ou traumatismo, que justifica a transfusão maciça, na maioria das vezes); a transfusão maciça pode agravar ou causar uma síndrome hemorrágica por 3 principais fatores:
  • trombopenia de diluição e trombopatia:
    ▲ a contagem de plaquetas é de 50.000/mm^3 após a transfusão de mais de 2 massas sanguíneas;
  • coagulopatia de diluição:
    ▲ há uma diluição progressiva dos fatores de coagulação, sobretudo os fatores V, VIII e fibrinogênio;
  • coagulação intravascular disseminada;
> distúrbios do equilíbrio acidobásico:
  • acidose metabólica:
    ▲ o pH dos concentrados de glóbulos vermelhos diminui para 6,5 após 35 dias de armazenamento (ácido lático, ácido pirúvico, citrato);
    ▲ a administração de bicarbonato de sódio só se justifica se a acidose metabólica for grave (pH < 7,20);
  • alcalose metabólica após a transfusão (metabolismo do citrato e lactato);
> complicações metabólicas:
  • hipercalemia (sobretudo em crianças), hipocalemia;
  • hipocalcemia (quelação do Ca^{++} pelo citrato);
  • hipomagnesemia;
> redução do 2,3-difosfoglicerato (menos importante nos concentrados de eritrócitos preservados com adenina):
  • este distúrbio corrige-se em 12 a 24 horas;
  • a curva de dissociação da Hb é desviada para a esquerda (liberação tecidual menos fácil do oxigênio);
> hipotermia:
  • a prevenção é feita pelo aquecimento dos concentrados de hemácias e solutos:
    ▲ aquecedores de calor seco (p. ex., *Warmflo 588, Tyco Healthcare*);
    ▲ aquecedores com permutador de calor contra a corrente: *Level 1 (Level 1 Technologies); rapid infusion system (Haemonetics Corporation)*;
> embolias gasosas durante a aceleração da transfusão por:
  • compressão da bolsa: mangas pneumáticas de insuflação manual, cinto semirrígido de insuflação automática;
  • ação sobre o tubo: aceleração manual *(blood pump)*, bombas de rolete *(rapid infusion system, Management System FMS 2000)*;

TRANSFUSÃO AUTÓLOGA

A transfusão autóloga pode prevenir alguns efeitos adversos da transfusão homóloga; existem 4 métodos diferentes:

■ **Transfusão autóloga programada (TAP)**
> A TAP é regulamentada na França pelo decreto de 20 de junho de 1990 e sua circular de execução de 03 de julho de 1990;

- esta técnica envolve a retirada de sangue do paciente no pré-operatório, na razão de uma amostra por semana, por 4 semanas, restituindo o sangue ao paciente no período perioperatório;
- o sangue total coletado é dividido em CGV e plasma (PFC) na França, embora isso não ocorra na Suíça;
- o período máximo de conservação é de 42 dias;
- as indicações são as cirurgias nas quais a perda de sangue previsível é > 1000 mL:
  - cirurgia ortopédica;
  - cirurgia cardiovascular;
  - urologia;
  - cirurgia reconstrutiva ou plástica;
- as contraindicações são:
  - anemia;
  - doenças cardíacas graves ou instáveis;
  - estado infeccioso agudo ou crônico, pelo risco coletivo de erro de transfusão;
  - câncer;
- devido aos diversos problemas logísticos e do risco de erro, este método é raramente utilizado na França e na Suíça.

■ Eritrocitaférese

- A eritrocitaférese consiste na retirada exclusiva de eritrócitos em uma única sessão, poucos dias antes da cirurgia; o plasma é reinjetado imediatamente. Esta técnica permite coletar o equivalente a 2 a 4 CGV em uma única sessão, com um hematócrito médio na ordem de 60 a 80%;
- as indicações e contraindicações são as mesmas da transfusão autóloga programada;
- por causa de muitos problemas logísticos e riscos de erro, este método é raramente usado na França e na Suíça.

■ Hemodiluição normovolêmica

- A hemodiluição normovolêmica aguda é a combinação da retirada de sangue de uma via venosa periférica com a administração de cristaloides ou coloides no início da intervenção. O hematócrito, portanto, será reduzido. O sangue coletado é devolvido no final da cirurgia;
- a eficácia desta técnica não é reconhecida em outras áreas além da cirurgia cardíaca.

■ Recuperação peroperatória (cell saver) ou pós-operatória

- O sangue é coletado, heparinizado ou citratado, centrifugado e então lavado para remover os coágulos, gordura e fatores pró-coagulantes; os eritrócitos são retransfundidos em uma suspensão de NaCl sem plasma, plaquetas ou fatores de coagulação;
- a duração do ciclo é de 4 a 10 minutos;
- o produto obtido tem um hematócrito de 50 a 60%;
- as contraindicações são:
  - infecção aguda;
  - utilização de antissépticos no campo cirúrgico;
  - processos oncológicos malignos (contraindicação relativa, a ser discutida a cada caso).

HEMOVIGILÂNCIA

> A hemovigilância é o conjunto de procedimentos utilizados para coletar todas as informações relevantes desde a retirada do sangue do doador até a transfusão no receptor;
> na França, a hemovigilância é regida pelo decreto nº 94-68, de 24 de janeiro de 1994. Este decreto apresenta 3 pontos:
>   - coletar e armazenar informações que possam garantir a rastreabilidade do produto sanguíneo;
>   - coletar informações relacionadas com incidentes de transfusão;
>   - realizar pesquisas epidemiológicas;
> todos os médicos são obrigados a relatar incidentes envolvendo a transfusão.

■ *Leituras recomendadas*

Bombeli T, Spahn DR. Updates in perioperative coagulation: physiology and management of thromboembolism and haemorrhage. *Br J Anaesth* 2004;93:275-87.

Furie B, Furie BC. Mechanisms of thrombus formation. *N Engl J Med* 2008;359:938-49.

Kam PC. Anaesthetic management of a patient with thrombocytopenia. *Curr Opin Anaesthesiol* 2008;21:369-74.

34

Ginecologia, obstetrícia e anestesia

L. Thierrin, E. Albrecht

Princípios fisiológicos

CONSEQUÊNCIAS SISTÊMICAS DA GRAVIDEZ A TERMO

Cardiovasculares

> Volume de sangue: +45%;
> volume eritrocitário: +20%;
> plasma +55%;
> hematócrito: -10%;
> DC: + 50%;
> volume sistólico: +25%;
> FC: +25%;
> resistência periférica: -20%;
> pressão venosa central: inalterada.

Respiratórias

> Consumo de O_2: +20%;
> capacidade vital: inalterada;
> capacidade pulmonar total: -5%;
> capacidade funcional residual: -20%;
> volume corrente: +40%;
> frequência respiratória: +15%;
> ventilação por minuto: +50%;
> complacência pulmonar: inalterada;
> complacência total: -30%;
> PaO_2: +10%;
> $PaCO_2$: -15%;
> curva de dissociação da hemoglobina: desvia-se para a direita, apesar da hipocapnia; isso facilita a liberação de oxigênio para a placenta.

RENAIS

> Filtração glomerular: +50%;
> glicosúria: 1 a 10 g/24 horas;
> proteinúria: < 300 mg/24 horas.

SISTEMA NERVOSO CENTRAL

> CAM: -40% (secundária ao aumento da progesterona);
> aumento do volume e pressões das veias epidurais (compressão da veia cava inferior pelo útero dilatado); as consequências são:
> - diminuição do líquido cefalorraquidiano;
> - diminuição no volume do espaço peridural;
> - aumento da pressão peridural.

SISTEMA DIGESTÓRIO

> Refluxo gastroesofágico, decorrente:
> - da redução do tônus do esfíncter esofágico inferior, pelo aumento da progesterona;
> - do deslocamento mecânico da parte superior do estômago pelo útero grávido;
> o esvaziamento gástrico, pH gástrico e volume gástrico não são alterados pela gravidez, exceto durante o parto e nas primeiras 24 horas após o parto; nestas situações, o esvaziamento gástrico diminui e o volume gástrico aumenta.

SANGUE

> Leucocitose;
> contagem de plaquetas normal ou com trombocitopenia discreta;
> hipercoagulabilidade (aumento dos fatores VII, VIII, IX, X, XII e do fibrinogênio, diminuição da proteína S), com aumento do risco de tromboembolismo;
> hipoalbuminemia por diluição (-25%);
> aumento das fosfatases alcalinas por secreção placentária (+100 a 300%);
> diminuição da pseudocolinesterase plasmática (-25%).

OBSERVAÇÕES

> A parturiente de 15 semanas de amenorreia (SA) apresenta um risco de compressão aortocava pelo útero gravídico, quando é colocada na posição supina. Para evitar essa compressão, a parturiente deve ser posicionada com o lado esquerdo livre (inclinação de 20°, com o lado esquerdo para cima). A compressão aortocava manifesta-se por:
> - hipotensão arterial significativa;
> - náuseas;
> - sudorese;
> ao exame clínico, é comum auscultar um sopro protomesossistólico, um B1 com estalido e um B3, em decorrência do aumento do volume circulante;
> a redução do tônus do esfíncter esofágico inferior aumenta consideravelmente o risco de aspiração pulmonar. Em caso de anestesia geral em uma parturiente além do 3º mês gestacional (a partir de 15 semanas de amenorreia), deve-se fazer uma indução em sequência rápida com entubação;
> todos estes parâmetros e os diversos órgãos envolvidos recuperam suas funções e valores normais dentro de 48 horas após o parto.

PLACENTA

> A placenta produz hormônios, principalmente os seguintes:
> - estrogênio;
> - progesterona;
> - β-hCG (gonadotrofina coriônica humana).

CIRCULAÇÃO UTEROPLACENTÁRIA

> O fluxo uterino a termo representa 10% do DC, ou 600 a 700 mL/min;
> é diretamente proporcional à diferença de pressão entre a artéria e a veia uterina e inversamente proporcional às resistências vasculares uterinas;
> o fluxo uterino diminui quando há:
> - hipotensão arterial;
> - vasoconstrição das artérias uterinas;
> - contrações uterinas;
> - anestesia com halogenados, em decorrência da diminuição da PAM;
> - hipocapnia significativa ($PaCO_2$ < 20 mmHg):
>   - além disso, em caso de hipocapnia significativa, a curva de dissociação da hemoglobina materna é deslocada para a esquerda, o que aumenta o risco de hipóxia fetal e acidose.

BARREIRA PLACENTÁRIA E MEDICAMENTOS ANESTÉSICOS

> A maioria dos medicamentos utilizados na anestesia (anestésicos intravenosos, opiáceos, efedrina) atravessam facilmente a barreira placentária, pois eles:
> - têm baixo peso molecular (< 1000 Da);
> - são não ionizados;
> - são lipossolúveis;
> os medicamentos que não atravessam a barreira são:
> - os curares, pois são altamente ionizados;
> - o glicopirrolato (Robinul®), porque é uma amina quaternária.

PARTO POR VIA VAGINAL

FATORES DESENCADEANTES

> Não se conhecem ainda os fatores envolvidos no desencadeamento do parto; as diferentes hipóteses são:
> - hiperdilatação do útero;
> - aumento da sensibilidade do miométrio à ocitocina;
> - alteração na síntese de prostaglandinas pelo feto.

MECANISMO

O parto é dividido em 3 estágios:
> 1º estágio: do início do trabalho de parto até a dilatação total do colo do útero:
> - esta etapa tem 2 fases:
>   - fase latente: do início das contrações regulares até o apagamento do colo do útero e uma pequena dilatação (2 a 3 cm);
>   - fase ativa (fase de aceleração): aumento da velocidade de dilatação do colo uterino, até sua dilatação total;

- esta fase dura entre 8 e 12 horas em nulíparas e entre 3 e 5 horas em multíparas;
- as contrações uterinas produzem dor visceral, cujas aferências são conduzidas por fibras nervosas simpáticas C dos nervos de T10-L1;

> 2º estágio: da dilatação completa até o parto da criança;
- esta fase dura entre 15 e 120 minutos;
- a dor é sobretudo somática e é decorrente da:
  - distensão dos ligamentos da pelve e músculos pélvicos; as aferências são conduzidas por fibras Aδ dos nervos pudendos S2 a S4;
  - dilatação da vagina e períneo; as aferências são conduzidas pelas fibras Aδ do nervo genitofemoral (L1, L2) e ilioinguinal (L1);

> terceiro estágio: do nascimento da criança até a liberação da placenta;
- esta fase dura entre 15 e 30 minutos.

DÉBITO CARDÍACO DURANTE O PARTO

> O DC aumenta progressivamente durante o parto por:
- aumento das catecolaminas;
- autotransfusão placentária:
  - a cada contração, o útero desloca 300 a 500 mL de sangue para a circulação sistêmica, o que representa um encargo adicional para o coração. Mas a maior sobrecarga cardíaca ocorre apenas após o nascimento, durante a retração do útero. A remoção da obstrução da veia cava inferior produz um aumento súbito do retorno venoso, o que também contribui para o aumento do DC; este débito pode aumentar em 80% imediatamente após o parto com relação ao DC a termo;

> as perdas médias de sangue são:
- durante o parto vaginal: 400 a 500 mL;
- durante uma cesariana: 800 a 1.000 mL.

CONTRAÇÕES PREMATURAS

> Em caso de contrações prematuras, são utilizados agentes tocolíticos:
- magnésio;
- agonistas β2:
  - salbutamol (Salbumol®, Ventolin®), terbutalina (Bricanyl®), hexoprenalina (Gynipral®);
  - os efeitos colaterais dos agonistas β2 são:
    - taquicardia;
    - arritmias;
    - tremores dos músculos esqueléticos;
    - diminuição na resistência vascular periférica;
    - hiperglicemia;
    - hipopotassemia;
    - edema agudo de pulmão;
- bloqueadores dos canais de cálcio: nifedipina (Adalate®, Adalat®):
  - efeitos colaterais: hipotensão;
- anti-inflamatórios: indometacina (Indocid®):
  - efeitos colaterais: inibidores da agregação plaquetária, risco de fechamento do canal arterial do feto;
- atosiban (Tractocile®):
  - o atosiban bloqueia de modo competitivo os receptores de ocitocina;
  - é administrado por infusão contínua por no máximo 48 horas;
  - é indicado principalmente em caso de intolerância aos agonistas β2;
  - a desvantagem é seu alto custo.

MONITORAÇÃO FETAL

CARDIOTOCOGRAFIA (CTG)

A análise da CTG baseia-se em 4 elementos: frequência cardíaca fetal (FCF) basal, variabilidade fisiológica da FCF, mudanças na FCF com as contrações uterinas e atividade uterina.

FCF BASAL

> A FCF basal normal está entre 120 e 160 bpm;
> uma taquicardia fetal (> 160 bpm) aparece em caso de:
- febre;
- hipóxia;
- administração de β-agonistas;
- hipertireoidismo materno;
> uma bradicardia fetal (< 120 bpm) aparece em caso de:
- hipotermia;
- hipóxia;
- administração de β-bloqueadores;
- administração de anestésicos locais.

VARIABILIDADE FISIOLÓGICA DA FCF

> A frequência cardíaca fetal apresenta uma variabilidade fisiológica de 5 a 25 bpm durante um minuto.

MUDANÇAS DA FCF COM RELAÇÃO ÀS CONTRAÇÕES

> Acelerações da FCF:
- após as contrações uterinas:
  ▲ estas acelerações indicam o bem-estar fetal;
- *shouldering*:
  ▲ as acelerações da FCF são precedidas e seguidas por uma desaceleração da FCF;
  ▲ esta modificação é benigna;
- *overshooting*:
  ▲ a FCF primeiro sofre uma desaceleração, seguida por uma aceleração;
  ▲ esta alteração aparece durante a hipóxia fetal, especialmente se a anomalia estiver associada à diminuição da variabilidade da FCF;
> desacelerações da FCF:
- desacelerações precoces:
  ▲ as desacelerações precoces ocorrem simultaneamente às contrações uterinas;
  ▲ são de origem vagal e indicam uma compressão da cabeça fetal;
  ▲ a FCF pode cair abaixo de 30 bpm;
- desacelerações tardias:
  ▲ as desacelerações tardias ocorrem após as contrações uterinas;
  ▲ podem ser de amplitude muito baixa e apontam uma insuficiência uteroplacentária;
- desacelerações variáveis:
  ▲ as desacelerações variáveis refletem a compressão do cordão umbilical.

ATIVIDADE UTERINA

> Os diferentes parâmetros analisados são a frequência (padrão: uma contração a cada 3 minutos na fase de dilatação e uma contração a cada 2 minutos na fase de expulsão) e duração (padrão: 60 a 80 segundos);
> a intensidade das contrações pode ser mensurada pela tocometria interna (padrão: 45 a 60 mmHg).

OBSERVAÇÃO

> A regra dos "60" permite avaliar o risco de sofrimento fetal; existe um risco de sofrimento fetal, quando:
> - a variação da FCF é > 60 bpm durante uma contração;
> - a duração da contração é > 60 segundos;
> - a frequência cardíaca fetal é < 60 bpm.

pH FETAL

> A análise do pH fetal pode evitar cesarianas desnecessárias em caso de diagnóstico de sofrimento fetal falso-positivo ao CTG;
> o valor normal é > 7,25;
> se as anormalidades do CTG persistirem, a mensuração do pH deve ser repetida após 30 minutos;
> um pH < 7,20 indica uma acidose fetal e exige a retirada imediata;
> a área cinza situa-se entre 7,20 e 7,25: se a FCF apresenta anormalidades, é necessária a extração imediata do feto; caso contrário, uma nova mensuração deve ser feita após 15 minutos.

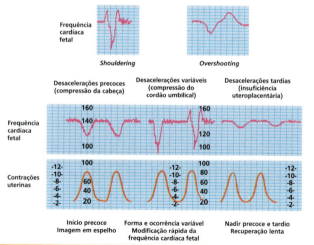

Figura 34.1 Cardiotocografia (CTG).

DOENÇAS E IMPLICAÇÕES ANESTÉSICAS

DIABETES GESTACIONAL

DEFINIÇÃO

> Glicemia de jejum < 7 mm/L a partir da 24ª semana.

FISIOPATOLOGIA

> A hiperglicemia materna induz a uma hiperglicemia fetal, que leva a um hiperinsulinismo fetal;
> o hiperinsulinismo fetal provoca um aumento na síntese proteica e lipogênese. Isso resulta em risco de macrossomia e distócia fetal.

CONSEQUÊNCIAS AO FETO

> Aumento das malformações fetais;
> macrossomia;
> hipoglicemia neonatal;
> síndrome da angústia respiratória (a hiperinsulinemia diminui a produção de surfactante);
> hipertrofia do septo interventricular;
> cardiomegalia;
> maior risco de morte uterina;
> aumento do risco de aborto espontâneo.

CONDUTA

> Controlar rigorosamente a glicemia durante a gravidez, com o uso de insulina.

PRÉ-ECLÂMPSIA E ECLÂMPSIA

DEFINIÇÕES

> A pré-eclâmpsia é a hipertensão que ocorre após 20 semanas de gestação, acompanhada por proteinúria (≥ 300 mg/24 horas);
> a hipertensão arterial é definida como um PAS > 140 mmHg, PAD > 90 mmHg;
> a pré-eclâmpsia é caracterizada como grave quando:
> - PAS > 160 mmHg e PAD > 110 mmHg;
> - proteinúria ≥ 5 g/24 horas;
> - oligúria < 500 mL/24 horas;
> - síndrome HELLP (*hemolysis, elevated liver enzymes, low platelets* = hemólise, enzimas hepáticas elevadas, plaquetopenia);
> - edema agudo de pulmão;
> - distúrbios cerebrais ou visuais;
> a eclâmpsia é uma crise convulsiva generalizada, que ocorre em um quadro de pré-eclâmpsia;
> a hipertensão arterial crônica é a hipertensão que está presente antes de 20 semanas de gestação;
> a hipertensão gestacional é a hipertensão que ocorre após 20 semanas de gestação, sem proteinúria associada.

FATORES DE RISCO

> Hipertensão arterial crônica;
> diabetes;
> obesidade;
> primiparidade;
> gestações múltiplas;
> gravidez com menos de 20 e mais de 40 anos;
> antecedentes de pré-eclâmpsia;
> presença de antecedentes familiares.

FISIOPATOLOGIA

Existem diversas teorias:
> um vasospasmo arteriolar generalizado produz um desequilíbrio entre produção de prostaciclina e tromboxano em favor deste último:
  - a prostaciclina induz a vasodilatação e a inibição da agregação plaquetária;
  - o tromboxano produz vasoconstrição e agregação plaquetária;
> uma invasão trofoblástica anormal aparece entre a 16ª e a 20ª semana de gestação, com um defeito na perfusão uteroplacentária, levando à isquemia placentária. A isquemia placentária libera fatores humorais, que produzem lesão endotelial extensa, vasoconstrição e edema generalizado, levando a efeitos multissistêmicos.

EFEITOS SISTÊMICOS

■ Sistema cardiovascular
> Hipovolemia;
> hemoconcentração;
> aumento da resistência periférica;
> aumento da sensibilidade às catecolaminas.

■ Sistema respiratório
> Edema intersticial;
> edema pulmonar;
> transtornos da ventilação/perfusão;
> edema das vias aéreas superiores.

■ Sistema nervoso central
> Cefaleia;
> distúrbios visuais;
> hiperreflexia;
> edema cerebral;
> convulsões.

■ Sistema digestório
> Diminuição do fluxo sanguíneo hepático;
> distúrbios da função hepática;
> hematoma subcapsular do fígado;
> necrose hepática periportal.

■ Sistema urinário
> Redução da filtração glomerular renal;
> proteinúria;
> hiperuricemia.

Sistema hematológico
> Trombocitopenia;
> aumento do tempo de sangramento;
> coagulação intravascular disseminada.

Placenta-feto
> Insuficiência uteroplacentária;
> hipóxia fetal crônica;
> atraso no crescimento intrauterino;
> prematuridade.

MANIFESTAÇÕES CLÍNICAS

> Edema de mãos, face, pernas;
> ganho de peso;
> cefaleia;
> hiperreflexia;
> distúrbios visuais;
> agitação;
> dor epigástrica;
> oligúria.

EXAMES COMPLEMENTARES

> Aumento da AST, ALT, fosfatase alcalina, gamablobinas transferases;
> hiperuricemia;
> proteinúria;
> diminuição da depuração da creatinina;
> aumento do hematócrito;
> trombocitopenia;
> alteração da TP, TTPA;
> diminuição do fibrinogênio.

COMPLICAÇÕES

> Eclâmpsia, definida pelo aparecimento de convulsões;
> síndrome HELLP, caracterizada por:
> - hemólise;
> - aumento das enzimas hepáticas;
> - trombocitopenia;
> edema agudo do pulmão;
> crise hipertensiva;
> encefalopatia hipertensiva e cegueira cortical;
> insuficiência renal aguda;
> hematoma subcapsular do fígado;
> ruptura hepática;
> coagulação intravascular disseminada.

CUIDADOS E TRATAMENTO

> Depois de 36 semanas de amenorreia, a cesárea é o tratamento de 1ª linha para a pré-eclâmpsia;
> antes de 36 semanas de amenorreia, o tratamento conservador é viável para permitir o aperfeiçoamento da maturidade fetal, especialmente o pulmonar, que pode ser acelerado com o uso de betametasona (Celestene®, Celestone®) por 48 horas; o tratamento conservador consiste em:

- repouso;
- tratamento anti-hipertensivo:
  - ▲ nicardipina (Loxen®): 8 a 15 mg/h durante 30 minutos; em seguida, 2 a 4 mg/h;
  - ▲ labetalol (Trandate®): 20 a 160 mg IV/h;
- profilaxia da eclâmpsia durante a pré-eclâmpsia grave com o uso de magnésio (*bolus* de 4 g IV; em seguida, 1 a 2 g/h IV); este tratamento requer:
  - ▲ um acompanhamento clínico com internação (ECG, PA, função respiratória, reflexos tendinosos profundos);
  - ▲ um controle regular da magnesemia (meta: 2,5 a 3,5 mmol/L);
- uma monitoração regular dos parâmetros laboratoriais (2 a 4 vezes por dia): hemograma, TP, TTPA, fibrinogênio, testes de função hepática, ácido úrico, função renal;
- corticoterapia para a mãe em caso de trombocitopenia:
  - ▲ *pré-parto:* 1 mg/kg/dia de prednisona (Cortancy®) por via oral;
  - ▲ *pós-parto:* 10 mg/dia de dexametasona (Dectancyl®, Fortecortin®), 2 vezes ao dia, IV;
- em caso de piora do estado materno, é necessária uma cesariana de emergência;

> em caso de eclâmpsia, o tratamento consiste na administração de:
- 2 a 4 g de Mg^{2+}, IV (1ª escolha);
- 50 a 100 mg de tiopental (Nesdonal®, Pentotal®) IV;
- 2,5 a 5 mg de diazepam (Valium®) IV;
- 1 a 2 mg de midazolam (Hypnovel®, Dormicum®) IV.

IMPLICAÇÕES ANESTÉSICAS

> A contagem de plaquetas e a hemostasia devem ser controladas antes de qualquer anestesia locorregional;
> a raquianestesia não é contraindicada; não são observados riscos adicionais de hipotensão;
> se uma epidural for considerada durante a pré-eclâmpsia grave:
- não utilizar adrenalina, pelo risco de agravamento da hipertensão;
- não utilizar lidocaína (Xilocaína®), que favorece as convulsões; privilegie a bupivacaína (Marcaine®) ou ropivacaína (Naropeine®, Naropin®).
> em caso de anestesia geral, deve-se:
- preparar-se para uma entubação difícil;
- evitar picos de hipertensão associados à entubação, por meio da administração de opioides por indução ou nitroglicerina:
  - ▲ opioides:
    - ✓ o opioide de 1ª escolha é o remifentanil (Ultiva®), 0,5 a 1 µg/kg em *bolus* IV antes da indução, seguido por 0,2 a 0,5 µg/kg/min IV;
    - ✓ uma alternativa é o fentanil (Fentanil®, Sintenyl®), 3 a 5 µg/kg IV, ou o sufentanil (Sufenta®), 0,3 a 0,5 µg/kg IV, 3 a 5 minutos antes da indução;
    - ✓ nos 2 casos, é preciso estar atento ao risco de depressão respiratória transitória no recém-nascido;
  - ▲ nitroglicerina: 50 a 100 µg IV em indução.

CEFALEIA PÓS-PARTO

> As cefaleias pós-parto estão presentes em 15 a 30% das pacientes;
> o diagnóstico diferencial é:
- cefaleias tensionais: é o diagnóstico mais frequente; as cefaleias são bilaterais, não latejante e associadas a estresse ou fadiga;

- enxaqueca: a prevalência nas mulheres é de 18%; a dor é unilateral, latejante e diminui de incidência na gravidez, com um aumento entre 3 e 6 dias de pós-parto;
- pré-eclâmpsia: as cefaleias são secundárias à hipertensão arterial;
- cefaleia pós-punção da dura-máter: esta cefaleia é 20 a 50 vezes mais rara que as cefaleias tensionais; os detalhes desta entidade são apresentados no Capítulo 12 "Anestesia locorregional (ALR)";
- hematoma subdural: é uma complicação rara de brechas persistentes na dura-máter;
- hemorragia subaracnoide: a dor é intensa e repentina; está associada à síndrome meníngea;
- meningite: este diagnóstico é suspeitado em caso de febre e irritação meníngea;
- trombose venosa cerebral: a etiologia é rara;
- outros: abstinência de cafeína, tumores cerebrais, sinusite, glaucoma.

ALOIMUNIZAÇÃO

> A incompatibilidade no sistema ABO é uma condição comum que afeta aproximadamente 20% das gestações. A doença é benigna, pois os antígenos A e B estão presentes na superfície de todos os tecidos. Não há anasarca ou morte fetal. A anemia ocorre, raramente, em menos de 1% dos casos; acomete principalmente as crianças cujas mães são do grupo O;

> a aloimunização anti-D representa 60% das aloimunizações e aparece quando a mãe é Rh negativo e o feto é Rh positivo; as outras aloimunizações são produzidas por outros antígenos;

> o risco é que o feto desenvolva uma doença hemolítica perinatal; isto pode incluir desde uma anemia de baixa importância até uma anasarca fetoplacentária, com óbito fetal intrauterino; para isso, o feto deve portar um antígeno que se expressa principalmente na superfície das hemácias e contra o qual a mãe já desenvolveu imunização prévia;

> sem prevenção de aloimunização, 7,5% das gestantes Rh negativo desenvolvem anticorpos anti-D 6 meses após o nascimento; essa taxa aumenta para 17,5% nas gestações subsequentes. Graças à profilaxia, esta taxa atualmente é de 0,2%;

> atualmente, o consenso é realizar uma prevenção sistemática na 28ª semana de amenorreia a todas as pacientes Rh negativo. No parto, elas recebem uma nova injeção, caso a criança seja Rh positivo;

> a profilaxia, ou a injeção de imunoglobulinas humanas anti-D em uma dose de 200 μg (Rhophylac®), deve ser administrada nas 72 horas após uma possível passagem de hemácias fetais para a circulação materna. A eficácia da injeção dura 3 semanas e a pesquisa por aglutininas irregulares anti-D na mãe continua positiva por 2 a 4 meses;

> as indicações para profilaxia são as seguintes:
> - parto;
> - trauma, hemorragia durante a gravidez;
> - aborto provocado (interrupção voluntária da gravidez), aborto espontâneo, gravidez ectópica, morte intraútero;
> - amniocentese, coleta de sangue fetal ou das vilosidades coriais, cerclagem.

EMBOLIA DO LÍQUIDO AMNIÓTICO

> A embolia amniótica é uma complicação rara (incidência de 1:20.000 nascimentos), porém, muitas vezes, muito grave (20 a 60% de mortalidade materna);

- ocorre principalmente durante o parto (60 a 70% dos casos), mas também durante a cesariana, no momento do nascimento ou no pós-parto;
- os fatores de risco são a idade materna avançada (> 35 anos), cesariana, fórceps, placenta prévia, descolamento prematuro da placenta, pré-eclâmpsia e indução do parto;
- na França, a embolia amniótica representa a 3ª causa de mortalidade materna, depois de hemorragias e doenças hipertensivas; é responsável por 10 a 15% das mortes maternas.

MANIFESTAÇÕES CLÍNICAS

- O evento é súbito, inesperado e frequentemente tem início dramático:
  - hipotensão;
  - parada cardíaca;
  - comprometimento da consciência, agitação, confusão, convulsões;
- 80 a 90% dos pacientes desenvolvem CIVD nas primeiras horas após a embolização; isso resulta em síndrome hemorrágica grave e difusa.

DIAGNÓSTICO

- O diagnóstico baseia-se no quadro clínico, ecocardiografia e exames laboratoriais (triptase, células amnióticas).

DIAGNÓSTICO DIFERENCIAL

- Tromboembolismo pulmonar;
- choque anafilático;
- choque séptico;
- infarto agudo do miocárdio.

TRATAMENTO

- Reanimação cardiopulmonar avançada;
- suporte hemodinâmico pelas aminas: adrenalina, noradrenalina, dobutamina, vasopressina;
- administração de fluidos intravenosos;
- em caso de CIVD: transfusões de sangue, de plaquetas e administração de fatores de coagulação (plasma fresco congelado, fibrinogênio, concentrado de fatores, fator VII ativado);
- extração fetal em casos de extrema urgência (em menos de 5 minutos, em caso de parada cardiorrespiratória), visando a saúde da criança e da mãe;
- embolização das artérias uterinas em caso de CIVD e sangramento uterino;
- em caso de choque ou parada cardíaca refratária: balão de contrapulsão intra-aórtico, ECMO (*Extracorporeal Membrane Oxygenation* = oxigenação extracorpórea por membrana), circulação extracorpórea.

HEMORRAGIA DURANTE A GRAVIDEZ

As hemorragias durante a gravidez são classificadas em hemorragias do 1º trimestre, pré-parto, intraparto e pós-parto.

ETIOLOGIA DAS HEMORRAGIAS DO 1º TRIMESTRE

- Aborto espontâneo;
- gravidez (sangramento benigno);
- mola hidatiforme;

> causas locais:
>   - pólipos;
>   - carcinomas;
>   - varizes vulvares.

ETIOLOGIA DAS HEMORRAGIAS DO PRÉ E INTRAPARTO

> Placenta prévia;
> descolamento da placenta;
> ruptura uterina;
> vasa previa (inserção velamentosa dos vasos fetais);
> causas locais:
>   - pólipos;
>   - carcinoma;
>   - varizes vulvares.

ETIOLOGIA DAS HEMORRAGIAS DO PÓS-PARTO (PERDA DE SANGUE > 500 ML DEPOIS DO PARTO POR VIA VAGINAL OU > 1.000 ML APÓS CESARIANA)

> Atonia uterina (cerca de 60% dos casos);
> retenção do material placentário (aproximadamente 30% dos casos);
> trauma do canal do parto (aproximadamente 5% dos casos);
> coagulopatia;
> placenta acreta, increta, percreta.

OBSERVAÇÕES A RESPEITO DE ALGUMAS ETIOLOGIAS

> Em caso de aborto espontâneo, não é raro observar uma expulsão completa do conteúdo uterino por curetagem; o risco envolve perfuração uterina e infecção. Este procedimento pode ser realizado sob anestesia com máscara facial ou laríngea ou anestesia espinal;
> a mola hidatiforme é uma proliferação cística das vilosidades coriônicas, associada à degeneração do trofoblasto; portanto, não há embrião;
> a placenta prévia é uma inserção da placenta no segmento inferior do útero. A placenta normalmente se insere no fundo da cavidade uterina. Em casos de placenta prévia, a inserção pode ser lateral ou marginal ao colo, recobrindo parcial ou totalmente o colo. A incidência é de 1/200 nascimentos. Os fatores de risco são a multiparidade, idade materna avançada, útero com cicatrizes ou antecedentes de placenta prévia. Pode produzir sangramento indolor, algumas vezes abundante. O exame pélvico deve ser cauteloso e realizado preferencialmente no centro cirúrgico, na presença de um anestesista. Em casos de sangramento intenso, deve ser realizada uma cesariana de emergência sob anestesia geral; na ausência de sangramento, a cesariana é planejada para ser realizada sob anestesia locorregional ou geral;
> por fim, deve-se sempre suspeitar de uma placenta acreta/increta/percreta (inserção da placenta em profundidades variáveis no miométrio) em caso de placenta prévia em um útero com cicatrizes, especialmente se o útero for multicicatricial;
> o descolamento da placenta pode ou não causar sangramento vaginal, ou formar um descolamento prematuro da placenta. É frequentemente associado a contrações uterinas dolorosas e sofrimento fetal agudo. Os fatores de risco são uma hipertensão, multiparidade, idade materna avançada, tabagismo, uso de cocaína, trauma, ruptura prematura de membranas ou antecedentes de descolamento prematuro da placenta;

- > a ruptura uterina afeta menos de 1% dos pacientes com cicatriz uterina; os fatores de risco são um útero com cicatrizes, uso excessivo de ocitocina, grande multiparidade e anomalia uterina;
- > em caso de hemorragia abundante, é preciso realizar uma reanimação avançada e prever um estado de choque (colocação de vários cateteres venosos periféricos, entubação orotraqueal, administração de fluidos intravenosos, hemoderivados e vasopressores). Os detalhes estão descritos no Capítulo 39 "Urgências e anestesia";
- > a existência de um algoritmo para o gerenciamento da hemorragia pós-parto (Fig. 34.2) permite melhorar significativamente a eficiência do atendimento global a estas pacientes.

ATONIA UTERINA

DEFINIÇÃO

- > A atonia uterina é definida como uma contração uterina insuficiente no período pós-parto; resulta em ausência de hemostasia da área de descolamento da placenta.

INCIDÊNCIA

- > A atonia uterina é responsável por cerca de 60% das hemorragias do pós-parto;
- > sua incidência é de 2% dos partos;
- > trata-se da principal causa de mortalidade materna na França.

FATORES DE RISCO

- > Poli-hidrâmnios;
- > gemelaridade;
- > macrossomia;
- > trabalho de parto prolongado;
- > trabalho de parto rápido;
- > trabalho de parto estimulado (oxitocina);
- > corioamnionite;
- > tocólise;
- > halogenados em alta concentração;
- > multiparidade.

TRATAMENTO

- > Reanimação cardiovascular avançada (administração de fluidos intravenosos, vasopressores, transfusões);
- > fornecimento de fatores de coagulação: plasma fresco congelado, fibrinogênio, complexo protrombínico (na França: Kaskadilv®, na Suíça: Feiba®, Prothromplex®); os complexos protrombínicos são administrados em uma dose de 20 UI/kg, expresso em unidades de fator IX, em geral, 1.200 a 2.400 UI; repetir 6 a 12 horas mais tarde;
- > massagem uterina;
- > 5 UI de ocitocina em *bolus* IV, seguido por infusão contínua (10 a 20 UI em 2 horas);
- > 100 a 500 µg/hora IV de sulprostona (Nalador® = PGE2);
- > 1.000 µg de misoprostol intrarretal (Cytotec® = PGE1);
- > 0,2 mg de metilergometrina intramiometrial ou intramuscular;
- > irrigação intrauterina com prostaglandina E2 (Prostin®): dose inicial de 75 µg em 10 minutos e 90 µg/hora durante 12 horas;

> fator VII ativado (Novoseven®): 40 a 90 µg/kg a cada 2 a 3 horas, mas somente após a correção de todos os parâmetros de hemostasia aos seus valores mínimos;
> tamponamento intrauterino com balão;
> sutura compressiva do útero (sutura segundo B-Lynch);
> embolização das artérias uterinas;
> ligadura das artérias uterinas;
> histerectomia de hemostasia.

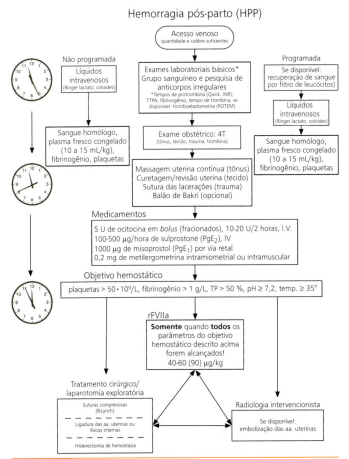

Figura 34.2   Algoritmo de tratamento da hemorragia pós-parto (HPP). Com autorização da Sociétés Suisses d'Anesthésie-Réanimation (SSAR) e da Société de Gynécologie-Obstétrique (SSGO), 2008.

ESPECIFICIDADES DA OBSTETRÍCIA

ANALGESIA DO PARTO

ANALGESIA PERIDURAL

> A analgesia peridural é a técnica-padrão para a analgesia do trabalho de parto. As diretrizes atuais recomendam o uso de baixas concentrações de anestesia local, combinados com opioides:
> - os anestésicos locais geralmente utilizados são:
>   - ropivacaína a 0,1 a 0,2%;
>   - bupivacaína a 0,0625 a 0,125%;
> - os opiáceos mais comumente utilizados são:
>   - sufentanil 0,5 µg/mL;
>   - fentanil 2 µg/mL;
> - exemplos de soluções peridurais:
>   - ropivacaína a 0,1% + sufentanil 0,5 µg/mL;
>   - bupivacaína a 0,1% + fentanil 2 µg/mL;
>
> a administração da solução peridural na forma de PCEA (*patient-controlled epidural analgesia* – analgesia peridural controlada pelo paciente) permite reduzir a dose administrada e, portanto, os efeitos colaterais (hipotensão arterial, bloqueio motor) em comparação com a administração contínua. Esta técnica aumenta a satisfação do paciente, permitindo-lhes ajustar a analgesia epidural às suas necessidades individuais, reduzindo a carga de trabalho da equipe de saúde;
> - exemplos de configurações da PCEA:
>   - ropivacaína a 0,1% + sufentanil a 0,5 µg/mL: dose de carga de 15 a 20 mL (dose de carga desnecessária em caso de analgesia espinal combinada), em *bolus* de 5 mL, intervalo de bloqueio de 10 minutos, não utilizar fluxo contínuo;
>   - bupivacaína a 0,1% + fentanil a 2 µg/mL: dose de carga de 8 mL (dose de carga desnecessária em caso de analgesia espinal combinada), fluxo contínuo de 4 mL/h; *bolus* de 4 mL; intervalo de bloqueio de 15 minutos.

RAQUIPERIANALGESIA COMBINADA

> A raquianalgesia promove uma analgesia eficaz de instalação rápida (2 a 3 minutos), sem bloqueio motor nem hipotensão associada, mas de duração limitada (cerca de 120 minutos);
> as indicações são as seguintes:
>   - tratamento analgésico precoce; por exemplo, durante o início do parto, o que facilita a locomoção antes ou no início do trabalho de parto;
>   - tratamento analgésico tardio; por exemplo, durante o trabalho de parto prolongado, por causa do curto tempo de latência da analgesia;
> exemplos de soluções utilizadas:
>   - 2,5 a 5 µg de sufentanil, possivelmente associado a 2,5 mg de bupivacaína;
>   - 15 a 20 g de fentanil, possivelmente associado a 2,5 mg de bupivacaína;
> os efeitos colaterais são:
> - prurido;
>
> anormalidades da frequência cardíaca fetal; entretanto, estas anormalidades da FCF não estão associadas ao aumento na incidência de partos com instrumentos ou cesarianas;

> a introdução simultânea de um cateter peridural (raquiperi) oferece a dupla vantagem de:
  • prolongar a duração da analgesia;
  • obter rapidamente uma anestesia peridural em caso de cesariana de emergência.

PCA INTRAVENOSA DE OPIOIDES

> A PCA de opioides é uma alternativa em caso de contraindicação à anestesia peridural: recusa do paciente, coagulopatias, tratamentos antiagregrantes/anticoagulantes, infecções localizadas no local da punção ou disseminadas (septicemia);
> esta técnica de analgesia envolve:
  • administração obrigatória de oxigênio durante o parto;
  • presença obrigatória de um pediatra no parto;
  • administração sistemática de 0,2 mg de naloxona intramuscular no recém-nascido para todos os opiáceos, exceto o remifentanil;
> exemplos:
  • fentanil: dose de carga de 50 μg, seguida de *bolus* de 10 a 25 μg; intervalo de bloqueio de 5 a 7 minutos; dose máxima de 150 μg/h;
  • sufentanil: dose de carga de 5 μg, seguida de *bolus* de 2,5 a 5 μg; intervalo de bloqueio de 5 a 7 minutos; dose máxima de 15 μg/h;
  • remifentanil: sem dose de carga; *bolus* de 25 a 50 μg; intervalo de bloqueio de 2 minutos; sem dose máxima horária;
  • nalbufina: sem dose de carga; *bolus* de 3 mg; intervalo de bloqueio de 10 minutos; sem dose máxima horária;
> a petidina e a morfina são evitadas, em decorrência de seus efeitos colaterais mais acentuados nos recém-nascidos.

OBSERVAÇÕES

> A administração de uma mistura de oxigênio e óxido nitroso (50% cada) pode ajudar a aliviar temporariamente uma parturiente em final de trabalho de parto;
> o bloqueio paracervical para analgesia da 1ª fase ou bloqueio do nervo pudendo para a fase de expulsão apresentam uma eficácia aleatória; portanto, tendem a ser abandonadas.

PARTO CESÁREO

> Para evitar as consequências de uma possível inalação brônquica, a paciente recebe 1 das 3 pré-medicações a seguir:
  • 150 mg de ranitidina efervescente (Azantac®, Raniplex®, Zantic®) por via oral;
  • 200 mg de cimetidina efervescente (Tagame®) por via oral;
  • 30 mL de citrato de sódio, por via oral;
> o anestesista dispõe de todos os medicamentos necessários para converter rapidamente em anestesia geral;
> a paciente é colocada com o lado esquerdo livre (em inclinação de 20°, com o lado esquerdo para cima);
> na medida do possível, privilegia-se o uso de uma anestesia locorregional;
> a hipóxia fetal e a acidose estão relacionadas com:
  • tempo > 8 minutos entre a incisão na pele e o nascimento;
  • tempo > 3 minutos entre a uterotomia e o nascimento;
> após o nascimento da criança, a paciente recebe 5 UI de ocitocina (Syntocinon®) em *bolus* lento, seguida pelo início de uma infusão contínua, conforme prescrito pelo obstetra;

- é realizada uma profilaxia anti-infecciosa com 1 g de cefazolina (Cefacidal, Kefzol); a dose é repetida 12 horas mais tarde;
- por fim, são administrados anticorpos anti-D (Rhophylac®, 200 μg, 1.000 UI) se a mãe for Rh negativo, para a prevenção de aloimunização materno-fetal;
- após a intervenção, o alívio da dor é fornecido pelo cateter epidural, por uma combinação de paracetamol e AINEs (p. ex., ibuprofeno = Nurofen®, Brufen®) ou por doses baixas de opioides; uma tromboprofilaxia é prescrita com o uso de heparina de baixo peso molecular.

PARTO CESÁREO COM O USO DE ANESTESIA PERIDURAL

- É utilizado um cateter peridural, se ele já tiver sido colocado;
- *bolus* repetidos de 5 mL de ropivacaína (Naropeine®, Naropin®) 0,75%, até uma dose total de 12 a 16 mL;
- *bolus* repetidos de 5 mL de uma solução de lidocaína 2% com adrenalina, até uma dose total de 12 a 20 mL;
- em caso de pré-eclâmpsia grave, prefira a solução de ropivacaína a 0,75% ou utilize uma solução de bupivacaína (Marcaine®) 0,5% e fentanil (Fentanil®, Sintenyl®) 5 μg/mL, a fim de evitar o efeito potencialmente convulsivante da lidocaína e o efeito hipertensivo da adrenalina;
- se a anestesia peridural for insuficiente, converter em raquianestesia ou anestesia geral; em caso de conversão em raquianestesia, a dose de anestésico local deve ser reduzida em 10 a 20%.

PARTO CESÁREO COM O USO DE RAQUIANESTESIA

- A raquianestesia é a técnica atualmente recomendada para a cesárea eletiva, bem como para a maior parte das cesarianas de emergência, na ausência de cateter peridural *in situ*; a exceção é a cesariana de emergência, que exige uma anestesia geral imediata;
- a adição de um opiáceo lipossolúvel à solução de anestesia local pode melhorar significativamente o conforto perioperatório do paciente;
- a adição de uma baixa dose de morfina (100 a 200 μg) melhora significativamente a dor pós-operatória nas primeiras 24 horas, sem efeitos colaterais significativos;
- exemplo de solução intratecal: 10 mg de bupivacaína a 0,5% hiperbárica (Marcaine®) + 15 μg de fentanil (Fentanil®, Sintenyl®) + 100 μg de morfina.

PARTO CESÁREO COM O USO DE ANESTESIA GERAL

- Em caso de anestesia geral, a parturiente a termo é considerada como tendo "estômago cheio"; o risco de aspiração pulmonar requer uma indução em sequência rápida; além disso, o ganho de peso e a hipertrofia mamária estão associados ao maior risco de entubação difícil;
- a indução inclui uma pré-oxigenação eficaz com O_2 a 100%, uma manobra de Sellick, uma injeção intravenosa de 5 mg/kg de tiopental (Nesdonal®, Pentothal®), 1 mg/kg de suxametônio (Célocurine®, Lysthénon®);
- na medida do possível, os opioides devem ser evitados até que haja o pinçamento do cordão umbilical;
- em caso de pré-eclâmpsia, o pico hipertensivo associado à entubação é evitado pela administração de opioides (remifentanil = Ultiva®, sufentanil = Sufenta®, fentanil = Fentanil®, Sintenyl®) por indução ou nitroglicerina (50 a 100 μg IV);

> a anestesia geral é mantida pela combinação de um anestésico volátil (isoflurano = Forane®, sevoflurano = Sevorane®), em CAM de 0,75 e óxido nitroso a 50 a 60%;
> a FiO_2 é aumentada para 1,0 e a administração de óxido nitroso é interrompida no momento da urotomia;
> em caso de dificuldade em extrair o feto, um relaxamento do útero pode ser alcançado pela administração de 50 a 100 μg de nitroglicerina (Trinitrina®, Nitronal®) IV;
> após o nascimento, é permitida a administração de opioides (sufentanil = Sufenta®, fentanil = Fentanil®, Sintenyl®). Para evitar o efeito uterorrelaxante da anestesia, a anestesia geral é mantida com o propofol (Diprivan®, Disoprivan®).

ESTERILIZAÇÃO NO PÓS-PARTO

> A esterilização pode ser realizada ao mesmo tempo em que é feita a cirurgia cesariana;
> quando for realizada de 24 a 48 horas após o parto vaginal, deve-se privilegiar:
  • uma anestesia peridural, se o cateter peridural ainda estiver colocado;
  • uma raquianestesia, na ausência de cateter peridural;
  • nos 2 casos, é necessário realizar um bloqueio sensitivo em T4;
> em caso de anestesia geral, deve-se realizar uma indução em sequência rápida (todos as pacientes devem ser consideradas como tendo "estômago cheio" durante as primeiras 48 horas de pós-parto); neste caso, é aconselhável evitar os halogenados em concentração alta, pelo risco de atonia uterina e hemorragia.

INTERVENÇÃO CIRÚRGICA DURANTE A GRAVIDEZ

> Não é realizado nenhum tipo de cirurgia eletiva durante a gravidez;
> em caso de situação de emergência relativa, o melhor momento é o 2º trimestre. Na verdade, o 1º trimestre está associado a um aumento do risco de teratogenicidade (a organogênese ocorre entre a 5ª e a 12ª semana de gestação); no 3º trimestre existe um aumento do risco de parto prematuro;
> na medida do possível, deve sempre se preferir a anestesia locorregional;
> em caso de anestesia geral, é recomendada uma indução em sequência rápida desde a 15ª semana de amenorreia com agentes anestésicos, que tenham provado serem inócuos para o feto:
  • tiopental (Nesdonal®, Pentothal®);
  • fentanil (Fentanil®, Sintenyl®);
  • suxametônio (Célocurine®, Lysthénon®);
  • vecurônio (Norcuron®);
  • isoflurano (Forane®);
  • sevoflurano (Sevorane®);
> o N_2O é proibido durante o 1º trimestre de gravidez, pela inibição da síntese de DNA;
> a paciente deve ser posicionada com o lado esquerdo livre (inclinada, com o lado esquerdo para cima) até a 15ª semana de amenorreia;
> qualquer queda da pressão arterial deve ser tratada de imediato, pois reduz o fluxo uteroplacentário;
> a paciente deve ser normoventilada; na verdade, a hiperventilação leva à diminuição do fluxo uteroplacentário; a hipoventilação leva à acidose materno-fetal e acidose respiratória;
> a oxigenação materna deve ser adequada;

> conforme as indicações do obstetra, é prescrita uma tocólise perioperatória, a fim de monitorar a atividade cardíaca fetal e as contrações uterinas por uma CTG;
> as técnicas laparoscópicas são possíveis durante a gravidez. Entretanto, conforme a gravidez avança, estas intervenções são tecnicamente difíceis (o útero gravídico impede o acesso à cavidade abdominal).

■ *Leituras recomendadas*

Macarthur AJ. Gerard W. Ostheimer «What's new in obstetric anesthesia» lecture. *Anesthesiology* 2008;108:777-85.

Thew M, Paech MJ. Management of postdural puncture headache in the obstetric patient. *Curr Opin Anaesthesiol* 2008;21:288-92.

Wise A, Clark V. Strategies to manage major obstetric haemorrhage. *Curr Opin Anaesthesiol* 2008;21:281-7.

35
Pediatria e anestesia

M. Dolci, M.-A. Bernath, E. Albrecht

> Com relação aos adultos, a criança tem importantes diferenças anatômicas e fisiológicas que influenciam o manejo da anestesia;
> além disso, muitas doenças e síndromes são principalmente, se não exclusivamente, relacionadas com a criança;
> a anestesia pediátrica exige um bom conhecimento dessas peculiaridades, bem como a respeito de equipamentos específicos necessários para sua realização.

PRINCÍPIOS ANATÔMICOS E FISIOLÓGICOS

SISTEMA CARDIOVASCULAR

CIRCULAÇÃO FETAL

> A veia umbilical transporta sangue oxigenado da placenta; a saturação de oxigênio da hemoglobina (SO_2) é de 80 a 85% e a pressão parcial de oxigênio (PO_2) é de 40 a 50 mmHg. Na região hepática, 20% do fluxo sanguíneo da veia umbilical supre o canal venoso (ou ducto venoso), que ignora o fígado e se une à veia cava inferior; os restantes 80% atravessam o parênquima hepático, misturam-se com o sangue proveniente do sistema porta antes de drenar para a veia cava inferior através das veias hepáticas; a SO_2 é de 67 a 72% e a PO_2 é de 28 a 30 mmHg;
> os 2/3 de sangue da veia cava inferior (portanto, quase todo o sangue bem oxigenado proveniente do ducto venoso) passará pelo forame oval e chegará ao átrio esquerdo, ventrículo esquerdo e, finalmente, à aorta ascendente (veja a Fig. 35.1); assim, a SO_2 é de 62 a 65%, em média, por causa do fluxo sanguíneo dessaturado pelas veias pulmonares. Portanto, o sangue mais oxigenado assegura a perfusão coronária e carótida;

> o terço restante do sangue proveniente da veia cava inferior mistura-se no átrio direito ao sangue dessaturado proveniente da veia cava superior (SO_2 25 a 45%), passa para o ventrículo direito (SO_2 52 a 55%) e, então, pela artéria pulmonar comum. Por causa da resistência vascular pulmonar elevada, apenas 5 a 10% do fluxo da artéria pulmonar comum perfunde os pulmões antes de chegar ao átrio esquerdo; os 90 a 95% restantes passam através do canal arterial (ou *ducto arterioso*), que drena para a aorta descendente, imediatamente após a emergência da artéria subclávia esquerda, fornecendo a quase integralidade da perfusão da aorta descendente. O fluxo proveniente do arco aórtico enriquece um pouco a mistura de oxigênio (SO_2 58 a 60%). As 2 artérias umbilicais provenientes das artérias ilíacas comuns asseguram o retorno do sangue para a placenta;

> o coração do feto apresenta uma circulação em paralelo e não em série, como ocorre em adultos saudáveis. O fluxo total de sangue representa a soma do fluxo dos 2 ventrículos. Sessenta por cento do fluxo total é garantido pelo coração direito e os restantes 40% pelo coração esquerdo. Observa-se que o débito cardíaco deve ser suficiente para garantir o bom desenvolvimento de diferentes órgãos; por exemplo, um fluxo insuficiente através do forame oval no útero leva à hipoplasia da válvula mitral, do ventrículo esquerdo e da aorta ascendente.

CIRCULAÇÃO DE TRANSIÇÃO

> A circulação de transição representa a transição entre a circulação fetal e a neonatal;

> ao nascimento, as primeiras respirações permitem insuflar os alvéolos, aumentando a pressão parcial de oxigênio (efeito vasodilatador) e evacuando o líquido intra-alveolar. A resistência vascular pulmonar cai drasticamente, bem como a pressão nas cavidades cardíacas direitas, resultando em uma elevação importante no fluxo sanguíneo pulmonar e, portanto, no retorno venoso pulmonar. O aumento do retorno venoso pulmonar aumenta a pressão no átrio esquerdo e leva ao fechamento do forame oval. A resistência vascular sistêmica também aumenta drasticamente pela separação da placenta, o que produz uma inversão do fluxo através do canal arterial; o *shunt* torna-se esquerdo-direito;

> durante as primeiras horas de vida, o canal arterial não está totalmente fechado; 30 a 50% do débito cardíaco do coração esquerdo retorna ao átrio esquerdo pela circulação pulmonar, através do canal arterial; portanto, o débito cardíaco transpulmonar é mais elevado neste período. Em 10 a 15 horas após o nascimento, o canal arterial apresenta uma intensa vasoconstrição e estará funcionalmente fechado em 72 horas. O fechamento definitivo é por um processo de trombose, uma proliferação intimal e uma fibrose. Em prematuros, esses mecanismos estão comprometidos e o canal arterial pode levar de 4 a 12 meses para fechar. A persistência do ducto arterioso leva à hiperperfusão pulmonar, com sobrecarga de volume do ventrículo esquerdo. A administração de anti-inflamatórios não esteroides inibe a síntese de prostaglandinas (que mantém o canal aberto), podendo acelerar o seu fechamento. Quando esse tratamento é ineficaz ou contraindicado, é necessária a realização de uma cirurgia. Por outro lado, em algumas cardiopatias congênitas (p. ex., atresia pulmonar, transposição das grandes artérias), a permeabilidade do canal arterial é essencial para a sobrevivência da criança, até que a correção cirúrgica possa ser realizada; assim, o canal arterial é aberto por uma infusão intravenosa de prostaglandina E1;

> o canal venoso *(ducto venoso)* fecha-se espontaneamente em 1 a 3 semanas, às vezes levando um tempo maior em prematuros;
> algumas situações (como acidose, hipoxemia, hipotermia e septicemia) podem levar inicialmente à reabertura do canal arterial; em 2º lugar, levam ao aumento da resistência vascular pulmonar; o *shunt* direito-esquerdo através do canal arterial pode reaparecer, causando uma diminuição na SO_2 na aorta descendente. No recém-nascido, o exame diagnóstico é realizado por meio da mensuração simultânea da SO_2 "pré-ductal" (membro superior direito, pavilhão da orelha) e "pós-ductal" (membros inferiores).

MIOCÁRDIO E CIRCULAÇÃO DO RECÉM-NASCIDO

> A complacência dos ventrículos é baixa. O volume ejetado é relativamente fixo e, portanto, não é influenciado pela pré-carga. O débito cardíaco é fortemente dependente da frequência cardíaca (DC = FC × volume sistólico);
> a força contrátil é pequena quando comparada com a do miocárdio adulto; aumentos significativos na pré-carga ou pós-carga são mal tolerados e induzem a uma diminuição na frequência cardíaca. O volume ejetado aumenta gradualmente com a idade;
> a resistência vascular pulmonar diminuiu durante os primeiros meses de vida. A pressão arterial atinge valores de adultos na adolescência;
> o sistema nervoso parassimpático predomina; ele é maduro ao nascimento, ao contrário do sistema nervoso simpático, que se torna maduro a partir do 4º mês de vida. Isso resulta em uma bradicardia durante a estimulação dolorosa;
> os barorreceptores também estão imaturos, de modo que a hipotensão arterial ou a hipovolemia não são acompanhadas por taquicardia.

SISTEMA RESPIRATÓRIO

ÁRVORE BRÔNQUICA E SURFACTANTE

> A árvore brônquica está totalmente desenvolvida na 16ª semana de gestação. Os pneumócitos do tipo II aparecem e sintetizam o surfactante entre a 24ª e 26ª semana de gestação. Os alvéolos desenvolvem-se entre a 32ª e 36ª semana, aumentando em número até os 18 meses de idade e tornando-se completamente maduros somente aos 8 anos de idade;
> os primeiros movimentos respiratórios ocorrem dentro do útero na 11ª semana; provavelmente, são um grande estímulo para o desenvolvimento dos pulmões.

COMPLACÊNCIA E RESISTÊNCIA

> A estrutura cartilaginosa da caixa torácica do recém-nascido, bem como sua reduzida massa muscular, faz com que o tórax seja muito complacente. As forças de retração "intrínsecas" do pulmão são apenas ligeiramente menores do que no adulto. Disso resulta que, em equilíbrio, a capacidade residual funcional é inferior ao volume de fechamento; assim, o risco de colapso do pulmão é muito alto;
> a relação "ventilação alveolar/CRF" é 3 vezes maior no recém-nascido que nos adultos; por um lado, isso explica a rapidez da indução com halogenados; por outro, elucida a pequena reserva de oxigênio em caso de apneia. Na verdade, a dessaturação é muito rápida, especialmente porque o consumo de O_2 em recém-nascidos é maior que em adultos. Com relação ao peso, a CRF é apenas um pouco menor que em recém-nascidos;

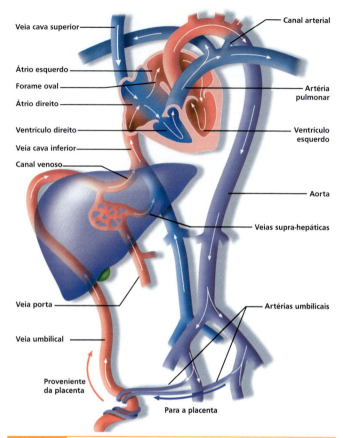

Figura 35.1 Circulação fetal.

> a resistência das vias aéreas é inversamente proporcional ao seu raio elevado à 4ª potência (Lei de Poiseuille); em crianças, essas resistências são elevadas e aumentam rapidamente durante uma diminuição, ainda que pequena, do diâmetro das vias aéreas (exemplo: edema, secreções).

RESPIRAÇÃO

> Até os 2 anos de idade, o diafragma e os músculos intercostais das crianças apresentam um déficit relativo nas fibras musculares do tipo I, responsáveis pelos esforços repetitivos. Portanto, um aumento do trabalho respiratório leva à fadiga precoce dos músculos respiratórios, insuficiência respiratória ou apneia;
> a respiração do recém-nascido é "periódica": respiração rítmica interrompida por períodos de apneia de menos de 10 segundos, sem dessaturação ou bradicardia; este tipo de respiração está presente em 80% dos recém-nascidos a termo e em 100% dos prematuros. Este padrão respiratório desaparece após 44 semanas de concepção;
> o recém-nascido respira principalmente pelo nariz.

ANATOMIA DAS VIAS AÉREAS SUPERIORES

> As vias aéreas superiores e a região cervical do bebê apresentam diversas diferenças anatômicas com relação aos adultos:
>   - um occipital mais volumoso;
>   - uma língua mais espessa;
>   - uma epiglote longa e em forma de ômega (Ω);
>   - um menor diâmetro das vias aéreas superiores;
>   - uma laringe mais anterior e posicionada mais superiormente; quanto mais diferente é o ângulo das cordas vocais com a traqueia, mais posterior se torna a traqueia no sentido caudal;
>   - um espaço subglótico na cartilagem cricoide, mais estreito que o espaço glótico;
> as consequências são as seguintes:
>   - um posicionamento mais difícil para a ventilação com máscara e entubação;
>   - uma obstrução completa mais frequente, com o deslocamento posterior da língua;
>   - um controle mais difícil da epiglote;
>   - um aumento significativo das resistências em caso de edema, ainda que pequeno;
>   - um ângulo de laringoscopia mais agudo, justificando a preferência por uma lâmina reta;
>   - um maior risco de obstrução subglótica em caso de inalação de corpos estranhos;
> para os anestesistas não especializados em anestesia pediátrica, a entubação do recém-nascido (mesmo normal) é sempre potencialmente difícil.

Tabela 35-1 Parâmetros vitais em função da idade

Idade	Frequência respiratória (cpm)	Frequência cardíaca (bpm)	Pressão sistólica (mmHg)	PA diastólica (mmHg)
Recém-nascido	40	140	65	40
12 meses	30	120	95	65
3 anos	25	100	100	70
12 anos	20	80	110	60

SISTEMA NERVOSO

> O cérebro pesa 335 g (10 a 15% do peso corporal ao nascimento), dobra seu peso em 6 meses, chegando a 900 g com 1 ano de idade, 1.000 g aos 2 anos; atinge o peso do cérebro adulto aos 12 anos (ou 1.200 a 1.400 g, cerca de 2% do peso corporal);
> a mielinização do sistema nervoso central começa no último trimestre de gravidez e continua durante os 2 primeiros anos de vida. Estudos em animais têm levantado dúvidas a respeito da segurança dos agentes anestésicos durante este período; não há nenhuma evidência que o mesmo fenômeno ocorra na prática em seres humanos;
> a autorregulação do fluxo sanguíneo cerebral e a reatividade vascular cerebral ao CO_2 estão presentes no recém-nascido;
> a medula espinal do recém-nascido estende-se até L3; o saco dural vai até S4. Até os 8 anos de idade, a medula espinal está em L1 a L2, com o saco dural chegando a S2;
> a mielinização dos nervos periféricos começa durante a vida fetal, mas não está completa até os 12 anos de idade, o que explica uma maior sensibilidade aos anestésicos locais;
> o sistema nervoso simpático é imaturo em recém-nascidos, resultando em um predomínio do sistema nervoso parassimpático até os 6 a 8 anos de idade. Clinicamente, o fenômeno explica a ausência, ou pelo menos a pouca importância, das alterações hemodinâmicas durante a realização de um bloqueio medular (raquianestesia, peridural);
> a pressão intracraniana depende do fluxo sanguíneo cerebral e do grau de hidratação; durante a 1ª semana de vida, ocorre uma redução do volume extracelular, resultando em uma perda de peso corporal de aproximadamente 10%. A pressão intracraniana é muito baixa, podendo até mesmo atingir valores inferiores à pressão atmosférica. A pressão intracraniana eleva-se progressivamente até a adolescência, quando são atingidos os valores dos adultos:
>   - pressão intracraniana em crianças: 3 a 7 mmHg;
>   - pressão intracraniana em adultos: 10 a 15 mmHg.

SISTEMA UROGENITAL

> A função renal é muito reduzida nos recém-nascidos, por causa da baixa pressão de perfusão e da imaturidade das funções glomerular e tubular;
> a taxa de filtração glomerular dobra durante as 2 primeiras semanas de vida e atinge os valores de adultos na idade de 1 ano; a função tubular não se torna normal até a idade de 2 anos;
> a imaturidade da função tubular implica em:
>   - limitação na reabsorção de sódio (risco de hiponatremia); por outro lado, uma carga excessiva de sódio não pode ser eliminada por causa da baixa taxa de filtração glomerular;
>   - capacidade limitada de concentrar a urina (osmolalidade 500 a 800 mOsm/L) e risco de desidratação; a baixa taxa de filtração glomerular torna difícil eliminar o excesso de água livre;
>   - capacidade limitada de eliminar o excesso de potássio;
>   - limitação na excreção de íons H^+ e reabsorção de bicarbonato;
>   - diminuição da reabsorção da glicose, levando à glicosúria.

SISTEMA HEMATOLÓGICO

> Ao nascer, a concentração de hemoglobina é de aproximadamente 180 g/L;
> ao nascimento, o volume sanguíneo circulante com relação ao peso do corpo é máximo, diminuindo com a idade:

- prematuro: 100 mL/kg;
- recém-nascido a termo: 90 mL/kg;
- entre 1 e 12 meses: 80 mL/kg;
- de 12 meses até a idade adulta: 70 mL/kg;
- idosos: 60 mL/kg;

> a hemoglobina fetal (HbF), composta por 2 cadeias α e 2 cadeias γ, representa 50 a 95% do total de hemoglobinas ao nascimento; é gradualmente substituída pela hemoglobina do adulto durante o 1º ano de vida;

> em comparação com a hemoglobina adulta, a curva de dissociação da HbF é deslocada para a esquerda. Ela se liga o oxigênio com maior avidez; sua saturação em oxigênio é maior para uma dada pressão parcial de oxigênio;

> embora haja uma baixa pressão parcial de oxigênio no feto, os tecidos fetais recebem oxigênio suficiente em decorrência:
- da natureza da HbF (deslocamento da curva de dissociação para a esquerda);
- da taxa de hemoglobina (50% superior com relação à taxa materna);
- do efeito Bohr: o CO_2, em concentração elevada do lado fetal, difunde-se através da placenta do lado materno, liga-se à hemoglobina materna e estimula a liberação de O_2; por sua vez, o O_2 difunde-se para o lado fetal.

METABOLISMO

TEMPERATURA

> O risco de hipotermia é maior no recém-nascido por:
- maior superfície corporal com relação ao peso, resultando em maior perda de calor;
- termogênese relacionada principalmente com o metabolismo do tecido adiposo marrom;

> consequências da hipotermia incluem o risco de apneia e bradicardia;

> anestésicos voláteis reduzem a eficácia da termogênese;

> estudos recentes contrariam a noção de ausência de tremor no recém-nascido.

GLICEMIA

> O baixo conteúdo de glicogênio do fígado e a eficácia da gliconeogênese predispõem ao risco de hipoglicemia;

> os sintomas são os seguintes:
- hipoventilação, cianose e eventualmente apneia;
- letargia, convulsões;
- sudorese.

FARMACOLOGIA

O volume de distribuição de medicamentos no recém-nascido a termo e lactentes é maior que o de adultos. Por sua vez, o metabolismo hepático é inferior ao dos adultos. Em geral, isto implica em doses de carga – por kg de peso corporal – maiores, mas doses de manutenção mais baixas.

HIPNÓTICOS

> O tiopental e o propofol são os agentes mais comumente utilizados na anestesia pediátrica; as contraindicações à sua utilização são as mesmas que para os adultos;
> quando o propofol é injetado em uma veia de pequeno calibre, provoca uma dor que pode ser importante e que, muitas vezes, é apenas moderadamente atenuada pela adição de lidocaína. Este fenômeno não deve ser negligenciado, pois pode provocar uma retirada repentina do membro, com risco de ruptura das veias.

HALOGENADOS

> Os mesmos agentes halogenados são utilizados em adultos e crianças para a manutenção da anestesia; no entanto, o sevoflurano (Sevorane®) é o preferido por 2 motivos:
> - não irrita as vias respiratórias superiores; é o agente ideal para indução por inalação, ao contrário do isoflurano (Forane®) e o desflurano (Suprane®), cuja utilização é preferível para a manutenção da anestesia;
> - confere uma boa estabilidade hemodinâmica; é possível utilizá-lo em todas as situações, inclusive na maioria dos casos de cardiopatia congênita;
> a concentração alveolar mínima dos halogenados varia com a idade:
> - as CAM do halotano, isoflurano e desflurano são mais baixas nos recém-nascidos prematuros que nos nascidos a termo; aumentam com a idade, atingindo um valor máximo entre 1 e 6 meses de vida; em seguida, declinam gradualmente;
> - por outro lado, a CAM do sevoflurano é estável em recém-nascidos prematuros e em crianças de até 6 meses (CAM = 3,3%); em seguida diminuem (CAM = 2,5% entre os 6 meses e 12 anos), antes de atingir os valores dos adultos.

OPIOIDES

> A morfina é o mais antigo opioide usado em anestesia. Estudos em animais mostraram concentrações de morfina intracerebral maiores em recém-nascidos do que em adultos, sugerindo um aumento da permeabilidade da barreira hematoencefálica. A imaturidade da barreira hematoencefálica poderia explicar o aumento da incidência de depressão respiratória no recém-nascido. Portanto, a administração de morfina deve ser cautelosa em recém-nascidos e bebês prematuros que não estão em terapia intensiva;
> a petidina ou meperidina não é mais utilizada. Além disso, sua administração a longo prazo não é recomendada pelo risco de acúmulo de seu metabólito, a norpetidina, que é epileptogênica;
> ainda que o fentanil (Fentanil®, Sintenyl®) seja o opioide mais comumente utilizado em anestesia, o alfentanil (Rapifen®) e o remifentanil (Ultiva®) também podem ser administrados. A rápida difusão destes opioides no sistema nervoso central é principalmente decorrente de sua alta solubilidade em lipídios; a barreira hematoencefálica não limita sua penetração intracerebral.

CURARES

> O sistema neuromuscular é imaturo até 1 ano de idade. A junção neuromuscular é mais sensível aos curares não despolarizantes;
> na prática clínica, embora todos os relaxantes musculares não despolarizantes possam ser usados, o atracúrio (Tracrium®) ou cisatracúrio (Nimbex®) muitas vezes são preferidos, pois suas meias-vidas em crianças são idênticas às em adultos;
> a taxa de pseudocolinesterase de um recém-nascido a termo é 50% menor do que em adultos. Essa taxa aumenta para 100% na idade de 2 semanas. Embo-

ra haja esta redução na taxa de pseudocolinesterase, as doses de suxametônio (Célocurine®, Lysthénon®) devem ser aumentadas por causa da diminuição da sensibilidade secundária à imaturidade dos receptores. Seu uso, praticamente sistemático há 15 anos, está agora limitado à entubação durante a indução em sequência rápida e tratamento do laringospasmo, que não cede à ventilação com pressão positiva. A bradicardia, que pode surgir durante a administração do suxametônio, pode ser prevenida com a atropina.

POSOLOGIA DE ALGUNS MEDICAMENTOS

PRÉ-MEDICAÇÃO

> Midazolam (Hypnovel®, Dormonid®): 0,3 a 0,5 mg/kg por via oral;
> diazepam (Valium®): 0,04 a 0,2 mg/kg por via retal;
> hidrato de cloral: 20 a 50 mg/kg por via oral ou retal;
> metadona: 0,2 mg/kg por via oral;
> xarope de hidroxizina (Atarax®, 2 mg/kg por via oral).

MEDICAMENTOS ANESTÉSICOS

> Tiopental (Nesdonal®, Pentothal®): 3 a 8 mg/kg, embora as doses variem com a idade:
> - < 6 meses: 3 a 5 mg/kg;
> - 6 meses a 4 anos: 6 a 8 mg/kg;
> - > 4 anos: 4 a 6 mg/kg;
> propofol (Diprivan®, Disoprivan®):
> - indução: 3 a 4 mg/kg;
> - manutenção: 15 mg/kg/h, diminuindo gradativamente a 10 mg/kg/h durante a 1ª hora;
> suxametônio (Célocurine®, Lysthénon®): 1,5 a 2 mg/kg;
> atracúrio (Tracrium®): 0,5 mg/kg (dose de entubação);
> cisatracúrio (Nimbex®): 0,15 a 0,25 mg/kg (dose de entubação);
> neostigmina (Prostigmina®, Prostigmina®): 0,04 mg/kg, associado a um parassimpaticolítico (atropina, glicopirrolato);
> atropina: 0,02 mg/kg;
> glicopirrolato (Robinul®): 0,01 mg/kg.

ANALGÉSICOS PÓS-OPERATÓRIOS

> Morfina:
> - 0,05 a 0,2 mg/kg a cada 10 minutos; por exemplo: 5 a 10 kg = 0,25 mg/10 minutos, se a criança pesar entre 5 e 10 kg; 0,5 mg/10 minutos, se a criança pesar entre 10 e 15 kg; 1 mg/10 minutos, se a criança pesar entre 15 e 20 kg;
> - PCA: 0,01 a 0,03 mg/kg a cada 5 a 10 minutos; infusão contínua de 0,01 a 0,03 mg/kg/h;
> paracetamol (Dafalgan®, Doliprane®, Efferalgan®, Panadol®):
> - por via retal: dose de carga de 40 mg/kg, seguida de dose de manutenção de 30 mg/kg, 4 vezes ao dia;
> - por via oral: dose de carga de 20 mg/kg, seguida de dose de manutenção de 15 mg/kg, 4 vezes ao dia;
> - por via intravenosa: 15 mg/kg, 4 vezes ao dia;
> ácido mefenâmico (Ponstyl®, Ponstan®): 10 mg/kg, 3 vezes ao dia:
> - *atenção*: nenhum AINE deve ser usado em indivíduos com peso menor que 10 kg ou idade inferior a 6 meses;
> ibuprofeno (Brufen®): 10 mg/kg, 3 vezes ao dia;
> ácido niflúmico (Nifluril®): 10 mg/kg, 4 vezes ao dia;
> nalbufina (Nubain®, Nubaine®): 0,2 a 0,5 mg/kg IV, 6 vezes ao dia.

ANTIEMÉTICOS

> Di-hidrobenzoperidol (droperidol ou DHBP, Droleptan®): 0,01 a 0,015 mg/kg;
> ondansetron (Zophren®, Zofran®): 0,1 a 0,2 mg/kg;
> dexametasona (Mephamesona®): 0,1 a 0,2 mg/kg;
> meclozina (Agyrax®, Itinerol B6®): 0,5 a 1 mg/kg, 2 vezes ao dia.

ANTIBIÓTICOS

> Amoxicilina + ácido clavulânico (Augmentin®): 10 a 25 mg/kg, 3 vezes ao dia;
> cefazolina (Cefacidal®, Kefzol®): 10 a 15 mg/kg, 4 vezes ao dia;
> ceftriaxone (Rocephin®), 25 mg/kg IV, uma a 2 vezes ao dia;
> cefuroxima (Zinnat®, Zinacef®): 10 a 15 mg/kg/dia, 2 vezes ao dia.

> Nunca administre aspirina a crianças, pelo risco de síndrome de Reye (hepatite e edema cerebral).

EQUIPAMENTOS

CIRCUITOS ANESTÉSICOS E VENTILADORES

> Atualmente, existem circuitos de anestesia de pequeno diâmetro, especialmente adaptadas a crianças de até 25 kg. São utilizados em todas as fases da anestesia, incluindo a indução por inalação e despertar. Têm a vantagem de reduzir o volume de espaço morto e a complacência do circuito;
> o medo do aumento do trabalho respiratório secundário à resistência das válvulas do ventilador e do recipiente de cal sodada levou alguns anestesistas a preferir o tradicional circuito de Jackson-Rees (Mapleson F) para as fases de respiração espontânea;
> os aparelhos modernos de anestesia incluem os modos de ventilação "controle a volume" e "controle a pressão"; alguns têm até a capacidade de compensar a complacência do circuito de anestesia. Para evitar o barotrauma, recomenda-se utilizar o modo "controle a pressão", com pressões nas vias aéreas entre 8 e 14 mmHg e uma PEFP de 3 e 5 mmHg;
> a presença de PEFP permite ao paciente respirar em volumes mais altos e aumentar os volumes de fechamento, responsáveis pela atelectasia;
> a bolsa-reservatório é escolhida de acordo com o peso da criança:
> - recém-nascido: 0,5 L;
> - < 10 kg: 1 L;
> - 10 a 20 kg: 1,5 L;
> - > 20 kg: 2 L.

MÁSCARA LARÍNGEA E MÁSCARA FACIAL

> As cânulas orofaríngeas, nasofaríngeas e as máscaras faciais existem em tamanhos diferentes; as máscaras devem ser adaptadas para cobrir a boca e o nariz da criança;
> a escolha do tamanho da máscara laríngea é de acordo com o peso da criança.

Tabela 35-2 Escolha da máscara laríngea de acordo com o peso da criança

Peso (kg) da criança	Tamanho da máscara laríngea
< 5	1
5-10	1,5
10-20	2
20-30	2,5
30	3
> 50	4

LARINGOSCÓPIO

> A escolha entre uma lâmina reta de Miller e uma lâmina curva de Macintosh fica a critério de cada um. No entanto, algumas sociedades fazem recomendações, como por exemplo:
> - recém-nascidos: Miller 0;
> - < 1 ano: Miller 1;
> - > 1 ano: Macintosh.

TUBO ENDOTRAQUEAL

> A entubação é orotraqueal, exceto em algumas intervenções específicas (cirurgia maxilofacial ou dentária). A entubação nasotraqueal é preferida em crianças que necessitam de entubação prolongada em unidades de cuidados intensivos, porque é mais bem tolerada (menor necessidade de sedação) e porque o risco de migração da sonda é reduzido (melhor fixação), caso a criança se movimente;

> os tubos endotraqueais utilizados em crianças até 8 anos de idade são geralmente desprovidos de bolsa, a fim de permitir os vazamentos ao redor da sonda quando a pressão do ventilador é superior a 15 a 20 cmH$_2$O. A ausência de vazamentos indica que a pressão da sonda na mucosa traqueal é demasiadamente elevada e que existe um risco de isquemia da mucosa; a curto prazo, este risco tem como consequência um edema de mucosa; a longo prazo, pode haver uma estenose traqueal; a sonda deve ser substituída por uma menor. Por outro lado, uma sonda maior será colocada, se os vazamentos forem importantes demais para permitir a ventilação adequada;

> um edema da mucosa traqueal, mesmo modesto, perturba gravemente a ventilação dos recém-nascidos e lactentes; um edema de 1 mm na mucosa divide por 2 o diâmetro da traqueia do recém-nascido e reduz em 75% a superfície da secção transversa ou calibre;

> se precisar ser utilizado um cateter balão, ele deve ser colocado abaixo da cartilagem cricoide, que é a parte mais estreita da via aérea superior da criança. Estão disponíveis cateteres balão tradicionais de pequeno calibre ("modelos reduzidos" dos cateteres de adultos), mas que apresentam 2 problemas:
> - o balão é relativamente longo quando comparado com o comprimento da sonda, aumentando o risco de transbordamento na laringe;
> - a distância entre a extremidade distal do balão e a ponta da sonda é longa e leva ao risco de entubação endobrônquica;

> recentemente, têm sido comercializados cateteres balão de baixa pressão especialmente projetados para a anatomia das crianças, evitando essas armadilhas (sondas microCuff®);

> o tamanho da sonda é escolhido de acordo com a idade. Em lactentes, essa escolha é feita da seguinte maneira:

Prematuro:	2,5 mm
Recém-nascido de 1 a 3,5 kg:	3,0 mm
Recém-nascido de mais de 3,5 kg:	3,5 mm

> nas crianças mais velhas, a escolha do tamanho da sonda (diâmetro interno) sem balão é feita utilizando a fórmula abaixo (escolha um diâmetro menor para a sonda do tipo microCuff®); é recomendável preparar 2 outras sondas, uma maior e outra menor. Exemplo: para uma criança de 2 anos, a escolha será uma sonda de 4,5 e devem ser preparadas sondas de 4,0 e 5,0;

Tamanho do tubo (diâmetro interno) = 4 + (idade em anos)/4

> o comprimento de inserção da sonda mensurado na arcada bucal pode ser determinado de várias maneiras:
> - avançar a sonda até que sua extremidade seja palpável logo acima do manúbrio esternal;
> - a presença de marcas na sonda permite determinar a posição da sonda entre as cordas vocais;
> - utilizando a Tabela 35-3:

Tabela 35-3 Posicionamento da sonda de acordo com idade e peso

Idade	Distância dos lábios (cm)	Distância do nariz (cm)
Recém-nascido		
1 kg	6	7,5
2 kg	7	9
3 kg	8,5	10,5
3,5 kg	9	11
3 meses	10	12
1 ano	11	14
A partir de 2 anos	12 + (idade em anos)/2	15 + (idade em anos)/2

> as sondas de duplo lúmen, que permitem a exclusão de um pulmão, existem nos tamanho 28 e 32 (escala de Charrière); podem ser utilizadas a partir de 8 a 10 anos. Antes desta idade, a exclusão do pulmão é feita colocando-se um bloqueador brônquico no brônquio do pulmão a ser excluído ou por entubação voluntária do brônquio contralateral.

CATETERES ARTERIAIS

> Fora do período neonatal ou em recém-nascidos com cateter umbilical arterial por vários dias, pode ser inserido um cateter percutâneo na artéria radial ou femoral;

> por exemplo, na artéria femoral, o cateter arterial pode ser colocado pela técnica de Seldinger:
> - cateter 2 F com um comprimento de 2 cm em prematuros e recém-nascidos;
> - cateter 3 F com um comprimento de 4 cm em crianças menores de 12 anos;
> - cateter 3 F com um comprimento de 8 cm em crianças a partir de 12 anos de idade;

- as cânulas "venosas" padrão (24 G em recém-nascidos < 3 kg ou 22 G para os maiores) também podem atuar como cateteres arteriais;
- os fluxos dos sistemas de enxágue de adultos são muito imprecisos; o cateter arterial em crianças pequenas é enxaguado com uma solução de heparina (0,5 a 1 unidade de heparina/mL) em uma bomba elétrica, de acordo com o seguinte regime:
  - < 20 kg: 1 mL/h em uma bomba elétrica;
  - > 20 kg: sistema "adulto".

ACESSO VENOSO CENTRAL

- Os cateteres venosos centrais podem ser inseridos em veias centrais (jugular, subclávia) ou periféricas;
- o comprimento do cateter a ser inserido é estimado pela mensuração da distância entre o ponto de punção e o átrio direito;
- os cateteres de duplo lúmen com um comprimento de 5 cm devem ser reservados para recém-nascidos, especialmente se eles forem inseridos na veia subclávia (risco de extravasamento para o espaço pleural); são necessários cateteres mais longos (8 cm ou mais) para lactentes além do período neonatal;
- o cateter é enxaguado com solução de heparina, de acordo com o seguinte esquema:
  - < 20 kg: 3 UI de heparina/mL, 1 mL/h com o uso de bomba elétrica;
  - > 20 kg: 1 UI de heparina/mL, no sistema "adulto".

SONDA DE ASPIRAÇÃO TRAQUEAL

- O tamanho da sonda de aspiração traqueal, que passa por dentro do tubo endotraqueal, é calculado pela seguinte fórmula:

Tamanho da sonda de aspiração (escala Charrière ou francesa) = tamanho do tubo (mm) × 2

SONDA NASOGÁSTRICA

- A escolha da sonda nasogástrica é em função da idade:
  - prematuros: Ch 5;
  - < 1 ano: Ch 8;
  - 1 a 2 anos: Ch 10;
  - 2 a 6 anos: Ch 12;
  - 6 a 12 anos: Ch 14;
  - adultos: Ch 16.

SONDA VESICAL

- A escolha da sonda vesical também é em função da idade da criança:
  - 0 a 2 anos: Ch 6;
  - 2 a 8 anos: Ch 8;
  - > 8 anos: Ch 10.

CATETER UMBILICAL

- No recém-nascido com distúrbios hemodinâmicos e respiratórios importantes, pode ser introduzido um cateter arterial umbilical. Este cateter permite mensurar a pressão arterial e recolher amostras repetidas de sangue. Sua extremidade deve situar-se entre o diafragma e a válvula aórtica;

> o procedimento inclui, em ordem:
> - estimar o comprimento de inserção do cateter: os normogramas permitem determinar o comprimento ideal, dependendo da distância entre o umbigo e o ombro, acima da extremidade distal da clavícula;
> - suspensão do cordão umbilical, utilizando uma pinça, desinfecção da área e colocação de campos estéreis; pelo risco de queimaduras com soluções iodadas, a área deve ser limpada e secada no final do procedimento;
> - uma fita é colocada e retesada na base do cordão, para prevenir hemorragias;
> - o cordão é retido por 1 pinça e as 2 artérias são identificadas;
> - uma pinça é utilizada para dilatar gradualmente o vaso escolhido, inserida na posição fechada até uma profundidade de 0,5 cm, sendo então aberta e mantida no local por 1 minuto;
> - após a retirada da pinça, o cateter previamente esfregado com NaCl 0,9% é introduzido em um comprimento predeterminado, com a extremidade distal grampeada (tamanho do cateter: recém-nascidos < 1.500 g 3,5 Fr; 1.500 g 5 Fr);
> - o cateter é fixado com um fio; a posição de sua extremidade deve ser controlada por radiologia e sua extremidade distal normalmente deve projetar-se entre a 8ª e a 10ª vértebra dorsal;
> - uma infusão contínua de heparina através do cateter visa reduzir a incidência de complicações tromboembólicas;
> - as complicações são diretamente proporcionais ao tempo de inserção (o ideal é menos de 7 dias). Se necessário, o cateter umbilical pode ser substituído por um cateter arterial percutâneo;
>
> as complicações incluem:
> - eventos tromboembólicos nos rins, intestinos ou membros inferiores. As manifestações são hematúria, hipertensão arterial, sinais de enterocolite necrosante ou infarto mesentérico, palidez ou cianose das pernas;
> - infecção;
> - coagulação intravascular disseminada;
> - perfuração de vasos;
>
> o cateter venoso umbilical é usado em recém-nascidos instáveis ou para transfusões sanguíneas. Para infusão contínua ou mensuração da pressão venosa central, a extremidade deve estar localizada entre o diafragma e o átrio. A distância entre o umbigo e o ombro é relatada como sendo um nomograma para estimar o tamanho ideal da inserção do cateter. Para uma transfusão sanguínea, a distância depende da obtenção de um bom fluxo de sangue (distância varia entre 2 a 5 cm);
>
> a técnica de colocação é a mesma que a do cateter arterial. O risco de embolia é maior, se o cateter não estiver devidamente preso, pois a pressão intratorácica é inferior à pressão atmosférica durante a inspiração. A posição do cateter é controlada por radiografia. Pode ser mantido no local por até 2 semanas. No entanto, a incidência de complicações aumenta com o tempo.

ESTRATÉGIA ANESTÉSICA

CONSULTA PRÉ-ANESTÉSICA

> Além da história atual, dos antecedentes pessoais por sistema, dos tratamentos em curso e dos antecedentes médicos ou cirúrgicos, os seguintes elementos devem ser buscados de forma sistemática:
> - uma infecção recente das vias aéreas superiores;
> - antecedentes de sangramento ou hematomas frequentes;
> - antecedentes familiares de complicações relacionadas com anestesia (hipertermia maligna, deficiência de pseudocolinesterases);

> o exame físico deve avaliar a função cardíaca e respiratória, procurar por sinais de ventilação ou entubação potencialmente difíceis e sinais de infecção;

> deve também avaliar o esqueleto; na verdade, as deformidades musculoesqueléticas podem estar associadas a outras doenças (p. ex., escoliose e hipertensão pulmonar), dificultando o posicionamento na mesa cirúrgica ou causando problemas técnicos durante a anestesia locorregional;

> em caso de cirurgia de emergência, é necessário avaliar a volemia e a possível presença de uma síndrome de desconforto respiratório:
> - avaliação da hipovolemia no recém-nascido: turgor da pele diminuído, depressão na fontanela, choro sem lágrimas, aumento do tempo de enchimento capilar; a pressão arterial é um indicador ruim da hipovolemia;
> - síndrome da angústia respiratória do recém-nascido: grunhidos, tiragens intercostal, subclavicular e supraesternal, batimento de asa de nariz, cianose, taquipneia;

> a incidência de complicações respiratórias perioperatórias é aumentada em caso de infecção das vias aéreas superiores, a menos que esta última se limite a um simples derrame claro, sem estado febril importante; as complicações respiratórias são o laringospasmo, broncospasmo e atelectasias; resultam no aumento da reatividade brônquica e diminuição na complacência pulmonar, entre outras consequências; portanto, as infecções exigem:
> - cancelamento de qualquer cirurgia não urgente, até 3 semanas após o fim dos sintomas;
> - caso a cirurgia seja de urgência, prescrever fisioterapia respiratória e uma internação em terapia intensiva;

> os exames sanguíneos e complementares (eletrocardiograma, radiografia de tórax) raramente são necessários antes de uma cirurgia, a menos que:
> - a intervenção seja potencialmente hemorrágica; grupo sanguíneo e controle de concentrados de glóbulos vermelhos;
> - a intervenção seja de grande porte ou em espaços fechados (cirurgia intracraniana, cirurgia da coluna vertebral, cirurgia do segmento posterior do olho) ou em caso de antecedentes de doenças hemorrágicas;

> a realização de um teste de gravidez é recomendada por alguns autores para moças jovens na menarca; na verdade, uma gravidez ignorada ou desconhecida pode alterar o plano de tratamento;

> em recém-nascidos com malformações de nascimento, um "teste para malformações" (incluindo exames de ultrassom do coração, do abdome e do cérebro) é realizado antes da cirurgia;

> por fim, a prescrição de vitamina K deve ser sistemática ao nascimento; deve ser verificado se sua administração é correta antes de qualquer intervenção no período neonatal.

REGRAS DE JEJUM

> As regras de jejum antes da anestesia variam de acordo com a idade e estão resumidas na Tabela 35-4;
> os protocolos diferenciavam o leite materno de outros leites, já que o leite materno é de mais fácil digestão pela criança; na verdade, sua digestão depende do seu teor de gordura, o que pode ser diminuído consideravelmente, dependendo da dieta alimentar da mãe. Por este motivo, a tendência atual é não fazer mais diferenciação entre o leite materno, fórmulas infantis e leite de vaca.

Tabela 35-4 Intervalo entre a última ingestão de alimento ou líquido e a intervenção cirúrgica, de acordo com a idade

Idade	Leite e sólidos	Líquidos claros
< 6 meses	4	2
> 6 meses	6	2

Os líquidos transparentes são água, chá, sucos de fruta sem polpa, bebidas não gaseificadas. O leite inclui leite materno, leite em pó e leite de vaca.

PRÉ-MEDICAÇÃO ANSIOLÍTICA

> A partir de 1 ano de idade, pode ser considerada a administração de ansiolíticos, dependendo do tipo e da duração da cirurgia, dos procedimentos de intervenção (ambulatorial, internação hospitalar) e do estado psicológico da criança;
> as administrações intramusculares ou por enemas foram abandonadas em favor da via oral;
> vários produtos são utilizados, como, por exemplo, o midazolam, a hidroxizina ou a metadona.

INDUÇÃO E MANUTENÇÃO

> A indução por inalação é a técnica de escolha em crianças pequenas e permite evitar a colocação de um acesso intravenoso em uma criança acordada; na verdade, pela alta taxa de ventilação alveolar/CRF, a indução é muito rápida (consulte o Capítulo 4 "Anestésicos por inalação");
> não há limite de idade para a indução inalatória. Este método é mais lento em crianças mais velhas e adolescentes, que apresentam um CRF proporcionalmente maior;
> somente o halotano e sevoflurano são utilizados para a indução inalatória, porque não causam irritação às vias aéreas:
> - a indução com halotano é feita aumentando-se a concentração inalada em incrementos de 0,5% até a perda de consciência, para limitar qualquer agitação;
> - a indução com sevoflurano pode ser feita por um aumento gradual da concentração inalada ou com uma concentração inalada de 6 a 8%, após a saturação do circuito de anestesia, a fim de acelerar a fase de indução;
> a adição de óxido nitroso encurta ainda mais o tempo de indução por "efeito do 2º gás" (aumento da concentração alveolar de halogenados pela rápida difusão do óxido nitroso);
> as contraindicações para a indução por inalação são:
> - indução em sequência rápida;
> - risco de hipertermia maligna;
> - presença de um cateter venoso (contraindicação relativa);
> - doença cardíaca grave (contraindicação relativa; alguns centros preferem o uso da cetamina para indução; a manutenção é assegurada pelos halogenados);
> a dor da colocação da cânula intravenosa pode ser limitada pela aplicação do creme anestésico do tipo EMLA®, 45 a 60 minutos antes da punção ou pela

administração de uma mistura de oxigênio e óxido nitroso, com uma FiO_2 de 0,3 a 0,4. Nos recém-nascidos e crianças com menos de 3 meses, o açúcar concentrado (entre 0,1 e 1 mL de glicose 30%) depositado na língua desencadeia um reflexo de sucção analgésica, benéfico para os pequenos procedimentos, como a colocação de uma punção lombar ou cateter venoso; o efeito analgésico dura cerca de 5 minutos;
> a manutenção da anestesia é feita pela administração de um halogenado ou propofol.

HIPOTERMIA

> A temperatura corporal deve ser mensurada continuamente;
> a hipotermia deve ser prevenida ativamente:
> - centro cirúrgico a no mínimo 25°C;
> - colchão aquecido para recém-nascidos e lactentes;
> - embrulhar extremidades e a cabeça (algodão hidrófilo, lençóis, gorros);
> - sistemas de aquecimento, ar quente;
> - aquecimento de desinfetantes e soluções de enxágue (cistoscopia).

INFUSÃO, GLICOSE E ELETRÓLITOS

> As necessidades de líquidos normalmente são calculadas utilizando a seguinte fórmula:
> - < 10 kg: 4 mL/kg/h;
> - 11 a 20 kg: 40 mL/h + 2 mL/kg/h acima de 10 kg;
> - > 20 kg: 60 mL/h + 1 mL/kg/h acima de 20 kg;
> em decorrência do período de jejum e da baixa reserva de glicose, o recém-nascido corre o risco de hipoglicemia. Os valores que definem a hipoglicemia são:
> - prematuro: < 1,2 mmol/L;
> - recém-nascido < 72 horas: < 1,7 mmol/L;
> - recém-nascido > 72 horas: < 2,3 mmol/L;
> em caso de cirurgia de longa duração, a glicemia deve ser mensurada de forma iterativa. Às vezes, é preferível realizar a administração concomitante de glicose. Deve-se escolher entre:
> - soluções comerciais de glicose e NaCl (Glucosalin 4:1 ou Glucosalin 2:1);
> - cálculo das necessidades de glicose (3 a 7 mg/kg/min), sódio (2 a 6 mmol/kg/dia) e potássio (1 a 4 mmol/kg/dia); com relação às necessidades de volume líquido, é possível preparar uma solução sob medida para o paciente pela adição de NaCl hipertônico e KCl com glicose a 5 ou 10%;
> - adição de glicose à solução normalmente utilizada, como a adição de glicose a 50% em uma infusão de Ringer-lactato para obter uma solução contendo 2% de glicose (20 mg/mL), administrada ao fluxo da infusão de manutenção;
> a administração de fluidos em *bolus* para corrigir uma hipovolemia dá-se com soluções não glicosadas (0,9% NaCl e Ringer-lactato) na dose de 10 a 20 mL/kg; a administração de *bolus* repetidos de solução de glicose leva a um risco de hiperglicemia e hiponatremia (acúmulo de água livre).

DESPERTAR

> O paciente é extubado no estado de despertar completo ou estágio profundo em respiração espontânea;
> o risco de laringospasmo é importante quando o paciente está em estágio II de anestesia ou se ele apresentar crises de tosse. O tratamento do laringospasmo inclui:
> - administração de oxigênio por máscara com uma FiO_2 de 100% em pressão positiva;

- a administração eventual de 1 mg/kg de lidocaína IV;
- a administração de 0,3 mg/kg de suxametônio IV caso apareça uma dessaturação antes do aumento do espasmo;
- não é necessário realizar uma nova entubação; a ventilação pode ser assegurada com máscara até o reinício da ventilação espontânea;

> na sala de recuperação, as crianças de 3 a 6 anos estão frequentemente agitadas, nos primeiros 15 a 30 minutos;

> a dor é um fator responsável pela agitação; o alívio da dor se dá com a administração de opioides, na maioria das vezes, em *bolus* de 50 µg/kg de morfina, repetido a cada 10 minutos, associado ao paracetamol e um anti-inflamatório; de acordo com as intervenções, uma anestesia locorregional realizada logo após a indução é suficiente para fornecer analgesia por várias horas;

> a incidência de náuseas e vômitos aumenta com a idade e são mais frequentes durante a cirurgia de amígdalas ou do ouvido médio; as estratégias de prevenção e tratamento são idênticas às de adultos.

ANESTESIA LOCORREGIONAL EM PEDIATRIA

> O objetivo principal da ALR é a analgesia pós-operatória. Os bloqueios são normalmente realizados antes da cirurgia; as necessidades peroperatórias de agentes anestésicos e opioides são reduzidas e permitem uma recuperação mais rápida. Por fim, os pacientes ficam mais calmos e colaborativos ao despertar. A realização do bloqueio na fase pré-operatória não diminui significativamente a duração da analgesia pós-operatória;

> ao contrário dos adultos, o bloqueio é realizado sob anestesia geral, pela falta de cooperação da criança; assim, os sinais de advertência habituais são mascarados (p. ex., dor aguda por lesão direta do nervo);

> as diferentes técnicas de ALR estão descritas no capítulo correspondente. Abaixo, estão descritas algumas características dessas técnicas em crianças e algumas práticas costumeiras.

ANESTESIA EPIDURAL

> Material:
- < 30 kg: agulha 19 G;
- > 30 kg: agulha 18 G;

> existem 2 métodos para avaliar a profundidade do espaço peridural:
- 10 mm + 2 × idade; exemplo: espaço à 12 mm na idade de 1 ano; espaço à 20 mm na idade de 5 anos;
- 1 mm/kg;

> a solução preferencial para a fase pós-operatória é uma solução de bupivacaína a 0,1% + 2 µg/mL de fentanil sem adrenalina (risco de isquemia medular em crianças). A dose máxima é de:
- 0,2 mg/kg/hora até a idade de 6 meses, com um *bolus* de 1,5 mg/kg;
- 0,4 mg/kg/h a partir de 6 meses, com um *bolus* de 2,5 mg/kg;

> o cateter peridural é utilizado para a analgesia peroperatória. A 1ª injeção de bupivacaína a 0,5% é calculada em função da dose máxima (2 mg/kg) e possivelmente associada à clonidina (1 µg/kg) se a criança tiver mais de 6 meses; por exemplo, se a criança pesa 7,5 kg, a 1ª injeção inclui 3 mL de bupivacaína a 0,5% + 7,5 µg de clonidina. O volume da 2ª injeção será de 1/3 ou metade do volume anterior, sem adição de clonidina; continuando o exemplo, a 2ª injeção será de 1,5 mL de bupivacaína 0,5%, 60 a 90 minutos após a 1ª injeção.

ANESTESIA PERIDURAL SACRAL

> A gordura epidural é menos densa até a puberdade; os anestésicos locais administrados na região caudal podem difundir-se até a região mediotorácica;

> a idade limite é de 6 (cerca de 20 kg) a 8 anos (cerca de 30 kg); além dessa idade, o hiato sacral é fechado em uma proporção significativa;
> material:
>   - \> 6 meses: agulha 22 G;
>   - < 6 meses: agulha 25 G;
> medicamentos: bupivacaína a 0,25% ou ropivacaína a 0,2%, associada à 1 µg/kg de clonidina se a criança tiver mais de 6 meses (sedativo).

RAQUIANESTESIA

> Pode ser utilizada uma raquianestesia em vez da anestesia geral em recém-nascidos com menos de 4 kg ou no ex-prematuro de idade gestacional < 52 semanas de amenorreia, a fim de evitar as apneias pós-operatórias; além desses limites, a taxa de insucesso é muito alta por causa da agitação do lactente;
> a criança é mantida firmemente na posição sentada. A punção é realizada em L4-L5 e L5-S1, com uma agulha 25 G; o local da punção é anestesiado com EMLA®. O espaço subaracnoide está a 7 a 15 mm de profundidade; a injeção é feita em 20 segundos e a duração do bloqueio é de 45 a 60 minutos. A instalação do bloqueio leva à perda do tônus nos membros inferiores ou incontinência fecal. A criança é então lentamente estendida até que atinja o decúbito dorsal (risco de parada cardíaca, devido à forte diminuição do retorno venoso);
> material: agulha 25 G;
> exemplos de medicamentos: bupivacaína a 0,5%; a dose é de 0,6 mL para 1 kg, seguido de 0,1 mL adicional por kg de peso da criança:
>   - 1 kg: 0,6 mL;
>   - 2 kg: 0,7 mL;
>   - 3 kg: 0,8 mL;
>   - 4 kg: 0,9 mL;
>   - 5 kg: 1 mL.

Tabela 35-5 Indicações de bloqueios centrais e periféricos

Tipo de bloqueio	Tipo de cirurgia
Bloqueio central	
Peridural torácica	Toracotomias, mediastinotomias
Caudal	Cirurgia abdominal e dos membros inferiores
Raquianestesia	Hérnia inguinal do recém-nascido ou do prematuro
Bloqueio periférico	
Infraorbital	Fenda labiopalatina
Axilar	Cotovelo, antebraço e mão
Paraumbilical	Hérnia umbilical, pilorotomia
Ilioinguinal, ilio-hipogástrico	Hérnia inguinal, hidrocele, orquidopexia
Peniano	Circuncisão, hipospadia
Cutâneo lateral da coxa	Enxerto da face lateral da coxa
Femoral	Fratura do fêmur, enxerto da face anterior da coxa
Ciático	Cirurgia do joelho e abaixo dele

REANIMAÇÃO DO RECÉM-NASCIDO

> Muitas vezes, o anestesista é a pessoa mais bem treinada em reanimação de um recém-nascido em instalações de cuidados de saúde pequenas;
> após o nascimento, o recém-nascido é colocado na posição de Trendelenburg sob uma fonte de calor; as secreções são aspiradas ativamente pelo nariz e boca sob o controle da frequência cardíaca (risco de bradicardia);
> se a criança não está respirando, deve-se esfregar suas costas e então iniciar a ventilação com máscara com O_2 a 100% a uma frequência de 40 a 60 ciclos/minuto; deve-se realizar uma ventilação com máscara, se a frequência cardíaca for < 100 bpm; uma FC < 60 bpm requer massagem cardíaca externa e uma reavaliação a cada 30 segundos; se não houver melhora, apesar da massagem cardíaca externa e ventilação, deve-se realizar uma entubação;
> durante a reanimação do recém-nascido, deve ser evitada:
> - a hipotermia (colocar a criança sob uma fonte de calor);
> - a hipovolemia (administrar 10 mL/kg de líquidos);
> - a hipoglicemia (mensurar a glicemia e administrar glicose a 10%; *bolus* de 2 mL, seguido por infusão de 3 a 7 mg/kg/hora);
> - hipocalcemia (administrar 0,2 mL/kg de cloreto de cálcio a 10%);
> enquanto se aguarda a colocação de um cateter venoso, os seguintes medicamentos podem ser administrados por via endotraqueal:
> - lidocaína (Xilocaína®);
> - atropina;
> - naloxona (Narcan®);
> - adrenalina.

ESCORE DE APGAR

> O escore de Apgar foi desenvolvido por um anestesista para classificar as repercussões dos agentes anestésicos administrados à mãe no recém-nascido e avaliar a qualidade da adaptação do recém-nascido à vida extrauterina;
> 5 parâmetros são considerados: frequência cardíaca, esforço respiratório, tônus muscular, irritação reflexa e coloração; o escore de Apgar está resumido na Tabela 35-6;
> este escore é calculado em 1, 5 e 10 minutos de vida;

Tabela 35-6 Escore de Apgar

Parâmetro	0 ponto	1 ponto	2 pontos
Frequência cardíaca (bpm)	Ausente	Abaixo de 100	Acima de 100
Esforço respiratório	Ausente	Lento, irregular	Choro forte
Tônus muscular	Flácido	Flexão discreta	Movimentos ativos
Irritação reflexa	Sem resposta	Careta	Tosse ou espirro
Coloração	Cianose central	Cianose periférica	Rosado

> o escore de Apgar dita as condutas:
> - Apgar 8 a 10: boa adaptação, observar;
> - Apgar 5 a 7: estimulação e O_2 100%;
> - Apgar 3 a 4: ventilação com máscara;
> - Apgar 0 a 2: entubação imediata e massagem cardíaca externa.

DOENÇAS PEDIÁTRICAS E IMPLICAÇÕES ANESTÉSICAS

PREMATURIDADE

> Por definição, o termo parto prematuro aplica-se a qualquer nascimento antes de 37 semanas;
> a incidência é de 6%;
> a mortalidade é alta antes da 30ª semana ou quando o peso ao nascimento é < 1.500 g;
> independentemente da causa cirúrgica, o lactente prematuro tem problemas relacionados com a prematuridade por si só, conforme descrito abaixo.

CANAL ARTERIAL PERMEÁVEL

> O canal arterial é normalmente fechado dentro de 72 horas após o nascimento. Às vezes, é permeável, particularmente em prematuridades extremas;
> as consequências são de 2 ordens:
> - cardiovasculares:
>   - *shunt* direito-esquerdo;
>   - dilatação do ventrículo esquerdo;
>   - aumento do débito cardíaco pulmonar, com diminuição do fluxo sistêmico (que se manifesta por hipotensão);
> - respiratórias:
>   - diminuição da complacência pulmonar;
>   - aumento da resistência das vias aéreas periféricas;
>   - anormalidades na relação ventilação/perfusão;
> no recém-nascido a termo, o canal arterial pode persistir ao nascimento e não se fechar depois de vários meses; os controles ecocardiográficos podem monitorar a evolução;
> se a permeabilidade do canal causar um impacto significativo (hipoperfusão de órgãos periféricos), seu fechamento pode ser acelerado pela administração de medicamentos anti-inflamatórios, geralmente indometacina. Se isso falhar, o tratamento pode ser repetido 1 ou 2 vezes. Os protocolos variam de instituição para instituição, mas geralmente a cura inclui 3 a 4 tratamentos realizados com 12 ou 24 horas de intervalo;
> se o canal continua permeável ou em caso de contraindicações aos medicamentos anti-inflamatórios (trombocitopenia, insuficiência renal), é necessário realizar um fechamento cirúrgico, geralmente por toracotomia esquerda;
> durante a intervenção, a identificação do canal arterial nem sempre é fácil. A colocação cuidadosa de oxímetros de pulso e medidores de pressão, associada a um teste de oclusão temporária realizada pelo cirurgião, pode diferenciar o canal arterial da aorta; a aparição ou a ampliação de um gradiente entre a saturação pré-ductal (membro superior direito, pavilhão da orelha) e pós-ductal (membro inferior) ou uma diminuição da pressão arterial atesta o pinçamento da aorta ou artéria subclávia esquerda. Convencionalmente, durante o fechamento do canal arterial, a pressão diastólica aumenta. Neste momento, a ocorrência de uma bradicardia deve levar à suspeita de insuficiência do ventrículo esquerdo por aumento da pós-carga. Pode ser justificada a administração de um vasodilatador e um inotrópico positivo.

DOENÇAS DA MEMBRANA HIALINA

> A síndrome do desconforto respiratório, ou "doença da membrana hialina" é causada pela síntese insuficiente de surfactante, que promove a formação de atelectasias;
> o efeito *shunt* resultante leva a uma hipoxemia e acidose metabólica;
> o tratamento consiste em inalação de surfactante de origem humana ou animal;
> a doença pode ser prevenida pela administração de corticosteroides à mãe, durante a ameaça de parto prematuro.

DISPLASIA BRONCOPULMONAR

> A displasia broncopulmonar é uma doença pulmonar crônica, causada:
> • pelo uso de uma FiO_2 elevada;
> • pela ventilação com pressão positiva;
> • por infecções;
> o tratamento inclui diuréticos, broncodilatadores e corticoides inalatórios e administração de oxigênio.

APNEIAS

> A apneia é uma consequência da imaturidade dos centros respiratórios;
> a apneia central (apneia de mais de 15 a 20 segundos sem dessaturação ou bradicardia, ou menos de 15 segundos associada a palidez, cianose ou frequência cardíaca inferior a 100 b/min) é rara em recém-nascidos a termo, mas é comum na maioria dos prematuros;
> a incidência de apneia aumenta após uma anestesia geral ou administração intratecal de opioides até 12 horas após a intervenção cirúrgica. Durante este período, as crianças devem estar equipadas com oxímetro de pulso e um monitor de apneia e monitoradas em uma unidade de cuidados intensivos. A injeção intravenosa de 10 mg/kg de cafeína (ou 20 mg/kg de citrato de cafeína) após a cirurgia reduz a incidência de episódios de dessaturação. A idade limite abaixo da qual estas medidas se aplicam varia de acordo com os autores. Em geral, o limite é fixado em 48 semanas pós-concepção para os bebês nascidos a termo (> 37 semanas de gravidez) e 52 semanas pós-concepção para os prematuros. A idade pós-concepcional é a soma da idade gestacional e a idade extrauterina;
> por fim, observe que um hematócrito abaixo de 30% é um fator de risco adicional para as apneias.

HEMORRAGIA INTRACRANIANA

> A hemorragia intracraniana é favorecida pela:
> • hipoxemia;
> • hipercapnia;
> pode originar-se de:
> • um hematoma subdural;
> • uma hemorragia subaracnoide;
> • uma hemorragia periventricular;
> • uma hemorragia intracerebral.

RETINOPATIA DA PREMATURIDADE

> A prematuridade é o principal fator causal; a FiO_2 exerce um papel de facilitação;
> a retinopatia está associada a:
> - proliferação dos vasos da retina;
> - hemorragia da retina;
> - fibrose;
> - uma cicatrização com descolamento da retina;
> o tratamento é realizado com *laser* ou crioterapia, que exige muitos anestésicos gerais.

ENTEROCOLITE NECROSANTE

> A enterocolite necrosante é uma consequência da hipoperfusão e isquemia do trato digestório;
> o quadro clínico associa a distensão abdominal e fezes sanguinolentas;
> pode estar associada a CIVD e trombocitopenia;
> o tratamento é conservador e consiste em deixar o intestino em repouso; a laparotomia exploratória é realizada, caso os sintomas persistam.

INFECÇÕES

> A prematuridade favorece as seguintes infecções:
> - pneumonia;
> - septicemia;
> - meningite.

HIPOTERMIA

> Os lactentes prematuros têm uma grande superfície da pele com relação ao seu volume, além de uma pele fina e com pouca gordura; todos estes elementos favorecem a perda de água e calor;
> a hipotermia favorece:
> - a apneia;
> - a hipoxemia;
> - a bradicardia;
> - a acidose metabólica.

HIPERTENSÃO ARTERIAL PULMONAR PERSISTENTE DO RECÉM-NASCIDO

> A incidência é de 1 a 2/1.000 nascidos-vivos;
> essa condição é mais comum em recém-nascidos a termo ou pós-termo;
> a hipertensão arterial pulmonar persistente do recém-nascido mimetiza a circulação fetal: a resistência vascular pulmonar permanece mais elevada que a resistência sistêmica, com persistência do *shunt* direito-esquerdo através do forame oval e do canal arterial. O débito cardíaco pulmonar está diminuído e a criança sofre de hipoxemia. O *shunt* direito-esquerdo é confirmado, se houver um gradiente de oxigenação > 10% ou gradiente de PaO_2 > 15 mmHg entre a região pré-ductal (membro superior direito, cabeça) e a pós-ductal (membros inferiores, artéria umbilical). O exame ecocardiográfico deve excluir uma cardiopatia cianótica;
> deve ser considerada em todos os casos de cianose no recém-nascido;
> a etiologia da hipertensão pulmonar é:
> - idiopática;
> - associada a diferentes doenças;
> - resultante de asfixia intrauterina ou perinatal;

- secundária à doença do parênquima pulmonar (deficiência de surfactante, pneumonia, aspiração de mecônio);
- secundária ao desenvolvimento precário do pulmão (displasia alveolar capilar, hérnia diafragmática);
- secundária à lesão do miocárdio: miocardite, cardiopatias congênitas;
- secundária à pneumonia ou septicemia;

> de um ponto de vista fisiopatológico, a hipertensão arterial pulmonar é o resultado de uma reorganização vascular pulmonar; ao exame microscópico, a forma idiopática revela fibras musculares nas artérias dos septos alveolares, que normalmente não existem, bem como hiperplasia da camada média das artérias de grosso calibre, o que reduz a superfície da árvore vascular. As artérias estão propensas a vasospasmos reversíveis. A disfunção miocárdica aparece secundariamente.

TRATAMENTO

> A hipertensão arterial persistente do recém-nascido é uma emergência médica. O objetivo do tratamento é duplo:
- melhorar a oxigenação com uma hiperventilação e ventilação assistida com FiO_2 elevada;
- limitar a vasoconstrição pulmonar com uma hiperventilação e administração de vasodilatadores pulmonares:
  - tolazolina (administração IV): estrutura imidazol que permite a vasodilatação por antagonismo adrenérgico; risco de hemorragia gastrointestinal;
  - prostaglandina E2;
  - óxido nítrico (NO);
  - isoproterenol (Isuprel®): vasodilatação pulmonar e sistêmica;

> em caso de falha, recorrer à circulação extracorpórea parcial (CECP), que reduz a sobrecarga do coração, garantindo uma boa oxigenação.

BRONCOASPIRAÇÃO DE MECÔNIO

> 50 a 60% das crianças nascem com um líquido amniótico manchado de mecônio (líquido meconial) e apresentam mecônio na traqueia; a obstrução da traqueia por mecônio leva a um risco de pneumotórax por um mecanismo de retenção de ar;
> o mecônio é composto por:
- líquido amniótico;
- células gastrointestinais;
- secreções intestinais.

> a presença de mecônio está associada a:
- insuficiência uteroplacentária;
- descolamento da placenta;
- placenta prévia;
- gravidez pós-termo;
- hipertensão materna;
- prolapso do cordão umbilical;
- compressão do cordão umbilical;

> foram propostos 3 mecanismos fisiopatológicos:
- uma hipóxia fetal produz um desvio da circulação mesentérica fetal para os órgãos vitais, causando uma isquemia mesentérica; resulta em um hiperperistaltismo e dilatação do esfíncter anal com a passagem de mecônio;
- a compressão do cordão umbilical produz hiperperistaltismo e dilatação do esfíncter anal, por um mecanismo vagal;
- a emissão de mecônio através do ânus é um processo normal em uma criança a termo;

- > as complicações são:
  - pneumotórax ou pneumomediastino;
  - hipertensão pulmonar persistente do recém-nascido;
  - sequelas pulmonares a longo prazo: 5% ainda precisam de oxigenoterapia com 1 mês de vida, às vezes com a persistência de anormalidades da função pulmonar (aumento da capacidade funcional pulmonar residual, hiper-reatividade das vias aéreas) e uma incidência aumentada de pneumonia;
- > 60% das radiografias são normais; podem ocorrer infiltrados ou hiperinsuflação.

TRATAMENTO

- > O melhor tratamento é a prevenção: "aspiração agressiva" do mecônio ao nascimento;
- > se o mecônio estiver na traqueia, a conduta é a seguinte:
  - observação: mensuração da SpO_2 e realização de radiografia de tórax;
  - tratamento-padrão: prevenção da hipotermia, controle da glicemia e calcemia, restrição de líquidos (prevenção de edema pulmonar), tratamento de uma eventual hipotensão com dopamina;
  - tratamento da hipóxia, dependendo de sua gravidade: oxigênio, CPAP, entubação e ventilação mecânica;
  - surfactante, em caso de não haver resposta a outros tratamentos;
  - em decorrência do difícil diagnóstico diferencial com pneumonia, um antibiótico de largo espectro é geralmente introduzido: a superinfecção é rara.

SÍNDROMES PEDIÁTRICAS E ENTUBAÇÃO DIFÍCIL

- > Diversas centenas de síndromes diferentes têm sido descritas. É conveniente antecipar o tratamento anestésico de pacientes com uma síndrome rara em busca de respostas para as seguintes questões:
  - O controle das vias aéreas e a entubação são considerados difíceis?
  - Há uma lesão cardíaca associada à síndrome?
  - Quais os outros órgãos potencialmente afetados (rim, fígado, cérebro etc.)?
  - Existe uma associação com a hipertermia maligna?
  - É possível haver um distúrbio de hemostasia?
- > em geral, independentemente da síndrome, deve-se prever ventilação e entubação difícil em casos de danos faciais.

TRISSOMIA DO 21 (SÍNDROME DE DOWN)

- > A incidência aumenta fortemente em caso de idade materna acima de 40 anos;
- > esta síndrome inclui:
  - fendas palpebrais oblíquas;
  - fácies plana;
  - prega palmar única;
  - displasia do quinto dedo;
  - vias aéreas superiores estreitas, com macroglossia;
  - malformações cardíacas (CIV, canal atrioventricular, Fallot);
  - estenose do canal cervical;
  - subluxação atlantoaxial.

SÍNDROME DE PIERRE ROBIN

- > Esta síndrome associa:
  - microretrognatia;
  - glossoptose;
  - fenda palatina.

SÍNDROME DE TREACHER COLLINS

> Esta síndrome resulta de sinostoses mandibulofaciais e inclui:
> - atresia das coanas;
> - microstomia;
> - retrognatismo.

SÍNDROME DE KLIPPEL FEIL

> Esta síndrome envolve uma fusão das vértebras cervicais.

EPIGLOTITE E LARINGITE ESTRIDULOSA (FALSA DIFTERIA)

Tabela 35-7 — Comparação das características da epiglotite e laringite estridulosa (falsa difteria)

Parâmetro clínico	Epiglotite	Laringite estridulosa
Idade	2 a 6 anos	3 meses a 3 anos
Início	Repentino	Progressivo
Febre	Elevada	Moderada
Voz	Sussurro	Rouca
Disfagia	Sim	Não
Dispneia	Sim	Não
Estridor inspiratório	Sim	Sim
Tosse seca ("de cachorro")	Não	Sim
Aparência	Boca aberta, sentada no leito, intoxicada	Não intoxicada
Cavidade oral	Salivação importante	Ausência de salivação
Epiglote	Vermelha e edematosa	Normal
Microbiologia	*Haemophilus influenzae B*	Vírus parainfluenza, geralmente
Tratamento	Antibióticos Corticosteroides ± entubação endotraqueal	O_2 Aerossóis de salbutamol (Ventolin®, Ventoline®) ou adrenalina Corticosteroides

> é necessário distinguir uma epiglotite de uma falsa difteria, pois a entubação pode ser necessária em caso de epiglotite em razão de obstrução progressiva das vias aéreas superiores. Além disso, esta obstrução torna a entubação perigosa;
> quando a entubação é necessária, deve-se estar preparado para uma entubação difícil e prever uma falha; a conduta proposta é a seguinte:
> - prepare o material para uma possível traqueostomia;

- realize uma indução com halogenados na posição sentada no colo da mãe;
- coloque o acesso venoso após a indução;
- intubar sem bloqueadores neuromusculares em respiração espontânea; em caso de falha, é sempre possível retornar à situação inicial e adotar outra estratégia.

HÉRNIA DIAFRAGMÁTICA CONGÊNITA

> A incidência de hérnia diafragmática congênita é 1/5.000 nascimentos;
> com o espaço torácico ocupado pela parte do trato digestório, o parênquima e a árvore vascular são hipoplasiados;
> na maioria das vezes, a hérnia forma-se no lado posterolateral esquerdo através do forame de Bochdalek, mas também pode ocorrer no forame direito ou no forame anterior de Morgagni (ver figura adiante);
> a hérnia congênita está associada a:
>   - um poli-hidrâmnio;
>   - anormalidades do sistema nervoso central;
>   - anormalidades do trato gastrointestinal;
>   - anormalidades do trato urinário;
>   - malformações cardíacas.

MANIFESTAÇÕES CLÍNICAS

> Diminuição do murmúrio vesicular;
> síndrome da angústia respiratória;
> hipertensão arterial pulmonar;
> abdome escafoide;
> desvio do coração para a direita.

TRATAMENTO

> Quando é realizado o diagnóstico pré-natal, o parto deve ser realizado em um centro especializado;
> a criança é rapidamente entubada (indução em sequência rápida) e é colocada uma sonda gástrica; deve-se evitar quaisquer condições que aumentem a hipertensão pulmonar (hipóxia, hipercapnia, acidose, pressões de ventilação elevadas, estimulação simpática, hipotermia). Qualquer redução no PaO_2, FC, PAM e complacência pulmonar sugere um pneumotórax;
> a correção cirúrgica é realizada após a redução da resistência pulmonar; uma oxigenação extracorpórea por membrana é uma opção viável para permitir que o tecido pulmonar se expanda; o sangue é drenado do átrio direito, oxigenado e reperfundido na aorta ascendente ou veia femoral.

ATRESIA DE ESÔFAGO

> A atresia do esôfago é causada por uma falta de divisão entre a traqueia e o esôfago durante a 4ª semana de gestação;
> a incidência é de 1/4.500 nascimentos;
> existem várias formas, algumas com uma fístula esofagotraqueal; as formas estão descritas na Figura 35.3.

MANIFESTAÇÕES CLÍNICAS

> O diagnóstico pré-natal mostra um poli-hidrâmnio;

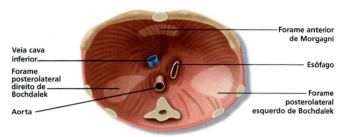

Figura 35.2 Hérnia diafragmática congênita: locais potenciais de hérnias do conteúdo abdominal.

> ao nascer, a criança apresenta:
>   - hipersalivação;
>   - crises de cianose;
>   - confinamento da sonda gástrica durante a sua colocação;
>   - ar no estômago;
> esta malformação pode ser complicada por uma pneumonia de aspiração de saliva ou suco gástrico;
> esta condição pode ser parte da síndrome de VATER (malformações das vértebras, ânus, traqueia, esôfago, rim) ou VACTERL (mesmas malformações, associadas a malformações cardíacas dos membros = *limbs*).

TRATAMENTO

> Crianças em posição semissentada;
> coloque um tubo esofágico com aspiração contínua no colo da bolsa esofágica;
> o tratamento é cirúrgico: fechamento da fístula e anastomose do esôfago por toracotomia direita; a tração distal do esôfago durante a anastomose leva ao risco de refluxo gastroesofágico.

IMPLICAÇÕES ANESTÉSICAS

> Indução por inalação em ventilação espontânea;
> entubação seletiva direita e remoção da sonda em posição não seletiva, torção da sonda de 90° para a direita, a fim de que a extremidade mais longa do bisel abranja a fístula esofagotraqueal, geralmente localizada na parede posterior da traqueia;
> manter a ventilação espontânea o maior tempo possível, a fim de evitar a insuflação gástrica;
> aspiração no colo da bolsa esofágica até o fechamento da fístula.

ESTENOSE PILÓRICA

> A estenose pilórica ocorre principalmente em meninos ao redor de 3 a 5 semanas de vida; resulta da hipertrofia e hiperplasia das fibras musculares do piloro;
> sua incidência é de 3/1.000 nascimentos.

MANIFESTAÇÕES CLÍNICAS

> Vômito em jato;

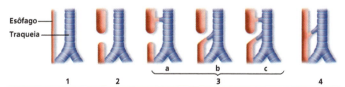

Figura 35.3 Formas anatômicas da atresia congênita do esôfago e fístula traqueoesofágica congênita.

A forma 3b é a mais comum (75%), seguida pela forma 4 (20%). Todas as outras formas compõem os 5% restantes.
1: Atresia cordonal total.
2: Atresia segmentar.
3: Atresia segmentar com fístula(s) esofagotraqueal(is):
   a: fístula cranial;
   b: fístula caudal;
   c: fístula cranial e caudal.
4: Fístula esofagotraqueal sem atresia, chamada de fístula em H.

> desidratação: a perda de sódio, cloro e potássio leva à alcalose metabólica hipoclorêmica hipocalêmica; em um 1º tempo, o rim compensa excretando bicarbonato de sódio, originando uma hiponatremia secundária; em seguida, o rim altera seu mecanismo de compensação e recupera o sódio excretando prótons. Aparece uma acidúria paradoxal;
> ao exame clínico, é palpável uma "azeitona" pilórica na crista epigástrica.

TRATAMENTO

> Em geral, a doença resolve-se espontaneamente aos 3 a 5 meses de idade. A correção cirúrgica evita a desidratação e consiste em uma piloromiotomia extramucosa;
> a desidratação pré-operatória, alterações na glicemia, eletrólitos e condição acidobásica devem ser corrigidos antes da cirurgia.

IMPLICAÇÕES ANESTÉSICAS

> Esses pacientes têm um "estômago cheio". O risco de aspiração pulmonar requer uma indução em sequência rápida;
> após a entubação, não é necessária a administração de relaxantes musculares; o procedimento é geralmente de curta duração (cerca de 20 minutos);
> pode ser praticado um bloqueio paraumbilical em caso de abordagem umbilical;
> a alcalose metabólica aumenta o risco de apneia do pré e pós-operatório; uma monitoração contínua da saturação de oxigênio e da frequência respiratória é essencial, antes e depois da intervenção;
> o risco de apneia pós-operatória restringe o uso de opioides no pós-operatório a pequenas doses de fentanil (1 a 2 µg/kg) ou alfentanil, infusões de remifentanil; alguns centros proíbem completamente o uso de opioides.

ANOMALIAS DA PAREDE ABDOMINAL

> A onfalocele e a gastrosquise são 2 defeitos da parede abdominal, cujo tratamento é idêntico.

ONFALOCELE

> A onfalocele é uma herniação de alças intestinais na bolsa do cordão na altura da linha média;

> em 30 a 60% dos casos, esta entidade está associada a outras malformações (anencefalia, malformações geniturinárias, organomegalia);
> a síndrome de Beckwith e Wiedemann é a associação de onfalocele, macroglossia e gigantismo.

GASTROSQUISE

> A gastrosquise é um defeito completo da parede abdominal fora da linha média, com as alças intestinais não contidas em uma bolsa; algumas vezes, estas alças são espessas e edematosas;
> está associada a malformações raras.

TRATAMENTO

> Desde o nascimento, as vísceras exteriorizadas são envolvidas por uma bolsa estéril transparente, para reduzir a perda hídrica e térmica e a contaminação bacteriana; é colocada uma sonda de aspiração gástrica;
> a intervenção cirúrgica é feita a curto prazo, mas nunca em caso de emergência: o objetivo é a reintegração das vísceras à cavidade abdominal; em caso de grande aumento da pressão intra-abdominal (> 20 cmH$_2$O), há:
>   • diminuição da complacência pulmonar, com aumento da pressão de insuflação;
>   • uma compressão da veia cava inferior e veias renais, manifestada por uma queda na pressão arterial sistólica;
> quando a correção cirúrgica é impossível em decorrência do aumento da pressão intra-abdominal, é utilizada a técnica de Schuster: uma bolsa é suturada ao redor das alças; em seguida, é progressivamente apertada, a fim de fazê-la penetrar na cavidade abdominal; o fechamento definitivo é cirúrgico, alguns dias depois, geralmente com 1 semana de vida; a ventilação assistida é mantida até o fechamento do abdome.

IMPLICAÇÕES ANESTÉSICAS

> A desidratação e os distúrbios eletrolíticos devem ser corrigidos antes da cirurgia;
> a indução é realizada por inalação em ventilação espontânea;
> o óxido nitroso é proibido, por causa da distensão das alças intestinais;
> evite pressões de ventilação elevadas, em razão do potencial de insuflações gástrica e intestinal, que impedem a reintegração das vísceras à cavidade abdominal; de modo ideal, a manutenção da anestesia dá-se conservando-se a ventilação espontânea.

■ *Leitura recomendada*

Dalens B. Some current controversies in paediatric regional anaesthesia.
  Curr Opin Anaesthesiol 2006;19:301-8.

36
Oftalmologia e anestesia

J.-P HABERER, E. ALBRECHT

PRINCÍPIOS ANATÔMICOS E FISIOLÓGICOS

CONSIDERAÇÕES ANATÔMICAS

> A cavidade orbital contém 7 músculos:
- 6 músculos extrínsecos do olho: os músculos reto lateral, reto medial, reto inferior, reto superior, oblíquo superior e oblíquo inferior; são inervados pelo III nervo craniano, com exceção do oblíquo superior, que é inervado pelo IV nervo craniano e no lado direito inervado pelo VI;
- o músculo elevador da pálpebra, inervados pelo VII;

> o anel tendinoso de Zinn, unido ao osso esfenoide, representa a inserção posterior dos 4 músculos retos em torno da emergência do nervo óptico;

> os 4 músculos retos formam um cone fasciomuscular, que delimita um espaço retrobulbar (ou intracônico) e peribulbar (ou extracônico);

> o humor aquoso é um líquido transparente que preenche o espaço entre o cristalino e a córnea; a íris divide o espaço em 2 câmaras, a anterior e a posterior, que se comunicam através da pupila; o humor aquoso é produzido pelo corpo ciliar na câmara posterior e circula livremente em torno da íris até chegar na câmara anterior, onde é reabsorvido no ângulo iridocorneal da câmara anterior pelo canal de Schlemm, culminando nas veias episclerais (Fig. 36.1).

PRESSÃO INTRAOCULAR

> A pressão intraocular resulta da pressão exercida pelo conteúdo do globo ocular em sua parede; permite manter a forma do globo ocular e, portanto, as propriedades ópticas das superfícies de refração; seu controle durante e após uma intervenção é preocupação constante do anestesista e do oftalmologista;

> a pressão intraocular pode ser mensurada por diferentes técnicas; a técnica mais comum é a de achatamento (tonômetro de Goldmann ou Perkins);

> o valor normal situa-se entre 10 e 20 mmHg; depende de 3 fatores:

- volume e complacência das estruturas intraoculares líquidas, principalmente do humor aquoso, corpo vítreo e volume sanguíneo da coroide;
- da complacência da esclera;
- da pressão exercida pelos músculos extrínsecos do olho no globo;

> o equilíbrio entre a produção e a drenagem do humor aquoso é o principal elemento que determina a pressão intraocular;
> um aumento da pressão no sistema venoso leva a uma drenagem diminuída do humor aquoso e, portanto, uma elevação da pressão intraocular;
> a administração intramuscular de atropina, glicopirrolato e escopolamina como pré-medicação não altera essa pressão; outros fatores que influenciam a pressão intraocular estão resumidos na Tabela 36-1;
> a pressão intraocular equilibra-se com a pressão atmosférica durante a cirurgia oftalmológica com abertura do globo ocular (queratoplastia) ou durante a perfuração traumática do globo ocular; caso contrário, durante uma intervenção oftalmológica, a pressão intraocular é, muitas vezes, elevada pela presença de instrumentos e irrigação.

Tabela 36-1 Fatores que afetam a pressão intraocular

Diminuição da pressão intraocular	Aumento da pressão intraocular
Diminuição da pressão venosa central	Aumento da pressão venosa central (tosse, Valsalva)
Redução da PAM (efeito moderado)	Aumento da PAM
Diminuição da $PaCO_2$	Aumento da $PaCO_2$
–	Diminuição da PaO_2
Halogenados	N_2O
Barbitúricos, propofol, etomidato, benzodiazepínicos	Cetamina
Relaxantes musculares não despolarizantes	Suxametônio
Opioides	Injeção de anestésico local durante bloqueio peribulbar, retrobulbar
–	Laringoscopia e entubação

Um aumento na PaO_2 não tem nenhum efeito sobre a pressão intraocular.

OBSERVAÇÕES

> O suxametônio provoca um aumento da pressão intraocular de 5 a 10 mmHg durante 10 minutos após a injeção, em razão de uma contração prolongada dos músculos oculares; afeta ainda a mensuração da pressão durante uma cirurgia para o glaucoma. É discutido o risco de expulsão do conteúdo ocular em caso de lesão; estudos recentes indicam que este risco é provavelmente nulo. O suxametônio também produz um aumento no fluxo sanguíneo da coroide.

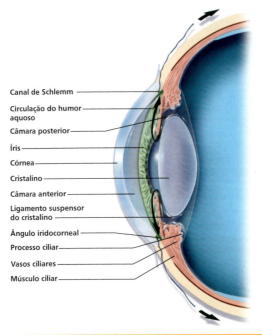

Figura 36.1 Segmento anterior do olho com as câmaras anterior e posterior e as áreas de secreção, circulação e reabsorção do humor aquoso.

REFLEXO OCULOCARDÍACO

> O reflexo oculocardíaco (ROC) foi descrito em 1908 por Aschner e Dagnini;
> as aferências são conduzidas pelo nervo oftálmico (VI) e as eferências pelo nervo vago (X);
> a tração dos músculos extrínsecos do olho, especialmente do músculo reto medial, a compressão do globo ocular e o aumento da pressão intraorbitária causam uma bradicardia sinusal, ritmo juncional ou assistolia;
> este reflexo ocorre frequentemente durante a cirurgia de estrabismo, cirurgia vitreorretiniana e em crianças. É finito; na verdade, a estimulação repetida é acompanhada por uma atenuação da resposta induzida;
> este reflexo é reduzido ou inibido pelo bloqueio peri ou retrobulbar e pode ser prevenido pela manipulação cirúrgica delicada;
> é agravado pelos seguintes fatores:
>   - hipóxia;
>   - hipercapnia;
>   - acidose;
>   - dor (anestesia leve);
> em caso de bradiarritmias, o tratamento consiste em:
>   - interromper as manobras;
>   - aprofundar a anestesia;
>   - administrar O_2 a 100%;
>   - administrar atropina IV (0,5 a 1,0 mg);
>   - infiltrar os músculos extrínsecos do olho com anestésico local.

CIRURGIA OFTÁLMICA E IMPLICAÇÕES ANESTÉSICAS

> As técnicas de anestesia local são preferíveis à anestesia geral, por causa das comorbidades frequentes e importantes em uma população muitas vezes idosa. A anestesia geral é preferível para procedimentos mais longos (p. ex., descolamento de retina) ou em caso de agitações potenciais do paciente (crianças, doenças psiquiátricas graves ou demências);
> a princípio, qualquer sedação endovenosa deve ser evitada, pois o risco de movimentos involuntários é incompatível com a microcirurgia;
> a duração da intervenção é geralmente curta, normalmente de menos de 30 minutos; algumas intervenções podem durar entre 60 e 90 minutos e raramente mais tempo que isso;
> a frequência das náuseas e vômitos é particularmente elevada, especialmente na manipulação do globo ocular (cirurgia de estrabismo, descolamento de retina).

ANESTESIA GERAL

> Não há nenhuma peculiaridade a respeito da indução e manutenção da anestesia;
> em geral, evite qualquer manobra de Valsalva ao despertar, para evitar um aumento na pressão intraocular (PIO):
>   - extubação em estágio profundo;
>   - administração de lidocaína (dose: 1 a 1,5 mg/kg IV);
> em caso de perfuração do globo ocular, a indução da anestesia deve ser suave:
>   - evitar reflexos de tosse;
>   - administrar lidocaína (dose: 1 a 1,5 mg/kg IV) para reduzir a resposta hemodinâmica durante a entubação;
>   - conforme mencionado acima, a administração de suxametônio é controversa;
> o uso de curares não despolarizantes pode melhorar a sensibilidade aos testes de produção forçada ou distensão muscular, que fornecem ao cirurgião orientações a respeito da técnica cirúrgica. Estes testes são utilizados para a cirurgia de estrabismo, por exemplo;
> por outro lado, após a administração de succinilcolina, este teste é considerado inválido por 10 a 15 minutos, pela ação do curare nas fibras musculares rápidas dos músculos extrínsecos do olho.

DESCOLAMENTO DE RETINA, VITRECTOMIA E INJEÇÃO DE GÁS

> O oftalmologista injeta um gás pouco solúvel ou mistura de gás-ar para substituir temporariamente o corpo vítreo ou para promover a refixação da retina; os principais gases utilizados são o SF6 (hexafluoreto de enxofre), C2F6 (perfluoroetano) e C3F8 (perfluoropropano); a meia-vida desses gases varia entre 5 e 35 dias; o ar é absorvido em 5 dias;
> em caso de anestesia geral, o óxido nitroso não deve ser usado, em razão do risco de expansão da bolha ou de sua redução à interrupção do N_2O; caso contrário, o óxido nitroso deve ser interrompido 15 minutos antes da injeção de gás.

ANESTESIA LOCORREGIONAL

> A anestesia locorregional permite a realização da cirurgia de todo o segmento anterior (cirurgia da catarata, glaucoma, queratoplastia) e da maior parte das intervenções do segmento posterior.

BLOQUEIO PERIBULBAR E RETROBULBAR

> Os bloqueios retrobulbar e peribulbar produzem uma anestesia, acinesia (às vezes incompleta), analgesia e controle da pressão intraocular;
> a duração da ação varia entre 1 e 3 horas, dependendo do anestésico local;
> pelo elevado índice de complicações, o bloqueio retrobulbar tende a ser abandonado em favor do bloqueio peribulbar, muito mais popular:
> - bloqueio retrobulbar:
>   - técnica mais antiga;
>   - anestesia intracônica: injeção de um pequeno volume de anestésico local no cone fasciomuscular atrás do globo ocular, próximo ao gânglio ciliar;
> - bloqueio peribulbar:
>   - técnica descrita pela 1º vez em 1986 e que atualmente é a mais utilizada;
>   - anestesia extracônica: injeção do anestésico local em maior volume ao redor do globo e fora do cone fasciomuscular; em seguida, os anestésicos locais difundem a partir do espaço retrobulbar para o espaço peribulbar;
> as estruturas neurais bloqueadas são:
> - o gânglio ciliar:
>   - o gânglio ciliar é um gânglio parassimpático de 1 a 2 cm de diâmetro, localizado entre o nervo óptico e a artéria oftálmica;
>   - sua parte posterior recebe 3 raízes, motora ou parassimpática, sensitiva e simpática;
>   - as fibras parassimpáticas pré-ganglionares originam-se no núcleo de Edinger-Westphal do mesencéfalo, por intermédio de um ramo do III nervo; essas fibras fazem sinapse no gânglio ciliar;
>   - a raiz sensitiva provém do nervo nasociliar e conduz a sensibilidade do globo ocular;
>   - as fibras simpáticas eferentes são de natureza pós-ganglionar e originam-se do gânglio cervical superior; chegam ao gânglio pelo plexo que circunda a carótida interna; estas fibras atravessam o gânglio sem fazer sinapse e alcançam o globo pelos nervos ciliares curtos;
> - os nervos ciliares:
>   - os nervos ciliares provém do VI;
>   - asseguram a inervação da córnea, íris e corpos ciliares que contêm os músculos esfincterianos da pupila (constritor e dilatador);
>   - o bloqueio do nervo ciliar leva a uma midríase;
> - os ramos sensitivos de VI:
>   - este bloqueio produz anestesia do globo ocular e órbita;
> - os ramos motores do VII:
>   - este bloqueio assegura uma paresia do músculo orbicular da pálpebra (ausência do piscar);
> - o nervo óptico (II):
>   - este bloqueio do II nervo leva a uma amaurose, que é inconsistente ou incompleta;
> - os nervos cranianos III, IV e VI:
>   - o bloqueio desses nervos leva à acinesia;
>   - observação: o nervo IV está localizado fora do cone muscular; seu bloqueio é ausente ou atrasado;
> os principais anestésicos locais utilizados são do tipo amida: ropivacaína, levobupivacaína, lidocaína, prilocaína, mepivacaína:
> - uma mistura comumente utilizada é composta de lidocaína a 2% e ropivacaína a 0,5%, em partes iguais. A vantagem é uma instalação rápida do bloqueio, com um bloqueio motor por ação da lidocaína e uma analgesia residual de 3 a 4 horas pela ação da ropivacaína;

> a adrenalina em diluição de 1/200.000 ou 1/400.000 pode ser usada para estender o poder e melhorar a qualidade do bloqueio. O risco é uma vasoconstrição da artéria oftálmica, razão pela qual sua adição não é usual na França;
> outro adjuvante é hialuronidase, uma enzima que liquefaz a substância básica do tecido conectivo (ácido hialurônico) e facilita a difusão de anestésicos locais no espaço periocular. Por sua melhor difusão, são injetados volumes de anestésicos locais mais importantes; a velocidade de instalação do bloqueio é mais rápida e a acinesia é mais profunda; um melhor relaxamento do cone fasciomuscular limita o aumento súbito da pressão intraocular durante a cirurgia; a posologia é de 5 a 15 U/mL de anestésico local. Por sua origem animal (testículos de ovinos), esse adjuvante foi retirado do mercado francês, mas continua a ser utilizado na Suíça.

■ *Procedimento*

> Somente o bloqueio peribulbar é descrito (ver a Fig. 36.2): a técnica convencional consiste em 2 injeções, superior e inferior. Para a cirurgia do segmento anterior, uma única injeção é suficiente. A injeção é transcutânea transpalpebral, mas pode também ser transconjuntival;
> o paciente é posicionado em decúbito dorsal, com a cabeça ligeiramente elevada e em extensão moderada; o olho está em posição neutra;
> algumas gotas de anestésico local (oxibuprocaína = Novesinef®) são instiladas na dobra conjuntivo-palpebral inferior, para garantir a anestesia da conjuntiva e córnea;
> ambos os locais de punção (palpebral inferior e superior) são desinfetadas com uma solução de iodo (Betadine®);
> punção palpebral inferior:
>   • a punção é feita na região temporal, no terço externo da borda superior do rebordo orbitário inferior;
>   • a agulha é posicionada perpendicularmente à pálpebra, com o bisel voltado para cima, a fim de reduzir o risco de lesão do globo;
>   • após a perfuração do septo orbital, a agulha é avançada no mesmo plano até o equador do globo ocular;
>   • em seguida, a agulha é dirigida ligeiramente para cima e para dentro em um ângulo de 20 a 30°; a seguir, penetra 25 a 30 mm entre o cone muscular e a parede orbital;
>   • após um teste de aspiração, 5 a 10 mL de anestésico local são injetados lentamente para evitar a dor ligada ao aumento da pressão intraorbitária;
>   • uma massagem do globo favorece a difusão dos anestésicos locais;
>   • o procedimento é bem sucedido se o globo sobe ligeiramente, a pálpebra inferior suaviza-se e a superior fecha-se;
> punção palpebral superior:
>   • a punção ocorre na região nasal superior, próximo da incisura supraorbitária, na junção do terço interno e os 2/3 externos da borda orbitária;
>   • a agulha penetra na prega palpebral em um ângulo de 30° com relação ao plano horizontal e dirige-se para o osso frontal para evitar o contato com a esclera;
>   • após a passagem do equador do globo, a agulha retorna à posição perpendicular com relação ao plano frontal; em seguida, penetra de 25 a 30 mm;
>   • após um teste de aspiração, 3 a 6 mL de anestésico local são injetados lentamente;
> a compressão do globo ocular com um balão inflável (balão de Honan) a uma pressão de 30 mmHg permite melhorar a difusão dos anestésicos locais;

> a acinesia aparece 10 a 15 minutos após a injeção. Em caso de movimento residual, pode ser realizada uma injeção no quadrante do músculo responsável pelo movimento; esta injeção é realizada no quadrante temporal inferior em caso de persistência dos movimentos inferiores e externos e no quadrante nasal superior em caso de persistência dos movimentos superiores e internos.

■ Observação

> A disseminação do anestésico local através do periósteo orbital aos nervos dentário e maxilar explica o entorpecimento da gengiva, mandíbula e região retromaxilar relatado por alguns pacientes.

■ Contraindicações

> Transtornos hemostáticos:
  - explicados em detalhes no Capítulo 12 "Anestesia locorregional (ALR)";
  - risco de hemorragia retrobulbar;
> perfuração traumática do globo ocular:
  - a injeção produz um aumento transitório da pressão intraocular e pode expulsar o conteúdo do globo ocular. A anestesia peribulbar é possível para as lesões oculares limitadas;
> monoftalmia (olho único, discutir caso a caso).

■ Complicações

Essas complicações são mais frequentes com o bloqueio retrobulbar, por causa da maior densidade de nervos e vasos na órbita posterior:
> complicações neurológicas centrais:
  - a difusão do anestésico local para o tronco cerebral através do quiasma óptimo é explicada por uma injeção no espaço peridural ou subaracnoideo do nervo óptico:
    ▲ as manifestações clínicas envolvem arritmias, hipertensão ou hipotensão arterial, distúrbios de ventilação (hipoventilação, apneia) e sinais neurológicos (convulsões, alterações de consciência, coma);
    ▲ o tratamento é a entubação e o suporte hemodinâmico, até a eliminação dos anestésicos locais pelo tronco cerebral, entre 30 e 120 minutos;
> penetração e perfuração do globo ocular:
  - esta complicação deve ser suspeitada em caso de resistência à injeção ou dor incomum;
  - manifesta-se normalmente no pós-operatório por uma diminuição da acuidade visual;
  - existe um risco de hemorragia intravítrea e descolamento de retina;
> complicações vasculares:
  - hemorragia retrobulbar por lesão arterial ou venosa:
    ▲ produz um aumento da pressão intraocular;
    ▲ as manifestações clínicas são uma dor aguda após a punção, exoftalmia progressiva, globo ocular sob tensão, edema palpebral e hemorragia subconjuntival;
  - oclusão da artéria central ou veia central da retina:
    ▲ resultante do aumento da pressão intraocular secundária à hemorragia retrobulbar;
  - injeção intravascular;

> lesão do nervo óptico:
  • uma lesão do nervo óptico é geralmente secundária a um hematoma na bainha do nervo, que interrompe o fornecimento de sangue e provoca atrofia óptica;
  • existe um risco de perda da visão;
> lesões musculares do levantador da pálpebra (ptose) e dos músculos extrínsecos (diplopia);
> reflexo oculocardíaco;
> hematoma palpebral.

■ Fatores que favorecem a perfuração do globo ocular
> Miopia:
  • o comprimento axial do globo é maior, o que aumenta o risco de perfuração;
> estafiloma (hérnia da esclera em um olho muito míope);
> antecedentes de cirurgia (cerclagem);
> punções múltiplas;
> punção transconjuntival;
> agulha de mais de 30 mm de comprimento.

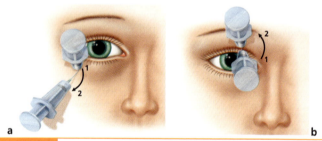

Figura 36.2 Anestesia peribulbar.
a: Punção temporal inferior, com mudança da direção da agulha após a passagem pelo septo orbital. **b:** Punção nasal superior, com mudança de direção da agulha após a passagem pelo septo orbital.

ANESTESIA SUBCONJUNTIVAL

> Injeção subconjuntival na região límbica superior;
> esta técnica é raramente utilizada; permite a cirurgia do segmento anterior.

ANESTESIA SUBTETONIANA

> Injeção no espaço de Tenon, após a incisão da conjuntiva;
> esta técnica é uma alternativa ou complemento à anestesia peribulbar e pode ser renovada durante a cirurgia de longa duração;
> a injeção pode ser realizada em pacientes em uso de medicamentos anticoagulantes ou antiagregantes plaquetários;
> procedimento:
  • anestesia da córnea e conjuntiva;
  • incisão da conjuntiva;

- abertura do espaço de Tenon;
- injeção de 4 a 6 mL de anestésico local.

ANESTESIA TÓPICA

> Aplicação de gotas de anestésico local (lidocaína 0,5 a 1% e tetracaína 4%);
> esta técnica é utilizada para cirurgias de cataratas por facoemulsificação e pequenas intervenções na conjuntiva e na córnea;
> esta anestesia não assegura uma acinesia; requer a cooperação do paciente;
> pode ser utilizada em pacientes em uso de medicamentos antiplaquetários ou anticoagulantes.

ANESTESIA INTRACAMERAL

> Esta anestesia é um complemento à anestesia tópica;
> a injeção de 0,3 mL de lidocaína a 1% na câmara anterior por uma incisão na córnea ou esclera;
> esta técnica é utilizada para cirurgias de catarata por facoemulsificação;
> pode ser utilizada em pacientes em uso de antiplaquetários ou anticoagulantes.

DORES PÓS-OPERATÓRIAS

> A dor pós-operatória é muitas vezes pior após a cirurgia vitreorretiniana ou do estrabismo, enquanto é geralmente moderada após a cirurgia de catarata;
> essas dores são decorrentes de uma abrasão corneana, manipulação do globo ocular, lesões musculares dos músculos extrínsecos, reações inflamatórias locais ou até mesmo uma hipertonia residual do globo ocular durante a injeção de gases expansivos, por exemplo;
> a anestesia locorregional assegura a analgesia durante as primeiras 6 a 12 horas após a cirurgia. O tratamento da dor residual envolve a administração de tramadol, paracetamol, codeína e AINEs; o uso de opioides parenterais é raro e deve-se fazer com que se suspeite de uma complicação mais grave, como uma crise de glaucoma agudo. Qualquer dor incomum exige um exame oftalmológico.

EFEITOS SISTÊMICOS DE ALGUNS MEDICAMENTOS ADMINISTRADOS POR VIA OCULAR

> Os colírios são absorvidos pela conjuntiva, especialmente quando ela está hiperemiada após uma incisão; 1 gota (= 1/20 de mL) de solução de fenilefrina a 10% contém 5 mg do medicamento;
> mesmo que as concentrações sejam baixas, os efeitos sistêmicos não são negligenciáveis; podem ser prevenidos por meio do uso de concentrações mais baixas, por uma instilação parcimoniosa e pela oclusão manual do ducto nasolacrimal;
> os seguintes medicamentos são comumente utilizados em oftalmologia:
>   - fenilefrina (simpaticomimético):
>   - indicação: obtenção de midríase;
>   - efeitos colaterais: cefaleia, tremores, hipertensão arterial e isquemia do miocárdio;
>   - efedrina (simpaticomimético):
>   - indicação: obtenção de midríase (não utilizado na França);
>   - efeitos colaterais: cefaleia, tremores, taquiarritmias, hipertensão arterial e isquemia do miocárdio;
>   - adrenalina (simpaticomimético):
>   - indicação: obtenção de midríase e diminuição da perda sanguínea;
>   - efeitos colaterais: taquiarritmias, hipertensão arterial, isquemia miocárdica;

- timolol (betabloqueador):
  - ▲ indicação: tratamento do glaucoma; a pressão intraocular diminui, secundariamente a uma diminuição da produção de humor aquoso;
  - ▲ efeitos colaterais: bradicardia, hipotensão arterial e crise de asma;
- acetilcolina, pilocarpina (parassimpatomimético):
  - ▲ indicação: obtenção de miose após a cirurgia de catarata;
  - ▲ efeitos colaterais: bradicardia, hipotensão arterial, broncospasmo, broncorreia, salivação;
- ciclopentolato (parassimpaticolítico):
  - ▲ indicação: obtenção de midríase;
  - ▲ efeitos colaterais: toxicidade central (desorientação, disartria, convulsões);
- ecotiofato (inibidor irreversível das colinesterases plasmáticas):
  - ▲ indicação: tratamento tópico do glaucoma; provoca uma miose;
  - ▲ efeitos colaterais: prolongamento dos efeitos do suxametônio, mivacúrio e anestésicos locais do tipo éster; leva cerca de 4 a 6 semanas após a interrupção do medicamento para que a atividade das colinesterases plasmáticas retornem ao normal;
- acetazolamida (diurético):
  - ▲ indicação: redução da pressão intraocular; a acetazolamida é um inibidor da anidrase carbônica e diminui a produção de humor aquoso;
  - ▲ efeitos colaterais: acidose metabólica, aumento da diurese, hipocalemia.

37
Otorrinolaringologia e anestesia

M. Chollet-Rivier, E. Albrecht

CONSIDERAÇÕES ANATÔMICAS DO DOMÍNIO OTORRINOLARINGOLÓGICO

FARINGE

> A faringe é dividida em nasofaringe, orofaringe e hipofaringe:
> - a nasofaringe estende-se da cavidade nasal até o palato mole;
> - a orofaringe estende-se do palato mole até a borda superior da epiglote;
> - a hipofaringe estende-se da borda superior da epiglote até as cordas vocais anteriormente e até a boca do esôfago posteriormente.

LARINGE

> A laringe contém 9 cartilagens:
> - 3 cartilagens pares: cuneiformes, corniculadas, aritenóideas;
> - 3 cartilagens ímpares: epiglote, tireóidea, cricóidea;
> a laringe tem 5 cm de comprimento e estende-se de C3 a C6; conecta a traqueia à hipofaringe;
> - o osso hioide está localizado na altura de C3 (atenção: o osso hioide não pertence à laringe, mas aos ossos do crânio);
> - a borda superior da cartilagem tireóidea está localizada na borda superior de C4;
> - a cartilagem cricóidea está na altura de C6;
> - o istmo da glândula tireoide está localizado entre o 2º e o 4º anel traqueal;
> - a borda inferior da traqueia está na altura do corpo da 4ª vértebra torácica (= ângulo esternal ou ângulo de Louis);
> a laringe contém 2 articulações: cricotireóidea e cricoaritenóidea;
> a membrana cricotireóidea é um ligamento extrínseco que liga a cartilagem tireóidea ao osso hioide;

> a laringe é dividida em 3 espaços:
> - o vestíbulo: acima das pregas vestibulares e falsas cordas;
> - o ventrículo: entre as pregas vestibulares e as cordas vocais;
> - a infraglótica: entre as cordas vocais e a traqueia;
>
> as cordas vocais são compostas de fibras musculares e tecido elástico, recobertas por uma membrana mucosa; são fixadas posteriormente no processo vocal das cartilagens aritenoides e anteriormente no interior na face interna da cartilagem tireóidea.

MÚSCULOS LARÍNGEOS

> A laringe contém músculos extrínsecos e intrínsecos;
> existem músculos extrínsecos depressores e elevadores da laringe, bem como um tensor das cordas vocais:
> - músculos elevadores:
>   - músculo digástrico;
>   - músculo estilofaríngeo;
>   - músculo estilo-hióideo;
>   - músculo milo-hióideo;
> - músculos depressores:
>   - músculo omo-hióideo;
>   - músculo esterno-hióideo;
>   - músculo esternotireóideo;
> - tensores das cordas vocais:
>   - músculo cricotireóideo: este músculo inclina para trás a cartilagem cricóidea e permite a adução e tensão das cordas vocais;
>
> existem músculos intrínsecos abdutores e adutores das cordas vocais:
> - músculo abdutor:
>   - músculo cricoaritenóideo posterior (o que abre a glote);
> - músculos adutores:
>   - músculo cricoaritenóideo;
>   - músculo tireoaritenóideo;
>   - músculo vocal;
>   - músculo aritenóideo oblíquo e transverso;
>   - músculo ariepiglótico.

VASCULARIZAÇÃO

> O suprimento sanguíneo da laringe é assegurado pela artéria laríngea superior e artéria laríngea inferior;
> a artéria laríngea superior é um ramo da artéria tireóidea superior, que se origina da carótida externa; vasculariza o vestíbulo laríngeo e os músculos intrínsecos da laringe;
> a artéria laríngea inferior é um ramo da artéria tireóidea inferior, que se origina do tronco tireocervical, derivado da artéria subclávia. Vasculariza a região infraglótica.

INERVAÇÃO

> O nervo vago (X) deixa o nervo laríngeo superior e o nervo laríngeo recorrente com destino à laringe;
> o nervo laríngeo superior divide-se em nervo laríngeo externo, exclusivamente motor, e interno, exclusivamente sensitivo;
> o nervo laríngeo recorrente esquerdo passa sob o arco da aorta, logo abaixo do tronco braquiocefálico.

INERVAÇÃO MOTORA

> A inervação motora da laringe é relativamente simples. O conjunto de músculos laríngeos é inervado pelo nervo laríngeo recorrente (X), exceto o músculo cricotireóideo, que é inervado pelo ramo externo do nervo laríngeo superior (X).

INERVAÇÃO SENSITIVA

A inervação sensitiva da região faringolaríngea é complexa:
> mucosa nasal anterior:
  - nervo etmoidal anterior, derivado do ramo oftálmico do nervo trigêmeo (V1);
> mucosa nasal posterior:
  - nervo esfenopalatino, derivado do ramo maxilar do nervo trigêmeo (V2);
> palato duro e mole:
  - nervos palatinos, derivados do V2 e do nervo facial (VII);
> 2/3 anteriores da língua:
  - nervo lingual, derivado do ramo mandibular do nervo trigêmeo (V3);
> 1/3 posterior da língua + nasofaringe:
  - nervo glossofaríngeo (IX);
> paladar:
  - nervos VII e IX;
> da epiglote às cordas vocais:
  - nervo laríngeo superior (X), ramo interno;
> laringe e traqueia (abaixo das cordas vocais):
  - nervo laríngeo recorrente (X).

Tabela 37-1 Manifestações clínicas das lesões do nervo X e de seus ramos laríngeos

Lesão	Voz	Respiração	Observação
Nervo laríngeo superior, doença unilateral	Pequenas modificações	–	Afeta somente o m. cricotireóideo
Nervo laríngeo superior, doença bilateral	Rouquidão Fadiga da voz	–	Afeta somente o m. cricotireóideo
Nervo laríngeo recorrente, doença unilateral	Modificações significativas	–	Paralisia ipsolateral da corda vocal
Nervo laríngeo recorrente, doença bilateral, lesão aguda	Afonia	Problemas respiratórios Estridor	Não faz oposição ao m. cricotireóideo, que tenciona as cordas vocais, o que produz uma obstrução da glote
Nervo laríngeo recorrente, doença bilateral, lesão crônica	Afonia	–	Ausência de desconforto respiratório, por causa da atrofia dos músculos da laringe
Nervo vago, doença unilateral	Rouquidão	–	–
Nervo vago, doença bilateral	Afonia	–	Cordas vocais em posição central

OBSERVAÇÕES

> Uma ventilação prolongada com máscara facial pode produzir lesões por compressão dos 3 ramos do nervo trigêmeo e do nervo facial;
> a entubação endotraqueal pode lesar o nervo laríngeo recorrente e as cordas vocais e provocar uma estenose subglótica na cartilagem cricóidea.

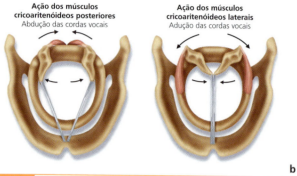

Figura 37.1 Ação dos músculos cricoaritenóideos.
a: Ação dos músculos cricoaritenóideos posteriores. Abdução das cordas vocais. **b:** Ação dos músculos cricoaritenóideos laterais. Adução das cordas vocais.

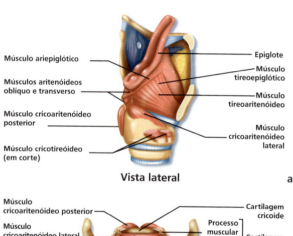
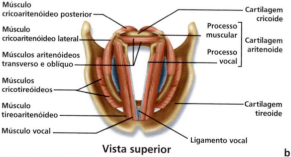

Figura 37.2 Anatomia da laringe.
a: Vista lateral.
b: Vista superior.

CIRURGIA OTORRINOLARINGOLÓGICA (ORL) E IMPLICAÇÕES ANESTÉSICAS

> A principal dificuldade da cirurgia otorrinolaringológica é compartilhar o controle das vias aéreas superiores entre anestesistas e cirurgiões que precisam utilizar diferentes técnicas de ventilação e oxigenação;
> em decorrência da estreita ligação entre o tabagismo/etilismo e a doença ORL, encontrou-se uma alta incidência de DPOC, enfisema pulmonar, doenças cardíacas, câncer e caquexia nestas cirurgias;
> a incidência de entubação difícil é alta, particularmente na oncologia ORL;
> o risco de sangramento pós-operatório associado à obstrução intra ou extraluminal das vias aéreas superiores (amigdalectomia, tireoidectomia) é alto e aumenta o risco de entubação difícil em caso de recuperação para a hemostasia cirúrgica.

CIRURGIA DO PESCOÇO

> A indução e a manutenção da anestesia não apresentam particularidades;
> a curarização do paciente deve ser evitada para permitir ao cirurgião identificar o nervo facial com um estimulador de nervo;
> a parede da carótida é infiltrada com anestésico local para evitar uma instabilidade hemodinâmica relacionada com a manipulação dos órgãos do seio e do glomo carotídeo. Um trauma do gânglio estrelado na cervicotomia direita pode causar uma síndrome do QT longo e *torsades de pointes*;
> antes da extubação, o anestesista deve verificar se não há edema das vias aéreas superiores, analisando a presença de vazamentos ao redor do tubo endotraqueal quando o balão é desinsuflado:
> - na ausência de vazamentos, recomenda-se adiar a extubação e realizar uma endoscopia para a verificação;
> um abordagem bilateral do pescoço pode causar:
> - hipertensão arterial por lesão concomitante do seio e glomo carotídeo;
> - perda do estímulo hipóxico por lesão do glomo carotídeo;
> a presença de estridor, disfonia ou dispneia em um paciente operado da tireoide evoca a:
> - hematoma comprimindo a traqueia;
> - hipocalcemia por lesão das paratireoides;
> - lesão dos nervos laríngeos recorrentes.

ENDOSCOPIA DAS VIAS AÉREAS SUPERIORES

PARTICULARIDADES PARA O ANESTESISTA

> A partilha das vias aéreas com o cirurgião exige uma boa colaboração e a escolha de uma técnica de ventilação comum;
> na maioria dos casos, as vias aéreas não estão protegidas por um tubo endotraqueal com balão inflado;
> a exposição das vias aéreas superiores com um instrumento rígido requer o alinhamento dos eixos orolaringotraqueais e, portanto, uma hiperextensão da cabeça e pescoço;
> a manutenção da anestesia é geralmente realizada por via intravenosa.

ESOFAGOSCOPIA

> A esofagoscopia rígida é utilizada para o exame oncológico do domínio ORL e para determinados tratamentos por via endoscópica: sangramento gastrointestinal superior, dilatação do esôfago, retirada de corpo estranho;

> o paciente deve ser entubado e curarizado; na verdade, o risco de perfuração do esôfago em caso de tosse não é desprezível;

> a esofagoscopia flexível tem as mesmas indicações da rígida. Permite preservar a posição fisiológica do paciente e pode ser realizada em ventilação espontânea sem entubação. O canal de trabalho é menor;

> as complicações são as seguintes:
> - diminuição do débito cardíaco pela dilatação gástrica (redução do retorno venoso);
> - aumento na pressão inspiratória por compressão extrínseca da traqueia;
> - perfuração do esôfago (esofagoscopia rígida).

BRONCOSCOPIA

> A broncoscopia rígida é utilizada para o exame oncológico do domínio ORL, durante uma obstrução das vias aéreas por um corpo estranho ou previsão de entubação difícil;

> em uma obstrução das vias aéreas superiores por um corpo estranho, deve-se:
> - realizar uma indução em ventilação espontânea;
> - liberar as vias aéreas superiores antes de aplicar pressão positiva para evitar o refluxo distal do corpo estranho;
> - entubar utilizando um broncoscópio rígido;

> em outros casos, é necessário para garantir o relaxamento muscular adequado antes da introdução do broncoscópio rígido. A colocação de um tubo endotraqueal não é obrigatória, pois o broncoscópio proporciona um canal através do qual é possível garantir uma oxigenação adequada por meio de um circuito fechado clássico ou de um sistema de ventilação a jato;

> o broncoscópio flexível pode ser utilizado para as mesmas indicações que o broncoscópio rígido; ele preserva a posição fisiológica do paciente e pode ser utilizado em ventilação espontânea sem entubação. O canal de trabalho é menor.

MICROLARINGOSCOPIA EM SUSPENSÃO

> A microlaringoscopia em suspensão permite que o cirurgião ORL trabalhe na região glótica;

> o anestesista deve garantir ventilação e oxigenação adequadas, respeitando o sítio cirúrgico; diferentes meios estão disponíveis e devem ser discutidos com o cirurgião:
> - um tubo endotraqueal de diâmetro pequeno (tamanho de 4 a 6 mm), possivelmente com apneia intermitente por meio da remoção do tubo;
> - ventilação a jato supraglótica, transglótica ou por via intercricotireóidea;

> o anestesista também deve garantir a estabilidade hemodinâmica durante breves períodos de estímulo doloroso (p. ex., laringoscopia), utilizando um *bolus* de opioides de curta duração de ação, como o remifentanil.

VENTILAÇÃO A JATO

- A ventilação a jato é uma técnica de oxigenação que consiste em direcionar um jato de gás na traqueia a uma pressão elevada, através de um cateter fino. A expiração é passiva e necessita que as vias aéreas superiores estejam permeáveis. A curarização deve ser perfeita;
- ao contrário do que sugere o nome, a ventilação a jato não é um modo de ventilação; o CO_2 não é removido. Depois de uma sessão de ventilação a jato, deve-se adaptar a ventilação até a obtenção de valores normais de CO_2 final expirado;
- a ventilação a jato pode ser praticada por via supraglótica, transglótica ou intercricotireóidea;
- é utilizada para a cirurgia ORL e entubação difícil;
- 2 métodos diferentes estão disponíveis para o anestesista:
  - a ventilação a jato manual: insuflação de oxigênio a uma pressão de 0 a 4 bar por 1 a 2 segundos, seguida por expiração passiva de 4 a 6 segundos; o injetor Manujet de Sanders é fácil de usar, mas não tem alarme de sobrepressão;
  - a ventilação a jato de alta frequência utilizando um ventilador: 0 a 600 insuflações por minuto a uma pressão de 0 a 4 bar; também é chamada de ventilação de jato de alta frequência (HFJV = *high frequency jet ventilation*), a partir de 100 respirações por minuto;
- a complicação clássica da ventilação a jato é o barotrauma (enfisema subcutâneo cervical, pneumomediastino, pneumotórax) por falta de saída de ar: assim, é vital garantir permanentemente a expiração do ar injetado (permeabilidade das vias aéreas superiores). Uma expiração deve ser realizada após cada insuflação (auscultar a desinsuflação, observar o movimento do tórax). A situação mais comum que leva a um fechamento das cordas vocais (laringospasmo) e um barotrauma é uma profundidade insuficiente da anestesia ou da curarização;
- as recomendações para a ventilação do jato são: pressão de insuflação inicial de 0,5 bar, em seguida aumentando progressivamente; a pressão de insuflação é ajustada para 0,03 bar/kg para uma frequência de insuflação < 100/min e a 0,02 bar/kg para uma frequência de insuflação > 100/min.

LASER (*LIGHT AMPLIFICATION BY STIMULATED EMISSION OF RADIATION*)

PRINCÍPIO

- Uma corrente de alta tensão leva os elétrons à fase de excitação; estes elétrons passam então para a fase de repouso, emitindo um feixe paralelo intenso de luz ou radiação eletromagnética;
- a luz do *laser* tem 3 características: coerência, colimação e monocromaticidade;
  - coerência: os campos eletromagnéticos dos fótons estão em fase e sincronizados;
  - colimação: todos os fótons movem-se na mesma direção;
  - monocromaticidade: os fótons têm um espectro muito estreito de comprimentos de onda;
- a luz do *laser* é absorvida pelos diferentes tecidos;
  - a superfície de absorção de energia é diretamente proporcional ao comprimento de onda. Quanto maior o comprimento de onda, mais importante é a superfície de absorção e menor é o risco de edema.

TIPOS DE *LASER*

Existem diferentes tipos de laser:
> Nd: YAG *(neodymium-yttrium aluminium gamet)*:
> - este *laser* é potente;
> - pode ser transmitido por fibras ópticas;
> - a profundidade de penetração no tecido é grande, devido a um menor comprimento de onda;
> - pode ocorrer edema;
> argônio:
> - este é o *laser* utilizado em oftalmologia;
> dióxido de carbono (CO_2):
> - este *laser* é utilizado em ORL para ressecar pequenas lesões das vias aéreas superiores ou em caso de estenose da traqueia ou brônquios;
> - pelo grande comprimento de onda, a superfície de absorção é muito grande;
> - pouco edema é produzido.

EFEITOS COLATERAIS

> Incêndio:
> - o *laser* pode incendiar o tubo endotraqueal; deve ser utilizado um tubo específico;
> - os únicos tubos que não pegam fogo são os de metal ou silicone, mas há um risco de transferência de calor e de reflexão do feixe de *laser*;
> explosão:
> - existe um risco de explosão com o O_2, mas não com o hélio, que é um gás inerte.
> perfuração de órgãos ocos:
> - por exemplo, existe um risco de pneumotórax após o tratamento com *laser* na traqueia;
> contaminação atmosférica:
> - a fumaça do dano tecidual secundário ao tratamento com *laser*:
>   - ▲ produz inflamação das vias aéreas;
>   - ▲ pode transmitir vírus, particularmente durante a ressecção dos papilomas; os funcionários da enfermaria devem usar máscara e deve ser utilizado um extrator de fumaça;
> transferência indevida de energia:
> - o *laser* pode incendiar campos estéreis ou atingir uma área sadia;
> - o *laser* de CO_2 direcionado para os olhos produz opacificação da córnea;
> - o *laser* Nd: o YAG direcionado para os olhos provoca lesões de retina.

ESTRATÉGIA ANESTÉSICA

> Utilize uma baixa FiO_2: 0,21 a 0,3;
> não utilizar N_2O;
> encher o balão com NaCl a fim de inundar a traqueia em casos de lesão por *laser*;
> dispor de uma seringa de 60 mL de água;
> proteger o tubo endotraqueal com uma fita de alumínio ou utilizar sondas específicas para o *laser* (Bivona®, Medical laser flex®, Xomed laser chield tube®);
> colocar campos estéreis molhados em torno do sítio cirúrgico;
> cobrir as pálpebras do paciente com compressas embebidas em água;
> os funcionários devem utilizar óculos de proteção, de vidro-padrão para o *laser* CO_2 e com películas coloridas para os outros *lasers*.

CONDUTAS EM CASO DE INCÊNDIO DO TUBO

> Inundar a traqueia com 60 mL de NaCl;
> interromper a administração de O_2;
> remover o tubo;
> ventilar e reintubar;
> realizar uma broncoscopia e um lavado;
> eventualmente, administrar corticoides e antibióticos.

■ Leituras recomendadas

Bourgain JL, Desruennes E, Fischler M et al. Transtracheal high frequency jet ventilation for endoscopic airway surgery: a multicentre study. *Br J Anaesth* 2001;87:870-5.

Gerig HJ, Schnider T, Heidegger T. Prophylactic percutaneous transtracheal catheterisation in the management of patients with anticipated difficult airways: a case series. *Anaesthesia* 2005;60:801-5.

Jaquet Y, Monnier P, Van Melle G et al. Complications of different ventilation strategies in endoscopic laryngeal surgery: a 10-year review. *Anesthesiology* 2006;104:52-9.

38

Ortopedia, traumatologia, reumatologia e anestesia

B. Jolles-Haeberli, E. Albrecht

CONSIDERAÇÕES GERAIS

> O envelhecimento da população (> 65 anos) é cada vez maior no hemisfério norte. O tratamento de pacientes idosos, mais vulneráveis de modo geral, constitui um grande desafio que a cirurgia ortopédica, a traumatologia e a anestesia enfrentarão nos próximos anos;

> 20 a 30% dos pacientes acima de 70 anos de idade morrem de complicações relacionadas com úlceras de decúbitos e síndromes de confusão mental pós-operatórias em até 1 ano após a fratura;

> a cirurgia de artroplastia articular (quadril, joelho) está sujeita a uma taxa de complicações cardiovasculares (infarto do miocárdio, embolia pulmonar, trombose venosa profunda, morte) de 1 a 2% em 30 dias;

> na cirurgia de artroplastia articular, a incidência de trombose venosa profunda é alta (40 a 60%), associada ao risco de embolia pulmonar significativa; a tromboprofilaxia é particularmente recomendada. A anestesia peridural ajuda a reduzir em 20 a 40% a incidência de trombose venosa profunda;

> a cirurgia de artroplastia articular envolve a perda de 500 a 1.000 mL de sangue; estas perdas podem ser compensadas com transfusões de sangue autólogo (pré-doações), organizadas durante as semanas antes da cirurgia; pela recuperação das perdas sanguíneas peroperatórias (CellSaver®) ou pós-operatórias (Stryker®); ou por transfusão de concentrados de glóbulos vermelhos homólogos;

> na cirurgia ortopédica e traumatológica, o anestesista dispõe de uma vasta gama de técnicas (anestesia geral, locorregional ou combinada); por exemplo, uma artroplastia total do joelho pode ser feita sob anestesia geral, raquianestesia ou com um bloqueio femorociático, possivelmente associado a um cateter femoral ou peridural para assegurar a analgesia pós-operatória. A Tabela 38-1 descreve as diferentes intervenções e propostas de estratégias anestésicas.

Tabela 38-1 Alguns procedimentos e técnicas ortopédicas

Região anatômica	Cirurgia	Estratégia anestésica
Ombro	Prótese de ombro	KIE ± AG
	Reparação de manguito	KIE ± AG
	Outra cirurgia (artroscopia, estabilização, ressecção da clavícula distal)	BIE ± AG
Cotovelo	Prótese de cotovelo	KIC ± AG
	Outra cirurgia	BIF ± AG
Quadril	ATQ	AG ou R
	ATQ alterado (> 3 horas)	AG
Joelho	ATJ	KT FEM + bloq ciático KT FEM + AG ou R P + AG ou R
	ATJ alterado (> 3 horas)	KT FEM ou P + AG
	Osteotomia valgizante	KT FEM + AG ou R P + AG ou R
	Plastia do LCA	KT FEM + AG ou R
	Artroscopia	Bloq FEM + Bloq ciático Bloq FEM + AG ou R
Pé	Prótese do tornozelo	KT POP + AG ou R
	Artrodese do tornozelo	KT POP + Bloq safeno KT POP + AG ou R
	Cirurgia dos artelhos	Bloq POP + Bloq safeno Bloq POP + AG ou R

A estratégia anestésica depende do tipo de intervenção e das preferências do paciente e deve ser discutida com o cirurgião. Em geral, o cateter é retirado após 48 a 72 horas de analgesia; alguns procedimentos cirúrgicos requerem a administração complementar de opioides (cirurgia do ligamento cruzado anterior ou prótese do joelho). ATQ: artroplastia total de quadril; ATJ: artroplastia total do joelho; LCA: ligamento cruzado anterior; AG: anestesia geral (máscara laríngea ou entubação endotraqueal); R: raquianestesia; P: peridural; KIE: cateter interescalênico; BIE: bloqueio interescalênico; KIC: cateter infraclavicular; BIF: bloqueio infraclavicular; KT FEM: cateter femoral; Bloq FEM: bloqueio femoral; KT POP: cateter poplíteo; Bloq POP: bloqueio poplíteo.

DOENÇAS E IMPLICAÇÕES ANESTÉSICAS

FRATURAS DO FÊMUR PROXIMAL

> As fraturas do fêmur proximal são de 3 tipos (ver Fig. 38-1):
> - fratura do colo femoral: Garden 1 (incompleta), II (completa), III (completa com desvio parcial) e IV (completa com desvio total);
> - fratura transtrocanteriana;
> - fratura subtrocanteriana;

- a cabeça femoral é vascularizada principalmente pelos ramos da artéria circunflexa posterior (medial). Em caso de lesão arterial na fratura deslocada do colo femoral, a perda de sangue pode ser substancial (500 a 1.000 mL);
- embora menos volumosos que os hematomas extracapsulares, os hematomas intracapsulares são responsáveis pela necrose da cabeça femoral. Muitas vezes, as fraturas intracapsulares do colo femoral são menos hemorrágicas que as fraturas do maciço trocanteriano;
- em idosos, que, sem dúvida, são beneficiados pela mobilização precoce no pós-operatório, a cirurgia é o tratamento de escolha. A intervenção deve ser realizada o mais rapidamente possível para evitar complicações secundárias ao repouso prolongado no leito (úlceras de decúbito, perda da massa muscular, perda da autonomia, infecção respiratória, infecção urinária, delírio);
- a cirurgia depende do tipo de fratura e de sua estabilidade:
  - parafuso triplo: as fraturas estáveis do colo femoral, com pouco ou nenhum desvio, Garden I e II; em pacientes mais jovens, o parafuso triplo também é válido para as fraturas do tipo Garden III e IV, nas quais a redução ocorre dentro de 6 horas após o trauma;
  - prótese de quadril: em idosos, as fraturas do colo do fêmur são desviadas, Garden III e IV;
  - hastes, placas-parafusos DHS *(dynamic hip screw):* fraturas trans e subtrocanteriana;
- em pacientes jovens, o objetivo da intervenção é evitar a necrose da cabeça femoral e reconstruir a extremidade superior do fêmur de modo anatômico e estável;
- a fratura da diáfise do fêmur é normalmente tratada com hastes. É colocada uma tração tibial se a cirurgia for adiada.

IMPLICAÇÕES ANESTÉSICAS

■ *Avaliação pré-operatória*
- A avaliação pré-operatória padrão é completada pela busca de sinais de desnutrição, anemia, doenças associadas (hipertensão arterial, insuficiência cardíaca, diabetes, insuficiência renal ou respiratória), eventualmente de rabdomiólise (em caso de decúbito prolongado depois da queda);
- 2 concentrados de glóbulos vermelhos também devem estar disponíveis.

■ *Estratégia anestésica*
- Em caso de fratura do fêmur proximal, os bloqueios iliofascial ou femoral ecoguiados permitem aliviar a dor e transferir o paciente na mesa cirúrgica sem recorrer a um neuroestimulador (ver Capítulo 12 "Anestesia locorregional (ALR)");
- na ausência de bloqueio, uma leve sedação (p. ex., 20 a 40 mg de propofol) permite mover o paciente na mesa cirúrgica (risco de aspiração pulmonar);
- a história clínica e as preferências do paciente influenciam na escolha da técnica anestésica (raquianestesia ou anestesia geral).

ARTRITE REUMATOIDE
- A incidência é de 1% na população adulta.

FISIOPATOLOGIA
- As articulações são a sede de uma sinovite crônica: um depósito de complexos imunes ativa o sistema de complemento, que, por sua vez, produz a quimiotaxia de neutrófilos polinucleares. Estes últimos fagocitam os complexos imunes.

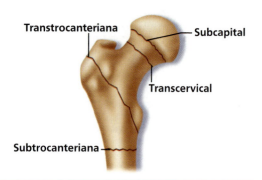

Figura 38.1 Fraturas do fêmur proximal.

MANIFESTAÇÕES SISTÊMICAS

> Complicações sistêmicas cardiovasculares, pulmonares e hematológicas geralmente têm pouco impacto funcional.

■ *Cardiovasculares*
> Espessamento do pericárdio e derrame pericárdico;
> miocardite;
> arterite coronariana e outras vasculites;
> distúrbios da condução intracardíaca;
> fibrose das válvulas.

■ *Pulmonares*
> Efusões pleurais;
> nódulos pulmonares;
> fibrose pulmonar.

■ *Hematológicas*
> Anemia;
> eosinofilia;
> trombocitopenia.

■ *Osteoarticulares*
> Lesão da articulação occipitocervical: risco de subluxação atlantoaxial, lesão degenerativa de C4, C5 e rigidez da coluna cervical:
> • a subluxação atlantoaxial é o resultado de uma erosão dos ligamentos que ligam o atlas ao áxis. A radiografia de coluna cervical em flexão e extensão permite mensurar uma distância entre o processo odontoide e o arco anterior do atlas > 5 mm (valor normal: 3 mm). A flexão excessiva do pescoço pode causar invaginação do processo odontoide por meio do forame magno e levar à morte por compressão do tronco cerebral;
> anquilose da articulação temporomandibular: pequena abertura da boca;
> artrite cricoaritenóidea: redução da abertura da glote, estridor inspiratório;
> lesões em todas as articulações: joelhos, tornozelos, ombros, cotovelos, punhos e articulações metacarpofalangeanas.

Outras
> Insuficiência suprarrenal.

IMPLICAÇÕES ANESTÉSICAS

> Os pacientes com artrite reumatoide têm dificuldade de entubação, pela violação das articulações atlantoaxial, temporomandibular e cricoaritenóidea; em caso de subluxação atlantoaxial, a entubação com o paciente acordado e fibroscópio, com a estabilização do pescoço, é a técnica de escolha; é selecionado um tubo de pequeno calibre (nº 6,5 ou 7,0) em caso de presença de estridor;
> as anestesias pléxicas e tronculares podem ser de difícil realização, pela deformidade das extremidades; as anestesias perimedulares geralmente não são difíceis, já que a coluna lombar costuma ser pouco afetada pela doença;
> pelas deformações, o posicionamento cirúrgico sempre requer muito cuidado; deve-se manter a coluna cervical alinhada e evitar uma flexão inadvertida do pescoço, por causa do risco de deslocamento de C2;
> pode ser difícil colocar um cateter arterial na artéria radial, pelas deformidades dos punhos em flexão; é preferível o cateterismo da artéria femoral.

Tabela 38-2 Algumas causas osteomusculares de entubação difícil; deve ser privilegiada a entubação com fibroscópio

Diagnóstico	Razão da dificuldade
Espondilite anquilosante	Coluna cervical soldada
Artrite reumatoide juvenil	Anquilose da coluna cervical Hipoplasia da mandíbula
Artrite reumatoide	Deformidades múltiplas Anquilose e instabilidade da coluna cervical Anquilose da articulação temporomandibular Artrite cricoaritenóidea
Antecedentes de fusão cervical	Anquilose e extensão limitada da coluna cervical
Fratura da coluna cervical	Mobilização da coluna é impossível por causa do risco de tetraplegia

ESPECIFICIDADES DA CIRURGIA ORTOPÉDICA

ARTROPLASTIA TOTAL DO QUADRIL (ATQ)

INDICAÇÕES

> Osteoartrite primária avançada do quadril;
> osteoartrite secundária avançada do quadril (p. ex., artrite reumatoide, sequelas de trauma, doenças congênitas etc.);

> fratura do colo do fêmur, com inclinação de cabeça ou perda de fragmentos de contato (Garden III ou IV).

ETAPAS CIRÚRGICAS DA COLOCAÇÃO DE UMA PRÓTESE

> O paciente é colocado em decúbito lateral; a compressão da artéria axilar e do plexo braquial pode causar lesões neurovasculares, que são evitadas com a colocação de um rolo na axila;
> o cirurgião realiza uma luxação da cabeça femoral, que é incisada de modo mais amplo ou menos, dependendo do tipo de prótese escolhida;
> limpa-se o acetábulo e coloca-se a cúpula protética;
> o fêmur é fresado e a parte femoral da prótese é impactada ou fixada com cimento;
> os pacientes bastante idosos (> 80 anos), que apresentam osteoporose, caquexia ou insuficiência respiratória, recebem uma prótese cimentada, imediatamente estável, permitindo a retomada da caminhada no dia seguinte ao da intervenção;
> as próteses totais de quadril não cimentadas são implantadas em pacientes mais jovens ou que tenham uma reserva óssea suficiente. Elas asseguram o enchimento ideal do acetábulo ou áreas estratégicas de apoio no interior do fêmur. Um tratamento de superfície promove o crescimento ósseo e assegura uma ligação biológica muito forte entre o osso e o implante, prolongando a vida útil da prótese;
> seja qual for o modo de fixação, deve haver uma estabilidade primária da prótese; na verdade, os micromovimentos muito grandes podem ser responsáveis por dor à descarga de peso e à mobilização, além de afrouxamento;
> a prótese de quadril pode ser colocada por meio de uma abordagem minimamente invasiva. O real benefício para os pacientes ainda não foi demonstrado.

COMPLICAÇÕES OPERATÓRIAS

> Comprometimento neurovascular;
> síndrome de implantação de cimento;
> tromboembolismo;
> fratura do acetábulo ou do fêmur;
> infecção da prótese.

ESTRATÉGIA ANESTÉSICA

> A história clínica e as preferências do paciente influenciam na escolha da técnica anestésica (raquianestesia ou anestesia geral);
> em decúbito lateral, a administração intratecal de 15 mg de bupivacaína isobárica a 0,5% é uma excelente alternativa para a administração da solução hiperbárica; o paciente pode ser colocado diretamente sobre o lado sadio; os bloqueios simpáticos, sensitivos e motores, instalam-se de forma mais lenta; as alterações hemodinâmicas são menos importantes;
> em caso de troca de prótese, a anestesia geral é preferida por causa do tempo de cirurgia, que pode chegar a 3 ou 4 horas;
> uma peridural na fase pós-operatória não é necessária, pois as dores fracas ocasionadas pela intervenção são fracas.

ARTROPLASTIA TOTAL DO JOELHO (ATJ)

> As artroplastias totais do joelho são principalmente de 2 tipos: articuladas ou de deslizamento;
> as próteses articuladas foram as primeiras a se desenvolver. Exigem o sacrifício dos ligamentos cruzados e colaterais competentes para evitar qualquer conflito entre a cinética protética e o sistema ligamentar. Exigem uma ressecção ós-

sea ampla e a utilização de altas doses de cimento. São mais frequentemente responsáveis pela síndrome de implantação de cimento. As próteses são mais massivas, as infecções são mais graves, assim como o afrouxamento. Por outro lado, elas têm a vantagem de garantir uma boa estabilidade do joelho particularmente danificado ou em caso de revisão protética difícil ou insuficiência dos ligamentos cruzados e colaterais;
> as próteses de deslizamento têm um funcionamento muito mais próximo da função normal do joelho, com um grau de estresse muito menor; sua forma é guiada pela conservação ou não do ligamento cruzado. Podem apresentar uma superfície de deslizamento (inserção tibial) fixa ou móvel;
> as considerações clínicas e os métodos preventivos são idênticos ao da prótese de quadril;
> uma peridural ou um cateter femoral colocado antes da cirurgia pode proporcionar a analgesia pós-operatória.

ARTROSCOPIA DO JOELHO

> Em geral, são utilizados 3 portais de cerca de 1 cm ao redor do joelho para inserir o artroscópio, instrumentos e cânula de drenagem do líquido intra-articular. O artroscópio é um tubo de alguns milímetros de diâmetro, equipado com uma câmera em miniatura;
> a principal indicação da cirurgia artroscópica do joelho é a lesão meniscal. O menisco medial é lesionado 3 vezes mais do que o externo. O reparo ou ressecção, parcial ou total, depende da natureza da lesão e da idade do paciente;
> outros reparos por via artroscópica são:
> - ruptura dos ligamentos cruzados (anterior, principalmente);
> - lesões sinoviais (plica, hipertrofia de origem reumatoide, sinovite vilonodular pigmentada etc.);
> - desbridamento, retirada das bordas da lesão ou condroplastia de lesões cartilaginosas do tipo osteocondrite dissecante;
> a artroscopia é frequentemente utilizada para fins de diagnóstico;
> as complicações intraoperatórias são neurovasculares, ligamentares por manobra excessiva na visualização de um compartimento articular ou relacionadas com uma falha do material.

PRÓTESES DE OMBRO

> As indicações mais comuns são a fratura deslocada subcapital desviada da cabeça do úmero e osteoartrite avançada;
> se o manguito rotador estiver funcionando normalmente, uma prótese "padrão" é indicada, parcial ou total, conforme o caso;
> uma prótese reversa será colocada, se o manguito rotador já não for capaz de mobilizar a articulação glenoumeral, já que esta prótese pode ser acionada apenas com o músculo deltoide;
> é recomendado o uso de um cateter interescalênico para a analgesia pós-operatória.

ARTROSCOPIA DO OMBRO

> Em geral, são utilizados 3 portais de cerca de 1 cm ao redor do ombro para introduzir o artroscópio, instrumentos e cânula de drenagem do líquido intra-articular;
> as instabilidades anteriores do ombro podem ser tratadas por via artroscópica com a refixação das estruturas capsuloligamentares com fios ou âncoras;
> algumas rupturas do manguito rotador, lesões do bíceps e impactos subacromiais beneficiam-se da técnica por via artroscópica;
> as complicações intraoperatórias são idênticas às de uma artroscopia do joelho.

RUPTURA DO MANGUITO ROTADOR

> O manguito rotador é composto por tendões de 4 músculos, que literalmente cobrem a cabeça do úmero (m. subescapular, m. supraespinoso, m. infraespinoso e m. redondo menor);
> é responsável pela mobilidade do ombro em todos os planos e também está envolvido em sua estabilidade;
> as lesões do manguito rotador são comuns: tendinite, ruptura etc.;
> a cirurgia é indicada quando a dor persiste, apesar de um tratamento bem conduzido. A acromioplastia artroscópica remove o impacto subacromial causando uma ruptura não transfixante;
> a ruptura transfixante requer uma acromioplastia e um reparo aberto da lesão.

CIRURGIA DA COLUNA CERVICAL

INDICAÇÕES

> Hérnia de disco cervical;
> espondilose;
> fratura;
> luxação.

IMPLICAÇÕES ANESTÉSICAS

> As cirurgias da coluna cervical requerem uma anestesia geral; a entubação com fibroscópio é recomendada em todos os casos em que a laringoscopia-padrão puder causar ou agravar uma lesão medular;
> cerca de 5% dos pacientes desenvolvem obstrução das vias aéreas superiores no pós-operatório; 1/3 destes casos requer reentubação:
> • o risco está relacionado com os seguintes fatores:
>   ▲ tempo de cirurgia > 5 horas;
>   ▲ descompressão > 3 níveis;
>   ▲ perda de sangue superior a 300 mL;
> • as causas de obstrução das vias aéreas superiores são:
>   ▲ edema de faringe (causa mais comum);
>   ▲ hematoma;
>   ▲ movimento de um enxerto ósseo ou material de osteossíntese;
> • recomenda-se realizar um teste de vazamento antes da extubação:
>   ▲ o teste de vazamento consiste em desinsuflar o balão do tubo endotraqueal, ventilar com pressão positiva para realçar o vazamento de ar ao redor do tubo;
>   ▲ um teste positivo (aparecimento de vazamento) autoriza a extubação; um teste negativo (sem vazamento em decorrência da presença de edema da faringe ao redor do tubo) exige um acompanhamento por 24 a 48 horas na unidade de terapia intensiva, até que o edema desapareça;
> • a administração de corticosteroides pode reduzir o edema da faringe;
> a disfagia, disfonia, perfuração do esôfago e lesão do nervo laríngeo recorrente são parte das outras complicações peroperatórias da cirurgia da coluna cervical.

CIRURGIA DA COLUNA TORÁCICA E LOMBAR

INDICAÇÕES

> Escoliose (cirurgia da coluna torácica):
  - o objetivo da cirurgia é evitar o agravamento da escoliose com a idade e as complicações pulmonares associadas, que são:
    ▲ uma doença pulmonar restritiva, uma diminuição da capacidade vital e da capacidade residual funcional;
    ▲ uma hipertensão pulmonar secundária a uma diminuição da pressão parcial arterial de O_2; por sua vez, esta diminuição é secundária a distúrbios de ventilação/perfusão;
> hérnia de disco (cirurgia da coluna lombar);
> espondilólise, espondilolistese (cirurgia da coluna lombar);
> fratura, luxação, compressão.

IMPLICAÇÕES ANESTÉSICAS

> O paciente é colocado em decúbito ventral ou em posição genopeitoral por várias horas, sob anestesia geral; além dos problemas relacionados com o posicionamento (ver Capítulo 17 "Posições peroperatórias – complicações diversas e lesões nervosas associadas"), um edema facial acompanhando o edema faríngeo já descrito; um teste de vazamento deve ser realizado antes da extubação, a fim de excluir uma obstrução das vias aéreas superiores;
> é recomendada uma monitoração peroperatória da função medular quando a cirurgia objetivar corrigir o ângulo de curvatura da escoliose; esta manobra está associada ao risco de isquemia da medula espinal, especialmente por lesão da artéria espinal anterior. O monitoramento é feito por:
  - potenciais evocados somatossensoriais e motores: a latência e amplitude dos potenciais evocados modificam-se em caso de isquemia medular; a manutenção da anestesia é preferencialmente realizada com propofol, já que os halogenados também produzem modificações nestes potenciais. Os potenciais evocados somatossensoriais refletem a integridade da coluna posterior da medula espinal, enquanto os potenciais evocados motores confirmam a integridade da parte anterior da medula espinal, que comanda as funções motoras;
  - despertar intraoperatório: durante a cirurgia, após o controle da função neuromuscular, a anestesia é atenuada momentaneamente para testar a habilidade do paciente de mover os pés (ausência de curarização excessiva); esta técnica só é possível com agentes de curta duração de ação (propofol, remifentanil); a utilização de halogenados retarda a recuperação;
> muitas vezes, as dores no pós-operatório são importantes e podem ser controladas por:
  - injeção intratecal intraoperatória de morfina (100 a 300 µg) ou clonidina (0,5 a 1 µg/kg); a analgesia é assegurada por 12 a 24 horas;
  - cateter peridural colocado durante a cirurgia;
  - bomba de morfina (PCA);
> incidência de complicações pulmonares após uma cirurgia para correção da escoliose é proporcional à duração da cirurgia (> 3 horas) e ao grau de escoliose (> 60°):
  - atelectasia, derrame pleural, pneumonia, descompensação cardíaca;
  - dependendo do grau de escoliose e das repercussões pulmonares, é altamente recomendável o monitoramento em unidade de terapia intensiva por 24 a 48 horas.

COMPLICAÇÕES ESPECÍFICAS

GARROTE (TORNIQUETE)

> Na cirurgia, a colocação de um torniquete em um membro permite exsanguinar o campo cirúrgico, o que facilita o trabalho do cirurgião e reduz a perda de sangue;
> a pressão de oclusão deve ser de:
> - no membro superior: 70 a 100 mmHg acima da pressão arterial sistólica;
> - no membro inferior: 100 a 150 mmHg acima da pressão arterial sistólica, com um máximo de 350 mmHg;
> a duração máxima do uso de garrote é de 120 minutos; se a cirurgia não for concluída neste período, o torniquete pode ser liberado durante um período de 5 a 20 minutos antes de ser reinsuflado; o tempo de isquemia tolerado neste 2º período não é conhecido;
> o torniquete deve ser desinsuflado após o fechamento da pele, para evitar uma maior perda de sangue no pós-operatório;
> para uma penetração tissular suficiente, a profilaxia com antibióticos deve ser administrada pelo menos 5 a 15 minutos antes da inflação do torniquete.

CONSEQUÊNCIAS

> Consequências da insuflação do torniquete:
> - aumento repentino da volemia (400 a 500 mL para a coxa, por exemplo), risco de sobrecarga volêmica em pacientes cuja função cardíaca é prejudicada;
> - aumento da temperatura central;
> - interrupção da vascularização do membro: hipóxia, hipercalemia e acidose tecidual local, necrose tecidual;
> - lesões cutâneas diretas;
> - hipercoagulabilidade tissular local; a aplicação do torniquete e a cirurgia aumentam a liberação de catecolaminas, que promovem a adesão e a agregação plaquetária;
> consequências da manutenção do torniquete:
> - taquicardia e hipertensão arterial após 30 a 60 minutos:
>   ▲ as alterações cardiovasculares ocorrem mais frequentemente durante a anestesia geral;
>   ▲ a administração de opiáceos tem pouco efeito no aumento da pressão arterial;
> - consequências para as diferentes estruturas:
>   ▲ nervo: dores após 30 a 60 minutos, parestesias constantes após 2,5 horas de uso do torniquete à 350 mmHg (neuropraxia pós-operatória);
>   ▲ músculos: lesões mecânicas sob o torniquete, lesões isquêmicas acima do torniquete, necrose celular após 90 a 120 minutos;
>   ▲ vasos: isquemia arterial por compressão ou trombose, trombose venosa na presença de antecedentes de flebite;
> - a "síndrome pós-torniquete" é uma combinação de isquemia, edema muscular e estase microvascular; esta síndrome é semelhante a uma síndrome compartimental e é caracterizada por rigidez articular, palidez cutânea, paresia e parestesias;
> - a rabdomiólise tem sido observada após tempo prolongado de uso do torniquete com pressões anormalmente elevadas;
> consequências da liberação do torniquete:
> - liberação de metabólitos tóxicos vasoativos relacionados com o metabolismo anaeróbico:
>   ▲ diminuição do pH;

- ▲ aumento do K^+, lactato, consumo de oxigênio (VO_2), produção de CO_2 (VCO_2) e CO_2 final expirado;
- hipotensão por revascularização do membro vasodilatado e pela liberação de metabólitos vasoativos;
- diminuição da temperatura central, por redistribuição do sangue venoso hipotermiado do membro garroteado;
- êmbolos de sangue, de medula óssea, de ar ou de cimento.

CONTRAINDICAÇÕES

> Arteriopatia severa;
> cirurgia vascular periférica;
> fístula arteriovenosa;
> trombose venosa;
> anemia falciforme;
> lesões cutâneas;
> neuropatia periférica;

SÍNDROME COMPARTIMENTAL

> A síndrome compartimental (anteriormente chamada de síndrome de Volkmann) é uma isquemia muscular causada pelo aumento anormal da pressão em um compartimento osteoaponeurótico pouco ou nada extensível, secundário a uma fratura ou gesso muito apertado;
> a síndrome compartimental manifesta-se por dor resistente aos tratamentos analgésicos convencionais, agravada pela extensão passiva dos dedos ou artelhos; a dor é acompanhada de palidez, parestesia, paresia e ausência de pulso (em inglês, os "5 P", *pain, pellet, paresthesia, paresia, pulselessness* = dor, tumefação, parestesia, paresia, ausência de pulso); a dor é o indicador mais rápido e confiável;
> em termos de fisiopatologia, instala-se um círculo vicioso: o edema muscular aparece em um compartimento pouco ou nada extensível, o que contribui para aumentar a pressão de modo anormal; por sua vez, a interrupção do retorno venoso e linfático agrava o edema muscular;
> uma pressão compartimental acima de 30 mmHg ou apenas 10 a 30 mmHg inferior à pressão diastólica é altamente sugestiva deste diagnóstico;
> o tratamento consiste na aponeurectomia, que deve ser realizada dentro de 4 horas para reduzir a pressão nos compartimentos musculares.

SÍNDROME DA IMPLANTAÇÃO DE CIMENTO

> A síndrome da implantação do cimento é definida por uma hipotensão, hipoxemia ou distúrbios neurológicos centrais, que aparecem durante a colocação do cimento ou inserção da prótese;
> o cimento utilizado em ortopedia é um polímero de metilmetacrilato, encontrado sob a forma de pó + líquido; quando misturados, solidificam-se em uma reação exotérmica:
>   - quando o cimento é colocado antes da polimerização, os monômeros de cimento são absorvidos pela circulação e produzem uma vasodilatação, bem como a diminuição na resistência periférica;
>   - a reação exotérmica cria uma hipertensão intramedular superior a 500 mmHg, o que favorece a embolização de glóbulos de gordura, de cimento, bolhas de ar e a formação de coágulos sanguíneos nas veias medulares femorais.

FISIOPATOLOGIA

> Os êmbolos atingem o átrio direito, ventrículo direito e a circulação pulmonar; são responsáveis por uma hipoxemia, hipertensão arterial pulmonar, disfunção cardíaca direita e hipotensão;

> estes êmbolos podem atingir ainda o átrio esquerdo através de um forame oval patente (presente em 20 a 30% da população), atingindo a circulação sistêmica e sendo tragados pelas artérias coronárias (síndrome coronariana, disfunção cardíaca, hipotensão, arritmias) ou cerebrais (confusão, agitação, coma);

> há também agregação plaquetária e formação de microtrombos.

MEDIDAS PREVENTIVAS

> Os pacientes com risco de desenvolver esta síndrome são os que apresentam disfunção cardíaca, hipertensão pulmonar ou aqueles cujos ossos têm numerosos canais vasculares, nos quais os êmbolos podem penetrar (osteoporose, metástases ósseas, fraturas do quadril);

> essas complicações podem ser evitadas por meio das seguintes medidas:
- colocação de uma prótese não cimentada em pacientes de risco; se isso não for possível por razões ortopédicas, considere a utilização de um equipamento invasivo (pressão arterial invasiva, acesso venoso central para uma possível administração de aminas) em pacientes cuja função cardíaca esteja prejudicada;
- aspiração e lavagem cuidadosa da cavidade medular para remover todos os detritos e limitar a quantidade de microtrombos;
- inserção de um dreno na medula óssea antes da introdução do cimento;
- oxigenação perfeita do paciente (utilização de uma FiO_2 elevada em caso de anestesia geral);
- evitar o óxido nitroso, pelo risco de embolia de bolhas de ar;
- manter a normovolemia.

EMBOLIA GORDUROSA

> A síndrome da embolia gordurosa é uma entidade que aparece em um trauma (fraturas dos membros inferiores) ou na cirurgia ortopédica, principalmente durante a cirurgia protética;

> essa síndrome, que pode ocorrer até 72 horas após o evento inicial, é composta por sintomas respiratórios, neurológicos e hematológicos (CIVD, trombocitopenia);

> o mecanismo é pouco claro, mas acredita-se que poderia estar relacionado com a penetração de glóbulos de gordura ou ácidos graxos livres na circulação sistêmica; os ácidos graxos livres produzem lesões nos pneumócitos e ativação dos trombócitos;

> os sintomas neurológicos, exacerbados pela hipoxemia, estão associados a lesões nos capilares cerebrais e edema cerebral; uma parte dos estados de confusão mental no pós-operatório de idosos pode ser explicado pela embolia gordurosa;

> a incidência desta síndrome situa-se entre 10 e 30%; os sintomas respiratórios e neurológicos estão presentes em 9 a 10% dos casos, enquanto as petéquias cutâneas aparecem em torno de 40% dos casos;

> a taxa de mortalidade situa-se entre 5 e 35%.

MANIFESTAÇÕES CLÍNICAS

> Dispneia, hipoxemia, hemoptise, estertores inspiratórios;
> redução da PaO_2, aumento da pressão arterial pulmonar;
> agitação, confusão, coma;
> hemorragias na retina, petéquias conjuntivais, petéquias nos braços, tórax, axilas;
> na anestesia geral, observa-se um decréscimo do CO2 final expirado.

EXAMES LABORATORIAIS

> Aumento das lipases plasmáticas;
> diminuição do colesterol;
> trombocitopenia;
> aumento dos glóbulos de gordura na urina.

RADIOGRAFIA DO TÓRAX

> Infiltrado reticulonodular.

TRATAMENTO

> Osteossíntese (imobilização precoce de qualquer fratura);
> o tratamento é sintomático:
> - entubação em caso de síndrome do desconforto respiratório;
> - FiO_2 de 100% na anestesia geral;
> - vasopressores;
> - fisioterapia respiratória pós-operatória intensiva;
> o tratamento com heparina ou corticosteroides é controverso.

■ Leituras recomendadas

Mantilla CB, Horlocker TT, Schroeder DR et al. Frequency of myocardial infarction, pulmonary embolism, deep venous thrombosis, and death following primary hip or knee arthroplasty. *Anesthesiology* 2002;96:1140-6.

Murphy CG, Winter DC, Bouchier-Hayes DJ. Tourniquet injuries: pathogenesis and modalities for attenuation. *Acta Orthop Belg* 2005;71:635-45.

Taylor JM, Gropper MA. Critical care challenges in orthopedic surgery patients. *Crit Care Med* 2006;34:S191-9.

39

Urgências e anestesia

P. Schoettker, E. Albrecht

Indução em sequência rápida intra-hospitalar

> O objetivo da indução em sequência rápida é diminuir o risco de aspiração pulmonar em pacientes cujo período de jejum não pode ser cumprido, utilizando um curare de curta duração de ação e aplicando uma manobra de Sellick. A manobra de Sellick consiste em obstruir o esôfago aplicando uma pressão externa de 3 a 4 kg na cartilagem cricoide. Em geral, o período de jejum pré-operatório é de 6 horas para sólidos e leite e 2 horas para líquidos claros; porém, em caso de emergência ou trauma, o esvaziamento gástrico é mais demorado e os riscos de regurgitação e aspiração pulmonar não estão excluídos, mesmo que esses prazos sejam respeitados;

> as diferentes prevenções medicamentosas do risco de inalação brônquica por via oral são:
> - 400 mg de cimetidina (Tagamet®) ou 150 ou 300 mg de ranitidina (Azantac®, Zantic®) administrada no dia anterior e na manhã da cirurgia;
> - 20 mg de omeprazol (Antra®), 30 a 60 minutos antes da cirurgia;
> - 30 mL de citrato de sódio 0,3 molar, 15 a 30 minutos antes da cirurgia.

INDICAÇÃO

> Anestesia em situações de emergência;
> obstrução intestinal;
> refluxo gastroesofágico importante, hérnia de hiato sintomática;
> gravidez além da 15ª semana.

PROCEDIMENTO

> Pré-oxigenar por 3 a 5 minutos:
> - se não for possível esperar 3 a 5 minutos, peça ao paciente para realizar 4 a 8 incursões respiratórias profundas;

671

- > realizar a manobra de Sellick;
- > realizar a indução com tiopental (5 mg/kg, Nesdonal®, Pentothal®), propofol (2 mg/kg, Diprivan®, Disoprivan®) ou etomidato (0,3 mg/kg, Hypnomidate®);
- > curarizar com suxametônio (1 a 1,5 mg/kg, Célocurine®, Lysthénon®). Em caso de contraindicação ao uso de suxametônio, uma dose dupla de rocurônio (1,2 mg/kg, Esmeron®) permite a entubação após 90 segundos;
- > manter a manobra de Sellick e entubar;
- > confirmar a posição correta do tubo endotraqueal com a ausculta e capnometria;
- > liberar a manobra de Sellick;
- > fixar o tubo endotraqueal;
- > promover analgesia com fentanil (2 a 5 µg/kg, Sintenyl®);
- > colocar uma sonda nasogástrica.

OBSERVAÇÃO

- > A inalação brônquica manifesta-se por tosse à indução, broncospasmo, hipoxemia e aumento das pressões inspiratórias. Posteriormente, o paciente pode desenvolver uma SDRA;
- > em caso de suspeita de aspiração pulmonar, deve-se:
  - aspirar o líquido pela traqueia antes da entubação;
  - colocar o paciente em posição inclinada;
  - administrar oxigênio a 100%;
  - estabelecer um monitoramento clínico. A corticoterapia ou antibioticoterapia profilática não são indicadas no tratamento.

QUEIMADURAS

O tratamento de pacientes queimados deve ser rápido, para evitar a obstrução das vias respiratórias e perda de líquido.

GRAVIDADE DAS LESÕES

- > A gravidade da queimadura é calculada em função da superfície corporal queimada (regra dos 9 de Wallace), profundidade das lesões e inalação de fumaça associada. A regra dos 9 de Wallace é mostrada na Figura 39.1;
- > a inalação de fumaça de incêndio muitas vezes provoca a intoxicação por monóxido de carbono (ver Capítulo 26 "Sistema respiratório e anestesia") ou cianetos. O tratamento da intoxicação por cianeto é realizado com a administração de vitamina B12 por via IV;
- > são encontrados vários escores de gravidade, que predizem a mortalidade. O escore de Ryan identifica 3 critérios: idade acima de 60 anos, extensão da lesão superior a 40% e presença de uma síndrome aspirativa. A mortalidade é de 0,3, 3, 33 ou 90%, se o paciente apresentar 0, 1, 2 ou 3 destes critérios, respectivamente;
- > as queimaduras são classificadas em 3 graus, de acordo com a profundidade das lesões:
  - 1º grau:
    - ▲ as lesões de 1º grau estão limitadas à epiderme (= queimadura de sol);

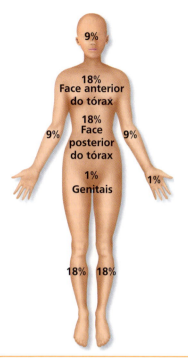

Figura 39.1 Regra dos 9.
A superfície corporal de um adulto é dividida por múltiplos de 9. A mão do paciente representa 1% da superfície corporal. Em crianças, a área representada pela cabeça é mais importante. O praticante pode utilizar tabelas específicas como referência (p. ex., tabela de Lund e Browder).

- 2º grau superficial:
  - ▲ as lesões de 2º grau superficiais atingem a derme superficial ou até as papilas dérmicas;
  - ▲ não há bolhas e a pele pode regenerar-se;
  - ▲ a dor é importante;
- 2º grau profunda:
  - ▲ as lesões de 2º grau profundas vão além das papilas dérmicas e atingem a derme profunda;
  - ▲ a pele não se regenera e são observadas bolhas; o tratamento é cirúrgico, por meio de enxertos de pele;
  - ▲ a dor é muito importante;
- 3º grau:
  - ▲ as lesões de 3º grau atingem a hipoderme;
  - ▲ a pele não se regenera e apresenta um aspecto esbranquiçado, rígido. O tratamento é cirúrgico, utilizando enxertos de pele;
  - ▲ não há dor, as fibras nervosas também são afetadas.

TRATAMENTO

> Deve-se suspeitar de inalação de fumaça de incêndio na presença de:
- queimaduras de pelos do nariz, cílios ou sobrancelhas;
- fuligem na região otorrinolaringológica;
- alteração da voz;

- em caso de suspeita de inalação de fumaça de um incêndio, realize uma entubação orotraqueal com indução em sequência rápida para manter a via aérea patente antes do desenvolvimento de edema de mucosa. As lesões das vias aéreas superiores são avaliadas por broncoscopia;
- em caso de lesões extensas, recomenda-se a transferência para um centro especializado; tomar banho e trocar de roupa sob anestesia geral fazem parte do principal tratamento das queimaduras, para reduzir a carga séptica. As lesões circulares de tronco e membros exigem incisões descompressivas (escarotomias);
- durante a internação, a ênfase está na prevenção e no tratamento das infecções e complicações listadas abaixo.

REPOSIÇÃO VOLÊMICA

- A desidratação é extensa e a reposição volêmica é guiada pela fórmula de Parkland se as queimaduras atingirem mais de 20% da superfície corporal:
  - NaCl 0,9%: 4 mL/kg/% de área de superfície corporal queimada a cada 24 horas, incluindo:
    - 50% administrada nas primeiras 8 horas;
    - 50% restante administrada no prazo de 16 horas;
- para avaliar a adequação da reposição volêmica, deve ser dada atenção especial aos parâmetros de perfusão tecidual, como a produção de urina, lactato sanguíneo, excesso de base etc.

LESÕES SISTÊMICAS

CARDIOVASCULARES

- A doença cardiovascular é caracterizada principalmente por vasoconstrição, hipovolemia e depressão do miocárdio: pode ser necessário um suporte de vasopressores;
- é seguida por uma fase hipermetabólica, durante a qual a perfusão de órgãos é globalmente aumentada.

RESPIRATÓRIAS

- Edema e obstrução das vias aéreas superiores:
  - secundários às lesões inalatórias e aumento da permeabilidade tissular;
- intoxicação por monóxido de carbono, responsável pela hipóxia tecidual;
- posteriormente, podem ser observadas as seguintes complicações:
  - síndrome da angústia respiratória do adulto;
  - embolia pulmonar;
  - pneumonia;
  - atelectasia.

RENAIS

- Redução da filtração glomerular;
- aumento do hormônio antidiurético (retenção de líquidos).

SISTEMA DIGESTÓRIO

- Diminuição da função hepática por hipoperfusão;
- íleo adinâmico;
- colecistite acalculosa;
- enterocolite necrosante aguda (diarreia sanguinolenta).

SISTEMA HEMATOLÓGICO

> Anemia;
> alteração qualitativa e quantitativa das plaquetas;
> distúrbios da hemostasia por consumo.

METABOLISMO

> Aumento das catecolaminas, glucagon, ADH, esteroides e sistema renina-angiotensina-angiotensinogênio;
> diminuição da albumina, responsável por:
> • aumento da fração livre de medicamentos, exigindo uma adaptação nas doses.

O PACIENTE POLITRAUMATIZADO

CONSIDERAÇÕES GERAIS

> O paciente politraumatizado é aquele em quem ao menos 2 sistemas anatômicos estão afetados;
> os pacientes politraumatizados são geralmente jovens e do sexo masculino;
> os traumas podem ser distinguidos em perfurocortantes (p. ex., ferimento por arma branca, arma de fogo) e não perfurocortantes (p. ex., desaceleração brusca em acidentes de trânsito, defenestração).

EXAME PRELIMINAR E MEDIDAS DE URGÊNCIA PRÉ-HOSPITALARES: ABCDE

> O exame preliminar, realizado de acordo com o sistema ABCDE, deve ser sistemático e rigoroso. Cada passo deve ser resolvido antes que se prossiga para a próxima etapa.
> A: *Airway* + *C-spine* (vias aéreas superiores e coluna cervical):
> • o passo inicial envolve o controle das vias aéreas superiores:
>   ▲ uma eventual obstrução pode ser removida, levantando-se o queixo ou subluxando a mandíbula;
> • a coluna cervical deve ser imobilizada em um colar cervical rígido. Esta medida deve ser aplicada a todo paciente politraumatizado;
> B: *Breathing* + *oxigenation* (respiração e oxigenação):
> • esta etapa inclui o controle da respiração e da oxigenação:
>   ▲ é administrado oxigênio a todo paciente politraumatizado, que recebe suporte ventilatório se a respiração for ineficaz;
> C: *Circulation* (circulação):
> • esta etapa inclui o controle da circulação e hemostasia temporária:
>   ▲ reanimação cardiopulmonar na ausência de pulso;
>   ▲ descompressão de um eventual pneumotórax hipertensivo;
>   ▲ colocação de 1 ou 2 acessos venosos periféricos;
> D: *Disability* (incapacidade, lesão neurológica):
> • uso da escala de coma de Glasgow, análise da reatividade da pupila e realização de um breve exame neurológico (sinais de lateralização);
> E: Exposure (exposição):
> • o paciente deve ser protegido de hipotermia:
>   ▲ na verdade, 60% da perda de calor dá-se por meio da radiação e 20% pela evaporação;

▲ além disso, a infusão de 1 L de uma solução a 20°C reduz a temperatura do paciente em 0,3°C;
▲ medidas de prevenção: tirar a roupa molhada, cobrir com manta de alumínio e administrar infusões aquecidas.

EVOLUÇÃO INTRA-HOSPITALAR

> Nos primeiros minutos após o trauma, os pacientes morrem em decorrência de:
  - ruptura da aorta;
  - hemopericárdio;
  - danos cerebrais graves;
  - lesões medulares altas;
> entre os primeiros minutos e a 3ª hora após o trauma, os pacientes morrem por:
  - hematoma subdural;
  - hematoma epidural;
  - hemopneumotórax;
  - fratura pélvica;
  - ruptura do baço;
> nos primeiros dias ou semanas após o trauma, os pacientes morrem de:
  - septicemia;
  - falência múltipla dos órgãos (MOF = *multiple organ failure*).

IMPLICAÇÕES ANESTÉSICAS

> Após a chegada ao hospital, de modo geral o paciente se beneficia por radiografia do tórax e pélvis, bem como de uma ecografia abdominal em caso de instabilidade hemodinâmica ou suspeita de lesão abdominal (FAST = *focused abdominal sonography for trauma*). As radiografias das extremidades, tomografia computadorizada do cérebro e da coluna cervical ou ecocardiograma são realizados com base no exame clínico;
> o paciente politraumatizado apresenta risco de:
  - hipotermia; a prevenção é assegurada por cobertores elétricos e infusões aquecidas;
  - acidose, secundária ao choque hemorrágico; o tratamento é realizado por meio do controle da fonte de sangramento e, se necessário, de reposição volêmica e administração de concentrados de glóbulos vermelhos;
  - coagulopatia, resultante de uma diminuição dos fatores de coagulação por diluição e consumo (tratamento a seguir);
> o paciente em choque e não entubado deve ser anestesiado por uma indução em sequência rápida, com estabilização cervical em caso de suspeita de lesão cervical; isto é válido para todos os pacientes politraumatizados;
> o efeito cardiodepressor dos agentes anestésicos endovenosos é amplificado em situações de choque; o etomidato (Hypnomidate®) é o agente de indução de escolha para evitar a hipotensão refratária ao tratamento. A diminuição do DC em caso de choque produz um rápido aumento na fração alveolar dos halogenados, o que resulta em um aumento na fase de indução;
> o tratamento destes pacientes é caracterizado pela necessidade de uma grande quantidade de transporte dentro do hospital (setor de radiografia, centro cirúrgico). O risco de extubação é importante;
> em caso de hipoxemia, excluir:
  - um pneumotórax;
  - uma contusão pulmonar;

- > em caso de diminuição do débito cardíaco e aumento da pressão venosa central, excluir:
  - contusão miocárdica;
  - tamponamento;
- > em caso de sangramento maciço, realizar uma hemostasia cirúrgica. Os objetivos anestésicos são:
  - hematócrito > 30% (administração de concentrado de hemácias);
  - plaquetas > 30 g/L (administração de plaquetas):
    - ▲ ocorre uma trombocitopenia de diluição e consumo;
  - TP > 50%:
    - ▲ administração de plasma fresco congelado e fatores vitamina K dependentes (Kaskadil®, Prothromplex®): 1.800 a 2.400 U em 10 minutos, em caso de hemorragia grave (INR > 6);
  - fibrinogênio > 0,8 g/L (administração de fibrinogênio);
- > o desenvolvimento de novos aparelhos de beira do leito para a análise dos parâmetros de coagulação (p. ex., ROTEM®, TEG®) permite uma interpretação mais rápida e pertinente de um distúrbio de coagulação que os valores laboratoriais padrão (TP, TTP). A análise diferenciada da composição do coágulo sanguíneo utilizando estes aparelhos permite a introdução de tratamentos mais específicos. A administração do fator VII ativado recombinante (Novosevenf®) pode ser uma alternativa em caso de sangramento maciço, desde que as concentrações dos diferentes fatores de coagulação, como o fibrinogênio, não estejam colapsadas;
- > a reposição vascular é realizada por meio de cateteres venosos periféricos, cuja taxa de transferência máxima varia em função de seu calibre:
  - cateter 14 G: fluxo máximo de 270 mL/min;
  - cateter 16 G: fluxo máximo de 180 mL/min;
  - cateter 18 G: fluxo máximo de 104 mL/min;
  - cateter central, com um lúmen, 16 G: fluxo máximo de 75 mL/min;
  - cateter central no braço: fluxo máximo de 25 mL/min.

DOENÇAS ESPECÍFICAS

PNEUMOTÓRAX

- > O pneumotórax pode estar associado a fraturas de costelas, instabilidade torácica, hemotórax ou contusões pulmonares. O hemotórax pode ser a causa de um choque hemorrágico, enquanto as contusões pulmonares podem evoluir para uma SDRA;
- > ao colocar um pneumotórax sob tensão, a ventilação com pressão positiva provoca uma diminuição do retorno venoso e DC;
- > um pneumotórax deve ser drenado antes de qualquer ato anestésico, utilizando um cateter venoso (no 2º espaço intercostal, na linha hemiclavicular, acima da costela) ou dreno torácico;
- > sinais clínicos:
  - sinais menores:
    - ▲ dispneia;
    - ▲ assimetria na ausculta e percussão;
    - ▲ enfisema subcutâneo;
  - sinais principais (pneumotórax hipertensivo):
    - ▲ cianose;
    - ▲ desvio traqueal;
    - ▲ dificuldade de ventilação com pressão positiva;
    - ▲ hipotensão arterial grave;
    - ▲ turgescência jugular;
    - ▲ taquicardia, que pode evoluir para uma atividade elétrica sem pulso.

TAMPONAMENTO

> Sugira o diagnóstico de tamponamento cardíaco na presença de turgescência jugular associada à hipotensão em um paciente traumatizado:
> - as manifestações clínicas do tamponamento são tríade de Beck:
>   - ▲ turgescência jugular, exceto em casos de hipovolemia;
>   - ▲ hipotensão arterial;
>   - ▲ bulhas cardíacas distantes.

FRATURA DA PÉLVIS

> A fratura pélvica deve ser suspeitada em todos os pacientes com trauma. Pelo significativo risco de sangramento em caso de mobilização dos fragmentos ósseos, a pelve deve ser estabilizada o mais rapidamente possível (cinturão pélvico, fixador externo ou lençol);
> existe um risco significativo de hematoma retroperitoneal, cujo tratamento é a embolização arterial;
> também se deve buscar por lesões associadas:
> - arteriais;
> - vesicouretrais;
> - retais;
> - diafragmáticas;
> - hepáticas e esplênicas.

CHOQUE HEMORRÁGICO

> Uma causa comum de mortalidade em pacientes politraumatizados é o choque hemorrágico. Devem ser utilizados todos os recursos (exames clínicos e complementares) para identificar e tratar agressivamente a origem da hemorragia. A Tabela 39-1 resume a perda estimada de sangue, dependendo da natureza das lesões;
> as 5 regiões anatômicas *(black box)* que podem causar hemorragias importantes são:
> - tórax;
> - abdome e retroperitônio;
> - pélvis;
> - extremidades, principalmente o fêmur;
> - pele, principalmente o couro cabeludo.

Tabela 39-1 Perda estimada de sangue, dependendo da natureza das lesões

Tipo de lesão	Perda de sangue (mL)
Fratura de uma costela	125
Fratura de uma vértebra ou antebraço	250
Fratura do úmero	500
Fratura de 2 ossos da perna	1.000
Fratura do fêmur	2.000
Fratura pélvica	500 a 5.000
Lesão do couro cabeludo	500 a 1.000

TRAUMA PERFUROCORTANTE

> Na Europa, a incidência de trauma perfurocortante por arma branca ou arma de fogo é cada vez maior;
> o paciente está em risco de apresentar uma hemorragia aguda com insuficiência circulatória e respiratória, que justificam um tratamento hospitalar imediato; o socorro extra-hospitalar deve ser rápido e muitas vezes limitado à colocação de 1 ou 2 acessos venosos periféricos.

TRAUMATISMO CRANIOENCEFÁLICO E TRAUMATISMO MEDULAR

> Consulte o Capítulo 27 "Sistema nervoso central e anestesia".

INDUÇÃO EM SEQUÊNCIA RÁPIDA EM MEIO EXTRA-HOSPITALAR

> Este protocolo difere da indução em sequência rápida de costume, com a ventilação associada à manobra de Sellick durante toda a indução; na verdade, muitos pacientes politraumatizados estão em sofrimento respiratório (tórax instável, contusão pulmonar) e, portanto, podem não estar suficientemente pré-oxigenados para suportar uma apneia de 60 segundos durante a indução. Além disso, a hipercapnia induzida por uma hipoventilação ou um período de apneia pode ser extremamente prejudicial na presença de um traumatismo cranioencefálico.

INDICAÇÕES

> Paciente queimado com suspeita de inalação de fumaça de incêndio;
> insuficiência respiratória com FR < 35 cpm e saturação < 90, apesar da administração de O_2 a 100%;
> traumatismo maxilofacial grave (dispneia, hemorragia faríngea);
> choque refratário à reposição volêmica;
> traumatismo cranioencefálico com escore de Glasgow ≤ 8;
> incapacidade de manter a permeabilidade das vias aéreas superiores;
> crise convulsiva.

BENEFÍCIOS

> A entubação permite:
> - reduzir o risco de aspiração pulmonar;
> - melhorar a ventilação e a oxigenação;
> - administrar medicamentos na ausência de acesso venoso (adrenalina, atropina, lidocaína, naloxona);
> - prevenir algumas lesões cerebrais secundárias de origem sistêmica:
>   ▲ hipercapnia;
>   ▲ hipocapnia;
>   ▲ hipoxemia.

PROTOCOLO

> Estabilização cervical em alinhamento (*Manual In line Axial Stabilization* = MIAS);
> manobra de Sellick;
> indução com etomidato (Hypnomidate®): 0,3 mg/kg;
> curarização com succinilcolina (Célocurine®, Lysthénon®): 1,5 mg/kg;
> manter a manobra de Sellick e ventilar com máscara por 60 segundos, com uma FiO_2 de 100%;
> entubação com a estabilização cervical alinhada e manobra de Sellick: 3 tentativas;

> confirmação do correto posicionamento do tubo endotraqueal por ausculta e presença CO_2 na capnometria; liberação da manobra de Sellick; fixação do tubo endotraqueal;
> colocação de um colar cervical e relaxamento da estabilização cervical;
> manutenção da anestesia com um dos seguintes medicamentos:
  - midazolam (Hypnovel®, Dormonid®): *bolus* de 0,1 mg/kg;
  - fentanil (Fentanil®, Sintenyl®): *bolus* de 2 a 3 µg/kg;
  - vecurônio (Norcuron®), dose inicial de 0,1 mg/kg ou rocurônio (Esmeron®), dose inicial de 0,6 mg/kg.

PROCEDIMENTO EM CASO DE FALHA NA ENTUBAÇÃO (3 TENTATIVAS)

> Inserir uma Fastrach (*intubating laryngeal mask* = máscara de entubação laríngea) ou uma máscara laríngea clássica;
> em caso de falha na colocação da Fastrach ou da máscara laríngea, ventilar com máscara com a realização da manobra de Sellick;
> se a ventilação não for possível, proceda com uma cricotireoidostomia de resgate.

PROTOCOLOS DE REANIMAÇÃO

PARADA CARDIORRESPIRATÓRIA

> O objetivo da reanimação cardiopulmonar (RCP) é garantir uma pressão de perfusão coronariana e cerebral suficiente para restabelecer uma atividade circulatória espontânea o mais rapidamente possível;
> cada minuto de parada cardíaca diminui as chances de sobrevivência em 10%;
> entre as paradas cardiorrespiratórias, distingue-se:
  - arritmias que requerem desfibrilação: fibrilação ventricular (FV), taquicardia ventricular (TV) sem pulso;
  - arritmias que não requerem desfibrilação: assistolia, atividade elétrica sem pulso. Na verdade, a desfibrilação produz uma descarga parassimpática que é contraindicada nestas 2 arritmias;
> após a liberação das vias aéreas superiores, enquanto se aguarda um desfibrilador, deve ser realizada massagem cardíaca a uma frequência de 30 massagens cardíacas externas (MCE) alternadas com 2 insuflações (30/2). O golpe no ponto precordial só é útil se auxiliar a parada circulatória. A MCE deve ser eficaz: deprimir o esterno em 4 a 5 cm, em uma frequência de 100 ciclos/minuto *(push hard and push fast!)*. O tratamento inicial do paciente (ABC da reanimação) é descrito no algoritmo da Figura 39.2;
> os protocolos para a reanimação da FV, TV sem pulso, assistolia e atividade elétrica sem pulso são descritos nos algoritmos das Figuras 39.3 e 39.4 e aplicam-se ao ambiente hospitalar ou extra-hospitalar;
> em caso de FV ou TV sem pulso, a desfibrilação deve ser realizada o mais rapidamente possível. A desfibrilação deve ser realizada com um choque único, de amplitude máxima, seguido imediatamente por uma MCE. A MCE nunca deve ser interrompida, exceto muito brevemente durante a desfibrilação e entubação endotraqueal;
> o circuito de reanimação envolve a administração de medicamentos, seguido de MCE e uma eventual desfibrilação. A MCE permite que o medicamento circule no organismo;
> é colocado um acesso venoso periférico durante a MCE. Em caso de falha, a via intraóssea é uma alternativa. Caso contrário, os medicamentos descritos a seguir podem ser administrados por via endotraqueal; as doses intravenosas devem ser dobradas; a administração deve ser realizada após um *bolus* de soluto:

- atropina;
- adrenalina;
- lidocaína (Xilocaína®);
- naloxona (Narcan®);

> qualquer medicamento administrado por via intravenosa deve ser seguido por um *bolus* de 10 a 20 mL de soluto e o braço deve ser elevado para facilitar o deslocamento do *bolus*;

> a entubação pode ser realizada a qualquer momento da reanimação, sem a administração de opioide, hipnótico ou relaxante muscular. Se o paciente estiver entubado, a MCE é realizada em uma frequência de 100 repetições/minuto e a ventilação a uma frequência de 12 cpm, simultaneamente;

> para o tratamento da FV e TV sem pulso, 1,5 mg/kg de lidocaína (Xilocaína®) IV é uma alternativa ao uso de amiodarona (Cordarone®);

> para todos os tipos de arritmias descritos acima, a vasopressina na dose de 40 UI IV é uma alternativa à 1ª ou 2ª dose de adrenalina;

> durante a reanimação, deve-se procurar tratar as possíveis causas da assistolia e atividade elétrica sem pulso (regra dos 5H e 5T):
  - 5 H: hipovolemia, hipóxia, hidrogênio (acidose), hipo/hipercalemia, hipotermia;
  - 5 T: toxicidade (intoxicação), tamponamento cardíaco, pneumotórax hipertensivo, trombose coronária (síndrome coronariana aguda) e tromboembolismo pulmonar;

> o paciente que apresenta uma atividade cardíaca espontânea após uma parada cardiorrespiratória com FV ou TV sem pulso e que permanece em coma é entubado e mantido em hipotermia moderada (32 a 34°C) por 12 a 24 horas, a fim de melhorar o prognóstico neurológico.

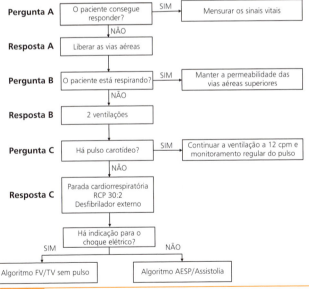

Figura 39.2 Algoritmo de tratamento inicial de um paciente inconsciente (ABC de reanimação).
FV: fibrilação ventricular; TV: taquicardia ventricular; AESP: atividade elétrica sem pulso.

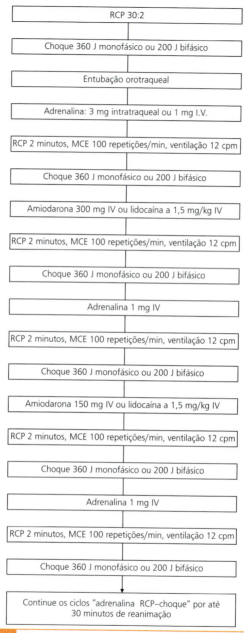

Figura 39.3 Algoritmo para reanimação em caso de fibrilação ventricular ou taquicardia ventricular sem pulso.

A massagem cardíaca externa nunca é interrompida, exceto por breves momentos durante a entubação, durante o choque ou no momento de reavaliar o retorno à atividade cardíaca espontânea.

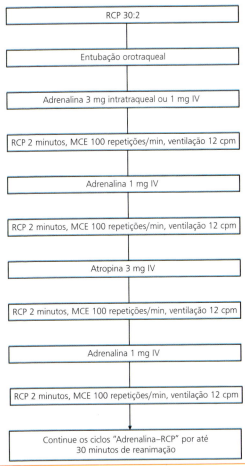

Figura 39.4 Algoritmo de reanimação durante a assistolia ou atividade elétrica sem pulso.

Na atividade elétrica sem pulso, é administrada atropina se a frequência cardíaca for < 60 bpm. A massagem cardíaca externa nunca é interrompida, exceto por breves momentos durante a entubação ou quando se avalia o retorno à atividade cardíaca espontânea.

ARRITMIAS

> Taquicardias hemodinamicamente compensadas:
> - se os complexos QRS forem amplos:
>   - ▲ manobra vagal;
>   - ▲ infusão de 150 a 300 mg de amiodarona (Cordarone®) a cada 20 a 30 minutos;
>   - ▲ lidocaína a 1,5 mg/kg, IV, em seguida, 0,75 mg/kg IV;
>   - ▲ procainamida (Procamide®, não disponível em França), 50 mg/min até 1 dose de 10 mg/kg;
> - se os complexos QRS forem estreitos:
>   - ▲ manobra vagal;
>   - ▲ adenosina (Adenoscan®, Krenosin®, Krenosine®) 6 mg IV; em seguida, 12 mg IV, eventualmente 18 mg;
>   - ▲ diltiazem (Dilzem®): 15 a 20 mg (0,25 mg/kg) por 2 minutos, seguido por 20 a 25 mg IV (0,35 mg/h) por 2 minutos em caso de falha; a seguir, infusão de 5 a 15 mg/h;
>   - ▲ amiodarona (Cordarone®): infusão de 150 a 300 mg em 20 a 30 minutos;
>   - ▲ verapamil (Isoptine®, Isoptin®): 5 a 10 mg IV, repetidas até à dose máxima de 20 mg;
> - taquicardias com estado hemodinâmico não compensado:
>   - em casos de angina, edema pulmonar agudo, estado de choque, distúrbios da consciência;
>   - cardioversão 50 J – 100 J – 200 J – 360 J em choque monofásico ou 30 J – 75 J – 120 J – 150 J em choque bifásico;
>   - administrar um sedativo e um analgésico antes da cardioversão;
> - bradicardia:
>   - 0,5 a 1 mg de atropina IV, repetida até a dose máxima de 3 mg;
>   - marca-passo externo, de acordo com a condição clínica do paciente.

COMA NÃO TRAUMÁTICO

> As etiologias mais comuns de coma não traumático em ambiente extra-hospitalar são as seguintes:
> - hipoglicemia;
> - intoxicação por benzodiazepínicos;
> - intoxicação por opioides;
> - epilepsia;
>
> os seguintes elementos deverão nortear o diagnóstico:
> - glicemia capilar;
> - presença de embalagens de medicamentos próximos do paciente;
> - marcas de injeção na pele;
> - antecedentes;
>
> o tratamento é realizado de acordo com a orientação diagnóstica:
> - 15 g de glicose IV (30 mL de glicose 50%);
> - 100 mg de tiamina IV (Benerva®);
> - 0,2 mg de flumazenil (Anexate®) IV até uma dose total de 1,0 mg;
> - naloxona (Narcan®) 0,4 mg intramuscular e 0,04 mg IV em *bolus* até a obtenção de uma frequência respiratória > 8 cpm;
> - Clonazepam (Rivotril®): 1,0 mg IV lento, depois 0,5 mg 10 minutos mais tarde, em caso de ausência de resposta.

REANIMAÇÃO PEDIÁTRICA

> Os princípios da RCP pediátrica são idênticos aos dos adultos. As doses dos fármacos são calculadas de acordo com o peso da criança, que pode ser estimado de acordo com a idade, como segue:
> - 1 ano: 10 kg;

- 2 anos: 12 kg;
- 4 anos: 16 kg;
- 6 anos: 20 kg;
- 8 anos: 24 kg;

> em caso de falha na colocação de um acesso venoso periférico, a via intraóssea no tubérculo tibial anterior pode ser usada na criança inconsciente;
> a reposição volêmica é realizada por *bolus* intravenoso de 20 mL/kg de cristaloides;
> a adrenalina é administrada em doses de 0,01 mg/kg, IV; repetir se necessário;
> a atropina é administrada em uma dose de 25 µg/kg IV (mínimo de 100 µg), repetir uma vez, se necessário;
> em caso de desfibrilação, o choque monofásico inicial é de 2 J/kg. Os choques subsequentes são de 4 J/kg;
> os medicamentos antiarrítmicos raramente são utilizados na reanimação pediátrica; os distúrbios de ritmo são principalmente secundários à hipoxemia, que deve ser corrigida rapidamente. No entanto, os seguintes medicamentos podem ser administrados:
>   - amiodarona (Cordarone®): 5 mg/kg IV;
>   - lidocaína (Xilocaína®): 1 mg/kg IV.

OBSERVAÇÕES

> Em caso de crise de asma ou broncospasmo, é prescrito salbutamol em aerossol (solução de 0,5%: Ventolin®, Ventoline®):
>   - antes dos 5 anos de idade: são adicionadas 5 gotas a 2 mL de NaCl 0,9%;
>   - a partir os 5 anos de idade: misturar 10 gotas a 2 mL de NaCl 0,9%;
> em caso de convulsões, é prescrito diazepam por via retal ou intravenosa:
>   - via retal (Stesolid retal®): 5 mg se < 10 kg ou 10 mg se > 10 kg;
>   - via intravenosa (Valium®): 0,2 mg/kg, IV lenta, até a dose máxima de 5 mg se < 5 anos ou 10 mg se > 5 anos.

■ Leituras recomendadas

David JS, Gueugniaud PY. Pourquoi la réanimation cardiopulmonaire a-telle changé récemment? *Ann Fr Anesth Reanim* 2007;26:1045-55.

Dorian P, Cass D, Schwartz B *et al.* Amiodarone as compared with lidocaine for shock-resistant ventricular fibrillation. *N Engl J Med* 2002;346:884-90.

Mild therapeutic hypothermia to improve the neurologic outcome after cardiac arrest. *N Engl J Med* 2002;346:549-56.

Nolan J, Deakin CD, Soar J *et al.* European Resuscitation Council guidelines for resuscitation 2005. Section 1-9. *Resuscitation* 2005;67(Suppl 1):S3-189.

Ryan CM, Schoenfeld DA, Thorpe WP *et al.* Objective estimates of the probability of death from burn injuries. *N Engl J Med* 1998;338:362-6.

# 40

Paciente idoso e anestesia

V. Moret, E. Albrecht

CONSIDERAÇÕES GERAIS

> O envelhecimento é um processo universal e progressivo, levando a alterações estruturais e funcionais em todos os tecidos e órgãos, variando de acordo com o indivíduo;
> a reserva funcional é a diferença entre a capacidade máxima e o funcionamento básico, ou a capacidade de se adaptar ao estresse; a partir dos 30 anos, a reserva funcional de todos os órgãos diminui em 1-1,5% ao ano;
> o exame pré-anestésico em idosos requer um exame clínico completo para procurar por várias das doenças mencionadas a seguir.

EFEITOS SISTÊMICOS

CARDIOVASCULARES

> Perda de elasticidade das artérias periféricas;
> diminuição do débito cardíaco, especialmente pela redução da FC e fração de ejeção (em situações de estresse);
> diminuição da frequência cardíaca, por aumento da atividade do sistema nervoso parassimpático;
> aumento de distúrbios do ritmo cardíaco, por alterações degenerativas das células *marca-passo* e vias de condução;
> diminuição da resposta dos barorreceptores.

DOENÇAS ASSOCIADAS

> Hipertensão arterial, doença arterial;
> doença arterial coronariana, insuficiência cardíaca;

> estenose aórtica, insuficiência mitral;
> arritmias cardíacas (fibrilo-*flutter* atrial, bloqueio AV).

IMPLICAÇÕES ANESTÉSICAS

> Efeitos limitados dos medicamentos aceleradores (atropina, isoproterenol) e inibidores (propranolol);
> resposta reflexa atenuada durante a hipotensão e hipovolemia.

PULMONARES

> Diminuição da capacidade vital e aumento do volume residual;
> diminuição da força muscular respiratória;
> diminuição das forças de retração elástica do pulmão;
> diminuição da complacência torácica;
> diminuição do VEF_1;
> aumento da capacidade de fechamento dos alvéolos;
> diminuição da capacidade respiratória máxima;
> deterioração das trocas gasosas:
  • a PaO_2 diminui 0,5 mmHg por ano, a partir dos 20 anos;
  • aumento do gradiente de pressão alveoloarterial de oxigênio (A-a DO_2);
> aumento dos distúrbios de ventilação/perfusão:
  • aumento do espaço morto fisiológico;
  • aumento na diferença alveoloarterial de CO_2;
> diminuição da resposta ventilatória à hipóxia e hipercapnia;
> diminuição dos reflexos laríngeos, faríngeos e de tosse.

DOENÇAS ASSOCIADAS

> Padrão obstrutivo: asma brônquica, doença pulmonar obstrutiva crônica, enfisema pulmonar;
> padrão restritivo.

IMPLICAÇÕES ANESTÉSICAS

> Aumento do risco de pneumonia;
> aumento da suscetibilidade à ocorrência de hipóxia na fase pós-operatória.

SISTEMA NERVOSO CENTRAL

> Redução gradual da atividade do SNC e redução da quantidade de neurônios no córtex cerebral;
> simplificação das conexões neuronais em áreas corticais e subcorticais;
> aumento do limiar de percepção (visão, audição, tato, propriocepção, olfato, temperatura), exceto a da dor;
> redução no número de fibras nervosas na medula espinal;
> diminuição da velocidade de condução dos nervos periféricos.

DISTÚRBIOS ASSOCIADOS

> Doenças neurodegenerativas (Alzheimer, Parkinson) e demências vasculares.

IMPLICAÇÕES ANESTÉSICAS

> Estado de confusão mental pós-operatório.

NEFROLÓGICOS

> Redução do leito vascular renal, perfusão renal e filtração glomerular renal;
> diminuição da função tubular:
  • diminuição da excreção de medicamentos;
  • alteração do equilíbrio de eletrólitos (perda de sódio);
  • diminuição da capacidade de concentração, diluição e excreção;
> redução da eficácia do sistema renina-angiotensina.

DISTÚRBIOS ASSOCIADOS

> Nefropatias;
> hipertrofia prostática benigna.

IMPLICAÇÕES ANESTÉSICAS

> Aumento da vulnerabilidade à sobrecarga hídrica;
> aumento da tendência à hiponatremia, hipercalemia;
> resposta prolongada ou exagerada a certos medicamentos (digoxina, antibióticos);
> ajuste da dose de antibióticos à função renal.

DIGESTÓRIOS

> Atrofia das glândulas salivares;
> desaceleração da motilidade esofágica e intestinal;
> diminuição do tônus do esfíncter gastroesofágico;
> diminuição no tamanho do fígado;
> diminuição do fluxo sanguíneo hepático;
> diminuição do metabolismo hepático (síntese, excreção).

DOENÇAS ASSOCIADAS

> Refluxo gastroesofágico.

IMPLICAÇÕES ANESTÉSICAS

> Aumento do risco de regurgitação e aspiração pulmonar;
> predisposição à coagulopatias.

OUTROS EFEITOS E DOENÇAS ASSOCIADAS

> Diabetes, hipotireoidismo;
> obesidade, hipercolesterolemia;
> osteoporose, osteoartrite, cifoescoliose;
> mielodisplasia, anemia;
> diminuição das defesas imunológicas e, portanto, aumento da suscetibilidade à infecções;
> diminuição da massa corporal magra e, portanto, do metabolismo basal, com maior tendência à hipotermia durante a cirurgia;
> fragilidade da pele e do tecido subcutâneo.

IMPLICAÇÕES ANESTÉSICAS

> Durante a intervenção, a prevenção da hipotermia e proteção dos membros deve ser uma prioridade.

EFEITOS FARMACOLÓGICOS

> Aumento da massa adiposa: aumento do volume de distribuição dos medicamentos lipossolúveis e diminuição da concentração plasmática;
> redução do total de água: diminuição do volume de distribuição dos medicamentos solúveis em água e concentração plasmática;
> aumento da sensibilidade aos halogenados, anestésicos intravenosos e anestésicos locais; a CAM e as necessidades peroperatórias de diferentes medicamentos intraoperatórios são reduzidas;
> a diminuição da função renal e hepática produz uma diminuição do metabolismo e diminuição da excreção da maioria dos medicamentos.

IMPLICAÇÕES ANESTÉSICAS

> Os vários tratamentos existentes aumentam o risco de interações medicamentosas;
> o ajuste de agentes anestésicos em pacientes idosos está resumido na Tabela 40-1.

Tabela 40-1 Ajuste de agentes anestésicos em pacientes idosos

Agente anestésico	Tipo de ajuste
Agentes voláteis	Redução da concentração inspirada Prever um período de ação prolongado
Anestésicos locais (raquianestesia e peridural)	Diminuição da dose por segmento Prever um efeito prolongado Prever uma retenção urinária
Agonistas adrenérgicos	Aumentar as doses
Atropina	Aumentar as doses Prever uma síndrome anticolinérgica central
Benzodiazepínicos	Reduzir a dose inicial Prever um período de ação muito prolongado
Agentes anestésicos (barbitúricos, etomidato, propofol)	Reduzir a dose de indução e manutenção
Inibidores da colinesterase (neostigmina, edrofônio)	Prever um período de ação prolongado
Opioides	Reduzir a dose de indução Prever um período de ação prolongado

■ **Leitura recomendada**

Story DA. Postoperative complications in elderly patients and their significance for long-term prognosis. Curr Opin Anaesthesiol 2088;21:375-9.

41

Obesidade, SAOS e anestesia

L. Portmann, E. Albrecht

Considerações gerais

> A obesidade é caracterizada pelo excesso de gordura corporal, resultando em uma diminuição da saúde física ou psíquica; 30% dos franceses estão com sobrepeso e 10% são obesos;
> o índice de massa corporal ou IMC é a relação do peso em quilos pelo quadrado da altura em metros.

Definições

> Sobrepeso: IMC entre 25 e 29,9 kg/m^2;
> obesidade moderada: IMC entre 30 e 34,9 kg/m^2;
> obesidade grave: IMC entre 35 e 39,9 kg/m^2;
> obesidade mórbida: IMC > 40 kg/m^2.

Efeitos sistêmicos e doenças associadas à obesidade

CARDIOVASCULARES

> Aumento do volume circulante e, consequentemente, da pós-carga;

> aumento do DC;
> as doenças associadas são a cardiomiopatia (secundária ao aumento do volume circulante e débito cardíaco), as coronariopatias e a hipertensão arterial.

PULMONARES

> Síndrome restritiva, com diminuição da complacência torácica (a complacência pulmonar é normal):
  • diminuição no VRI, VRE, CPT, VC: produz um aumento no volume de fechamento, com o aparecimento de distúrbios da relação V/Q;
  • diminuição significativa da CRF e VR, resultando em dessaturação rápida durante os períodos de apneia, pela baixa reserva de O_2;
  • diminuição do VEF_1;
> ± hipoxemia crônica e hipertensão pulmonar, em decorrência do:
  • aumento do consumo de O_2 e aumento da produção de CO_2;
  • aumento do trabalho respiratório;
> síndrome da apneia obstrutiva do sono.

DIGESTÓRIO

> Hérnia diafragmática;
> refluxo gastroesofágico;
> esteatose hepática.

METABÓLICOS

> Hiperglicemia com hiperinsulinemia na fase inicial e diabetes;
> dislipidemia;
> distúrbios eletrolíticos no abuso de diuréticos e laxantes;
> hiperuricemia;
> a doença associada é a síndrome metabólica.

FARMACOLÓGICOS

> Aumento do volume de distribuição de fármacos lipofílicos (tiopental, benzodiazepínicos), secundário ao aumento da massa magra, massa gorda e volume circulante;
> não há alteração no volume de distribuição de drogas hidrofílicas;
> não há alteração na farmacocinética dos halogenados.

SÍNDROME DA APNEIA OBSTRUTIVA DO SONO

> A nomenclatura distingue as síndromes da apneia obstrutiva do sono (SAOS), central (SAS central) e mista:
  • nos casos de SAOS, há obstrução total e transitória do trato respiratório. Existe esforço respiratório, mas sem fluxo de ar, em razão do colapso da faringe secundário à diminuição do tônus muscular da faringe, incluindo o genioglosso;

- na SAS central, não existe esforço inspiratório visível; ocorre pela desregulação dos centros respiratórios, que não está totalmente elucidada e representa 10% dos casos de apneia; o restante do capítulo será dedicado à forma obstrutiva;

> a SAOS frequentemente está acompanhada de obesidade, mas também pode desenvolver-se em um paciente com um IMC normal; a prevalência de SAOS é de 2 a 5% na população não obesa, predominantemente do sexo masculino, e 25 a 30% da população obesa;

> a SAOS está associada à entubação difícil em cerca de 20 a 40% dos casos; a detecção é importante tanto para definir a estratégia de indução, quanto para planejar do tratamento pós-operatório;

> os fatores predisponentes da SAOS são o sexo masculino, obesidade, álcool, tabaco e sedativos;

> as manifestações clínicas são:
- um ronco alto e irregular;
- pausas respiratórias noturnas;
- sonolência diurna;
- distúrbios neuropsicológicos (dificuldade de concentração, depressão, distúrbios de memória);
- um declínio no desempenho intelectual;
- cefaleia matinal;
- disfunção sexual;

> o diagnóstico da SAOS é realizado com base na anamnese; são analisadas três questões:
- presença de ronco;
- presença de apneia noturna;
- presença de sonolência diurna;

> a polissonografia noturna é o padrão ouro, que pode confirmar o diagnóstico. Diferentes parâmetros são examinados durante o sono do indivíduo, como a saturação arterial de O_2, o número e a duração da apneia e a atividade encefalográfica com hipnograma (registro das fases do sono). O diagnóstico é feito quando são observadas mais de cinco apneias ou hipopneias por hora de sono:
- a apneia é definida como a cessação da respiração por mais de 10 segundos;
- a hipopneia é definida como uma diminuição de mais de 50% da amplitude do volume corrente, associada a uma dessaturação de mais de 3% ou um despertar;
- é prescrita uma ventilação noturna com pressão positiva contínua (ou CPAP), se o paciente apresentar mais de 30 apneias por hora ou apresentar mais de 15 apneias por hora com sonolência diurna ou com história de complicações cardiovasculares (infarto do miocárdio, acidente vascular cerebral);

> as complicações são os problemas cardiovasculares (risco de hipertensão arterial, hipertensão pulmonar, infarto do miocárdio, acidente vascular encefálico), problemas psicossociais e acidentes no trânsito;

> o tratamento da SAOS é feito evitando-se os fatores de risco (perda de peso, cessação de álcool, tabaco e sedativos) e pelo uso de uma ventilação por pressão positiva noturna; o tratamento cirúrgico é indicado em casos de intolerância ou insucesso do CPAP;

> a síndrome de Pickwick é a associação da SAOS com a obesidade e a insuficiência cardíaca.

ESTRATÉGIA ANESTÉSICA

> A anestesia locorregional deve ser preferida, sempre que for possível.

PRÉ-MEDICAÇÃO

> Evite os benzodiazepínicos se o paciente sofre de SAOS; o efeito sedativo aumenta o risco de apneia no centro cirúrgico, pois:
>   - há uma diminuição do tônus muscular da faringe, causando uma obstrução das vias aéreas;
>   - há uma diminuição da resposta ventilatória à hipóxia e à hipercapnia;
> eventualmente, prescrever um anti-histamínico H2 ou procinéticos como a metoclopramida.

EQUIPAMENTOS

> Manguito com tensão adequada (amplo);
> possivelmente, mensuração invasiva da pressão arterial com gasometrias repetidas;
> cateter urinário;
> cateter venoso central ou de Swan-Ganz em caso de movimentos de fluidos significativos.

INDUÇÃO

> Risco de entubação difícil:
>   - as razões são: pescoço curto, excesso de gordura na face, pequena abertura da boca, aumento das mamas, limitação à mobilidade da coluna cervical;
>   - os preditores específicos de entubação difícil em pacientes obesos são:
>   ▲ circunferência do pescoço > 60 cm: 35% entubação difícil (5% de entubação difícil, se a circunferência do pescoço < 40 cm);
>   ▲ presença de SAOS: 20 a 40% entubação difícil;
>   - é muito importante esclarecer se o paciente já foi entubado previamente, tendo em conta um ganho de peso extra desde então;
>   - o posicionamento do paciente é fundamental: a elevação da cabeça e dos ombros com um travesseiro ou lençol facilita a entubação;
>   - ter por perto os materiais para uma entubação orotraqueal difícil;
> considerar uma entubação com o paciente acordado;
> pré-oxigenação por 3 a 5 minutos;
> indução-padrão e ventilação com máscara; uma indução em sequência rápida é controversa; não foi demonstrado um risco aumentado de aspiração pulmonar, exceto em casos de refluxo gastroesofágico;
> agentes de indução:
>   - evitar o tiopental, que é muito lipofílico e cuja eliminação será retardada, com um risco residual de sonolência; pode aumentar a hipoxemia pós-operatória;
>   - utilizar preferencialmente o propofol, com uma dose de indução de acordo com o peso ideal, com um adicional de 30% da diferença entre o peso real e o peso ideal (p. ex., um paciente cujo peso ideal é 80 kg e peso real é de 140 kg; a dose de indução de propofol é de 2,5 mg/kg; o paciente receberá 2,5 mg × 80 kg × 2,5 mg + 0,3 × (140 kg − 80 kg) = 200 mg + 45 mg = 245 mg);

> curarização:
  - succinilcolina: administrar doses mais baixas em comparação com o peso real (não exceder 120 a 140 mg);
  - vecurônio: a dose é calculada de acordo com o peso ideal;
  - cisatracúrio e atracúrio: a dose é calculada a partir do peso real (metabolismo por meio da via de Hofmann e esterases inespecíficas);
> sonda nasogástrica após a indução (esta medida é contestada).

MANUTENÇÃO

> Halogenados de baixa solubilidade (sevoflurano = Sevorane®, (desflurano = Suprane®);
> opioides de meia-vida curta (alfentanil = Rapifen®, sufentanil = Sufenta®, remifentanil = Ultiva®).

VENTILAÇÃO

> 10 a 12 mL/kg de peso ideal;
> PEFP 8 a 10 cmH$_2$O;
> FiO$_2$ de 50 a 80%.

PÓS-OPERATÓRIO

> Os medicamentos da anestesia produzem uma diminuição do tônus da musculatura da faringe, que promove a obstrução das vias aéreas superiores; deve ser realizado um monitoramento contínuo, por causa do aumento do número e da duração das apneias na fase pós-operatória, a menos que o paciente utilize um CPAP durante as primeiras 24 a 48 horas de pós-operatório;
> a analgesia epidural é preferencialmente realizada por via peridural ou por bloqueio troncular; os opioides podem ser administrados se o paciente não sofre de SAOS, dispõe de um CPAP ou está em uma unidade de terapia intensiva;
> podem ocorrer complicações pós-operatórias: atelectasia, pneumonia, tromboembolismo, infecção, deiscência da cicatriz cirúrgica.

■ **Leituras recomendadas**

Cheah MH, Kam PC. Obesity: basic science and medical aspects relevant to anaesthetists. *Anaesthesia* 2005;60:1009-21.
Chung F, Yegneswaran B, Liao P et al. STOP questionnaire: a tool to screen patients for obstructive sleep apnea. *Anesthesiology* 2008;108:812-21.
Siyam M, Benhamou D. Prise en charge anesthésique d'un adulte atteint d'un syndrome d'apnées obstructives du sommeil (SAOS). *Ann Fr Anesth Reanim* 2007;26:39-52.

42

Morte encefálica e anestesia para a coleta de órgãos

CH. PERRUCHOUD, E. ALBRECHT

MORTE ENCEFÁLICA

> Desde sua descrição inicial em 1959, a morte encefálica permitiu a remoção de órgãos e tecidos no indivíduo com o coração batendo.

DEFINIÇÃO

> A morte encefálica é definida como a destruição irreversível de todas as funções do cérebro em um paciente com o coração batendo. É a consequência de uma cessação total da circulação cerebral.

DIAGNÓSTICO

> O diagnóstico é com base na presença de um coma profundo, associado à ausência de respiração espontânea e reflexos do tronco encefálico. O diagnóstico deve ser feito por ao menos dois peritos médicos. Por causa de problemas jurídicos e éticos, a maioria dos países dispõe de legislação que esclarece os pré-requisitos para o diagnóstico de morte encefálica;
> quando é considerada a coleta de órgãos, o diagnóstico de morte encefálica deve ser confirmado por dois EEG nulos e não reativos por 30 minutos, realizados em intervalos de 4 horas; ou por uma angiografia cerebral indicando a ausência de perfusão em ambos os sistemas, carotídeo e vertebrobasilar;
> as causas sistêmicas reversíveis de alteração na consciência (hipotermia, sedativos, alterações metabólicas) devem ser eliminadas. Deve ser concedido um prazo de 6 a 48 horas, de acordo com a situação;
> o diagnóstico diferencial é com a síndrome de Guillain-Barré e a síndrome do encarceramento.

EXAME CLÍNICO

> Coma profundo;
> pupilas em midríase bilateral, não responsivas à luz;

- ausência de reflexo oculocefálico;
- ausência de reflexo corneano;
- ausência de reação aos estímulos dolorosos;
- ausência dos reflexos de tosse e orofaríngeo;
- ausência de respiração espontânea;
- teste de apneia (a integridade da função neuromuscular deve ser demonstrada, principalmente em pacientes que receberam o *curare*):
  - ausência de resposta à hipercapnia: sem suporte ventilatório e com uma FiO_2 de 100%, o teste de apneia é positivo se a $PaCO_2$ for > 60 mmHg sem movimentos respiratórios ou se aumentar 2-4 mmHg/min. Os valores iniciais e finais são observados na gasometria arterial. Este teste deve ser realizado 2 vezes dentro de 6 a 24 horas.

EXAMES COMPLEMENTARES

- Eletroencefalograma;
- angiografia;
- potenciais evocados multimodais (visuais, auditivos, somestésicos):
  - o diagnóstico é confirmado pela demonstração de perda da atividade elétrica intracraniana e persistência das atividades elétricas extracranianas (nervo periférico, medula espinal, retina);
- Doppler transcraniano:
  - ausência de fluxo oscilatório anterógrado em sístole e retrógrado em diástole ou picos protomesosistólicos de baixa amplitude;
  - atenção: a ausência de fluxo pode ser explicada por uma estrutura óssea espessa, não apresentando nenhuma "janela" acústica.

FISIOLOGIA

- A destruição encefálica suprime o controle central da respiração, bem como a regulação da homeostase circulatória, térmica e endócrina.

MANIFESTAÇÕES CARDIOVASCULARES

- Instabilidade hemodinâmica de origem multifatorial:
  - perda do controle do centro vasomotor e de autorregulação;
  - fenômenos de isquemia – reperfusão;
  - fenômenos inflamatórios;
  - distúrbios endócrinos (ver abaixo);
- disfunção miocárdica (mecanismo pouco claro);
- arritmias cardíacas, secundárias a distúrbios eletrolíticos, distúrbios metabólicos ou necrose das vias de condução:
  - estas arritmias são frequentes e, muitas vezes, resistentes aos medicamentos.

MANIFESTAÇÕES RESPIRATÓRIAS

- Edema pulmonar neurogênico, por aumento da permeabilidade capilar;
- alterações nas trocas gasosas, devido a:
  - atelectasias e sobrecarga de fluidos;
  - contusões pulmonares ou pneumonias de aspiração nos pacientes politraumatizados.

MANIFESTAÇÕES HEMATOLÓGICAS

> CIVD em decorrência de liberação cerebral de tromboplastina e outros substratos ricos em plasminogênio;
> esta coagulopatia é agravada pela presença simultânea:
> - de uma hipotermia;
> - de uma acidose;
> - de uma diluição dos fatores de coagulação por múltiplas transfusões.

MANIFESTAÇÕES ENDÓCRINAS

> Redução da liberação de hormônios tireoideanos e de cortisol, que pode contribuir para a instabilidade hemodinâmica pela disfunção do eixo hipotálamo-hipofisário; pode ser necessária uma substituição de tiroxina (infusão de 10 mcg/h, *bolus* de 20 mcg), tri-iodo-tironina (infusão de 3 mcg/h, *bolus* de 4 mg) e cortisol (metilprednisolona 15 mg/kg/24 h);
> diabetes insípido relacionado com o déficit na produção de ADH:
> - este distúrbio contribui para a hiperosmolaridade, instabilidade hemodinâmica e distúrbios eletrolíticos (hipernatremia, hipocalemia, hipocalcemia, hipofosfatemia e hipomagnesemia);
> - o tratamento consiste na administração intravenosa de desmopressina (Minirin®) 0,25-2,0 mg a cada 6 horas ou infusão de vasopressina (Pitressin®) 0,5 a 2 UI/h.

COLETA DE ÓRGÃOS

DEFINIÇÕES

> O transplante autólogo é aquele que provém do próprio indivíduo;
> o alotransplante ou homotransplante é aquele que provém de um doador da mesma espécie;
> o xenotransplante é o transplante praticado entre dois organismos de espécies diferentes (p. ex., um transplante de órgãos animais em humanos).

HISTÓRIA

> O sistema HLA (Human Leukocyte Antigen, antígeno leucocitário humano ou complexo principal de histocompatibilidade) foi descoberto pelo professor Dausset, em Paris, em 1958, e define o sistema imunológico do indivíduo. O histórico dos primeiros transplantes de órgãos é o seguinte:
> - 1933: transplante renal (doador falecido), Dr. Voronoy, Khersov, URSS;
> - 1952: transplante renal (doador vivo), professor J. Hamburger, Paris, França;
> - 1963: transplante hepático, professor T. Starzl, Denver, EUA;
> - 1963: transplante pulmonar, professor J. Hardy, Mississippi, Estados Unidos;
> - 1966: transplante pancreático, professor R. Lillehei, Minnesota, Estados Unidos;
> - 1967: transplante cardíaco, professor Ch Barnard, Cape Town, África do Sul;
> - 1968: transplante de coração? pulmão, professor D. Cooley, em Houston, Estados Unidos.

ESTRATÉGIA ANESTÉSICA

> O equipamento deve incluir:
> - um cateter arterial;
> - dois acessos venosos de grande calibre (14 a 18) e um acesso central;
> - uma sonda gástrica;
> - uma sonda urinária;
> - um sensor de temperatura;

> a administração de hipnóticos, analgésicos e relaxantes musculares é justificada em pacientes com morte encefálica. Eles tranquilizam as equipes cirúrgica e anestésica e permitem evitar os movimentos involuntários (arcos reflexos medulares);
> o acompanhamento do PCAP pode ser útil em caso de coleta de pulmão ou presença de insuficiência cardíaca;
> os agentes vasoativos devem ser administrados na menor dose possível;
> a hipovolemia deve ser tratada com a reposição volêmica;
> os alvos terapêuticos estão resumidos na Tabela 42-1.

Tabela 42-1 Alvos terapêuticos na coleta de órgãos

Cardiovasculares	Pulmonares	Laboratoriais
PVC 6-8 mmHg	PaO_2 > 100 mmHg	Hb > 70 g/L
PCAP 8-12 mmHg	SpO_2 > 95%	Ht > 30%
PAM 60-90 mmHg	FiO_2 < 0,4	Plaquetas > 50 g/L
Débito urinário > 1 mL/kg/h	$PaCO_2$ 35-40 mmHg	Fibrinogênio > 1 g/L
Índice cardíaco 3,3-5 L/min/m^2	Volume corrente 6-8 mL/kg	TP > 40% ou INR < 2,0
SvO_2 > 65%	PEFP 5 cmH_2O	Na^+ 130-150 mmoL/L
	Pressão de platô < 30 cmH_2O	Glicemia 4,4-8,3 mmoL/L

PROCEDIMENTO DE COLETA DE ÓRGÃOS

> Exploração e preparação da etapa abdominal: incisão xifopubiana, inspeção macroscópica dos órgãos e busca por contraindicações;
> exploração e preparação da etapa torácica: esternotomia, abertura ampla das pleuras e inspeção dos pulmões, abertura do pericárdio e inspeção do coração;
> controle dos diferentes locais vasculares de pinçamento e canulação através dos quais serão infundidas as diferentes soluções de preservação (solução cardioplégica, pneumoplégica);
> administração de heparina 10 minutos antes da canulação (300-600 UI/kg);
> canulação da veia mesentérica inferior (no caso de coleta do fígado) e da artéria ilíaca direita;
> canulação da aorta ascendente e do tronco da artéria pulmonar;
> ligadura da veia cava superior, abertura da drenagem da veia cava inferior acima do diafragma (que assegura a drenagem do cardioplégico) e pinçamento da aorta torácica (início da isquemia quente);
> em caso de coleta do pulmão, abertura do átrio esquerdo para permitir a drenagem do pneumoplégico;
> perfusão *in situ* de solução de preservação a 4°C (cardioplégica e pneumoplégica);
> abertura da veia cava inferior sub-renal e pinçamento da aorta celíaca;
> perfusão de solução de preservação a 4°C na artéria ilíaca direita e veia mesentérica inferior, em caso de retirada do fígado; resfriamento de contato (gelo);
> manutenção da ventilação mecânica em caso de coleta do pulmão (prevenção de atelectasias);
> coleta de órgãos torácicos:
  • 1) coração;
  • 2) pulmões;

- > final da anestesia;
- > retirada de órgãos abdominais:
  - 3) fígado;
  - 4) pâncreas;
  - 5) rins;
  - 6) intestino;
- > retirada de tecidos:
  - 7) artérias;
  - 8) osso;
  - 9) córneas;
- > restauração tegumentar sólida e estética. Ablação de sondas e cateteres.

PRESERVAÇÃO DOS ÓRGÃOS COLETADOS (ISQUEMIA FRIA TOLERADA)

- > Coração: 4-6 horas;
- > pulmão: 4-6 horas;
- > pâncreas: 4-6 horas;
- > fígado: 6-12 horas;
- > rins: 12-48 horas.

■ Leituras recomendadas

Boulard G, Guiot P, Pottecher T et al. Prise en charge des sujets en état de mort encéphalique dans l'optique d'un prélèvement d'organes. *Ann Fr Anesth Reanim* 2005;24:836-43.

Lechaux D, Dupont-Bierre E, Karam G et al. Technique du prélèvement « multiorganes »: coeur – foie – reins. *Ann Chir* 2004;129:103-13.

Wood KE, Becker BN, McCartney JG et al. Care of the potential organ donor. *N Engl I Med* 2004;351:2730-9.

43

Anestesia em altitude elevada

T. LANGENBERG, E. ALBRECHT

CONSIDERAÇÕES GERAIS

> Em altitudes elevadas, a pressão atmosférica (P_{atm}) e a densidade do gás diminuem de modo não linear;
> a viscosidade do gás não muda;
> a pressão de vapor saturado de um gás não é afetada pela P_{atm}, mas pela temperatura;
> a pressão atmosférica modifica o funcionamento dos vaporizadores convencionais.

HALOGENADOS, VAPORIZADORES E ALTITUDE

> Em altitudes elevadas, a P_{atm} baixa, mas como a pressão de vapor saturante (PVS) não se altera, a concentração do gás em equilíbrio na curva aumenta;
> equação 1:

$$\text{Concentração} = PVS/P_{atm} \times 100$$

- exemplo com halotano, cuja pressão de vapor saturado é 243 mmHg:
  ▲ em Nice, a P_{atm} é de 760 mmHg; a concentração de halotano é de 32% (243 mmHg/760 mmHg);
  ▲ em Quito, a P_{atm} é de 380 mmHg; a concentração de halotano é de 64% (243 mmHg/380 mmHg), ou seja, duas vezes maior;

- o efeito anestésico de um gás depende de sua pressão parcial ($P_{parcial}$) e não de sua concentração celular. Para o halotano, cuja CAM é de 0,75%, o efeito é obtido com uma pressão parcial de 0,75% a 760 mmHg, ou 5,7 mmHg;
- equação 2:

$$P_{parcial} = (P_{atm} - P_{H_2O}) \times Fi \cong P_{atm} \times Fi$$
P_{H_2O}: pressão parcial de vapor d'água
Fi: fração inspirada

- assim, em Quito (Equador), a P_{atm} é 2 vezes mais baixa, mas a concentração de halotano é 2 vezes maior. A pressão parcial permanece a mesma, embora a razão de diluição expressa em volume por cento (vol%) sobre o regulador não mude:
  - exemplo com um vol% de 1,0:
    - em Nice: $P_{parcial} \cong P_{atm} \times Fi = 760 \times 1\% = 7,6$ mmHg;
    - em Quito: $P_{parcial} \cong P_{atm} \times Fi = 380 \times 2 \times 1\% = 7,6$ mmHg:
      - o coeficiente 2 representa uma concentração de halotano 2 vezes maior em Quito;
      - assim, se o vaporizador é fixado a 1%, é administrada uma concentração de 2%.

CASO ESPECIAL: O DESFLURANO

- O desflurano tem a característica única de uma pressão de vapor saturante particularmente elevada, de 681 mmHg a 20°C e 731 mmHg a 22°C, com um ponto de ebulição em 22,8°C, embora pouco potente (CAM 6,0% vol). Por conseguinte, é impossível prever a quantidade de desflurano entregue com vaporizadores convencionais;
- além disso, por causa do risco de ebulição espontânea, os vaporizadores foram desenvolvidos especificamente para o desflurano (Tec 6): o halogenado é aquecido eletricamente a 39°C e pressurizado a 2 ATA (= atmosfera absoluta, 2 ATA = 1500 mmHg);
- o Tec 6 comporta dois circuitos independentes de gás, um circuito para o fluxo de gás fresco e um circuito para os vapores de desflurano, alimentados pelo tanque aquecido a 39°C. O botão de controle manual da concentração de desflurano (em vol%) controla o fornecimento de vapor ao fluxo de gás que deixa o vaporizador, o que permite fornecer a concentração desejada;
- em altitude, ao contrário dos vaporizadores convencionais de desvio variável, o Tec 6 requer ajuste manual da concentração. O Tec 6 opera em pressões absolutas e, portanto, a altitude não afeta seu desempenho. Ele oferece, com precisão, o vol% de desflurano estabelecido no vaporizador. Entretanto, quando o gás fresco está em pressão atmosférica ambiente (baixa altitude), observa-se uma diminuição na pressão parcial do desflurano. Em contraste, os vaporizadores convencionais entregam o gás em uma pressão constante. Para compensar a diminuição da pressão parcial de vapor em altitude, deve-se aumentar a concentração indicada. A concentração estabelecida pode ser calculada pela seguinte equação:
  - equação 3:

$$\text{Concentração estabelecida (em altitude elevada)} = \text{concentração normal (vol\%)} \times 760 \text{ mmHg}/\text{pressão ambiente (mmHg)}$$

> exemplo a 2.000 m: a pressão ambiente é 608 mmHg; se a concentração normal for de 10 vol% (ao nível do mar), a 2.000 m devem-se estabelecer 12,5 vol% para obter a mesma pressão parcial de desflurano.

OXIGÊNIO E ALTITUDE

> Com a altitude, a fração inspirada de O_2 continua a mesma, mas sua pressão parcial diminui de acordo com a equação 2. Em anestesia, deve-se aumentar a FiO_2;
> a redução da pressão parcial de O_2 resulta em diversas compensações fisiológicas:
>   • hiperventilação com alcalose respiratória;
>   • aumento do DC;
>   • aumento de 2,3-difosfoglicerato, que desloca a curva de dissociação da hemoglobina para a direita;
> todos os analisadores de gases que funcionam com o número de moléculas de gás presente e, portanto, de acordo com a densidade do gás, devem ser recalibrados em altitude elevada, em função da diminuição das pressões parciais; caso contrário, os valores medidos serão subavaliados:
>   • exemplo: célula de CO_2, célula de O_2, célula paramagnética, rotâmetro.

ANESTESIA E CÂMARA HIPERBÁRICA

> Em câmara hiperbárica, os rotâmetros fornecem resultados imprecisos e superestimam o fluxo de gás fresco. Além disso, o risco de explosão e toxicidade pelo O_2 e halogenados aumenta;
> o uso de agentes intravenosos é recomendado para a anestesia em câmara hiperbárica.

Parte V

CIÊNCIAS PARACLÍNICAS

44

Esterilização – Desinfecção

F. Cavin, E. Albrecht

> O objetivo do tratamento de dispositivos médicos estéreis é remover qualquer risco de infecção, incluindo a infecção cruzada, que lhes é atribuível. Para que um dispositivo submetido à esterilização possa ser chamado de "estéril", a probabilidade teórica que um microrganismo viável esteja presente deve ser inferior ou igual a 1 para 10^6.

DEFINIÇÕES

PRÉ-DESINFECÇÃO
> A pré-desinfecção é o primeiro tratamento de objetos e materiais sujos, a fim de diminuir a população de microrganismos e facilitar a posterior limpeza.

DESINFECÇÃO
> A desinfecção elimina germes indesejáveis alterando sua estrutura ou metabolismo, independentemente de seu estado fisiológico. Esta operação, cujo resultado é momentâneo, está limitada aos microrganismos presentes durante o procedimento.

ESTERILIZAÇÃO
> A esterilização é o processo que elimina todos os microrganismos viáveis. Para permanecer estéril, o material deve ser mantido em embalagens apropriadas até a sua utilização.

INTRODUÇÃO

> O material descartável deve ser descartado;
> os dispositivos médicos reutilizáveis devem ser reciclados, conforme as instruções do fabricante. As diversas etapas da reciclagem são a pré-desinfecção, se necessária, limpeza-desinfecção, esterilização, acondicionamento e armazenamento;
> de acordo com a avaliação do risco de infecção, os dispositivos médicos são submetidos a um tratamento com uma máquina de lavar e desinfectar aprovada, antes de sua reunião e esterilização. Se a limpeza em máquina não for possível, os dispositivos médicos são pré-desinfectados e lavados a mão.

CLASSIFICAÇÃO DOS DISPOSITIVOS MÉDICOS

> Os dispositivos médicos são classificados em três categorias, em função do risco infeccioso frente aos agentes transmissíveis convencionais:
>   - não críticos:
>   - em contato com pele saudável (baixo risco de infecção): medidores de pressão, estetoscópios, eletrodos de ECG;
>   - semicríticos:
>   - em contato com uma mucosa saudável ou pele não intacta (risco de infecção intermediária): broncoscópios, endoscópios digestivos, espéculo vaginal ou nasal;
>   - críticos:
>   - penetram um tecido estéril ou sistema vascular (risco de infecção elevado): pinças de biópsia do endoscópio, instrumentos cirúrgicos.

NÍVEL DE TRATAMENTO NECESSÁRIO

> O nível de tratamento é classificado em três categorias:
>   - não crítico:
>   - desinfecção de baixo nível;
>   - este nível de desinfecção é efetivo contra bactérias vegetativas e vírus de tamanho médio e vírus lipídicos;
>   - semicrítico:
>   - desinfecção de nível intermediário;
>   - este nível de desinfecção é idêntico a uma desinfecção de baixo nível, mas é mais eficaz contra as micobactérias, fungos, pequenos vírus e vírus não lipídicos;
>   - crítico:
>   - esterilização ou descartáveis, na falta de desinfecção de alto nível;
>   - este nível de desinfecção é idêntico à desinfecção de nível intermediário, mas é mais eficaz contra esporos bacterianos.

MÉTODOS DE DESINFECÇÃO

DESINFECÇÃO TÉRMICA

> Este método é ideal para qualquer material que a suporta e é realizado em uma máquina de lavar-desinfectar;

> é necessário um mínimo de 10 minutos a 80°C para o material de anestesia. Algumas vezes, são necessárias exigências maiores, que podem ser obtidas pelo aumento da permanência ou temperatura (p. ex., 50 minutos a 80°C ou 5 minutos a 90°C).

DESINFECÇÃO QUÍMICA

> A desinfecção química é utilizada para materiais termossensíveis. O desinfetante escolhido deve ser compatível com o dispositivo médico;
> a desinfecção deve ser feita de acordo com as instruções do fabricante do desinfetante; é particularmente importante respeitar a concentração do produto e o tempo de contato;
> devem ser tomadas precauções para sua utilização, especialmente com relação ao uso de luvas e óculos de proteção. São recomendados recipientes fechados. Para alguns produtos, são necessários exaustores de fumaça;
> os produtos utilizados não devem conter qualquer substância (aldeído, por exemplo) que poderia fixar os agentes transmissíveis não convencionais (ATNC: príons, por exemplo).

MÉTODOS DE ESTERILIZAÇÃO

ESTERILIZAÇÃO A VAPOR

> A esterilização a vapor de água é o método-padrão para a esterilização de dispositivos médicos reutilizáveis nos hospitais;
> este método é eficaz contra os ATNC;
> diversos países impõem a realização de esterilização por este método, a uma temperatura de 134°C por 18 minutos;
> as temperaturas de 121°C ou 125°C são usadas para os dispositivos médicos que não resistem a 134°C.

ESTERILIZAÇÃO POR ÓXIDO DE ETILENO

> Este método é aplicável a dispositivos médicos termossensíveis, conforme recomendado pelo fabricante;
> não é eficaz contra os ATNC;
> o óxido de etileno é um gás inflamável e tóxico que requer instalação especial;
> a eliminação (desorção) dos resíduos de óxido de etileno a um nível aceitável pode demorar várias horas ou dias, o que limita sua utilização em casos de urgência.

ESTERILIZAÇÃO POR PERÓXIDO DE HIDROGÊNIO

> A esterilização por peróxido de hidrogênio na fase de plasma é reservada para alguns dispositivos médicos termossensíveis não esterilizáveis a vapor, de acordo com as recomendações do fabricante;
> este método não é aplicável à esterilização de celulose, líquidos e pós;
> não é eficaz contra a ATNC.

ESTERILIZAÇÃO A VAPOR DE ÁGUA E A FORMALDEÍDO

> Considerando o que é conhecido até o momento, este método não é recomendado porque não inativa a ATNC.

ESTERILIZAÇÃO POR CALOR SECO

> As condições de referência para este tipo de esterilização são uma temperatura mínima de 160°C por, pelo menos, 2 horas;
> em alguns países, o uso de calor seco para a esterilização de dispositivos médicos é proibido;
> não é eficaz contra a ATNC.

ESTERILIZAÇÃO POR IRRADIAÇÃO

> Trata-se de um processo industrial que não é utilizado em instalações de serviços de saúde. Os raios utilizados são o beta ou o gama.

45
ECG

X. Lyon, E. Albrecht

CONSIDERAÇÕES GERAIS

> O impulso elétrico provém do nodo sinusal e atinge o nodo atrioventricular, propagando-se ao miocárdio atrial;
> no nodo AV, o impulso é atrasado (o tempo varia dependendo do tônus neurovegetativo) antes de chegar ao feixe de His;
> o feixe de His divide-se em dois ramos, um direito e um esquerdo, que conduzem o impulso elétrico aos ventrículos direito e esquerdo, respectivamente;
> o ramo direito é polarizado de forma mais lenta do que o esquerdo; portanto, o ramo direito está mais suscetível de produzir bloqueio ou atraso de condução.

ONDAS E INTERVALOS ELETROCARDIOGRÁFICOS

ONDA P
> A onda P representa a despolarização dos átrios, que vai da direita para a esquerda e de cima para baixo;
> sua duração deve ser inferior a 0,12 segundos e sua altura deve ser inferior a 3 mm;
> a onda P deve ser positiva em I, II, aVF e de V4 a V6; pode ser positiva, negativa ou bifásica em III, aVL e de V1 a V3;
> as derivações unipolares permitem determinar sua origem. Se P é negativa em II, III e aVF, o foco atrial está localizado na parte inferior do átrio direito, próximo ao septo, ou então a ativação do átrio ocorre de modo retrógrado (p. ex., taquicardia nodal).

COMPLEXO QRS
> O complexo QRS representa a soma da despolarização dos ventrículos;
> a duração do complexo QRS deve ser inferior a 0,12 segundo;

> um aspecto QS pode ser observado em um indivíduo normal nas derivações III, aVL, aVF e V1.

ONDA T

> A onda T representa a repolarização dos dois ventrículos;
> a princípio, é positiva em todas as derivações, mas pode ser negativa em V1 e aVR.

INTERVALO PR

> O intervalo PR representa a condução AV;
> sua duração deve ser superior a 0,12 segundo, mas inferior a 0,20 segundo:
>   • se o intervalo PR for inferior a 0,12 segundo, isto significa que a onda P não é a origem da despolarização ventricular ou então que existe uma pré-excitação (feixe acessório).

INTERVALO QT

> O intervalo QT representa o período refratário ventricular:
>   • o período refratário é dividido em período refratário absoluto (durante o qual nenhuma estimulação é possível) e período refratário relativo (durante o qual a condução é retardada);
> como o QT varia de acordo com a frequência cardíaca, o que interessa é o QT corrigido (QTc):
>   • QTc = QT/raiz quadrada do intervalo RR anterior;
>   • valor normal: QTc < 0,44 segundo em homens e < 0,46 segundo em mulheres.

ONDA U

> A origem da onda U é mal determinada (repolarização dos músculos papilares? Repolarização das células M das câmaras de saída direita ou esquerda?);
> esta onda aparece após a onda T em caso de intoxicação digitálica ou distúrbios hidroeletrolíticos (especialmente hipocalemia).

OBSERVAÇÃO

> A velocidade-padrão de desenrolamento do papel durante o registro é de 25 mm/s;
> a escala da amplitude é geralmente de 1 cm = 1 mV.

LEITURA METÓDICA DE UM ECG

> A leitura de um ECG deve ser rigorosa e metódica. São realizadas as seguintes tarefas:
>   • identificar o ECG: paciente, data e hora;
>   • medir a frequência cardíaca;
>   • identificar o ritmo (ritmo sinusal?); em seguida, determinar o eixo da onda P (valor normal: 15-75°):
>   ▲ existe uma onda P antes de cada QRS?
>   ✓ se a resposta for negativa, procure por fibrilação atrial, *flutter* atrial ou ritmo juncional;
>   ▲ há um QRS após cada onda P?
>   ✓ se a resposta for não, procure por um BAV;

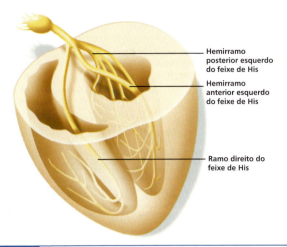

Figura 45.1 Vias de condução.

- determine os diferentes intervalos:
  - ▲ intervalo PR (valor normal: 0,12 a 0,2 segundo):
    - ✓ em caso de valor aumentado, procure um BAV de primeiro grau;
  - ▲ complexo QRS (valor normal: < 0,12 segundo):
    - ✓ o valor encontra-se aumentado na presença de bloqueio de ramo, via acessória, extrassístole ventricular ou isquemia;
  - ▲ intervalo QT (valor normal: 0,42 segundo; valor normal do intervalo QT corrigido: < 0,44 segundo em homens e < 0,46 segundo em mulheres):
    - ✓ o valor encontra-se aumentado em caso de síndrome do QT longo, que promove *torsades de pointes* e fibrilação ventricular;
- identificar o eixo de despolarização do coração (valor normal: -30° a +100°);
- procurar por sinais de sobrecarga atrial e ventricular;
- analisar o segmento ST e a onda T:
  - ▲ supradesnivelamento do ST em caso de infarto, miopericardite ou aneurisma ventricular;
  - ▲ infradesnivelamento do ST em caso de isquemia miocárdica, sobrecarga ventricular (pressão, volume) ou hipertrofia;
  - ▲ inversão da onda T em caso de isquemia, bloqueio de ramo esquerdo ou cardiomiopatia direita (inversão da onda T de V1 a V3).

EIXO DE DESPOLARIZAÇÃO DO CORAÇÃO

> O eixo do coração representa o vetor de despolarização cardíaca, que vai da direita para a esquerda e de cima para baixo; situa-se entre -30 e +100?;
> a Figura 45.2 descreve como determinar o eixo do coração: identifique o quadrante do eixo e a derivação-padrão na qual a deflexão positiva e a deflexão negativa do QRS são aproximadamente iguais (QRS isoelétrico). O eixo é perpendicular a esta derivação.

DESVIO DO EIXO À ESQUERDA

> Hipertrofia ventricular esquerda;
> infarto inferior;
> coração horizontal;
> hemibloqueio anterior esquerdo.

DESVIO DO EIXO À DIREITA

> Hipertrofia ventricular direita;
> infarto lateral;
> hemibloqueio posterior esquerdo;
> paciente de estatura longilínea.

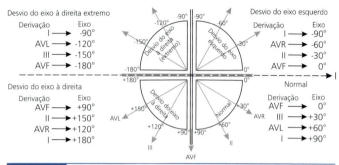

Figura 45.2 Eixo de despolarização do coração.

Se a despolarização for em direção ao eletrodo positivo, o complexo QRS será positivo. Se a despolarização ocorrer distanciando-se, o complexo QRS será negativo. Por fim, se a despolarização ocorrer em um plano perpendicular a um ramo, o complexo QRS será isoelétrico. As derivações I e AVF são usadas para localizar o quadrante do eixo; deve-se procurar, então, a derivação que apresente um QRS isoelétrico; o eixo do coração será perpendicular a esta derivação.

SINAIS ELETROCARDIOGRÁFICOS DE ALGUMAS DOENÇAS

SÍNDROME CORONARIANA AGUDA

> A presença de um supradesnivelamento é muito mais grave que um infradesnivelamento do segmento ST, já que indica, em geral, uma oclusão completa da artéria coronária. O paciente deve ser tratado o mais rápido possível com uma revascularização (angioplastia ou, eventualmente, uma trombólise);

Tabela 45-1 Localização eletrocardiográfica das SCAs (Síndromes Coronarianas Agudas) e artérias responsáveis

Localização	Derivação	Artéria responsável
Inferior	II, III, aVF	A. coronária direita ou a. circunflexa
Septal	V1-V2	IVA
Anterior	V3-V4	IVA
Anterosseptal	V1-V4	IVA
Anterior estendida	V1-V6, I, aVL	IA proximal
Lateral	V5-V6, I, aVL	A. circunflexa ou ramo diagonal da IVA
Laterossuperior	I, aVL	A. circunflexa

Tabela 45-1 Localização eletrocardiográfica das SCAs e artérias responsáveis *(Cont.)*

Localização	Derivação	Artéria responsável
Posterior	Onda R proeminente e infradesnivelamento do segmento ST em V1, V2	A. coronária direita ou a. circunflexa
Ventricular direita	Supradesnivelamento de ST em V4R	A. coronária direita
Inferolateral	II, III, aVF, V5-6	A. circunflexa

IVA: Artéria Coronária Esquerda

> um infarto inferior está associado a um infarto direito na metade dos casos e piora o prognóstico significativamente.

HIPERCALEMIA

> Dependendo da gravidade da hipercalemia, os seguintes sinais aparecem sucessivamente:
> - aumento da onda T que se torna nítido;
> - alargamento do QRS;
> - supradesnivelamento do segmento ST;
> - redução da amplitude da onda P;
> - prolongamento do intervalo PR;
> - distúrbios graves do ritmo ventricular (taquicardia ventricular, fibrilação ventricular).

HIPOCALEMIA

> Dependendo da gravidade da hipocalemia, os seguintes sinais aparecem sucessivamente:
> - achatamento da onda T;
> - depressão do segmento ST;
> - surgimento de uma onda U;
> - alargamento do QRS;
> - aumento da amplitude da onda P;
> - prolongamento do intervalo PR.

EMBOLIA PULMONAR

> Os sinais ECG de embolia pulmonar são diversos e inespecíficos. Na verdade, podem ser observados todos os sinais que indicam uma sobrecarga direita:
> - taquicardia sinusal;
> - fibrilo-*flutter* de aparecimento recente;
> - onda S na derivação I e onda Q na derivação III (S1Q3);
> - desvio do eixo à direita;
> - onda P proeminente (pulmonar) em II, III e aVF;
> - supradesnivelamento do segmento ST em I, aVR;
> - bloqueio de ramo direito;
> - rotação no sentido horário (transição em V5 da onda R);
> - onda T invertida em III, aVF e de V1 a V4.

HIPERTROFIA DO VENTRÍCULO DIREITO

> Desvio do eixo à direita;
> onda R importante em V1 e V2;
> onda S profunda de V4 a V6.

HIPERTROFIA VENTRICULAR ESQUERDA

> Desvio do eixo à esquerda;
> a soma da onda S em V1 e da onda R em V5 é superior a 35 mm (S1-R5? 35 mm), ou;
> a onda S em V1 e V2 é superior a 30 mm, ou;
> a onda R em V5 ou V6 é superior a 30 mm, ou;
> anormalidades do segmento ST.

PERICARDITE

> Infradesnivelamento difuso do segmento PR;
> supradesnivelamento difuso do segmento ST.

SÍNDROME DO INTERVALO QT LONGO

> Esta síndrome pode ser complicada por *torsades de pointes*;
> valor normal do QTc < 0,44 segundo em homens e < 0,46 segundo em mulheres.

ETIOLOGIA

> Adquirida:
> - induzida por medicamentos:
>   ▲ antiarrítmicos Ia (procainamida = Pronestyl®, não disponível na França, quinidina = Quinimax®);
>   ▲ antiarrítmicos III (amiodarona = Cordarone®, sotalol = Sotalex®);
>   ▲ antidepressivos tricíclicos (clomipramina = Anafranil®, amitriptilina = Elavil®, Laroxyl®, Saroten®):
>   ✓ uma lista completa e atualizada regularmente pode ser encontrada na página web: www.qtdrugs.org;
> - distúrbios eletrolíticos:
>   ▲ hipocalemia;
>   ▲ hipomagnesemia;
> congênita (transmissão genética de diferentes tipos de mutação de canais iônicos).

TRATAMENTO

> Interrompa todos os medicamentos que possam causar um QT longo;
> infusão de catecolaminas (p. ex., isoproterenol = Isuprel®):
> - a aceleração da FC leva a uma estabilização da atividade elétrica, pela homogeneização dos potenciais de ação;
> - atenção: esta infusão é válida para os QT longos adquiridos, mas não para alguns tipos de QT longos congênitos, cuja aceleração da FC é pró-arritmogênica;
> magnésio, potássio;
> marca-passo.

OBSERVAÇÕES

A alternância da onda T (onda T negativa alternando com onda T positiva, mudança de amplitude de um batimento para outro) é um sinal de alerta precoce de distúrbios graves do ritmo ventricular.

FEIXE AV ACESSÓRIO

> Um feixe atrioventricular acessório é uma via de condução AV adicional;
> é chamada síndrome de Wolff-Parkinson-White, quando a condução pelo feixe se traduzir por uma anomalia diretamente visível no ECG de repouso (pré-excitação, onda delta);

- um feixe AV acessório favorece a ocorrência de taquicardias AV. A taquicardia é ortodrômica, se os QRS forem estreitos (condução pelo nodo AV no sentido fisiológico) e antidrômica, se os QRS forem amplos (presença de condução retrógrada pelo nodo AV);
- os diferentes sinais ECG são:
  - PR inferior a 0,12 segundo;
  - presença de uma onda δ: parte inicial do complexo QRS deformado, por causa da pré-excitação induzida pela via acessória.

TRATAMENTO

- O tratamento da taquicardia supraventricular depende de seu mecanismo:
  - taquicardia AV:
    - quando o circuito de taquicardia passa pelo nodo AV, a massagem do seio carotídeo ou adenosina (Adenoscan®, Krenosin®, Krénosine®) são os métodos efetivos para interromper a arritmia;
  - fibrilação atrial:
    - atenção: na presença de fibrilação atrial, a situação é totalmente diferente – não há taquicardia resultante de um circuito de reentrada atrioventricular, apenas uma taquicardia supraventricular (FA) ativando o ventrículo em diferentes velocidades;
    - o complexo QRS é estreito, se a ativação for realizada pelo nodo AV e amplo, se for feita pelo feixe acessório com condução retrógrada;
    - deve-se evitar a administração de medicamentos que retardem a condução no nodo AV (digoxina, antagonista do cálcio, betabloqueadores, adenosina), uma vez que favorecem a condução pela via acessória, mais rápida que a condução pelo nodo AV, podendo causar fibrilação ventricular;
    - na fibrilação atrial, o tratamento de escolha é a cardioversão elétrica.

MICROVOLTAGEM

- O diagnóstico diferencial da microvoltagem situa-se entre as seguintes condições:
  - derrame pleural;
  - enfisema pulmonar;
  - mixedema;
  - amiloidose;
  - derrame pericárdico.

ARRITMIAS

- Saber reconhecer arritmias é de grande importância, já que alguns tratamentos podem ser aplicados antes da cirurgia (implantação de um marca-passo, tratamento antiarrítmico etc.);
- os elementos a seguir favorecem o aparecimento de arritmias:
  - álcool;
  - cafeína;
  - hipertireoidismo;
  - miocardite;
  - pericardite;
  - insuficiência cardíaca;
  - doença arterial coronariana;
  - hipertensão arterial;
  - embolia pulmonar.

BLOQUEIOS ATRIOVENTRICULARES

> Anatomicamente, existem dois níveis de bloqueios:
> - bloqueio no nodo AV (nodal ou supra-hissiano):
>   - esse bloqueio é de princípio funcional, relacionado com o estímulo vagal, e é reversível;
>   - é corrigido com atropina, catecolaminas e exercício;
>   - é agravado pela massagem do seio carotídeo;
> - bloqueio no feixe de His (infranodal ou hissiano):
>   - este bloqueio é de princípio anatômico e pouco reversível; reage de modo inverso ao bloqueio nodal às modificações dos tônus simpático e parassimpático;
>   - é gerado pela estimulação da atividade vagal, como a massagem do seio carotídeo (a condução do feixe de His melhora, pois recebe menos estimulação do átrio);
>   - é agravado por atropina, catecolaminas e exercício (a área de condução lesada recebe muitos estímulos, o que provoca um esgotamento da condução).

BAV DE PRIMEIRO GRAU

> O BAV de primeiro grau é uma desaceleração na condução, que se manifesta por um prolongamento do segmento PR.

BAV DE SEGUNDO GRAU

> Existem dois tipos de bloqueios de segundo grau: Mobitz 1 ou Wenckebach e Mobitz 2:
> - bloqueio AV de segundo grau do tipo Mobitz 1 ou Wenckebach:
>   - este bloqueio manifesta-se por uma desaceleração gradual da condução (prolongamento progressivo do segmento PR), até que uma onda P não é conduzida;
>   - está associado ao infarto inferior do miocárdio (fenômeno vagal);
>   - este bloqueio é de princípio nodal;
> - bloqueio AV de segundo grau do tipo Mobitz 2:
>   - há uma ausência súbita de condução de algumas ondas P;
>   - este bloqueio está associado ao infarto anterior do miocárdio (danos ao feixe de His);
>   - este bloqueio é de princípio infranodal.

BAV DE TERCEIRO GRAU

> Há um bloqueio completo da condução: nenhuma onda P é conduzida;
> o paciente sobrevive somente se houver um ritmo de escape (juncional ou ventricular); é chamado de dissociação AV;
> o bloqueio é de princípio infranodal.

BLOQUEIOS DE RAMO

BLOQUEIO DE RAMO DIREITO

> QRS igual ou superior a 0,12 segundo;
> identação de R (imagem RR') em V1 e V2;
> onda S predominante em V5 e V6.

BLOQUEIO DE RAMO ESQUERDO

> QRS igual ou superior a 0,12 segundo;
> identação de R (imagem RR') em V5 e V6 e, geralmente, em I e aVL;
> onda R pequena ou ausente em V1 e V2.

HEMIBLOQUEIO ANTERIOR ESQUERDO (HBAE)

> Eixo esquerdo (-45 a -90°C), na ausência de outras causas de desvio do eixo para a esquerda:
> - a condução ocorre pela via posterior; o impulso é conduzido para cima e para a esquerda;
> rS em II, III e AVF e qR em I e AVL.

HEMIBLOQUEIO POSTERIOR ESQUERDO

> Eixo direito (< 120°), na ausência de outras causas de desvio do eixo para a direita:
> - a condução ocorre pela via anterior; o impulso é conduzido para baixo e para a direita;
> qR em II, III e AVF e RS em I e AVL.

BLOQUEIO BIFASCICULAR

> Um bloqueio bifascicular é uma combinação de BRD e um hemibloqueio esquerdo (BRD + HBAE, BRD + HBPE). Um bloqueio do ramo esquerdo é, por definição, um bloqueio bifascicular (HBAE + HBPE).

BLOQUEIO TRIFASCICULAR

> Um dos bloqueios necessariamente deve ser intermitente, se a condução for impossível:
> - BRD + HBAE + HBPE intermitente;
> - BRD + HBPE + HBAE intermitente;
> - BRE (HBAE + HBPE) + BRD intermitente;
> - BRD + BRE intermitente.

■ Observações

> Um BRD ou BRE torna difícil interpretar os sinais de isquemia miocárdica aguda;
> o HBAE é frequente mesmo em pacientes sem doença cardíaca significativa;
> o HBPE é muito menos comum do que o HBAE; pode ser encontrado em praticamente todas as cardiopatias, mas sua ocorrência em um coração saudável é rara.

TAQUICARDIAS

> As taquicardias supraventriculares e ventriculares também podem ser classificadas como taquicardia de QRS largo e QRS estreito, a fim de facilitar o diagnóstico e a implementação rápida de um tratamento.

DIAGNÓSTICO DIFERENCIAL DA TAQUICARDIA DE QRS LARGO

> Taquicardia ventricular;
> fibrilação ventricular;
> ritmo idioventricular acelerado na síndrome coronariana aguda;
> taquicardia supraventricular com bloqueio de ramo associado;
> taquicardia no feixe acessório com condução antidrômica pelo nodo AV.

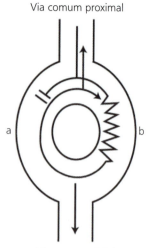

Figura 45.3 Mecanismo de reentrada: o mecanismo de reentrada implica na presença de duas vias de condução, que se unem proximal e distalmente, além de um impulso prematuro.

Esse impulso prematuro não é conduzido pela via a, que está em período refratário absoluto; é conduzido de modo desacelerado pela via b, que está no período refratário relativo; depois de ser conduzido pela via b, o impulso toma a via a, cujo período refratário terminou, para retornar à via comum proximal por uma condução retrógrada; o impulso pode então tomar novamente a via b; um circuito de reentrada é criado.

DIAGNÓSTICO DIFERENCIAL DA TAQUICARDIA DE QRS ESTREITO

> Taquicardia sinusal;
> taquicardia atrial;
> fibrilação atrial;
> *flutter* atrial;
> taquicardia por reentrada intranodal;
> taquicardia no feixe acessório com condução ortodrômica pelo nodo AV.

TAQUICARDIA SUPRAVENTRICULAR

Entre as taquicardias supraventriculares, distinguem-se as seguintes taquicardias:

■ *Taquicardia sinusal*

> Número de ondas P é igual ao número de QRS;
> eixo de P no normal (15-75°; portanto, P é positiva em II, III e AVF);
> intervalo RR regular.

■ *Taquicardia atrial*

> O estímulo provém do átrio, não do nodo sinoatrial;
> presença de um eixo anormal de ondas P.

■ **Fibrilação atrial**
> Ausência de ondas P identificáveis;
> intervalo RR variável.

■ **Flutter** *atrial*
> Presença de ondas P regulares;
> condução aos ventrículos em uma proporção fixa (p. ex., duas ondas P para um complexo QRS). A relação entre as ondas P e complexos QRS pode variar (*flutter* com condução variável).

■ **Taquicardia por reentrada intranodal**
> A onda P está localizada logo após o QRS, em princípio no segmento ST (em casos raros de taquicardias nodais chamadas atípicas, o P pode encontrar-se à distância do QRS);
> a onda P é negativa em II, III e aVF.

■ **Taquicardia AV de feixe acessório**
> O QRS é estreito, se a condução ocorrer no sentido fisiológico pelo nodo AV (ortodrômico); caso contrário, o QRS é largo (antidrômico);
> a onda P aparece após o QRS, em princípio na parte ascendente da onda T, portanto, ligeiramente mais distante que na taquicardia por reentrada intranodal (em casos raros de feixe acessório com condução lenta retrógrada, a onda P pode encontrar-se à distância do QRS; assim, o diagnóstico diferencial com uma taquicardia por reentrada intranodal atípica é impossível pelo ECG).

TAQUICARDIA VENTRICULAR
> As taquicardias ventriculares apresentam QRS largo e devem ser diferenciadas da taquicardia supraventricular associada a um bloqueio de condução AV, por causa das diferentes modalidades de tratamento;
> muitas vezes, é difícil diferenciar estas duas entidades, mas os elementos a seguir fazem suspeitar de uma origem ventricular:
>   • QRS muito largo (? 140 ms);
>   • ausência de associação entre a atividade atrial e ventricular (dissociação AV);
>   • presença intermitente de complexos QRS normais ("captura" da atividade ventricular pela atividade atrial);
>   • presença de complexos QRS de "fusão", misturando as características dos QRS normais ativados pelo átrio e QRS largos de origem ventricular;
>   • concordância da polaridade do QRS nas derivações precordiais (todos os QRS são positivos ou todos são negativos de V1 a V6).

■ **Observações**
> Se a taquicardia ventricular apresenta uma imagem de BRD, o foco vem do ventrículo esquerdo;
> se a taquicardia ventricular apresenta uma imagem de BRE, o foco vem do ventrículo direito;
> a taquicardia pode provocar uma condução retrógrada das ondas P negativas em II, III e aVF.

ABORDAGEM DIAGNÓSTICA DA TAQUICARDIA SUPRAVENTRICULAR
> A massagem do seio carotídeo eventualmente pode diminuir a frequência cardíaca e melhor observar a atividade atrial, que é um elemento-chave do diagnóstico:

- as contraindicações para a massagem do seio carotídeo são:
  - antecedentes de *ictus*;
  - idade acima de 75 anos;
  - sopro carotídeo;
- os efeitos são:
  - desaceleração da taquicardia, se ela for de origem sinusal ou atrial;
  - detecção de atividade atrial, se ele estiver presente, mas ocultada pelo FC elevada;
  - interrupção da taquicardia, se o circuito passar pelo nodo AV;
> em seguida, deve-se determinar o eixo P (normal: 15-75?):
  - se for anormal, a ativação atrial não provém do nodo sinoatrial;
  - se for negativa, existe uma provável ativação retrógrada do átrio (p. ex., taquicardia por reentrada intranodal);
> o ritmo é regular ou irregular?:
  - se for irregular, provavelmente se trata de uma fibrilação;
> o número de ondas P é superior ao número de complexos QRS?:
  - se a resposta for positiva, o diagnóstico é direcionado para um *flutter* atrial ou uma taquicardia atrial com bloqueio;
> qual a morfologia do segmento PR?:
  - onda P retrógrada no segmento ST: provável taquicardia por reentrada intranodal. A condução AV geralmente se dá pela via lenta e a condução retrógrada pela via rápida do nodo AV;
  - onda P na onda T: provável taquicardia ortodrômica por um feixe acessório. A princípio, o feixe acessório conduz ligeiramente mais lento que a via rápida do nodo AV.

MECANISMO DE REENTRADA

> O mecanismo de reentrada envolve duas vias de condução (ver Fig. 45.3):
  - na taquicardia intranodal: existem fisiologicamente duas vias de condução no nodo AV, uma lenta e outra rápida;
  - na taquicardia AV por feixe acessório, a segunda via de condução é formada pela presença de um feixe AV acessório;
> o mecanismo de reentrada é idêntico e envolve o aparecimento de um impulso prematuro: uma das duas vias de condução tem um período refratário mais longo. Assim, quando um impulso prematuro ocorre, ele será conduzido de forma seletiva por uma via, e continuará a propagação na segunda via, que não estará mais em seu período refratário.

TRATAMENTO DAS TAQUICARDIAS SUPRAVENTRICULARES E VENTRICULARES

> O tratamento das taquicardias supraventriculares e ventriculares depende do estado hemodinâmico e da morfologia do complexo QRS.

■ Estado hemodinâmico instável

> Um estado hemodinâmico instável manifesta-se por hipotensão arterial, agitação, angina *pectoris* ou edema agudo de pulmão;
> cardioversão a 50 J, 100 J, 200 J e 300 J em choque monofásico ou 30 J, 75 J, 120 J e 150 J em choque bifásico;
> administração de sedativo e analgésico antes da cardioversão.

- **Estado hemodinâmico compensado, taquicardia de QRS largo**
> Manobra vagal;
> amiodarona (Cordarone®) em *bolus* de 150-300 mg em 20-30 minutos, repetida uma vez;
> lidocaína (Xilocaína®): 1-1,5 mg/kg em *bolus*;
> Procainamida (Pronestyl®, não está disponível em França), 50 mg/min até uma dose total de 10 mg/kg.

- **Estado hemodinâmico compensado, taquicardia de QRS estreito**
> Manobra vagal;
> Adenosina (adenoscan®, Krenosin®, Krénosine®) 6 mg em *bolus*, seguida de 12 mg ou 18 mg:
>> ▲ diltiazem (Dilzem®): 15-20 mg IV (0,25 mg/kg) em dois minutos, seguido por 20-25 mg IV (0,35 mg/h) em dois minutos em caso de falha, seguido por uma infusão de 5-15 mg/h;
> amiodarona (Cordarone®) infusão de 150-300 mg, em 20-30 minutos;
> verapamil (Isoptine®, Isoptin®): 5 a 10 mg IV, dose máxima de 20 mg.

ILUSTRAÇÕES ECG

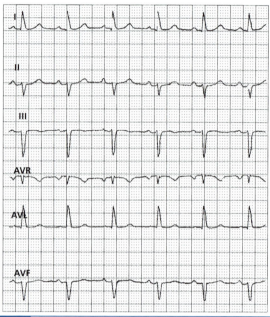

Figura 45.4 Hemibloqueio anterior esquerdo; rS em II, III e AVF e eixo esquerdo.

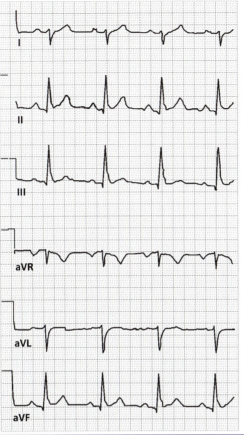

Figura 45.5 Hemibloqueio posterior esquerdo: qR em II, III e AVF e RS em I e AVL com eixo direito.

ECG gentilmente cedido pelo Dr. Juerg Schlaepfer, Hospital Universitário de Lausanne, Suíça.

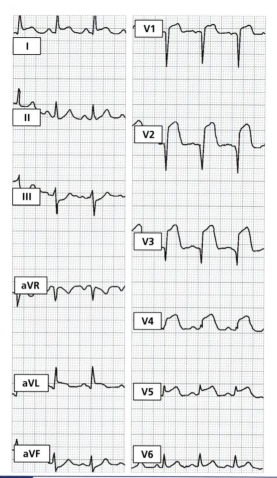

Figura 45.6 Infarto anterior do miocárdio: supradesnivelamento de ST de V1-V5.

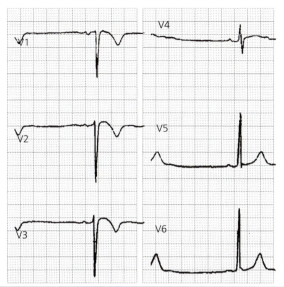

Figura 45.7 — Cardiomiopatia ventricular direita: a inversão das ondas T em V1-V2-V3 leva a suspeitar do diagnóstico, associado a arritmias malignas.

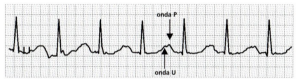

Figura 45.8 — Hipocalemia: a onda T é plana e não deve ser confundida com a onda U que a segue; o dicrotismo é decorrente do aparecimento da onda P na onda U.

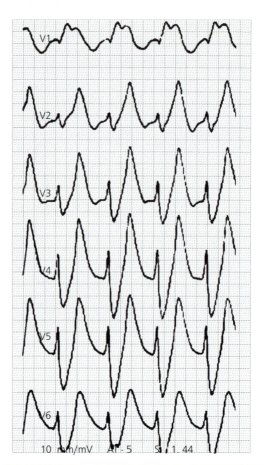

Figura 45.9 Hipercalemia a 9,0 mmol/L: aumento de T, que se torna agudo; alargamento do QRS; achatamento do P.

ECG gentilmente cedido pelo Dr. Etienne Pruvot, Hospital Universitário de Lausanne, na Suíça.

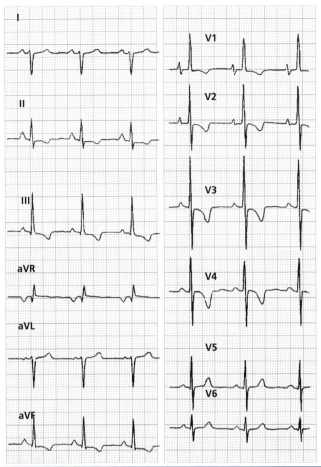

Figura 45.10 Hipertrofia do ventrículo direito: desvio do eixo à direita, onda R importante em V1 e V2, onda S profunda de V4 a V6.
ECG gentilmente cedido pelo Dr. Juerg Schlaepfer, Hospital Universitário de Lausanne, Suíça.

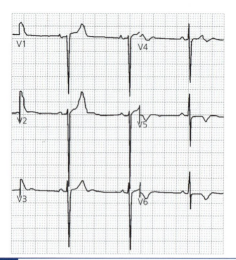

Figura 45.11 Hipertrofia ventricular esquerda: desvio do eixo à esquerda, S1-R5 ≥ 35 mm, anormalidades do segmento ST.

ECG gentilmente cedido pelo Dr. Jürg Schlaepfer, Hospital Universitário de Lausanne, Suíça.

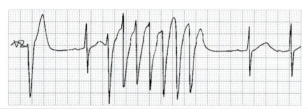

Figura 45.12 Síndrome do QT longo: o complexo que apresenta intervalo QT longo (QTc = 0,48 s) é precedido por uma *torsade de pointes*.

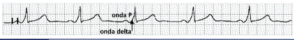

Figura 45.13 Feixe acessório: presença de uma onda delta e um PR curto (0,10 s).

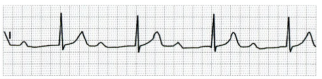

Figura 45.14 Bloqueio AV de primeiro grau: o intervalo PR mede 0,46 s.

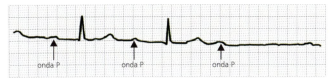

Figura 45.15 — Bloqueio AV de segundo grau do tipo Mobitz 1: o primeiro intervalo PR mede 0,28 s, o segundo 0,38 s; a terceira onda P não é conduzida.

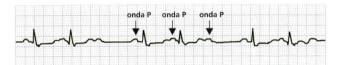

Figura 45.16 — Bloqueio AV de segundo grau do tipo Mobitz 2 2/3: duas de cada três ondas P são conduzidas; quando a onda P é conduzida, o intervalo PR é constante (0,16 s).

ECG gentilmente cedido pelo Dr. Jürg Schlaepfer, Hospital Universitário de Lausanne, Suíça.

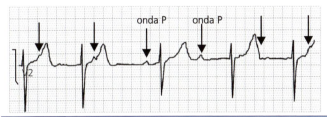

Figura 45.17 — Bloqueio AV de terceiro grau, com ritmo de escape juncional a uma frequência de 60 bpm.

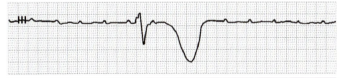

Figura 45.18 — Bloqueio AV de terceiro grau: nenhuma onda P é conduzida: presença de um ritmo de escape ventricular com frequência de 20 bpm.

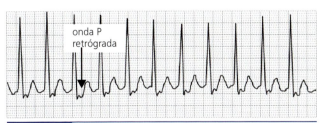

Figura 45.19 — Taquicardia supraventricular: presença de uma onda P retrógrada.

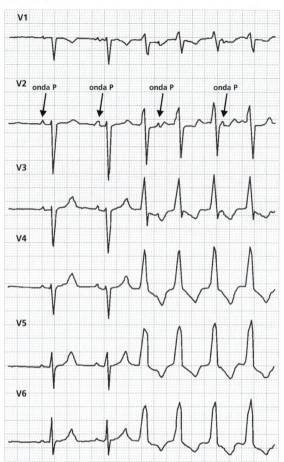

Figura 45.20 Taquicardia ventricular: imagem de bloqueio de ramo esquerdo com dissociação atrioventricular; esta dissociação aponta para o diagnóstico de TV.

46
Radiografia do tórax

M. Martins Favre, A. Denys, E. Albrecht

INTERPRETAÇÃO-PADRÃO

> A interpretação-padrão de uma radiografia de tórax deve ser sistemática. Os seguintes elementos devem ser controlados:
> - a identificação do paciente:
>   - ▲ nome;
>   - ▲ data de nascimento;
> - a qualidade da radiografia, que inclui:
>   - ▲ a exposição:
>   - ✓ o parênquima pulmonar deve ser visível até a periferia;
>   - ✓ a coluna vertebral deve ser visível por trás da silhueta cardíaca;
>   - ▲ a incidência:
>   - ✓ em incidências frontais, as clavículas devem estar simétricas;
>   - ✓ em incidências laterais, os arcos costais posteriores devem estar sobrepostos;
>   - ▲ uma radiografia em inspiração:
>   - ✓ os seis primeiros arcos costais devem estar visíveis;
>   - ▲ na radiografia na posição ortostática:
>   - ✓ um nível hidroaéreo pode ser visto na altura da bolha gástrica.

As diferentes estruturas são então identificadas na ordem ditada pelo "A – B – C" da reanimação, na radiografia anteroposterior ou de perfil.

> A para *vias Aéreas*; identificação e exame das vias aéreas superiores:
> - traqueia, árvore brônquica;
> B para *Breathing* (respiração); identificação e exame do pulmão:
> - campos pulmonares (buscar por uma síndrome alveolar ou intersticial);
> - ápices pulmonares e seios costodiafragmáticos;
> - pleura parietal, diafragma (cúpulas diafragmáticas), pleura mediastinal, fissuras;
> - mensuração do índice cardiotorácico;
> C para *Circulação*; identificação e exame da silhueta cardíaca e mediastino:
> - mensuração do índice cardiotorácico;
> - hilos;
> - arco da veia ázigo;

- > linhas mediastinais:
  - em uma vista lateral: exame do espaço claro retroesternal, retrocardíaco e retrotraqueal;
- > D para *Diafragma*; identificação e exame do diafragma:
  - ar sob as cúpulas do diafragma?
- > E *Elementos ósseos*; identificação e exame do esqueleto:
  - clavículas, escápulas, costelas, vértebras;
- > F para *Fat* (gordura); identificação e exame dos tecidos moles:
  - seios;
  - hematomas;
  - enfisemas;
- > G para *Gags*; identificação e exame dos equipamentos:
  - posição do tubo endotraqueal;
  - posição dos cateteres venosos centrais, de Swan-Ganz e sondas de marca-passo;
  - posição da sonda nasogástrica;
  - posição dos drenos;
- > observação:

Na sala de radiologia, o paciente fica em posição ortostática e a incidência dos raios é posteroanterior. Quando o paciente estiver acamado, a incidência dos raios é anteroposterior; a interpretação da radiografia é mais difícil, em decorrência da posição mais alta do diafragma, da expansão da silhueta cardíaca e das alterações nos volumes de sangue intratorácicos.

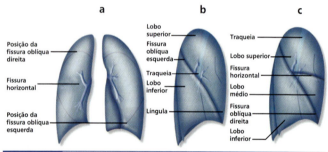

Figura 46.1 Posições dos lobos e das fissuras.
a: Anteroposterior. **b:** Perfil do pulmão esquerdo. **c:** Perfil do pulmão direito. A fissura oblíqua não é visível em radiografias frontais (linha pontilhada). No pulmão esquerdo, a fissura oblíqua separa o lobo superior do lobo inferior. No lobo direito, separa os lobos superior e médio do lobo inferior. Além disso, o pulmão direito contém outra fissura, a fissura horizontal, que separa o lobo superior do lobo médio.

SINAL DA SILHUETA

- > O sinal da silhueta permite determinar se a lesão encontra-se no lobo inferior ou no lobo adjacente;

> assim, no pulmão esquerdo, se a borda cardíaca esquerda não estiver visível enquanto o diafragma está, a doença está localizada na língula; se a borda cardíaca esquerda estiver visível enquanto o diafragma não está, a doença está localizada no lobo inferior esquerdo;
> o raciocínio é idêntico para o pulmão direito.

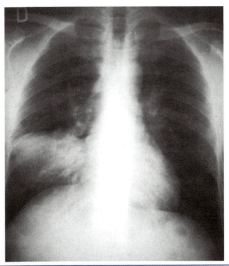

Figura 46.2 Sinal da silhueta.
Velamento do canto inferior direito do coração. Deve-se observar uma síndrome de preenchimento alveolar com broncograma aéreo, correspondente a um foco de broncopneumonia no lobo médio direito.

DUAS SÍNDROMES RADIOLÓGICAS IMPORTANTES

SÍNDROME ALVEOLAR

Apresenta dois dos sete critérios a seguir:
- opacidade com bordas turvas;
- confluência;
- sistematização (opacidade triangular);
- broncograma aéreo;
- aspecto de asa de borboleta;
- nódulos difusos;
- evolução rápida;
> etiologia:
- pneumonia, tuberculose, micose;
- edema agudo de pulmão;

- hemorragia intrapulmonar, contusão, infarto pulmonar;
- doença das membranas hialinas;
- síndrome de broncoaspiração.

SÍNDROME INTERSTICIAL

> Uma síndrome intersticial pode apresentar-se sob diferentes aspectos:
  - radiografia normal;
  - infiltrado do tipo "vidro fosco";
  - opacidades macronodulares ou micronodulares;
  - aspecto reticular ou reticulonodular;
  - aspecto de colmeia;
> esta síndrome engloba todas as opacidades intersticiais, parenquimatosas, líquidas, não confluentes, não sistematizadas, sem broncograma, de evolução lenta;
> etiologia (dica mnemônica: *Don't Eat Tuna on Sunday*!):
  - D: *dust* (poeira): pneumoconiose por poeira, silicose, asbestose, carvão;
  - E: granuloma eosinofílico;
  - T: tuberculose;
  - F: fibrose pulmonar idiopática, fibrose secundária a doenças do tecido conectivo, vasculites;
  - O: outros: linfangite carcinomatosa;
  - S: sarcoidose.

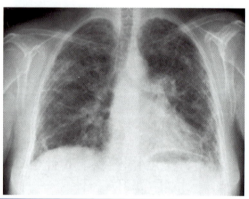

Figura 46.3 Fibrose pulmonar: exemplo de síndrome intersticial com aspecto reticulonodular.

DIAGNÓSTICO DIFERENCIAL DE SINAIS RADIOLÓGICOS DIVERSOS

REDUÇÃO LOCALIZADA OU GENERALIZADA DA VASCULARIZAÇÃO PULMONAR

> Enfisema pulmonar;
> pneumotórax;

- > cardiopatia cianótica;
- > estenose da artéria pulmonar;
- > síndrome de MacLeod:
  - a síndrome de MacLeod é uma destruição do parênquima pulmonar com hipoperfusão e hipovascularização secundária à pneumonia na infância, que, muitas vezes, afeta apenas um pulmão.

AUMENTO DA VASCULARIZAÇÃO PULMONAR

- > Gravidez;
- > exercício;
- > febre;
- > *shunt* esquerdo-direito.

AUMENTO DO ARCO MÉDIO ESQUERDO

- > Um aumento no arco médio esquerdo aponta para um aumento crônico na vascularização pulmonar:
  - *shunt* esquerdo-direito;
  - hipertensão arterial pulmonar.

CALCIFICAÇÕES DA PLEURA

- > Asbestose;
- > mesotelioma;
- > tuberculose;
- > hematoma calcificado.

TAMANHO AUMENTADO DA AORTA

- > Desenrolamento do arco aórtico;
- > aneurisma;
- > estenose ou insuficiência aórtica;
- > hipertensão arterial.

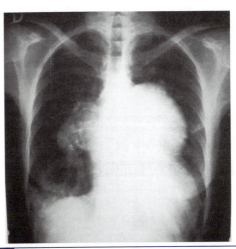

Figura 46.4 Aneurisma volumoso do arco e da aorta descendente.

DIAGNÓSTICO RADIOLÓGICO DE ALGUMAS DOENÇAS PULMONARES

EDEMA PULMONAR

> O aspecto da vascularização varia, dependendo da pressão capilar pulmonar:
  - 5-10 mmHg: a vascularização predomina nas bases;
  - 10-15 mmHg: equalização da vascularização entre as bases e os ápices;
  - 15-20 mmHg: redistribuição da vascularização para os ápices;
  - 20-35 mmHg: edema intersticial;
  - > 35 mmHg: edema alveolar (imagens de condensação);
> os sinais radiológicos de edema intersticial são:
  - linhas de Kerley B (espessamento dos septos interlobulares);
  - nódoa perivascular;
  - derrame pleural;
  - cardiomegalia;
  - redistribuição do fluxo sanguíneo pulmonar.

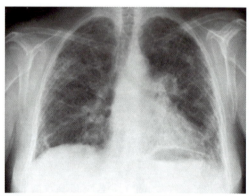

Figura 46.5 Edema intersticial em um paciente com insuficiência cardíaca. Presença de nódoa perivascular, redistribuição vascular e cardiomegalia; observe as linhas de Kerley, particularmente visíveis nas bases.

> Os sinais radiológicos de um edema alveolar são os mesmos que os de um edema intersticial, além de:
  - aspecto do hilo pulmonar em asas de borboleta;
  - broncograma aéreo;
  - nódulos difusos ou condensações.

DOENÇA PULMONAR OBSTRUTIVA CRÔNICA

> Espessamento das paredes brônquicas;
> edema intersticial peribroncovascular.

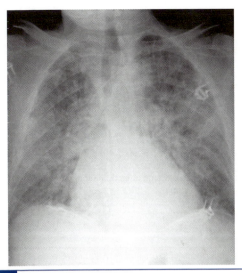

Figura 46.6 Edema pulmonar agudo.
Radiografia com o paciente no leito; cardiomegalia, nódoas peri-hilares, aspecto de asa de borboleta, nódulos difusos e redistribuição vascular.

INFARTO PULMONAR

> Opacidade alveolar periférica associada a uma reação pleural ("triângulo de Hampton").

EMBOLIA PULMONAR

> Elevação de uma cúpula diafragmática;
> atelectasias;
> derrame pleural ipsolateral;
> hipertransparência em decorrência da hipovascularização.

CARDIOMEGALIA

> Índice cardiotorácico superior a 0,5;
> silhueta cardíaca borrada;
> redistribuição da vascularização pulmonar.

DERRAME PERICÁRDICO

> Índice cardiotorácico geralmente abaixo de 0,5;
> silhueta cardíaca bem visível;
> vascularização pulmonar normal:
>   - estes dois últimos sinais permitem realizar um diagnóstico diferencial com a cardiomegalia.

DERRAME PLEURAL À DIREITA

Preenchimento do seio costodiafragmático direito.

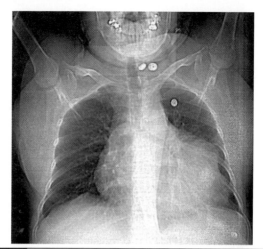

Figura 46.7 TC mostrando um aumento do tamanho do compartimento cardíaco, com uma vascularização pulmonar normal, correspondente a um derrame pericárdico.

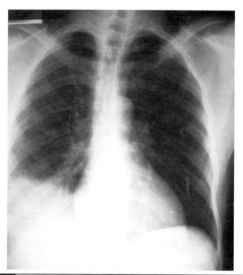

Figura 46.8 Derrame pleural à direita.

ATELECTASIAS

Perda do volume pulmonar com opacidade triangular.

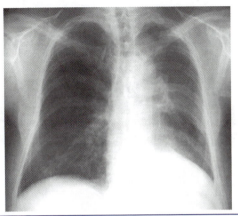

Figura 46.9 Perda de volume importante do pulmão esquerdo, com elevação da cúpula diafragmática esquerda e opacidade triangular basal à esquerda, indicando atelectasia do lobo inferior esquerdo (sinal da silhueta, diafragma não visível).

ENFISEMA PULMONAR

> Hipertransparência por destruição do leito vascular;
> rebaixamento e achatamento do diafragma;
> alargamento dos espaços intercostais;
> aumento do espaço claro retroesternal;
> aumento do diâmetro anteroposterior do tórax.

PNEUMOTÓRAX

> Pleura visceral visível;
> hipertransparência;
> ausência de padrão vascular:
  • se o pneumotórax estiver sob tensão:
    ▲ rebaixamento do diafragma;
    ▲ mediastino empurrado para o lado oposto;
    ▲ alargamento dos espaços intercostais;
    ▲ diminuição do parênquima pulmonar.

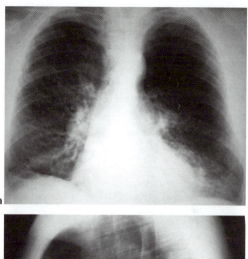
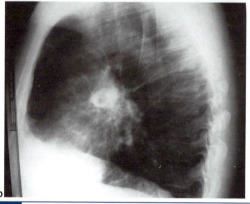

Figura 46.10 Radiografia frontal (**a**) e lateral (**b**) de um paciente com enfisema pulmonar.
Observam-se todos os sinais descritos anteriormente.

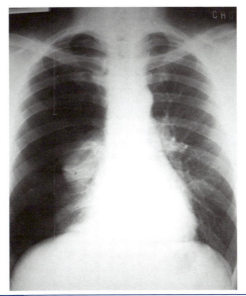

Figura 46.11 Pneumotórax hipertensivo à direita. A diminuição do parênquima é importante nesta radiografia.

Índice Remissivo

1,25 di-hidrocolecalciferol, 539
3º Compartimento, 280

A

AAS (Ácido Acetilsalicílico), 232
Abastecimento
 de gás, 14
  sistema de, 14
Absorção, 65
 de infravermelho, 22
 dos opioides, 92
Absorvedor(es)
 de CO_2, 12
  cal, 12, 14
   baritada, 14
   sodada, 12
Acenocumarol, 160
Acesso
 femoral, 37
 jugular, 36, 37
  externo, 36
  interno, 37
   anterior médio, 37
   de Boulanger, 37
   posterior, 37
 subclávio, 36
 venoso, 35, 619
  central, 35, 619
   complicações, 35
   contraindicações, 35
   em pediatria, 619
   indicações, 35
   locais de punção, 35
   técnicas, 36
Acetaminofeno, 317
ACH (Acetilcolina), 103
Acidente(s)
 imunológicos, 581
  alérgicos, 582
  choque hemolítico, 581
   agudo, 581
   hemólise subaguda, 581
    e tardia, 581
   reação febril, 582
    não hemolítica, 582
   syndrome, 582
    frisson-hyperthermie, 582
 infecciosos, 582

Ácido
 acetilsalicílico, 160
 clavulânico, 275
 tranexâmico, 563
Acidose
 efeitos sistêmicos da, 533
 metabólica, 529
  etiologia, 530
   observações, 531
   mecanismo de compensação, 531
   tratamento, 531
 respiratória, 532
  etiologia, 532
  mecanismo de compensação, 532
  tratamento, 532
ACP (Analgésicos Controlados pelo Paciente), 317
ACT (Tempo de Ativação de Coágulo), 560
ACTH (Hormônio Adrenocorticotrófico), 537
Acular®, 318
Adamkiewicz
 artéria de, 450
  toracolombar, 450
Addison
 doença de, 549
  implicações anestésicas, 549
  em caso de, 549
Adenoma(s)
 hipofisários, 540
  aspectos gerais, 540
  manifestações clínicas, 540
  ressecção do, 541
   estratégia anestésica na, 541
  tratamento, 541
Adenoscan®, 292
Adenosina, 292
ADH (Hormônio Antidiurético), 538
Adrenalina, 291
 efeitos, 123
  adversos, 123
  sistêmicos, 123
 em aerosol, 294
 indicações, 123
 nos AL, 143
 observações, 124
 posologia, 123
 receptores, 123

AG (Anestesia Geral), 38
  condutas para, 241
    máscara laríngea, 242
      indução, 242
      manutenção, 242
      recuperação, 242
    tubo endotraqueal, 241
      indução, 241
      manutenção, 241
      recuperação, 242
  hipotermia e, 299
  na cirurgia oftálmica, 640
    descolamento de retina, 640
    injeção de gás, 640
    vitrectomia, 640
  parto com, 604
    cesáreo, 604
  princípios gerais, 1
    definição, 1
    estágios de, 1
    teorias, 3
      bioquímica, 3
      consenso, 3
      hipótese, 3
        do volume crítico, 3
        unitária, 3
  problemas durante a, 409
    V/Q, 409
      etiologia dos, 409
  vantagens sobre, 166
    da raquianestesia, 166
Agente(s)
  anestésicos, 77-88, 483
    efeitos dos, 483
      no EEI, 483
    intravenosos, 77-88
      benzodiazepínicos, 85
      cetamina, 83
      etomidato, 82
      propofol, 80
      tiopental, 77
Aggrastat®, 233
Agonista(s), 73
  α-adrenérgicos, 173
    nos AL, 173
    na ALR medular, 173
  β2 seletivos, 128
  do tipo não catecolaminas, 128
  parcial, 74
Agrastat®, 233
Agulha
  de Patill®, 248
  de Quicktrach®, 248
  de Ravussin®, 248

AINEs (Anti-Inflamatórios Não
  Esteroides), 160, 317
Airtraq®, 243
AIVAC (Anestesia Intravenosa com
  Infusão Alvo-Controlada), 285-287
  aplicação prática, 287
  conceitos de, 286
  considerações, 285, 286
    farmacológicas, 286
    gerais, 285
AL (Anestésicos Locais), 137-146
  aditivos, 143
    adrenalina, 143
    bicarbonato de sódio, 143
    clonidina, 143
    opiáceos, 143
    outros, 143
  armadilha iônica, 142
  efeitos sistêmicos, 140
    cardiovascular, 140
    locomotor, 141
    respiratório, 141
    SNC, 141
  especificidades, 141
    EMLA®, 142
    levobupivacaína, 142
    lidocaína, 141
    prilocaína, 142
    ropivacaína, 142
  estrutura, 137
  mecanismo de ação, 138
  metabolismo, 139
    do tipo amida, 140
    do tipo éster, 139
  na dor crônica, 321
  para ALR medular, 172
    adjuvantes aos, 172
      agonistas α-adrenérgicos, 172
      opiáceos, 172
  propriedades físico-químicas, 139
    lipossolubilidade, 139
    peso molecular, 139
    pKa, 139
    taxa de proteína, 139
      às proteínas plasmáticas, 139
  toxicidade, 140
    prevenção da, 140
Albumina, 475
Alça
  de Henle, 491, 494
Alcalose
  efeitos sistêmicos da, 533
  metabólica, 531
    etiologia, 531
    mecanismo de compensação, 532
    tratamento, 532

respiratória, 532
  etiologia, 532
  mecanismo de compensação, 533
  tratamento, 533
Aldosterona, 538
Alergia
  ao iodo, 291
    conceito errôneo, 291
  aspectos gerais, 289
  implicações anestésicas, 290
  manifestações clínicas, 290
  produtos anestésicos, 290
    frequentemente envolvidos, 290
  respostas imunes, 289
Alfentanil, 240
Algoritmo(s)
  no controle da VAS, 253
Alívio
  válvula de, 18
Allen
  teste de, 33
Aloimunização, 597
ALR (Anestesia Locorregional), 1, 149-211, 318
  aviso, 149
  bloqueios, 175
    guiados pela ultrassonografia, 208
      axilar, 209
      ciático, 211
        na fossa poplítea, 211
      femoral, 210
      interescalênico, 208
      supraclavicular, 208
    pléxicos, 175
      do colo, 201
      do membro, 177, 188
        inferior, 188
        superior, 177
      neuroestimulação, 176
      técnica por ultrassonografia, 177, 206
    tronculares, 175
      do membro, 181, 192
        inferior, 192
        superior, 181
      do tronco, 201
      neuroestimulação, 176
      técnica por ultrassonografia, 177, 206
  caudal, 170
  cefaleias, 173
    após raquianestesia, 173
    após violação, 173
      da dura-máter, 173
  considerações anatômicas, 149
    fibras nervosas, 157
  plexo, 150, 151
    braquial, 150
    lombossacral, 151
  e insuficiência cardíaca, 351
  em pediatria, 624
  medular, 161, 172
    AL para, 172
      adjuvantes para, 172
    peridural, 168
    raquianestesia, 161
  na cirurgia oftálmica, 640
    bloqueio, 641
      peribulbar, 641
      retrobulbar, 641
    complicações, 643
    contraindicações, 643
    observação, 643
    perfuração do globo ocular, 644
      fatores que favorecem a, 644
    procedimento, 642
  periférica, 174
    bloqueio de Bier, 174
    intravenossa, 174
      complicações, 175
      contraindicações, 175
      procedimento, 175
  perirraquianestesia, 170
    combinada, 170
  princípios gerais, 157
    antiagregantes, 160
      plaquetários, 160
    anticoagulantes, 160
    contraindicações, 157, 160
      absolutas, 157
      específicas, 160
      relativas, 160
Altemeier
  classes de, 271
    de contaminação, 271
Altitude
  elevada, 703-705
    anestesia e, 703-705
      câmara hiperbárica, 705
      considerações gerais, 703
      halogenados e, 703
      oxigênio e, 705
      vaporizadores e, 703
Alzheimer
  doença de, 466
    definição, 466
    implicações anestésicas, 466
    manifestações clínicas, 466
    tratamento, 466
Amarel®, 236
Amaryl®, 236
Amicacina, 275
Amidate®, 82, 240

749

Amikin®, 273, 275
Amiklin®, 273, 275
Aminofilina, 294
Amiodarona, 292
Amitriptilina, 320
Amortecimento
  coeficiente de, 33
Amoxilina, 274, 275
Anafilaxia
  aspectos gerais, 289
  implicações anestésicas, 290
  manifestações clínicas, 290
  produtos anestésicos, 290
    frequentemente envolvidos, 290
  reação anafilática, 290
    tratamento peroperatório da, 290
  respostas imunes, 289
Analgesia, 313-323
  anatomia, 314
    sistema, 314
      extralemniscal, 314
      lemniscal, 314
    vias, 314
      das colunas posteriores, 314
      espinotalâmicas, 314
  do parto, 602
    obervações, 603
    PCA intravenosa, 603
      de opioides, 603
    peridural, 602
    raquiperianalgesia, 602
      combinada, 602
  dor, 316, 320
    aguda, 316
      pós-operatória, 316
    crônica, 320
      considerações gerais, 320
      pós-operatória, 320
      tratamento, 320
  semiologia, 313
Analgésico(s)
  pós-operatórios, 615
    posologia dos, 615
      em pediatria, 615
Anamnese
  anestésica, 214
  geral, 213
Anemia
  falciforme, 26, 565
    considerações gerais, 565
    definição, 565
    fisiopatologia, 566
    implicações anestésicas, 567
      cirurgia cardíaca, 568
      neurocirurgia, 568
      obstetrícia, 568
    manifestações clínicas, 566

Anestesia
  caudal, 170
    indicações, 171
    procedimento, 171
  circuito de, 7-20
    aparelho de, 14
    CO_2, 12
      absorvedores de, 12
    com baixo fluxo, 11
    diferentes, 7
      características dos, 7
    PEP, 11
      válvula de, 11
  circular, 186
    dos flexores, 186
  consequências da, 483
    e cirurgia, 483
      abdominal, 483
  e endocrinologia, 537-556
    doenças, 540
      e implicações anestésicas, 540
    princípios, 537
      anatômicos, 537
      fisiológicos, 537
  efeitos da, 345
    na função cardiovascular, 345
  em altitude elevada, 703-705
    câmara hiperbárica, 705
    considerações gerais, 703
    halogenados e, 703
    oxigênio e, 705
    vaporizadores e, 703
      caso especial, 704
        desflurano, 704
  epidural, 624
    em pediatria, 624
  ginecologia e, 587-606
    doenças, 593
      e implicações anestésicas, 593
    princípios fisiológicos, 587
  hematologia e, 557-585
    doenças, 564
      e implicações anestésicas, 564
    princípios, 557
      anatômicos, 557
      fisiológicos, 557
  insuficientemente profunda, 304
    manifestações clínicas da, 304
  intracameral, 644
  medular, 161
    peridural, 168
    raquianestesia, 161
  obesidade e, 691-695
    considerações gerais, 691
    definições, 691
    doenças associadas à, 691

efeitos sistêmicos, 691
  cardiovasculares, 691
  digestório, 692
  farmacológico, 692
  metabólicos, 692
  pulmonares, 692
estratégia anestésica, 694
  equipamentos, 694
  indução, 694
  manutenção, 695
  pré-medicação, 694
  pós-operatório, 695
  ventilação, 695
obstetrícia e, 587-606
  doenças, 593
    e implicações anestésicas, 593
  especificidades da, 602
  monitoração fetal, 591
  princípios fisiológicos, 587
oftalmologia e, 637-646
  cirurgia oftálmica, 640
    e implicações anestésicas, 640
  princípios, 637
    anatômicos, 637
    fisiológicos, 637
ortopedia e, 657-669
  cirurgia ortopédica, 661
    especificidades da, 661
  complicações específicas, 666
    embolia gordurosa, 668
    garrote, 666
    síndrome compartimental, 667
    síndrome da implantação do cimento, 667
    torniquete, 666
  considerações gerais, 657
  doenças, 658
    e implicações anestésicas, 658
otorrinolaringologia e, 647-655
  cirurgia ORL, 651
    e implicações anestésicas, 651
  considerações anatômicas, 647
    do domínio otorrinolaringológico, 647
paciente idoso e, 687-690
  considerações gerais, 687
  efeitos farmacológicos, 690
    implicações anestésicas, 690
  efeitos sistêmicos, 687
    cardiovasculares, 687
    digestório, 689
    doenças associadas, 689
    nefrológicos, 688
    outros, 689
    pulmonares, 688
    SNC, 689

para coleta de órgãos, 697-701
  morte encefálica e, 697-701
pediatria e, 607-636
  doenças pediátricas, 627
    e implicações anestésicas, 627
  equipamentos, 616
    acesso venoso central, 619
    cateteres, 618, 619
      arteriais, 618
      umbilical, 619
    circuitos anestésicos, 616
    laringoscópio, 617
    máscara, 616
      facial, 616
      laríngea, 616
    sonda, 619
      de aspiração traqueal, 619
      nasogástrica, 619
      vesical, 619
    tubo endotraqueal, 617
    ventiladores, 616
  estratégia anestésica, 621
    ALR, 624
    consulta pré-anestésica, 621
    despertar, 623
    eletrólitos, 623
    epidural, 624
    glicólise, 623
    hipotermia, 623
    indução, 622
    infusão, 623
    manutenção, 622
    peridural sacra, 624
    pré-medicação ansiolítica, 622
    raquianestesia, 625
    regras de jejum, 622
  farmacologia, 613
    curares, 614
    halogenados, 613
    hipnóticos, 613
    opioides, 614
    posologia de alguns medicamentos, 615
  princípios, 607
    anatômicos, 607
    fisiológicos, 607
  reanimação do recém-nascido, 626
    escore de Apgar, 626
peridural, 168, 299, 604, 624
  complicações, 170
  desvantagens da, 170
    em relação à raquianestesia, 170
  hipotermia e, 299
  indicações, 168
  parto com, 604
    cesáreo, 604

751

procedimento, 168
sacral, 624
  em pediatria, 624
produtos sanguíneos e, 557-585
  grupos sanguíneos, 575
  lábeis, 577
raquimedulares, 160
  com injeção única, 160
    contraindicações de, 160
    específicas, 160
reumatologia e, 657-669
  complicações específicas, 666
    embolia gordurosa, 668
    garrote, 666
    síndrome compartimental, 667
    síndrome da implantação do cimento, 667
    torniquete, 666
  considerações gerais, 657
  doenças, 658
    e implicações anestésicas, 658
SAOS e, 691-695
sistema cardiovascular e, 331-396
  cirurgia cardíaca, 384
    especificidades da, 385
  doenças, 347
    e implicações anestésicas, 347
  princípios, 331
    anatômicos, 331
    fisiológicos, 331
sistema digestório e, 473-489
  cirurgia abdominal, 483
    particularidades da, 483
  doenças, 476
  e implicações anestésicas, 476
  princípios, 473
    anatômicos, 473
    fisiológicos, 473
sistema respiratório e, 397-443
  cirurgia cardíaca, 435
    especificidades da, 435
  doenças, 417
    e implicações anestésicas, 417
  princípios, 397
    anatômicos, 397
    fisiológicos, 397
sistema urinário e, 491-507
  cirurgia urológica, 505
    particularidades da, 505
    e implicações anestésicas, 495
  princípios, 491
    anatômicos, 491
    fisiológicos, 491
SNC e, 445-472
  doenças, 452
    e implicações anestésicas, 452

neuroanestesia, 467
  especificações da, 467
princípios, 445
  anatômicos, 445
  fisiológicos, 445
subconjuntiva, 644
subtetoniana, 644
tipos de, 1
  ALR, 1
  AG, 1
  combinada, 1
tópica, 644
traumatologia e, 657-669
  complicações específicas, 666
    embolia gordurosa, 668
    garrote, 666
    síndrome compartimental, 667
    síndrome da implantação do cimento, 667
    torniquete, 666
  considerações gerais, 657
  doenças, 658
    e implicações anestésicas, 658
urgências e, 671-685
  indução em sequência rápida, 671, 679
    em meio extra-hospitalar, 679
    intra-hospitalar, 671
  paciente politraumatizado, 675
  queimaduras, 672
  reanimação, 680
    protocolos de, 680
Anestésico(s)
  efeitos dos, 484
    no FSH, 484
  locais, 172
    para ALR medular, 172
      adjuvantes aos, 172
  por inalação, 53-64
    halogenados, 59
      considerações gerais, 59
      contraindicações, 61
      efeitos, 60, 61
        adversos, 61
        sistêmicos, 60
    N_2O, 62
      considerações gerais, 62
      contraindicações, 63
      efeitos, 62, 63
        adversos, 63
        sistêmicos, 62
    princípios gerais, 53
      CAM, 54
      eliminação, 53
      farmacocinética dos, 55
    xenônio, 63

posologia dos, 615
  em pediatria, 615
Anestesista
  particularidades para o, 651
    na endoscopia, 651
    das VAS, 651
Aneurisma
  cerebral, 455
    classificação, 455
      WFNS, 455
      de Hunt e Hess, 455
    evolução, 455
    implicações anestésicas, 456
    tratamento, 456
  complicação, 380
  definição, 379
  etiologia, 380
  indicação cirúrgica, 380
  manifestações clínicas, 380
Anomalia(s)
  da parede abdominal, 635
    gastrosquise, 636
    implicações anestésicas, 636
    onfalocele, 635
    tratamento, 636
  plaquetárias, 571
Antagonista(s), 73
  adrenérgicos, 129
    alfabloqueadores, 129
      fentolamina, 129
      Regitine®, 129
  colinérgicos, 134
    dos receptores muscarínicos, 134
      contraindicações relativas, 135
      efeitos sistêmicos, 134
      especificidades, 135
      estrutura, 134
      indicações, 135
      observações, 135
  competitivo, 74
  do receptor GP IIb/IIIa, 160
  flumazenil, 86
    efeitos adversos, 87
    indicação, 86
    posologia, 86
  não competitivo, 74
  opioides e, 89-101
    efeitos sistêmicos, 95
      adversos, 96
      cardiovascular, 95
      outros, 95
      respiratório, 95
      SNC, 95
    farmacologia, 91
      absorção, 92
      distribuição, 92
      excreção, 92
      farmacogenética, 93
      metabolismo, 92
    implicações anestésicas, 96
      dor pós-operatória, 97
      utilização intraoperatória, 96
    particularidades, 98
      de algumas moléculas, 98
    perspectivas, 101
    receptores, 90
      classificação, 90
      função, 90
      mecanismos de ação, 91
Antecedente(s)
  cardíacos, 274
    e profilaxia, 274
      da endocardite, 274
  pessoais, 214
    esquematizados, 214
    por sistemas, 214
Antiagregante(s)
  plaquetários, 160
    e ALR, 160
Antibiótico(s)
  posologia dos, 616
    em pediatria, 616
Antibioticoprofilaxia
  natureza da intervenção e, 274
    aparelho, 275
      digestório, 275
      ginecológico, 275
      urogenital, 275
    diversos, 275
    domínio otorrinolaringológico, 274
    e VAS, 274
    observação, 276
    pele, 275
  peroperatória, 271
    classes de contaminação, 271
      de Altemeier, 271
    esquemas profiláticos, 273
      validados, 273
    indicações, 272
      observação, 272
    objetivo, 271
Anticoagulante(s)
  e ALR, 160
Anticolinesterásico(s), 115-118
  contraindicações, 116
    a antagonização, 116
    da curarização, 116
  edrofônio, 116
  fisostigmina, 116
  Génésérine®, 116
  indicações, 115
  Mestinon®, 116
  neostigmina, 116

753

piridostigmina, 116
Prostigmine®, 116
Anticonvulsivante(s)
  na dor crônica, 320
Antidepressivo(s)
  na dor crônica, 320
Antiemético(s)
  posologia dos, 616
    em pediatria, 616
Antifator
  Xa oral, 561
  direto, 561
Anti-histamínico(s), 291
Anti-inflamatório(s), 317
Antiplaquetário(s)
  na cardioproteção, 232
    interrupção dos, 233
    substituição dos, 233
Antivitamínico(s)
  K, 160
    acenocumarol, 160
    Coumadin®, 160
    femprocumona, 161
    fluindiona, 160
    Marcoumar®, 161
    Mini Sintrom®, 160
    Previscan®, 160
    Sintrom®, 160
    varfarina, 160
Aorta
  cirurgia da, 380
    implicações anestésicas de, 380
      abdominal, 382
      arco da, 381
      ascendente, 381
      descendente, 381
      equipamento, 383
      observação, 383
  coarctação da, 367
    características, 367
    tratamento, 367
  ruptura da, 380
    traumática, 380
Aparelho(s)
  de anestesia, 14, 240
    abastecimento de gás, 14
      sistema de, 14
    rotâmetros, 15
    vaporizadores, 18
    ventilador, 17
  digestório, 275
    antibioticoprofilaxia, 275
    natureza da intervenção, 275
  ginecológico, 275
    antibioticoprofilaxia, 275
    natureza da intervenção, 275

urogenital, 275
  antibioticoprofilaxia, 275
  natureza da intervenção, 275
APC (Analgesia Controlada pelo Paciente), 97
Apneia(s), 628
  pós-operatória, 266
Aprotinina, 563
Arixtra®, 561
Arndt
  bloqueador de, 438
  brônquico, 438
Arritmia(s), 684, 719
  BAV, 720
    bloqueios de ramo, 720
  peroperatórias, 292
    bradiarritmias, 292
    taquiarritmias, 292
    taquicardias, 721
Artefato(s)
  na mensuração invasiva, 34
  da PA, 34
Artéria
  pulmonar, 45
    ruptura da, 45
  toracolombar, 450
    de Adamkiewicz, 450
Artrite
  reumatoide, 659
    fisiopatologia, 659
    implicações anestésicas, 661
    manifestações sistêmicas, 660
      cardiovasculares, 660
      hematológicas, 660
      osteoarticulares, 660
      outras, 661
      pulmonares, 660
Artroscopia
  do joelho, 663
  do ombro, 663
Árvore
  brônquica, 609
ASA (Sociedade Americana de Anestesiologistas)
  classificação da, 219
    na avaliação, 219
      do risco anestésico, 219
Asasantine®, 160
Asma
  brônquica, 426
    classificação, 426
    definição, 426
    diagnóstico diferencial, 426
    fisiopatologia, 426
    implicações anestésicas, 427
    manifestações clínicas, 426
    tratamento, 427

Aspirina®, 160, 232
ATJ (Artroplastia Total do Joelho), 662
Atonia
  uterina, 600
    definição, 600
    FR, 600
    incidência, 600
    tratamento, 600
ATQ (Artroplastia Total do Quadril)
  colocação da prótese, 662
  etapas cirúrgicas da, 662
  complicações operatórias, 662
  estratégia anestésica, 662
  indicações, 661
Atracúrio, 109, 240, 293
Atresia
  de esôfago, 633
    implicações anestésicas, 634
    manifestações clínicas, 633
    tratamento, 634
Atrito
  pleural, 219
Atropina, 135, 240
Augmentin®, 275
Ausculta
  considerações a respeito da, 216, 218
    cardíaca, 216
      intensidade do sopro, 217
      observações, 217
      S1, 216
      S2, 216
      S3, 217
      S4, 217
    pulmonar, 218
      atrito pleural, 219
      estertores, 218
        bolhosos, 218
        crepitantes finos, 218
        crepitantes grossos, 218
        subcrepitantes, 218
      murmúrio, 218
        respiratório, 218
        vesicular, 218
      respiração brônquica, 218
      roncos, 218
      ruídos, 218
        glotais, 218
        laringotraqueais, 218
      sibilos, 218
      sopro, 218, 219
        pleural, 219
        tubário, 218
      wheezing, 218
Autorregulação, 493
  cerebral, 448
    observações a respeito da, 448

Avaliação
  pré-medicação, 213-237
    anamnese, 213
      geral, 213
    ansiolítica, 236
      contraindicações, 236
    antecedentes pessoais, 214
      esquematizados por sistemas, 214
    cardiopatias, 227
      algoritmos para tratamento de, 227
    cardioproteção, 231
      antiplaquetários, 232
      betabloqueadores, 234
      estatinas, 235
    considerações a respeito da
      ausculta, 216, 218
      cardíaca, 216
      pulmonar, 218
    exame clínico, 215
      condições
        otorrinolaringológicas, 215
      parâmetros gerais, 215
      sistema, 215
        cardiovascular, 215
        respiratório, 215
    exames complementares, 219
      cintilografia miocárdica, 221
      ECG, 220
      ecocardiografia, 221
        com dobutamina, 221
        transtorácica, 221
      ecografia de estresse, 221
      função pulmonar, 224
      gasometria arterial, 221
      laboratoriais, 219
      radiografia de tórax, 220
      teste, 221, 224
        de esforço, 221
        de função respiratória, 224
        ergométrico, 221
    interrupção dos, 236
    objetivos da, 235
    revascularização, 229
      coronariana, 229
  pré-operatória, 213-237
    anamnese, 213
      anestésica, 214
      geral, 213
    antecedentes pessoais, 214
      esquematizados por sistemas, 214
    cardiopatias, 227
      algoritmos para tratamento de, 227
    cardioproteção, 231
      antiplaquetários, 232
      betabloqueadores, 234

estatinas, 235
considerações a respeito da
 ausculta, 216, 218
 cardíaca, 216
 pulmonar, 218
exame clínico, 215
 condições
  otorrinolaringológicas, 215
 parâmetros gerais, 215
 sistema, 215
  cardiovascular, 215
  respiratório, 215
exames complementares, 219
 cintilografia miocárdica, 221
 ECG, 220
 ecocardiografia, 221
  com dobutamina, 221
  transtorácica, 221
 ecografia de estresse, 221
 função pulmonar, 224
 gasometria arterial, 221
 laboratoriais, 219
 radiografia de tórax, 220
 teste, 221, 224
  de esforço, 221
  de função respiratória, 224
  ergométrico, 221
jejum pré-operatório, 235, 237
 adultos, 237
 crianças, 237
revascularização coronariana, 229
risco anestésico, 219
 avaliação do, 219
 classificação da ASA, 219
Awareness
 condutas, 305
 consequência, 305
 etiologia, 304
 incidência, 304
 manifestações clínicas, 304

B

Balão
 de contrapulsação, 392
  intra-aórtico, 392
Barorreceptor(es), 332
Barreira
 placentária, 589
 e medicamentos anestésicos, 589
Base
 excesso de, 527
Base Excess, 527
BAV (Bloqueios Atrioventriculares)
 de primeiro grau, 720
 de segundo grau, 720
 de terceiro grau, 720

Beloc®, 235
Beloc ZOK®, 234
Bentall
 cirurgia de, 393
Benzodiazepínicos
 antagonista, 86
  flumazenil, 86
  Lanexate®, 86
 efeitos, 85, 86
  sistêmicos, 85
   cardiovasculares, 85
   outros, 86
   respiratórios, 86
   SNC, 86
 estrutura química, 85
  diazepam, 85
  midazolam, 85
 farmacocinética, 85
 indicações, 86
 mecanismo de ação, 85
 posologia, 86
Betabloqueador(es)
 Brevibloc®, 131
 características comuns, 130
  contraindicações, 130
  efeitos, 130
   adversos, 130
   sistêmicos, 130
  receptores, 130
 esmolol, 131
 labetalol, 130
 na cardioproteção, 234
  contraindicações, 235
  posologia, 234
  prescrição, 234
   recomendações de, 234
 Sotalex®, 131
 sotalol, 131
 Trandate®, 130
Bexiga
 ressecção da, 507
  endoscópica, 507
Bicarbonato
 de sódio, 143
 nos AL, 143
Bicuspidia
 aórtica sintomática, 366
  na infância, 366
   características, 366
   tratamento, 366
Bile, 476
Bilirrubina, 475
Bilobectomia, 440
Bioimpedância
 torácica, 50
Biotransformação, 69
BIS® (Índice Biespectral) 38

Blalock-Taussig
  shunt de, 393
Bloqueador
  brônquico, 438
  de Arndt, 438
Bloqueio(s)
  de Bier, 174
    complicações, 175
    contraindicações, 175
    procedimento, 175
  de fase I, 105
  de fase II, 106
  de ramo, 720
    bifascicular, 721
    trifascicular, 721
  do colo, 201
    do plexo cervical, 201
  do plexo, 189
    sacral, 189
  do tronco, 201
    inguinal, 204
    ílio-hipogástrico, 204
    intercostal, 202
    paraumbilical, 206
    paravertebral, 203
    peniano, 206
  guiados pela ultrassonografia, 206, 208
    aspectos técnicos, 206
    axilar, 209
    ciático, 211
      na fossa poplítea, 211
    femoral, 210
    interescalênico, 208
    procedimento, 207
      comentários gerais, 207
    semiologia, 207
    supraclavicular, 208
  na cirurgia oftálmica, 641
    com ALR, 641
      peribulbar, 641
      retrobulbar, 641
  na dor crônica, 321
    do sistema nervoso, 322
      simpático, 322
  na raquianestesia, 161, 162
    parâmetros que influenciam, 161
      o nível superior do, 161
      a intensidade do, 162
  pléxicos, 175
    do membro, 177, 188
      inferior, 188
      superior, 177
    infraclavicular, 179
      abordagem, 179, 180
        subcoracoidiana, 179
        vertical, 180
    interescalênico, 177
    neuroestimulação, 176
    supraclavicular, 179
    técnica por ultrassonografia, 177, 206
  tronculares, 175
    3 em 1, 194
    anestesia circular, 186
      dos flexores, 186
    axilar, 182
    do canal umeral, 183
    do cotovelo, 184
    do lombo, 188
      posterior, 188
    do membro, 181, 192
      inferior, 192
      superior, 181
    do nervo, 189, 192, 194, 196, 197
      ciático, 196
        na fossa poplítea, 196
      femoral, 192
        cutâneo lateral, 194
      isquiático, 189
      obturatório, 194
      safeno, 197
    do pé, 198
    do punho, 185
    iliofascial, 195
    neuroestimulação, 176
    supraescapular, 181
    técnica por ultrassonografia, 177, 206
Bohr
  efeito, 414
Boulanger
  acesso de, 37
Boyle
  lei de, 224
Bradiarritmia(s)
  peroperatórias, 292
    etiologia, 292
    tratamento, 292
BRD (Bloqueio de Ramo Direito), 217, 720
BRE (Bloqueio de Ramo Esquerdo), 217, 720
Brevibloc®, 131, 235, 292, 295
Bridion®, 117
Broncoaspiração
  de mecônio, 630
    tratamento, 631
Broncoscopia, 652
Broncospasmo
  definição, 293
  etiologia, 293
  manifestações clínicas, 293
    peroperatórias, 293

757

tratamento, 293
Bronquiectasia(s)
 definição, 428
 etiologia, 428
 implicações anestésicas, 429
 tratamento, 429
Brufen®, 318
Bupivacaína, 174
Buprenorfina, 99, 317

C

Cal
 baritada, 14
 sodada, 12
Cálcio
 regulação do, 510, 539
  1,25-di-hidrocolecalciferol, 539
  calcitonina, 539
  paratormônio, 539
Calcitonina, 539
Calibração
 para mensuração invasiva, 33
  da PA, 33
CAM (Concentração Alveolar Mínima)
 definições, 54
 observações, 54
Câmara
 hiperbárica, 705
  anestesia e, 705
Canal
 arterial, 627
  permeável, 627
 umeral, 183
  bloqueio do, 183
   troncular, 183
Câncer
 pulmonar, 435
  lesões de, 435
   avaliação pré-operatória, 435
    considerações na, 435
Capnograma
 CO_2 final expirado, 22
 end tidal CO_2, 22
 ET CO_2, 22
Capnometria, 21
 capnograma, 22
  ET CO_2, 22
  CO_2 final expirado, 22
  end tidal CO_2, 22
 princípios físicos, 22
  absorção de infravermelho, 22
  colorimetria, 22
  efeito Raman, 22
  espectrometria de massa, 22
Carbamazepina, 320

Carboxiemoglobina
 oximetria na, 26
Cardensiel®, 234
Cardiopatia(s)
 isquêmica, 351
  definições, 351
  diagnóstico diferencial, 352
  estratégia anestésica em, 354
   pré-condicionamento, 354
  etiologia, 351
  infarto, 352
   complicações do, 352
  manifestações clínicas, 351
  observação, 351
  tratamento, 352
   crônico, 353
    após infarto, 353
    após isquemia miocárdica
     crônica, 353
   infarto pós-operatório, 356
   na ausência de STEMI, 353
   na presença de STEMI, 353
   ponte coronária de urgência, 353
 tratamento de, 227
  algoritmos para, 227
Cardioproteção, 231
 antiplaquetários, 232
 betabloqueadores, 234
 estatinas, 235
Carlens
 sonda de, 437
Catapresan®, 174, 295
 efeitos, 128
  adversos, 128
  sistêmicos, 128
 indicações, 128
 observações, 128
 posologia, 128
 receptor 128
Catapressan®, 295
 efeitos, 128
  adversos, 128
  sistêmicos, 128
 indicações, 128
 observações, 128
 posologia, 128
 receptor 128
Cateter(es)
 de Swan Ganz, 44
  colocação, 44
  complicações, 45
   ruptura da artéria pulmonar, 45
  contraindicações, 46
  indicações, 44
  POAP, 46
  princípio, 44

em pediatria, 618, 619
  arteriais, 618
  umbilical, 619
transtraqueal, 248
CC (Cardiopatia Congênita), 364
  características das, 366
  implicações anestésicas, 369
    avaliação pré-operatória, 369
    equipamento, 369
    estratégia peroperatória, 370
    indução, 370
    manutenção, 370
  shunts, 365
  tratamento das, 366
CEC (Circulação Extracorpórea)
  anticoagulação da, 387
  cardioplegia, 386
    solução de, 386
  cirurgia em, 388
    estratégia anestésica na, 388
      analgesia para, 389
      avaliação pré-operatória, 388
      equipamentos, 388
      etapas cirúrgicas, 389
      indução, 389
      manutenção, 389
  complicações da, 387, 388
    pós-operatórias, 388
      imediatas, 388
  composição da, 385
  entrada na, 390
  hipotermia, 386
  implicações farmacocinéticas da, 387
  retirada da, 388, 390
    hipotensão após, 388
    refratária, 388
Cefacidal®, 273, 275, 276
Cefaleia(s)
  após raquianestesia, 173
    diagnóstico diferencial, 173
    fisiopatologia, 173
    FR, 173
    manifestações clínicas, 173
    tratamento, 174
  após violação, 173
    da dura-máter, 173
      diagnóstico diferencial, 173
      fisiopatologia, 173
      FR, 173
      manifestações clínicas, 173
      tratamento, 174
  pós-parto, 596
Cefazolin, 275, 276
Ceftriaxona, 275
Cefuroxima, 275
Célocurine®, 107, 240

Cerebral Salt Wasting Syndrom
  diagnóstico diferencial, 522
  tratamento, 522
Cerebral State Monitor®, 39
Cetamina, 240, 319
  contraindicações, 84
  efeitos sistêmicos, 84
    cardiovasculares, 84
    respiratórios, 84
    SNC, 84
  estrutura química, 83
  farmacocinética, 83
  indicações, 84
  mecanismo de ação, 83
  posologia, 84
Cetorolaco, 318
CGV (Concentrados de Glóbulos Vermelhos)
  transfusão de, 577
    diferentes tipos de, 578
    indicações, 578
Choque
  hemorrágico, 678
  medular, 458
    definição, 458
    implicações anestésicas, 458
    manifestações clínicas, 458
    observações, 459
    tratamento, 458
CIA (Comunicação Interatrial)
  características, 366
  tratamento, 366
Cianose
  oximetria na, 26
Ciclo
  cardíaco, 334
Cinética
  de primeira ordem, 72
  e ordem zero, 72
Cintilografia
  miocárdica, 221
    na avaliação, 221
      do risco anestésico, 221
Circuito(s)
  anestésicos, 616
    em pediatria, 616
  circular, 10
    com reinalação, 10
      desvantagens, 10
      vantagens, 10
  de anestesia, 7-20
    aparelho de, 14
      abastecimento de gás, 14
        sistema de, 14
      rotâmetros, 15
      vaporizadores, 18

759

ventilador, 17
CO_2, 12
  absorvedores de, 12
  com baixo fluxo, 11
  diferentes, 7
    características dos, 7
  PEP, 11
    válvula de, 11
  de Mapleson, 8
    A, 8
    B, 9
    C, 9
    D, 9
    E, 9
    F, 10
Circulação
  de transposição, 608
  do recém-nascido, 609
    miocárdio e, 609
  fetal, 607
  pulmonar, 398
  uteroplacentária, 589
Círculo
  sistema de, 10
Cirrose
  hepática, 477
    classificação, 478
      de Child-Pugh, 478
    consequências, 477
    estratégia anestésica, 479
      avaliação pré-operatória, 480
      equipamentos, 480
      indução, 480
      manutenção, 480
    exames laboratoriais, 478
    manifestações clínicas, 478
    tratamento, 479
Cirurgia
  abdominal, 423, 483
    alta, 423
      impacto na função pulmonar
      da, 423
    particularidades da, 483
      consequência da anestesia, 483
      de via rápida, 484
      esofagectomia, 487
      hepática, 487
      laparoscopia, 484
      laparotomia, 484
  ambulatorial, 325-327
    critérios de alta, 326
    critérios de seleção, 325
      cirúrgicos, 326
      de anestésicos, 326
      sociais, 326
    implicações anestésicas, 327

cardíaca, 384
  especificidades da, 384
    balão de contrapulsação, 392
      intra-aórtico, 392
    características de alguns
      procedimentos, 392
    CEC, 384, 388
      estratégia anestésica, 388
    marca-passos, 393
  da aorta, 380
    implicações anestésicas de, 380
      abdominal, 382
      arco da, 381
      ascendente, 381
      descendente, 381
      equipamento, 383
      observação, 383
  de Bentall, 393
  de Fontan, 393
  de valva aórtica, 392
  estratégia anestésica na, 544, 545, 547
    da síndrome de Conn, 547
    da tireoide, 544
    do feocromocitoma, 545
    do hiperaldosteronismo, 547
      secundário, 547
  oftálmica, 640
    implicações anestésicas, 640
      AG, 640
      ALR, 640
      dores pós-operatórias, 645
      intracameral, 645
      medicamentos por via ocular, 645
      subconjuntival, 644
      subtetoniana, 644
      tópica, 645
  ORL, 651
    implicações anestésicas, 651
      do pescoço, 651
      endoscopia das VAS, 651
      laser, 653
  ortopédica, 661
    especificidades da, 661
      artroscopia do joelho, 663
      ATJ, 662
      ATQ, 661
      da coluna, 664, 665
        cervical, 664
        lombar, 665
        torácica, 665
      próteses de ombro, 663
      ruptura do manguito rotador, 664
  peculiaridades da, 469
    da fossa posterior, 469
    da hipófise, 470
    estereotáxica, 470
    na coluna vertebral, 470

torácica, 423, 435
  especificidades da, 435
    dreno torácico, 435
    lesões de câncer pulmonar, 435
    pneumonectomia, 441
    procedimentos especiais, 439
    ventilação unipulmonar, 436
  impacto da, 423
    na função pulmonar, 423
  urológica, 505
    particularidades da, 505
      procedimentos endoscópicos, 506
      TURP, 505
Cisatracúrio, 109, 240
CIV (Comunicação Interventricular)
  características, 367
  tratamento, 367
CIVD (Coagulação Intravascular Disseminada)
  diagnóstico, 573
  etiologias, 572
  fisiopatologia, 573
  implicações anestésicas, 573
  tratamento, 573
Clamoxyl®, 274
Clampeamento(s)
  vasculares, 488
Clemastina, 291
Clexane®, 160
CLIN (Comissão de Luta contra as Infecções Nosocomiais), 273
Clindamicina, 275, 276
Clivarin®, 160
Clonazepan, 320
Clonidina, 174, 295
  efeitos, 128
    adversos, 128
    sistêmicos, 128
  indicações, 128
  nos AL, 143
  observações, 128
  posologia, 128
  receptor 128
Clopidogrel, 160
Cloroprocaína 174
CMHO (Cardiomiopatia Hipertrófica Obstrutiva), 216, 217, 361
CO (Monóxido de Carbono)
  intoxicação por, 421
    manifestações clínicas, 421
    tratamento, 421
CO_2
  absorvedores de, 12
    cal, 12, 14
      baritada, 14
      sodada, 12

aumento de, 22
  causas, 22
  end tidal, 22
  final expirado, 22
  redução de, 23
  causas, 23
Coagulação, 559
Coarctação
  da aorta, 367, 380
    características, 367
    tratamento, 367
Codeína, 317
Coleta
  de órgãos, 697-701
    anestesia para, 697-701
      morte encefálica e, 697-701
    definição, 699
    estratégia anestésica, 699
    história, 699
    isquemia fria, 701
      tolerada, 701
    preservação, 701
      dos órgãos coletados, 701
    procedimento de, 700
Colo
  dos bloqueios, 201
  do plexo cervical, 201
Coloide(s)
  naturais, 282
    tipos de, 282
  sintéticos, 283
    contraindicações, 284
    efeitos adversos, 283
    indicações, 283
    tipos de, 283
      dextranos, 283
      gelatinas, 283
      HEA, 283
Colorimetria, 22
Coluna
  cirurgia da, 664, 665
    cervical, 664
      implicações anestésicas, 664
      indicações, 664
    lombar, 665
      implicações anestésicas, 665
      indicações, 665
    torácica, 665
      implicações anestésicas, 665
      indicações, 665
  vertebral, 449, 470
    cirurgia da, 470
      peculiaridades da, 470
Coma
  escala de, 456
    de Glasgow, 456

mixedematoso, 542
  fatores favorecedores, 542
  manifestações clínicas, 542
não traumático, 684
Complacência, 609
  do sistema respiratório, 402
    aumento da, 402
      etiologias, 402
    diminuição da, 402
      consequências, 402
      etiologias, 402
  toracopulmonar, 401
Complicação(ões)
  anestésicas, 289-309
    alergia, 289
      ao iodo, 291
      aspectos gerais, 289
      implicações anestésicas, 290
      manifestações clínicas, 290
      produtos envolvidos, 290
      respostas imunes, 289
    anafilaxia, 289
      aspectos gerais, 289
      implicações anestésicas, 290
      manifestações clínicas, 290
      produtos envolvidos, 290
      respostas imunes, 289
      tratamento peroperatório, 290
    anestesia insuficientemente
      profunda, 304
      manifestações clínicas da, 304
    arritmias peroperatórias, 292
      bradiarritmias, 292
      taquiarritmias, 292
    atraso no despertar, 308
      condutas, 309
      definição, 308
      etiologias, 308
    awareness, 304
      condutas, 305
      consequência, 305
      etiologia, 304
      incidência, 304
      manifestações clínicas, 304
    broncospasmo, 293
      definição, 293
      etiologia, 293
      manifestações clínicas, 293
        peroperatórias, 293
      tratamento, 293
    hipertermia maligna, 295
      considerações gerais, 295
      definição, 295
      diagnóstico, 296
      fisiopatologia, 295
      manifestações clínicas, 295

      paciente com susceptibilidade
        para, 297
        estratégia anestésica para, 297
      tratamento, 296
    hipotensão arterial
      peroperatória, 297
      definição, 297
      etiologia, 297
      tratamento, 298
    hipotermia peroperatória, 298
      aspectos gerais, 298
      definição, 298
      e AG, 299
      e peridural, 299
      efeitos sistêmicos, 299
      prevenção, 300
    hipoxemia peroperatória, 301
      condutas, 302
      definição, 301
      etiologia, 301
      manifestações clínicas, 301
      na SRPA, 302
      oxigenação peroperatória, 302
        meios para aumentar a, 302
    HTA peroperatória, 294
      condutas, 294
      definição, 294
      etiologia, 294
    laringospasmo, 303
      definição, 303
      FR, 303
      manifestações clínicas, 303
      observações, 304
      prevenção, 303
      tratamento, 303
    NVPO, 305
      aspectos gerais, 305
      condutas, 307
      farmacologia, 307
      fisiologia, 306
      observações, 307
    retomada da consciência, 304
      durante a cirurgia, 304
        condutas, 305
        consequência, 305
        etiologia, 304
        incidência, 304
        manifestações clínicas, 304
  cardiovasculares, 227
    peroperatórias, 227
      relacionados com o paciente, 227
      riscos de, 227
  da transfusão, 581
    de produtos sanguíneos lábeis, 581
      acidentes, 581, 582
        imunológicos, 581
        infecciosos, 582

imunossupressão, 583
sobrecarga vascular, 583
TRALI, 582
diversas, 265-270
posição peroperatórias, 265-270
específicas, 666
embolia gordurosa, 668
garrote, 666
síndrome, 667
compartimental, 667
da implantação do cimento, 667
torniquete, 666
pulmonares, 422
peroperatórias, 422
FR de, 423
impacto da cirurgia na função
pulmonar, 423
abdominal alta, 423
torácica, 423
mecanismo das, 423
prevenção das, 423
relacionadas com a TM, 583
Compressão
pontos de, 267
e complicações, 267
Comunicação
interventricular, 217
Concentrado(s)
de granulócitos, 580
por aférese, 580
Concor®, 234
Conn
síndrome de, 547
cirurgia da, 547
estratégia anestésica na, 547
Consciência
retomada na, 304
durante a cirurgia, 304
condutas, 305
consequência, 305
etiologia, 304
incidência, 304
manifestações clínicas, 304
Consumo
de O_2, 337
perfusão coronariana e, 337
Contagem
pós-tetânica, 28
Contaminação
classes de, 271
de Altemeier, 271
Contração(ões)
muscular, 27
estímulo único, 27
prematuras, 590
tetânica, 28
Contramal®, 99

Contrapulsação
balão de, 392
intra-aórtico, 392
Controle
das VAS, 243-256
algoritmos, 253
difícil, 250
entubação, 251, 253
em vigília com fibroscópio, 253
extubação de risco, 252
ventilação, 250
etapas do, 248
entubação, 249
extubação, 250
pré-oxigenação, 248
ventilação, 249
materiais, 243
cateter transtraqueal, 248
fibroscópio, 247
laringoscópio, 243
lâminas de, 243
óptico, 243
mandris, 247
máscara laríngea, 246
tubo endotraqueal, 244
videolaringoscópio, 243
Coração
despolarização do, 715
eixo de, 715
desvio à direita, 716
desvio à esquerda, 715
univentricular, 368
com dupla via de saída, 368
características, 368
tratamento, 368
Corante
injeção de, 44
na mensuração do DC, 44
Cordarone®, 292
Cormack e Lehane
escore de, 216
Corticoide(s), 291
Corticoterapia
de longa duração, 548
desmame da, 548
na hipercortisolemia, 548
na síndrome de Cushing, 548
prolongada, 548
estratégia anestésica na, 548
na hipercortisolemia, 548
na síndrome de Cushing, 548
Cotovelo
bloqueios do, 184
tronculares, 183
Coumadin®, 160
CPA (Concentrado de Plaquetas por
Aférese), 580

CPT (Concentrado de Plaquetas Tradicional), 579
Craniotomia, 467
Creatinina
  depuração da, 495
CRF (Capacidade Residual Funcional), 11
CRH (Hormônio Liberador da Corticotrofina), 537
Crise
  addisoniana, 549
  de porfirias, 570
    tratamento da, 570
  tireotóxica, 543
    manifestações clínicas, 543
Cristaloide(s)
  a serem administrados, 279
    cálculo do volume de, 279
      exemplo, 279
      observações, 280
  desvantagens dos, 281
  tipos de, 281
    glicose 5%, 282
    NaCl, 282
      0,9%, 282
      3%, 282
    Ringer-lactato, 281
  vantagens dos, 281
CTG (Cardiotocografia)
  atividade uterina, 592
  FCF, 591
    basal, 591
    mudanças da, 591
      com relação às contrações, 591
    variabilidade fisiológica da, 591
  observação, 592
Curare(s), 103-112
  despolarizantes, 105
    bloqueio, 105
      de fase I, 105
      de fase II, 106
  em pediatria, 614
  junção, 103
    neuromuscular, 103
  mecanismo de ação, 104
    considerações gerais, 104
  não despolarizantes, 106, 109
    efeitos, 109
      adversos, 109
      sistêmicos, 109
    estrutura, 109
    farmacocinética, 109
    indicações, 110
      observações, 111
  receptores, 107
    estado funcional dos, 107
      dessensibilização, 107
      down-regulation, 107
      hipersensibilização, 107
      up-regulation, 107
    respostas aos, 107
      dessensibilização, 107
      down-regulation, 107
      hipersensibilização, 107
      up-regulation, 107
  suxametônio, 107
    contraindicações, 108
      absolutas, 108
      observações, 108
      relativas, 108
    efeitos, 108
      adversos, 108
      sistêmicos, 108
    estrutura, 107
    famacocinética, 107
    indicações, 108
Curva
  concentração-resposta, 74
  de dissociação, 414
    da HBO_2, 414
  de Frank-Starling, 336
  fluxo/volume, 417
    e obstrução das vias aéreas, 417
      extratorácicas, 417
      intratorácicas, 417
  pressão-volume, 338
Cushing
  síndrome de, 547
    corticoterapia, 548
      de longa duração, 548
        desmame da, 548
      prolongada, 548
        estratégia anestésica na, 548
    etiologia, 547
    manifestações clínicas, 547
Cyklokapron®, 563

D

Dabigatran, 562
Dafalgan®, 317
Dalacin®, 273, 275, 276
Dalacine®, 273, 275, 276
Dalteparina, 160
Danaparoide
  sódico, 562
Dantrium®, 296, 297
Dantrolene, 296, 297
Daonil®, 236
DBS (*Double Burst-Stimulation*), 28
DC (Débito Cardíaco), 41-50
  considerações gerais, 41
  durante o parto, 590

mensuração, 43
métodos de, 43
　bioimpedância torácica, 50
　cateter de Swan Ganz, 44
　de Fick, 43
　Doppler esofágico, 50
　ecocardiografia transesofágica, 49
　FloTrac/Vigileo®, 50
　injeção de corante, 44
　não invasivo, 50
　NICO®, 50
　PiCCO®, 50
　termodiluição, 44
DCO (Difusão do Monóxido de Carbono)
　capacidade de, 226
　　aumento da, 227
　　　causas do, 227
　　classificação, 226
　　declínio da, 227
　　　causas do, 227
　　valor normal da, 226
Decúbito
　lateral, 267
　　desvantagens, 267
　　prevenção, 267
　ventilação pulmonar no, 404
　　dorsal, 404
　　lateral, 404
　ventral, 266
　　desvantagens, 266
　　prevenção, 266
Depuração
　da creatinina, 495
　plasmática, 71
　total, 71
Descolamento
　de retina, 640
　　AG no, 640
Desflurano, 20
Desinfecção, 709-712
　definição, 709
　introdução, 710
　　dispositivos médicos, 710
　　　classificação dos, 710
　　métodos de, 710
　　　química, 711
　　　térmica, 710
　　tratamento necessário, 710
　　　nível de, 710
　pré-desinfecção, 709
Desirudina, 563
Despertar
　atraso no, 308
　　condutas, 309
　　definição, 308
　　etiologias, 308
Dexametasona, 252

Dexamyl®, 237
Dextrano(s), 23
Diabetes
　complicações, 552, 523
　　agudas, 552
　　crônicas, 523
　considerações fisiológicas, 551
　diagnóstico do, 552
　　observação, 552
　fisiopatologia, 551
　gestacional, 593
　　conduta, 593
　　consequências ao feto, 593
　　definição, 593
　　fisiopatologia, 593
　hiperglicemia, 551
　　manifestações clínicas da, 551
　implicações anestésicas, 554
　insipidus, 521
　　etiologia, 521
　　manifestações clínicas, 521
　　tratamento, 522
　　　central, 522
　　　nefrogênico, 522
　tratamento, 553
　　controle da hiperglicemia, 554
　　　em ambiente hospitalar, 554
　　a longo prazo, 553
　　descompensação diabética, 553
　　hipoglicemia, 553
　　observações, 554
Diabinese®, 236
Diacetilcolina, 107
Diafragma, 399
Diamicron®, 236
Diazepam
　estrutura química, 85
　posologia, 86
Diclofenaco, 318
Difteria
　falsa, 632
Difusão, 410
Di-Hidralazina, 295
Dinintel®, 237
Dipirona, 318
Diprivan®, 80, 240, 242
Dipyridamole, 160
Disautonomia
　neurovegetativa, 555
　　avaliação clínica, 555
　　　sistema nervoso, 555
　　　　parassimpático, 555
　　　　simpático, 555
　　definição, 555
　　etiologias, 555
　　manifestações clínicas, 555
　　tratamento, 556

765

Disfunção
  diastólica, 336, 337
  sistólica, 336, 337
Disoprivan®, 80, 240, 242
Displasia
  broncopulmonar, 628
Dissecção
  aórtica, 378
    características, 379
    classificação, 379
    complicações, 379
    definição, 378
    etiologia, 379
    indicação cirúrgica, 379
    manifestações clínicas, 379
Dissociação
  da HBO_2, 414
  curva de, 414
Distribuição, 67
  da ventilação pulmonar, 404
    decúbito, 404
      dorsal, 404
      lateral, 404
    posição ortostática, 404
    Trendelenburg, 405
  dos líquidos, 509
    no organismo, 509
  dos opioides, 92
Distrofia
  miotônica, 463
    definição, 463
    efeitos sistêmicos, 463
    implicações anestésicas, 464
    manifestações clínicas, 463
    tratamento, 464
  muscular, 464
    de Duchenne, 464
      definição, 464
      implicações anestésicas, 465
      manifestações clínicas, 465
Distúrbio(s)
  acidobásicos, 529
    acidose, 529, 532
      metabólica, 529
      respiratória, 532
    alcalose, 531, 532
      metabólica, 531
      respiratória, 532
    efeitos sistêmicos dos, 533
      acidose, 533
      alcalose, 533
  dos fatores de coagulação, 572
  eletrolíticos, 509-522
    considerações fisiológicas, 509
      distribuição dos líquidos, 509
      osmolalidade, 509
      osmolaridade, 509
    doenças, 511
      e implicações anestésicas, 511
    regulação dos eletrólitos, 510
      cálcio, 510
      fosfato, 511
      magnésio, 511
      potássio, 510
      sódio, 510
Divisão(ões)
  pulmonares, 397
    pulmão, 398
      direito, 398
      esquerdo, 398
Dobutamina
  ecocardiografia com, 221
    na avaliação, 221
      do risco anestésico, 221
  efeitos, 125, 126
    adversos, 126
    sistêmicos, 125
  indicação, 126
  observação, 126
  posologia, 126
  receptores, 125
Dobutrex®
  efeitos, 125, 126
    adversos, 126
    sistêmicos, 125
  indicação, 126
  observação, 126
  posologia, 126
  receptores, 125
Doença(s)
  Alzheimer de, 466
    definição, 466
    implicações anestésicas, 466
    manifestações clínicas, 466
    tratamento, 466
  associadas à obesidade, 691
    cardiovasculares, 691
    digestório, 692
    farmacológico, 692
    metabólicos, 692
    pulmonares, 692
  da membrana hialina, 628
  de Addison, 549
    implicações anestésicas, 549
    em caso de, 549
  de Parkinson, 465
    definição, 465
    implicações anestésicas, 466
    manifestações clínicas, 465
    tratamento, 465
  e implicações anestésicas, 347, 417, 452, 472, 495, 511, 540, 564, 593, 658
    adenomas hipofisários, 540

aloimunização, 597
aneurisma cerebral, 455
aórticas, 378
  aneurisma, 379
  de cirurgia da aorta, 380
  dissecção aórtica, 378
  outras, 380
artrite reumatoide, 659
asma brônquica, 426
atonia uterina, 600
bronquiectasias, 429
cardiopatia isquêmica, 351
CC, 364
cefaleia pós-parto, 596
cerebral salt wasting syndrom, 522
choque medular, 458
cirrose hepática, 477
complicações pulmonares, 422
  peroperatórias, 422
da hemoglobina, 564
  anemia falciforme, 565
  drepanocitose, 565
  metemoglobinemia, 568
  porfirias, 569
  talassemias, 564
da hemostasia, 571
  carência de vitamina K, 574
  CIVD, 572
  de von Willebrand, 573
  FvW, 573
  hemofilia, 574
  síndrome hemorrágica, 571
  TIH, 575
definições, 495
depuração da creatinina, 495
diabetes, 51, 551, 593
  gestacinal, 593
  insipidus, 521
disautonomia neurovegetativa, 555
doença pulmonar obstrutiva, 429
  implicações anestésicas, 429
DPOC, 423
eclâmpsia, 593
embolia, 373, 597
  do líquido amniótico, 597
  pulmonar, 373
endarterectomia, 384
  carotídea, 384
feocromocitoma, 544
fibrose cística, 427
fístula broncopleural, 434
fraturas, 658
  do fêmur proximal, 658
HAP, 371
hemorragia, 454, 598
  cerebral, 454
  durante a gravidez, 598

HIC, 452
hipercortisolemia, 547
hiperaldosteronismo, 546
hipercalcemia, 517
hipercalemia, 514
hipercapnia, 420
hiperfosfatemia, 519
hipermagnesemia, 518
hipernatremia, 511
hiper-reflexia autonômica, 459
hipertireoidismo, 543
hipocalcemia, 517
hipocalemia, 516
hipocapnia, 420
hipofosfatemia, 520
hipomagnesemia, 519
hiponatremia, 513
hipotireoidismo, 542
hipoxemia grave, 419
HTA, 375
  sistêmica, 375
inalação brônquica, 434
insuficiência, 347, 548
  cardíaca congestiva, 347
  suprarrenal, 548
intoxicação, 421
  por CO, 421
IR crônica, 499
IRA, 497
  pré-renal, 498
  renal, 498
lombalgias, 460
lombociatalgias, 460
neuromusculares, 462
  de Duchenne de Boulogne, 464
  de Steinert, 463
  distrofia, 463, 464
    miotônica, 463
    muscular de Duchenne, 464
  miastenia, 462
  neurodegenerativas, 465
  síndrome miastênica de
    Lambert-Eaton, 463
pancreatite aguda, 481
pneumonias, 430
  intersticiais, 430
pneumotórax, 432
pré-eclâmpsia, 593
rabdomiólise, 505
refluxo gastroesofágico, 476
SARA, 431
SCA, 351
SIADH, 520
síndrome, 522, 547, 549, 550
  carcinoide, 550
  de Cushing, 547
  NEM, 549
  perdedora de sal, 522

tabagismo, 422
tamponamento, 356
TCE, 456
trauma raquimedular, 458
tumores, 481
  de pâncreas, 481
ureia, 496
valvulopatias, 357
específicas, 677
  choque hemorráico, 678
  fratura da pélvis, 678
  pneumotórax, 677
  tamponamento, 678
pediátricas, 627
  e implicações anestésicas, 627
    anomalias da parede
      abdominal, 635
    atresia de esôfago, 633
    broncoaspiração de mecônio, 630
    entubação difícil, 631
    epiglotite, 632
    estenose pilórica, 634
    falsa difteria, 632
    HAP persistente, 629
    hérnia diafragmática
      congênita, 633
    laringite estridulosa, 632
    prematuridade, 627
    síndromes pediátricas, 631
pulmonar, 429
  obstrutiva, 429
    implicações anestésicas, 429
Dolipol®, 236
Domínio
  otorrinolaringológico, 647
    considerações anatômicas do, 647
      faringe, 647
      inervação, 648
      laringe, 647
      músculos laríngeos, 648
      observações, 650
      vascularização, 648
Dopamina
  efeitos, 124, 125
    adversos, 125
    sistêmicos, 124
      cardiovasculares, 124
  indicação, 125
  observação, 125
  posologia, 125
  receptores, 124
Doppler
  esofágico, 50
Dor(es)
  aguda, 316
    pós-operatória, 316
      analgésicos preventivos, 316

casos especiais, 319
  estratégia antálgica, 319
consequências sistêmicas, 316
mecanismo, 316
tratamento, 316
  Acetaminofeno, 317
  AINEs, 317
  ALR, 318
  Dafalgan®, 317
  dipirona, 318
  Novalgina®, 318
  opioides, 318
  outros medicamentos, 319
  Panadol®, 317
  paracetamol, 317
crônica, 320
  considerações gerais, 320
  pós-operatória, 320
  tratamento, 320
    AL, 321
    anticonvulsivantes, 320
    antidepressivos, 320
    bloqueios, 321
    estimulação elétrica, 322
    via de administração epidural, 321
pós-operatória, 97, 645
  opioides na, 97
Dormicum®, 85
Dose-resposta, 74
Down
  síndrome de, 631
DPOC (Doença Pulmonar Obstrutiva
Crônica)
  definição, 423
  epidemiologia, 423
  estável, 425
    tratamento da, 425
  etiologias, 424
    das exacerbações, 424
  evolução natural, 425
  exames complementares, 424
  fisiopatologia, 424
  formas de apresentação, 423
  implicações anestésicas, 425
  manifestações clínicas, 424
  observação, 425
Dreno
  torácico, 435
    na cirurgia torácica, 435
Drepanocitose
  considerações gerais, 565
  definição, 565
  fisiopatologia, 566
  implicações anestésicas, 567
    cirurgia cardíaca, 568
    neurocirurgia, 568
    obstetrícia, 568
  manifestações clínicas, 566

Duchenne
  de Boulogne, 464
  doença de, 464
    definição, 464
    implicações anestésicas, 465
    manifestações clínicas, 465
Dura-máter
  violação da, 173
    cefaleias após, 173
      diagnóstico diferencial, 173
      fisiopatologia, 173
      FR, 173
      manifestações clínicas, 173
      tratamento, 174

E

EAP (Edema Agudo de Pulmão), 344
ECG (Eletrocardiografia), 713-734
  arritmias, 719
    BAV, 720
    bloqueios de ramo, 720
    taquicardias, 721
  considerações gerais, 713
    intervalos eletrocardiográficos, 713
    ondas, 713
  ilustrações, 726
  indicação, 29
  isquemia miocárdica, 30
  leitura do, 714
    metódica, 714
  monitoração, 30
    modos de, 30
  monitoramento, 29
  na avaliação, 220
    do risco anestésico, 220
  sinais eletrocardiográficos, 716
    de algumas doenças, 716
      SCA, 716
      embolia pulmonar, 717
      feixe AV acessório, 718
      hipercalemia, 717
      hipertrofia, 717, 718
        do ventrículo direito, 717
        ventricular esquerda, 718
      hipocalemia, 717
      microvoltagem, 719
      pericardite, 718
      síndrome do intervalo QT longo, 718
  utilização prática, 29
Eclâmpsia
  complicações, 595
  cuidados, 595
  definições, 593
  efeitos sistêmicos, 594
    cardiovascular, 594
    digestório, 594
    hematológico, 595
    placenta-feto, 595
    respiratório, 594
    SNC, 594
    urinário, 594
  exames complementares, 595
  fisiopatologia, 594
  FRs, 594
  implicações anestésicas, 596
  manifestações clínicas, 595
  tratamento, 595
ECMO (Oxigenação Extracorpórea por Membrana), 598
Ecocardiografia
  na avaliação, 221
    do risco anestésico, 221
      com dobutamina, 221
      transtorácica, 221
Ecocardiograma
  transesofágico, 49
    contraindicações, 50
Ecografia
  de estresse, 221
    na avaliação, 221
      do risco anestésico, 221
ECT (Eletroconvulsoterapia)
  contraindicações, 472
    absolutas, 472
    relativas, 472
  estratégia anestésica, 471
  indicação, 471
  princípios de tratamento, 471
Edema
  de Quinckle, 291
Edinger-Westphal
  núcleo de, 120
Edrofônio, 116
EEI (Esfíncter Esofágico Inferior), 473
  efeitos no, 483
    dos agentes anestésicos, 483
Efedrina, 240
  efeitos, 127
    adversos, 127
    sistêmicos, 127
  indicação, 127
  observações, 128
  posologia, 127
  receptores, 127
Efeito(s)
  Bohr, 414
  dos agentes anestésicos, 483
    no EEI, 483
  dos anestésicos, 484
    no FSH, 484
  Haldane, 415
  Raman, 22
  Robin Hood, 448

769

Eisenmenger
  síndrome de, 368
    características, 368
    tratamento, 368
Eixo
  de despolarização, 715
    do coração, 715
      desvio à direita, 716
      desvio à esquerda, 715
  hipotálamo-hipofisário, 537
Ejeção
  sopro de, 361
    holossistólico, 361
Eletrólito(s)
  em pediatria, 623
  regulação dos, 510
    cálcio, 510
    fosfato, 511
    magnésio, 511
    potássio, 510
    sódio, 510
Eliminação
  dos anestésicos, 53
    biotransformação, 53
    via, 53
      cutânea, 53
      pulmonar, 53
Embolia(s)
  aérea, 265
  do líquido amniótico, 597
    diagnóstico, 598
      diferencial, 598
    manifestações clínicas, 598
    tratamento, 598
  gasosas, 469
    posição sentada e, 469
  gordurosa, 668
    exames laboratoriais, 669
    manifestações clínicas, 669
    radiografia do tórax, 669
    tratamento, 669
  paradoxal, 265
  pulmonar, 373
    definição, 373
    etiologia, 373
    exames complementares, 374
    manifestações clínicas, 374
    peroperatória, 375
      condutas, 375
      sinais, 375
    tratamento, 374
    tromboembolismo, 373
      FR para, 373
    sinais eletrocardiográficos da, 717
EMLA® (*Eutectic Mixture of Local Anaesthesics*), 142

Endarterectomia
  carotídea, 384
    complicações, 384
    estratégia anestésica, 384
    indicação cirúrgica, 384
Endocardite
  profilaxia da, 273
    antecedentes e, 274
    cardíacos, 274
Endocrinologia
  anestesia e, 537-556
    doenças, 540
      e implicações anestésicas, 540
    princípios, 537
      anatômicos, 537
      fisiológicos, 537
Endoscopia
  das VAS, 651
    broncoscopia, 652
    esofagoscopia, 652
    microlaringoscopia, 652
      em suspensão, 652
    particularidades, 651
      para o anestesista, 651
    ventilação a jato, 653
Enoxaparina, 160
Enterocolite
  necrosante, 629
Entropy®, 39
Entubação
  difícil, 631
  falha na, 680
    procedimento em caso de, 80
  no controle da VAS, 249, 251
    difícil, 251
    em vigília, 253
      com fibroscópio, 253
    nasotraqueal, 250
    orotraqueal, 250
    traqueal, 250
      complicações da, 250
Epiglotite, 632
EPO (Eritropoietina), 493
Equação
  de Henderson-Hasselbalch, 526
Equilíbrio
  acidobásico, 525-536
    considerações fisiológicas, 525
    diferentes conceitos, 526
      base excess, 527
      equação de Henderson-Hasselbalch, 526
      excesso de base, 527
      teoria de Stewart-Fencl, 527
    distúrbios, 529
      acidose, 529, 532
        metabólica, 529
        respiratória, 532

alcalose, 531, 532
  metabólica, 531
  respiratória, 532
  efeitos sistêmicos dos, 533
  gasometria, 534
    algoritmo, 534
    efeitos da temperatura, 534
    interpretação da, 534
de Starling, 340
Equipamento(s), 21-39, 239
  acesso venoso, 35
    central, 35
  BIS®, 38
  capnometria, 21
  ECG, 29
  em pediatria, 616
    acesso venoso central, 619
    cateteres, 618, 619
      arteriais, 618
      umbilical, 619
    circuitos anestésicos, 616
    laringoscópio, 617
    máscara, 616
      facial, 616
      laríngea, 616
    sonda, 619
      de aspiração traqueal, 619
      nasogástrica, 619
      vesical, 619
    tubo endotraqueal, 617
    ventiladores, 616
  neuroestimulador, 26
  oximetria, 25
  PA, 31, 33
    mensuração da, 31, 33
  potenciais evocados, 39
Equivalente(s)
  metabólicos, 228
Eritrocitaférese, 584
Escala
  de coma, 456
  de Glasgow, 456
Eschmann
  mandril-guia de, 247
    longo, 247
Esclerose
  múltipla, 466
    definição, 466
    implicações anestésicas, 467
    manifestações clínicas, 466
    tratamentos principais, 466
Esforço
  inspiratório, 260
    detecção do, 260
      sensores, 260
        de fluxo inspiratório, 260
        de pressão, 260

  teste de, 221
    na avaliação, 221
      do risco anestésico, 221
Esmeron®, 109, 240
Esmolol, 131, 292, 295
Esofagectomia, 487
Esôfago
  atresia de, 633
    implicações anestésicas, 634
    manifestações clínicas, 633
    tratamento, 634
Esofagoscopia, 652
Espectrometria
  de massa, 22
Espirometria
  padrão, 224, 226
    obstrutivo, 226
      observações, 226
    restritivo, 224
      aprisionamento gasoso, 225
      air trapping, 225
      hiperinsuflação, 225
      insuflação, 225
Esquema(s)
  profiláticos, 273
    válidos, 273
      exemplos de, 273
Estatina(s)
  na cardioproteção, 235
Estenose
  aórtica, 217, 358
    calcificada, 217
  mitral, 216, 360
    com válvula, 216
      calcificada, 216
      flexível, 216
  pilórica, 634
    implicações anestésicas, 635
    manifestações clínicas, 634
    tratamento, 635
  pulmonar, 217
Esterilização, 709-712
  definição, 709
  desinfecção, 709-712
  introdução, 710
    dispositivos médicos, 710
      classificação dos, 710
    métodos de, 711
      a formaldeído, 711
      a vapor de água, 711
      a vapor, 711
      por calor seco, 712
      por irradiação, 712
      por óxido de etileno, 711
      por peróxido de hidrogênio, 711
    tratamento necessário, 710
    nível de, 710
  no pós-parto, 605

Estertor(es)
  bolhosos, 218
  crepitantes, 218
  finos, 218
  grossos, 218
  subcrepitantes, 218
Estimulação
  elétrica, 322
    na dor crônica, 322
      TENS, 322
        da coluna posterior, 323
        dos nervos periféricos, 323
        medular, 323
        observações, 323
  por dupla salva, 28
Estímulo(s)
  sequência de quatro, 27
  único, 27
    contração muscular, 27
Estratégia
  anestésica, 621
    em pediatria, 621
      ALR, 624
      consulta pré-anestésica, 621
      despertar, 623
      eletrólitos, 623
      epidural, 624
      glicólise, 623
      hipotermia, 623
      indução, 622
      infusão, 623
      manutenção, 622
      peridural sacra, 624
      pré-medicação ansiolítica, 622
      raquianestesia, 625
      regras de jejum, 622
  antálgica, 319
    insuficiência, 319
      hepática, 319
      renal, 319
    SAOS, 319
Estresse
  ecografia de, 221
    na avaliação, 221
      do risco anestésico, 221
Esvaziamento
  gástrico, 473
ET CO$_2$ (Pressão Tele-Expiratória de CO$_2$), 22
Etomidato, 240
Etomidato Lipuro®, 82
  contraindicações, 83
  efeitos, 82, 83
    adversos, 83
    sistêmicos, 82
      cardiovasculares, 82
      respiratórios, 82
      SNC, 82
      outros, 82
  estrutura química, 82
  farmacocinética, 82
  indicações, 83
  mecanismo de ação, 82
  posologia, 83
Euphyllin®, 294
Eupressyl®, 295
EVA (Escala Visual Analógica), 317
Exacyl®, 563
Exame(s)
  clínico, 215
    condições, 215
      otorrinolaringológicas, 215
      parâmetros gerais, 215
    sistema, 215
      cardiovascular, 215
      respiratório, 215
  complementares, 219
    cintilografia miocárdica, 221
    ECG, 220
    ecocardiografia, 221
      com dobutamina, 221
      transtorácica, 221
    ecografia de estresse, 221
    função pulmonar, 224
    gasometria arterial, 221
    laboratoriais, 219
    radiografia de tórax, 220
    teste, 221, 224
      de esforço, 221
      de função respiratória, 224
      ergométrico, 221
  preliminar, 675
  pré-hospitalar, 675
    ABCDE, 675
Excesso
  de base, 527
Excreção, 71
  dos opioides, 92
Exercício
  físico, 336
    resposta fisiológica ao, 336
Extubação
  no controle da VAS, 250, 252
  de risco, 252

F

F_A (Fração Alveolar)
  captação alveolar, 56
  efeitos que influenciam a, 57
    2º gás, 57
    aumento do F_I, 57
    concentração do 1º gás, 57
  observações, 57

Faringe
  considerações anatômicas, 647
Farmacocinética
  absorção, 65
  benzodiazepínicos, 85
  biotransformação, 69
  cetamina, 82
  distribuição, 67
  do suxametônio, 107
  dos anestésicos, 56
    por inalação, 56
      F_A, 56
      F_I, 56
  dos curares, 109
    não despolarizantes, 109
  etomidato, 82
  excreção, 71
  metabolismo, 69
  perfil do medicamento, 71
    cinética de 1ª ordem, 71
      e ordem zero, 72
    depuração plasmática total, 71
    modelos compartimentais, 72
  propofol, 80
  tiopental, 77
  tolerância, 76
Farmacodinâmica
  agonistas, 73
    parcial, 74
  antagonistas, 73
    competitivo, 74
    não competitivo, 74
  curva, 74
    concentração-resposta, 74
  dose-resposta, 74
  receptores, 74
    dessensibilização, 74
    down regulation, 74
    hipersensibilização, 74
    up regulation, 74
  tolerância, 76
Farmacogenética
  dos opioides, 93
Farmacologia, 65-76
  do sugammadex, 117
  dos opioides, 91
    absorção, 92
    distribuição, 92
    excreção, 92
    farmacogenética, 93
    metabolismo, 92
  efeitos colaterais, 76
    dos medicamentos, 76
  em pediatria, 613
    curares, 614
    halogenados, 614
    hipnóticos, 614
    opioides, 614
    posologia, 615
      de alguns medicamentos, 615
  farmacocinética, 65
    absorção, 65
    biotransformação, 69
    distribuição, 67
    excreção, 71
    metabolismo, 69
    perfil do medicamento, 71
      cinética de 1ª ordem, 71
        e ordem zero, 72
      depuração plasmática total, 71
      modelos compartimentais, 72
  farmacodinâmica, 73
    agonistas, 73
    antagonistas, 73
    curva, 74
      concentração-resposta, 74
    dose-resposta, 74
    receptores, 74
  princípios gerais, 65
Fastrach™, 247
Fator(es)
  de coagulação, 572
  distúrbios dos, 572
FC (Frequência Cardíaca), 43
FCF (Frequência Cardíaca Fetal)
  basal, 591
  mudanças da, 591
    com relação às contrações, 591
  variabilidade da, 591
    fisiológica, 591
Fechamento
  volume de, 416
Feixe
  AV, 718
    acessório, 718
      tratamento, 719
Femprocumona, 161
Fêmur
  proximal, 658
    fraturas do, 658
      implicações anestésicas, 659
Fenergan®, 291
Fenilefrina, 240
  efeitos, 127
    adversos, 127
    sistêmicos, 127
  indicação, 127
  observação, 127
  posologia, 127
  receptor, 127
Fentanil, 100, 240
Fentolamina, 295
  efeitos, 129
    adversos, 129
    sistêmicos, 129

indicações, 129
posologia, 129
receptores, 129
Feocromocitoma
cirurgia do, 545
estratégia anestésica na, 545
considerações gerais, 544
manifestações clínicas, 545
tratamento, 545
FGF (Fluxo de Gás Fresco), 7
FGR (Filtração Glomerular Renal), 61, 79, 492
F_I (Fração Inspirada), 56
Fibra(s)
nervosas, 157
Fibrinólise, 559
Fibroscópio, 247
entubação com, 253
em vigília, 253
Fibrose
cística, 427
definição, 427
evolução natural, 428
exames complementares, 428
fisiopatologia, 427
implicações anestésicas, 428
manifestações clínicas, 428
observação, 428
tratamento, 428
Fick
método de, 43
Fígado
anatomia, 473
funções metabólicas, 474
albumina, 475
bile, 476
bilirrubina, 475
vascularização, 474
Fisostigmina, 116
Fístula
arterial, 217
broncopleural, 434
Flagyl®, 273, 275
Flexor(es)
anestesia dos, 186
circular, 186
FloTrac/Vigileo®, 42, 50
Fluindiona, 160
Flumazenil
efeitos adversos, 87
indicação, 86
posologia, 86
Fluxo
inspiratório, 260
sensores de, 260
na detecção, 260
do esforço inspiratório, 260

venoso, 266
jugular, 266
obstrução do, 266
Fondaparinux, 561
Fontan
cirurgia de, 393
Fosfato
regulação do, 511
Fossa
poplítea, 211
bloqueio ciático na, 211
guiado por ultrassonografia, 211
posterior, 469
cirurgia da, 469
peculiaridades da, 469
Fragmin®, 160
Frank-Starling
curva de, 336, 350
mecanismo de, 347
Fratura(s)
do fêmur, 658
proximal, 658
implicações anestésicas, 659
Fraxiparina®, 160
Fraxodi®, 160
Frequência
respiratória, 260
FRs (Fatores de Risco)
da atonia uterina, 600
da eclâmpsia, 594
da pré-eclâmpsia, 594
de atonia uterina, 600
de cefaleias, 173
após raquianestesia, 173
após violação, 173
da dura-máter, 173
de complicações, 423
pulmonares, 423
de eclâmpsia, 593
de laringospasmo, 303
de lesões nervosas, 268
peroperatórias, 268
de pré-eclâmpsia, 593
para tromboembolismo, 373
FSC (Fluxo Sanguíneo Cerebral), 79, 447
autorregulação cerebral, 448
observações a respeito da, 448
FSH (Fluxo Sanguíneo Hepático), 79
efeitos no, 484
dos anestésicos, 484
FSH (Hormônio Folículo-Estimulante), 537
FSR (Fluxo Sanguíneo Renal), 61, 79
Função(ões)
cardiovascular, 345
efeitos na, 345
da anestesia, 345

diastólica, 336, 337
do néfron, 493
  alça de Henle, 494
  TCD, 494
  TCP, 494
  tubo coletor, 494
metabólicas, 401, 474
  do fígado, 474
  do pulmão, 401
miocárdica, 334
  fatores determinantes da, 334
    observações, 335
pulmonar, 423
  impacto da cirurgia na, 423
    abdominal alta, 423
    torácica, 423
respiratória, 484
  repercussões na, 484
    da cirurgia abdominal, 484
sistólica, 336
teste de, 224
  pulmonar, 224
  respiratória, 224
FV (Fibrilação Ventricular), 680
FvW (Fator de Von Willebrand), 558
  implicações anestésicas, 573

G

GABA (Ácido Gama-Aminobutírico), 77
Gabapentina, 319, 320
Garrote
  consequências, 666
  contraindicações, 667
Gás(es)
  abastecimento de, 14, 17
    motor e, 17
    sistema de, 14
  alveolares, 411
    equação dos, 411
  injeção de, 640
    na cirurgia oftálmica, 640
  sanguíneos, 534
    análise dos, 534
    mensuração dos, 534
      efeitos da temperatura na, 534
Gasometria
  algoritmo, 534
  interpretação da, 534
    compensação dos distúrbios, 536
      mistos, 536
      primários, 536
    excesso de base, 535
    lacuna, 536
      aniônica, 536
      osmolar, 536
    $PaCO_2$, 535
    pH, 535

arterial, 221
  na avaliação, 221
    do risco anestésico, 221
efeitos da temperatura, 534
  na mensuração, 534
    dos gases sanguíneos, 534
    do pH, 534
Gastrosquise, 636
Gelatina(s), 283
Gelofusine, 283
Génésérine®, 116
GH (Hormônio do Crescimento), 538
GHRH (Hormônio Liberador do Hormônio do Crescimento), 537
Ginecologia
  e anestesia, 587-606
    doenças, 593
      e implicações anestésicas, 593
    princípios fisiológicos, 587
Glândula
  suprarrenal, 538
    aldosterona, 538
    sistema renina-angiotensina, 538
Glasgow
  escala de coma de, 456
Glicemia
  no recém-nascido, 613
Glicopirrolato, 135
Glicose
  5%, 282
  em pediatria, 623
Glidescope®, 244
Glubay®, 236
Glucidoral®, 236
Glucinan®, 236
Glucophage®, 236
Glutril®, 236
GnRH (Hormônio Liberador de Gonadotrofina), 537
Granulócito(s)
  concentrados de, 580
    por aférese, 580
Gravidez
  a termo, 587
    consequências sistêmicas da, 587
      cardiovascular, 587
      digestório, 588
      observações, 588
      renais, 588
      respiratória, 587
      sangue, 588
      SNC, 588
  hemorragia durante a, 598
    etiologia das, 598
      do 1º trimestre, 598
      do intraparto, 599
      do pós-parto, 599

do pré-parto, 599
  observações, 599
 intervenção cirúrgica na, 605
Grupo(s)
 sanguíneos, 575
  diferentes, 576
   prevalência dos, 576
  laboratório, 576
   compatibilidade, 577
   crossmatch, 577
   determinação, 576
   observação, 577
   PAI, 576
   screen, 576

H

Haemaccel, 283
Hagen-Poiseuille
 lei de, 15
Haldane
 efeito, 415
Halogenado(s)
 considerações gerais, 59
 contraindicações, 61
 e altitude, 703
 efeitos, 60, 61
  adversos, 61
   hepatite por halotano, 62
   hipertermia maligna, 61
   nefrotoxicidade, 61
  sistêmicos, 60
   cardiovasculares, 60
   outros, 61
   respiratórios, 60
   SNC, 60
 em pediatria, 614
Halotano
 hepatite por, 62
Hamburguer
 fenômeno de, 415
  deslocamento de cloretos, 415
HAP (Hipertensão Arterial
 Pulmonar), 216
 definições, 371
 etiologia, 371
 implicações anestésicas, 372
 manifestações clínicas, 371
 persistente, 629
  do recém-nascido, 629
   tratamento, 630
 tratamento, 372
HBAE (Hemibloqueio Anterior
 Esquerdo), 721
HBO_2
 dissociação da, 414
  curva de, 414

HBPM (Heparina Fracionada de Baixo
 Peso Molecular)
 Clexane®, 160
 Clivarin®, 160
 dalteparina, 160
 enoxaparina, 160
 Fragmin®, 160
 Fraxiparina®, 160
 Fraxodi®, 160
 Innohep®, 160
 Lovenox®, 160
 nadroparina, 160
 reviparina, 160
 tinzaparina, 160
HEA (Hidroxietilamidos), 283
Hematologia
 e anestesia, 557-585
  doenças, 564
   e implicações anestésicas, 564
  princípios, 557
   anatômicos, 557
   fisiológicos, 557
Hemibloqueio
 posterior, 721
 esquerdo, 721
Hemodiluição
 normovolêmica, 584
Hemofilia
 implicações anestésicas, 574
Hemoglobina, 557
 doenças da, 564
  anemia falciforme, 565
  drepanocitose, 565
  metemoglobinemia, 568
  porfirias, 569
  talassemias, 564
 e transporte, 413
  de O_2, 413
   curva de dissociação da HBO_2, 414
   efeito Bohr, 414
Hemorragia
 cerebral, 454
  etiologia, 454
  implicações anestésicas, 454
  manifestações clínicas, 454
 durante a gravidez, 598
  etiologia das, 598
   do 1º trimestre, 598
   do intraparto, 599
   do pós-parto, 599
   do pré-parto, 599
   observações, 599
 intracraniana, 328
Hemostasia
 doenças da, 571
  carência de vitamina K, 574
  CIVD, 572

de von Willebrand, 573
FvW, 573
hemofilia, 574
síndrome hemorrágica, 571
TIH, 575
etapas da, 558
coagulação, 559
fibrinólise, 559
primária, 558
exames complementares, 559
ACT, 560
TCA, 559
tempo, 559, 560
de *quick*, 559
de sangramento, 560
de trombina, 560
TP, 559
tromboelastograma, 560
TTPA, 559
medicamentos envolvidos na, 561
ácido tranexâmico, 563
antifator Xa oral, 561
antifator Xa oral, 561
direto, 561
aprotinina, 563
Arixtra®, 561
Cyklokapron®, 563
dabigatran, 562
danaparoide sódico, 562
desirudina, 563
Exacyl®, 563
fondaparinux, 561
heparina, 561
lepirudina, 563
Orgaran®, 562
Pradaxa®, 562
Refludan®, 563
Revasc®, 563
Trasylol®, 563
vitamina K, 562
antagonistas da, 562
Hemovigilância, 585
Henderson-Hasselbalch
equação de, 526
Henle
alça de, 491, 494
Heparina Choay®, 160
Heparina, 561
não fracionada, 160
Heparina Choay®, 160
Liquemine®, 160
Hepatite
por halotano, 62
Hérnia
diafragmática, 633
congênita, 633

manifestações clínicas, 633
tratamento, 633
HFJV (*High Frequency Jet Ventilation*), 653
HIC (Hipertensão Intracraniana)
complicações, 452
implicações anestésicas, 453
manifestações clínicas, 452
tratamento, 453
Hidratação
venosa, 281
vigorosa, 281
teste de, 281
Hidrocortisona, 252
hemissuccinato de, 294
Hidrocortisona® Upjohn, 294
Hidromorfona, 99, 317
Hiperacorticolemia
corticoterapia, 548
de longa duração, 548
desmame da, 548
prolongada, 548
estratégia anestésica na, 548
etiologia, 547
manifestações clínicas, 547
Hiperaldosteronismo
etiologia, 546
manifestações clínicas, 547
secundário, 547
cirurgia do, 547
estratégia anestésica na, 547
Hipercalcemia
etiologia, 516
manifestações clínicas, 517
tratamento, 517
Hipercalemia
etiologia, 514
manifestações clínicas, 515
sinais eletrocardiográficos da, 717
tratamento, 515
Hipercapnia
efeitos sistêmicos, 420
cardiovasculares, 420
digestório, 421
metabolismo, 421
neurológicas, 420
observações, 421
pulmonares, 420
renais, 420
Hiperfosfatemia
etiologia, 519
manifestações clínicas, 519
tratamento, 519
Hiperglicemia
controle da, 554
em ambiente hospitalar, 554
manifestações clínicas da, 551

777

Hipermagnesemia
  etiologia, 518
  manifestações clínicas, 518
  tratamento, 518
Hipernatremia
  etiologia, 511
  implicações anestésicas, 513
  manifestações clínicas, 512
  tratamento, 512
Hiper-reflexia
  autonômica, 459
    definição, 459
    implicações anestésicas, 460
    manifestações clínicas, 459
    mecanismo, 459
Hipertermia
  maligna, 61, 108, 295
    considerações gerais, 295
    definição, 295
    diagnóstico, 296
    fisiopatologia, 295
    manifestações clínicas, 295
    paciente com susceptibilidade
      para, 297
      estratégia anestésica para, 297
    tratamento, 296
Hipertireoidismo
  cirurgia da tireoide, 544
    estratégia anestésica da, 544
  crise tireotóxica, 543
    manifestações clínicas, 543
  etiologias, 543
  manifestações clínicas, 543
    observação, 543
  tratamento, 544
Hipertrofia
  sinais eletrocardiográficos da, 717
    do ventrículo direito, 717
    ventricular esquerda, 718
Hipervolemia, 217
Hipnótico(s)
  em pediatria, 614
Hipocalcemia
  etiologia, 517
  manifestações clínicas, 518
  tratamento, 518
Hipocalemia
  etiologia, 516
  manifestações clínicas, 516
  sinais eletrocardiográficos da, 717
  tratamento, 516
Hipocapnia
  efeitos sistêmicos, 420
    cardiovasculares, 420
    digestórios, 421
    metabolismo, 421
    neurológicas, 420
    observações, 421

    pulmonares, 420
    renais, 420
Hipófise
  cirurgia da, 470
    peculiaridades da, 470
Hipofosfatemia
  etiologia, 520
  manifestações clínicas, 520
  tratamento, 520
Hipoglicemia
  tratamento da, 553
Hipomagnesemia
  etiologia, 519
  manifestações clínicas, 519
  tratamento, 519
Hiponatremia
  classificação, 513
  manifestações clínicas, 513
  tratamento, 514
Hipotensão
  arterial, 297
    peroperatória, 297
      definição, 297
      etiologia, 297
      tratamento, 298
Hipotermia, 629
  em pediatria, 623
  peroperatória, 298
    aspectos gerais, 298
    definição, 298
    e AG, 299
    e peridural, 299
    efeitos sistêmicos, 299
      cardiovasculares, 299
      farmacológicos, 300
      hematológicos, 300
      hepáticos, 300
      nefrológicos, 300
      outros, 300
      SNC, 299
    prevenção, 300
Hipotireoidismo, 542
  coma mixedematoso, 542
    fatores favorecedores, 542
    manifestações clínicas, 542
  etiologias, 542
  implicações anestésicas, 542
  manifestações clínicas, 542
  tratamento, 542
Hipovolemia
  peroperatória, 277-284
    considerações gerais, 277
    manifestação da, 277
      exames complementares, 278
      sinais clínicos, 277
    reposição de líquidos, 278
      3º compartimento, 280

estimativa das perdas sanguíneas, 280
teste de hidratação venosa, 281
volume de cristaloides, 279
solutos de reposição, 281
coloides, 282
cristaloides, 281
escolha do, 284
Hipoxemia
grave, 419
crônica, 420
consequências da, 420
efeitos sistêmicos, 419
etiologias, 419
mecanismos de compensação, 419
oxigenação pré-operatória, 420
métodos para melhorar a, 420
peroperatória, 301
condutas, 302
definição, 301
etiologia, 301
manifestações clínicas, 301
na SRPA, 302
condutas, 302
etiologias, 302
oxigenação peroperatória, 302
meios para aumentar a, 302
Hormônio(s)
meia-vida de, 539
tireoidianos, 539
HTA (Hipertensão Arterial), 216, 217
peroperatória, 294
condutas, 294
definição, 294
etiologia, 294
sistêmica, 375
aspectos gerais, 375
complicações, 377
considerações fisiológicas, 376
definição, 375
etiologias, 376
implicações anestésicas, 377
condutas peroperatórias, 378
consulta pré-operatória, 377
estratégia anestésica, 377
indução, 378
paciente hipertenso antes da, 378
pré-medicação, 377
tratamento, 377
Hunt e Hess
classificação de, 455
do aneurisma cerebral, 455
Hydrocortancyl®, 291
Hynomidate®, 240
Hypnomidate®, 82
Hypnovel®, 85

I

IASP (*International Association for the Study of Pain*), 313
Ibuprofeno, 318
IC (Índice Cardíaco), 43
ICC (Insuficiência Cardíaca Congestiva)
ALR e, 351
compensação, 347
mecanismos de, 347
definição, 347
epidemiologia, 347
etiologia, 347
fisiopatologia, 348
implicações anestésicas, 349
manifestações clínicas, 348
classificação NYHA, 348
direita, 348
esquerda, 348
tratamento, 348
agudo, 349
crônico, 349
Ilustração(ões)
de ECG, 726
IM (Insuficiência Mitral), 216, 217, 358, 360
Implantação
do cimento, 667
síndrome da, 667
fisiopatologia, 668
medidas preventivas, 668
Implicação(ões)
anestésicas, 96
dos opioides, 96
dor pós-operatória, 97
utilização intraoperatória, 96
Imunossupressão, 583
Inalação
anestésicos por, 53-64
halogenados, 59
considerações gerais, 59
contraindicações, 61
efeitos, 60, 61
adversos, 61
sistêmicos, 60
N_2O, 62
considerações gerais, 62
contraindicações, 63
efeitos, 62, 63
adversos, 63
sistêmicos, 62
princípios gerais, 53
CAM, 54
eliminação, 53
farmacocinética dos, 55
xenônio, 63

brônquica, 434
    complicações, 434
    tratamento, 434
Índice
    de Tiffeneau, 224
    SNAP®, 39
Indução
    em sequência rápida, 671, 679
        em meio extra-hospitalar, 679
            benefício, 679
            indicações, 679
            protocolo, 679
        intra-hospitalar, 671
            indicação, 671
            observação, 672
            procedimento, 671
Inervação, 648
    motora, 649
    sensitiva, 649
Infância
    bicuspidia aórtica na, 366
        sintomática, 366
            características, 366
            tratamento, 366
Infarto
    complicações do, 352
    pós-operatório, 356
    tratamento após, 353
        crônico, 353
Infecção(ões), 629
    peroperatórias, 271-276
        prevenção de, 271-276
            antibioticoprofilaxia, 271
            profilaxia da endocardite, 273
Infravermelho
    absorção de, 22
Inibidor(es)
    da aceticolinesterase, 115
        contraindicações, 116
            a antagonização, 116
                da curarização, 116
        edrofônio, 116
        fisostigmina, 116
        Génésérine®, 116
        indicações, 115
        Mestinon®, 116
        neostigmina, 116
        piridostigmina, 116
        Prostigmin®, 116
Injeção
    de corante, 44
        na mensuração do DC, 44
    de gás, 640
Innohep®, 160
Instabilidade
    hemodinâmica, 266

Insuficiência
    aórtica, 217, 359
    cardíaca, 217
        direita, 217
        esquerda, 217
    hepática, 319, 479
        estratégia, 319, 479
            anestésica, 479
            antálgica, 319
    suprarrenal, 548
        crise addisoniana, 549
        doença de Addison, 549
            implicações anestésicas em caso
                de, 549
        etiologia, 548
        manifestações clínicas, 549
Insuflação, 257
    constante de tempo, 258
    Tau, 258
Integrilin®, 233
Intervalo(s)
    eletrocardiográficos, 713
        complexo QRS, 713
        PR, 714
        QT, 714
    QT, 718
        longo, 718
            síndrome do, 718
Intervenção
    cirúrgica, 605
        na gravidez, 605
    planejada, 274
        natureza da, 274
        e antibioprofilaxia, 274
Iodo
    alergia ao, 291
    conceito errôneo, 291
IR (Insuficiência Renal)
    crônica, 499
        classificação da, 499
            de acordo com o grau de FGR,
                499
        definição, 499
        efeitos sistêmicos, 500
        etiologia, 499
        fisiopatologia, 500
        tratamento, 500
            indicação à diálise, 501
            técnicas de diálise, 501
    estratégia, 319
        antálgica, 319
    implicações anestésicas da, 502
        agentes anestésicos, 503
            intravenosos, 503
        avaliação pré-operatória, 502
        curares, 503
        equipamentos, 503

manutenção, 504
observações, 504
opiáceos, 503
pré-medicação, 502
recuperação, 504
IRA (Insuficiência Renal Aguda)
condutas, 498
de origem renal, 498
e pré-renal, 498
diferença entre, 498
definição, 497
etiologia, 497
observações, 497
Isoprenalina, 292
Isoproterenol
efeitos, 126
adversos, 126
sistêmicos, 126
indicação, 126
observação, 126
posologia, 126
receptores, 126
Isoptin®, 293
Isquemia
miocárdica, 30, 353
crônica, 353
tratamento crônico após, 353
no ECG, 30
ISRS (Inibidores Seletivos da Recaptação de Serotonina), 99, 320
Isuprel®, 292
efeitos, 126
adversos, 126
sistêmicos, 126
indicação, 126
observação, 126
posologia, 126
receptores, 126
ITSVD (Índice de Trabalho Sistólico do Ventrículo Direito), 43
ITSVE (Índice de Trabalho Sistólico do Ventrículo Esquerdo), 43
Ivy
método de, 560

J

Jejum
pré-operatório, 235, 237
adultos, 237
crianças, 237
regras de, 622
Joelho
artroscopia do, 663
Junção
neuromuscular, 103

K

Kardégic®, 160
Kefzol®, 273, 275, 276
Ketalar®, 83, 240, 319
Klippel Feil
síndrome de, 632
Krenosin®, 292

L

Labetalol, 130
Lambert-Eaton
síndrome miastênica de, 463
definição, 463
implicações anestésicas, 463
manifestações clínicas, 463
Lâmina(s)
de laringoscópio, 243
curva, 243
de Macintosh, 243
de McCoy, 243
reta, 243
de Miller, 243
Lanexato®
efeitos adversos, 87
indicação, 86
posologia, 86
Laparoscopia
complicações, 486
contraindicações, 485
estratégia anestésica, 485
problemas do procedimento, 486
específicos, 486
vantagens, 485
Laparotomia
complicações cirúrgicas, 485
estratégia anestésica, 484
Laringe
considerações anatômicas, 647
Laringite
estridulosa, 632
Laringoscópio
em pediatria, 617
lâminas de, 243
curva, 243
de Macintosh, 243
de McCoy, 243
reta, 243
de Miller, 243
óptico, 243
Airtraq®, 243
Laringospasmo
definição, 303
FR, 303
manifestações clínicas, 303
observações, 304

prevenção, 303
tratamento, 303
Laroxyl®, 320
Laser (Light Amplification by Stimulated Emission of Radiation)
efeitos colaterais, 654
estratégia anestésica, 654
incêndio do tubo, 655
conduta em caso de, 655
princípio, 653
tipos de, 654
LCR (Líquido Cefalorraquidiano), 321, 445
Lei
de Boyle, 224
de Hagen-Poiseuille, 15
Leitura
do ECG, 714
metódica, 714
Lepirudina, 563
Leriche
síndrome de, 380
Lesão(ões)
de câncer pulmonar, 435
avaliação pré-operatória, 435
considerações na, 435
de queimadura, 672, 674
gravidade das, 672
sistêmicas, 674
cardiovasculares, 674
metabolismo, 675
renais, 674
respiratórias, 674
sistema, 674, 675
digestório, 674
hematológico, 675
nervosas, 265-270
associadas, 265-270
posições peroperatórias, 265-270
periféricas, 266
peroperatórias, 268
FR, 268
localização, 268
mecanismo de, 268
prevenção, 269
Levobupivacaína, 142
LH (Hormônio Luteinizante), 537
Lidocaína, 141, 174, 292, 294
Limiar
inspiratório, 260
detecção do, 260
sensores, 260
de fluxo inspiratório, 260
de pressão, 260
Liquemine®, 160

Líquido(s)
amniótico, 597
embolia do, 597
diagnóstico, 598
diferencial, 598
manifestações clínicas, 598
tratamento, 598
no organismo, 509
distribuição dos, 509
reposição de, 278
3º compartimento, 280
estimativa das perdas sanguíneas, 280
teste de hidratação venosa, 281
volume de cristaloides, 279
Litotomia
posição de, 267
desvantagens, 267
prevenção, 267
Lobectomia
com ressecção, 440
de manga de brônquio, 440
de grosso calibre, 440
pulmonar, 440
Lombalgia(s)
etiologias, 460
exame clínico, 460
implicações anestésicas, 461
tratamento, 461
Lombo
bloqueio do, 188
pléxico, 188
posterior, 188
bloqueio do, 188
Lombociatalgia(s)
etiologias, 460
exame clínico, 460
implicações anestésicas, 461
tratamento, 461
Lopresor®, 234
Lopressor®, 234, 235
Lovenox®, 160
Loxen®, 295
LPA (Limite de Pressão Ajustável)
válvula, 18
Lucofene Forte®, 237
Lyrica®, 319, 320
Lysthénon®, 107, 240

M

Macintosh
lâmina de, 243
curva, 243
Magnésio
regulação do, 511
Mallampati
índice de, 215

Mandril(is), 247
Manguito
 rotador, 664
 ruptura do, 664
Manobra
 de capacidade vital, 264
 de Rashkind, 393
 de recrutamento, 264
 de Valsalva, 345
Mapleson
 circuitos de, 8
  A, 8
  B, 9
  C, 9
  D, 9
  E, 9
  F, 10
Marcaína®, 174
Marca-Passo(s), 393
 assíncronos, 394
 disfunções, 395
  etiologia das, 395
 indicações, 394
  exemplos de, 394
 paciente portador de, 395
  avaliação do, 395
 precauções peroperatórias, 395
 sincrônicos, 394
Marcoumar®, 161
Máscara
 de Schimmelbush, 8
 facial, 617
  em pediatria, 616
 laríngea, 242, 246, 616
  AG com, 242
   indução, 242
   manutenção, 242
   recuperação, 242
  em pediatria, 616
  no controle das VAS, 246
   contraindicações, 246
 permeável, 8
Massa
 espectrometria de, 22
McCoy
 lâmina de, 243
MCE (Massagem Cardíaca Externa), 680
Mecônio
 broncoaspiração de, 630
 tratamento, 631
Mediastinoscopia, 440
Medicação
 ansiolítica, 236
  contraindicações, 236
Medicamento(s), 240
 administrados, 645
  por via ocular, 645
   efeitos sistêmicos de, 645

anestésicos, 589
 barreira placentária e, 589
 efeitos dos, 76
  colaterais, 76
 envolvidos na hemostasia, 561
  ácido tranexâmico, 563
  antifator Xa oral, 561
   direto, 561
  aprotinina, 563
  Arixtra®, 561
  Cyklokapron®, 563
  dabigatran, 562
  danaparoide sódico, 562
  desirudina, 563
  Exacyl®, 563
  fondaparinux, 561
  heparina, 561
  lepirudina, 563
  Orgaran®, 562
  Pradaxa®, 562
  Refludan®, 563
  Revasc®, 563
  Trasylol®, 563
  vitamina K, 562
   antagonistas da, 562
 perfil farmacocinético do, 71
  cinética de 1ª ordem, 71
  e ordem zero, 72
  depuração plasmática total, 71
 posologia de alguns, 615
  em pediatria, 615
   analgésicos pós-operatórios, 615
   anestésicos, 615
   antibióticos, 616
   antieméticos, 616
   pré-medicação, 615
 pré-operatórios, 236
  interrupção dos, 236
Medula
 espinal, 450
  fisiologia da, 450
   motricidade, 451
   propriocepção inconsciente, 451
   sensibilidade, 450
  vascularização da, 450
Mefenacid, 318
Membrana
 hialina, 628
  doença da, 628
Membro
 inferior, 188, 192
  bloqueios do, 188
   pléxicos, 188
   tronculares, 192
 superior, 177
  bloqueios do, 177
   pléxicos, 177
   tronculares, 181

783

Mensuração
  da PA, 31
    PANI, 31
    invasiva, 32
  do DC, 43
    métodos de, 43
      bioimpedância torácica, 50
      cateter de Swan Ganz, 44
      de Fick, 43
      Doppler esofágico, 50
      ecocardiograma
        transesofágico, 49
      FloTrac/Vigileo®, 50
      injeção de corante, 44
      não invasivo, 50
      NICO®, 50
      PiCCO®, 50
      termodiluição, 44
Meperidina, 98
Mephamesone®, 252
MEPP (*Mini Endplate Potential*/Potencial em Miniatura), 103
Mergulhador(es)
  oximetria na, 26
Mestinon®, 116
Metabolismo, 69
  aeróbico, 412
  anaeróbio, 413
  dos opioides, 92
  na pediatria, 613
    glicemia, 613
    temperatura, 613
Metadona, 99
Metemoglobina
  oximetria na, 26
Metemoglobinemia
  consequência, 569
  diagnóstico, 569
  etiologia, 568
  implicações anestésicas, 569
  tratamento, 569
Metilprednisolona, 252
Metronidazol, 275
Miastenia
  definição, 462
  implicações anestésicas, 462
  manifestações clínicas, 462
  tratamento, 462
Microlaringoscopia
  em suspensão, 652
Microvoltagem, 719
Midozalam
  estrutura química, 85
  posologia, 86
MIF (Fator Inibidor da Liberação de MSH), 537

Miller
  lâmina de, 243
  reta, 243
Mini Sintrom®, 160
Miocárdio
  e circulação, 609
    do recém-nascido, 609
Mistura
  hipóxica, 16
    administração de, 16
    prevenção de, 16
Mivacron®, 109, 240
Mivacúrio, 109, 240
Modelo(s)
  compartimentais, 72
Moderatan®, 237
Modo(s)
  de ventilação, 260
    a jato, 262
    mandatório intermitente, 261
    pressão, 261
      controlada, 261
      de suporte, 261
      volume controlado, 261
Monitoração
  fetal, 590
    CTG, 591
    pH fetal, 592
  modos de, 30
    pelo ECG, 30
Monitoramento
  pelo ECG, 30
Morfina, 317
Morte
  encefálica, 697-701
    definição, 697
    diagnóstico, 697
    e anestesia, 697-701
      para coleta de órgãos, 697-701
    exame, 697, 698
      clínico, 697
      complementares, 698
    fisiologia, 698
      manifestações, 698
        cardiovasculares, 698
        endócrinas, 699
        hematológicas, 699
        respiratórias, 698
Motricidade, 451
MSH (Hormônio Melanócito Estimulante), 537
Murmúrio
  respiratório, 218
  vesicular, 218
Músculo(s)
  laríngeos, 648

N

N₂ (Nitrogênio), 62
N₂O (Óxido Nitroso)
  considerações gerais, 62
  contraindicações, 63
  efeitos, 62, 63
    adversos, 63
    sistêmicos, 62
      cardiovasculares, 62
      outros, 63
      respiratórios, 62
      SNC, 62
N₂O₂ (Dióxido de Nitrogênio), 62
NA (Noradrenalina)
  efeitos, 124
    adversos, 12
    sistêmicos, 124
  indicações, 124
  posologia, 124
  receptores, 124
NaCl
  0,9%, 282
  3%, 282
Nadroparina, 160
Nalbufina, 100
  orpha®, 100
Naloxona
  efeitos adversos, 101
  indicações, 100
  posologia, 101
Narcan®
  efeitos adversos, 101
  indicações, 100
  posologia, 101
Narcotrend®, 39
Néfron
  funções do, 493
    alça de Henle, 494
    TCD, 494
    TCP, 494
    tubo coletor, 494
Nefrotoxicidade, 61
NEM (Neoplasia Endócrina Múltipla)
  síndrome, 549
    I, 549
    IIA, 550
    IIB, 550
Neostigmina, 116, 294
Neo-Synephrine®, 240
  efeitos, 127
    adversos, 127
    sistêmicos, 127
  indicação, 127
  observação, 127
  posologia, 127
  receptor, 127

Nepresol®, 295
Nervo(s)
  bloqueio do, 189, 192, 194, 196, 197
    ciático, 196
      na fossa poplítea, 196
    femoral, 192, 194
      cutâneo lateral, 194
    isquiático, 189
      na perna, 189
    obturatório, 194
    safeno, 197
  lesão no, 268, 269
    mecanismo de, 268, 269
      ciático, 269
      femoral, 269
      fibular comum, 269
      radial, 269
      safeno, 269
      ulnar, 268
  periféricos, 323
    estimulação dos, 323
      na dor crônica, 323
Nesacaína®, 174
Nesdonal®, 77, 240
Neuroanestesia
  especificações da, 467
    craniotomia, 467
    ECT, 471
    neuroproteção, 467
    peculiaridades dos
      procedimentos, 469
      da fossa posterior, 469
      da hipófise, 470
      estereotáxica, 470
      na coluna vertebral, 470
      neurorradiologia, 470
      posição sentada, 469
      e embolias gasosas, 469
Neurocirurgia
  na posição sentada, 265
  potenciais complicações, 265
Neuroestimulação
  aspectos técnicos, 176
  modos de, 27
    contagem pós-tetênica, 28
    contração tetânica, 28
    estimulação, 8
      por dupla salva, 28
    estímulo único, 27
      contração muscular, 27
    sequência de quatro estímulos, 27
  procedimento, 177
    observações gerais, 177
Neuroestimulador, 26
  neuroestimulação, 27
    modos de, 27

Neuropatia
  pós-operatória, 270
    conduta na, 270
Neuroproteção, 467
Neurorradiologia
  peculiaridades da, 470
Neurotin®, 319, 320
Neurotransmissor(es)
  estruturados, 120
Nicardipina, 295
NICO® (*Non-Invasive Cardiac Output*), 42,50
Nimbex®, 109, 240
Nipride®, 295
Nitroglicerina, 295
Nitroprussiato
  de sódio, 295
NO (Óxido Nítrico), 62
Norcuron®, 109, 240
Novalgina®, 318
NTA (Necrose Tubular Aguda), 497, 505
Núcleo
  de Edinger-Westphal, 120
Nurofen®, 318
NVPO (Náuseas e Vômitos Pós-Operatórios)
  aspectos gerais, 305
  condutas, 307
  farmacologia, 307
  fisiologia, 306
  observações, 307
NYHA (*New York Heart Association*)
  classificação, 348
    da insuficiência cardíaca, 348

O

O_2 (Oxigênio)
  consumo de, 337
    perfusão coronariana e, 337
  e altitude, 705
  transporte de, 413
    hemoglobina e, 413
      curva de dissociação da HBO_2, 414
      efeito Bohr, 414
Obesidade
  e anestesia, 691-695
    considerações gerais, 691
    definições, 691
    doenças associadas à, 691
    efeitos sistêmicos, 691
      cardiovasculares, 691
      digestório, 692
      farmacológico, 692
      metabólicos, 692
      pulmonares, 692
    estratégia anestésica, 694
      equipamentos, 694
      indução, 694
      manutenção, 695
      pré-medicação, 694
      pós-operatório, 695
      ventilação, 695
Obstetrícia
  e anestesia, 587-606
    doenças, 593
      e implicações anestésicas, 593
    especificidades da, 602
      analgesia do parto, 602
      esterilização no pós-parto, 605
      intervenção cirúrgica na gravidez, 605
      parto cesáreo, 603
      monitoração fetal, 591
      princípios fisiológicos, 587
Obstrução
  das VAS, 266
  das vias aéreas, 417
    extratorácicas, 417
      curva fluxo/volume e, 417
    intratorácicas, 417
      curva fluxo/volume e, 417
  do fluxo venoso, 266
    jugular, 266
Oftalmologia
  e anestesia, 637-646
    cirurgia oftálmica, 640
      e implicações anestésicas, 640
    princípios, 637
      anatômicos, 637
      fisiológicos, 637
Ombro
  artroscopia do, 663
  próteses de, 663
Onda(s)
  P, 713
  T, 714
  U, 714
Onfalocele, 635
Open Drop anesthesia, 8
Opiáceo(s)
  nos AL, 143, 172
    na ALR medular, 172
Opioide(s), 318
  e antagonistas, 89-101
    efeitos sistêmicos, 100
    SNC, 95
      adversos, 96
      cardiovascular, 95
      outros, 95
      respiratório, 95

farmacologia, 91
  absorção, 92
  distribuição, 92
  excreção, 92
  farmacogenética, 93
  metabolismo, 92
  implicações anestésicas, 96
    dor pós-operatória, 97
    utilização intraoperatória, 96
  introdução, 89
  particularidades, 98
    de algumas moléculas, 98
  perspectivas, 101
  receptores, 90
    classificação, 90
    função, 90
    mecanismos de ação, 91
  em pediatria, 614
  PCA de, 603
    intravenosa, 603
Orgaran®, 562
ORL (Otorrinolaringológica)
  cirurgia, 651
    implicações anestésicas, 651
      do pescoço, 651
      endoscopia das VAS, 651
      laser, 653
Ortopedia
  e anestesia, 657-669
    cirurgia ortopédica, 661
      especificidades da, 661
    complicações específicas, 666
      embolia gordurosa, 668
      garrote, 666
      síndrome compartimental, 667
      síndrome da implantação do
        cimento, 667
      torniquete, 666
    considerações gerais, 657
    doenças, 658
    e implicações anestésicas, 658
Osmolalidade, 509
Osmolaridade, 509
Otorrinolaringologia
  e anestesia, 647-655
    cirurgia ORL, 651
      e implicações anestésicas, 651
    considerações anatômicas, 647
      do domínio
        otorrinolaringológico, 647
Oxicodona, 98, 317
Oximetria
  funcionamento, 25
  princípios, 25
  situações especiais, 26
    carboxiemoglobina, 26
    cianose, 26
    mergulhadores, 26
    metemoglobina, 26
Oxycontin®, 98
Oxynorm®, 98

P

PA (Pressão Arterial)
  mensuração da, 31
    invasiva, 32
      artefatos, 34
      calibração, 34
      coeficiente de amortecimento,
        33
      complicações, 32
      equipamentos, 33
      indicações, 32
      teste de Allen, 33
    PANI, 31
Paciente
  idoso, 687-390
    e anestesia, 687-690
      considerações gerais, 687
      efeitos, 687, 690
        farmacológicos, 690
        sistêmicos, 687
      implicações anestésicas, 690
  politraumatizado, 675
    considerações gerais, 675
    doenças específicas, 677
      choque hemorrágico, 678
      fratura da pélvis, 678
      pneumotórax, 677
      tamponamento, 678
    evolução intra-hospitalar, 676
    exame preliminar, 675
      ABCDE, 675
    implicações anestésicas, 676
    medidas de urgência, 675
      pré-hospitalar, 675
    TCE, 679
    trauma perfurocortante, 679
    traumatismo medular, 679
PAd (Pressão Arterial Diastólica), 31
PAI (Pesquisa por Anticorpos
  Irregulares), 576
Palladon®, 99
PAM (Pressão Arterial Média), 31, 43,
  78
Panadol®, 317
Pâncreas, 476
  tumores do, 481
    implicações anestésicas, 481
Pancreatite
  aguda, 481
    implicações anestésicas, 483
Pancurônio, 109

PANI (Pressão Arterial Não Invasiva)
  aspectos clínicos, 32
  métodos, 31
PAP (Pressão Arterial Pulmonar), 43, 44
Paracetamol, 317
Parada
  cardiorrespiratória, 680
Parâmetro(s)
  ventilatórios, 259
    detecção do esforço inspiratório, 260
    frequência respiratória, 260
    limiar, 260
    PEFP, 260
    relação entre TI e TE, 260
    TI, 260
    volume corrente, 259
Paratormônio, 539
Parede
  abdominal, 635
    anomalias da, 635
      gastrosquise, 636
      implicações anestésicas, 636
      onfalocele, 635
      tratamento, 636
Parkinson
  doença de, 465
    definição, 465
    implicações anestésicas, 466
    manifestações clínicas, 465
    tratamento, 465
Particularidade(s)
  de algumas moléculas, 98
    buprenorfina, 99
    contramal®, 99
    fentanil, 100
    hidromorfona, 99
    meperidina, 98
    metadona, 99
    nalbufina, 100
      orpha®, 100
    naloxona, 100
    narcan®, 100
    oxicodona, 98
    oxycontin®, 98
    oxynorm®, 98
    palladon®, 99
    petidina, 98
    sophidone®, 99
    subutex®, 99
    teesic®, 99
    topalgic®, 99
    tramadol, 99
    tramal®, 99
Parto
  analgesia do, 602
    obervações, 603
    PCA intravenosa, 603
    de opioides, 603
    peridural, 602
    raquiperianalgesia, 602
  combinada, 602
  cesáreo, 603
    com AG, 604
    com anestesia peridural, 604
    com raquianestesia, 604
  por via vaginal, 589
    contrações prematuras, 590
    DC durante o, 590
    fatores desencadeantes, 589
    mecanismo, 589
PAS (Pressão Arterial Sistólica), 31
Patient State Analyzer®, 39
Patill®
  agulha de, 248
P_{atm} (Pressão Atmosférica), 18
Pavulon®, 109
PCA
  intravenosa, 603
  de opioides, 603
PCEA (Analgesia Peridural Controlada pelo Paciente), 602
Pé
  bloqueios do, 198
  tronculares, 198
Pediatria
  e anestesia, 607-646
    doenças pediátricas, 627
      e implicações anestésicas, 627
    equipamentos, 616
      acesso venoso central, 619
      cateteres, 618, 619
        arteriais, 618
        umbilical, 619
      circuitos anestésicos, 616
      laringoscópio, 617
      máscara, 616
        facial, 616
        laríngea, 616
      sonda, 619
        de aspiração traqueal, 619
        nasogástrica, 619
        vesical, 619
      tubo endotraqueal, 617
      ventiladores, 616
    estratégia anestésica, 621
      ALR, 624
      consulta pré-anestésica, 621
      despertar, 623
      eletrólitos, 623
      epidural, 624
      glicólise, 623
      hipotermia, 623
      indução, 622
      infusão, 623

manutenção, 622
peridural sacra, 624
pré-medicação ansiolítica, 622
raquianestesia, 625
regras de jejum, 622
farmacologia, 613
curares, 614
halogenados, 613
hipnóticos, 613
opioides, 614
posologia de alguns medicamentos, 615
princípios, 607
anatômicos, 607
fisiológicos, 607
reanimação do recém-nascido, 626
escore de Apgar, 626
PEFP (Pressão Positiva no Final da Expiração), 260
PEIC (Processo Expansivo Intracraniano), 452
Pele
antibioticoprofilaxia, 275
natureza da intervenção, 275
Pentothal®, 77, 240
PEP (*Pression Expiratoire Positive*)
válvula de, 11
Perda(s)
de sangue, 599
após cesariana, 599
depois do parto, 599
via vaginal, 599
sanguíneas, 280
máximas admissíveis, 280
estimativa das, 280
Perfil
farmacocinético, 71
do medicamento, 71
cinética de 1ª ordem, 71
e ordem zero, 72
depuração plasmática total, 71
Perfusão
coronariana, 337
e consumo de O_2, 337
pulmonar, 405
observação, 405
Pericardite
sinais eletrocardiográficos da, 718
Perirraquianestesia
combinada, 170
Persantine®, 160
Pescoço
cirurgia do, 651
Petidina, 98
PFC (Plasma Fresco Congelado)
transfusão de, 580
pH
fetal, 592

Physiogel, 283
PIC (Pressão Intracraniana), 60, 79, 449
PiCCO® (*Pulse Contour Cardiac Output*), 42, 50
Pico
pressão de, 258, 259
aumento da, 259
diminuição da, 259
Pierre Robin
síndrome de, 631
PIF (Fator Inibidor da Liberação da Prolactina), 537
PIO (Pressão Intraocular), 637
Piperacilina, 275
Piridostigmina, 116
Placenta
barreira placentária, 589
e medicamentos anestésicos, 589
circulação uteroplacentária, 589
Plasmagel, 283
Platô
pressão de, 259
aumento da, 259
Plavix®, 160, 232, 236
Pletismografia, 224
Plexo
braquial, 150, 268
lesão no, 268
mecanismo de, 268
cervical, 201
bloqueio do 201
lombossacral, 151
Pneumocefalia, 266
Pneumonectomia
exames pré-operatórios, 441
implicações anestésicas, 442
seleção dos pacientes, 441
Pneumonia(s)
intersticiais, 430
definição, 430
etiologia, 430
idiopáticas, 430
não idiopáticas, 430
exames complementares, 431
implicações anestésicas, 431
manifestações clínicas, 431
Pneumotórax, 677
classificação, 432
definição, 432
implicações anestésicas, 433
manifestações clínicas, 433
tratamento, 433
POAP (Pressão de Oclusão da Artéria Pulmonar), 43, 44, 46
$PAP_{diastólica}$ e, 47
Polígono
de Willis, 447

789

Ponderal®, 237
Ponstan®, 318
Ponstyl®, 318
Ponte
  aortocoronária, 353, 392
    características da, 392
    de urgência, 353
      indicações, 353
Porfiria(s)
  definição, 569
  diagnóstico, 570
  fisiopatologia, 570
  implicações anestésicas, 570
  manifestações clínicas, 570
  tratamento, 570
    da crise, 570
Posição(ões)
  peroperatórias, 265-270
    complicações diversas, 265-270
    de litotomia, 267
      desvantagens, 267
      prevenção, 267
    decúbito, 266
      lateral, 267
      ventral, 266
    ginecológica, 267
      desvantagens, 267
      prevenção, 267
    lesões nervosas associadas, 265-270
      peroperatórias, 268
    neurocirurgia, 265
      na posição sentada, 265
    pontos de compressão, 267
      e complicações, 267
  sentada, 469
    e embolias gasosas, 469
Post-Tetanic count, 28
Potássio
  regulação do, 510
Potencial(is)
  evocados, 39
PPC (Pressão de Perfusão Cerebral), 79
Pradaxa®, 562
Prednisolona, 291
Pré-Eclâmpsia
  complicações, 595
  cuidados, 595
  definições, 593
  efeitos sistêmicos, 594
    cardiovascular, 594
    digestório, 594
    hematológico, 595
    placenta-feto, 595
    respiratório, 594
    SNC, 594
    urinário, 594
  exames complementares, 595
  fisiopatologia, 594
  FRs, 594
  implicações anestésicas, 596
  manifestações clínicas, 595
  tratamento, 595
Preenchimento
  vascular, 277-284
    reposição de líquidos, 278
      3º compartimento, 280
      estimativa das perdas
        sanguíneas, 280
      teste de hidratação venosa, 281
      volume de cristaloides, 279
    solutos de reposição, 281
      coloides, 282
      cristaloides, 281
      escolha do, 284
Pregabalina, 319, 320
Prematuridade
  apneias, 628
  canal arterial, 627
    permeável, 627
  displasia broncopulmonar, 628
  doença, 628
    da membrana hialina, 628
  enterocolite necrosante, 629
  hemorragia, 328
    intracraniana, 328
  hipotermia, 629
  infecções, 629
  retinopatia da, 628
Pré-oxigenação, 416
Pressão(ões)
  controlada, 261
    ventilação modo, 261
  de suporte, 261
    ventilação modo, 261
  inspiratórias, 258
    alterações nas, 259
    etiologia das, 259
    de pico, 258
    de platô, 259
  no sangue, 412
  parciais, 412
  positiva, 262
    ventilação com, 262
      consequências da, 262
  sensores de, 260
    na detecção, 260
      do esforço inspiratório, 260
Previscan®, 160
Prilocaína, 142
Produto(s)
  sanguíneos, 557-585
    e anestesia, 557-585
      grupos sanguíneos, 575

lábeis, 577
   transfusão de, 581
      complicações da, 581
Prolapso
   mitral, 360
Prometazina, 291
Propofol, 240
   efeitos, 80
      adversos, 81
      sistêmicos, 80
         cardiovasculares, 80
         outros, 81
         respiratórios, 80
         SNC, 81
   estrutura química, 80
   farmacocinética, 80
   indicações, 81
   mecanismo de ação, 80
   observações, 81
   posologia, 81
Propriocepção
   inconsciente, 451
Próstata
   ressecção da, 505
      endoscópica, 505
         complicações, 506
Prostigmin®, 116, 294
Prótese(s)
   colocação de, 662
      etapas cirúrgicas da, 662
   de ombro, 663
Pulmão(ões)
   direito, 398
   esquerdo, 398
   funções do, 401
      metabólicas, 401
   inervação dos, 399
Punho
   bloqueios do, 185
      tronculares, 183
PVC (Pressão Venosa Central), 43

Q

Quadriplegia, 266
Queimadura(s)
   gravidade das lesões, 672
   lesões sistêmicas, 674
      cardiovasculares, 674
      metabolismo, 675
      renais, 674
      respiratórias, 674
      sistema, 674, 675
         digestório, 674
         hematológico, 675
   reposição volêmica, 674
   tratamento, 673

Quick
   tempo de, 559
Quicktrach®
   agulha de, 248
Quimiorreceptor(es), 332, 399
   centrais, 400
   periféricos, 400
Quinckle
   edema de, 291

R

Rabdomiólise, 505
Radiografia
   de tórax, 220, 669
      na avaliação, 220
         do risco anestésico, 220
      na embolia gordurosa, 669
Raman
   efeito, 22
Rapifen®, 240
Raquianestesia
   bloqueio, 161, 162
      parâmetros que influenciam, 161
         a intensidade do, 162
         o nível superior do, 161
   cefaleias após, 173
      diagnóstico diferencial, 173
      fisiopatologia, 173
      FR, 173
      manifestações clínicas, 173
      tratamento, 174
   complicações, 167
   contínua, 167
   definições, 161
   desvantagens em relação à, 170
      da peridural, 170
   efeitos, 163
      sistêmicos, 163
         cardiovasculares, 163
         outro, 166
         respiratórios, 166
   em pediatria, 625
   indicações, 161
   observações, 167
   parto com, 604
      cesáreo, 604
   procedimento, 162
   vantagens da, 166
      sobre a AG, 166
Raquiperianalgesia
   combinada, 602
Rashkind
   manobra de, 393
Ravussin®
   agulha de, 248
RCP (Reanimação Cardiopulmonar), 680

Reanimação
  do recém-nascido, 626
    escore de Apgar, 626
  protocolos de, 680
    arritmias, 684
    coma não traumático, 684
    parada cardiorrespiratória, 680
    pediátrica, 684
      observações, 685
Receptor(es)
  adrenérgicos, 122
    funções, 122
      alfa 1, 122
      alfa 2, 122
      beta 1, 122
      beta 2, 122
      dopaminérgicos 1, 122
      dopaminérgicos 2, 122
      observações, 122
  colinérgicos, 133
    funções, 13
      muscarínico, 133
      nicotínicos, 133
  de opioides, 90
    classificação, 90
    função, 90
    mecanismos de ação, 91
      na medula espinal, 91
      no SNC, 91
      nos receptores periféricos, 91
  dos curares, 107
    estado funcional dos, 107
      dessensibilização, 107
      down-regulation, 107
      hipersensibilização, 107
      up-regulation, 107
  GP IIb/IIIa, 160
    antagonistas do, 160
  muscarínicos, 134
    antagonistas colinérgicos dos, 134
      contraindicações relativas, 135
      efeitos sistêmicos, 134
      especificidades, 135
      estrutura, 134
      indicações, 135
      observações, 135
Refludan®, 563
Refluxo
  gastroesofágico, 476
    implicações anestésicas, 477
Regitine®, 295
  efeitos, 129
    adversos, 129
    sistêmicos, 129
  indicações, 129
  posologia, 129
  receptores, 129

Regulação
  do cálcio, 539
    1,25 di-hidrocolecalciferol, 539
    calcitonina, 539
    paratormônio, 539
  dos eletrólitos, 510
    cálcio, 510
    fosfato, 511
    magnésio, 511
    potássio, 510
    sódio, 510
Regurgitação
  mitral, 217
    aguda, 217
Reinalação
  circuito com, 10
    circular, 10
      desvantagens, 10
      vantagens, 10
Relação
  V/Q, 405
Remifentanil, 240
Reopro®, 233
Reposição
  de líquidos, 278
    3º compartimento, 280
    estimativa das perdas
      sanguíneas, 280
    teste de hidratação venosa, 281
    volume de cristaloides, 279
  solutos de, 281
    coloides, 282
    cristaloides, 281
    escolha do, 284
  volêmica, 674
Resistência(s), 609
  toracopulmonar, 401-403
    aumento das, 403
      consequências, 403
      etiologias, 403
Respiração, 399, 611
  brônquica, 218
Resposta(s)
  aos curares, 107
    dessensibilização, 107
    down-regulation, 107
    hipersensibilização, 107
    up-regulation, 107
  fisiológica, 336
    ao exercício físico, 336
Ressecção
  de adenoma hipofisário, 541
    estratégia anestésica na, 541
    observação, 541
  de manga de brônquio, 440
    de grosso calibre, 440
      lobectomia com, 440

de tumores, 550
  carcinoides, 550
    implicações anestésicas na, 550
em cunha, 440
endoscópica, 505, 507
  da bexiga, 507
  da próstata, 505
    complicações, 506
Retina
  descolamento de, 640
    AG no, 640
Retinopatia
  da prematuridade, 628
Reumatologia
  e anestesia, 657-669
    complicações específicas, 666
      embolia gordurosa, 668
      garrote, 666
      síndrome compartimental, 667
      síndrome da implantação do cimento, 667
      torniquete, 666
    considerações gerais, 657
    doenças, 658
    e implicações anestésicas, 658
Revasc®, 563
Revascularização
  coronariana, 229
Reviparina, 160
Ringer-lactato, 281
Risco(s)
  anestésico, 219
    avaliação do, 219
      classificação da ASA, 219
  cirúrgico, 229
    alto, 229
    baixo, 229
    intermediário, 229
  de complicações cardiovasculares, 227
    peroperatórias, 227
      relacionados com o paciente, 227
Rivotril®, 320
Robertshaw
  sonda de, 437
Robin Hood
  efeito, 448
Robinul®, 135
ROC (Reflexo Oculocardíaco), 639
Rocephin®, 275
Rocurônio, 109, 240
Ronco(s), 218
Ropivacaína, 142
Rotâmetro(s)
  administração, 16
    de mistura hipóxica, 16
      prevenção de, 16
  funcionamento, 15
    princípio de, 15
  limitações, 16
RPPI (Respiração com Pressão Positiva Intermitente), 257
Ruído(s)
  glotais, 218
  laringotraqueais, 218
Ruptura
  da artéria, 45
    pulmonar, 45
  do manguito rotador, 664
  traumática, 380
    da aorta, 380

S

Sal
  síndrome perdedora de, 522
    diagnóstico diferencial, 522
    tratamento, 522
Salbumol®, 291
Salbutamol, 291, 294
Sangramento
  tempo de, 560
Sangue
  pressões parciais no, 412
SAOS (Síndrome da Apneia Obstrutiva do Sono)
  e anestesia, 691-695
  estratégia antálgica, 319
SARA (Síndrome da Angústia Respiratória Aguda), 344
  critérios diagnósticos, 432
  definição, 431
  diagnóstico diferencial, 432
  etiologia, 431
  fisiopatologia, 431
  implicações anestésicas, 432
  manifestações clínicas, 432
  tratamento, 432
Saroten®, 320
SCA (Síndrome Coronariana Aguda), 217
  definições, 351
  diagnóstico diferencial, 352
  etiologia, 351
  infarto, 352
    complicações do, 352
  manifestações clínicas, 351
  observação, 351
  peroperatória, 355
    atitude em caso de, 355
    etiologia da, 355
  sinais eletrocardiográfico da, 716
  tratamento, 352
    cardiopatia isquêmica, 354
      estratégia anestésica em, 354

793

crônico, 353
  após infarto, 353
  após isquemia miocárdica crônica, 353
  infarto, 356
    pós-operatório, 356
  na ausência de STEMI, 353
  na presença de STEMI, 353
  ponte coronária, 353
    de urgência, 353
  pré-condicionamento, 354
Schimmelbush
  máscara de, 8
SDCR (Síndrome Dolorosa Complexa Regional), 322
Sedillot
  triângulo de, 37
  vértice do, 37
Segmentação, 440
Sensibilidade, 450
Shunt, 365
  de Blalock-Taussig, 393
SIADH (Secreção inapropriada de ADH)
  etiologia, 520
  manifestações clínicas, 521
  tratamento, 521
Sibilo(s), 218
SID (Diferença de Íons Fortes), 527
Sinal(is)
  eletrocardiográficos, 716
    de algumas doenças, 716
      SCA, 716
      embolia pulmonar, 717
      feixe AV acessório, 718
      hipercalemia, 717
      hipertrofia, 717, 718
        do ventrículo direito, 717
        ventricular esquerda, 718
      hipocalemia, 717
      microvoltagem, 719
      pericardite, 718
      síndrome do intervalo QT longo, 718
Síndrome(s)
  carcinoide, 550
    ressecção de tumores, 550
      implicações anestésicas na, 550
  compartimental, 667
  da implantação, 667
    do cimento, 667
      fisiopatologia, 668
      medidas preventivas, 668
  de Conn, 547
    cirurgia da, 547
      estratégia anestésica na, 547
  de Cushing, 547
    corticoterapia, 548
      de longa duração, 548
        desmame da, 548
      prolongada, 548
        estratégia anestésica na, 548
    etiologia, 547
    manifestações clínicas, 547
  de Eisenmenger, 368
    características, 368
    tratamento, 368
  de Leriche, 380
  do intervalo QT, 718
    longo, 718
      etiologia, 718
      tratamento, 718
  hemorrágica, 571
    diagnóstico diferencial, 571
      anomalias plaquetárias, 571
      distúrbios dos fatores de coagulação, 572
      observação, 572
  miastênica, 463
    de Lambert-Eaton, 463
      definição, 463
      implicações anestésicas, 463
      manifestações clínicas, 463
  NEM, 549
    I, 549
    IIA, 550
    IIB, 550
  pediátricas, 631
    de Down, 631
    de Klippel Feil, 632
    de Pierre Robin, 631
    de Treacher Collins, 632
    trissomia do 21, 31
  perdedora de sal, 522
    diagnóstico diferencial, 522
    tratamento, 522
Sintenyl®, 240
Sintrom®, 160, 236
Sistema
  cardiovascular, 331-396, 607
    e anestesia, 331-396
      cirurgia cardíaca, 384
        especificidades da, 385
      doenças, 347
        e implicações anestésicas, 347
      princípios, 331
        anatômicos, 331
        fisiológicos, 331
    na pediatria, 607
      circulação, 607, 608
        de transição, 608
        do recém-nascido, 609
        fetal, 607

miocárdio do recém-nascido, 609
de abastecimento, 14
  de gás, 14
de círculo, 10
hematológico, 612
  na pediatria, 612
nervoso, 119-135, 322, 612
  autônomo, 119-135
    considerações anatômicas, 119
  na pediatria, 612
  parassimpático, 120, 132
    antagonistas colinérgicos, 134
      dos receptores
        muscarínicos, 134
    metabolismo, 132
    receptores colinérgicos, 133
      funções, 133
    síntese, 132
  simpático, 119, 120, 322
    antagonistas adrenérgicos, 129
      alfabloqueadores, 129
      betabloqueadores, 130
    bloqueio do, 322
      na dor crônica, 322
    metabolismo, 120
    neurotransmissores, 120
      estrutura dos, 120
    receptores adrenérgicos, 122
      funções, 122
    vasopressores, 123, 127
      tipo catecolaminas, 123
      tipo não catecolaminas, 127
  para analgesia, 314
    extralemniscal, 314
    lemniscal, 314
renina-angiotensina, 493, 538
respiratório, 397-443, 609
  e anestesia, 397-443
    cirurgia cardíaca, 435
      especificidades da, 435
    doenças, 417
      e implicações anestésicas, 417
    princípios, 397
      anatômicos, 397
      fisiológicos, 397
  na pediatria, 609
    anatomia das VAS, 611
    árvore brônquica, 609
    complacência, 609
    resistência, 609
    respiração, 611
    surfactante, 609
urinário, 491-507
  e anestesia, 491-507
    cirurgia urológica, 505
      particularidades da, 505
    doenças, 495
      e implicações anestésicas, 495
    princípios, 491
      anatômicos, 491
      fisiológicos, 491
urogenital, 612
  na pediatria, 612
venoso, 332
  coronário, 332
Sleeve
lobectomy, 440
SNC (Sistema Nervoso Central)
  e anestesia, 445-472
    doenças, 452
      e implicações anestésicas, 452
    neuroanestesia, 467
      especificações da, 467
    princípios, 445
      anatômicos, 445
      fisiológicos, 445
Sobrecarga
  vascular, 583
Sódio
  bicarbonato de, 143
    nos AL, 143
  nitroprussiato de, 295
  regulação do, 510
Solucortef®, 252, 294
Solumedrol®, 252
Soluto(s)
  de reposição, 281
    coloides, 282
    cristaloides, 281
    escolha do, 284
Somatostatina, 537
Sonda(s)
  em pediatria, 619
    de aspiração, 619
    traqueal, 619
    nasogástrica, 619
    vesical, 619
  para ventilação, 437
    unipulmonar, 437
      de Carlens, 437
      de Robertshaw, 437
      de White, 437
      univent, 438
Sophidone®, 99
Sopro
  holossistólico, 361
  de ejeção, 361
  intensidade do, 217
    classificação da, 217
  pleural, 219
  tubário, 218
Soprol®, 234
Sotalex®, 131
Sotalol, 131

SRA (Sistema Renina-Angiotensina-Aldosterona), 510
SRPA (Sala de Recuperação Pós-Anestésica)
  hipoxemia na, 302
    condutas, 302
    etiologias, 302
SRPO (Sala de Recuperação Pós-Operatória), 311-312
  generalidades, 311
  transferência da, 311
    para internação hospitalar, 311
Stagid®, 236
Starling
  equilíbrio de, 340
Steinert
  doença de, 463
    definição, 463
    efeitos sistêmicos, 463
    implicações anestésicas, 464
    manifestações clínicas, 463
    tratamento, 464
STEMI (Elevação do Segmento ST)
  ausência de, 353
    cardiopatia isquêmica na, 353
    SCA na, 353
  presença de, 353
    cardiopatia isquêmica na, 353
    SCA na, 353
Stewart-Fencl
  teoria de, 527
  SID, 527
Subutex®, 99
Succinilcolina, 107, 240
Sufenta®, 240
Sufentanil, 240
Sugammadex, 115-118
  estrutura, 117
  farmacologia, 117
  mecanismo de ação, 117
  observações, 118
  posologia, 118
Surfactante, 401, 609
Suxametônio
  contraindicações, 108
    absolutas, 108
    observações, 108
    relativas, 108
  efeitos, 108
    adversos, 108
    sistêmicos, 108
  estrutura, 107
  famacocinética, 107
  indicações, 108
Swan Ganz
  cateter de, 44
    colocação, 44
    complicações, 45
      ruptura da artéria pulmonar, 45
    contraindicações, 46
    indicações, 44
    POAP, 46
    princípio, 44

T

Tabagismo
  fisiopatologia, 422
Talassemia(s)
  α, 564
  β, 564
  implicações anestésicas, 565
    conduta anestésica, 565
    equipamento, 565
    pré-operatório, 565
  manifestações clínicas, 564
  tratamento, 565
Tamponamento, 678
  definição, 356
  etiologias, 356
  implicações anestésicas, 357
  manifestações clínicas, 356
  sinais ecocardiográficos, 357
TAP (Transfusão Autóloga Programada), 583
Taquiarritmia(s)
  peroperatórias, 292
    etiologia, 292
    tratamento, 292
Taquicardia(s)
  de QRS, 721, 722
    estreito, 722
      diagnóstico diferencial da, 722
    largo, 721
      diagnóstico diferencial da, 721
  supraventricular, 722
    abordagem diagnóstica da, 723
    atrial, 722
    AV, 723
      de feixe acessório, 723
    por reentrada, 723
      intranodal, 723
    sinusal, 722
    tratamento das, 724
  ventricular, 723
    tratamento das, 724
Tavégyl®, 291
Tazobac®, 275
Tazobactam, 275
Tazocin®, 275
TCA (Tempo de Cefalina Ativada), 559
TCD (Túbulo Contornado Distal), 491, 494
TCE (Traumatismo Cranioencefálico), 679
  consequências cerebrais, 456
  implicações anestésicas, 457
  lesões associadas, 457

TCI (*Target Controlled Infusion*), 285
TCMP (Tomocintigrafia Miocárdica de Perfusão), 221
TCP (Túbulo Contornado Proximal), 491, 494
TE (Tempo Expiratório)
  TI e, 260
    relação entre, 260
Técnica(s)
  acesso, 36, 37
    femoral, 37
    jugular, 36, 37
      externo, 36
      interno, 37
    subclávio, 36
  disposições gerais, 36
  preparação, 36
    do material, 36
    do paciente, 36
Teesic®, 99
Tegretol®, 320
Temperatura
  no recém-nascido, 613
Tempo
  de Quick, 559
  de sangramento, 560
  de trombina, 560
Tenormin®, 234
TENS (Estimulação Elétrica Nervosa Transcutânea)
  na dor crônica, 322
Teoria
  de Stewart-Fencl, 527
    SID, 527
Termodiluição, 44
  mensuração por, 47
    do DC, 47
      princípio, 47
      saturação de O_2, 49
        do sangue venoso misto, 49
Teste
  de Allen, 33
  de hidratação venosa, 281
    vigorosa, 281
  na avaliação, 221, 224
    do risco anestésico, 221, 224
    de esforço, 221
    de função respiratória, 224
    ergométrico, 221
Tetralogia
  de Fallot, 367
    características, 367
    tratamento, 367
Thorpe
  tubos de, 15
TI (Tempo Inspiratório)
  e TE, 260
    relação entre, 260

Tienopiridina
  derivados da, 160
    Asasantine®, 160
    clopidogrel, 160
    dipyridamole, 160
    Persantine®, 160
    Plavix®, 160
Tiffeneau
  índice de, 224
TIH (Trombocitopenia Induzida pela Heparina)
  implicações anestésicas, 575
Tinzaparina, 160
Tiopental, 240
  contraindicação, 79
  efeitos, 78, 79
    adversos, 79
    sistêmicos, 78
      cardiovasculares, 78
      outros, 79
      respiratórios, 79
      SNC, 79
  estrutura química, 77
  farmacocinética, 77
  mecanismo de ação, 77
  posologia, 79
Tireoide
  cirurgia da, 544
    estratégia anestésica da, 544
Tivatrainer®, 286
TLR (Receptores *Toll-Like*), 101
TM (Transfusão Maciça)
  complicações relacionadas à, 583
TOF (*Train For Four*), 27
Tolerância
  farmacocinética, 76
  farmacodinâmica, 76
  fisiológica, 76
Topalgic®, 99
Toracoscopia, 439
Toradol®, 318
Tórax
  radiografia de, 220, 669
    na avaliação, 220
      do risco anestésico, 220
    na embolia gordurosa, 669
Torniquete
  consequências, 666
  contraindicações, 667
TP (Tempo de Protrombina), 559
Trabalho
  respiratório, 403
Tracrium®, 109, 240, 293
TRALI (*Transfusion-Related Acute Lung Lnjury*), 582

Tramadol, 99, 317
Tramal®, 99
Trandate®, 130
Transfusão
　autóloga, 583
　　cell saver, 584
　　eritrocitaférese, 584
　　hemodiluição normovolêmica, 584
　　recuperação, 584
　　　peroperatória, 584
　　　pós-operatória, 584
　　TAP, 583
　de CGV, 577
　　diferentes tipos de, 578
　　indicações, 578
　de PFC, 580
　de plaquetas, 579
　de produtos sanguíneos lábeis, 581
　　complicações da, 581
　　　acidentes, 581, 582
　　　　imunológicos, 581
　　　　infecciosos, 582
　　　imunossupressão, 583
　　　sobrecarga vascular, 583
　　　TRALI, 582
Transporte
　de CO_2, 415
　　efeito Haldane, 415
　　fenômeno de Hamburguer, 415
　　　deslocamento de cloretos, 415
　de O_2, 413
　　hemoglobina e, 413
　　　curva de dissociação da HBO_2, 414
　　　efeito Bohr, 414
Transposição
　dos grandes vasos, 368
　　características, 368
　　tratamento, 368
Trasylol®, 563
Tratamento
　princípios gerais de, 239-242
　　aparelhos de anestesia, 240
　　condutas para AG, 241
　　　máscara laríngea, 242
　　　tubo endotraqueal, 241
　　equipamentos, 239
　　medicamentos, 240
Trauma
　perfurocortante, 679
　raquimedular, 458
　　definição, 458
　　implicações anestésicas, 458
　　manifestações clínicas, 458
　　observações, 459
　　tratamento, 458

Traumatismo
　medular, 679
Traumatologia
　e anestesia, 657-669
　　complicações específicas, 666
　　　embolia gordurosa, 668
　　　garrote, 666
　　　síndrome compartimental, 667
　　　síndrome da implantação do
　　　　cimento, 667
　　　torniquete, 666
　　considerações gerais, 657
　　doenças, 658
　　　e implicações anestésicas, 658
Treacher Collins
　síndrome de, 632
Trendelenburg, 405
　posição de, 291
　reverso, 37
TRH (Hormônio Liberador de
　Tireotropina), 537
Trissomia
　do 21, 31
Trombina
　tempo de, 560
Tromboelastograma, 560
Tromboembolismo
　FR para, 373
Tronco
　bloqueios do, 201
　　inguinal, 204
　　ílio-hipogástrico, 204
　　intercostal, 202
　　paraumbilical, 206
　　paravertebral, 203
　　peniano, 206
TSH (Hormônio Estimulador da
　Tireoide), 538
TTPA (Tempo de Tromboplastina
　Parcial Ativada), 559
Tubo(s)
　coletor, 494
　de Thorpe, 15
　endotraqueal, 241, 244, 617
　　AG com, 241
　　　indução, 241
　　　manutenção, 241
　　　recuperação, 242
　　em pediatria, 617
　　no controle, 244
　　　das VAS, 244
Tumor(es)
　carcinoides, 550
　　ressecção de, 550
　　　implicações anestésicas na, 550
　de pâncreas, 481
　　implicações anestésicas, 481

TURP (*Trans-Urethral Resection of the Prostate*), 505
  complicações, 506
TV (Taquicardia Ventricular), 680

U

Ultiva®, 240
Ultracorten®, 291
Ultrassonografia
  técnica guiadas por, 206, 208
    aspectos técnicos, 206
    axilar, 209
    ciático, 211
      na fossa poplítea, 211
    femoral, 210
    interescalênico, 208
    procedimento, 207
      comentários gerais, 207
    semiologia, 207
    supraclavicular, 208
Univent
  sonda, 438
Uradipil, 295
Ureia, 496
Urgência(s)
  e anestesia, 671-685
    indução em sequência rápida, 671, 679
    em meio extra-hospitalar, 679
    intra-hospitalar, 671
    paciente politraumatizado, 675
    queimaduras, 672
    reanimação, 680
      protocolos de, 680

V

V/Q (Ventilação/Perfusão)
  etiologia dos problemas, 409
    durante AG, 409
  relação, 405
    efeito *shunt*, 408
    entrada venosa, 408
    espaço morto, 407
Valium®, 85
Valsalva
  manobra de, 345
Valva
  aórtica, 392
    cirurgia de, 392
      características da, 392
  mitral, 393
    cirurgia da, 393
      características da, 393
Válvula
  de alívio, 18
  de PEP, 11
  LPA, 18

Valvulopatia(s)
  definições, 357
  etiologia, 358
  implicações anestésicas, 361
  indicações cirúrgicas, 361
  manifestações clínicas, 358
    CMHO, 361
    estenose, 358, 360
      aórtica, 358
      mitral, 360
    IM, 360
    insuficiência aórtica, 359
    prolapso mitral, 360
    sopro holossistólico, 361
      de ejeção, 361
Vancocin®, 273, 275, 276
Vancomicina, 275, 276
Vaporizador(es), 18
  altitude e, 704
    caso especial, 704
    desflurano, 704
  caso especial, 20
  desflurano, 20
Varfarina, 160
VAS (Vias Aéreas Superiores), 13
  anatomia das, 611
  controle das, 243-254
    algoritmos, 253
    difícil, 250
      entubação, 251, 253
        em vigília com fibroscópio, 253
      extubação de risco, 252
      ventilação, 250
    etapas do, 248
      entubação, 249
      extubação, 250
      pré-oxigenação, 248
      ventilação, 249
    materiais, 243
      cateter transtraqueal, 248
      fibroscópio, 247
      laringoscópio, 243
        lâminas de, 243
        óptico, 243
      mandris, 247
      máscara laríngea, 246
      tubo endotraqueal, 244
      videolaringoscópio, 243
  domínio otorrinolaringológico e, 274
    antibioticoprofilaxia, 274
    natureza da intervenção, 274
  endoscopia das, 651
    broncoscopia, 652
    esofagoscopia, 652
    microlaringoscopia, 652
      em suspensão, 652
    particularidades, 651
      para o anestesista, 651

ventilação a jato, 653
  obstrução das, 266
VAS (*Visual Analogue Scale*), 317
Vascularização
  cerebral, 446
  coronariana, 331
  da medula espinal, 450
  do fígado, 474
  laríngea, 648
Vasopressina, 291
Vasopressor(es)
  tipo catecolaminas, 123
    adrenalina, 123
    dobutamina, 125
    Dobutrex®, 125
    dopamina, 124
    isoproterenol, 126
    Isuprel®, 126
    NA, 124
  tipo não catecolaminas, 127
    agonistas do, 128
      β2-seletivos, 128
    Catapresan®, 128
    Catapressan®, 128
    clonidina, 128
    efedrina, 127
    fenilefrina, 127
    Neo-Synephrine®, 127
VE (Ventrículo Esquerdo)
  função do, 216
  diminuição na, 216
Vecurônio, 109, 240
Ventilação
  a jato, 262, 653
    desvantagens, 262
    indicação, 262
  artificial, 257-264
    com pressão positiva, 262
      consequências da, 262
        complicações, 263
        efeitos hemodinâmicos, 262
        repercussões clínicas, 263
    definição, 257
    indicações, 257
    insuflação, 257
      constante de tempo Tau, 258
    manobra, 264
      de capacidade vital, 264
      de recrutamento, 264
    modos de, 260
      mandatório intermitente, 261
      pressão, 261
        controlada, 261
        de suporte, 261
      volume controlado, 261
    parâmetros ventilatórios, 259
      detecção do esforço
        inspiratório, 260
      frequência respiratória, 260
      limiar, 260
      PEFP, 260
      relação entre TI e TE, 260
      TI, 260
      volume corrente, 259
    pressões inspiratórias, 258
      de pico, 258
      de platô, 259
      etiologia das alterações nas, 259
  no controle, 249, 251
    da VAS, 249, 251
    difícil, 251
  pulmonar, 404
    distribuição da, 404
      decúbito, 404
        dorsal, 404
        lateral, 404
      posição ortostática, 404
      Trendelenburg, 405
  unipulmonar, 436
    na cirurgia torácica, 436
      estratégia, 439
        alternativas à, 439
        ventilatória, 439
      indicações para, 436
        absolutas, 436
        relativas, 436
      tipos de sondas, 437
Ventilador(es)
  abastecimento de gás, 17
  motor e, 17
  em pediatria, 616
  fole, 17
  válvula de alívio, 18
Ventolin®, 291, 294
Verapamil, 293
Via(s)
  aéreas, 399
  biliares, 476
  de administração, 321
    epidural, 321
      na dor crônica, 321
  ocular, 645
    medicamentos administrados
      por, 645
    efeitos sistêmicos de, 645
  para analgesia, 314
    das colunas posteriores, 314
    espinotalâmicas, 314
  rápida, 484
    cirurgia de, 484
      abdominal, 484
  vaginal, 589
    parto por, 589

contrações prematuras, 590
  DC durante o, 590
  fatores desencadeantes, 589
  mecanismo, 589
Videolaringoscópio, 243
  Glidescope®, 244
Vitamina
  K, 562, 574
    antagonistas da, 562
    carência de, 574
      etiologias, 574
      implicações anestésicas, 574
Vitrectomia, 640
Voltaren®, 318
Volume(s)
  controlado, 261
    ventilação modo, 261
  corrente, 259
  de cristaloides, 279
    a serem administrados, 279
    cálculo do, 279
  de fechamento, 416
  pulmonares, 224
    não mobilizáveis, 224
      mensuração dos, 224

von Willebrand
  doença de, 573
    implicações anestésicas, 573

W

WFNS (*World Federation of Neurological Surgeons*)
  classificação, 455
    do aneurisma cerebral, 455
Wheezing, 218
White
  sonda de, 437
Willis
  polígono de, 447

X

Xenônio, 63
Xilocaína®, 174, 292, 294

Z

Zinacef®, 273, 275
Zinat®, 273, 275